U0387977

中华影像鉴别诊断学

泌尿生殖分册

主　审　洪　楠　张惠茅

主　编　赵心明　居胜红

副主编　高剑波　薛华丹　沈　君　辛　军

人民卫生出版社

·北　京·

图书在版编目（CIP）数据

中华影像鉴别诊断学. 泌尿生殖分册 / 赵心明，居胜红主编. -- 北京 : 人民卫生出版社，2024. 10.
ISBN 978-7-117-36951-0

Ⅰ. R445

中国国家版本馆 CIP 数据核字第 2024N5X046 号

中华影像鉴别诊断学——
泌尿生殖分册

Zhonghua Yingxiang Jianbie Zhenduanxue——
Miniao Shengzhi Fence

主　　编：赵心明　居胜红
出版发行：人民卫生出版社（中继线 010-59780011）
地　　址：北京市朝阳区潘家园南里 19 号
邮　　编：100021
E - mail：pmph @ pmph.com
购书热线：010-59787592　010-59787584　010-65264830
印　　刷：北京市华联印刷有限公司
经　　销：新华书店
开　　本：889×1194　1/16　　印张：23
字　　数：712 千字
版　　次：2024 年 10 月第 1 版
印　　次：2024 年 11 月第 1 次印刷
标准书号：ISBN 978-7-117-36951-0
定　　价：168.00 元
打击盗版举报电话：010-59787491　E-mail：WQ @ pmph.com
质量问题联系电话：010-59787234　E-mail：zhiliang @ pmph.com
数字融合服务电话：4001118166　E-mail：zengzhi @ pmph.com

编　者

（以姓氏笔画为序）

王海屹　解放军总医院第一医学中心
朱绍成　河南省人民医院
任　静　空军军医大学西京医院
孙浩然　天津医科大学总医院
李　震　华中科技大学同济医学院附属同济医院
李雪丹　中国医科大学附属第一医院
邱建星　北京大学第一医院
余深平　中山大学附属第一医院
辛　军　中国医科大学附属盛京医院
沈　君　中山大学孙逸仙纪念医院
宋　亭　广州医科大学附属第三医院
张　嵘　中山大学附属肿瘤医院
张　瑾　中国医学科学院肿瘤医院
陈学军　河南省肿瘤医院
居胜红　东南大学附属中大医院
赵心明　中国医学科学院肿瘤医院
姚　晋　四川大学华西医院
徐红卫　郑州大学第五附属医院
高剑波　郑州大学第一附属医院
曹　昆　北京大学肿瘤医院
梁宇霆　首都医科大学附属北京妇产医院
董　越　辽宁省肿瘤医院
强金伟　复旦大学附属金山医院
薛华丹　北京协和医院

主审简介

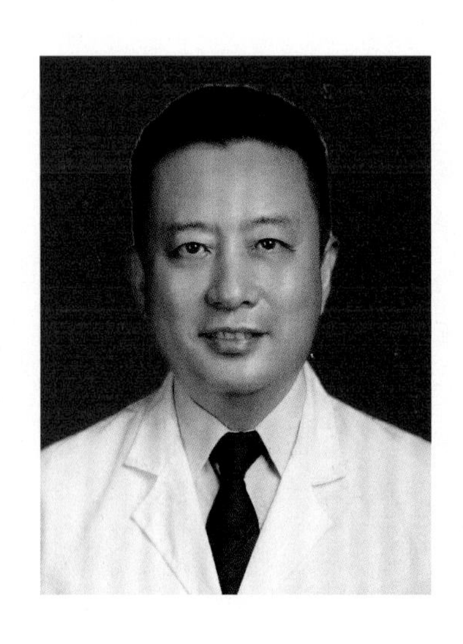

洪 楠

主任医师，教授，博士生导师。北京大学人民医院副院长、放射科主任。中华医学会放射学分会副主任委员、中国医师协会放射医师分会副会长兼总干事、中国医学装备协会磁共振应用专业委员会副主任委员，北京医学会放射学分会候任主任委员、北京医师协会放射专科医师分会副会长。曾任北京大学医学部影像医学系第一届主任，组织管理并规划影像医学基地的招生、培训、考核等工作，承担影像专业各项培训任务的全过程管理。

主要从事精神、神经疾病的MRI结构与功能研究，人工智能（机器学习、深度学习）技术在影像医学领域的医学研究。主持及参与国家自然科学基金面上项目、“十一五”国家科技支撑计划、“十二五”国家科技支撑计划、科学技术部国家科技攻关计划项目、教育部“新世纪优秀人才支持计划”等科研项目、北京市科技计划项目以及多项临床试验。

近5年共发表论著46篇，其中SCI论文20篇，总影响因子71.71。北京大学医学部优秀青年学者，近年来先后获得北京市科学技术进步奖二等奖、北京大学医学部SCI引用奖、2023年度人民好医生（放射学科）·特别贡献，2021年国际华人医学磁共振学会突出贡献专家荣誉、2018年国之名医·优秀风范奖、2017年入选爱思唯尔数据库。

主审简介

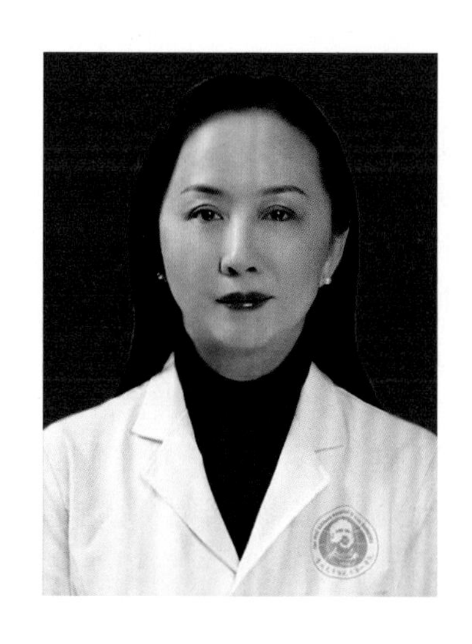

张惠茅

主任医师，教授，博士生导师。吉林大学白求恩第一医院放射科主任，吉林大学第一医院医学影像学与核医学教研室主任，吉林省放射医疗科技创新中心主任，吉林省影像大数据医工创新研发工程实验室主任，吉林省医学影像人工智能重点实验室主任。兼任中华医学会放射学分会副主任委员、第十五届影像大数据人工智能工作委员会主任委员、第十五届全国腹部放射学组副组长，中国医师协会放射医师分会常务委员，吉林省医学会放射学分会主任委员。

擅长腹部疾病的影像学诊断，主要研究方向为结直肠癌、肝脏疾病医学影像大数据人工智能研究和转化。主持科学技术部、国家自然科学基金等课题 33 项。以第一责任作者发表 SCI 和中华系列期刊文章 62 篇，申请专利 13 项。编写相关教材和论著、视听教材共 11 部，其中主编、副主编 5 部。近年来先后获得吉林省科学技术进步奖一等奖 1 项，吉林省自然科学学术成果奖二等奖 1 项、三等奖 1 项，吉林省教育厅和吉林大学医疗成果奖共 4 项。获得 2020 年第四届国之名医·优秀风范、2023 年度人民好医生（放射学科）·特别贡献、吉林省“第十七批吉林省有突出贡献专家”、吉林大学“唐敖庆英才教授”等称号。

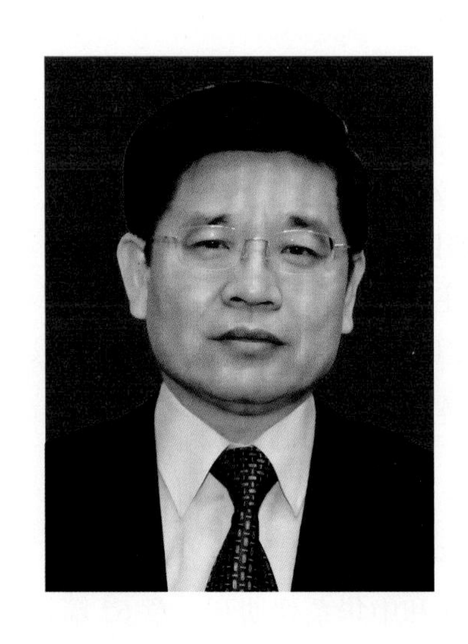

赵心明

中国医学科学院肿瘤医院影像诊断科主任，主任医师，博士生导师。现任中华医学会放射学分会常务委员兼腹部学组组长，中国医师协会放射医师分会常务委员兼消化影像专业组组长，中国抗癌协会肿瘤影像专业委员会主任委员，中国研究型医院学会肿瘤影像诊断学专业委员会主任委员，中国医学装备协会放射影像装备分会副会长，中国医疗保健国际交流促进会放射学分会常委，中国老年医学学会放射学分会常委。《磁共振成像》杂志副主编，《中国医学影像技术》杂志常务编委，《中华放射学杂志》《临床放射学杂志》《中国癌症防治杂志》《肿瘤影像学》等杂志编委。多项科学技术奖励评审专家，多项科研课题评审专家。

从事肿瘤影像诊断工作30余年，是国内著名腹部影像专家，擅长肿瘤影像诊断的综合分析和疑难病例的诊断。带教博士研究生10余名，为北京协和医学院临床医学研究生和影像医学研究生主讲“肿瘤影像总论”等课程。主要致力于腹部肿瘤综合影像、分子影像、人工智能及影像组学等方面的研究，在研国家级及省部级等多项课题，发表学术论文200余篇，其中通信作者SCI论文57篇，主编专著5部，参编专著数十万字。获省部级以上科研成果奖7项。

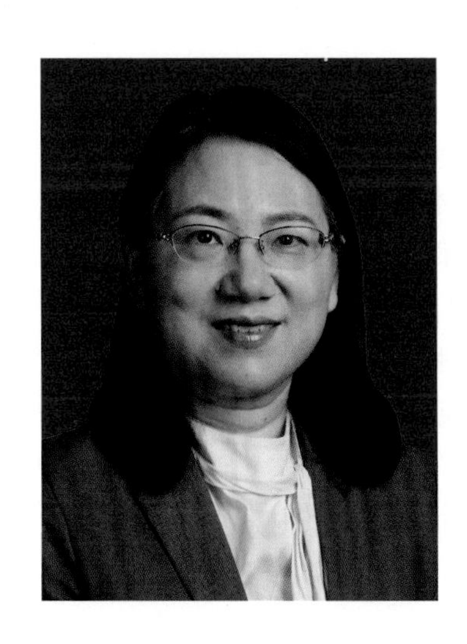

居胜红

教授、主任医师、博士生导师。东南大学附属中大医院副院长、放射科主任。中华医学会放射学分会常务委员，中国医师协会放射医师分会常务委员。江苏省医学会放射学分会副主任委员，江苏省医师协会放射医师分会常务委员。

从事医学影像诊断临床、教学工作三十余年，主要研究方向为分子影像、影像组学与人工智能。国家杰出青年科学基金获得者、国家“国家高层次人才特殊支持计划”科技创新领军人才、科学技术部“重点领域创新团队”负责人，国务院政府特殊津贴专家。主持国家自然科学基金重点项目、重大研究计划集成项目以及国家重点研发计划（课题）等国家级项目11项。以第一作者/通信作者发表论文137篇，包括*Nature Communications*、*Radiology* 等高水平国际期刊。获国家科学技术进步奖二等奖、国家级教学成果二等奖、教育部科技进步一等奖等奖项10余项。获中华医学会放射学分会年度金奖、全国百名“住院医师心中的好老师”、“宝钢优秀教师特等奖提名奖”等荣誉。

副主编简介

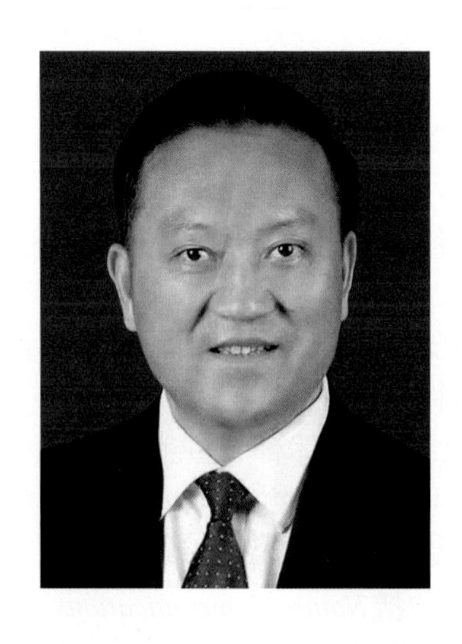

高剑波

教授，主任医师，博士生导师。现任郑州大学第一临床医学院执行院长。郑州大学第一附属医院影像学科学术带头人，河南省消化影像重点实验室主任。中华医学会影像技术分会第七、八届副主任委员。《中华放射学杂志》等多种杂志的常务编委或审稿人。

从事放射影像临床、教学、科研及管理工作39年。发表学术论文600余篇，其中SCI收录100余篇。主编或副主编统编教材8部。主持国家自然科学基金项目3项。获省部级科学技术进步奖一、二、三等奖9项。国务院政府特殊津贴专家，国家卫生计生突出贡献中青年专家。中国医师奖及“伦琴学者”奖获得者。

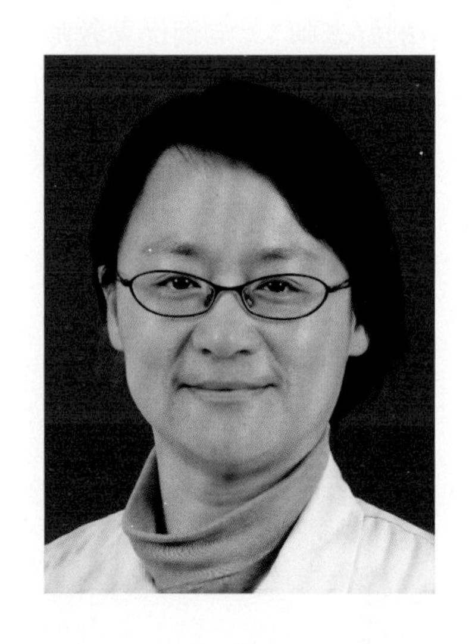

薛华丹

教授，主任医师，博士研究生导师。北京协和医院放射科副主任兼西院放射科主任，西院总支临床医技支部书记。现任中华医学会放射学分会全国委员、副秘书长、腹部学组副组长。2021年中国科学技术协会第十次全国代表大会放射影像界唯一代表。

长期致力于利用功能影像前沿技术的创新，解决胰腺肿瘤定位检出难、方案选择难、治疗监测难3大瓶颈问题。利用灌注CT和DWI等功能影像新技术，有效提高胰腺肿瘤术前定位检出率；推动双能CT及影像组学新技术发展，联合超低剂量对比剂应用，推进治疗方案精准化；深入分析胰腺癌免疫微环境及免疫潜能，在多模态成像技术监测下探索胰腺癌光热免疫治疗，加速胰腺癌新型治疗手段的基础研究进步。以第一作者及通信作者发表SCI论著82篇，累计影响因子386.1（2023年），单篇最高影响因子29.4。受邀撰写国内外临床共识或指南13部，授权国家专利10项、其中发明专利4项，作为项目负责人共承担科研基金23项，其中国家自然科学基金5项，作为课题负责人承担教育基金6项，获国家科学技术进步奖二等奖、中华医学科技奖一等奖等科技成果奖10项。曾获北京市科技新星计划资助，曾获中华医学会放射学分会杰出青年，北京市高等学校青年教学名师。

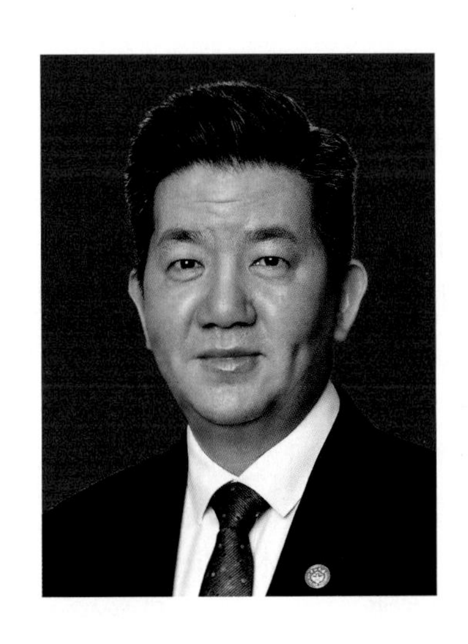

沈　君

教授，主任医师，临床医学与化学生物学双博导，博士后合作导师。中山大学孙逸仙纪念医院放射科主任。现任中国医学影像技术研究会理事、中国研究型医院学会肿瘤影像诊断学专业委员会副主委、广东省医师协会放射科医师分会主委、中华医学会放射学分会神经学组委员等。入选教育部新世纪优秀人才支持计划，广东省珠江学者特聘教授，2022 年研究型医院评价遴选“研究型人才”。研究方向为分子影像学基础与临床转化、人工智能等新影像诊断技术的研发及临床应用。

主持国家重点研发计划项目（骨干）、NSFC- 广东联合基金集成项目（课题负责人）、国家自然科学基金数学天元基金“数学与医疗健康交叉重点专项”、广东省重点领域研发计划、国家自然科学基金面上项目等 20 余项基金项目，入选美国斯坦福大学和爱思唯尔数据库发布的 2023 年度科学影响力排行榜全球前 2% 顶尖科学家榜单，以第一 / 通信作者（含共同）发表 SCI 论文 123 篇，包括 *Cell*、*Nature Biomedical Engineering*、*Nature Communications*、*Clinical Cancer Research*、*Radiology* 等国际权威期刊。担任《影像诊断与介入放射学》杂志副总编辑，《磁共振成像》杂志、《实用放射学杂志》、《中华解剖与临床杂志》、《中国医学影像学杂志》等编委。参与获得 2022 年高等教育（研究生）国家级教学成果奖二等奖、2023 年广东省科学技术奖科技进步奖二等奖。

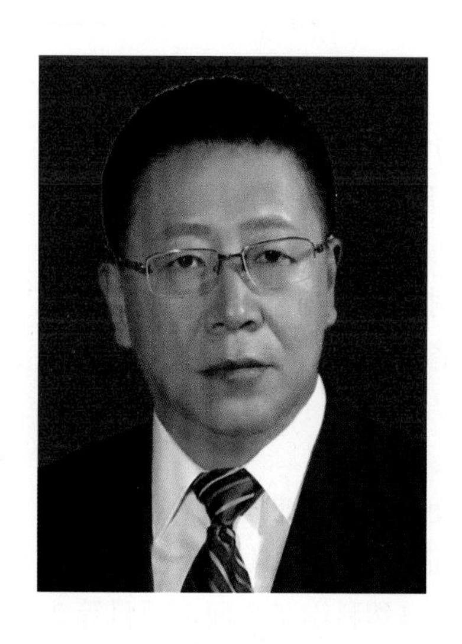

辛　军

中国医科大学附属盛京医院核医学主任，教授，主任医师，硕士研究生导师，沈阳市拔尖人才。主要社会兼职：中国医师协会核医学医师分会委员，中华医学会放射学分会磁共振学组委员，中华医学会核医学分会肿瘤影像学组委员，辽宁省医师协会放射科医师分会副会长，辽宁省医学会核医学分会候任主任委员；《中华核医学与分子影像杂志》编委，《中国临床医学影像杂志》常务编委等。

多年来，致力于腹部综合影像诊断、肝纤维化早期无创精准诊断、多模态分子功能影像及新型药物示踪剂的科学研究，先后主持国家自然科学基金项目1项，省部级课题7项。获得辽宁省科学技术进步奖一等奖、辽宁医学科技奖一等奖、中华医学科技奖三等奖、辽宁省自然科学学术成果奖二等奖各一项（排名第3）。副主编《PET/MR》，参编《实用放射学（第3版）》《实用放射学（第4版）》《核医学（第4版）》《PET/CT诊断学》《影像核医学（第3版）》《中华临床医学影像学·消化分册》等国家级规划教材及专著9部。近5年发表论文40余篇，授权国家发明专利5项，参与制定行业标准及国家指南7项。

出版说明

医疗资源分布不均、区域不平衡是我国医疗卫生体系中长期存在的突出问题。2024年政府工作报告指出，提高基层医疗卫生服务能力和引导优质医疗资源下沉依然是政府保障和改善民生的工作重点。相信在今后较长的时期内，这项工作重点一直会是我们卫生健康行业需要解决的瓶颈问题，也自然是出版工作的使命所在。

正是基于以上的认识和思考，人民卫生出版社联合中华医学会放射学分会和中国医师协会放射医师分会启动了“中华影像鉴别诊断学丛书·中华临床影像征象库”的编写工作。

相对于既往医学影像类图书以疾病为单元的内容体系，“中华影像鉴别诊断学丛书·中华临床影像征象库”在编写思路方面进行了系统性的创新。丛书以临床所能见到的影像学基本病变/征象为编写切入点，直面“同病异征，同征异病”的临床实际问题，对人体疾病在身体各部位的影像学变化/征象进行了系统梳理，对临床上能见到的各种影像学基本变化相关疾病的鉴别诊断进行了全面总结。通过“逆向”的编写思路契合临床实践中“正向”的影像诊断思维，实现了编写思路的重大突破，更好地契合了影像科医师的实际需求。

在纸质书稿编写的同时，构建了“以影像学基本病变/征象为单元”的中华临床影像征象库。征象库汇集了纸质书中各种基本病变/征象所对应疾病的具体病例，对各病例影像学检查DICOM格式的影像资料进行了系统展示，以类似于“情景再现”的形式为读者呈现了影像科医师在临床工作中所能获取的病例资料，并由权威专家进行了全面解读。登录中华临床影像征象库，相当于随时随地进入165家大型三甲医院影像科的联合工作站，零距离跟着知名专家学习阅片。创新性地解决了医学影像从业人员业务能力提升中“百闻不如一见”的痛点，推动了优质医疗影像资源的扩容和下沉。

纸质书与征象库“目录相互对应”“内容相互融合”“纸质载体与数字载体（手机/电脑）互补运用”，为读者呈现了从所见影像学变化/征象，到诊断思路解读，再到具体疾病的诊断与鉴别诊断，全流程“闭环”的知识体系。创新了出版形式，体现了理论总结、思路梳理与临床阅片场景再现的有机结合，进一步缩短了出版物中知识的抽象性与临床工作的实践性之间的距离，创新性地落实了优质医疗影像资源下沉的国家战略。

基于医学影像从业人员的亚专科分工，丛书共分为9个分册，征象库包括9个分库。汇集了全国165家大型三甲医院珍贵的病例资源和近千位专家丰富的临床智慧。中华医学会放射学分会和中国医师协会放射医师分会等学术组织的专家构成了编委的核心力量。

该丛书将于2024年下半年陆续出版，相应的征象库也将同步上线。

中华影像鉴别诊断学丛书
编写委员会

中华影像鉴别诊断学丛书

目录

神经分册	主　审	陈　敏
	主　编	马　林、朱文珍
	副主编	张　辉、余永强、廖伟华、陈　峰
头颈分册	主　审	王振常
	主　编	鲜军舫、陶晓峰
	副主编	曹代荣、吴飞云、沙　炎、罗德红
胸部分册	主　审	郭佑民、陈起航
	主　编	伍建林、萧　毅
	副主编	胡春洪、赵绍宏、于　红
心血管分册	主　审	卢光明
	主　编	郑敏文、赵世华
	副主编	吕　滨、侯　阳、张龙江、王怡宁
消化分册	主　审	梁长虹、宋　彬
	主　编	严福华
	副主编	刘爱连、孙应实、刘再毅、孟晓春
泌尿生殖分册	主　审	洪　楠、张惠茅
	主　编	赵心明、居胜红
	副主编	高剑波、薛华丹、沈　君、辛　军
骨肌分册	主　审	孟悛非
	主　编	袁慧书
	副主编	程晓光、曾献军、王绍武、陈　爽
乳腺分册	主　审	王培军
	主　编	彭卫军
	副主编	顾雅佳、汪登斌、杨　帆
儿科分册	主　审	朱　铭
	主　编	邵剑波、李　欣
	副主编	钟玉敏、宁　刚、彭　芸、严志汉

前　言

本书为“中华影像鉴别诊断学”丛书的泌尿生殖分册，保持一致的书写原则，以临床征象为编写切入点，对临床影像的鉴别诊断进行全面梳理，打破常规以疾病为单元的编写思路，通过“逆向”的书稿编写来契合“正向”的临床影像思维。在纸质图书编写的基础上，同步构建“以征象为单元”的中华临床影像征象库，两者内容上互联互通。在编写过程中，我们始终坚持科学性与实用性的统一，运用系统性、全面性的方法，结合丰富的临床案例，力求为读者呈现最直观、最易懂的知识内容。同时，我们将国内外最新的研究动态和丰富的临床经验融入书中，力求为医学界呈现一部科学、实用、系统的鉴别诊断学著作。

具体而言，本书的初心在于服务医学临床实践，从临床路径入手，以征象为切入点，更对常见病变的鉴别诊断思路进行了全面、细致的解析，具有很强的临床实战指导性。我们期望这部作品能成为读者在泌尿生殖系统疾病鉴别诊断方面的重要参考，为临床实践提供有力的支持和指导。全书分为八章，每一章都细致地探讨了临床症状、体征及病变的鉴别诊断策略，帮助读者构建起完整的知识体系。在纸质书稿编写的同时，还同步编写了影像征象库，征象库汇集了纸质书中各种基本病变 / 征象所对应疾病的具体病例，对各病例影像学检查 DICOM 格式的影像资料进行了系统展示，并进行了全面解读。

该丛书为第一版，对编者的学术水平、临床经验、写作能力有严格要求，参与编写人员皆为具有 10 年以上工作经验的临床影像诊断工作者。在此，我们要向为本书编写付出辛勤努力的作者表示衷心的感谢。正是他们在百忙之中为本书撰写贡献力量，才使得这部作品得以顺利出版。

尽管我们在编写过程中付出了极大的努力，但仍难免存在疏漏之处。我们真诚地希望广大读者能够提出宝贵的意见和建议，帮助我们不断完善和提高。

感谢您选择阅读《中华影像鉴别诊断学——泌尿生殖分册》，愿您在阅读的旅程中获得愉悦与收获。

赵心明　居胜红

2024 年 9 月

目　录

第一章 泌尿生殖系统概论

第一节 泌尿生殖系统解剖与发育

泌尿生殖系统包括肾上腺、肾脏、输尿管、膀胱、子宫、卵巢、男性生殖系统等，位于腹膜后间隙和盆腔，与腹腔内位器官的解剖位置相对分离，因此通常作为一个“系统”进行影像学评估和分析。泌尿生殖系统疾病的影像学诊断与鉴别诊断主要依据器官本身的解剖学位置特点，因此病灶的精准定位诊断，有助于缩小鉴别诊断的范围。

腹膜后间隙是位于壁腹膜后方的解剖间隙，包括肾旁前间隙、肾周间隙、肾旁后间隙及大血管周围间隙。肾上腺、肾脏及输尿管均位于腹膜后间隙。肾旁前间隙、肾周间隙和肾旁后间隙以肾前筋膜和肾后筋膜为分界线。肾旁前间隙是后腹膜与肾前筋膜之间的区域，侧方为侧锥筋膜，其内包括升结肠、降结肠、十二指肠和胰腺。肾周间隙是肾前筋膜与肾后筋膜之间的区域，其内包括肾脏、输尿管、肾上腺及其周围脂肪。肾旁后间隙是肾后筋膜与覆盖腰大肌和腰方肌前面的髂腰筋膜之间的区域，其内主要为脂肪组织，无脏器结构。

一、肾脏的解剖

肾脏位于脊柱两旁的肾周间隙，呈内上外下斜行走行。肾脏由肾皮质、肾髓质、肾盏及肾盂构成，肾脏表面被覆肾被膜。

肾动脉起源于腹主动脉，通常一侧肾动脉为一支，在肾静脉后方肾盂前方进入肾门。肾动脉到达肾门前，发出一支肾上腺动脉，向上至肾上腺，此外还分出输尿管支至输尿管。肾动脉在肾门先分成前、后两支或上、下两支，再发出分支进入肾实质。肾动脉及其分支均为终末动脉，彼此之间无吻合。

肾脏的静脉与动脉伴行。肾静脉主干位于肾动脉的前面，汇入下腔静脉，途中有肾上腺静脉汇入。左睾丸（卵巢）静脉汇入左肾静脉。肾静脉多为一支，也可能为两支或多支。左肾静脉可分为前后两支环绕腹主动脉汇入下腔静脉。肾脏的淋巴回流至腰淋巴结。

二、输尿管的解剖

输尿管由肾盂延续，经腰大肌前面下行，在小骨盆入口处，左侧输尿管跨过髂总动脉，右侧输尿管跨过髂外动脉进入盆部，最终穿入膀胱底部。在女性，输尿管在子宫颈外侧与子宫动脉交叉，子宫动脉在前上方，输尿管在后下方。在男性，输精管越过输尿管前方。输尿管有三个生理狭窄部：肾盂输尿管连接部、输尿管跨髂血管处、输尿管膀胱壁内段。

三、膀胱的解剖

膀胱位于盆部，耻骨联合后方。男性的膀胱后方毗邻精囊、射精管和直肠，下方邻接前列腺。女性的膀胱后方毗邻子宫和阴道，下方邻接尿生殖膈。膀胱顶中线水平借脐尿管闭合后形成的纤维索条与脐相连。膀胱底内面的左、右输尿管与尿道内口之间的三角形区域称为膀胱三角区。

膀胱由髂内动脉前干的膀胱上、中、下动脉及闭孔动脉、臀下动脉的分支供血。女性的膀胱还有来自子宫和阴道动脉的分支供血。

膀胱淋巴回流至膀胱周围淋巴结、髂外淋巴结、髂内淋巴结及髂总淋巴结。

四、男性生殖系统的解剖

前列腺位于膀胱颈与尿生殖膈之间。前列腺基底部邻接膀胱颈，尖部连接尿道，其环绕尿道的部分为尿道外括约肌，后方与精囊及直肠相邻。尿道穿过前列腺的部分称为尿道前列腺部。双侧射精管从后方穿入前列腺，并在精阜部位与前列腺尿道会合。前列腺分为外周带、中央带、移行带及前纤维基质。前列腺增生好发于移行带，前列腺癌好发于外周带。

前列腺由膀胱下动脉、阴部动脉和直肠中动脉的分支供血。静脉回流至前列腺周围的静脉丛，汇入阴茎背深静脉和髂内静脉。淋巴回流至髂内淋巴结、骶淋巴结和髂外淋巴结。

精囊位于前列腺后方，与同侧输精管汇合形成射精管穿入前列腺。精囊的血供及淋巴回流同前列腺。

睾丸位于阴囊内，后外侧与附睾紧密相邻。睾丸表面有三层膜，由外至内依次为鞘膜、白膜和血管膜。鞘膜分为脏层和壁层，二者连续，脏层覆盖睾丸的前面和侧面，壁层将睾丸和阴囊壁分开。白膜质韧，在睾丸后缘增厚，伸入睾丸内部，形成睾丸纵隔。

睾丸动脉发自腹主动脉，并与输精管动脉吻合。睾丸静脉回流至精索静脉，左侧精索静脉回流至左肾静脉，右侧精索静脉回流至下腔静脉。淋巴回流至腰淋巴结。

附睾为迂曲管状结构，一端连接输精管，另一端连接睾丸的曲生精小管。附睾紧贴睾丸的上端和后缘，分为头、体、尾三部。头部由输出小管盘曲而成，输出小管的末端连接一条附睾管。附睾管盘曲构成体部和尾部，管的末端急转向上直接延续成为输精管。

阴茎由两个阴茎海绵体和一个尿道海绵体组成，海绵体外面覆盖筋膜和皮肤。阴茎海绵体位于阴茎的背侧，其根部附着于耻骨下支、坐骨支及尿生殖膈。尿道海绵体位于阴茎海绵体的腹侧，尿道贯穿其全长，近端尿道海绵体与穿过尿生殖膈的尿道膜部相连，其后端膨大称尿道球，远端延伸形成阴茎头。阴茎和尿道血供来自阴部内动脉。静脉引流至阴部内静脉。阴茎皮肤的淋巴回流至腹股沟浅淋巴结和腹股沟下淋巴结。阴茎头的淋巴回流至腹股沟下淋巴结和髂外淋巴结。尿道的淋巴回流至髂内淋巴结和髂总淋巴结。

五、女性生殖系统的解剖

子宫位于膀胱与直肠之间，下端接阴道，两侧有卵巢和输卵管。腹膜在子宫前方形成的凹陷称为膀胱子宫陷凹，在子宫后方形成的凹陷称为直肠子宫陷凹，是女性腹膜腔最低部位。子宫阔韧带由子宫前后面的腹膜向两侧延伸至盆壁构成，又分为输卵管系膜、卵巢系膜、子宫系膜，主要功能是限制子宫向两侧移动。子宫圆韧带起自子宫与输卵管交界处下方，经腹股沟管，止于阴阜和大阴唇的皮下，维持子宫前倾位。子宫主韧带起自子宫颈两侧，止于盆侧壁，防止子宫脱垂。子宫骶韧带起自子宫颈后外侧，绕直肠止于骶前筋膜，维持子宫前倾前屈位。子宫从外形上分为子宫底、子宫体、子宫颈三部分。子宫腔在子宫体内，两端通输卵管。子宫壁分为三层：黏膜层、平滑肌层、浆膜层。黏膜层，又称子宫内膜，呈周期性变化。

子宫底和子宫体上部的淋巴回流至腰淋巴结。子宫角附件的淋巴回流至腹股沟浅淋巴结。子宫体下部和子宫颈的淋巴回流至髂内淋巴结和髂外淋巴结，一小部分回流至髂总淋巴结。

卵巢位于子宫底的后外侧，属于腹膜内位器官，完全被子宫阔韧带后叶包裹。卵巢与子宫阔韧带间的腹膜皱襞，称为卵巢系膜。此外固定卵巢的韧带包括卵巢悬韧带和卵巢固有韧带。卵巢悬韧带为腹膜皱襞，自骨盆缘至卵巢的输卵管端，内含卵巢动静脉、淋巴管、卵巢神经丛、少量平滑肌纤维和致密的结缔组织等。卵巢固有韧带为卵巢与子宫底外侧角间的索条。

卵巢由卵巢动脉和子宫动脉的卵巢支供血。左侧卵巢静脉回流至左肾静脉，右侧卵巢静脉直接回流至下腔静脉。淋巴回流至腰淋巴结。

女性尿道位于耻骨联合以下，穿过尿生殖膈，开口于阴道前庭的尿道外口。尿道外口位于阴道口的前方。女性尿道的供血来自膀胱下动脉、阴部内动脉，静脉回流至阴部内静脉。尿道远端的淋巴回流至腹股沟淋巴结和腹股沟下淋巴结。尿道周围的淋巴结回流至髂内、髂外淋巴结。

六、肾上腺的解剖

肾上腺位于肾周间隙内，肾脏上方。肾上腺分皮质和髓质两部分，皮质来自中胚层，髓质来自外胚层，二者的组织结构和激素分泌功能是独立的。肾上腺动脉血供来源于肾上腺上、中、下动脉供给，它们分别发自膈下动脉、腹主动脉和肾动脉。左侧肾上腺静脉汇入左肾静脉。右侧肾上腺静脉汇入下腔静脉或右肾静脉。肾上腺淋巴回流至腰淋巴结。

七、泌尿生殖系统的发育

肾脏由间介中胚层发育而来，其胚胎发育可分前肾、中肾和后肾为三个阶段。前肾出现在胚胎发育的第4周，由6～10对前肾小管构成，前肾小管内侧开口于胚内体腔，外侧与头尾走行的前肾管相通，向尾部延伸开口于泄殖腔。至胚胎第4周末，前肾退化消失。中肾在前肾退化时，已经在生肾索内开始发生。中肾由许多中肾小管组成，中肾小管内侧膨大并凹陷为双层囊呈杯口状，其内包绕来自背主动脉的毛细血管形成原始肾小球，中肾小管向尾部延伸，与相邻的前肾管相通，最终开口于泄殖腔，此时前肾管改称中肾管。至胚胎第8周末，除中肾管被保留外，中肾大部分退化。在男性，中肾管是输精管、精囊腺和射精管的前体。在女性，残余的中肾管属于退化器官。后肾是肾脏在胚胎发育中的最终阶段，形成于胚胎第5周末。在中肾管末段近泄殖腔处向背侧头端形成一个芽状突起，称输尿管芽，标志后肾的发生。输尿管芽不断向头端生长，其尖端不断有来源于间介中胚层生肾索的间质组织聚集包围，这些组织呈帽状包绕在输尿管芽周围，被称为生后肾原基，形成后肾帽。输尿管芽向头端延伸的过程中，后肾帽逐渐增大，并且迅速分化。输尿管芽头部膨大形成肾盂，肾盂逐渐向外呈放射状伸入不断生长的生后肾组织内，并逐渐分支形成肾盏和集合管。中胚层细胞不断增殖，在集合管的盲端附近排列形成囊泡状，泡状细胞团数目不断增多，最终发育形成远曲小管、近曲小管、Henle袢（髓袢）、血管球和Bowman囊（肾小囊）。后肾在发育过程中，从盆腔开始逐渐向头侧移动，出生时将升至腰$_1$椎体或胸$_{12}$椎体水平。在向头侧移动的过程中，两侧肾在其长轴上分别向内侧旋转90°，使两肾门相对。

（邱建星）

第二节　泌尿生殖系统的生理

一、肾上腺的生理

肾上腺实质由周边的皮质和中央的髓质构成，二者在发生、结构和功能上均不同。但由于髓质的血供来自皮质，二者在功能上存在一定的联系。

肾上腺皮质占肾上腺体积的80%～90%，产生和分泌类固醇激素。根据细胞的形态结构和排列等特征，皮质分为三个带，即球状带、束状带和网状带。球状带细胞分泌盐皮质激素，如醛固酮。束状带细胞分泌糖皮质激素，主要为皮质醇和皮质酮。网状带细胞主要分泌雄激素，也分泌少量糖皮质激素，其分泌功能受垂体促肾上腺皮质激素的调节。另外，网状带和束状带还分泌少量雌激素。

肾上腺髓质位于肾上腺的中央，主要由髓质细胞组成，其内散在分布少量神经节细胞。髓质细胞因含有大量黄褐色嗜铬颗粒又称为嗜铬细胞，根据嗜铬颗粒的特点，可将髓质细胞分为两类，即肾上腺素细胞和去甲肾上腺素细胞，二者分别分泌肾上腺素和去甲肾上腺素，均为儿茶酚胺类物质。

二、肾脏的生理

肾脏的生理功能包括：①排泄代谢终产物，机体在物质代谢过程中产生的多种终产物以及机体摄入的及体内代谢产生的水和电解质等，须由肾脏排出体外；②调节水、渗透压、电解质和酸碱平衡、维持内环境稳态；③产生多种活性物质，如促红细胞生成素、1，25-（OH）$_2$-D$_3$、肾素、肾内局部血管紧张素、肾内激肽系统、前列腺素、一氧化氮、内皮素、尿舒张肽等，参与调节其他器官系统以及肾脏的活动。各种原因引起肾功能障碍，会造成以上的生理过程无法正常进行，包括肾前性、肾后性及肾性因素。

三、集合系统（包括输尿管、膀胱）的生理

尿液汇入乳头管，经肾盏、肾盂、输尿管进入膀胱。膀胱逼尿肌和尿道内括约肌受交感神经和副交感神经支配，尿道外括约肌受阴部神经支配，实现膀胱贮存尿和排尿的功能。此外当膀胱尿液贮存到一定程度，膀胱壁的牵张感受器受刺激兴奋，冲动上传到排尿中枢，引起排尿欲。

四、前列腺的生理

前列腺具有外分泌功能，分泌前列腺液，前列腺液是精液的重要组成成分。此外前列腺具有内分泌功能，前列腺内含有丰富的5α-还原酶，可将睾酮转化为更有生理活性的双氢睾酮。前列腺具有控制排尿功能，前列腺的环状平滑肌纤维围绕尿道前列腺部，参与构成尿道内括约肌，发生排尿冲动时，逼尿肌收缩，内括约肌松弛，使排尿顺利进行。前列腺具有运输功能，射精时前列腺和精囊腺的肌肉收缩，将输精管和精囊腺中的内容物经射精管压入后尿道，而后排出体外。

五、睾丸的生理

睾丸由生精小管和间质组织组成，睾丸具有生精、内分泌功能。精子由生精小管的生精细胞发育

形成。阴囊温度较腹腔内温度低2℃，是精子最适合的温度。隐睾位于腹腔或腹股沟，周围温度高，精子生成受阻碍。睾丸生成的精子被输送至附睾，在其中停留18～24小时后才获得运动能力。附睾同时也分泌一些抑制精子运动和受精的因子，使其功能活动暂时处于静止状态。射精时，附睾的精子连同附睾、精囊、前列腺和尿道球腺的分泌物一起混合成精液排出。睾丸的间质细胞分泌雄激素，其中睾酮的分泌量最多，生物活性也最强，睾酮在影响胚胎性分化、刺激附性器官发育、促进并维持生精、促进蛋白质合成等方面都发挥着重要作用。睾丸的支持细胞分泌抑制素，主要作用是抑制腺垂体卵泡雌激素的分泌。

六、卵巢和子宫的生理

卵巢具有生卵功能和内分泌功能。卵巢的卵原细胞经过原始卵泡、生长卵泡和成熟卵泡三个阶段发育成成熟卵子。卵巢合成的激素包括雌激素、孕激素和雄激素。雌激素可促进排卵、促进子宫发育、促进输卵管运动并刺激阴道上皮的增生、角化、促进乳腺发育，同时对糖代谢、水盐代谢、脂肪与蛋白质代谢以及骨骼生长、中枢神经都具有重要作用。孕激素主要作用于子宫内膜和子宫肌，为受精卵着床和维持妊娠提供保障。

子宫的功能是内膜周期性增厚和脱落形成月经，在妊娠期孕育胚胎和胎儿。子宫内膜会随卵巢周期发生变化。增殖期在雌激素作用下，内膜增厚；分泌期受到卵巢分泌的孕激素、雌激素影响，内膜厚且松软，利于受精卵着床；月经期由于孕酮和雌激素作用减退，子宫内膜发生崩解脱落，碎片及血液从阴道流出。

（邱建星）

第三节　泌尿生殖系统的影像学评估方法

一、肾脏及尿路系统影像学评估方法

1. 腹部X线平片　腹部X线平片主要用于泌尿系结石的评估，难以评价泌尿系肿瘤。

2. 静脉肾盂造影　静脉肾盂造影又称排泄性的尿路造影，是评估上尿路的主要影像学检查方法，是由静脉注入对比剂后通过肾脏排泄观察肾脏、肾盂肾盏、输尿管以及膀胱情况，对肾脏、肾盂、膀胱的病变进行诊断，同时了解输尿管和尿道的通畅情况。

3. CT　CT是肾脏疾病首选的影像学检查方法。常用的检查指征包括尿石症、腹部外伤、肾脏肿瘤的诊断及分期等。泌尿系多期增强CT包括平扫（注射对比剂前）、皮-髓质期（30～60秒）、实质期（80～120秒）和延迟/分泌期（3～10分钟），可评估肾血管系统、肾实质和泌尿集合系统。长延迟期CT图像又被称为CT尿路成像（CT urography，CTU），该检查常用于评估血尿或已知尿路上皮恶性肿瘤的患者。

对于肾脏肿瘤性病变，CT平扫图像能够检出病灶内钙化并提供基线密度测量，以评估病变增强的强化方式和程度。皮-髓质期图像最能显示病变血供、血管浸润和血管解剖变异。但部分疾病，特别是较小肾细胞癌，在皮-质髓期图像上可能难以与正常肾髓质区分。肾实质期图像对发现小病灶最敏感。分泌期图像可以显示肿瘤是否累及肾脏集合系统。

CTU是尿路上皮肿瘤诊断和分期首选的影像学检查方式，主要表现为尿路的充盈缺损或管壁增厚，肿瘤可累及肾实质，也可以引起集合系统梗阻和积水。累及肾实质的病变在肾实质期图像上最易检出，而局限于集合系统的病变在分泌期图像上更易检出。

对于尿石症患者泌尿系结石的评估，泌尿系CT检查的敏感性明显优于腹部X线平片，且双能CT可以通过能谱分析对结石的成分进行鉴别。

泌尿系CT检查是钝性或穿透性肾脏创伤的首选成像方式。

尿路感染是泌尿系统最常见的疾病，尿路感染通常无其他并发症，且多发生于膀胱，女性多见。对于抗生素治疗无效的细菌性肾盂肾炎，可进行泌尿系CT检查排除并发症的发生。

4. MRI　肾脏和尿路系统MRI可分为肾脏MRI、输尿管MRI、膀胱MRI及全泌尿系MRI检查，除了肾脏及尿路系统常规序列的形态学成像外，还可进行基于水成像的磁共振尿路成像（magnetic resonance urography，MRU）。

肾脏MRI可用于肾脏实性肿瘤的诊断、鉴别诊断及分期。肾脏实性肿瘤评估的两个关键是：是否存在脂肪成分和是否存在强化。MRI检查可以评估肿瘤内是否存在大体或细胞内脂肪成分。成熟大体脂肪在T_1加权图像上呈高信号，在脂肪抑制图像上显示信号降低。肾脏病变内存在大体脂肪是血管平

滑肌脂肪瘤的特征性表现。同相位和反相位成像是识别大体脂肪的另一种方法。在反相位图像上，脂肪与液体或软组织的界面处有勾边伪影。反相位图像上的信号降低反映的是细胞内或体素内脂肪的存在。

MRI 在评估肾肿瘤是否累及肾静脉和下腔静脉、区分肿瘤和肾周脂肪、肾窦或集合系统等，优于 CT。MRI 无电离辐射，对于需要长期、多次复查的患者，如 von Hippel-Lindau 综合征或者结节性硬化症可选择 MRI 检查代替 CT 进行随访，减少患者接受的电离辐射。然而，对于无法配合屏气的患者（如重症监护室的病人），MRI 的图像质量会受到呼吸相关伪影的影响，进而影响疾病的诊断。

对于肾脏囊性占位，与超声和 CT 相比，MRI 能够更清晰显示囊内分隔、壁结节等实性成分，并对囊性成分进行判断。此外，对于含有钙化的肾脏肿瘤，MRI 更有利于判断钙化病灶中的强化情况。

MRU 可以对全尿路整体显示，评估集合系统占位、梗阻、先天性泌尿系统发育异常等情况。两种最常见的技术是静态水 MRU 和分泌期 MRU。静态水 MRU 适用于尿路系统积水扩张的患者。另外，该技术还可以进行电影扫描，动态观察尿路系统的蠕动及狭窄情况。但该技术存在的缺点是会受到腹部充满液体的其他结构的干扰。分泌期 MRU 是在静脉注射钆对比剂后的分泌期对集合系统进行成像，对于没有明显尿路积水的尿路显示优于静态水 MRU。

膀胱 MRI，相较于 CT 检查的优势，在于可以清晰地显示膀胱肿瘤与膀胱肌层的情况，提供更加准确的 T 分期。

二、男性生殖系统的影像学评估方法

男性生殖系统的影像学评估方法主要为超声和 MRI 检查。

1. **前列腺** 超声在前列腺的应用主要是男性的健康体检、前列腺疾病的诊断及超声引导下前列腺穿刺。超声可以观察前列腺的形态和位置，测量前列腺的大小，也可用于诊断前列腺增生、前列腺肿瘤、炎症等。

MRI 检查已被推荐用于前列腺临床显著癌的检出以及前列腺癌的局部分期。MRI 可以清晰显示前列腺局部结构以及与毗邻脏器结构的关系。

2. **精囊** 在男性生育能力检查中，通常用到输精管造影，该检查可以提供精囊的详细解剖结构以及输精管的通畅性。超声适用于男性不育、血精和会阴疼痛的检查。MRI 对于显示精囊的出血、精囊与毗邻脏器的关系更具有优势。

3. **睾丸、附睾、阴囊及阴茎** 睾丸、附睾、阴囊和阴茎均位于体表，超声是主要和常用的检查手段。超声对于鉴别睾丸内和睾丸外病变准确性很高。而 MRI 对于提供脏器的细节及毗邻结构信息更具优势，检查时要注意扫描方式和体位。检查阴茎时将阴茎固定于正中矢状位，行矢状位扫描可以更好地显示阴茎海绵体、尿道海绵体。

三、女性生殖系统的影像学评估方法

女性生殖系统的影像学评估首选超声检查。近年来 MRI 检查的应用明显增多，MRI 软组织对比度好，有利于清晰显示女性生殖器官的解剖形态，例如子宫的形态及带状解剖等，MRI 已成为诊断先天性子宫发育异常的主要影像学检查方法。对于一些病变的定性分析有帮助，例如出血、脂肪、液体成分等。在评估卵巢癌、子宫内膜癌及宫颈癌的分期方面相对于超声能提供更多的信息。

四、肾上腺的影像学评估方法

推荐 CT 及 MRI 检查，对于某些具有特殊代谢的疾病，可行核医学检查。由于肾上腺结构较小，当病变较小时，CT 检查显示可能较 MRI 检查病变显示更为清晰。

（邱建星）

第四节 泌尿生殖系统的影像诊断思路

一、血尿

血尿定义为尿中出现红细胞。血尿分为肉眼血尿和镜下血尿。血尿的定位有助于排查血尿产生的部位，主要分为三类：初段血尿、终末血尿、全程血尿。非全程血尿通常提示非肾小球疾病。

初段血尿常见于尿道疾病。终末血尿常见于膀胱颈、三角区、后尿道及前列腺疾病。全程血尿则提示肾脏、肾盂、输尿管及膀胱的疾病。按病因可分为恶性肿瘤、良性病变（例如尿路的子宫内膜异位）、感染、结石、外伤、先天或家族遗传性疾病（例如囊性疾病、奥尔波特综合征，法布里病、Ⅰ型肾小管酸中毒）、尿路解剖结构异常（例如尿道狭窄、后尿道瓣膜、肾积水、良性前列腺增生)、血液/血管类疾病(例如血友病、镰状细胞贫血、血管瘤、动静脉畸形、肾动脉/静脉栓塞、肾脏动脉栓塞术)、肾脏疾病(例如放射性肾炎及膀胱炎、肾小管间质肾炎、系膜增殖性肾小球肾炎、急性链球菌感染后肾小球肾炎、急性进展型肾小球肾炎、IgA肾病、狼疮肾炎、肺出血肾炎综合征、过敏性紫癜等)。

二、尿路梗阻

尿路梗阻可根据病因、持续时间、程度或梗阻水平进行分类。在影像学上,可先根据梗阻水平进行分类:下尿路(尿道)、中尿路(膀胱)、上尿路(输尿管和肾脏)梗阻。下尿路梗阻先天性病因包括尿道口狭窄、后尿道瓣膜等;后天性病因包括感染或外伤导致的尿道狭窄。中尿路梗阻病因包括良性前列腺增生、前列腺癌以及盆腔其他病变侵犯膀胱颈等。上尿路梗阻常见病因包括膀胱癌累及输尿管膀胱开口、前列腺癌或宫颈癌浸润膀胱底累及输尿管、子宫内膜异位症、输尿管癌、输尿管结石、输尿管囊肿、泌尿系结核、腹膜后纤维化或其他腹膜后疾病累及输尿管等。

三、排尿困难

排尿困难可由炎症性疾病和非炎症性疾病导致。前者包括感染性炎症(尿道炎、性传播感染和阴道炎等)、非感染性炎症(泌尿道异物等)和皮肤病等。非炎症性原因包括药物使用、尿道解剖异常、局部创伤和间质性膀胱炎/膀胱疼痛综合征、前列腺增生等,影像学上需要注重观察膀胱和尿道的改变。

四、阴道不规则出血

阴道不规则出血部位可能在阴道、宫颈或子宫,以子宫最常见。临床可表现为月经紊乱、月经间期出血、绝经后出血、性交后出血等。影像评估时应结合患者的年龄、月经周期、妊娠史、个人和家族出血史在内的病史等。根据国际妇产科联盟(International Federation of Gynecology and Obstetrics,FIGO)推荐的育龄期非妊娠妇女异常子宫出血病因新分类PALM(polyps,adenomyosis,leiomyoma,malignancy)-COEIN(coagulopathies,ovulatory dysfunction,endometrial,iatrogenic,not otherwise classified)系统,将子宫异常出血的病因分为9个类型。其中PALM存在子宫结构性病变,可用影像学技术和/或组织病理学方法诊断,COEIN无子宫结构性改变。PALM为子宫内膜息肉、子宫腺肌病、子宫平滑肌瘤、恶性肿瘤及增生。COEIN为凝血病、排卵功能障碍、子宫内膜、医源性、其他未分类的病因。

五、肾上腺偶发瘤

肾上腺偶发瘤是指非肾上腺相关的影像学检查偶然发现的直径大于1cm的肾上腺肿瘤。在影像上首先定位肾上腺偶发瘤是单侧还是双侧,大部分肾上腺偶发瘤为单侧,约15%为双侧。双侧肾上腺偶发瘤的鉴别诊断包括转移瘤、原发双侧肾上腺结节样增生、肾上腺腺瘤、淋巴瘤等,比较少见的病变有双侧嗜铬细胞瘤、先天性肾上腺增生、库欣病、原发恶性肿瘤、肾上腺髓样脂肪瘤、感染、血肿等。其次,CT平扫有助于鉴别肿瘤类型。良性肿瘤的特征包括:肿瘤<4cm,平扫CT值<10HU,密度均匀。如肾上腺腺瘤呈圆形或类圆形,密度均匀,平扫CT值通常在−10HU至10HU之间;肾上腺髓样脂肪瘤含有成熟的脂肪组织,CT值通常小于−50HU;嗜铬细胞瘤形状不规则,密度不均匀,通常平扫CT值大于等于20HU。

CT平扫不易鉴别的肿瘤需要行肾上腺增强CT检查,包括动脉期、静脉期、延时期,即静脉注射含碘对比剂后30秒、60秒、10分钟或15分钟。计算绝对廓清率和相对廓清率可鉴别腺瘤与非腺瘤。肾上腺腺癌形态不规则,强化明显,常伴有坏死。嗜铬细胞瘤各期相明显强化。肾上腺转移瘤形态多样,多为早期强化,需要结合原发肿瘤病史。肾上腺节细胞神经瘤呈轻度渐进性强化,因为含有黏液成分较多平扫密度较低。

六、腹膜后肿物

腹膜后肿物包括各类肿瘤性和非肿瘤性病变,主要来源于腹膜后间隙的脂肪、结缔组织、筋膜、肌肉、血管、神经、淋巴组织以及胚胎残留组织。病变在影像学上的表现有重叠,鉴别较困难,但一些特征的影像学改变,结合相关的临床信息,有助于鉴别诊断。根据肿物主要成分分为实性和囊性,实性肿物主要包括淋巴瘤、肉瘤、神经源性肿瘤。非肿瘤性病变包括腹膜后纤维化、髓外造血等。

比较有特点的几类肿瘤如下:淋巴瘤多表现为单个或融合的淋巴结环绕主动脉和/或下腔静脉周围,密度均匀、轻度强化。肉瘤常见类型为脂肪肉瘤、恶性纤维组织细胞瘤、平滑肌肉瘤。肿瘤内存在脂肪成分有助于脂肪肉瘤的诊断。平滑肌肉瘤起源于腹膜后肌肉、血管、中肾管，密度类似肌肉，钙化较少，伴局灶性坏死，可有渐进性强化，其中少见但比较有特征性的类型是下腔静脉内的平滑肌肉瘤，多见于女性。神经鞘瘤类球形，边界清晰，包膜完整，伴中心性坏死。副神经节瘤，边界清晰，密度不均，伴坏死出血。转移瘤，患者有原发恶性肿瘤病史。生殖源性肿瘤，绝大多数为原发于睾丸原始生殖细胞肿瘤的转移。囊性病灶主要包括囊状淋巴管瘤、尿囊、上皮样囊肿、血肿、黏液样脂肪肉瘤。囊状淋巴管瘤可能与手术或者外伤有关，淋巴管受阻或受损引起淋巴液回流障碍导致。

（邱建星）

参考文献

[1] Linos D，van Heerden JA. Adrenal Glands，Diagnostic Aspects and Surgical Therapy. Berlin：Springer-Verlag，2005.

[2] 朱文玉. 医学生理学. 2 版. 北京：北京大学医学出版社，2009.

[3] 王建枝. 病理生理学. 北京：人民卫生出版社，2020.

[4] Dushyant V Sahani，Anthony E Samir. Abdominal Imaging. 2nd ed. Elsevier，2017.

[5] Peterson LM，Reed HS. Hematuria. Prim Care，2019，46（2）：265-273.

[6] Tanagho EA，McAninch JW. 史密斯泌尿外科学. 北京：人民卫生出版社，2005.

[7] Michels TC，Sands JE. Dysuria：Evaluation and Differential Diagnosis in Adults. Am Fam Physician，2015，92（9）：778-786.

[8] Munro MG，Critchley HOD，Fraser IS，et al. The two FIGO systems for normal and abnormal uterine bleeding symptoms and classification of causes of abnormal uterine bleeding in the reproductive years：2018 revisions. Int J Gynaecol Obstet，2018，143（3）：393-408.

[9] Sherlock M，Scarsbrook A，Abbas A，et al. Adrenal Incidentaloma. Endocr Rev，2020，41（6）：775-820.

[10] Bourdeau I，El Ghorayeb N，Gagnon N，et al. MANAGEMENT OF ENDOCRINE DISEASE：Differential diagnosis，investigation and therapy of bilateral adrenal incidentalomas. Eur J Endocrinol，2018，179（2）：R57-R67.

[11] Scali EP，Chandler TM，Heffernan EJ，et al. Primary retroperitoneal masses：what is the differential diagnosis? Abdom Imaging，2015，40（6）：1887-1903.

第二章 肾 脏

第一节 血 尿

一、定义及概述

血尿（hematuria）包括镜下血尿和肉眼血尿，前者指尿色正常，需经显微镜检查方能确定，通常离心沉淀后的尿液镜检每高倍视野有红细胞3个以上。后者是指尿呈洗肉水色或血色，肉眼即可见的血尿。

血尿是泌尿系统疾病最常见的症状之一，98%的血尿是由泌尿系统疾病引起的。肾小球疾病，如急性肾小球肾炎、慢性肾小球肾炎、IgA肾病、遗传性肾炎和薄基底膜肾病；各种间质性肾炎、尿路感染、泌尿系结石、结核、肿瘤、多囊肾、血管异常，尿路憩室、息肉和先天性畸形等。

二、临床表现与诊断检查

1. 临床表现

（1）尿颜色的表现：血尿的主要表现是尿颜色的改变，除镜下血尿其颜色正常外，肉眼血尿根据出血量的多少而呈现不同的颜色。尿呈淡红色像洗肉水样，提示每升尿含血量超过1ml。出血严重时尿可呈血液状改变。肾脏出血时，尿与血混合均匀，尿呈暗红色；膀胱或前列腺出血时尿色鲜红，有时有血凝块。但红色尿不一定是血尿，需仔细辨别。如尿呈暗红色或酱油色，不混浊无沉淀，镜检无或仅有少量红细胞，见于血红蛋白尿；棕红色或葡萄酒色，不混浊，镜检无红细胞见于卟啉尿；服用某些药物，如大黄、利福平，或进食某些红色蔬菜也可排红色尿，但镜检无红细胞。

（2）分段尿异常：将全程尿分段观察颜色，如尿三杯试验，用三个清洁玻璃杯分别留起始段、中段和终末段尿观察，如起始段血尿提示病变在尿道；终末段血尿提示出血部位在膀胱颈部，三角区或后尿道的前列腺和精囊腺；三段尿均呈红色即全程血尿，提示血尿来自肾脏或输尿管。

（3）镜下血尿：尿颜色正常，但是显微镜检查可确定血尿，并可判断是肾性或肾后性血尿。镜下红细胞大小不一、形态多样，则为肾小球性血尿，见于肾小球肾炎。因红细胞从肾小球基底膜漏出，通过具有不同渗透梯度的肾小管时，化学和物理作用使红细胞膜受损，血红蛋白溢出而变形。如果镜下红细胞形态单一，与外周血近似，为均一型血尿，提示血尿来源于肾后，见于肾盂肾炎，输尿管，膀胱和前列腺病变。

（4）症状性血尿：血尿的同时患者伴有全身或局部症状，以泌尿系统症状为主。如伴有肾区钝痛或绞痛提示病变在肾脏。膀胱和尿道病变则常有尿频尿急和排尿困难。

（5）无症状性血尿：部分患者血尿既无泌尿道症状也无全身症状，见于某些疾病的早期，如肾结核、肾癌或膀胱癌早期。

（6）伴随症状：①血尿伴肾绞痛是肾或输尿管结石的特征；②血尿伴尿频、尿急、尿痛，同时伴有腰痛、高热畏寒见于肾盂肾炎；③血尿伴有水肿、高血压、蛋白尿见于肾小球肾炎；④血尿伴肾肿块，单侧可见于肿瘤、肾积水和肾囊肿；双侧肿大见于先天性多囊肾，触及移动性肾脏见于肾下垂或游走肾；⑤血尿合并乳糜尿见于丝虫病、慢性肾盂肾炎。血尿的临床表现及伴随症状的诊断思路见图2-1-1。

2. 体格检查 体格检查相应体征包括：肋脊角叩击痛、腰背部痛及腹部肿块等。

（1）肋脊角叩击痛：见于肾炎、肾盂肾炎、肾结石、肾结核及肾周围炎。

（2）腰背痛：肾炎、肾盂肾炎、泌尿道结石、结核、肿瘤、肾下垂和肾积水等多种疾病均可引起腰背痛。不同疾病有不同的特点，肾炎呈深部胀痛，

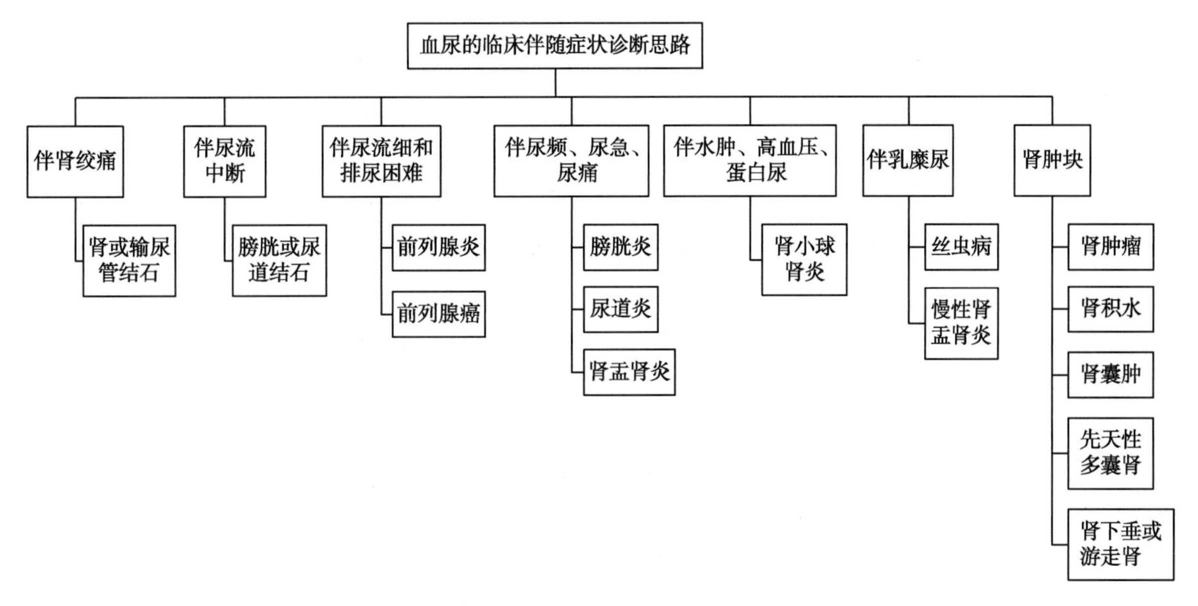

图 2-1-1 血尿的临床症状及伴随症状诊断思路图

位于腰肋三角区，并有轻微叩痛；肾盂肾炎腰痛较鲜明，叩痛较明显；肾脓肿多为单侧腰痛，常伴有局部肌紧张和压痛；肾结石多为绞痛，叩痛剧烈；肾肿瘤引起的腰痛多为钝痛或胀痛，有时呈绞痛。

（3）腹部肿块：①一种常见的腹部体征，可由很多病因引起，如炎症、肿瘤、寄生虫、梗阻、先天发育异常引起脏器肿大和脏器移位产生异常肿块等。②与肾脏有关的主要病因有肾结核、肾肿瘤、肾盂积水及多囊肾、游走肾等。腹部肿块伴尿路症状，提示肾、膀胱病变。③腹部肿块体征：首先区别腹部肿块来自腹壁或腹腔内，可作屈颈抬肩动作，使腹壁收缩紧张，肿块更明显则位于腹壁上，如肿块变的不清楚，则位于腹腔内。其次，要区别肿块位于腹腔内或腹膜后，可用肘膝位进行检查，如肿块更为清楚，且活动度增加有下垂感，则提示肿块位于腹腔内；如肿块不如仰卧位清楚，肿块位置深而固定，无下垂感染，则提示肿块位于腹膜后。肿块的大小、形态、质地、压痛、活动度、搏动、震颤和数目：肿块边缘清楚，表面光滑无明显压痛、质地柔软、中等、可活动的多为良性肿瘤、脏器肿大或囊肿；肿块外形不规则，表面呈结节状，质地坚硬，位置较固定者，多为恶性肿瘤；边缘不清、有轻度压痛的肿块，可能为炎性肿块，另外炎性肿块常有腹肌紧张、压痛、发热、外周白细胞计数升高等；多个结节，互相粘连则多见于腹腔结核。

3. **诊断检查** 包括影像学检查、尿液的一般检测检查（如尿量、颜色）、尿液的化学检查（尿蛋白）及显微镜检查（红细胞、白细胞和脓细胞、上皮细胞）等。

三、影像学在血尿中的应用

（一）影像学检查阳性的病变

1. **肾结石** 肾结石（renal calculi）是晶体物质（如钙、草酸、尿酸、胱氨酸等）在肾脏的异常聚积所致，为泌尿系统的常见病、多发病，90% 含有钙，其中草酸钙结石最常见。肾结石是引起血尿的常见原因之一。

影像学检查：可以很好地帮助诊断肾结石，其中 CT 平扫检查更常用及准确，表现为肾脏内高密度影。

2. **囊肿** 肾囊肿（renal cyst）是肾脏比较常见的病变，一般无症状，较大的囊肿可出现季肋部不适或可触及肿块，少数情况下可出现血尿及局部疼痛。若囊肿严重压迫邻近血管，可引起肾局部缺血或肾素增加而发生高血压。

影像学检查：单纯性肾囊肿 CT 平扫上显示为肾内边缘清晰的圆形水样低密度影，增强检查上病变无强化；MRI 上呈现 T_1WI（T_1 加权成像）低信号 T_2WI（T_2 加权成像）高信号，边界清晰，增强上呈未见强化的低信号改变。复杂性肾囊肿可表现为囊壁增厚、钙化及囊腔内出现纤细分隔，囊腔密度增高形成高密度囊肿，主要原因是因为囊肿内有出血、蛋白样物质凝集所致，增强扫描病灶无强化，仍保持平扫时的 CT 值；MRI 上 T_1WI 上可呈不同程度的高信号，而 T_2WI 上仍表现较高信号。

3. **肾肿瘤** 肾肿瘤包括很多种疾病，如肾细胞癌、尿路上皮肿瘤、肾胚胎瘤、肾平滑肌肉瘤、肾恶性横纹肌样瘤、肾淋巴瘤、肾转移瘤、肾血管平滑肌脂肪瘤、肾嗜酸细胞腺瘤等，可出现不同程度血尿及可触及的肿块、腰痛等。

影像学表现：CT/MRI 上肾脏可见结节及肿块，部分边界清晰，部分肿块边界不清呈侵袭性生长，密度 / 信号不均，根据肿瘤成分不同呈现不一样的 CT/MRI 特点，增强扫描上可见不同程度及不同方式的强化特点。肾周侵犯可见肾静脉及下腔静脉癌栓形成，腹膜后淋巴结肿大，以及邻近器官的侵犯等。

4. **肾脏炎性病变** 影像学检查阳性的肾脏炎性病变包括急性肾盂肾炎、慢性肾盂肾炎、肾脓肿、肾结核等，不同的炎性病变伴随着有相似的临床表现，亦有不同的临床特征，急性肾盂肾炎常有发热、尿频、尿急、脓尿、血尿及白细胞增高，尿镜检有少量红细胞，并可找到病原菌；多见于女性。肾脓肿有明显临床症状，如发热、腰痛、脓尿等；多数尿培养阳性。肾结核一般有肺结核病史，表现尿频、尿急、尿痛等膀胱刺激征象；尿结核分枝杆菌培养阳性。

影像学检查：CT/MRI 表现可以一定程度上进行有效地鉴别，急性肾盂肾炎表现为一个或多个楔形低密度区，从髓内乳头向皮质表面辐射呈条纹状，增强后为无强化的椭圆形或圆形低密度区，无占位效应。肾周亦可见炎性表现。肾脓肿多为单发，类似实性肿块，T_2WI 表现为高信号，弥散加权成像（diffusion weighted imaging，DWI）上脓液成分可见明显弥散受限，呈明显高信号，表观扩散系数（apparent diffusion coefficient，ADC）图明显低信号改变。肾结核可多发也可单发，T_1WI 可为等或低信号，T_2WI 可为混杂信号，肾盏“虫蚀样改变”，偶可见“自截肾”，肾盂及输尿管呈“串珠样改变”等。

5. **肾下垂或游走肾** 游走肾与肾下垂都是肾脏发生了位置的改变，只是改变的位置或严重程度不同。正常的肾脏左侧略高于右侧，一般随着呼吸或体位的变化，上下移动不超过 4 厘米，超出范围，就叫做肾下垂。由于肾的固定装置发育不良，肾蒂过长，而使肾脏能在腹膜后间隙内自动活动者，称为游走肾。主要表现为腰痛，劳动及行走时加剧，平卧后消失，严重者可出现血尿。CT 检查可以很好地发现肾位置的异常，并可很好地观察输尿管的正常与否。

6. **先天性多囊肾** 先天性多囊肾以成人型多囊肾病比较常见，在临床上幼年时很少出现症状，一般约至 30 岁以后方出现症状，表现为肾脏增大、局部不适、血尿、蛋白尿、高血压等，晚期出现慢性肾衰竭。一般合并肾外病变，如多囊肝、胰腺囊肿、心脏瓣膜畸形等。

影像学检查：CT 上可见肾实质内大量分散的囊状水样低密度影，边界清，大小不等，增强扫描无强化；肾盂肾盏变形拉长，视囊肿数目、大小及部位而定；囊肿合并出血时呈高密度改变。MRI 上肾皮质及髓质内大小不等的多发性囊肿，甚至突出肾外，呈蜂窝状改变；单纯性囊肿表现为 T_1WI 低信号、T_2WI 高信号，同时有出血性囊肿时，T_1WI、T_2WI 可表现为混杂信号。

7. **肾积水** 导致肾积水的原因很多，先天性的梗阻病因，比如肾盂输尿管移行处狭窄所致；后天性的梗阻，病因可能是输尿管结石及肾盂结石、肾盂与输尿管的肿瘤、腹膜后及盆腔病变累及输尿管所致等。临床症状有腹部包块及腰部胀痛，血尿等。影像学检查可以很好地鉴别导致肾积水的病因，不同病因有不同的影像学表现。

（二）影像学检查阴性的病变

1. **肾盂肾炎** 肾盂肾炎可发生于各种年龄，但以育龄期妇女最多见，起病急骤，病情轻重不一，临床上常有发热、腰痛、尿频、尿急、尿痛等膀胱刺激症状，可伴有血尿。主要依据病史、体征以及尿细菌学检查进行诊断。

2. **肾小球肾炎** 又称肾炎综合征（简称肾炎），是常见的肾脏病，指由于各种不同原因，发生于双侧肾脏肾小球的，临床表现为一组症候群的疾病。肾小球肾炎共同的表现为（可不同时出现）：水肿、蛋白尿、血尿、高血压，尿量减少或无尿，肾功能正常或下降。本病依据肾穿刺活检来进行病理分类。

（李 震）

第二节 肾脏囊性病变

一、多发性肾脏囊性病变

【定义】

肾脏囊性病变（cystic renal mass，CRM）是常见的肾脏结构异常，成年男性多见，50 岁以上的中老年人发病率达 50%。肾脏囊性病变分为单发性和多发性，当双侧肾脏囊性病变总数≥3 个，称为多发性肾脏囊性病变。

【病理基础】

多发性肾脏囊性病变中常见的疾病包括散发性肾脏囊性病变、多囊肾病（polycystic kidney disease，PKD）、获得性肾囊肿病（acquired renal cystic disease，

ARCD)、von Hippel-Lindau(VHL)综合征、结节性硬化症(tuberous sclerosis,TS)及髓质海绵肾(medullary spongy kidney,MSK)。罕见的肾小球囊性肾病(glomerulocystic kidney disease)也可表现为多发囊性病变。不同疾病伴发的多发性肾脏囊性病变病理基础也不尽相同。

1. **散发性肾脏囊性病变** 单纯性囊肿大体上,表现为多个大小不等的半透明薄壁囊肿,胞质清亮。镜下,大多数细胞内衬覆单层立方或扁平上皮,少部分内衬增生的立方或柱状上皮,无乳头状突起。合并出血或感染时囊壁可增厚,并充满含铁血黄素的巨噬细胞或衬覆上皮萎缩。大体上,囊性肾细胞癌为边界清楚的肿瘤,单房或多房囊性改变,胞质颜色与脂质存在与否、出血量多少等有关。镜下,细胞体积增大,细胞内衬覆单层或多层肿瘤细胞,透明细胞多见,胞质呈透明或颗粒状,细胞核常位于中央,核小而均匀,核分级一般较低。

2. **多囊肾病** 由基因突变导致的一类遗传性肾病,根据其遗传方式分为常染色体显性遗传多囊肾病(autosomal dominant polycystic kidney disease,ADPKD)和常染色体隐性遗传多囊肾病(autosomal recessive polycystic kidney disease,ARPKD)。其中常染色体显性遗传多囊肾病更常见,主要发生于成人,80% 的病例是由 *PKD-1* 和 *PKD-2* 的突变引起,分别位于 16p13.3 和 4q13-23 染色体。大体上,患侧肾脏明显肿大,外皮质表面凹凸不平,由多个大小不等的囊肿组成。镜下,囊肿内衬立方或扁平上皮细胞,还可见灶状息肉样增生。囊腔之间可见肾实质,但大多数肾小管萎缩、肾实质纤维化。

3. **获得性肾囊肿病** 获得性肾囊肿病病因尚未明确,囊肿的发生与可能肾小管局部纤维化、草酸盐沉积或上皮增生导致的肾小管梗阻有关。获得性肾囊肿病通常双侧发病,肾皮质和髓质均可受累。大体上,囊肿内充满草莓色或血性液体,常含有草酸钙结石。镜下,大多数囊肿衬覆扁平上皮,部分衬覆增生的立方或柱状上皮,胞质嗜酸性,甚至存在乳头状突起。获得性肾囊肿病的囊性病变数目、大小与透析时间显著相关,且随着透析时间的延长,获得性肾囊肿病的检出率增高。获得性肾囊肿病的透析患者发生肾细胞癌的概率是普通人的 40～60 倍。

4. **VHL 综合征** VHL 综合征是由位于 3p25-26 区染色体上的肿瘤抑制基因发生胚系突变引起的常染色体显性遗传病。大体,通常为表现为单房、小囊肿,镜下可见内衬单层立方或扁平上皮,复杂不规则囊肿合并上皮样增生或异型细胞,囊壁及囊液中可能存在癌细胞,有转变为恶性肿瘤的潜在风险。

5. **结节性硬化症** 一组累及多系统的常染色体显性遗传的神经皮肤综合征,由位于 9q34.3 和 16p13.3 染色体上的 *TSC-1* 和 *TSC-2* 基因突变引起,*TSC* 基因缺失导致两种蛋白结构和功能缺陷,进而促使细胞增殖以及定向细胞分裂的异常,最终导致囊肿的形成。TSC 基因缺失伴发的多发性肾脏囊性病变可表现为单房或多房囊肿。镜下见内衬单层立方或扁平上皮细胞,伴嗜酸性细胞覆盖,细胞核增大 / 伴异型和 / 或乳头状、簇状突起。

6. **髓质海绵肾** 一种先天性且可能具有遗传倾向的肾脏结构异常病变,好发于 20～30 岁女性。髓质海绵肾特征为肾锥体处集合管扩张形成小囊或囊样空腔,而与肾盏连接处直径正常或相对缩小,受累肾脏切面呈海绵状变化。囊肿多而小,局限于肾锥体和肾乳头。双肾所有肾锥体均可受累。镜下观囊肿内由集合管上皮衬覆,常与集合管相通。囊壁和扩张的集合管间有粘连。肾间质常有严重的炎症和纤维化,常伴有肾小管萎缩,尤其是在肾乳头尖端。在伴有肾结石和肾盂肾炎的情况下,肾皮质可有明显的纤维化。

7. **肾小球囊性肾病** 一种累及双侧肾皮质的罕见肾脏囊性疾病,该病既往报道多为新生儿和婴儿。肾皮质内的肾小囊(又称鲍曼囊,为肾小管起始部膨大凹陷而形成的双层上皮囊,分为脏层和壁层)呈囊状扩张,近端集合小管不同程度扩张;肾髓质正常。病理诊断标准为切片组织中至少 5% 的肾小球存在鲍曼囊扩张且囊腔较正常增大 2～3 倍。

【征象描述】

1. **数目** 散发性肾脏囊性病变数目一般为 3～10 个;多囊肾病在磁共振成像中的诊断标准是双侧肾脏囊性病变总数≥10 个,在超声上诊断标准见表 2-2-1。获得性肾囊肿病的影像诊断标准为在不伴有其他可引起肾衰竭的囊性肾病的情况下双肾均≥3 个囊性病变(图 2-2-1);VHL 综合征、结节性硬化症、髓质海绵肾及肾小球囊性病变尚无在数目方面的具体诊断要求。

2. **大小** 散发性肾脏囊性病变、多囊肾病、VHL 综合征和结节性硬化症伴多发性肾脏囊性病变大小不等;获得性肾囊肿病多合并小囊肿,0.5～3cm 不等,多小于 1cm;髓质海绵肾伴多发小囊肿,大小在 0.1～1cm;肾小球囊性肾病中囊性病变通常较小(4～15mm)且大小相对均匀。

3. **分布侧别** 散发性肾脏囊性病变和肾小球囊性肾病单侧或双侧都可发生；多囊肾病、获得性肾囊肿病、VHL综合征、结节性硬化症及髓质海绵肾多发生于双侧肾脏。

表 2-2-1 常染色体显性遗传多囊肾病的超声及磁共振成像诊断及排除标准

	诊断标准	排除标准
超声	单侧或双侧囊肿≥3个（年龄：15～39岁）	无
	每侧囊肿≥2个（年龄：40～59岁）	每侧囊肿<2个
	每侧囊肿≥4个（年龄：>60岁）	每侧囊肿<2个
磁共振成像	双侧肾囊肿总数≥10个	肾囊肿总数<5个

4. **发病位置** 散发性肾脏囊性病变、多囊肾病、获得性肾囊肿病、VHL综合征和结节性硬化症可同时累及肾皮质和髓质；髓质海绵肾中肾脏囊性病变仅见于肾髓质；肾小球囊性肾病伴发的多发性囊性病变仅见于肾皮质，连续排列于肾皮质下，串珠样改变，形似珍珠项链（图2-2-2）。

5. **肾脏大小及形态** 散发性肾脏囊性病变、髓质海绵肾和肾小球囊性肾病常发生于肾脏局部，肾脏整体的形态不会改变，少见局部的受压变形；多囊肾病时双肾体积渐进性增大，囊肿似取代肾脏，肾脏外轮廓欠光整，肾实质变薄，肾窦扩大。VHL综合征和结节性硬化症伴多发性肾脏囊性病变和其他肾脏肿瘤时也可导致肾脏体积增大。获得性肾囊肿病患者可因肾衰竭、透析等原因导致肾脏体积不同程度地缩小，实质变薄（图2-2-3）。

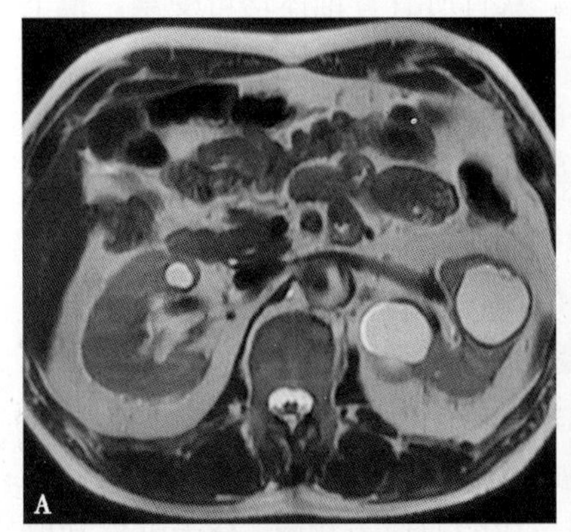

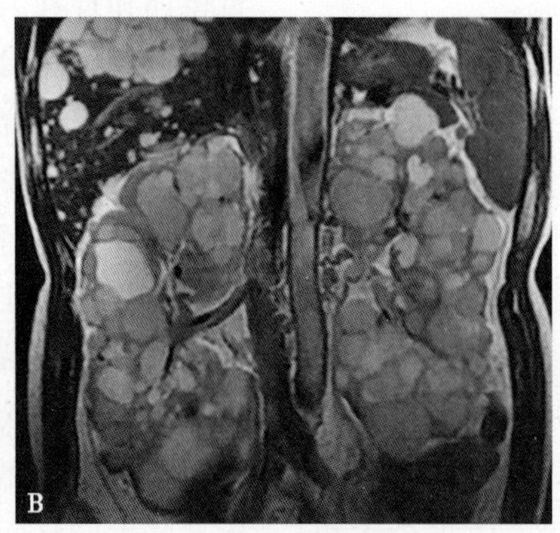

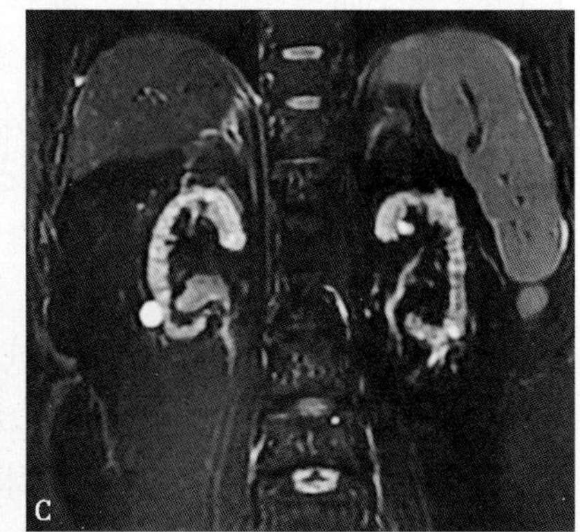

图 2-2-1 囊性病变数目

A. 散发性肾脏囊性病变，轴位不压脂 T_2 加权成像显示双肾3个薄壁囊性病变；B. 多囊肾病，冠状位不压脂 T_2 加权成像显示双肾≥10个大小不等的肾脏囊性病变，伴肝内多发囊性病变；C. 获得性肾脏囊性病变，患者伴慢性肾功能不全6年，多次血液透析史，冠状位压脂 T_2 加权成像显示双肾均≥3个大小不等的肾脏囊性病变。

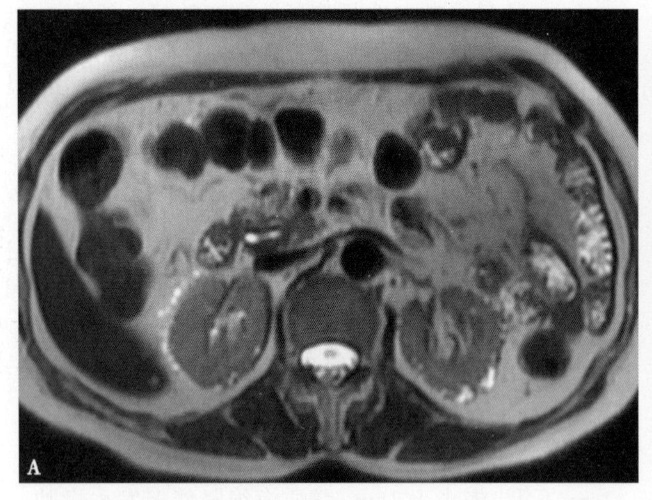

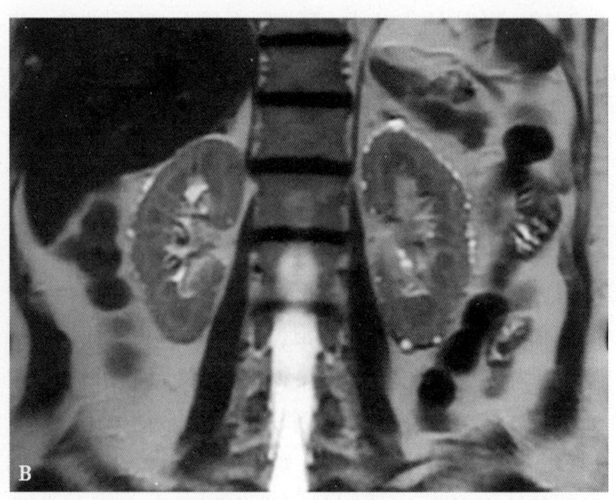

图 2-2-2 肾小球囊性肾病MRI影像

A. 横断位不压脂 T_2 加权成像显示双肾皮质下散在分布多个5mm以下类圆形异常高信号；B. 冠状位不压脂 T_2 加权成像显示多发性囊性病变炎症肾皮质连续分布，大小相似，呈串珠样改变。

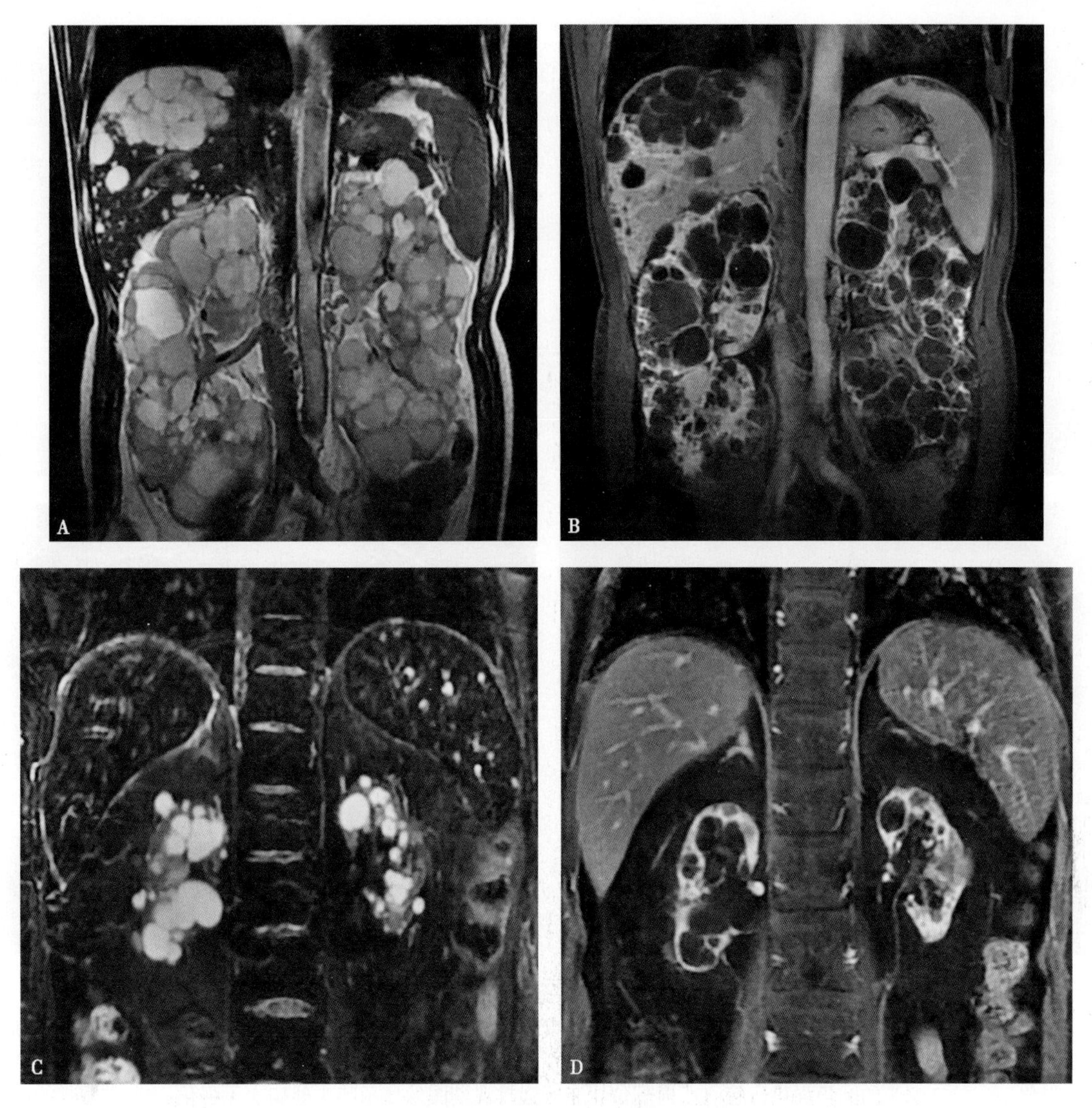

图 2-2-3　肾脏大小及形态

A. 多囊肾病，横断位不压脂 T_2 加权成像显示双肾体积增大，肾脏外轮廓凹凸不平，肾皮质变薄，双肾多个囊性病变似取代原有肾单位，冠状位压脂增强排泄期图像；B. 显示多发性囊性病变内部无强化；C. 获得性肾脏囊性病变，双肾体积缩小，实质变薄，冠状位压脂增强排泄期图像；D. 显示囊性病变内部无强化。

6. **分隔及囊壁**　散发性肾脏囊性病变、多囊肾病、髓质海绵肾和肾小球囊性肾病常为单房囊肿，壁薄，内部均匀，无强化的分隔或结节。获得性肾囊肿病、VHL 综合征、结节性硬化症及髓质海绵肾伴发的多发性肾脏囊性病变囊壁厚薄不均，可伴有厚或不规则增厚的强化分隔，甚至伴有强化的壁结节，应警惕肾细胞癌存在的可能性（图 2-2-4）。

7. **梅花绽放征**　髓质海绵肾多双侧发病，常累及双肾大部分锥体和乳头，导致集合管远端扩张，形成大小不等囊腔，肾锥体内见多发斑点状钙化影，散在或呈簇状、放射状分布，称为“梅花绽放征”（图 2-2-5）。

【相关疾病】

当双肾出现多发性肾脏囊性病变时，需考虑以下几种疾病存在的可能性（表 2-2-2）。

表 2-2-2　多发性肾脏囊性病变相关疾病

获得性 CRM	非获得性 CRM		
	肾皮质	肾髓质	肾皮质和肾髓质
获得性肾囊肿病	肾小球囊性肾病	髓质海绵肾	多囊肾病 von Hippel-Lindau 综合征 结节性硬化症 散发性 CRM

注：CRM，cystic renal mass，肾脏囊性病变。

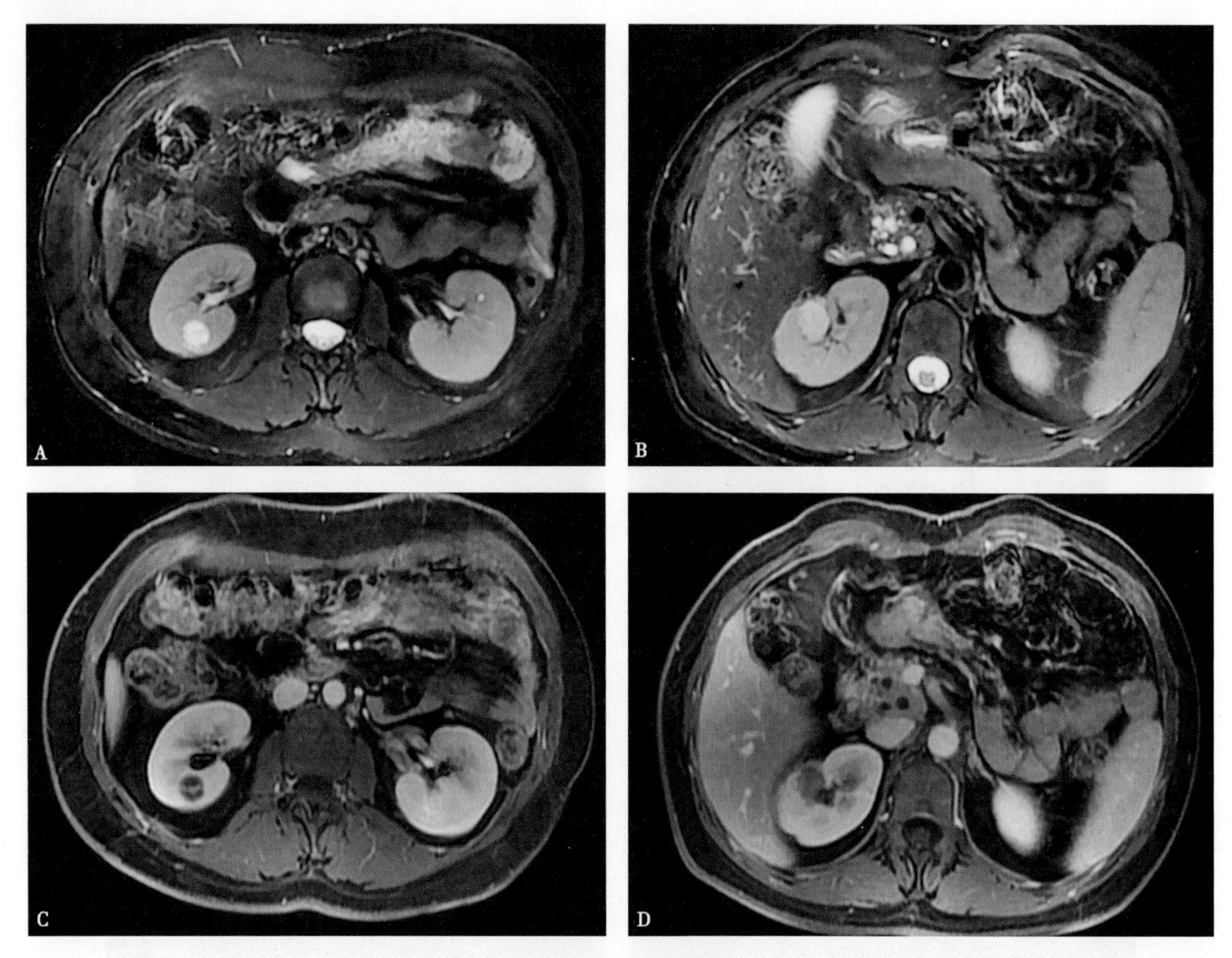

图 2-2-4 分隔及囊壁

A. VHL 综合征，横断位压脂 T_2 加权成像显示右肾中下部类圆形高信号，边界清晰，病变内部见线状低信号；B. 横断位压脂 T_2 加权成像显示胰头处见多发类 5mm 以下类圆形高信号；C. 横断位压脂增强排泄期图像显示右肾中下部囊性病变内分隔呈不规则强化，可见≤3 毫米的钝角强化凸起；D. 横断位压脂增强排泄期图像显示胰头处病变无强化。

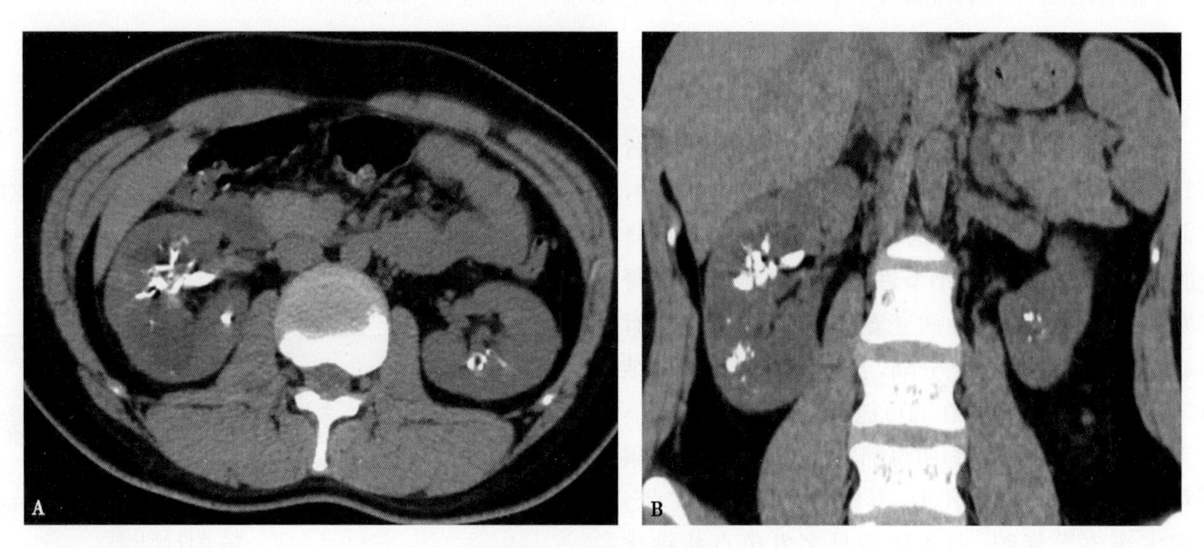

图 2-2-5 梅花绽放征

A. 髓质海绵肾，横断位 CT 平扫图像显示双肾多发点状、斑片状高密度影，肾髓质内见多发类圆形稍低密度影，边界清晰；B. 冠状位 CT 平扫图像显示右肾多发低密度及钙化影沿肾锥体呈放射状分布。

【分析思路】

多发性肾脏囊性病变指双侧肾脏囊性病变总数≥3个，具体疾病的分析思路可参考如下（图2-2-6）。

第一步，结合患者的临床病史、诊疗过程，确定是否为获得性肾囊肿病。若患者具有肾衰竭、尿毒症等肾脏透析病史，应考虑为获得性肾囊肿病，反之为非获得性肾脏囊性疾病，则进行第二步。

第二步，观察多发性肾脏囊性病变的发病位置。若均匀分布于肾皮质下，形似“珍珠项链”，则诊断为肾小球囊性肾病。若局限于双肾锥体及乳头且伴有沿肾锥体及乳头分布的多发簇状钙化影，则诊断为髓质海绵肾。若散在分布整个肾实质内，则进行第三步分析。

第三步，联合患者临床病史及其他部位影像学检查，确定患者是否具有多部位、多系统病变。若多发性肾脏囊性病变患者不伴有其他部位病变，则考虑为散发性肾脏囊性病变。若多发性肾脏囊性病变患者伴随肝脏、胰腺、肺等其他脏器的多发性囊性病变，则诊断为多囊肾病。若多发性肾脏囊性病变患者伴有视网膜血管母细胞瘤、中枢神经系统血管母细胞瘤、肾上腺嗜铬细胞瘤、胰腺多发囊性病变等，则诊断为VHL综合征。若多发性肾脏囊性病变患者存在皮下和皮质下结节、面部血管纤维瘤、指（趾）甲纤维瘤、多发性视网膜错构瘤、皮质发育不良、心脏横纹肌瘤、淋巴管平滑肌瘤病、肾脏血管平滑肌脂肪瘤等，则诊断为结节性硬化症。

【疾病鉴别】

多发性肾脏囊性病变在几种常见疾病中的主要鉴别要点见表2-2-3。

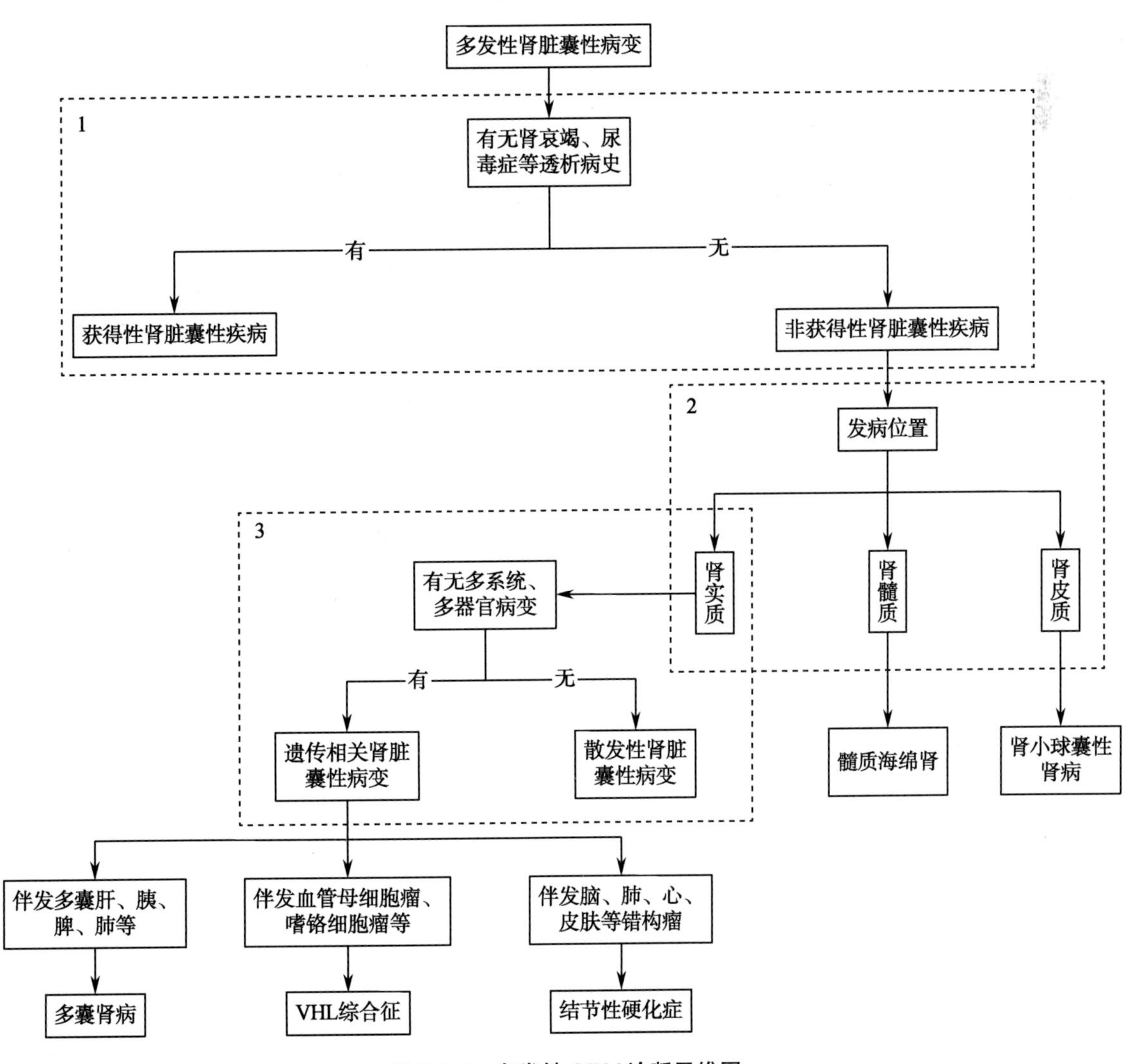

图2-2-6　多发性CRM诊断思维图

表 2-2-3 多发性肾脏囊性病变在几种疾病中的主要鉴别诊断要点

疾病	影像特点	鉴别要点	伴随征象
多发性单纯囊肿	3～10 个大小不等薄壁囊肿，增强无强化	单侧或双侧，肾脏大小及形态无明显异常	无
多囊肾病	≥10 个大小不等囊性病变，囊肿间、囊肿与肾盏间无沟通	双侧分布，双肾体积增大，轮廓变形	肝脏、胰腺、脾脏等多脏器的多发囊性病变
获得性肾囊肿病	≥5 个小囊肿，囊肿位于整个肾脏	双侧，透析病史患者，肾脏萎缩变小	无
VHL 综合征	多发性单房小囊肿或囊实性肿物	双侧，肾实质内	视网膜血管母细胞瘤、中枢神经系统的血管母细胞瘤、嗜铬细胞瘤、胰腺多发性囊性肿瘤
结节性硬化症	多发性肾脏单纯性囊肿或肾细胞癌	双侧，肾实质内，常伴多发肾脏血管平滑肌脂肪瘤	脑、肺、心、皮肤等错构瘤
髓质海绵肾	多发性小囊肿，集合系统呈菜花状	双侧，局限于双肾锥体及乳头，20～30 岁女性	沿肾锥体及乳头分布的多发簇状钙化
肾小球囊性肾病	散在多发性小囊肿	单侧，局限于肾皮质，婴儿和儿童	无

二、液体成分 DWI 高信号的肾脏囊性病变

【定义】

液体成分 DWI 高信号的肾脏囊性病变是指肾脏囊性病变的大部分液体成分在高 b 值（$b=800s/mm^2$）弥散加权成像（diffusion weighted imaging，DWI）相对于邻近正常肾皮质呈高信号，相应表观扩散系数（apparent diffusion coefficient，ADC）序列上呈低信号。

【病理基础】

DWI 高信号肾脏囊性病变指组织内水分子运动改变受限的疾病，常见于肾脏感染性病变，如肾脓肿，黄色肉芽肿性肾盂肾炎（xanthogranulomatous pyelonephritis，XGP）及肾结核等。不同病因的肾脏囊性病变导致的 DWI 高信号病理基础不同，如肾脓肿的 DWI 高信号是由于肾内局灶性细菌性肾炎，进展性液化坏死和脓液积聚，常可蔓延至肾周间隙形成肾周脓肿，甚至穿破肾周筋膜形成肾旁脓肿。镜下可见大量白细胞和坏死组织，可伴气体。黄色肉芽肿性肾盂肾炎根据累及范围分为弥漫型和局限型，以弥漫型最为常见，其以包含大量泡沫样巨噬细胞的肉芽肿性炎浸润为特征，在 DWI 常表现为高信号。肾结核的 DWI 高信号病理上为结核性肉芽肿或结核性脓肿，常见于疾病初期和进展期。初期病变局限于肾皮质，可见多个小肉芽肿，进展期皮质内结核侵犯蔓延至髓质，以干酪样坏死和结核性脓肿为特征，进而破入肾盏，坏死物排出产生空洞，感染侵犯其余肾盏和相邻肾实质，形成多发空洞，成为结核性脓肾。病变趋于好转时，钙盐沉积出现局部钙化，肾功能完全丧失出现肾自截。

【征象描述】

1. **熊掌征** 黄色肉芽肿性肾盂肾炎特征性表现，指在肾脏的轴位图像上，可见肾实质内多发囊性病灶，周围肾皮质变薄，形似熊掌（图 2-2-7）。主要形成原因是肾盂收缩，肾盏扩张。

2. **鼠咬征** 肾结核早期表现。指肾实质内的结核灶侵及肾盏，导致肾盏边缘不规则破坏，呈鼠咬状（图 2-2-8）。

3. **囊壁** 肾脓肿边界多清楚，脓肿壁厚且不规则（图 2-2-9）；黄色肉芽肿性肾盂肾炎囊壁多不规则（图 2-2-10）；肾结核早期肾盂壁多不规则，进展期肾盂壁进一步增厚，晚期肾内可见不规则钙化甚至全肾钙化（肾自截）。

4. **强化方式** 肾脓肿早期炎症期呈轻度不规则强化；脓肿成熟期脓肿壁表现为环形明显强化。黄色肉芽肿性肾盂肾炎囊壁多呈不规则强化，与周围肾实质分界清楚。肾结核早期其壁呈环状强化，存在结核性空洞时可有对比剂进入。

5. **伴随征象** 气液平、外周水肿带是肾脓肿的主要伴随征象。病肾体积增大、皮质变薄、肾窦脂肪减少、伴鹿角状肾结石（图 2-2-7）强烈提示黄色肉芽肿性肾盂肾炎。肾盂及输尿管“串珠样”改变是肾结核的主要伴随征象。

【相关疾病】

DWI 高信号为预测肾脏感染性病变提供一定诊断价值。DWI 高信号肾脏囊性病变常见于肾脓

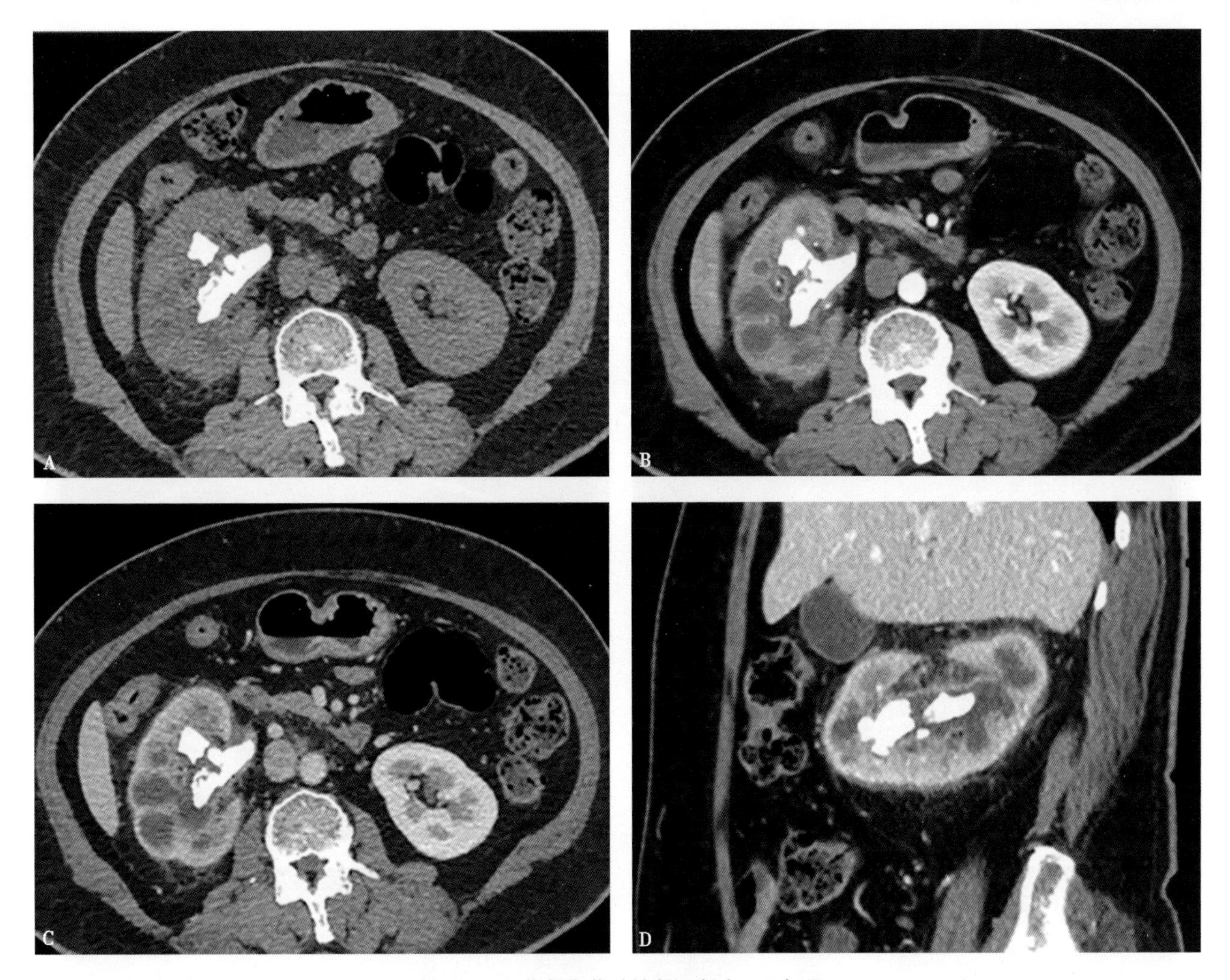

图 2-2-7 黄色肉芽肿性肾盂肾炎 CT 表现

A. CT 平扫显示右肾体积增大，实质内多发低密度影，肾窦内见鹿角状肾结石；B. 增强扫描皮髓质早期显示多发囊性病灶，边界清晰，未见明显强化，周围肾皮质变薄；C. 增强扫描皮髓质晚期病灶内无强化；D. 矢状位重建显示肾窦内鹿角状结石。

肿、黄色肉芽肿性肾盂肾炎和肾结核。但 DWI 高信号还可见于其他肾脏疾病，包括肾脏原发性肿瘤、肾淋巴瘤和转移瘤等。

【分析思路】

第一，当病灶在 DWI 为高信号时，结合病灶在 T_2WI 及增强图像上的表现，判断病灶为实性还是囊性。

第二，当病灶为 DWI 高信号的囊性病灶时，分析病灶本身的特征及肾脏的继发改变，明确诊断思路。首先分析病灶的特点：病灶形状是否规则；边界是否清晰；周围是否有水肿带；病灶内部是否有气体、钙化、液气平及多房分隔；病灶壁厚或薄、是否规则；邻近肾皮质是否变薄，肾盏及肾盂狭窄或扩张，内是否有结石。当病灶内部有气体及液气平，壁表现为厚且不规则，可有壁结节及多房分隔，周围有炎性水肿带时，提示脓肿可能。结核病灶可在早期出现乳头空洞肾盏扩张，形状不规整，呈虫蚀样改变，晚期肾盏狭窄变形，输尿管管壁增厚，引起狭窄与扩张并存，呈串珠样改变，肾实质内可见大片状或不规则无定型钙化，表现为肾自截。弥漫性黄色肉芽肿性肾盂肾炎病变多以肾盂肾盏为中心，肾盏扩张（“熊掌征”），伴有肾实质受压变薄，集合系统多见结石。

第三，结合患者的临床病史、实验室检查：虽然 DWI 高信号的病灶涉及的疾病临床表现多无特异性，但结合临床资料，可缩小鉴别诊断范围。在结核病人中，如肾脏出现 DWI 高信号囊性病灶，尿液浑浊如米汤样，应考虑到肾结核的可能性。如果患者既往有尿路感染及鹿角形结石的病史，出现脓尿或尿培养阳性，DWI 高信号囊性病灶应该考虑到黄色肉芽肿性肾盂肾炎的可能。如患者既往有肾盂肾炎或梗阻性尿路疾病的病史，或既往使用免疫抑制剂，那么 DWI 高信号囊性病灶应该考虑到肾脓肿的可能。

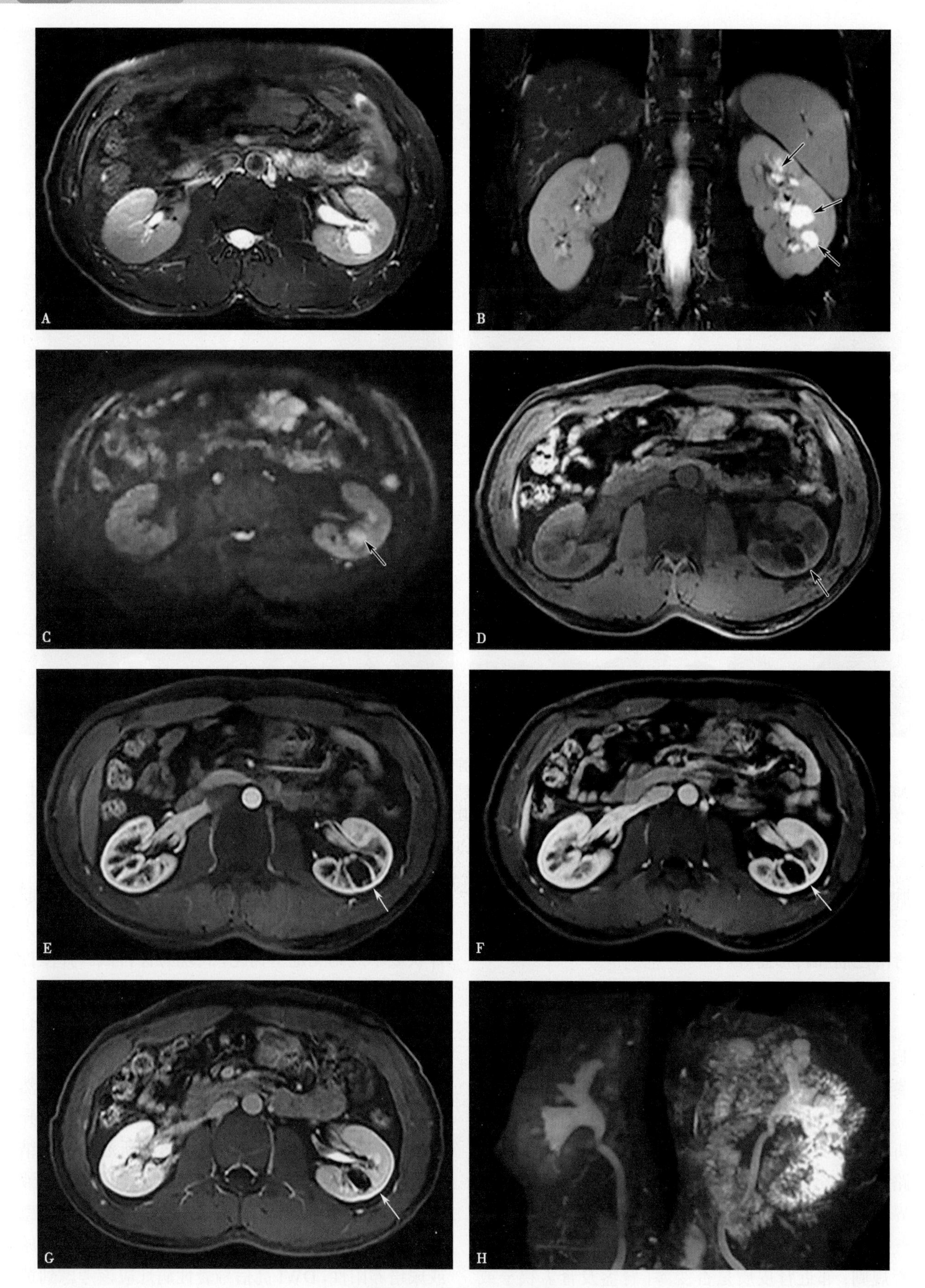

图 2-2-8 肾结核 MRI 表现

A. 轴位脂肪抑制 T_2 加权成像显示左肾内囊性高信号；B. 冠状位脂肪抑制 T_2 加权成像显示多房囊性高信号，肾盏边缘不规则破坏，呈鼠咬状；C. 高 b 值扩散加权成像（$b=800s/mm^2$）显示不均匀高信号；D. 轴位脂肪抑制 T_1 加权成像显示低信号；轴位增强扫描皮髓质期（E）、实质期（F）及排泄期（G）病灶未见明显强化；H. 磁共振泌尿系水成像显示双侧肾盂肾盏扩张，左肾实质散在囊腔并与左侧肾盏相通。

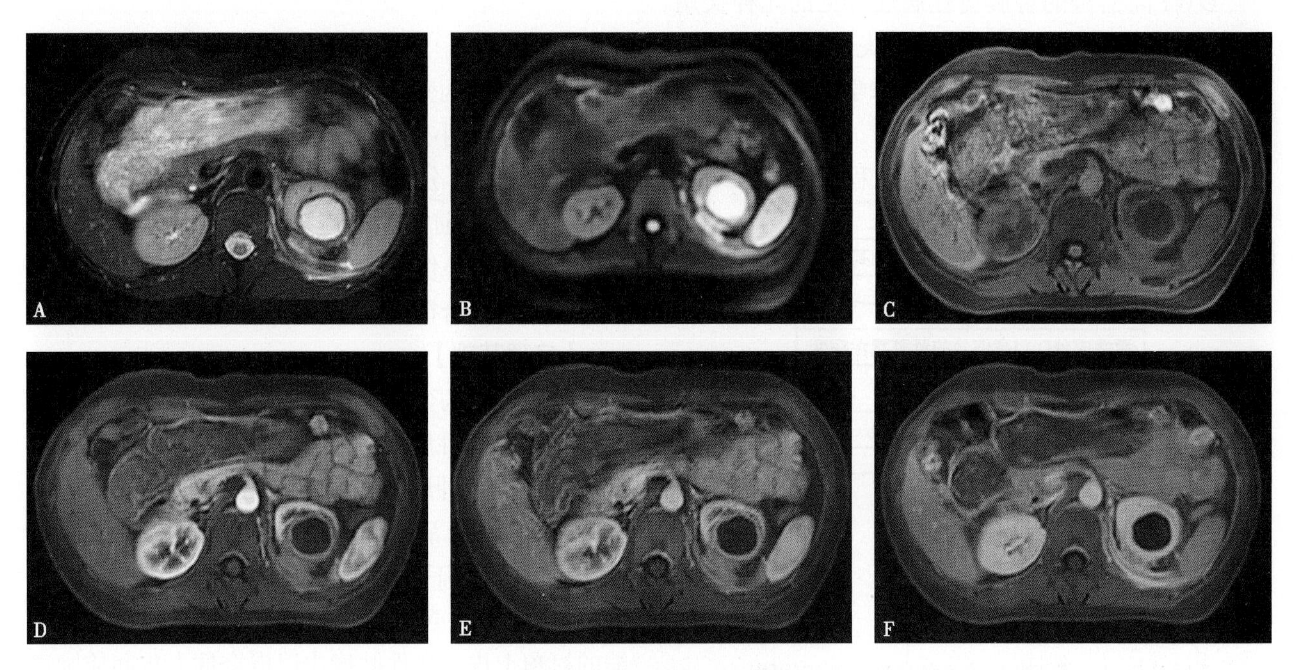

图 2-2-9 肾脓肿 MRI 表现

A. 脂肪抑制 T_2 加权成像显示左肾内高信号囊性病变，周围可见环形低信号；B. 高 b 值扩散加权成像（b = 800s/mm²）显示类圆形高信号；C. 脂肪抑制 T_1 加权成像显示低信号；D. 增强扫描皮髓质期囊壁轻度强化；E. 增强扫描实质期囊壁持续强化；F. 增强扫描排泄期囊壁持续强化，病灶内囊性成分未见强化。

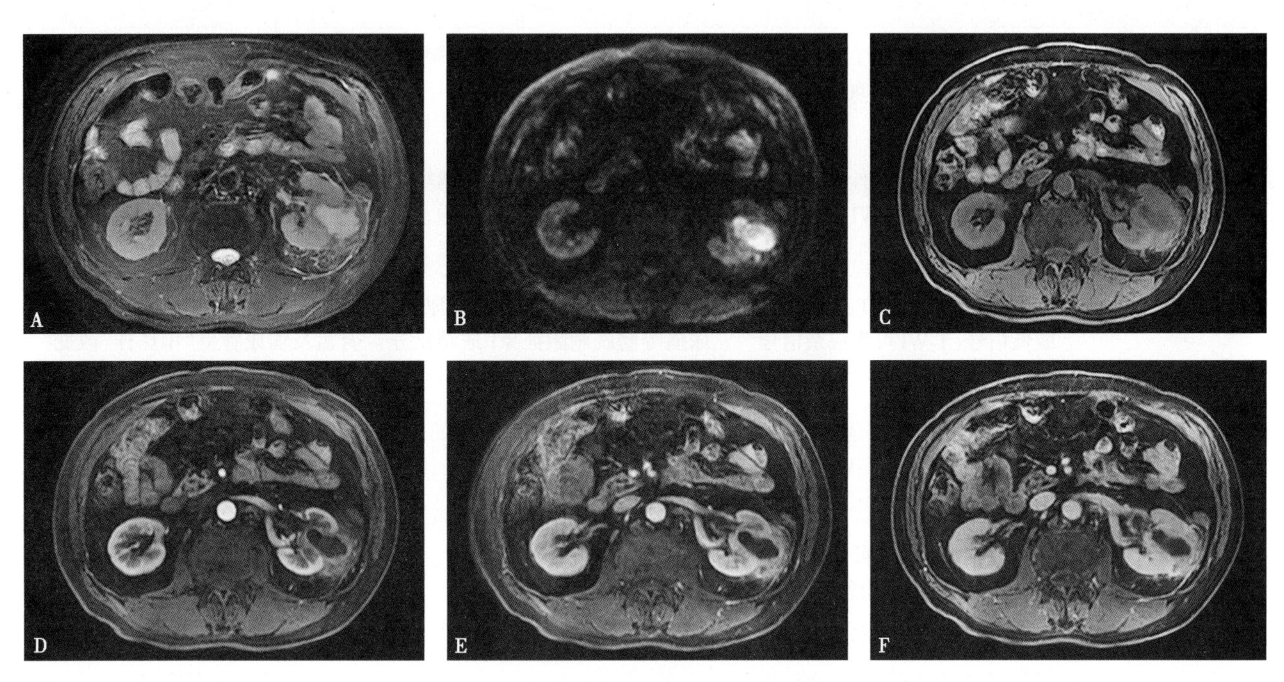

图 2-2-10 黄色肉芽肿性肾盂肾炎 MRI 表现

A. 轴位脂肪抑制 T_2 加权成像显示左肾稍高信号为主囊性病变；B. 高 b 值扩散加权成像（b = 800s/mm²）显示不均匀高信号；C. 轴位脂肪抑制 T_1 加权成像显示低信号；D. 增强扫描皮髓质期囊壁轻度强化；E. 增强扫描实质期囊壁进一步强化；F. 增强扫描排泄期囊壁持续强化，病灶内囊性成分未见明显强化。

【疾病鉴别】

DWI 高信号的肾脏囊性病灶常见的几种疾病为：肾脓肿、黄色肉芽肿性肾盂肾炎、肾结核。对这些疾病的鉴别，需要联合其他影像学征象和临床病史及实验室检查。

1. 基于临床信息的鉴别诊断流程图见图 2-2-11。

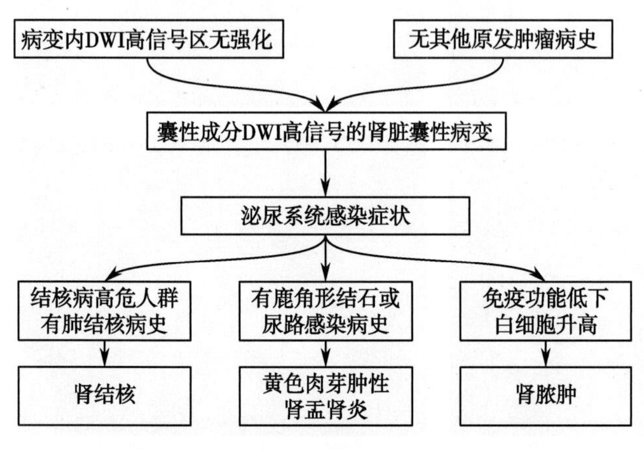

图 2-2-11 基于临床信息的鉴别诊断流程图

2. DWI 高信号在几种不同常见疾病的主要鉴别诊断要点见表 2-2-4。

三、适用于 Bosniak 分类的肾脏囊性病变

【定义】

肾脏囊性病变（cystic renal mass，CRM）是指强化的实性成分小于 25% 的肾脏病变。在使用最新提出的 Bosniak 分类系统（即 2019 版 Bosniak 分类）对其进行分类前需除外感染性病变、炎性病变、血管源性病变、外伤后病变、实性肿瘤伴显著坏死以及肾癌相关综合征。

【病理基础】

肾脏囊性病变涵盖的病理类型繁多，包含囊肿、良性肿瘤及恶性肿瘤，不同病变的组织病理学基础有所差异。囊肿通常在大体上是半透明的，病灶边界清晰，内部充满清亮的浆液。显微镜下，病灶内附单层立方或扁平上皮，合并出血或感染时囊肿的囊壁可增厚，并含充满含铁血黄素的巨噬细胞和萎缩的衬覆上皮。良性肿瘤中以混合性上皮间质肿瘤家族和上皮样血管平滑肌脂肪瘤较为常见。前者在大体上可呈囊实性突入肾盂生长，病灶边界清晰，囊与囊之间与肾盂互不相通，内可见多发分隔。显

表 2-2-4 DWI 高信号在几种不同常见疾病的主要鉴别诊断要点

疾病	DWI 高信号典型影像特征	鉴别要点	主要伴随征象
肾脓肿	多为单发，类似实性肿块，呈明显高信号，T_2WI 表现为高信号，ADC 图明显低信号	有明显临床症状，如发热、腰痛、脓尿等；多数尿培养阳性	病灶内见气体，“气液平”，外周见水肿带
黄色肉芽肿性肾盂肾炎	常多发弥漫性囊实性肿块，少数为单发局灶性，T_1WI 信号多变，T_2WI 表现为高信号	有鹿角形结石、反复尿路感染或糖尿病的病史；尿泡沫细胞多为阳性	肾体积增大，“熊掌征”，“液液平”
肾结核	可多发也可单发，T_1WI 可为等或低信号，T_2WI 可为混杂信号	有肺结核病史，表现尿频、尿急、尿痛等膀胱刺激征象；尿结核分枝杆菌培养阳性	肾盏“虫蚀样改变”，“自截肾”，肾盂及输尿管呈“串珠样”改变
肾梗死	形如楔形或扇形，尖端指向肾门，T_1WI 低信号，T_2WI 高信号，增强扫描病灶不强化	临床症状明显，如剧烈腹痛，恶心，呕吐，蛋白尿和血尿	根据梗阻面积的大小及部位，表现多样，但一般不累及肾脏集合系统
肾淋巴瘤	常为双侧多发，也可为单侧，病灶轻度强化，多为均匀强化	有淋巴瘤病史	病变可累及腹膜后或肾周，包绕血管
肾转移瘤	常为多发，少数为单发，T_1WI 低信号，T_2WI 高信号，DWI 表现为稍高信号，病灶轻度强化，多为不均匀强化	有原发肿瘤病史	单发较大的病灶可出现内部坏死，病变可弥漫整个肾脏
乳头状肾细胞癌	T_1WI 等或低信号，T_2WI 多为低信号，DWI 明显高信号，病灶轻度强化，多为均匀强化	可有腹痛、血尿等肾脏肿瘤的临床表现，影像上典型表现为均匀信号的少血供病灶	多数病灶信号均匀，少数病灶可表现为囊变、坏死、钙化、脂肪等不典型征象

微镜下可见囊腔间的梭形细胞增生。上皮样血管平滑肌脂肪瘤由上皮样细胞增殖而成，具有丰富的细胞质、泡状核和突出的核仁。恶性肿瘤（如低度恶性潜能的多房囊性肾肿瘤、肾透明细胞癌、乳头状肾细胞癌及肾嫌色细胞癌等）中以肾透明细胞癌最多见。肾透明细胞癌位于肾皮质，界限清楚，常见出血，内部可见分隔或结节。显微镜下肿瘤细胞相对较大，细胞质呈透明或颗粒状，主要为糖原和脂质沉积所致，细胞核常位于中央，细胞核的大小、染色质的形态和有无核仁存在个体差异，以上也是肿瘤分级的主要依据。肾透明细胞癌对角蛋白和上皮膜抗原免疫反应呈阳性，角蛋白和波形蛋白共同表达为其特征。肾脏实性肿瘤伴显著坏死时，病变在大体上多呈不均匀实性和金黄色，有纤维性假包膜，内可见广泛的不均匀囊变、坏死及出血区域，呈多彩状。显微镜下肿瘤细胞形成的腺泡由间质分隔，间质内可见显著的特征性小薄血管网。

【征象描述】

1. **囊壁及分隔** CT 及 MRI 均可显示肾脏囊性病变的囊壁及分隔。MRI 具备高软组织分辨力，对显示肾脏囊性病变内部的强化可更为清晰。同时，MRI 更适用于评估性质不确定的肾脏囊性病变，不论是 CT 分类标准还是 MRI 分类标准，2019 版 Bosniak 分类系统对囊壁及分隔的增厚程度统一进行了明确定义，即“薄”为≤2mm，“略增厚”为 3mm，“厚”为≥4mm。

2. **不规则强化** 指在 CT 或 MRI 上，肾脏囊性病变内出现与囊壁或分隔成≤3mm 的钝角强化凸起（图 2-2-12）。出现该特征的肾脏囊性病变约 71%～85% 为恶性，2019 版 Bosniak 分类系统将其归为Ⅲ类。

3. **结节** 指在 CT 或 MRI 上，肾脏囊性病变内出现与囊壁或分隔呈≥4mm 的钝角强化凸起（图 2-2-13），或者与囊壁或分隔呈任意大小的锐角强化凸起（图 2-2-14）。出现该特征的肾脏囊性病变约 83%～86% 为恶性，2019 版 Bosniak 分类系统将其归为Ⅳ类。

4. **任意未强化的分隔** 指在 CT 或 MRI 上，病灶边界清晰，壁薄且光滑，伴任意厚度或形状的未强化的分隔（图 2-2-15）。

5. **钙化** 指在 CT 或 MRI 上，病变内出现任意形状或任意大小的钙化（图 2-2-16）。钙化对于提示肾脏囊性病变为恶性的意义不大，因此与既往版本 Bosniak 分类标准不同的是，2019 版 Bosniak 分类系统将原来 Bosniak ⅡF 类中的“粗大的钙化”归为 Bosniak Ⅱ类。

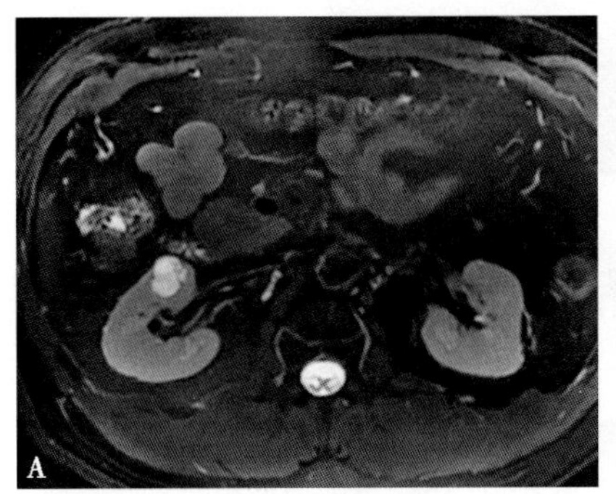

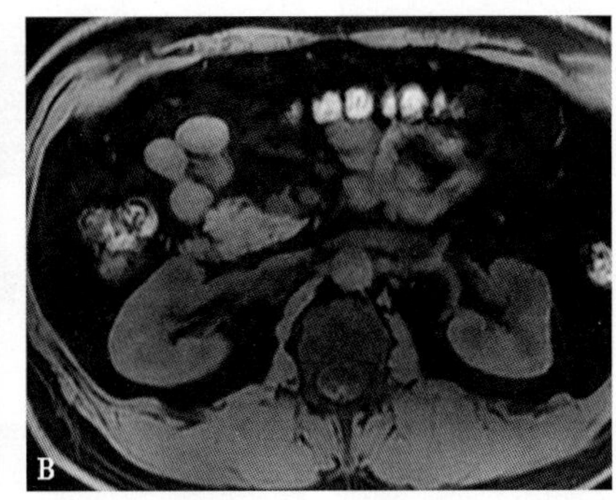

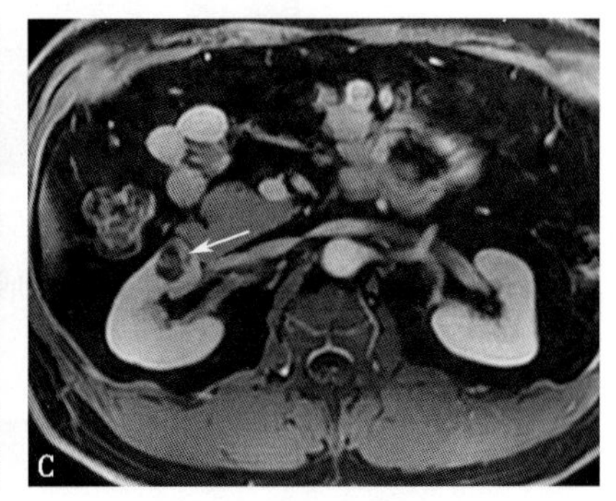

图 2-2-12 不规则强化

A. T_2 加权成像；B. T_1 加权成像；C. 增强扫描排泄期，右肾囊性病变内分隔呈不规则强化，可见≤3mm 的钝角强化凸起（箭头）。

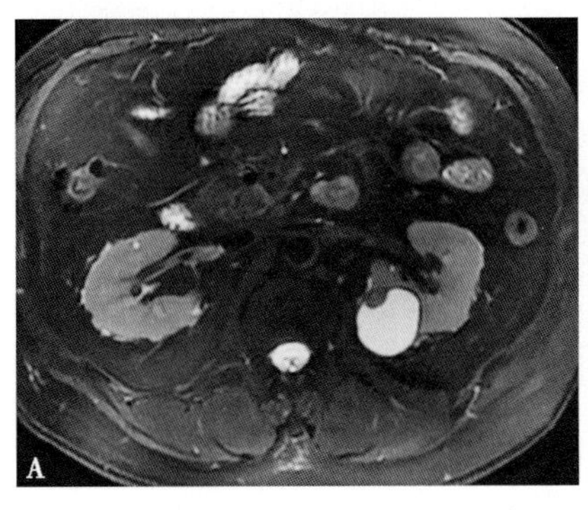

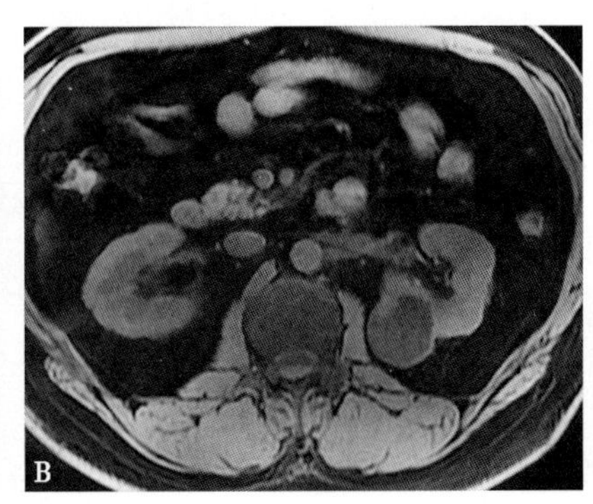

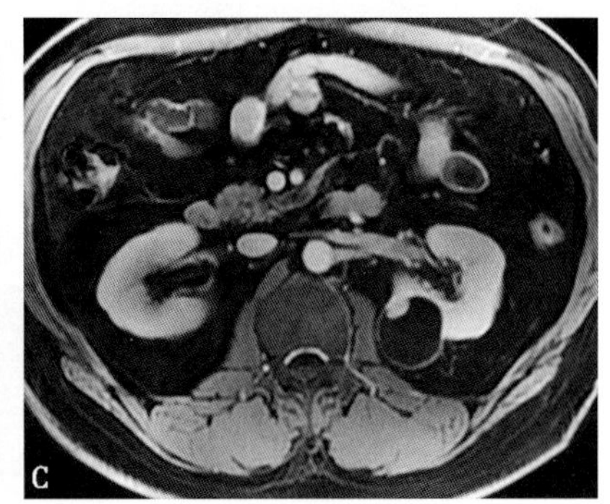

图 2-2-13 钝角结节

A. T_2 加权成像；B. T_1 加权成像；C. 增强扫描排泄期，左肾囊性病变的囊壁可见≥4mm 的结节，与囊壁呈钝角。

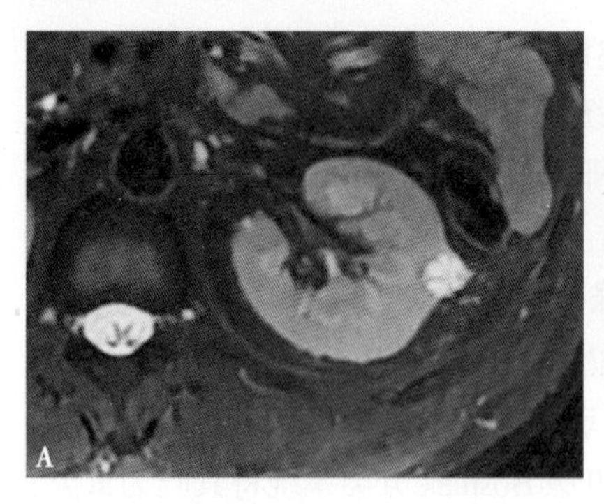

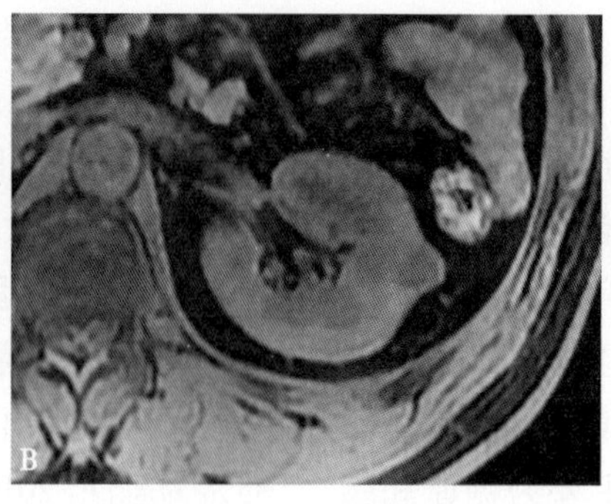

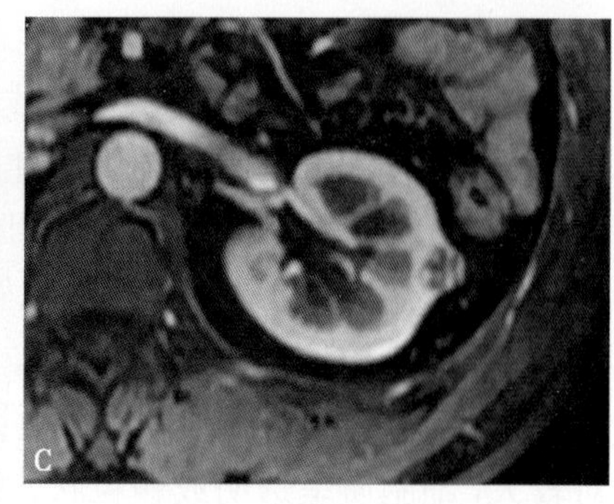

图 2-2-14　锐角结节

A. T_2 加权成像；B. T_1 加权成像；C. 增强扫描皮髓质期，左肾囊性病变的囊壁上见多发结节，与囊壁呈锐角。

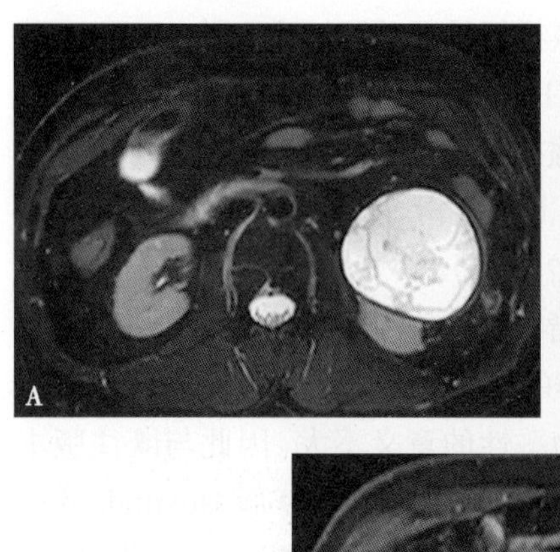

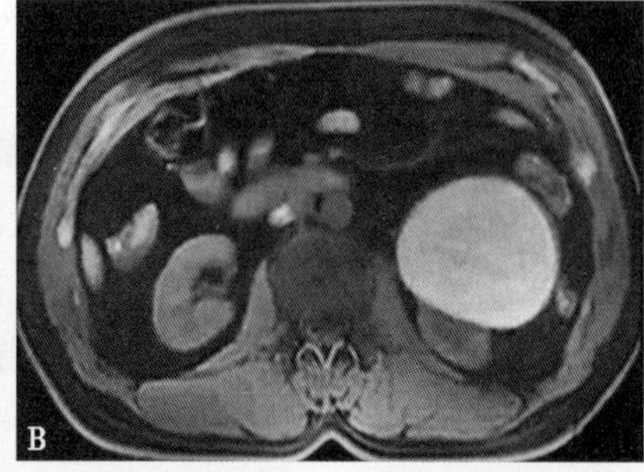

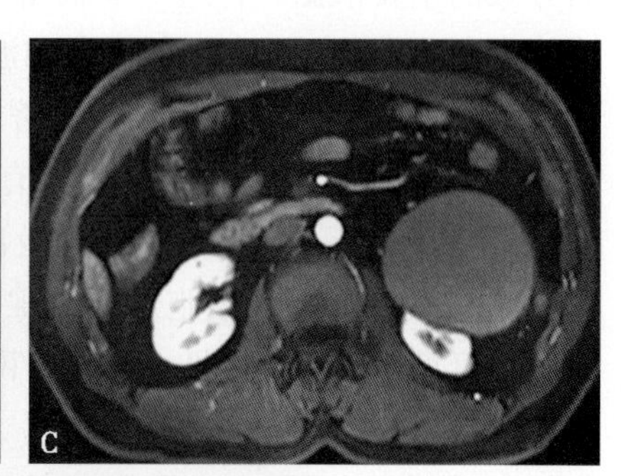

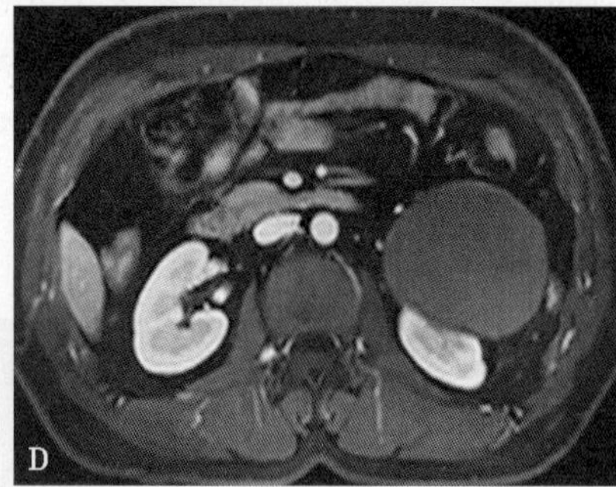

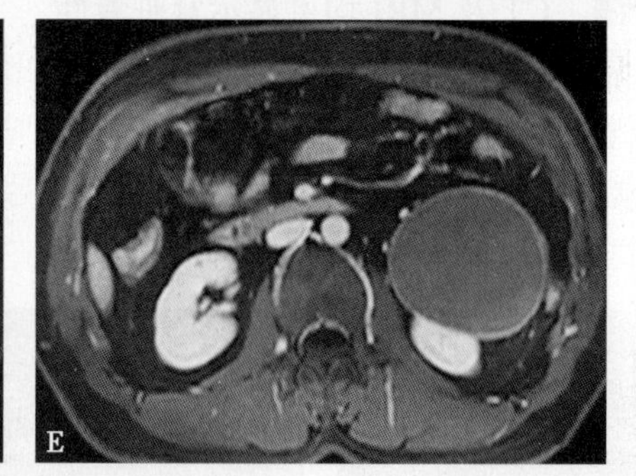

图 2-2-15　任意未强化的分隔

A. T_2 加权成像；B. T_1 加权成像；C. 增强扫描皮髓质期；D. 增强扫描实质期；E. 增强扫描排泄期。

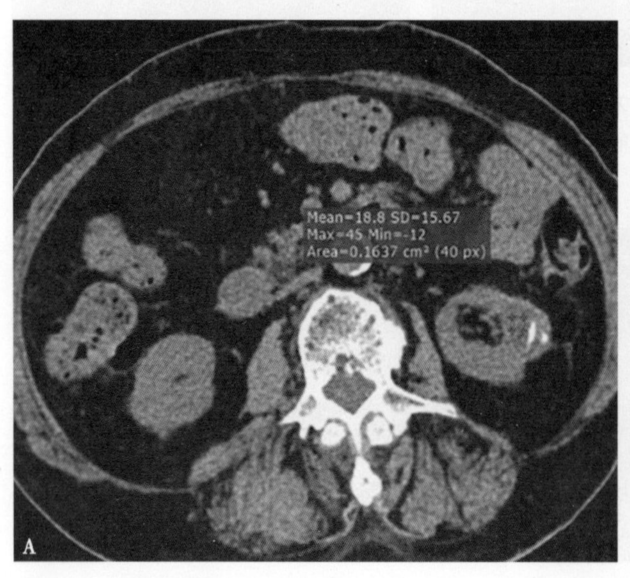

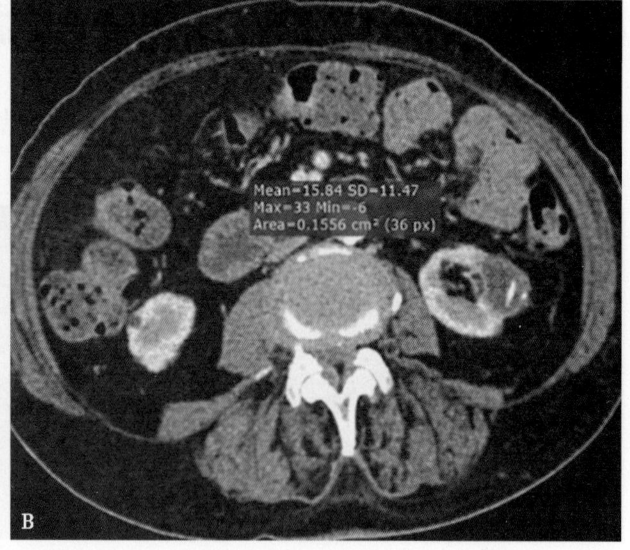

图 2-2-16　钙化

A. CT 平扫，病灶以液体密度为主，CT 值约 18.8HU，内见点条状钙化影；B. 增强扫描皮髓质期，病灶 CT 值约 15HU。

6. **均匀高密度** 指在未行 CT 增强扫描的前提下，肾脏囊性病变边界清晰，密度均匀，平扫 CT 值 ≥70HU（图 2-2-17）。该类病变很有可能为良性，2019 版 Bosniak 分类将其归为Ⅱ类。

7. **T_2WI 或 T_1WI 显著高信号** T_2 加权成像（T_2WI）显著高信号指的是在未进行 MRI 增强检查时，病变在 T_2WI 序列上呈均匀明显高信号，信号强度约等于脑脊液信号（图 2-2-18），代表着病变几乎以液体成分为主；T_1 加权成像（T_1WI）显著高信号指的是在未进行 MRI 增强检查时，病变在 T_1WI 序列上呈均匀显著高信号，其信号强度约为周边正常肾实质信号的 2.5 倍（图 2-2-19），代表该病变可能伴有均匀的出血。以上两类病变均很有可能为良性，2019 版 Bosniak 分类均归为Ⅱ类。

8. **脂肪抑制 T_1WI 不均匀高信号** 指在具备完整的肾脏囊性病变 MRI 检查（同时包括平扫和增强）下，病变在脂肪抑制 T_1WI 序列上表现为不均匀的高信号（图 2-2-20），该类病变为 Bosniak ⅡF 类，需分别在第 6 个月和第 12 个月进行影像学随访，然后每年一次，随访 5 年以评估其形态学变化。

【相关疾病】

肾脏囊性病变涵盖了囊肿、良性肿瘤和恶性肿瘤。其中良性肿瘤以混合性上皮间质肿瘤、囊性肾瘤和上皮样血管平滑肌瘤较为多见。恶性肿瘤以肾透明细胞癌、低度恶性潜能多房囊性肾肿瘤和乳头状肾细胞癌较为多见。相关影像学特点、实验室检查及临床特征见表 2-2-5。

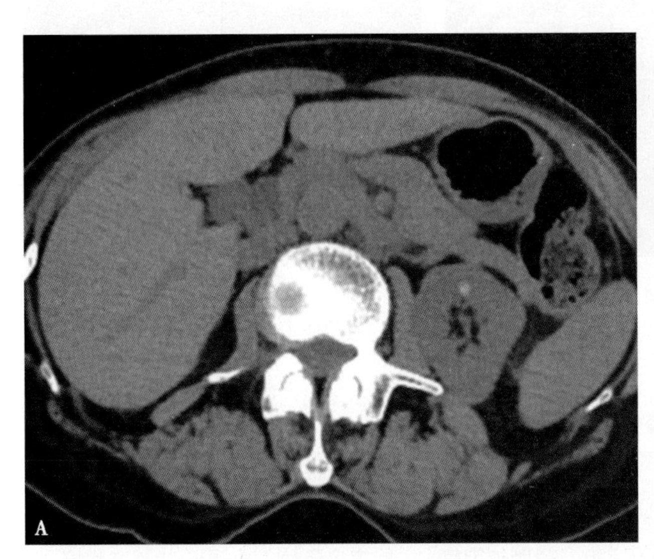

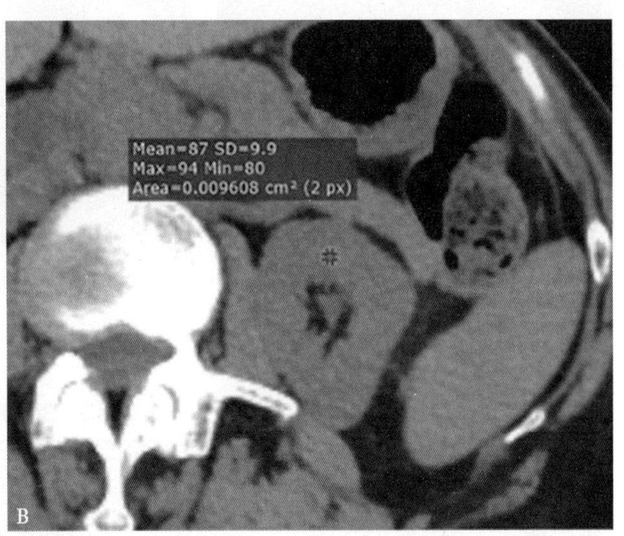

图 2-2-17 均匀高密度

A. CT 平扫，左肾可见一小圆形均匀高密度影；B. CT 平扫（A 图经放大后），病灶 CT 值约 87HU。

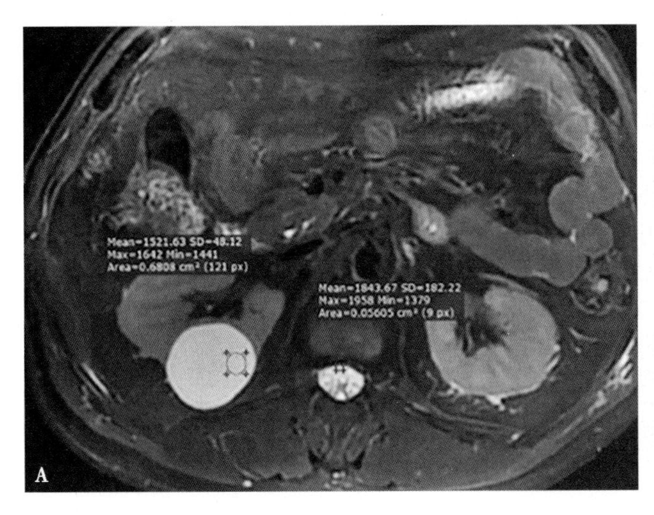

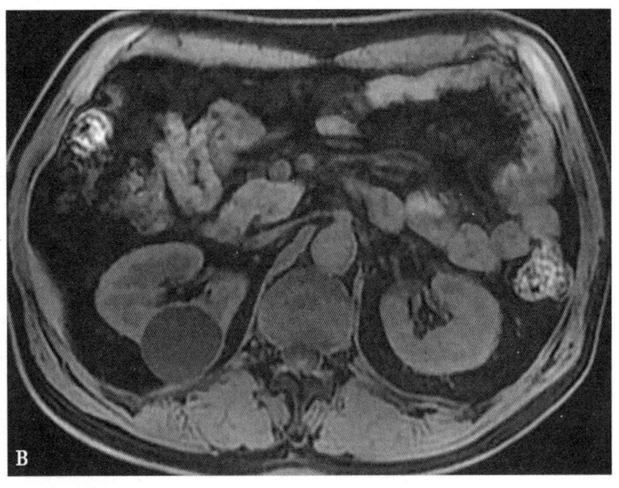

图 2-2-18 T_2WI 显著高信号

A. T_2 加权成像（T_2WI），病灶的信号强度接近正常脑脊液信号；B. T_1 加权成像（T_1WI）病灶呈均匀低信号。

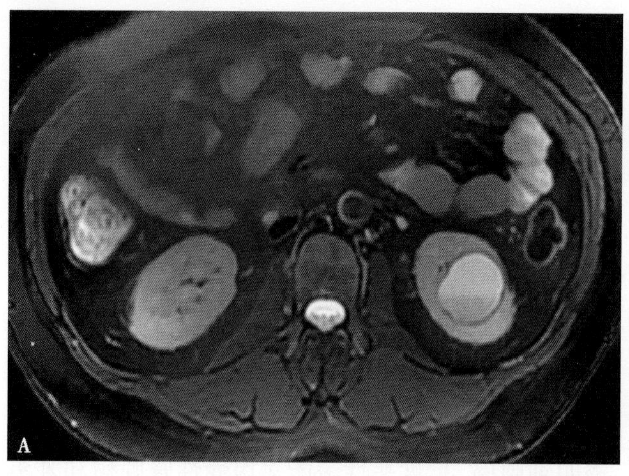

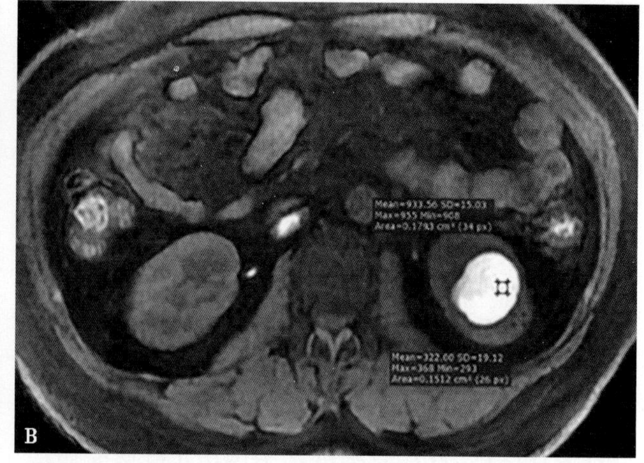

图 2-2-19 T_1WI 显著高信号

A. T_2 加权成像（T_2WI）；B. T_1 加权成像（T_1WI），病变信号强度已大于周边正常肾实质信号强度的 2.5 倍。

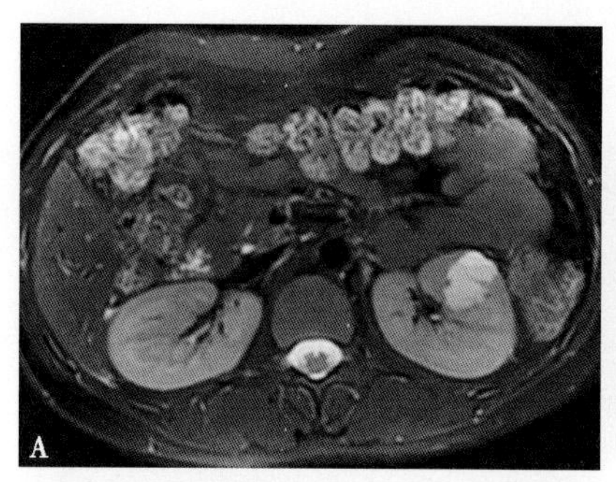

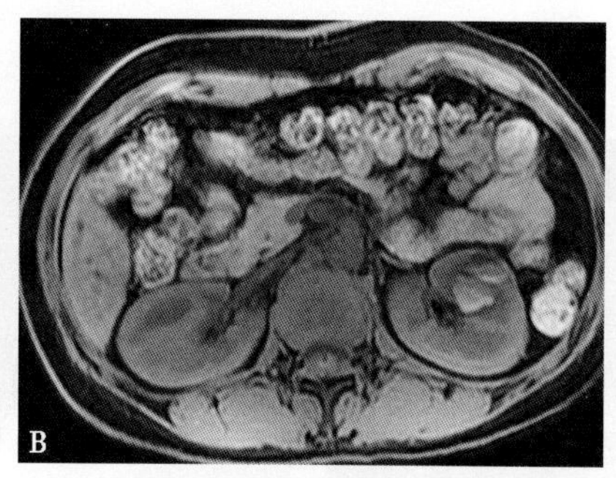

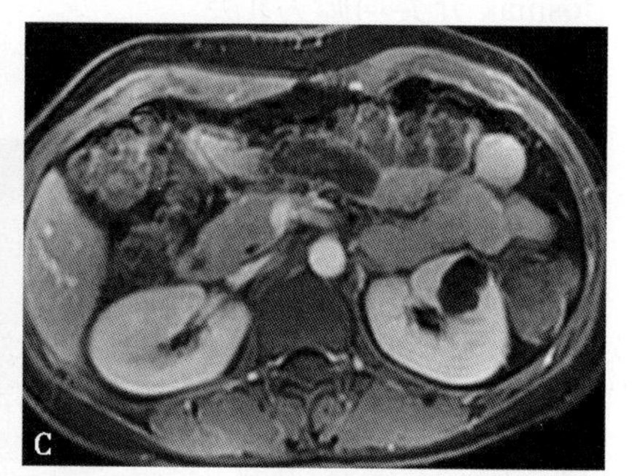

图 2-2-20 脂肪抑制 T_1WI 不均匀高信号

A. T_2 加权成像；B. T_1 加权成像（T_1WI），病变信号不均匀；C. 增强扫描排泄期。

表 2-2-5 肾脏囊性病变相关疾病

疾病特点	囊肿	良性肿瘤			恶性肿瘤		
		混合性上皮间质肿瘤	囊性肾瘤	上皮样血管平滑肌脂肪瘤	透明细胞癌	低度恶性潜能多房囊性肾肿瘤	乳头状肾细胞癌
临床特点	无特异或腹部包块	围绝经期妇女，雌激素治疗史，血尿	双峰年龄分布 *，腹部包块	偶然发现或腹部包块，潜在恶性，具备侵袭性或转移风险	偶然发现，预后良好，晚期可出现肾区包块、腰痛、体重减轻、血尿等	中老年男性，偶然发现，腰痛，肾区包块，血尿	慢性肾脏病患者高发
实验室检查	/	可伴尿红细胞（+）	无特殊	黑色素细胞标志物和平滑肌标志物（+）	尿红细胞（+）	尿红细胞（+）	/
影像学表现	囊状液体影，边界光滑锐利，内部无强化	单发囊实性病变，内生性生长，囊壁光整，分隔较厚，实性部分延迟强化	多房囊实性病变可突向肾盂引起肾积水，浅分叶，囊壁及分隔相对薄且均匀、无附壁结节、轻中度强化且延迟强化	肿块较大，常伴出血，CT 平扫呈高密度，T_2 加权成像呈低信号，不均匀强化	可见出血，不规则强化的囊壁或分隔或结节，强化可呈持续强化型或速升速降型	囊壁及分隔较厚或多呈不规则强化，可见结节	边界清晰，病变较均匀，内可伴出血和结节，T_2 加权成像上病灶以低信号为主，ADC* 值约 0.884～$1.087 \times 10^{-3} mm^2/s$，增强呈轻度渐进性强化，可见包膜强化，可双侧发病或多发

注：* 双峰年龄分布是指病灶好发于 4 岁及以下的男童和 40～60 岁的女性；ADC apparent diffusion coefficient，表观扩散系数。

【分析思路】

肾脏囊性病变的术前恶性风险评估主要依据2019版Bosniak分类标准，但在使用该分类系统前需明确使用前提，即需除外以下病变：感染性病变、炎性病变、血管性病变、外伤后病变、实性肿瘤伴显著坏死及肾癌相关综合征。因此，考虑到CT及MRI两种分类标准的情况，笔者绘制了分析思路图，见图2-2-21。

具体分析思路如下：

第一步，观察病变有无“结节”或“不规则强化”。若囊壁或分隔有“不规则强化”，则为Bosniak Ⅲ类病变；若有“结节”，应评估为Bosniak Ⅳ类病变；若无，进行第二步。

第二步，观察囊壁或分隔有无强化。若有强化，则需同时根据囊壁或分隔的强化厚度以及强化分隔的数量进行分类，分别将“薄”“略增厚”和“厚”归为Bosniak Ⅱ、ⅡF和Ⅲ类，同时将强化分隔的“少”和“多”分别归为Bosniak Ⅱ和ⅡF类。若囊壁或分隔无强化，进行第三步。

第三步，若囊壁或分隔无强化，需进一步判断有无分隔，有则为Bosniak Ⅱ类，无则需进一步观察是否存在钙化，若有则为Bosniak Ⅱ类病变，若无则为Bosniak Ⅰ类病变。

第四步，最后观察病变内是否存在以下特殊情况。若患者未进行CT增强时，病变在平扫上呈均匀明显高密度（CT值≥70HU）或CT值在−9～20HU之间，则应评估为Bosniak Ⅱ类；若患者未进行MRI增强检查时，病变在T_2WI上呈均匀明显高信号（信

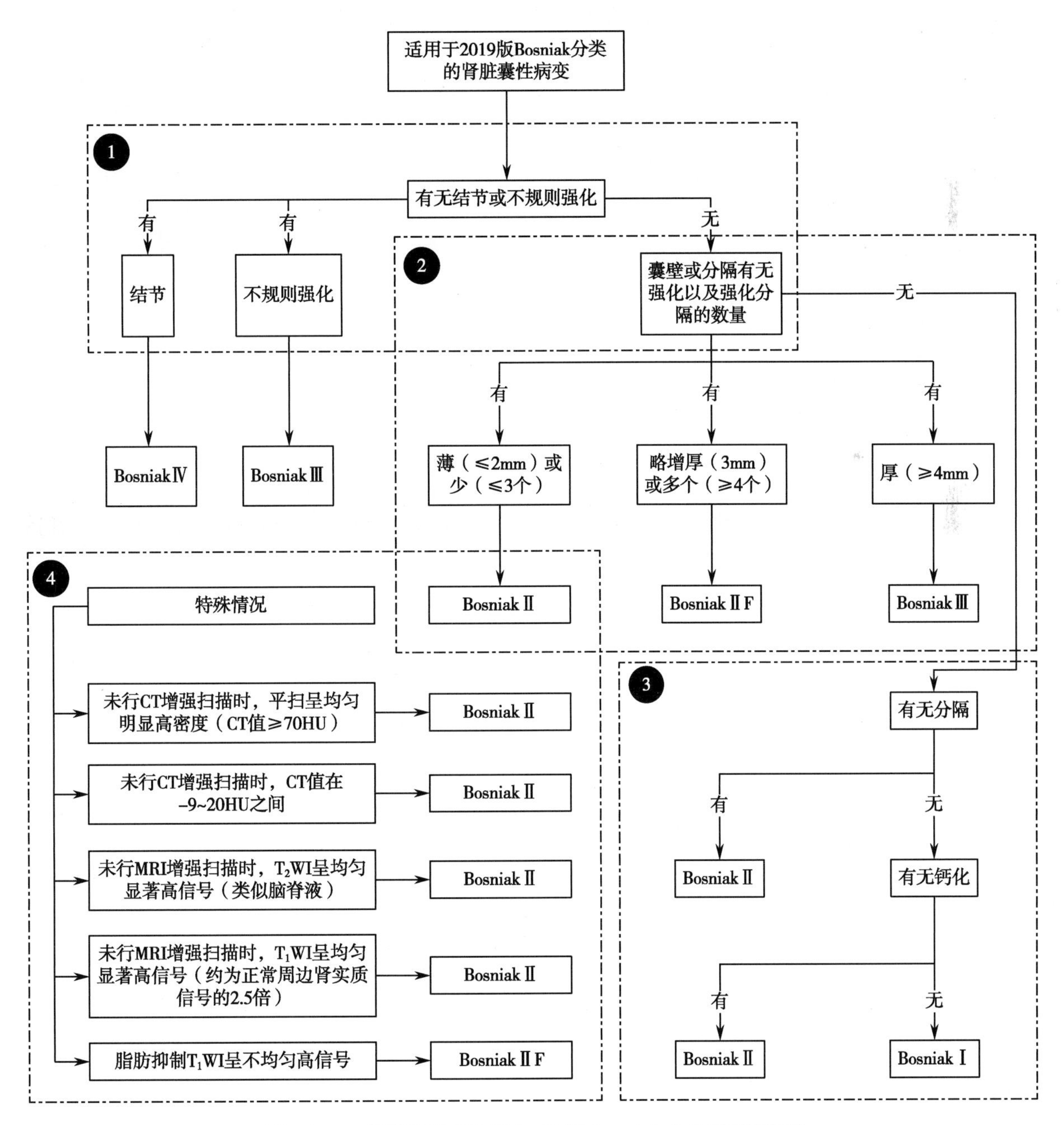

图2-2-21 肾脏囊性病变的2019版Bosniak分类评判流程图

号强度类似脑脊液）或在 T_1WI 上呈均匀明显高信号（信号强度约为正常周边肾实质信号的 2.5 倍），均应评估为 Bosniak Ⅱ类；若在具备增强检查的前提下，病变在 T_1WI 上呈不均匀高信号，则应评估为 Bosniak ⅡF 类。

【疾病鉴别】

"结节"、囊壁或分隔的"不规则强化"或"T_2WI 或 T_1WI 显著高信号"等征象并非某种肾脏囊性病变所特有，某种肾脏囊性病变也可同时存在多种征象，诊断疾病时需联合其他影像学特征、临床信息及实验室检查结果综合判断。适用于 2019 版 Bosniak 分类的肾脏囊性病变需与以下几种疾病进行鉴别，见表 2-2-6。

表 2-2-6 适用于 2019 版 Bosniak 分类的肾脏囊性病变疾病鉴别

疾病特点	肿瘤性病变				非肿瘤性病变						
	实性肿瘤伴显著坏死	血管瘤	肾淋巴管瘤	VHL 综合征*	肾盂旁囊肿	肾积水	多囊肾病	黄色肉芽肿性肾盂肾炎	肾脓肿	肾包虫病	肾曲霉菌病
临床症状	血尿、腰痛	多无症状，可伴血尿，腰痛	罕见，腰痛，腹部肿块，血尿	多发性、多系统、多器官病变	肾积水，腰痛，血尿	腰痛，包块	腹痛、血尿、尿路感染或肾功能不全，家族史	腰部疼痛，发热，血尿，体重减低	急性起病，发热、肾区疼痛	肿块、疼痛，排尿困难，肿块破裂可导致过敏反应	免疫力低下患者好发，腰痛，发热
实验室检查	/	/	/	*VHL* 基因（3p25-26）突变	/	肾小球滤过率下降	肾小球滤过率下降	白细胞增高，尿沉渣涂片见泡沫细胞	白细胞及中性粒细胞增高	免疫学检查或病原学检查	尿液培养，血清学检查
影像学特点	坏死多位于中央，内部不规则无强化区，伴不均匀厚壁	囊性病变，增强早期见边缘结节样强化，晚期呈向心性填充式强化	常表现为包绕肾脏的肾周积液，肾脏呈"漂浮征"，还可沿身体纵轴生长，沿周边间隙生长的"爬行性生长"模式	双侧多发囊性病变，包括囊肿及肾细胞癌	肾窦内单纯液体影，周边肾实质受压，可伴出血，无分隔，无强化，对比剂无填充	肾盂肾盏在原有基础形态上扩张呈囊袋状或分叶状，可伴同侧输尿管扩张，可见对比剂填充	双侧弥漫、多发大小不一的囊肿，可出血、钙化，边缘呈分叶状	单侧肾弥漫性增大，内可见鹿角样结石、纤维和脂肪组织，增强时可见多发囊实性病变，肾皮质变薄，即"熊掌征"	边界清晰，类圆形液体影，壁厚模糊，内部可见气液平，增强扫描呈环形强化，DWI* 扩散受限，肾周筋膜增厚，脂肪囊模糊	初期为单房囊性肿块，中期可见多个子囊形成，呈多房性囊性改变，壁厚，可见钙化	厚壁的囊性肿块，内见不均匀分隔，周围肾实质或肾周见渗出
伴随疾病	/	/	肾积水，肾性高血压	血管母细胞瘤，肾上腺嗜铬细胞瘤，胰腺囊肿或胰腺肿瘤	肾积水，高血压	肾结石，急性肾盂肾炎、膀胱刺激征，肾衰竭	多囊肝，多囊胰，心脏瓣膜病、肝硬化，胆道病变或颅内动脉瘤	慢性多发性肾脓肿，腹膜后间隙感染、淋巴结肿大	肾盂肾炎	肝或肺包虫病	糖尿病，HIV* 感染

注：*VHL 综合征：Von Hippel-Lindau 综合征；DWI：diffusion weighted imaging，弥散加权成像；HIV：human immunodeficiency virus，人类免疫缺陷病毒。

（王海屹）

第三节 边界清晰的肾脏实性病变

一、根据病灶密度及信号强度特点分析

（一）CT 平扫高密度病变

【定义】

目前，肾脏高密度病变尚无统一的定义。部分经典文献将在 CT 平扫检查中，肾脏占位的平均密度界于 40～100HU 间视为肾脏高密度病变。

【病理基础】

肾脏高密度病变的病理基础主要包括：①病变或病变微环境富含铁，如肿瘤出血或血肿吸收过程中血红蛋白中的含铁血黄素析出而导致病变逐渐成高密度；②病变自身或分泌物富含蛋白，如高密度囊肿由于内容物富含蛋白而呈现高密度；③胶质形成，如某些特殊的寄生虫或感染性病变，虫体或菌体分泌胶质导致病变呈高密度；④弥漫性微钙化，如 Xp11.2 易位 /*TFE3* 基因融合相关性肾癌病灶中由于富含砂粒体从而形成弥漫微小钙化导致病变呈高密度。

【征象描述】

本书将沿用定义部分的肾脏高密度病变概念。需要注意的是，高密度病变并不是含钙化病变，高密度病变是指那些在 CT 平扫上弥漫性密度增高的肾脏占位病变，而含钙化病变主要指在 CT 平扫上局部有高密度钙化灶的病变。典型肾脏高密度病变的征象见图 2-3-1。

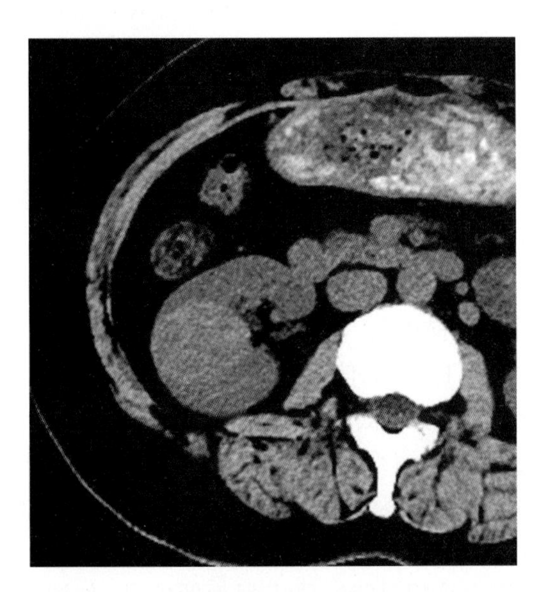

图 2-3-1 肾脏高密度病变（肾嫌色细胞癌）

CT 平扫图像示右肾中份高密度肿块，平均 CT 值约 50HU。

【相关疾病】

多种肾脏占位可表现为高密度病变，包括非肿瘤性疾病和肿瘤性疾病等，详见表 2-3-1。

表 2-3-1 表现为 CT 平扫高密度的肾脏占位病变

非肿瘤性疾病	良性肿瘤性疾病	恶性肿瘤性疾病
血肿 高密度囊肿 肾脏动静脉畸形	肾血管平滑肌脂肪瘤	肾透明细胞癌 乳头状肾细胞癌 肾嫌色细胞癌 淋巴瘤 Xp11.2 易位 /*TFE3* 基因融合相关性肾癌

【分析思路】

肾脏高密度病变的分析思路如下：

第一，应准备测量病变的密度，同时根据高密度区域是局灶性还是弥漫性将病变定义为含钙化病变或高密度病变。

第二，确定为高密度病变后，首先应确认病变是否存在强化，若病变在注射造影后存在强化，则更有可能是肿瘤性病变或血管畸形相关性病变，否则更有可能是高密度囊肿或者血肿。

第三，对于存在强化的病变，应仔细分析病灶不同扫描时相的强化方式，若病灶强化方式类似于血管，则更有可能是动静脉畸形，若病灶强化方式不同于血管，则应仔细分析病灶强化的程度和强化区域特点，进行肿瘤的鉴别诊断。

第四，应分析其他可能存在的表现与临床病史，若患者存在外伤史，则血肿的可能性增加，若患者存在多发的淋巴结肿大，则应将淋巴瘤纳入考虑。

【疾病鉴别】

临床工作中，通常不能仅通过肾脏占位的平扫密度特点进行鉴别诊断，需要联合其他影像学特征和临床信息进行诊断和鉴别诊断。

基于临床及影像特点的鉴别诊断流程图见图 2-3-2。

几种常见肾脏高密度病变的鉴别诊断要点见表 2-3-2。

几种常见肾脏高密度病变病例展示，见图 2-3-3、图 2-3-4、图 2-3-5。

（二）T_2 低信号病变

【定义】

肾脏 T_2WI 低信号病变是指 T_2WI 脂肪抑脂序列中，信号强度低于肾实质，且低信号范围≥75% 肿瘤面积的病变。

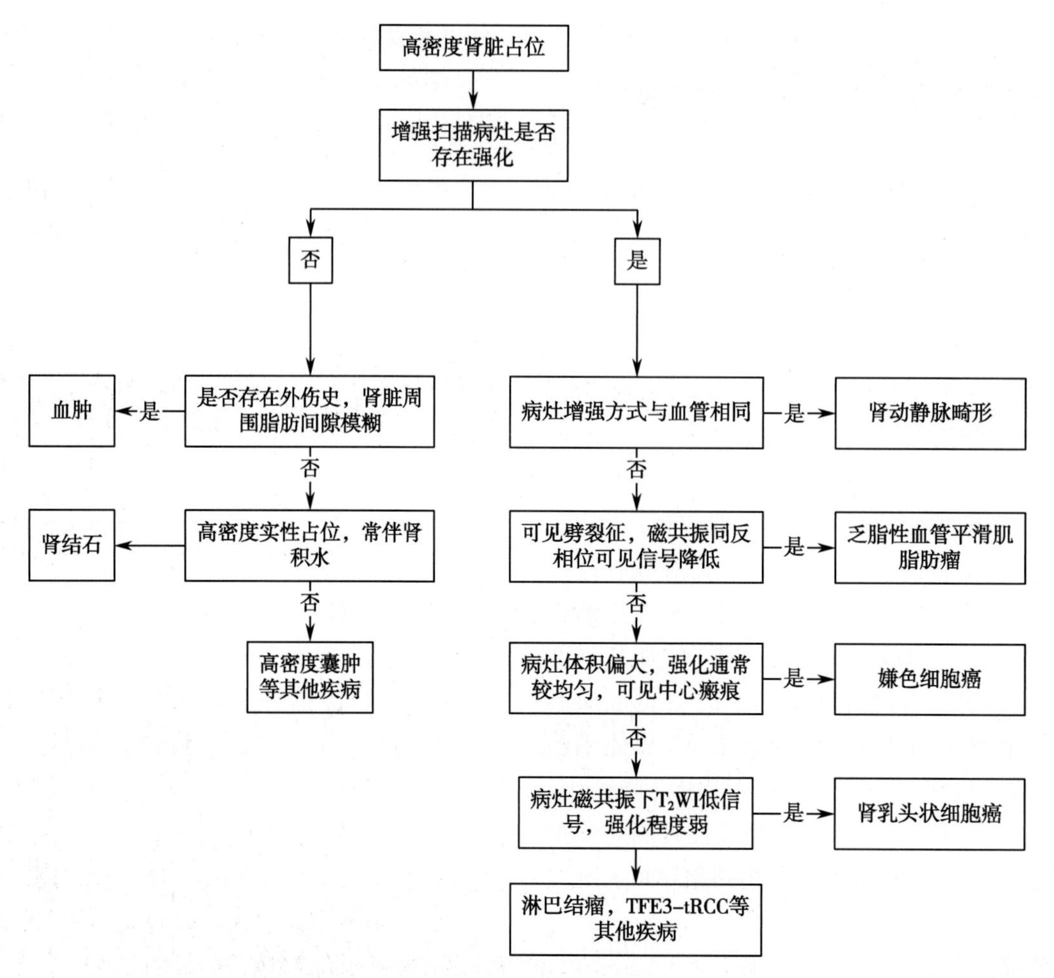

图 2-3-2 基于临床及影像特点的鉴别诊断流程图

表 2-3-2 几种常见肾脏高密度病变的鉴别诊断要点

疾病	强化特点	鉴别要点	其他特征
乳头状肾细胞癌	低	边界清晰，单发，肿瘤内富含含铁血黄素（T_2WI低信号）	可合并出血、坏死、囊变
肾嫌色细胞癌	中	边界清晰，单发，肿瘤通常较大，可见中心瘢痕	出血、坏死、囊变不常见
肾乏脂血管平滑肌脂肪瘤	中	劈裂征，杯口征	磁共振 T_1WI 反相位较同相位信号可降低
动静脉畸形	强	增强方式类似于血管	

【病理基础】

在病理上具有平滑肌成分、纤维成分、乳头状结构、出血或高核质比的病变在 T_2WI 呈低信号，而富含成熟脂肪组织病变在常规 T_2WI 呈高信号，但 T_2WI 抑脂序列上呈明显低信号。例如肾乏脂型血管平滑肌脂肪瘤（renal angiomyolipoma，AML）富含平滑肌成分，在 T_2WI 呈低信号，富脂型 AML 在常规 T_2WI 呈高信号，T_2WI 抑脂序列上表现为明显低信号。另外，研究显示 4%～21% 的肾透明细胞癌（clear cell renal cell carcinoma，ccRCC）因肿瘤内出血、细胞核大或富含纤维组织，T_2WI 表现为低信号。此外，部分肾嗜酸细胞腺瘤可表现为 T_2WI 低信号，原因是肿瘤存在纤维成分和高核质比，其特征是中心瘢痕。

【征象描述】

肾脏 T_2WI 低信号病变是指 T_2WI 脂肪抑脂序列中，信号强度低于肾实质，且低信号范围≥75% 肿瘤面积的病变。由于肾脏实质含水量丰富，T_2WI 通常表现为稍高信号，以致除明显多血供的肾透明细胞癌或明显囊变肿瘤外，大部分肾脏实性占位性病变易相对肾实质表现为低信号，如图 2-3-6 所示。

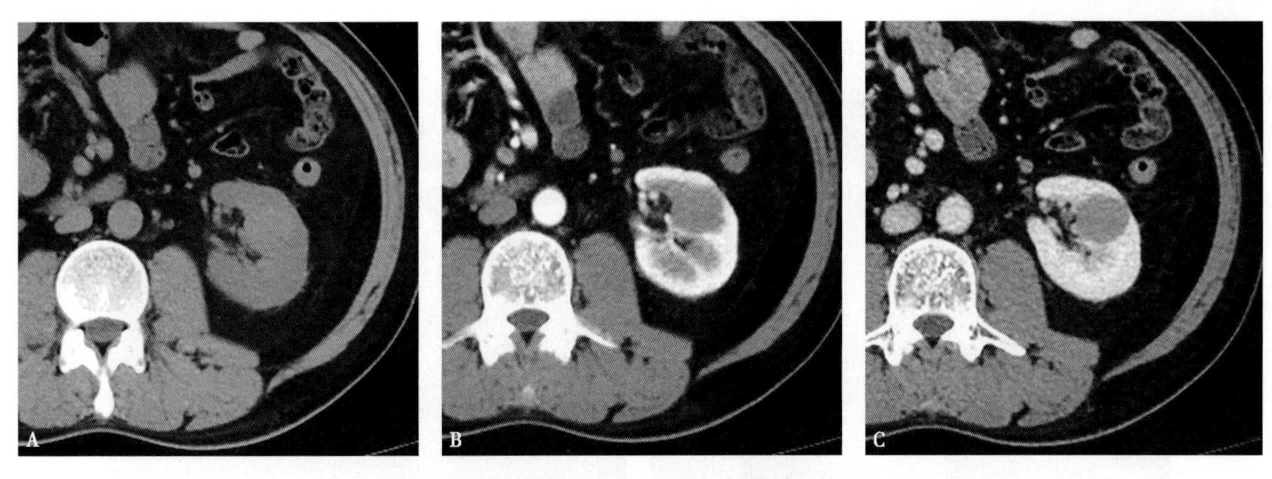

图 2-3-3　肾脏高密度病变(乳头状肾细胞癌)

A. CT 平扫; B. 增强扫描皮髓质期; C. 增强扫描实质期示左肾前段高密度占位, CT 平扫密度值约 48HU, 轻度均匀强化。

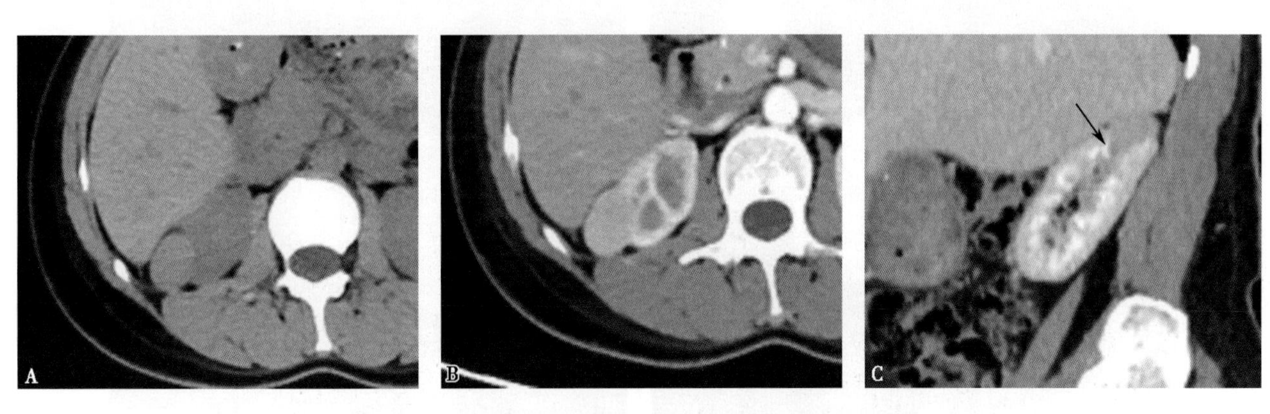

图 2-3-4　肾脏高密度病变(肾乏脂血管平滑肌脂肪瘤)

A. CT 平扫示右肾上极高密度占位, 平均 CT 值约 60HU; B. 增强扫描皮髓质期示病变均匀强化; C. 矢状位重建图像示劈裂征(箭头)。

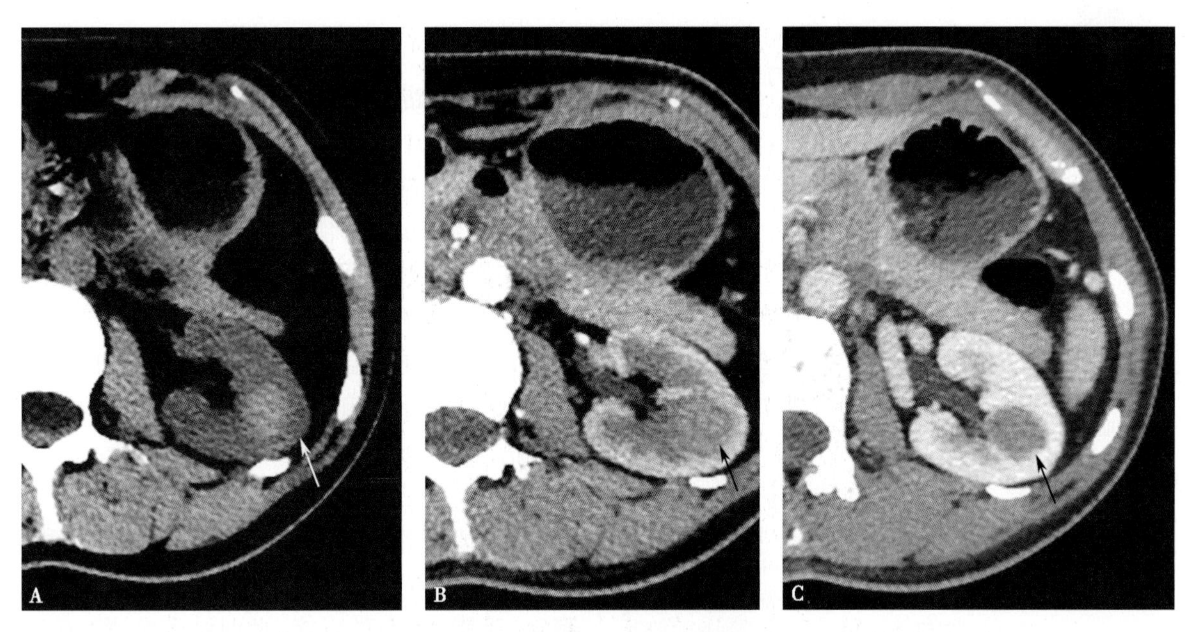

图 2-3-5　高密度肾脏占位(高密度囊肿)

A. CT 增强扫描的平扫期可见左肾中份高密度结节, 平均 CT 值约 60HU(箭头); B～C. 增强扫描结节未见强化(箭头), 考虑囊肿伴出血或高密度肾囊肿, 随访至今未见明显变化。

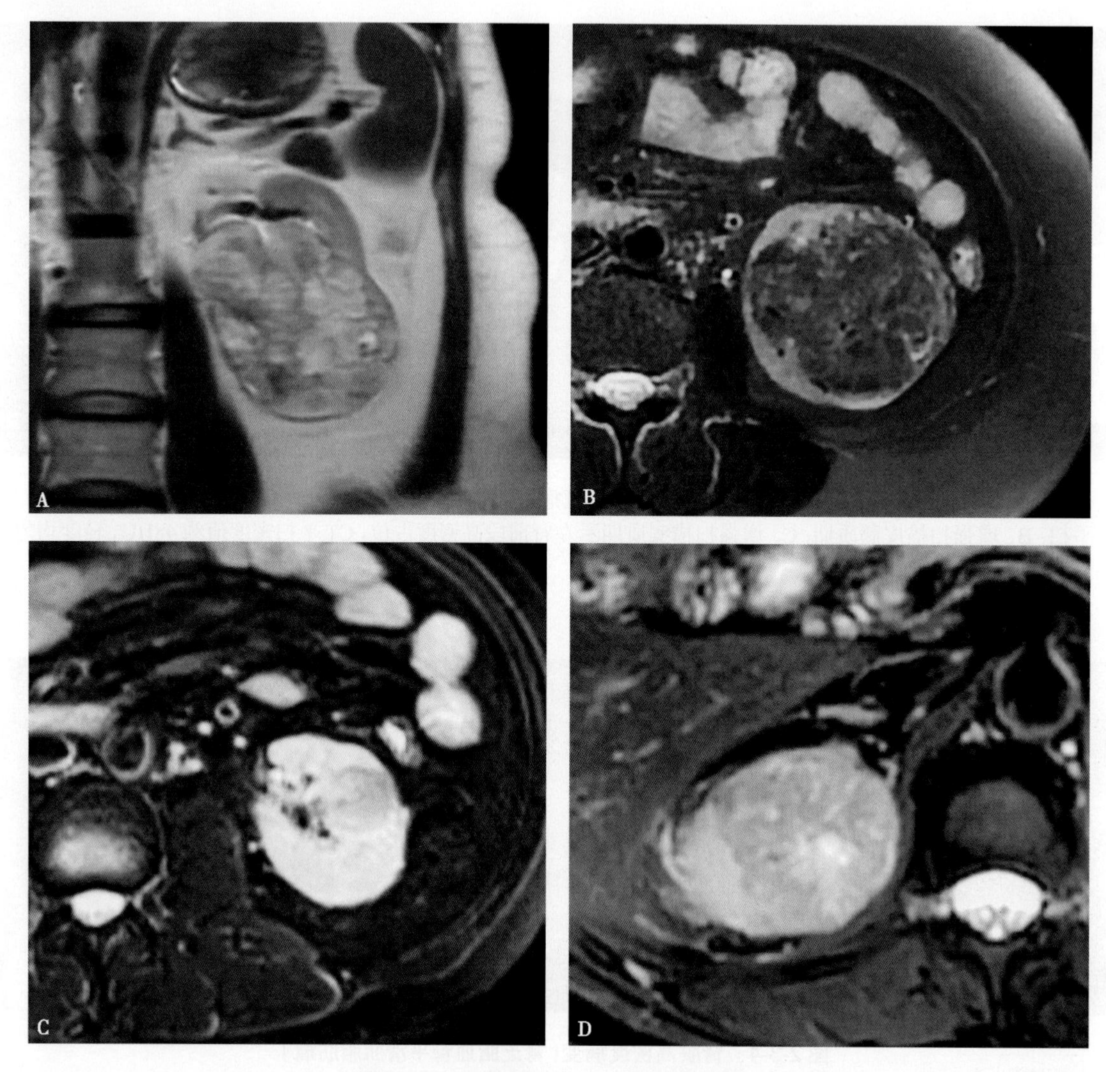

图 2-3-6 不同特点的 T_2WI 低信号病变

A. 左肾富脂型肾血管平滑肌脂肪瘤在常规 T_2WI 表现为高信号；B. 上述占位 T_2WI 抑脂序列表现为明显低信号（B）；C. 轴位 T_2WI 抑脂序列示左肾均匀低信号病变（病理：乳头状肾细胞癌）；D. 轴位 T_2WI 抑脂序列示右肾不均匀低信号病变（病理：肾透明细胞癌）。

【相关疾病】

多种肾脏占位可表现为 T_2WI 低信号，包括非肿瘤性疾病和肿瘤性疾病等，详见表 2-3-3。

表 2-3-3 肾脏 T_2WI 低信号病变

非肿瘤性疾病	肿瘤	治疗后改变
囊肿伴出血	肾血管平滑肌脂肪瘤	肿瘤消融治疗后
IgG4 相关肾病	乳头状肾细胞癌 肾嗜酸细胞腺瘤 肾嫌色细胞癌 其他少见肿瘤（如淋巴瘤、平滑肌瘤、少数肾透明细胞癌等）	

【分析思路】

肾脏 T_2WI 低信号肿瘤的分析思路如下：

第一，准确观察病变在 T_2WI 抑脂和非抑脂序列上的信号特点，评估病变是否含大体脂肪。然后观察病变 T_1WI 信号，明显均匀高信号支持出血或高蛋白成分，提示可能为囊肿伴出血或高蛋白囊肿。T_1WI 去相位较同相位信号降低，提示脂质沉积，需要考虑乏脂 AML 和肾透明细胞癌；若同相位较去相位信号降低，则提示乳头状肾细胞癌。

第二，评估病变是单发或多发、是否累及双侧肾脏。如果病变为双肾多发，或伴有肾脏体积弥漫性增大，应想到 IgG4 相关肾病、淋巴瘤、髓外浆细胞瘤、乏脂 AML 的可能，此时结合血清 IgG4 指标升高、影像学发现胰腺、胆道系统等异常，应考虑 IgG4 相关疾病。在弥散序列上，淋巴瘤通常表现为明显弥散受限（DWI 高、ADC 图低信号），而 IgG4 相关肾病和乏脂 AML 弥散受限程度较淋巴瘤轻（ADC 图等或稍低信号）。此外，肿瘤治疗相关病史对影像诊断而言十分重要，肾脏肿瘤消融治疗后可表现为局灶性 T_2WI 低信号及 T_1WI 高信号改变。

第三，如果是单发 T_2WI 低信号结节且 T_1WI 呈等低信号的病灶，则可根据病灶强化等特征进行鉴别诊断。67%～90% 的乳头状肾细胞癌常表现为 T_2WI 低信号，增强扫描呈轻度进行性强化。肾嫌色细胞癌常可见中度强化，程度介于肾透明细胞癌和乳头状肾细胞癌之间，肿瘤体积较大，囊变、坏死少见，中央星状瘢痕是其特征性表现。肾透明细胞癌即使表现为 T_2WI 低信号，也常因肿瘤出血、富含纤维组织表现出混杂信号，约占全部肾透明细胞癌的 4%～21%，增强扫描实性成分仍表现为明显强化，常可见假包膜。乏脂 AML 为良性肿瘤，生长缓慢，向肾外扩张突破皮质边缘将相邻皮质掀起，形成劈裂或杯口征，病灶主体多位于肾轮廓以外，增强扫描常表现为均匀延迟强化。

【疾病鉴别】

基于临床及影像特点的鉴别诊断流程图见图 2-3-7。

肾脏 T_2WI 低信号几种常见病变的主要鉴别诊断要点见表 2-3-4。

肾脏 T_2WI 低信号几种常见病变病例展示，分别见图 2-3-8、图 2-3-9、图 2-3-10、图 2-3-11。

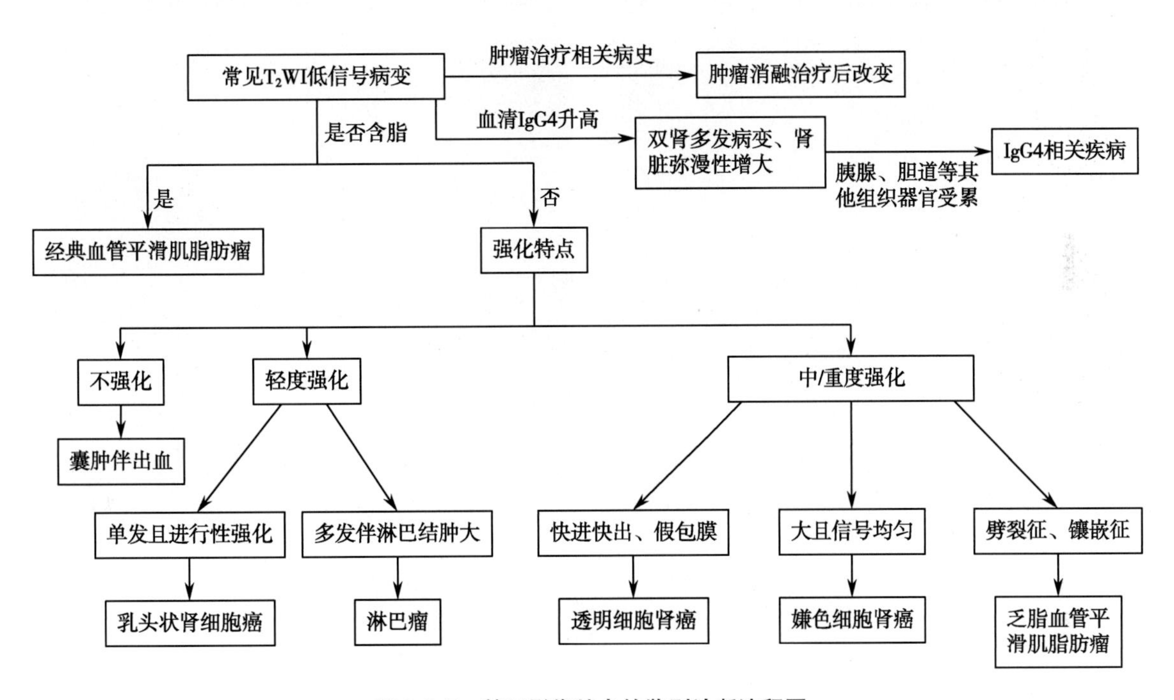

图 2-3-7 基于影像特点的鉴别诊断流程图

表 2-3-4 肾脏 T_2WI 低信号常见病变的鉴别诊断要点

疾病	强化特点	鉴别要点	其他特征
乳头状肾细胞癌	轻度进行性强化	CT 平扫呈稍高密度，边界清晰，易含囊性成分	同相位相对于反相位信号减低
肾嫌色细胞癌	中度强化	大且信号均匀	30%～40% 出现中央星状瘢痕
乏脂血管平滑肌脂肪瘤	均匀、延迟强化	劈裂征，皮质掀起征，灶性脂肪沉积	反相位相对于同相位信号减低，信号均匀，易多发
淋巴瘤	轻中度均匀强化	单发或双侧多发均匀信号病灶，弥散受限明显，周围水肿	常伴有腹膜后淋巴结肿大、血管包埋但无侵犯
肾嗜酸细胞腺瘤	明显强化、节段反转强化	轮辐状瘢痕、节段反转强化	/
IgG4 相关病变	轻度、延迟强化	血清 IgG4 升高，多数为双侧多发，少数单发	同时合并胰腺、胆道系统受累

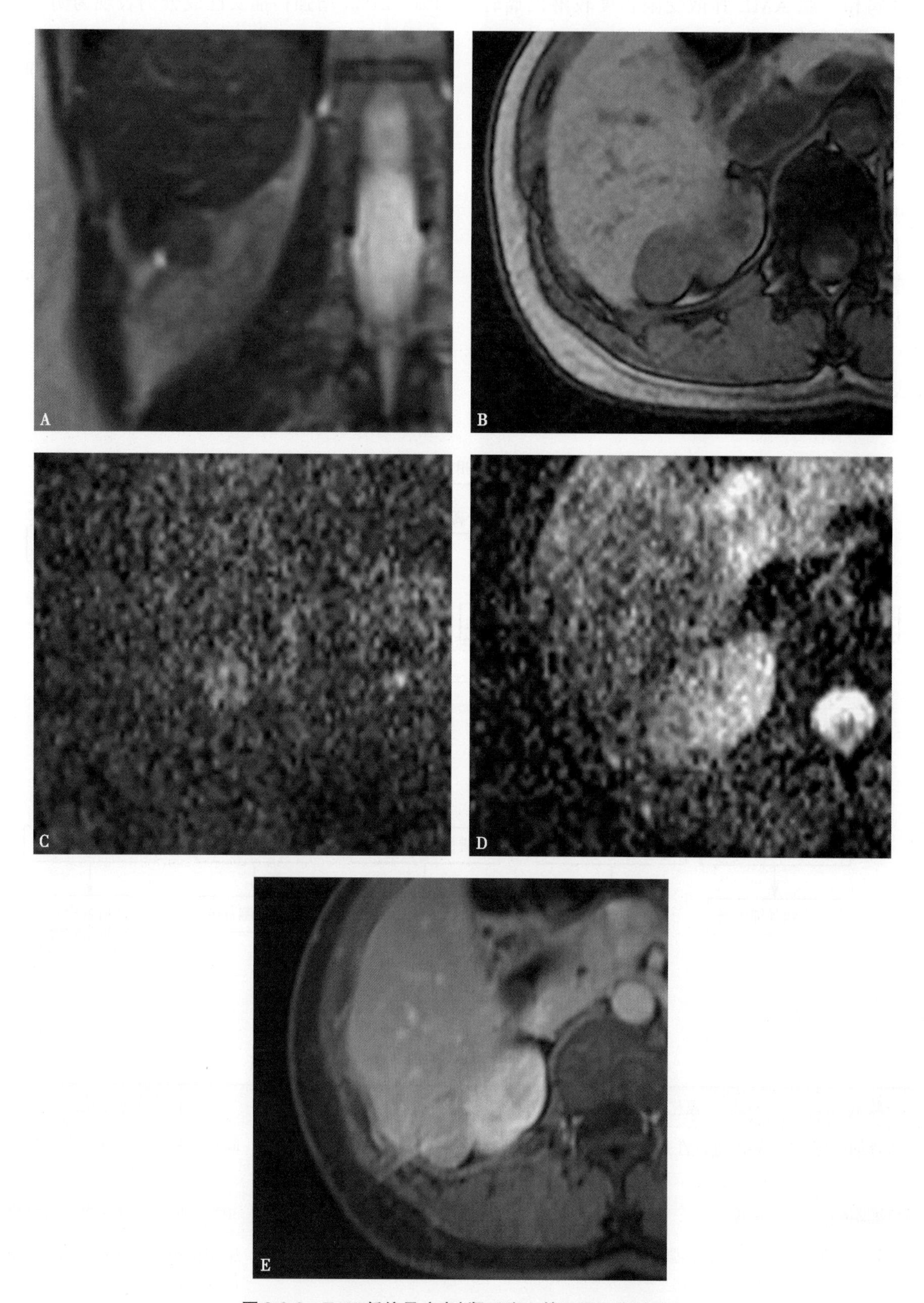

图 2-3-8 T_2WI 低信号病变（肾乏脂血管平滑肌脂肪瘤）

A. 冠状位 T_2WI 示右肾低信号结节，略呈楔形；B. 轴位 T_1WI 结节呈等信号；C. 高 b 值 DWI 呈稍高信号；D. ADC 图呈稍低信号；E. 增强扫描实质期示病灶均匀强化。

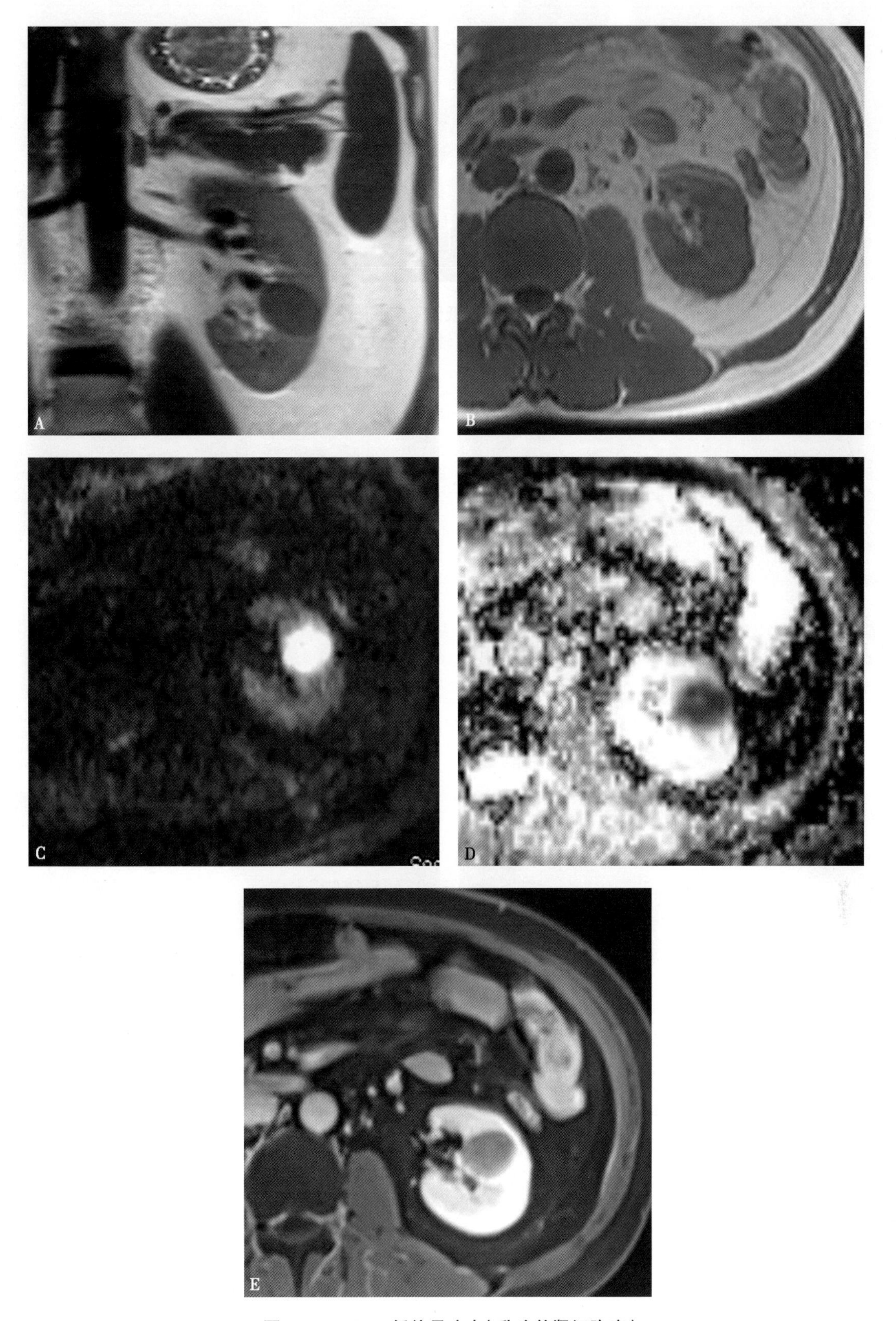

图 2-3-9 T_2WI 低信号病变（乳头状肾细胞癌）

A. 冠状位 T_2WI 示左肾前下段低信号结节影；B. 轴位 T_1WI 呈等信号；C. 高 b 值 DWI 呈高信号；D. ADC 图呈低信号；E. 增强扫描实质期病灶乏血供。

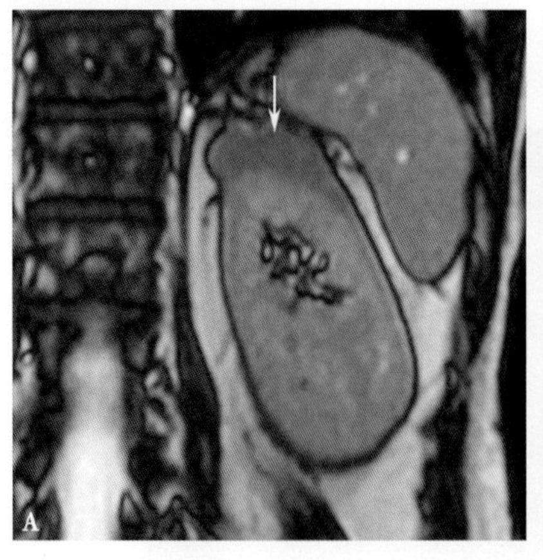
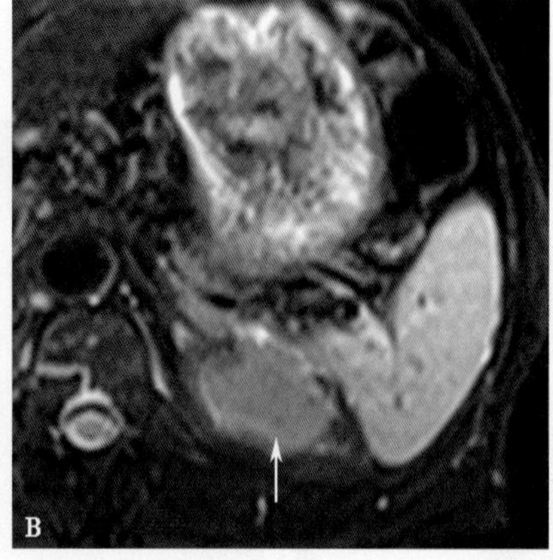
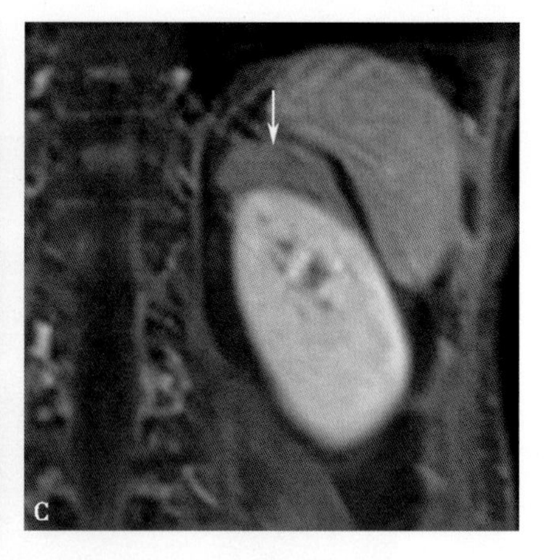

图 2-3-10 T_2WI 低信号病变（淋巴瘤）

A. 冠状位 T_2WI 示左肾上极包膜下稍低信号占位（白箭）；B. 轴位 T_2WI 脂肪抑制序列示病灶呈等稍低信号（白箭）；C. 增强扫描实质期示病灶轻度均匀强化（白箭）。

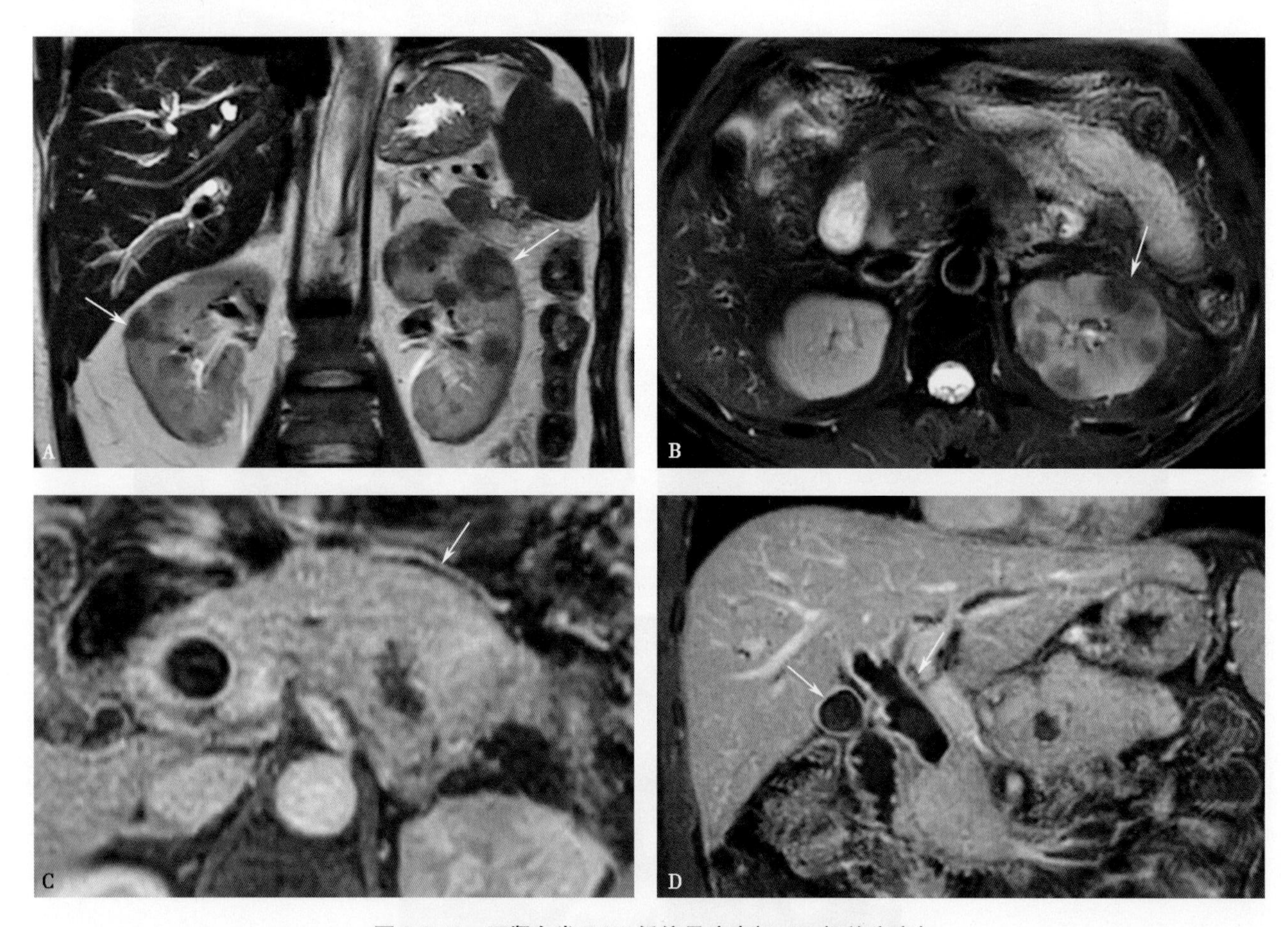

图 2-3-11 双肾多发 T_2WI 低信号病变（IgG4 相关疾病）

A. 冠状位 T_2WI 示双肾多发低信号结节影（白箭）；B. 轴位 T_2WI 脂肪抑制序列病灶呈低信号（白箭）；C 轴位和 D 冠状位增强扫描实质期显示胰腺肿胀、假包膜延迟强化（白箭），胆囊及胆管壁增厚（白箭）。

二、不同强化特点分析

肾脏病变强化特点是指多期增强 CT 或 MRI 中，在注射对比剂后，不同扫描时期病变的 CT 值或 MRI 强度的增加程度及变化趋势。按照病灶在皮髓质期相对于肾脏皮质强化程度比值的不同，可以将肾脏病变分为多血供病变、中等程度血供病变和乏/少血供病变三大类。分别对应强化比值 > 75%（明显强化），40%～75%（中等强化）及 < 40%（弱强化）。

（一）多血供病变

【定义】

多血供病变是指在多期增强扫描的 CT 和动态增强的 MRI 的皮髓质期相对于肾脏皮质强化程度比值 > 75%（明显强化）的病变。

【病理基础】

肾脏病变在影像上呈现不同的强化特点的病理生理学基础是病变内不同的血液供应。

例如，血管造影研究显示，超过 85% 的肾透明细胞癌中存在大量异常、扭曲的肿瘤新生血管，在多期增强扫描的皮髓质期表现为明显强化（通常超过肾皮质的 85%），多期强化特点为“快进快出”。而乳头状肾细胞癌内的新生血管较少，故其在皮髓质期表现仅表现为轻度强化（通常小于肾皮质的 30%）。

【征象描述】

多血供病变主要指在多期增强扫描的 CT 和动态增强的 MRI 的皮髓质期，测得肾脏病灶的强化程度高于肾皮质的 75%。需要注意的是：①测量强化程度时，应避开肿瘤的坏死、囊变或钙化区域。②在测量前，应注意检查主动脉及肾皮质的强化情况，确保该扫描时相是皮髓质期。典型的多血供肾脏占位征象如图 2-3-12 所示。

【相关疾病】

多种肾脏占位可表现为多血供病变，包括非肿瘤性疾病和肿瘤性疾病等，详见表 2-3-5。

表 2-3-5 表现为多血供特点的肾脏占位病变

非肿瘤性疾病	肿瘤性疾病
肾动静脉畸形	肾透明细胞癌 肾血管平滑肌脂肪瘤
肾动脉瘤	肾海绵状血管瘤 肾嗜酸细胞腺瘤

【分析思路】

肾脏多血供占位的分析思路如下：

第一，准确评估肾脏病灶的强化特点。与动脉相似的极高强化的病灶常见于肾动静脉畸形和肾动脉瘤。肾透明细胞癌通常表现为“快进快出”的强化特点，肾嗜酸细胞腺瘤可表现为类似强化方式，但肾透明细胞癌皮髓质期强化程度通常大于肾皮质，而肾嗜酸细胞腺瘤通常强化程度不会大于肾皮质。肾海绵状血管瘤少见，表现为由边缘向中心渐进性的强化。肾血管平滑肌脂肪瘤由于其内血管、平滑肌、脂肪成分的比例不同，强化特点多样，其实性成分可表现为中度强化至明显强化；强化方式可为快进快出、快进慢出或渐进性强化。

第二，关注病变内部的其他影像特征。肾透明细胞癌易发生出血、坏死、囊变，即使病灶较小也常表现为 CT 混杂密度或 MRI 混杂信号。典型的肾血管平滑肌脂肪瘤中可见肉眼脂肪成分，容易鉴别；肾乏脂血管平滑肌脂肪瘤鉴别相对困难（详见第三节第二部分含脂肪或脂质病变内容）。肾嗜酸细胞腺瘤体积较大时，中心可见星芒状瘢痕，且出血、坏死、囊变少见。肾动静脉畸形常位于肾窦内，CT 血管成像（computed tomography angiography，CTA）有助于寻找供血动脉、畸形血管团和引流静脉。肾动脉瘤通常较小，多位于肾动脉主干分叉处，可见载瘤动脉。

第三，分析病灶周围可能存在的影像特征，如肾透明细胞癌可发生周围脂肪侵犯、肾窦侵犯、淋巴结转移和远处转移。其余几种多血供肿瘤性病变

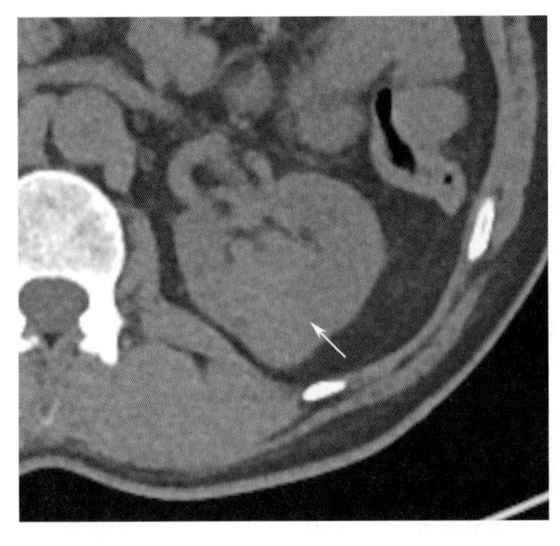

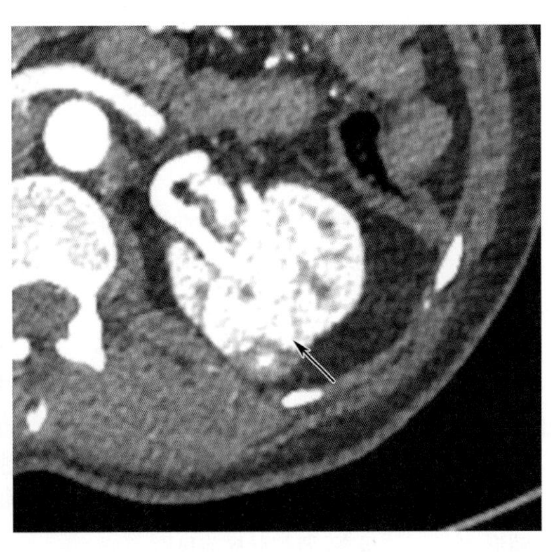

图 2-3-12 多血供肾脏占位

腹部增强 CT 扫描皮髓质期左肾占位强化为同期皮质强化的 85%，强化比例 > 75%，符合多血供病变的定义，术后病理为肾透明细胞癌。

为良性，不伴局部淋巴结转移和远处转移。

第四，CT 诊断困难时，需要考虑结合 MRI 检查和临床信息。如在 T_2WI 上，肾透明细胞癌可表现出高、等或低信号，肾嗜酸细胞腺瘤常表现为等或高信号；CT 上难鉴别的乏脂性肾血管平滑肌脂肪瘤和含微脂肪的肾透明细胞癌 MRI 能提供鉴别线索（详见本节“含脂肪或脂质病变”内容）。

【疾病鉴别】

不能仅通过肾脏占位的血供特点进行鉴别诊断，需要联合其他影像学特征和临床信息进行诊断和鉴别诊断。

典型诊断思路如图 2-3-13 所示。

常见的多血供病变及其主要鉴别特点如表 2-3-6 所示。

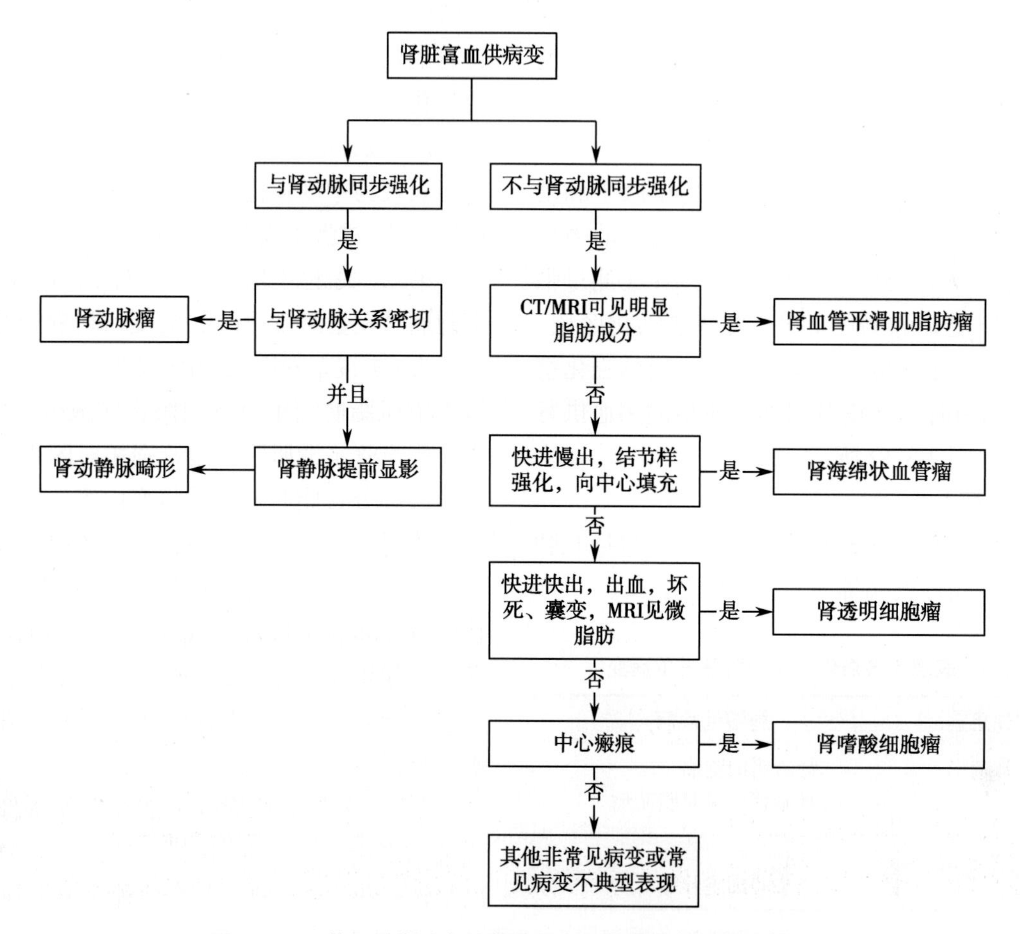

图 2-3-13 基于影像特点的肾脏多血供病变鉴别诊断流程图

表 2-3-6 常见肾脏多血供病变的主要鉴别诊断要点

疾病	强化特点	鉴别要点	其他特征
肾透明细胞癌	高；快进快出；皮髓质期强化一般高于肾实质	单发；CT 平扫常为混杂密度；MRI 提示微观脂肪	出血、坏死、囊变常见
肾血管平滑肌脂肪瘤	中等至高；血管和肌组织成分明显强化、脂肪成分强化不明显	CT 平扫为混合密度，含有脂肪成分；MRI 提示肉眼脂肪	出血、坏死、囊变不常见
肾海绵状血管瘤	高；快进慢出；结节样强化；有时因血栓形成而无明显强化	边界不清晰，多位于肾髓质内；MRI 可显示肿块内低信号环状或管状区域，类似流空效应	出血、坏死、囊变不常见
肾嗜酸细胞腺瘤	中 - 高；快进慢出；皮髓质期强化一般不高于肾实质	边界清晰，位于肾皮质内；肿瘤越大，中心越容易出现星芒状瘢痕；T_1WI 低、T_2WI 高	出血、坏死、囊变、局部淋巴结转移和远处转移少见
肾动静脉畸形	极高；肾静脉提前显影	平扫呈血液密度，多位于肾窦	一般不会造成肾盂肾盏受压
肾动脉瘤	极高	单发，通常较小；常发生于肾动脉主干分叉处	可发生瘤壁钙化和瘤腔内血栓形成

多血供病变的典型病例如图 2-3-14、图 2-3-15、图 2-3-16、图 2-3-17 和图 2-3-18 所示。

（二）中等程度血供病变

【定义】

中等程度血供病变是指在多期增强扫描的 CT 和动态增强的 MRI 的皮髓质期相对于肾脏皮质强化程度比值介于 40%～75%（中等强化）的病变。

【病理基础】

请参考“（一）多血供病变”相关内容。

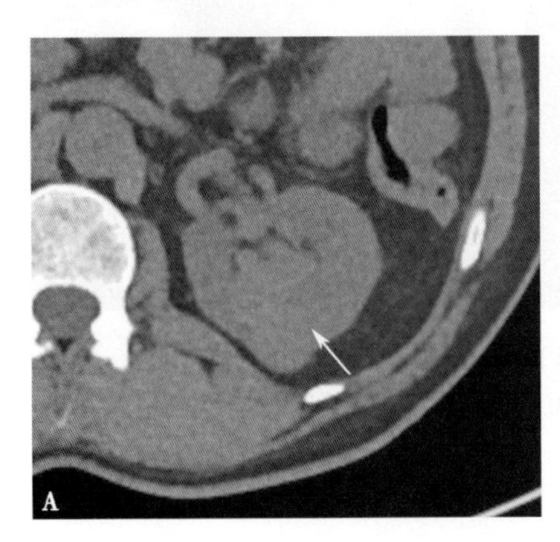

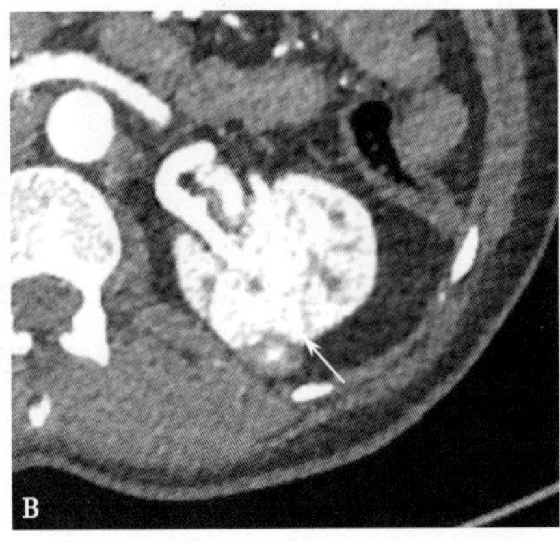

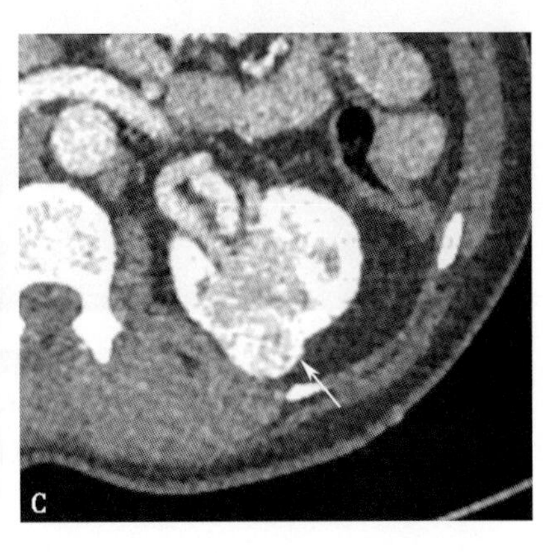

图 2-3-14　多血供肾脏病变（肾透明细胞癌）

A. CT 增强扫描的平扫期可见左肾中份一等密度肿块影（白箭）；B. 皮髓质期呈边界模糊的多血供不均质肿块（白箭）；C. 实质期强化减弱（白箭），呈“快进快出”强化，术后病理证实该肿块为肾透明细胞癌。

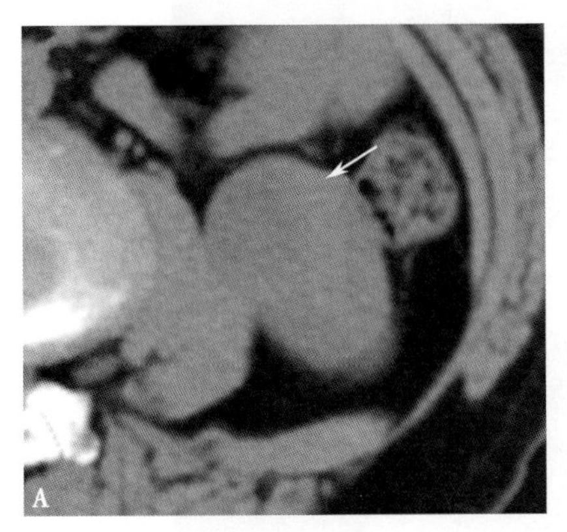

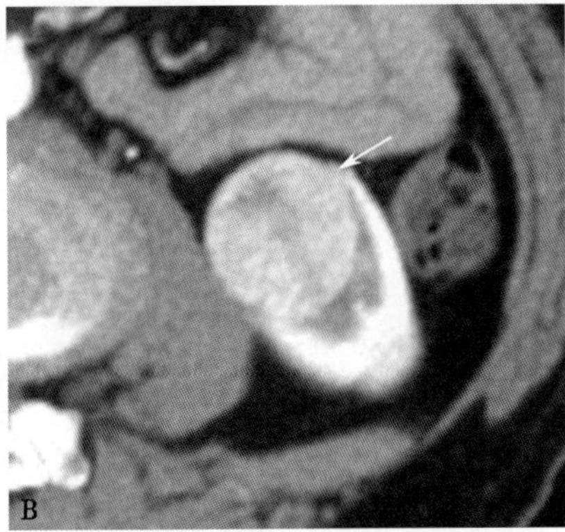

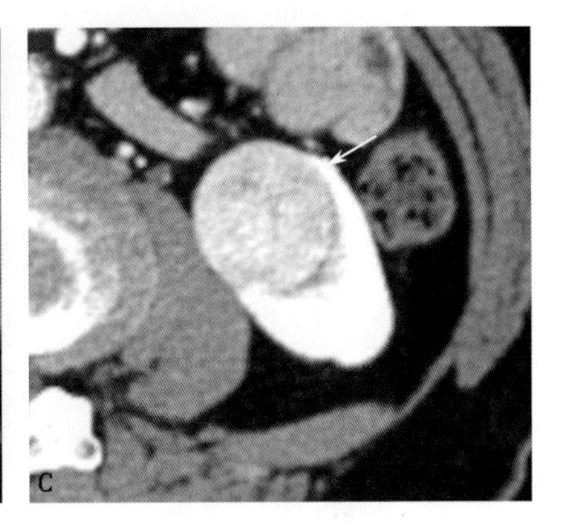

图 2-3-15　多血供肾脏病变（肾嗜酸细胞腺瘤）

A. CT 增强扫描的平扫期可见左肾中下份一稍低密度肿块影（白箭）；B. 皮髓质期呈边界清晰的多血供肿块，可见中央瘢痕（白箭）；C. 实质期肿块持续强化（白箭），术后病理证实该肿块为肾嗜酸细胞腺瘤。

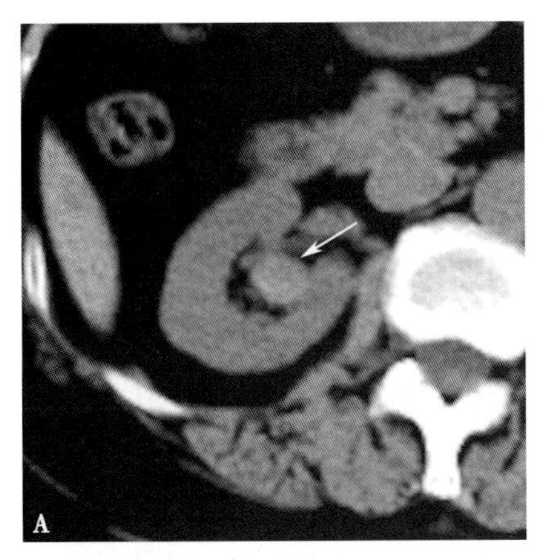

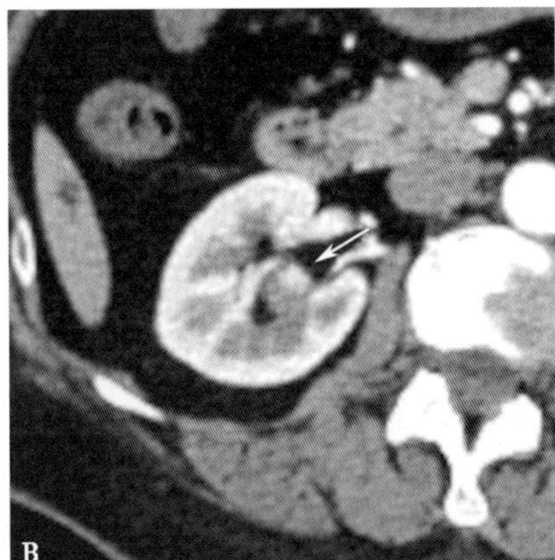

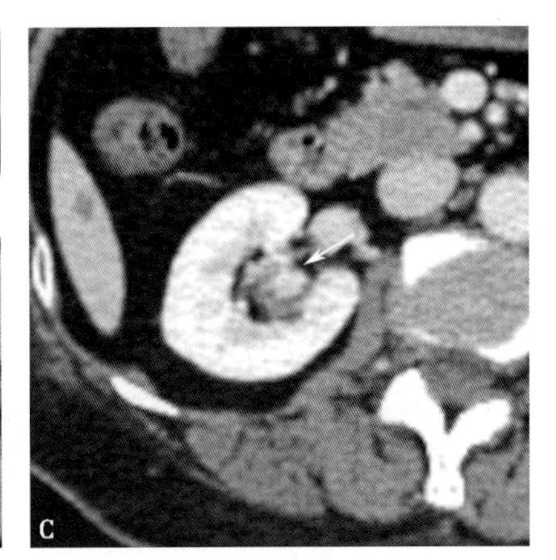

图 2-3-16　多血供肾脏病变（肾海绵状血管瘤）

A. CT 增强扫描的平扫期可见右肾中份一稍高密度肿块影（白箭）；B. 皮髓质期呈边缘结节样明显强化（白箭）；C. 实质期强化范围向中心扩大（白箭），临床诊断肾海绵状血管瘤。

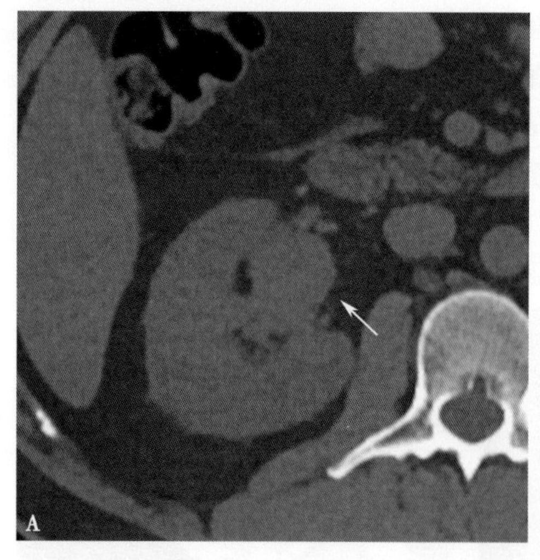

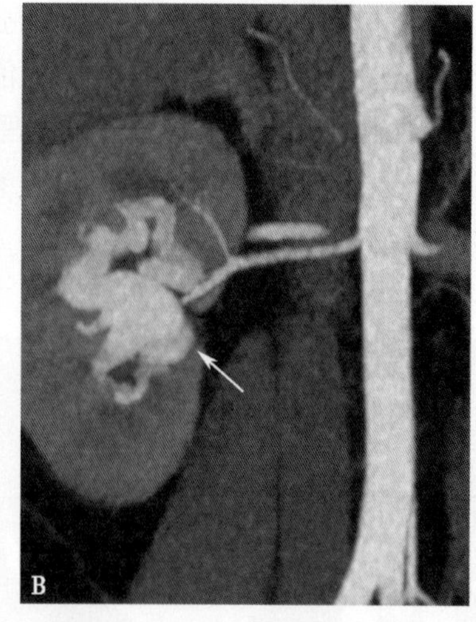

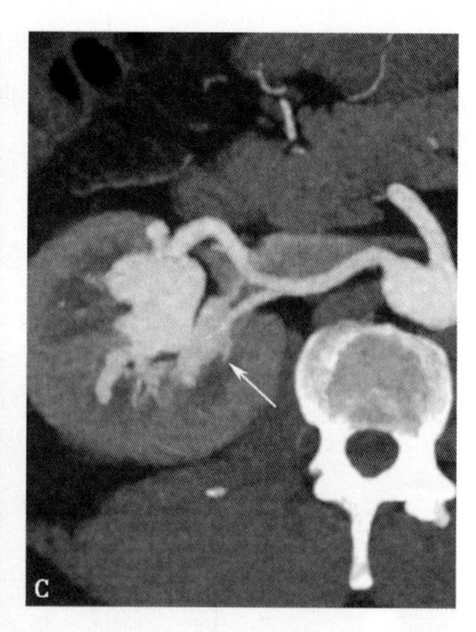

图 2-3-17 多血供肾脏病变（肾动静脉畸形）
A. CT 增强扫描的平扫期可见右肾门一不规则等密度肿块影（白箭）；B. 增强扫描 3D 重建可见宽大畸形的血管团，强化程度同右肾动脉；C. 可见右肾静脉提前显影（白箭），临床诊断肾动静脉畸形。

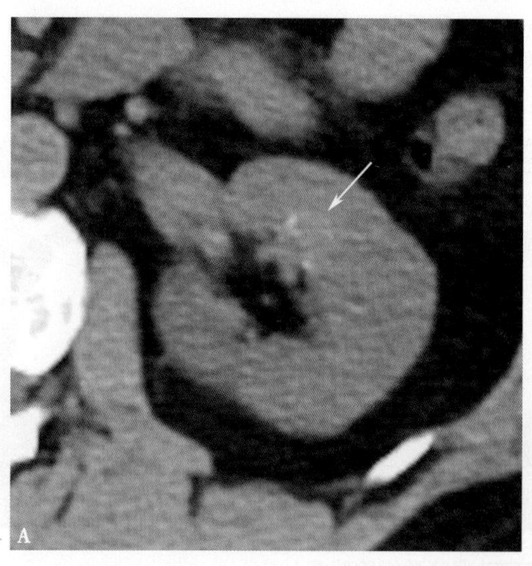

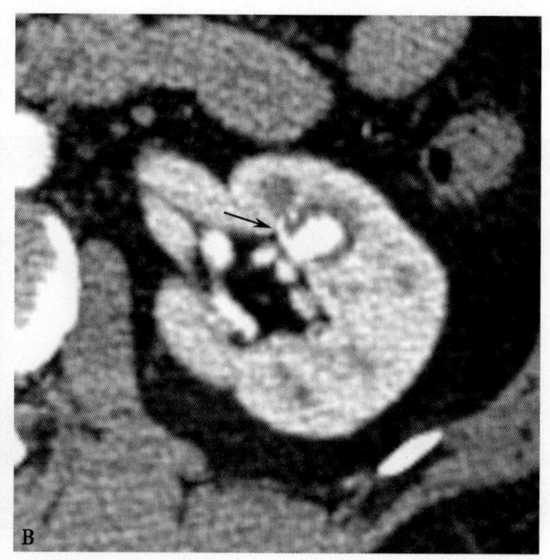

图 2-3-18 多血供肾脏病变（肾动脉瘤）
A. CT 增强扫描的平扫期可见左肾中份一密度结节影，边缘变异细小钙化（白箭）；B. 增强扫描肿块随动脉强化，并可见一支细小载瘤动脉（黑箭），临床诊断为肾动脉瘤。

【征象描述】

中等血供病变主要指在多期增强扫描的 CT 或者动态增强 MRI 的皮髓质期，测得肾脏占位的强化程度为肾皮质的 40%～75%。需要注意的是：①测量强化程度时，应避开肿瘤的坏死、囊变或钙化区域。②在测量前，应注意检查主动脉及肾皮质的强化情况，确保该扫描时相是皮髓质期。典型中等血供病变如图 2-3-19 所示。

【相关疾病】

多种良、恶性肾脏占位可表现为中等血供病变，详见表 2-3-7。

【分析思路】

肾脏中等血供占位的分析思路如下：

第一，回顾患者的临床病史，包括病程（急性或慢性起病）、症状（发热、寒战、腰痛及血尿等）、体征（体温升高、肾区压痛或叩击痛及肾区包块等）、实验室检查（血常规、尿常规及血或尿培养等）、其他影像学检查及既往史（糖尿病、尿路结石或梗阻史）等。

第二，观察病变生长方式。根据膨胀性生长（肾血管平滑肌脂肪瘤、肾嫌色细胞癌）和浸润性生长［肾脓肿、肾淋巴瘤、肉瘤（尤因肉瘤）］分成两组。

第三，分组分析特异性征象。

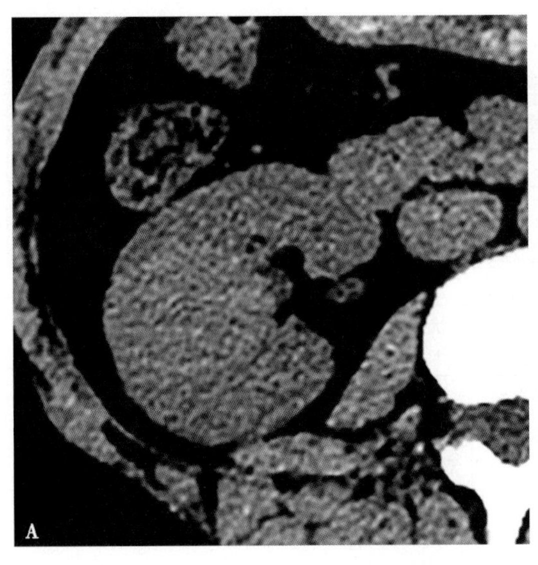

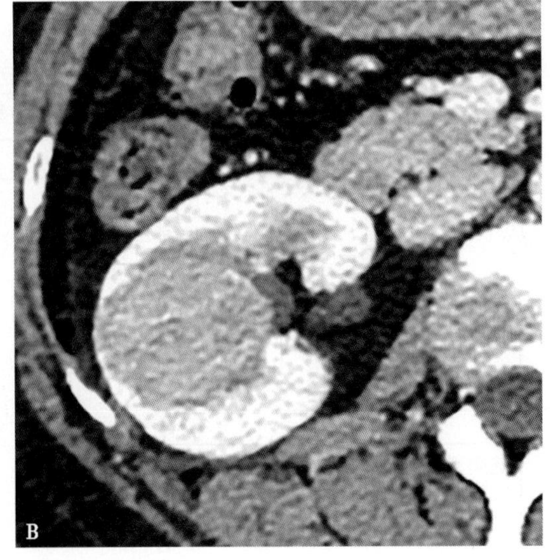

图 2-3-19　中等血供肾脏病变

CT 平扫右肾中份可见一稍高密度肿块，经过计算肾脏占位的强化程度约为肾皮质的 43%，为中等血供病变，术后病理证实该肿瘤为肾嫌色细胞癌。

表 2-3-7　表现为中等血供特点的肾脏占位病变

良性占位	恶性占位
肾血管平滑肌脂肪瘤	肾嫌色细胞癌
后肾腺瘤	肾淋巴瘤
肾脓肿	肾肉瘤（尤因肉瘤）

1）膨胀性生长组：肾血管平滑肌脂肪瘤由于其病理特点（不同比例的血管、平滑肌、脂肪成分），其实性成分强化特点多样，强化程度上可表现为中度至明显强化，强化方式上可表现为“快进快出”“快进慢出”及“渐进性”强化等。通常情况下含肉眼脂肪的病灶易于诊断，而乏脂型肾血管平滑肌脂肪瘤的诊断相对困难，一些特异性征象（如“劈裂征”和“微小脂肪”）的出现常具有重要的提示作用。肾嫌色细胞癌由于具有同肾嗜酸细胞腺瘤相似的病理基础，影像学上也以“中央轮辐状强化”“节段性反转强化”等为特征，同时在一般情况下，肾嫌色细胞癌的出血、坏死、囊变及血管侵犯均少见。

2）浸润性生长组：肾脓肿是化脓性细菌经由血源性或上行性途径侵袭肾实质形成炎性肿块或液化坏死区的感染性病变，通常起病较急，好发于免疫力低下人群（如糖尿病患者），患者症状及体征明显（高热、寒战、肾区叩痛等），影像学上常因炎症处于不同阶段及抗生素应用等情况而表现多样，导致其同肿瘤性病变鉴别困难，如其强化的程度可横跨轻 - 中 - 明显三个维度，当然在脓肿形成期可出现一些典型的征象以供鉴别诊断，如中心液化坏死区、环形强化的脓肿壁以及周边环绕的水肿带，病灶内出现气体密度影提示产气菌感染，总之肾脓肿的影像诊断及鉴别诊断应紧扣“临床病史 + 影像征象”的原则。肾淋巴瘤少见，尤其是原发性病变，影像表现同淋巴瘤病理学基础密切相关，比如肿瘤细胞排列紧密、血管和间质成分较少等特点使其 CT 平扫表现为等或稍高密度病变，同时 CT 增强呈现轻 - 中度强化特点，一般不表现为明显强化。肾脏淋巴瘤影像学表现复杂多变，通常以双肾多发病灶并腹膜后淋巴结肿大、肝脾肿大等为较特异表现。肉瘤属于肾脏肿瘤的罕见病理类型，其中以尤因肉瘤较常见，通常其发病人群较年轻（中青年为主），影像学上表现为不均匀、轻 - 中度强化病变，主要以病灶体积大（> 10cm）、囊变、坏死、出血明显、常伴邻近结构侵犯（静脉癌栓常见）等恶性征象为特征。

第四，CT 诊断困难时，需要考虑行 MRI 检查。比如对于 CT 上难以显示的乏脂型肾血管平滑肌脂肪瘤中的微小脂肪，MRI 检查具有独到的优势（详见第三节第二部分含脂肪或脂质病变内容）。

【疾病鉴别】

不能仅通过肾脏占位的血供特点进行鉴别诊断，需要联合其他影像学特征和临床信息进行诊断和鉴别诊断，具体诊断思路如图 2-3-20 所示。

常见的中等血供肾脏病变及鉴别诊断如表 2-3-8 所示。

中等血供病变的典型病例如图 2-3-21、图 2-3-22、图 2-3-23 和图 2-3-24 所示。

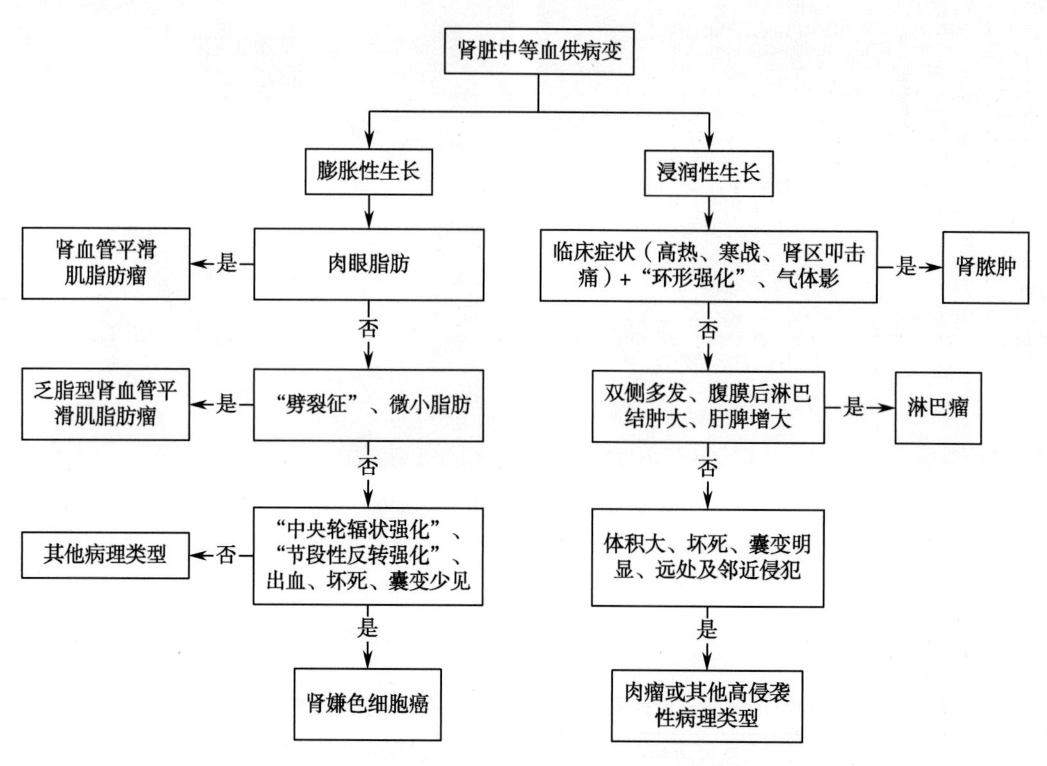

图 2-3-20 基于影像特点的肾脏中等血供病变鉴别诊断流程图

表 2-3-8 常见肾脏中等血供病变的主要鉴别诊断要点

疾病	强化特点	鉴别要点	其他特征
肾血管平滑肌脂肪瘤	中 - 明显强化；快进快出；快进慢出；渐进性强化	边界清晰，皮质区单发多见，也可多发；CT 平扫常为高密度（90%）；"劈裂征"；"微小脂肪"（<10% 不可见）	出血、坏死、囊变少见；钙化罕见
肾嫌色细胞癌	中等；中央轮辐状强化（血管穿行纤维分隔内，再生血管聚集）；"节段性反转强化"	边界清晰，髓质区单发多见；CT 平扫为等或稍高密度	出血、坏死、囊变少见；血管侵犯少见
肾脓肿	轻 - 中等 - 明显强化（脓肿期）；不规则强化（早期）、"环形强化"（脓肿期）	边界不清，CT 平扫为稍低、低密度；典型脓肿期可见中心液化坏死区、强化脓肿壁和外周低密度水肿带；脓腔内或病灶区气体影（产气菌感染）	患肾肿大；可侵及肾周组织结构，出现肾周线条影、肾周脓肿等
肾淋巴瘤（继发为主）	轻 - 中等；强化相对较均匀	边界不清，双侧多发；CT 平扫为等或稍高密度（细胞排列密实）；常伴腹膜后淋巴结肿大及肝、脾脏增大	出血、坏死、囊变及钙化少见（未经治疗者）
肾肉瘤（尤因肉瘤）	轻 - 中等；不均匀强化，以分隔样强化为主	边界不清，弥漫浸润性生长；病灶体积大（>10cm）；CT 平扫为混杂密度；侵犯邻近器官、结构；静脉癌栓、淋巴结转移、周围浸润、肝肺转移多见	出血、坏死、囊变常见；钙化罕见

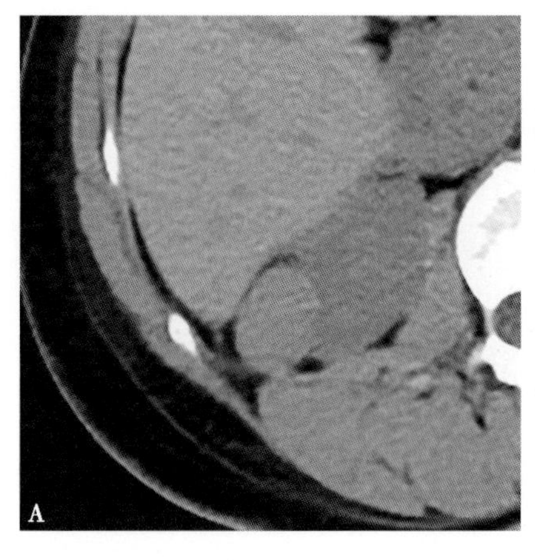

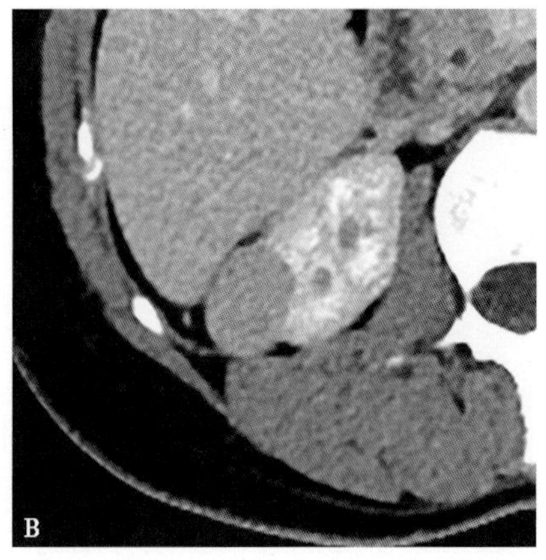

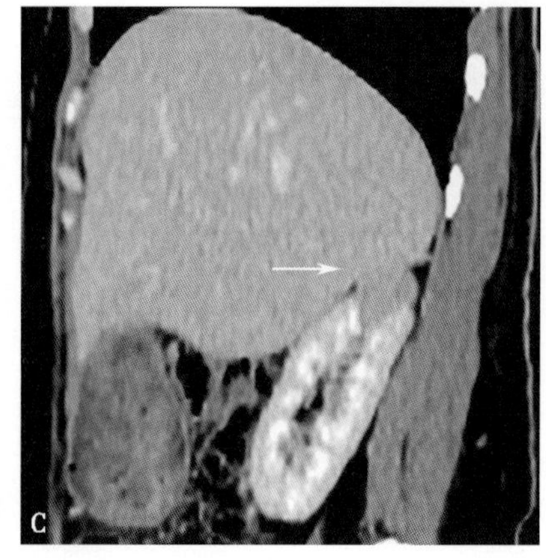

图 2-3-21 中等血供肾脏病变(乏脂型肾血管平滑肌脂肪瘤)

A. CT 平扫右肾上份可见一边界清晰的稍高密度肿块；B. CT 增强扫描的皮髓质期呈中等血供强化特点；C. 矢状位重建可见典型的“劈裂征”(箭头)，术后病理证实该肿瘤为乏脂肾血管平滑肌脂肪瘤。

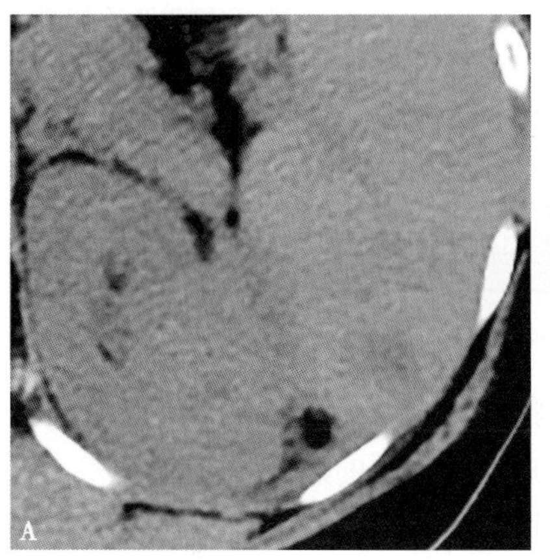

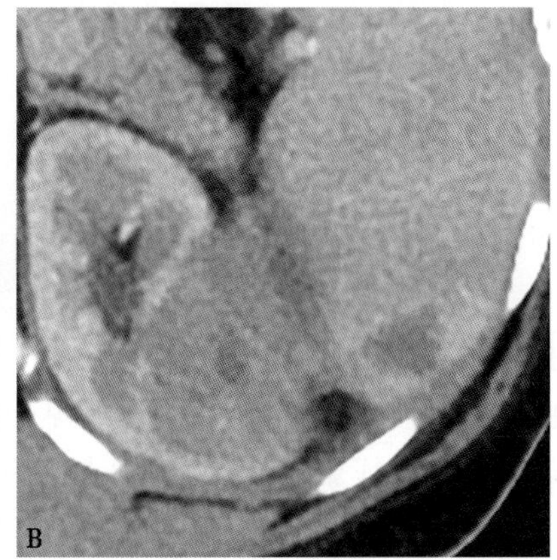

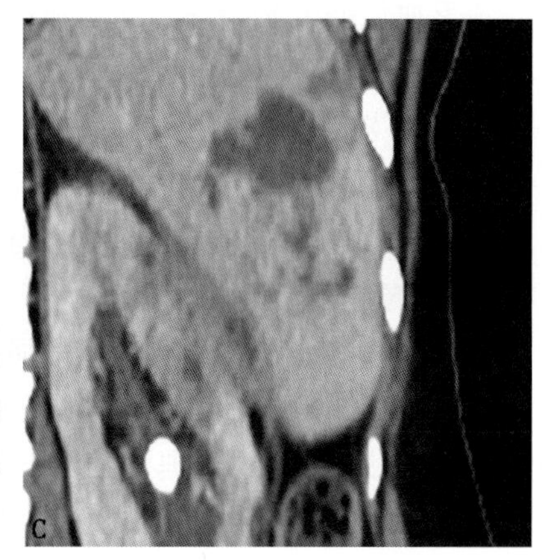

图 2-3-22 中等血供肾脏占位(肾脓肿)

A. CT 平扫可见左肾上份一边界不清的不均匀稍低密度结节影，累及肾周，同层面脾脏显示类似病灶；B. 增强扫描的皮髓质期呈轻 - 中等血供强化特点，中心可见“液化坏死区”；C. 冠状位重建另见结石影、肾盏轻度积水影及肾周线条影，该患者经抗感染治疗后症状好转，考虑左肾及肾周脓肿。

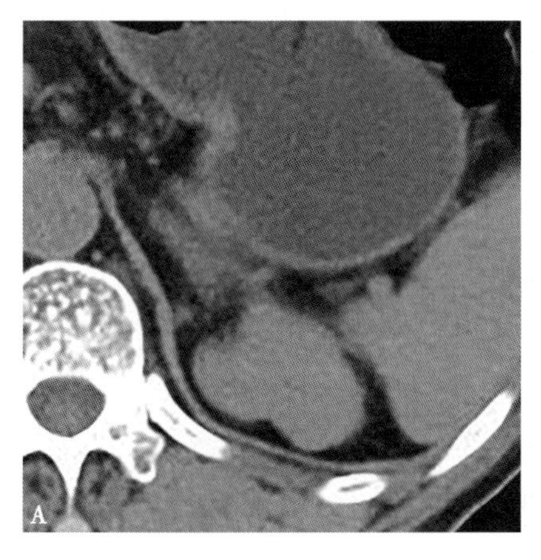

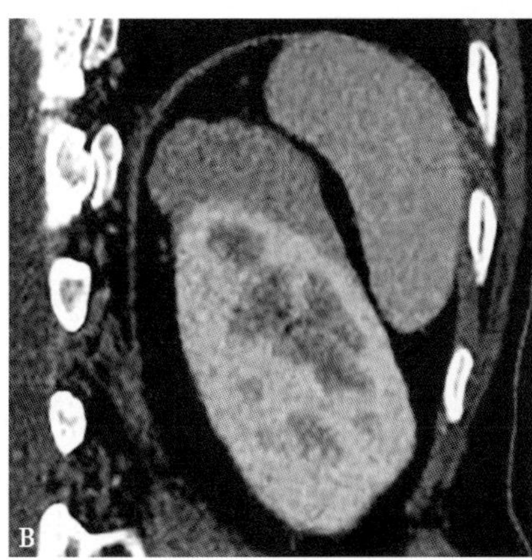

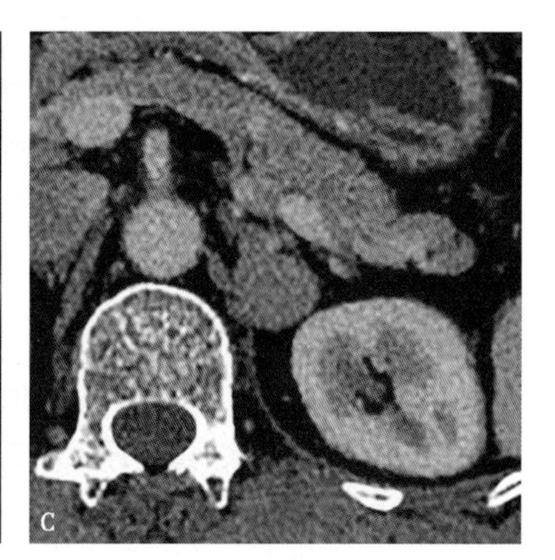

图 2-3-23 中等血供肾脏病变(肾淋巴瘤)

A～C. CT 平扫可见左肾上极一边界不清的稍高密度肿块影，增强扫描的皮髓质期呈轻 - 中等血供强化特点，同时可见腹膜后一肿大淋巴结影，术后病理证实该肿瘤为淋巴瘤。

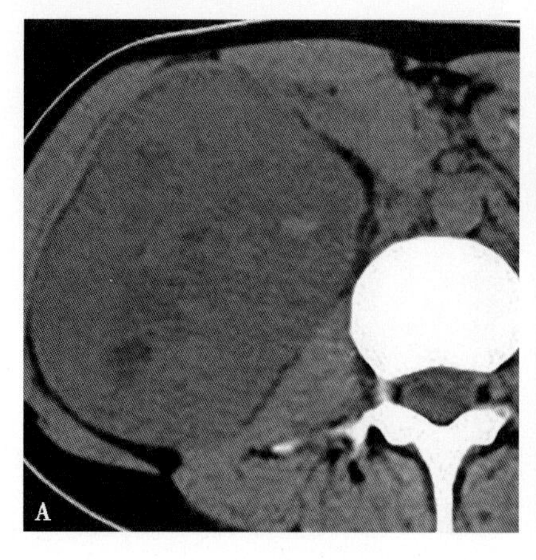

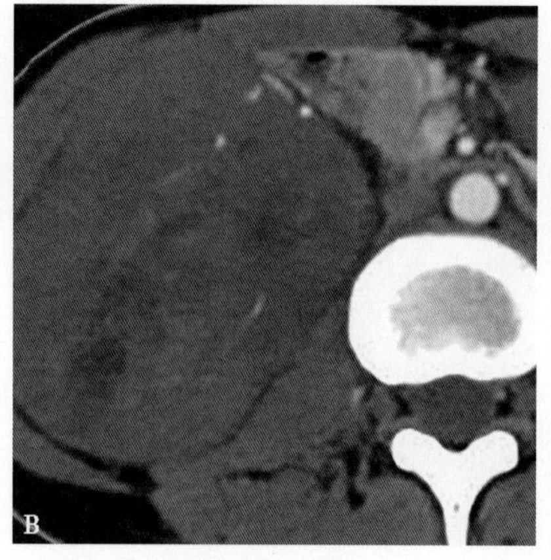

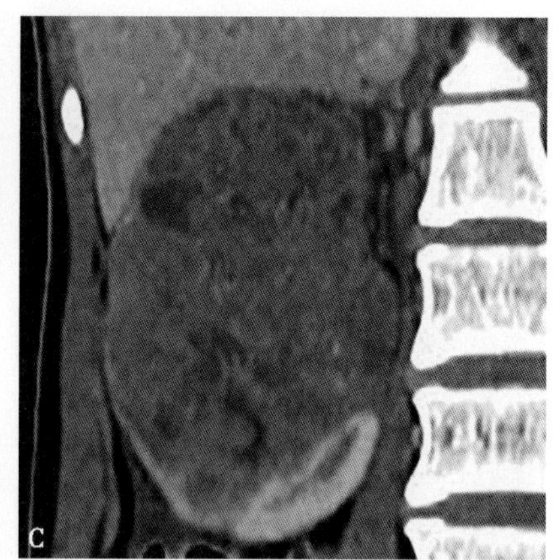

图 2-3-24 中等血供肾脏病变(尤因肉瘤)
A～C. CT 增强扫描的皮质髓质期可见右肾区一巨大肿块，其内密度不均，可见坏死囊变，术后病理证实该肿瘤为尤因肉瘤。

（三）乏血供病变

【定义】

乏血供病变是指在多期增强扫描的 CT 和动态增强 MRI 的皮髓质期相对于肾脏皮质强化程度比值＜40%（弱强化）的病变。

【病理基础】

请参考（一）多血供病变相关内容。

【征象描述】

乏血供病变主要指在多期增强扫描的 CT 或者动态增强 MRI 的皮髓质期，测得肾脏占位的强化程度小于肾皮质的 40%，典型的肾乏血供占位的征象如图 2-3-25 所示。

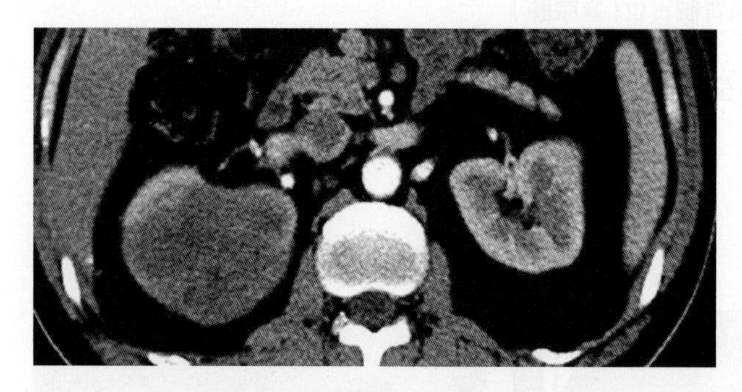

图 2-3-25 肾脏占位乏血供
CT 增强扫描中肾脏占位乏血供的典型影像表现，右肾肿块的强化程度约为同侧肾皮质的 15%。

【相关疾病】

多种肾脏占位可表现为乏血供病变，包括非肿瘤性疾病和肿瘤性疾病等，详见表 2-3-9。

表 2-3-9 表现为乏血供特点的肾脏占位病变

非肿瘤性疾病	肿瘤性疾病	治疗后改变
IgG4 相关性疾病	乳头状肾细胞癌	酪氨酸激酶抑制剂治疗后改变
后肾腺瘤	转移性肿瘤 肾盂癌 肾集合管癌 肾淋巴瘤	

【分析思路】

肾脏乏血供占位的分析思路如下：

第一，准确的测量该占位的强化特点。

第二，关注病变的边界是否清晰，边界清晰的乏血供占位常见于乳头状细胞癌或淋巴瘤。而转移瘤、肾盂癌常表现为边界不清晰的病变。

第三，分析其他病灶可能存在的影像特征，如磁共振上极低的 T_2WI 信号常见于乳头状细胞癌（由于肿瘤内富含含铁血黄素），而中央瘢痕常见于肾嫌色细胞癌。

第四，分析其他可能存在影像的表现与临床病史，若患者双肾多发病变，且存在肿瘤病史，则应更加重点考虑转移瘤。若患者无肿瘤病史，肾脏为多发病变，并且合并其他肿大的淋巴结，则淋巴瘤应纳入重点考虑诊断。若肾脏多发病变，伴有胰腺“腊肠样”改变及包膜样延迟强化，同时伴或不伴胆道广泛炎症改变，应提示临床查血 IgG4 水平以排除 IgG4 相关疾病。

【疾病鉴别】

不能仅通过肾脏占位的血供特点进行鉴别诊断，需要联合其他影像学特征和临床信息进行诊断和鉴别诊断，如图 2-3-26 所示。

常见的乏血供肾脏病变及鉴别诊断如表及表 2-3-10 所示。

乏血供病变的典型病例如图 2-3-27、图 2-3-28、图 2-3-29、图 2-3-30、图 2-3-31 及图 2-3-32 所示。

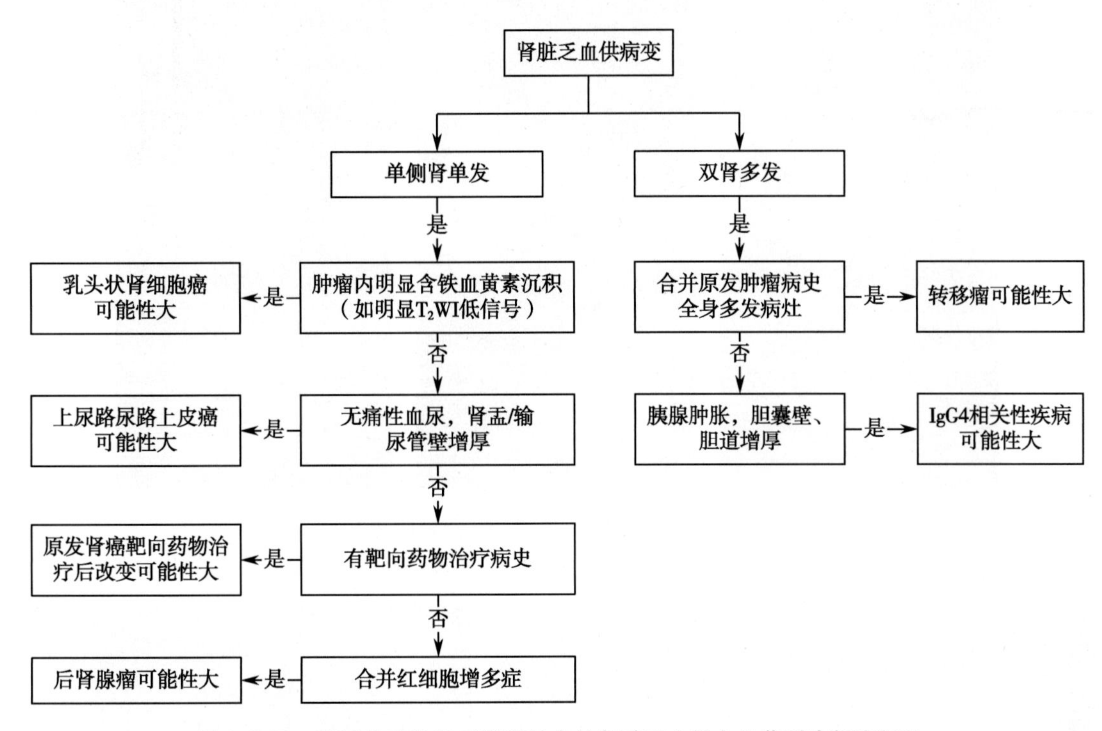

图 2-3-26 基于临床信息及影像特点的肾脏乏血供占位鉴别诊断流程图

表 2-3-10 几种不同常见乏血供肾占位的主要鉴别诊断要点

疾病	强化特点	鉴别要点	其他特征
乳头状肾细胞癌	低	边界清晰，单发，肿瘤内富含含铁血黄素（T_2WI 信号低）	可合并出血、坏死、囊变
转移瘤	低 - 中	边界不清，多发	患者有其他系统的肿瘤病史
肾癌靶向药物治疗后	低 - 中	肾癌靶向药物治疗病史	\
肾盂癌	低 - 中	边界不清，肿瘤以肾盂为中心，可见肾盂 / 输尿管壁增厚	输尿管及膀胱可能同时发现肿瘤
IgG4 相关疾病	低	多发，边界不清	常见胰腺肿胀及胆道壁增厚，血清 IgG4 升高
肾集合管癌	低 - 中	CT 平扫为稍低或高密度，肿瘤呈浸润性生长，边界不清	常伴肾门淋巴结转移
后肾腺瘤	低 - 中	CT 平扫病灶呈等密度或稍高密度（高细胞密度有关），可伴有小的钙化灶	约 10% 的患者可伴有红细胞增多症

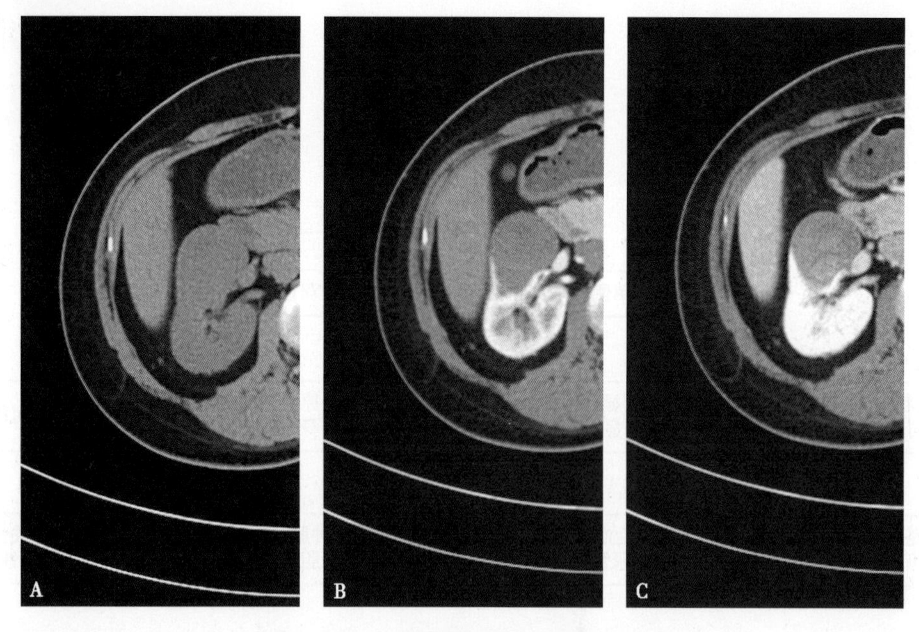

图 2-3-27　乏血供肾脏病变（后肾腺瘤）

A～C. CT 增强扫描的皮质髓质期可见右肾区一肿块，其内密度不均，增强扫描轻度较均匀强化。

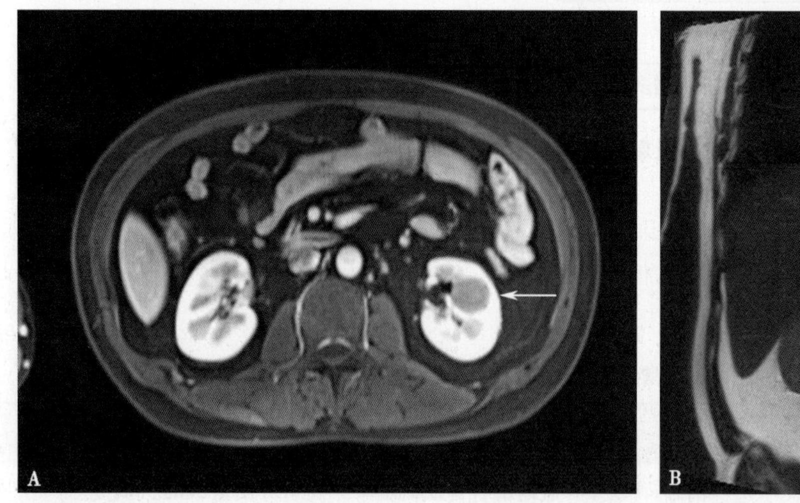

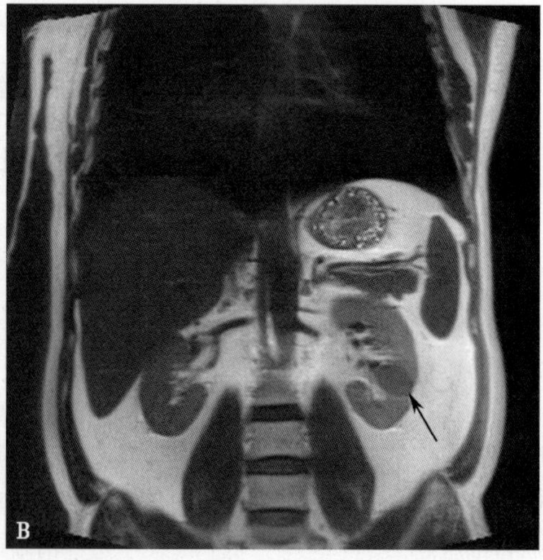

图 2-3-28　乏血供肾脏占位病变（乳头状肾细胞癌）

A. MRI 增强扫描的动脉期可见左肾中份一边界清晰的乏血供肿块（箭头），强化程度约为同层肾皮质的 25%；B. T_2WI 冠状位可见肿瘤呈明显低 T_2WI 的卵圆形肿块（箭头），术后病理该肿瘤为乳头状肾细胞癌。

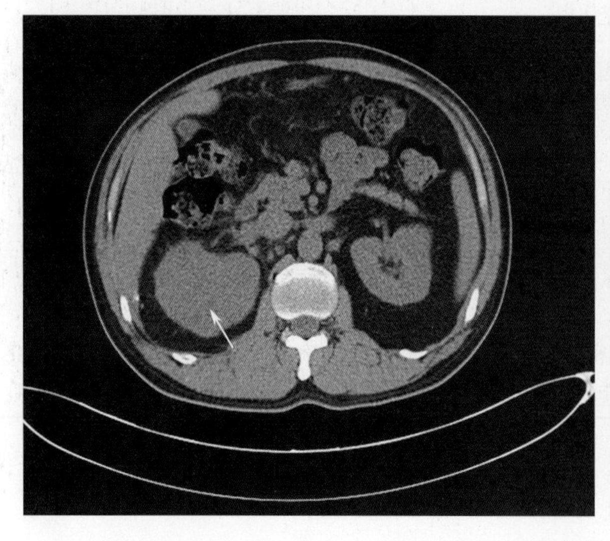

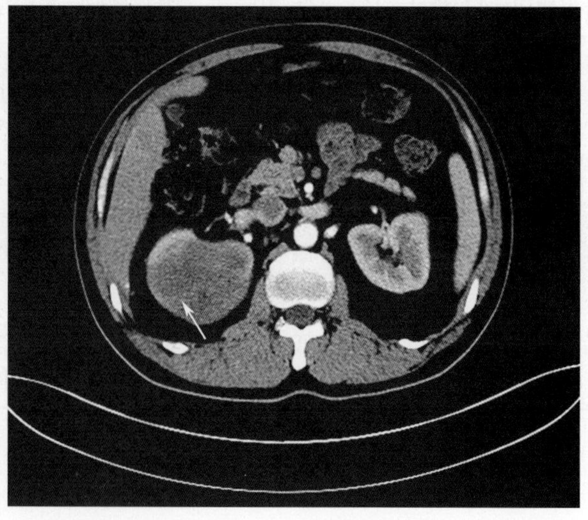

图 2-3-29　乏血供肾脏占位病变（肾盂癌）

CT 增强扫描的动脉期可见右肾上份一边界不清晰的乏血供肿块（箭头），术后病理证实为肾盂癌。

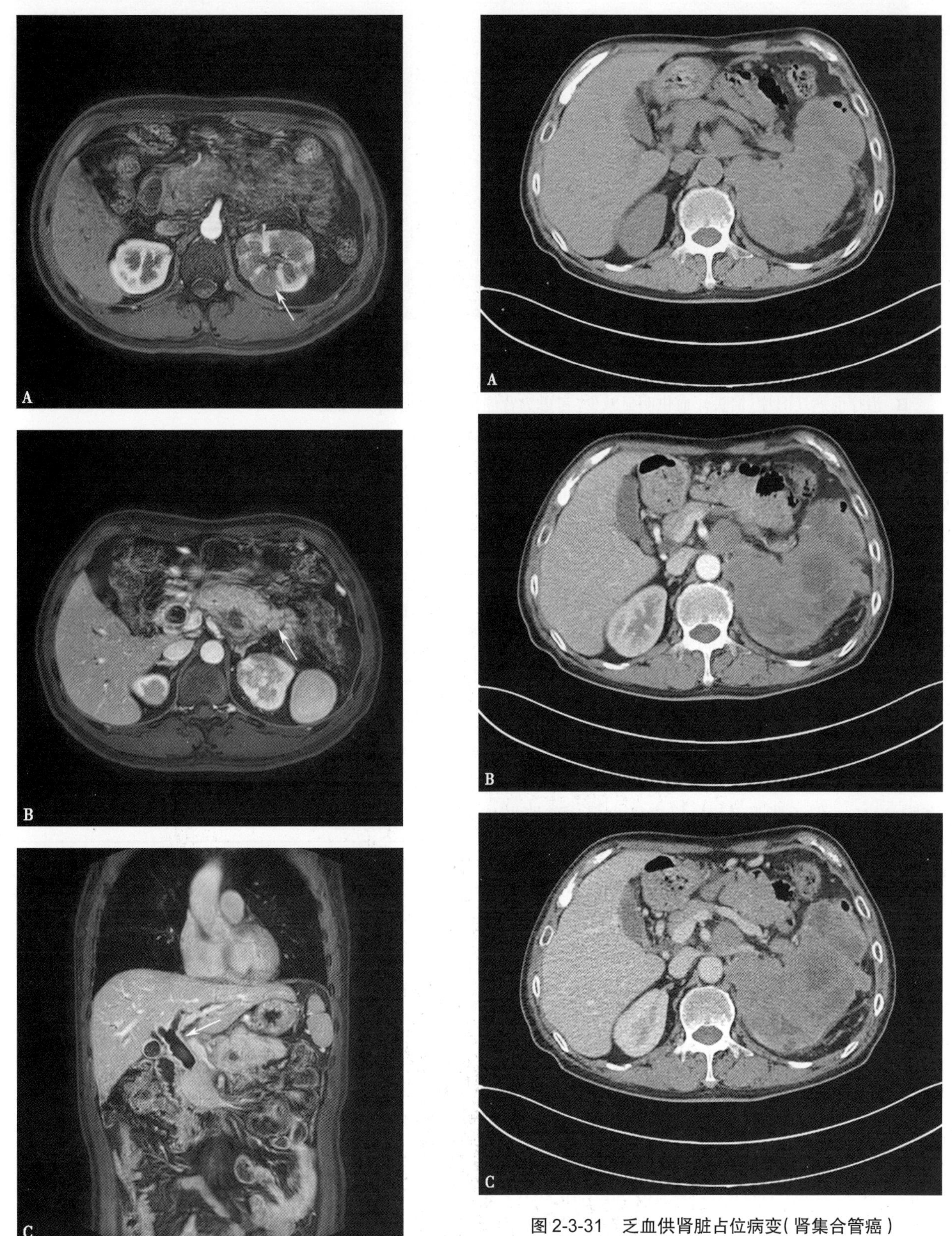

图 2-3-30　乏血供肾脏占位病变(IgG4 相关疾病)

A．MRI 增强扫描的动脉期可见双肾多发乏血供占位（箭头）；B．同时可见肿胀的胰腺（箭头）；C．胆囊壁、胆道壁明显增厚（箭头），患者经实验室检查及穿刺活检最终被诊断为 IgG4 相关疾病。

图 2-3-31　乏血供肾脏占位病变(肾集合管癌)

A～C．CT 增强扫描的皮质髓质期可见左肾区一巨大肿块，其内密度不均，增强扫描轻度不均匀强化，可见坏死区，肾门及腹主动脉旁可见肿大淋巴结。

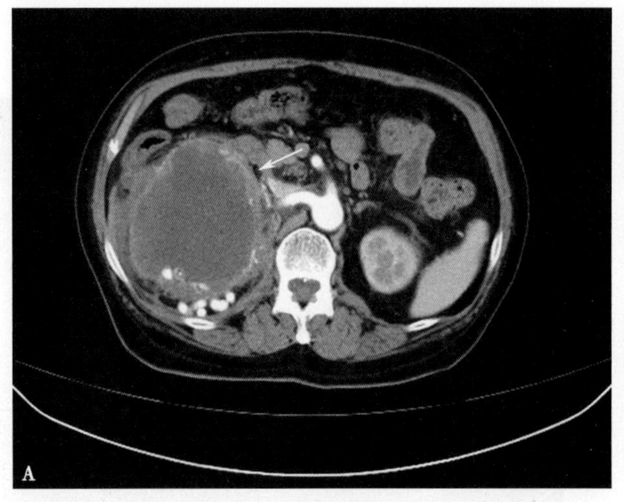

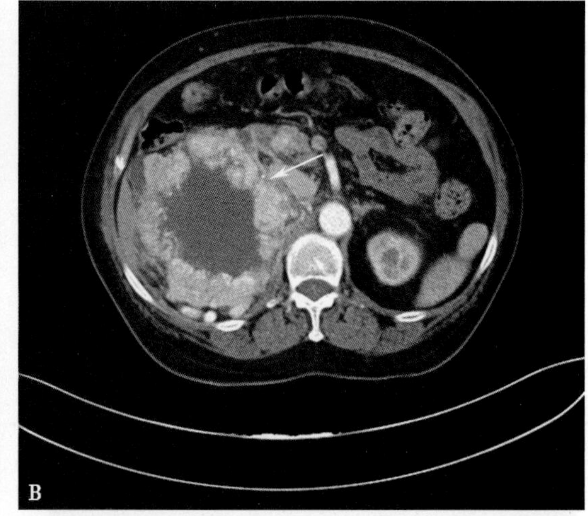

图 2-3-32 乏血供肾脏占位病变（肾癌靶向药物治疗后）

A. 患者男，确诊为肾透明细胞癌（$T_4N_0M_1$），后续接受舒尼替尼治疗，本次复查可见右肾一乏血供占位（箭头），对比 B. 治疗前病灶旧片（箭头），血供明显减少，考虑为肾癌靶向药物治疗后改变。

三、不同病变成分分析

（一）含脂肪或脂质的病变

【定义】

肾脏含脂病变包括含成熟脂肪成分和细胞内脂质的病变，在 CT 上可因病变内脂肪比例不同而呈现特征性脂肪密度或不典型的软组织密度。

【病理基础】

CT 平扫检查中查见肉眼可见的脂肪密度，提示病变内含有较多成熟脂肪组织，即宏观脂肪，例如富脂 AML。但乏脂型 AML 仅含极少量成熟脂肪成分，而异常血管及平滑肌成分相对较多，在 CT 平扫检查时更多表现为相对均匀的等或高密度。

含细胞内脂质的病变则是非脂肪细胞内异常甘油三酯沉积，即微观脂肪，例如肾透明细胞癌肿瘤细胞因富含脂质成分，其 CT 平扫密度相对较低，但非脂肪密度。因此肾脏病变因其所含脂肪的类型及不同脂肪比例而产生不同的影像表现。

【征象描述】

脂肪组织 CT 值多在 −100～−30HU 之间，含脂肪组织的病变可在 CT 上呈现脂肪密度，即宏观脂肪。在磁共振图像中，宏观脂肪组织在 T_1WI 和 T_2WI 的非脂肪抑制序列图像上均呈高信号，在对应的脂肪抑制序列图像上信号均减低；T_1WI 同相位表现为高信号，反相位脂肪边缘可见黑线状勾边效应（图 2-3-33）。脂质成分在 CT 图像的密度稍高于脂肪密度，也被称为微观脂肪，在 CT 上呈稍低密度（−25～0HU）；在磁共振检查的 T_1WI 同相位上为等或略高信号，反相位相应区域信号减低（图 2-3-34），在 T_1WI 和 T_2WI 抑脂序列中也可出现信号减低，但信号减低程度往往不及 T_1WI 反相位。

【相关疾病】

多种肾脏病变可为含脂病变，包括肿瘤性疾病和治疗后改变，详见表 2-3-11。

表 2-3-11 肾脏含脂肪或脂质病变

肿瘤性疾病	治疗后改变
肾血管平滑肌脂肪瘤	术后改变
肾透明细胞癌	
畸胎瘤	
脂肪肉瘤	

【分析思路】

肾脏含脂肪的病变分析思路如下：

第一，判断病变是肾脏或腹膜后来源：脂肪肉瘤、畸胎瘤多为腹膜后原发，但因病灶较大且常同时推挤、侵袭肾脏，易被误认为肾脏来源肿瘤。

第二，若明确为腹膜后来源，应进一步对患者临床特征及病变特征进行分析：畸胎瘤常见于儿童或青年，女性多见，病变内实性部分密度不均匀，常为混合密度，其内可见脂肪、囊液、其他软组织以及大小不等的钙化灶，有时可见脂 - 液平面，肿瘤内的钙化、牙齿或骨骼对诊断定性价值大；脂肪肉瘤体积较大、边界欠清，其内多出现混杂密度，如黏液样变等，常同时累及多个间隙，发现时多已侵犯肾周组织、肾周筋膜、腰大肌等邻近组织。

第三，若明确为肾脏来源，应首先准确识别病变中所含脂肪成分的类型：CT 图像中明显的脂肪密度成分提示含有宏观脂肪；CT 病变中仅含相对低密度提示病变内宏观脂肪较少或含微观脂肪，应进一步通过 MRI 同反相位及脂肪抑制序列验证。

第四，联系临床信息可进一步明确诊断：有肾区手术史且术中使用补片者还需考虑术后治疗改变；肾透明细胞癌常伴有血尿、腰痛及腹部肿块症状；AML 常无症状；肾区畸胎瘤多发生于儿童，且可伴有甲胎蛋白等肿瘤标志物升高。

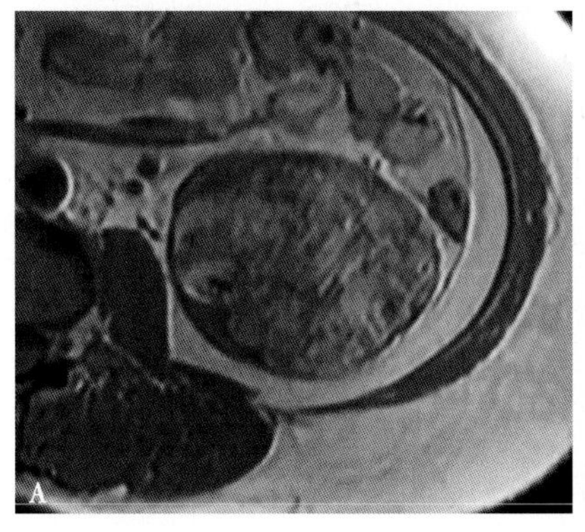
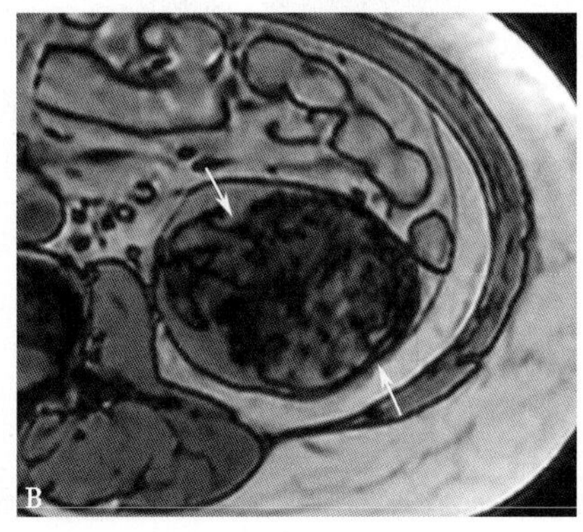
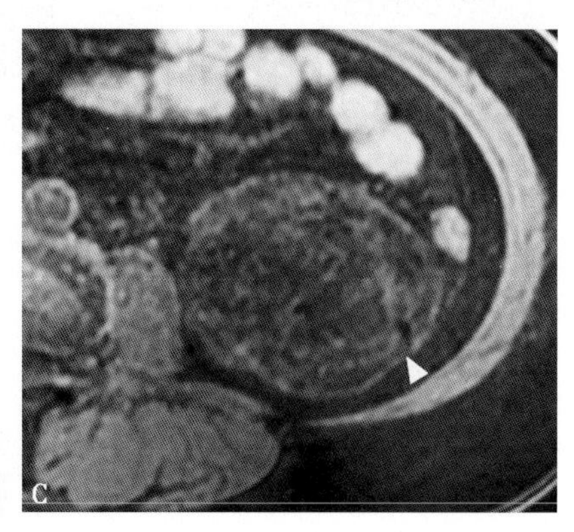

图 2-3-33　肾脏含脂病变的磁共振影像特征

A. 左肾下极占位在轴位 T_1WI 同相位图像上呈高信号；B. 去相位肿块信号不均匀降低，见勾边效应（白箭）；C. T_1WI 压脂序列肿块信号明显降低（白三角形），提示病灶内含宏观脂肪，病理证实为富脂型肾血管平滑肌脂肪瘤。

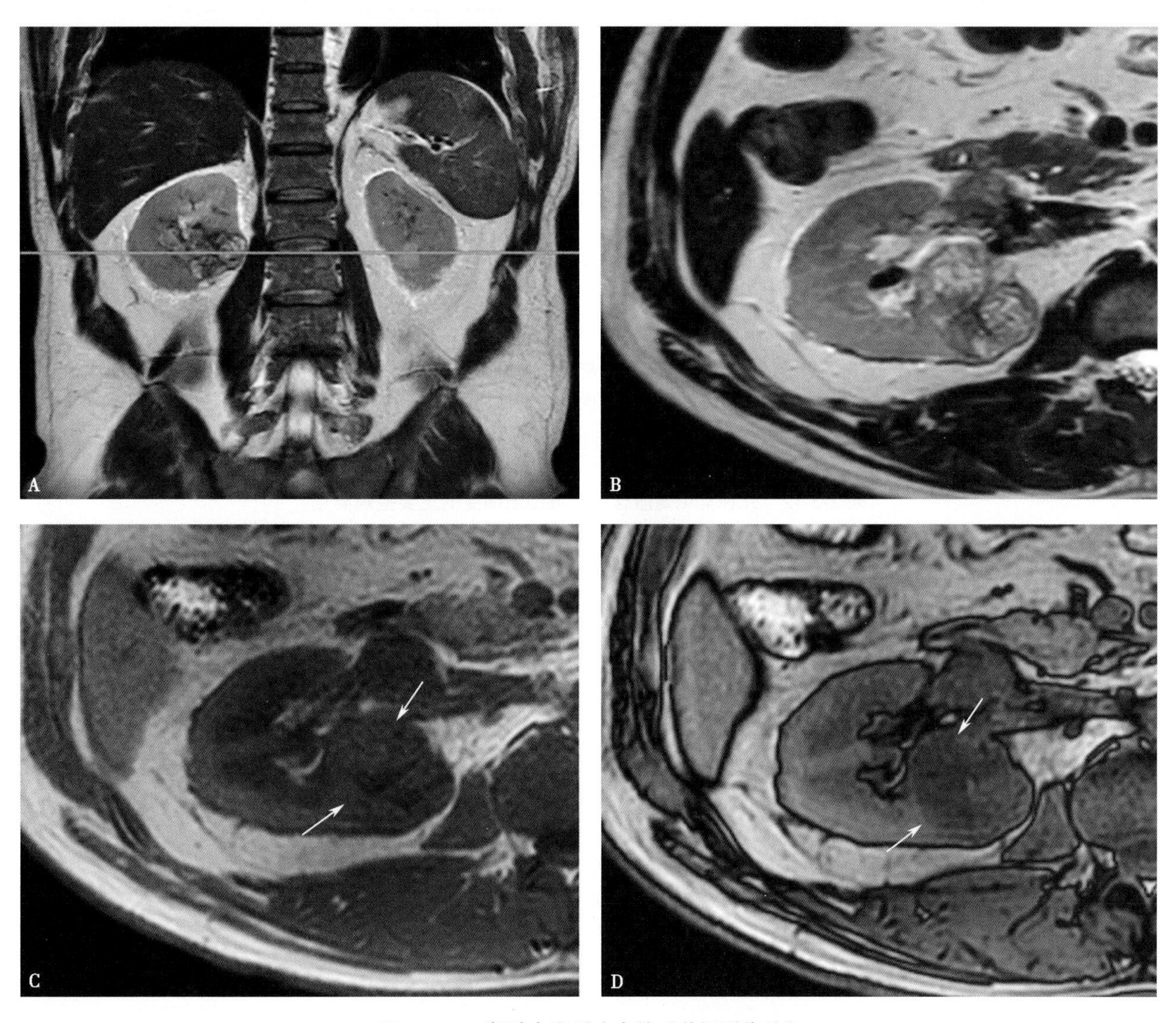

图 2-3-34　肾脏含脂质病变的磁共振影像特征

A～B 分别示右肾后段占位在冠状位及轴位不抑脂 T_2WI 呈混杂稍高信号；C 示轴位 T_1WI 同相位呈混杂稍高信号（白箭）；D 示反相位局部信号降低（白箭），提示病灶内含微观脂肪，病理证实为肾透明细胞癌。

【疾病鉴别】

肾脏含脂或脂质病变的影像特征联合临床信息鉴别诊断流程图见图 2-3-35。

几种常见肾脏含脂肪或脂质病变的主要鉴别要点见表 2-3-12。

其他几种常见肾脏含脂肪或脂质病变病例展示，见图 2-3-36、图 2-3-37、图 2-3-38。

（二）含钙化病变

【定义】

肾脏含钙化病变是指肾脏占位性病变中含有高密度成分，且其 CT 平扫密度值应≥100HU。

【病理基础】

肾脏病变含钙化的病理生理学基础主要为各种原因导致钙盐的异常沉积，包括代谢紊乱、细胞损伤和修复、组织坏死和退变、慢性炎症和纤维化等。

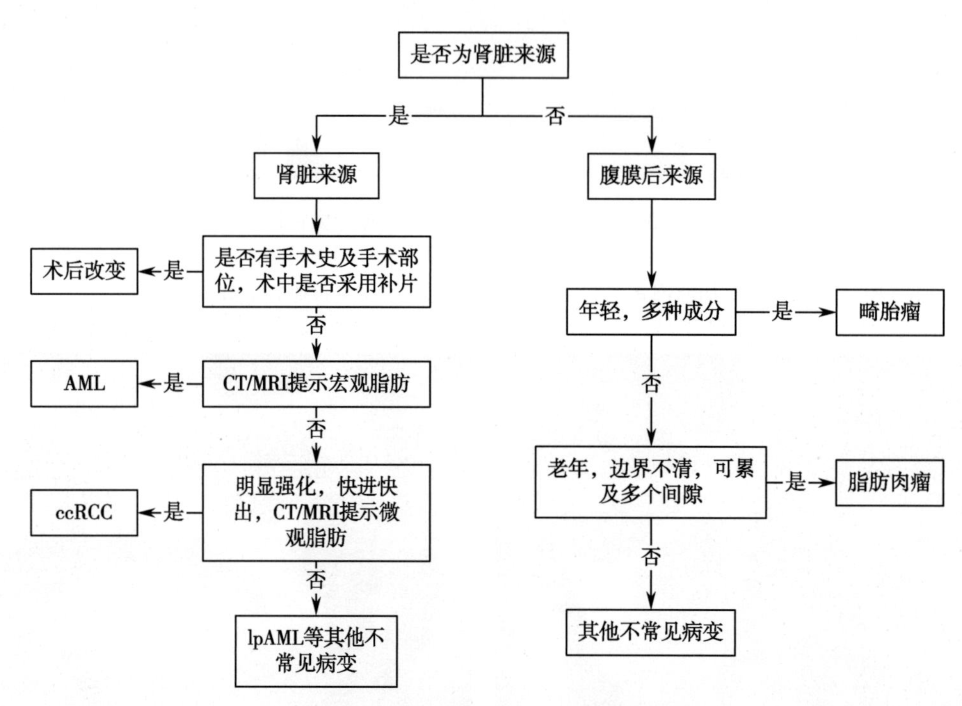

图 2-3-35 基于影像特点的鉴别诊断流程图

lpAML：乏脂性肾血管平滑肌脂肪瘤。

表 2-3-12 几种常见肾脏含脂肪或脂质病变的主要鉴别要点

疾病	强化特征	鉴别要点	其他征象
肾血管平滑肌脂肪瘤	快进快退、逐渐强化及延迟强化三种类型，但强化程度均低于肾皮质	影像上明确的脂肪存在的证据：CT 或者 MRI 上病灶内可见斑点状 / 小片状脂肪影 乏脂性 AML：MRI 脂肪抑制序列有助于少量宏观脂肪的检出	罕见液化坏死及钙化
肾透明细胞癌	特征性“快进快出”的特点，皮质期强化程度高于或等于肾皮质	密度不均，常合并囊变坏死、钙化	MRI 同反相位技术有利于微观脂肪的检出
腹膜后脂肪肉瘤	实性成分和分隔呈不均匀强化	呈膨胀性生长，体积通常较大，直径常 > 10cm；瘤内可见大量脂肪成分，且有较厚的瘤内纤维分隔	罕见原发于肾实质，多起源于腹膜后
腹膜后畸胎瘤	实性成分可见强化	多表现为较大的不均质肿块，边界清楚，可见实性、囊性成分，并可有脂肪、毛发或钙化	AFP、CEA、CA19-9 有可能升高

CEA 癌胚抗原；CA19-9 糖类抗原 19-9

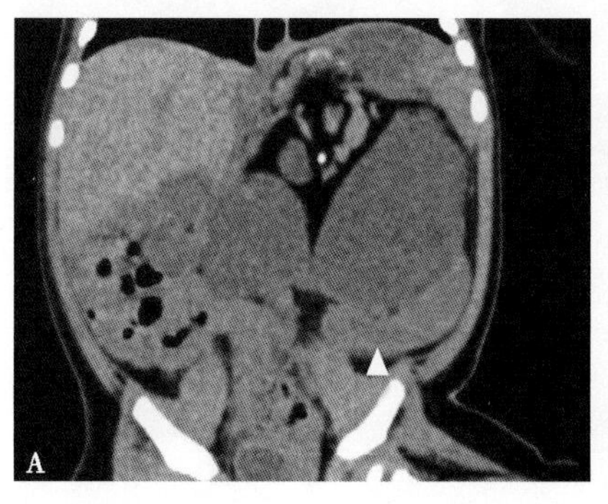

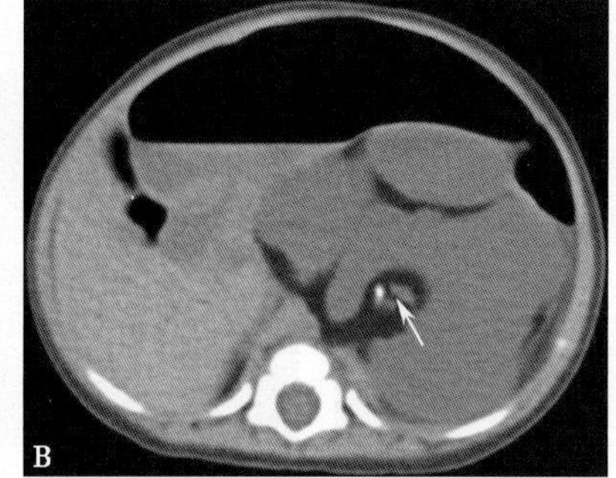

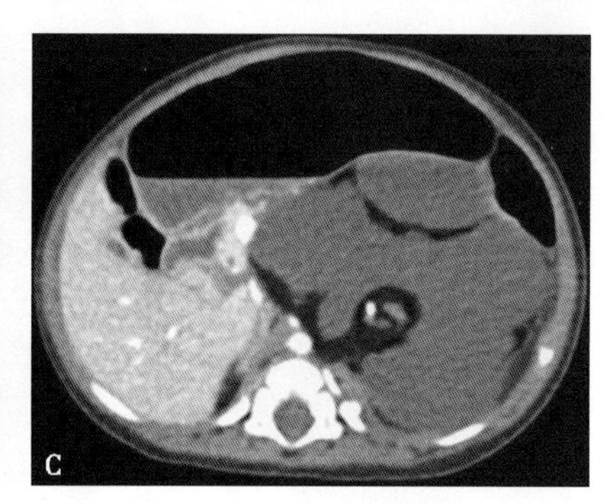

图 2-3-36　肾脏外含脂病变（畸胎瘤）

A. 冠状位 CT 平扫；B. 轴位 CT 平扫；C. 轴位增强扫描实质期。

左侧腹膜后巨大混杂含脂肪密度占位，左肾受压（白三角形），内混杂脂肪、钙化以及囊液（白箭）等成分，手术病理证实为腹膜后来源畸胎瘤。

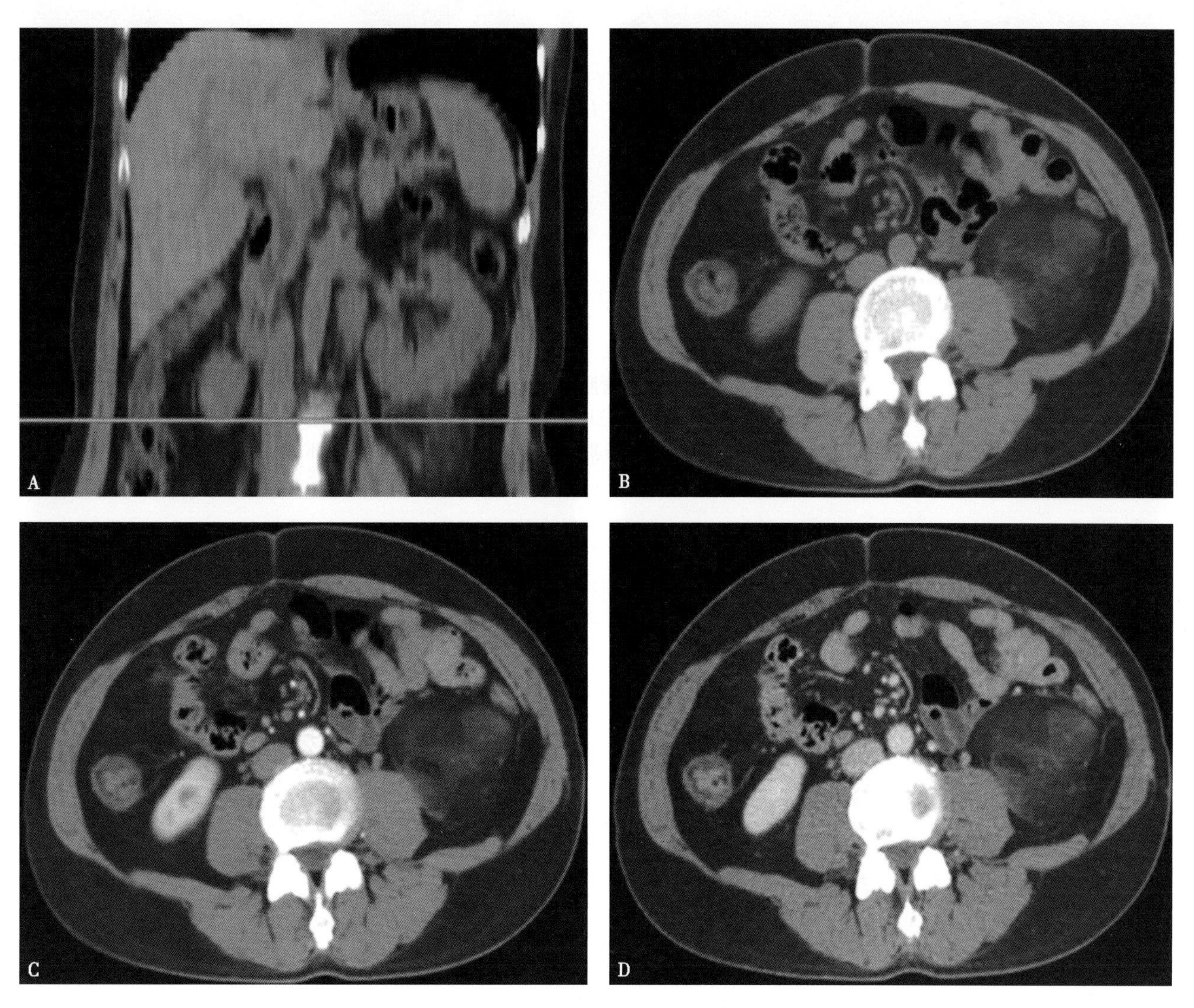

图 2-3-37　肾脏外含脂病变（脂肪肉瘤）

A. 冠状位 CT 平扫；B. 轴位 CT 平扫；C. 轴位增强扫描皮髓质期；D. 轴位增强扫描实质期。

左肾下极混杂含脂肪密度肿块，肾脏边缘毛糙，增强后可见片絮状强化，术后病理证实为腹膜后脂肪肉瘤。

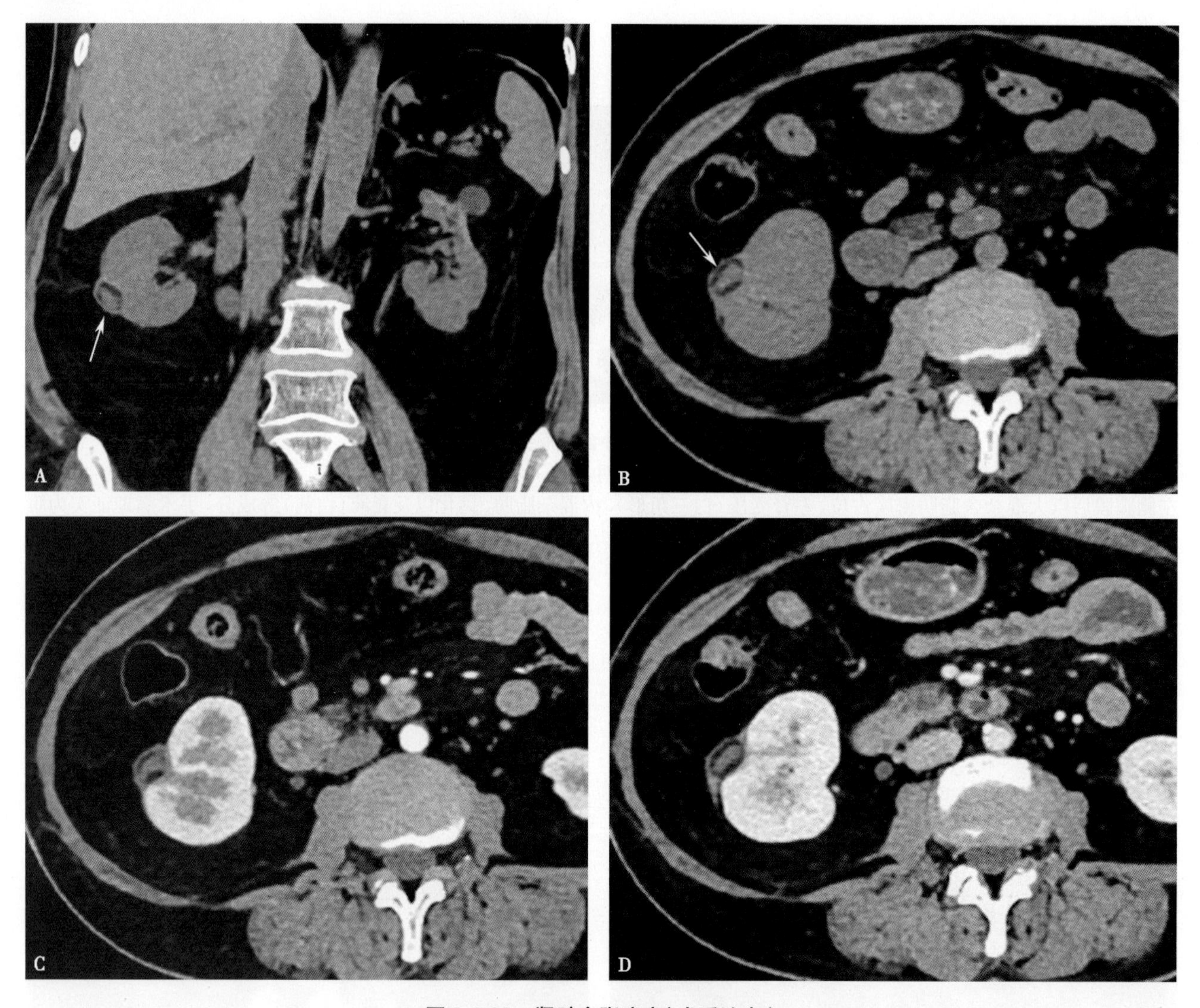

图 2-3-38 肾脏含脂病变(术后改变)

A. 冠状位 CT 平扫;B. 轴位 CT 平扫;C. 轴位增强扫描皮髓质期;D. 轴位增强扫描实质期。
右肾癌术后复查,术区囊实性占位,内含脂肪密度成分(白箭),考虑为术后改变。

【征象描述】

1. 肾脏含钙化病变的 CT 平扫密度值应≥100HU,测量时应在平扫图像上选择密度最高的区域测量。

2. 影像表现 MRI 对钙化灶不敏感,钙化在 MRI 各序列上均表现为低信号或无信号区。范围较大或密度较高的钙化,可在腹部 X 线平片检查上显示,表现为肾区高密度影。CT 可清晰显示病灶的钙化位置、范围、形态,是显示钙化的主要方法,如图 2-3-39 所示。钙化对肾脏占位性病变鉴别诊断的特异性相对较低,需要联合其他影像学特征和临床信息进行诊断和鉴别诊断。

【相关疾病】

多种肾脏占位可含钙化成分,包括非肿瘤性疾病和肿瘤性疾病等,详见表 2-3-13。

【分析思路】

肾脏含钙化占位的分析思路如下:

表 2-3-13 常见肾脏含钙化病变

非肿瘤性疾病	肿瘤性疾病
慢性脓肿(结核) 肾动脉瘤	肾母细胞瘤 肾透明细胞癌
肾动静脉畸形	XP11.2 易位 /*TFE3* 基因融合相关性肾癌
肾寄生虫感染	

第一,准确测量高密度成分的平扫 CT 值,判定是否为钙化成分。

第二,首先关注病变的血供情况,常见含钙化的多血供病变包括肾动脉瘤、动静脉畸形及肾透明细胞癌,乏血供病变常见于慢性脓肿、肾母细胞瘤及 XP11.2 易位 /*TFE3* 基因融合相关性肾癌,而含钙化的寄生虫感染常强化不明显。

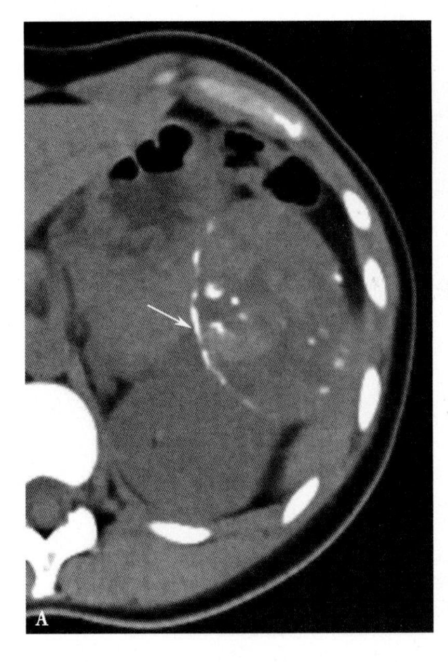

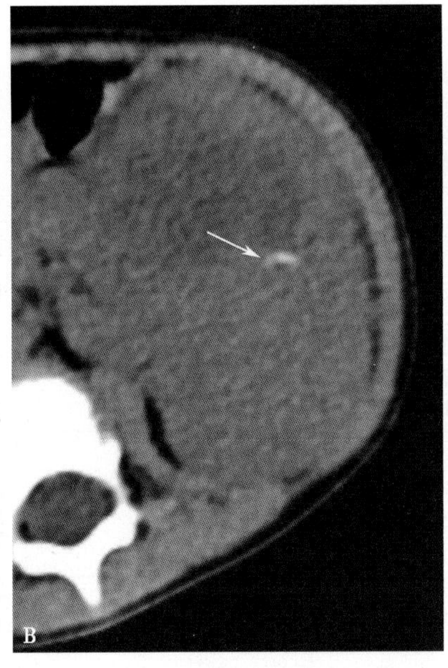

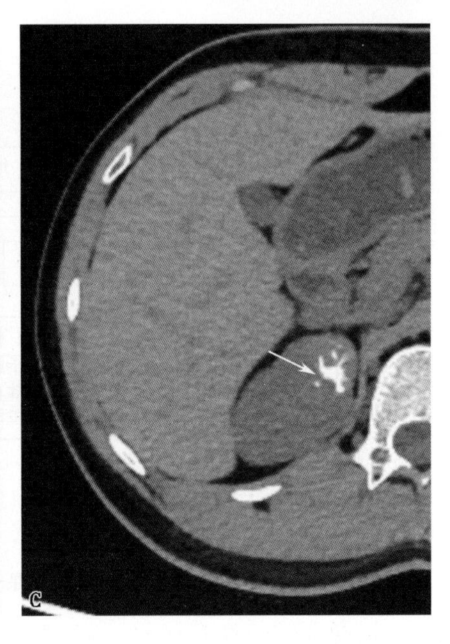

图 2-3-39　CT 图像显示不同形态钙化

A. 左肾占位灶内同时壳状钙化及点状钙化（XP11.2 易位 /*TFE3* 基因融合相关性肾癌），CT 值约 217HU；B. 左肾占位灶内线样钙化（肾母细胞瘤），CT 值约 125HU；C. 右肾占位灶内爆米花样钙化（XP11.2 易位 /*TFE3* 基因融合相关性肾癌），CT 值约 274HU。

第三，分析其他病灶可能存在的临床病史及影像特征，如寄生虫感染患者多存在疫区生活史，慢性脓肿患者多存在感染的临床表现和证据，动脉瘤的强化程度与周围动脉一致，动静脉畸形的钙化呈曲线样，强化与周围血管一致，肾透明细胞癌易表现为“快进快出”，而肾母细胞瘤多见于儿童。

【疾病鉴别】

钙化在肾脏占位性病变中的鉴别诊断特异性相对较低，需要联合其他影像学特征和临床信息进行诊断和鉴别诊断。

基于临床信息及影像学特征的鉴别诊断流程图见图 2-3-40。

常见含钙化肾脏占位疾病的主要鉴别诊断要点见表 2-3-14。

几种常见含钙化肾脏占位病例展示，见图 2-3-41、图 2-3-42、图 2-3-43。

表 2-3-14　常见含钙化肾占位的主要鉴别诊断要点

疾病	鉴别要点	其他特征
慢性脓肿（结核）	单发或多发低密度圆形占位，边缘轻度强化，可伴肾萎缩、肾积水、输尿管增粗等慢性感染表现；DWI 弥散受限；皮质或囊壁钙化常见	发热、盗汗，结核菌素试验阳性或尿液抗酸杆菌检查阳性；可合并肺结核等相关改变
肾动脉瘤	囊袋状或梭形，与肾动脉同步强化并相连通，边缘钙化常见	/
动静脉畸形	动脉期静脉提前显影	/
肾包虫感染（细粒棘球蚴）	低密度影囊状影，边缘光滑清晰，无强化，内含子囊或可见“飘带征”	疫区生活史，棘球蚴补体结合试验等实验室检查阳性；可合并肝包虫、肺包虫等相关改变
肾包虫感染（泡状棘球蚴）	病灶边缘不清，坏死和钙化多见，无明显强化	同细粒棘球蚴感染
肾透明细胞癌	明显强化，呈“快进快出”	出血、坏死、囊变常见
XP11.2 易位 /*TFE3* 基因融合相关性肾癌	延迟强化，影像学表现多样，爆米花样和壳状钙化具有特异性	发病年龄可较轻

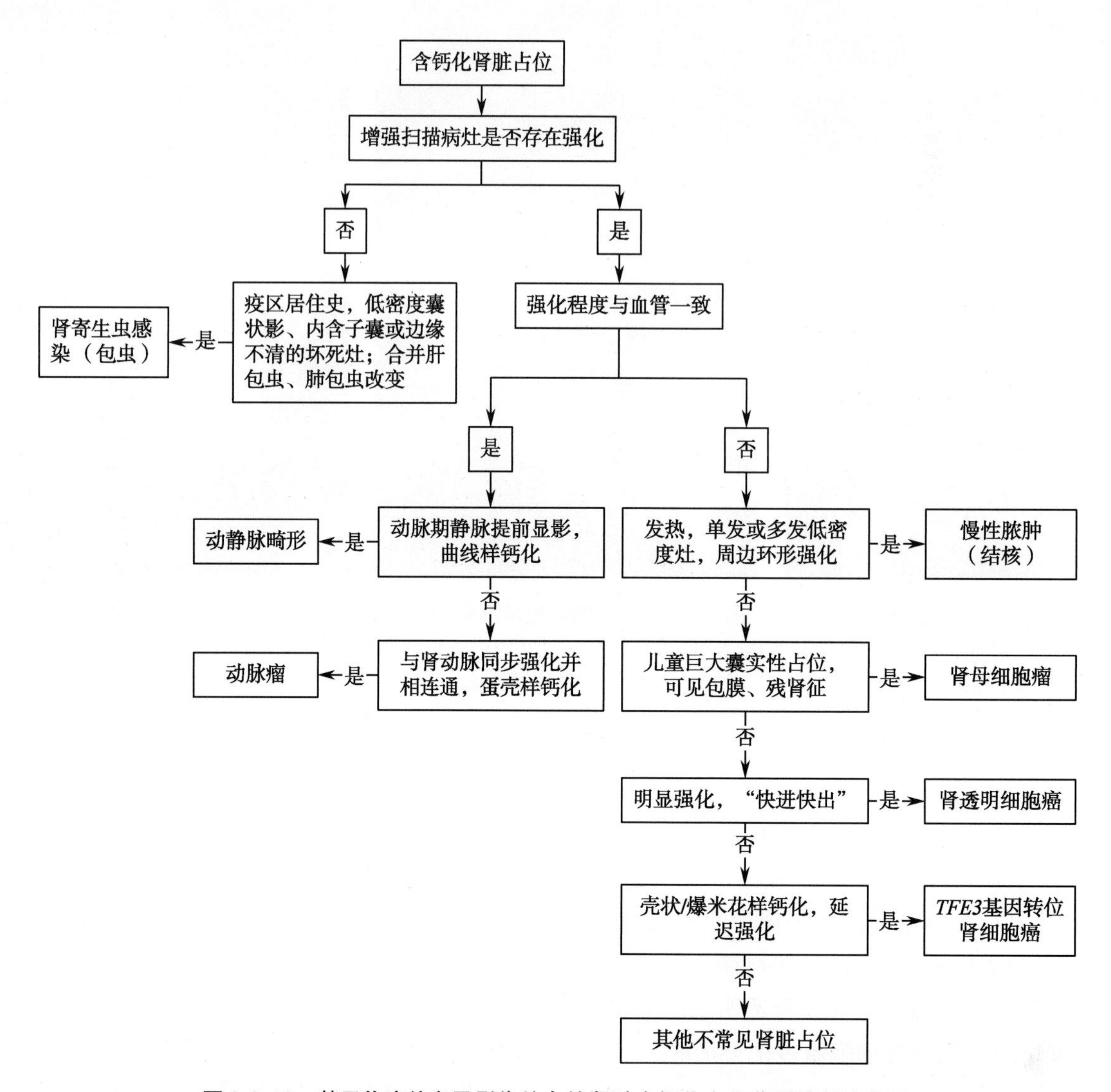

图 2-3-40 基于临床信息及影像特点的肾脏含钙化占位鉴别诊断流程图

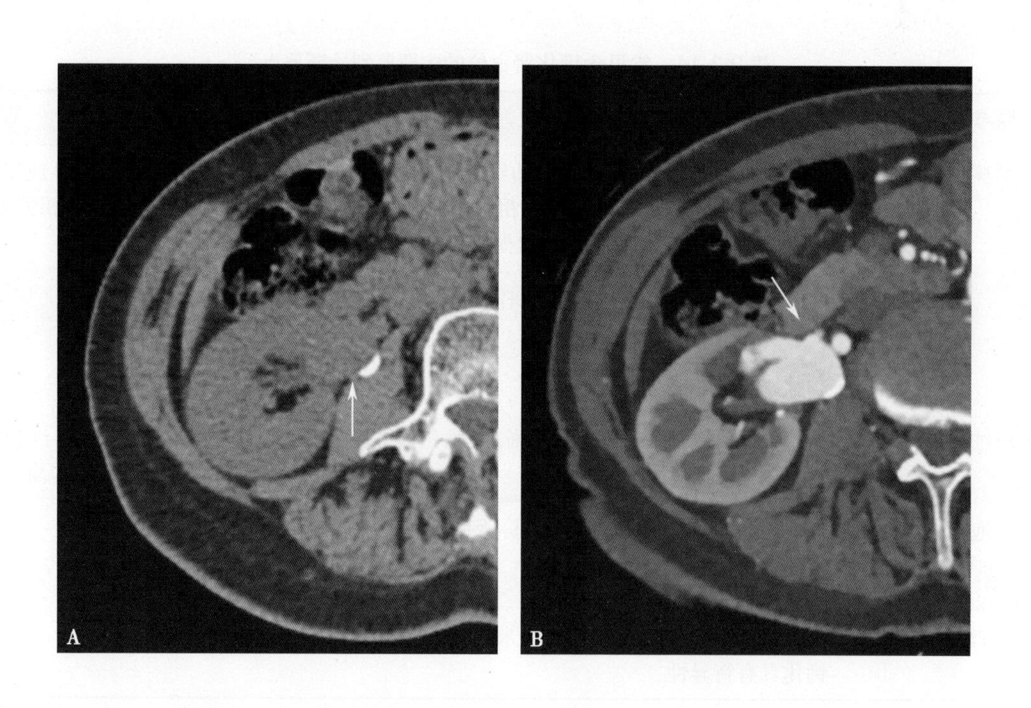

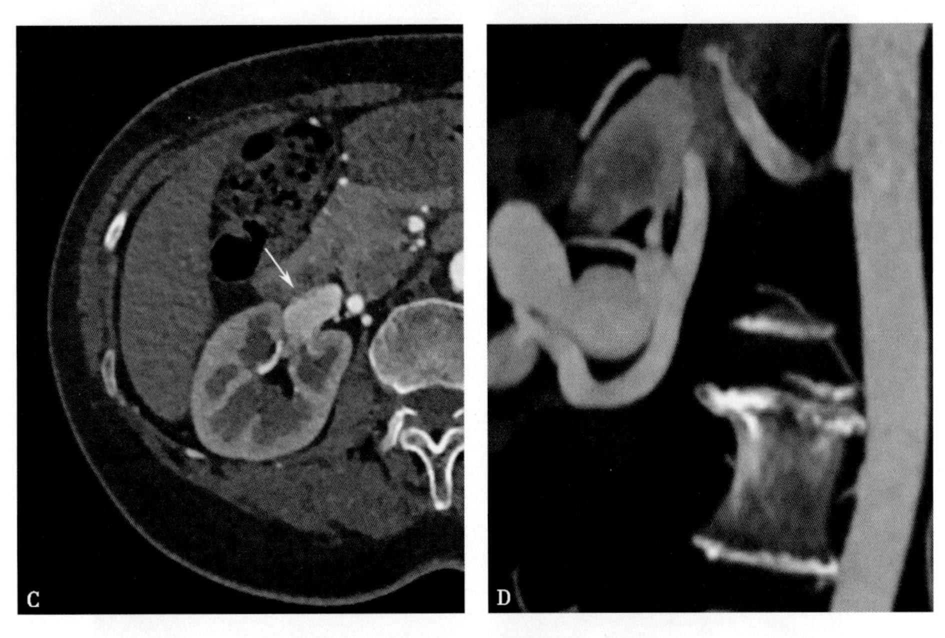

图 2-3-41 肾动静脉畸形伴钙化

A. CT 平扫见右肾门水平等密度占位伴边缘钙化（白箭）；B. 增强扫描动脉期强化程度与腹主动脉一致（白箭）；C. 动脉期更高层面可见肾静脉提前显影（白箭）；D. 动脉期三维后处理。

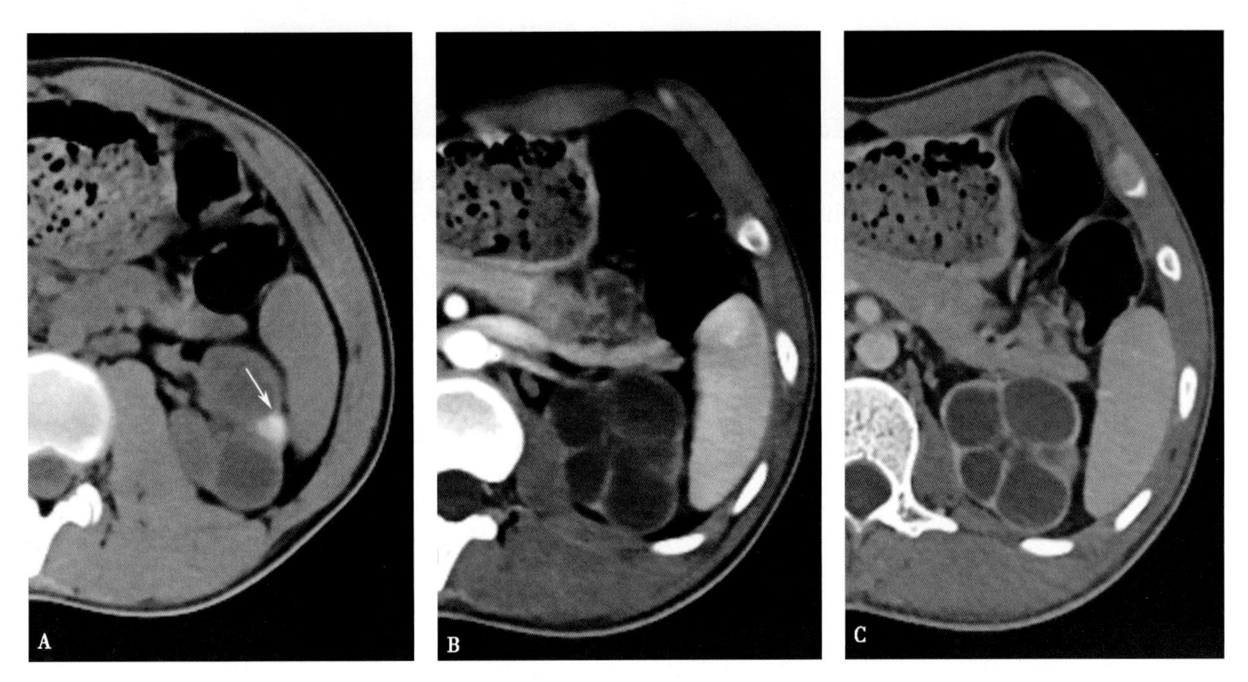

图 2-3-42 肾结核伴钙化

A. CT 平扫示左肾积水，局部皮质钙化结节（白箭），CT 值约 184HU；B～C. 增强扫描皮髓质期及实质期示左肾实质变薄，肾脏呈花瓣样积水改变。

术后病理证实该患者为肾结核。

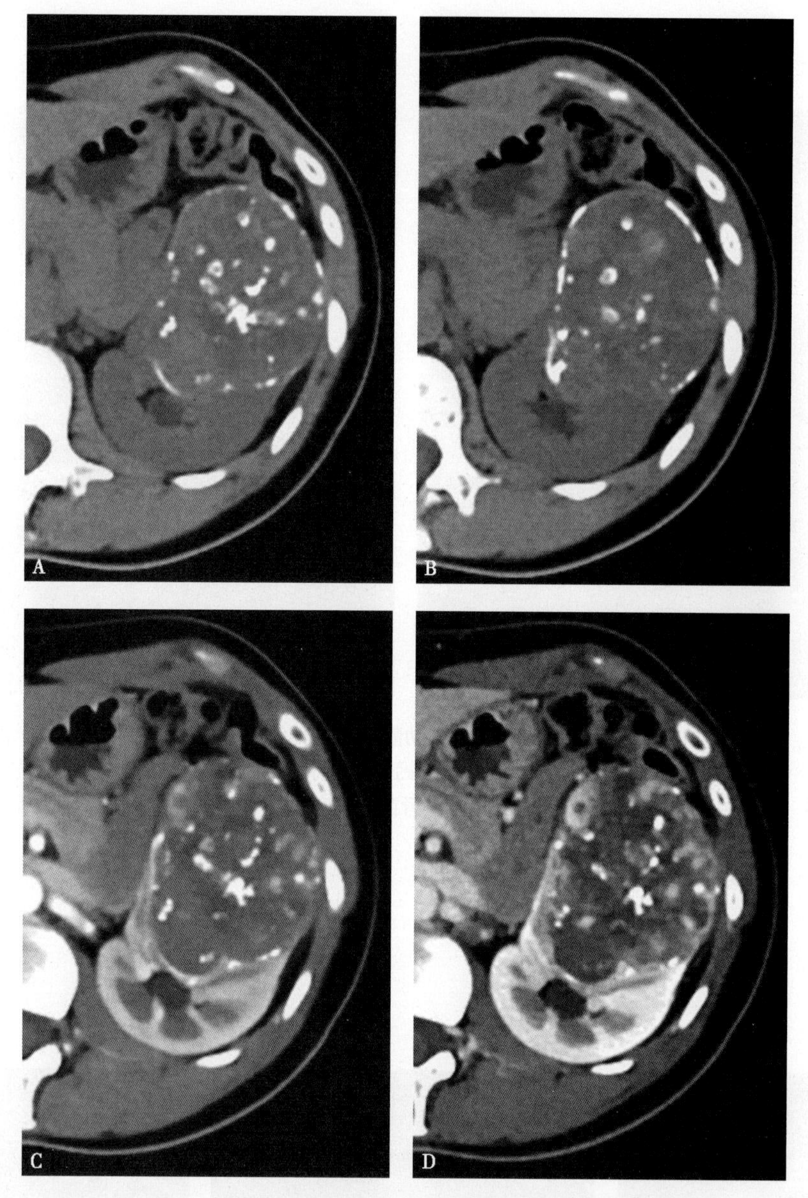

图 2-3-43 XP11.2 易位 /*TFE3* 基因融合相关性肾癌伴钙化

A～B. CT 平扫图像示左肾前段混杂密度占位，内散在爆米花样及壳状钙化；

C～D. 增强扫描皮髓质肿瘤不均匀强化。

术后病理证实该病灶为 XP11.2 易位 /*TFE3* 基因融合相关性肾癌。

四、特殊位置病变

（一）肾窦区病变

【定义】

肾窦（renal sinus）病变是指发生于肾窦区的病变。肾的内侧缘中部凹陷，称肾门，是肾的血管（肾动脉、肾静脉）、肾盂、神经和淋巴管等出入的部位，这些出入肾门的结构被结缔组织包裹成束，称肾蒂，肾门向肾实质内凹陷形成一个扩大腔隙，称肾窦。肾窦发生的病变包括肿瘤性病变和非肿瘤性病变。

【病理基础】

肾窦外周为肾实质，内为肾动、静脉血管的分支，肾盂和肾大盏、肾小盏所占据，中间充填脂肪组织以及神经纤维，淋巴管和不同数量的纤维结缔组织。所以肾窦病变可以来自其组成成分的任何组织，另外，肾窦还可以被肾实质病变及腹膜后病变所累及。

【征象描述】

肾窦病变，影像学上表现为肾窦结节、肿物，肾窦内脂肪被替代，肾窦内结构受压或受侵犯，具体征象依据病变不同而有不同的表现。

1. **边界** 肾窦区病变根据生长方式分为边界清楚的病变和浸润状生长的病变。其中边界清楚的病变常见于肾窦的血管性病变、囊性病变及部分实性肿瘤（如神经源性肿瘤、平滑肌类肿瘤、部分纤维类肿瘤），浸润状生长病变常见于炎性病变、脂肪肉瘤或脂肪增多症及部分实性肿瘤（如淋巴瘤、腹膜后纤维化等）。

2. **病变内不同成分**　肾窦内病变可含有不同成分，如脂肪、液体、出血、钙化/结石等，不同病变可含有一种或多种成分，因此在影像检查中可表现出相应的征象。含有脂肪成分的病变常见于：脂肪肉瘤或脂肪增多症、血管平滑肌脂肪瘤、畸胎瘤等；含液体成分的病变常见于：囊肿、憩室、感染及实性肿瘤的囊性变等；含出血成分的病变，常见于各种恶性肿瘤的内部出血、出血囊肿等；钙化/结石常见于肾盂肾窦结石、结核、黄色肉芽肿性肾盂肾炎及部分常伴钙化的实性肿瘤（如血管瘤、神经源性肿瘤等）。

3. **病变与肾盂的关系**　根据病变与肾盂关系可分为肾盂内病变和肾盂外病变，肾盂内病变常包括肾盂相关的囊肿、肾盂肾盏炎症、结石、肿瘤等，通常进行肾盂造影或CTU/MRU检查时可见充盈缺损或肾盂肾盏不规则。肾盂外病变通常为肾窦神经、血管、淋巴管或间叶组织来源病变，通常表现为肾盂受压改变。

典型的肾窦区病变病例展示见图2-3-44～图2-3-46。

【相关疾病】

肾窦病变的种类见表2-3-15。

表2-3-15　肾窦病变的种类

非肿瘤性疾病	肿瘤性疾病
肾窦脂肪增多症	肾盂恶性肿瘤
肾窦囊性病变	间叶组织肿瘤
肾血管性疾病	肾实质肿瘤侵犯
炎性病变	腹膜后肿瘤侵犯

【分析思路】

肾窦病变肿瘤多样，表现各异，分析思路如下：

第一，定位：首先需要确定病灶是否为原发于肾窦组织的病变，通常需要确定病变的中心位置，病变与肾窦的关系是起源还是压迫或是侵犯，部分肾实质病变可表现为凸向肾盂的带蒂病变，此时瘤肾界面的观察及病变与肾盏的位置判断就非常重要了。确定为肾窦病变后需要进一步明确病变集合系统、肾脏动静脉血管的关系：起源还是压迫或是侵犯。

第二，根据生长方式分为边界清楚的病变和浸润状生长的病变。

第三，分析肿瘤各种影像学征象，包括大小、形态、密度、信号及强化程度等，判断肿瘤的组织成分及良恶性。

第四，结合患者的临床病史、查体及其他影像学征象，可缩小鉴别诊断范围。

【疾病鉴别】

肾窦脂肪病变最常见为肾窦脂肪增多症。泌尿系造影能够显示肾窦的透亮区和拉伸的肾漏斗。超声能够显示肾窦的扩大。CT和MRI能够直接显示肾窦脂肪过多症的脂肪成分。

肾窦囊性病变包括肾盂周围囊肿，肾盂旁囊肿，肾盂旁淋巴囊肿和淋巴管扩张、肾盏憩室等，有两种不同的形式，其一为双侧的、多发的、小的、融合的囊肿，它们是肾盂周围囊肿和肾实质外的良性囊肿，通常被认为是淋巴源性的，很少引起临床症状；另一种是肾窦内单发的、较大的囊肿，常来自邻近的肾实质或集合系统。较大者因为压迫血管系统和收集系统出现症状，如高血压、血尿、局限性肾盂积水。

肾动脉瘤最常见的原因是动脉粥样硬化。动脉粥样硬化的肾动脉超过50%发生环形钙化。对比增强CT和血管造影，肾动脉瘤根据瘤体内血栓的多少可发生不同程度的强化，彩色多普勒超声能够发现具有流体特性的肿块。动静脉瘘分先天性动静脉瘘和获得性动静脉瘘，后者最常见，占70%～80%，肾活检是最常见原因。大部分动静脉瘘临床症状阴性，但可以出现以下任何一种症状：重度血尿，腹部杂音，高输出量心力衰竭，高血压，腹痛。

肾窦内炎性病变常为肾盂或深实质炎性病变累及。有时炎性病变聚集于肾窦内形成假性肿瘤征象。

肾盂位于肾窦内，其恶性肿瘤常可侵及肾窦脂肪和肾实质。肿瘤病理类型主要为移行细胞癌，占约90%。尿路造影原发肾盂肿瘤因为肿瘤或出血出现充盈缺损，因为恶性破坏出现肾盏中断。超声显示肾窦内脂肪被肿瘤替代。CT和MRI，早期移行细胞癌显示肾窦内脂肪受压移位，相反，晚期侵袭性移行细胞癌侵犯肾窦内脂肪及软组织影替代。

原发间叶组织肿瘤比较罕见，可以同样发生于肾窦。包括血管瘤，纤维类瘤（炎性肌纤维母细胞瘤、孤立性纤维性肿瘤），平滑肌类肿瘤，脂肪类肿瘤，血管平滑肌脂肪瘤，神经源性肿瘤和畸胎瘤等。肾窦的淋巴组织疾病亦可侵犯肾窦形成软组织肿物，包括淋巴瘤、浆细胞瘤、IgG4相关疾病及少见的罗萨伊-多尔夫曼病等。

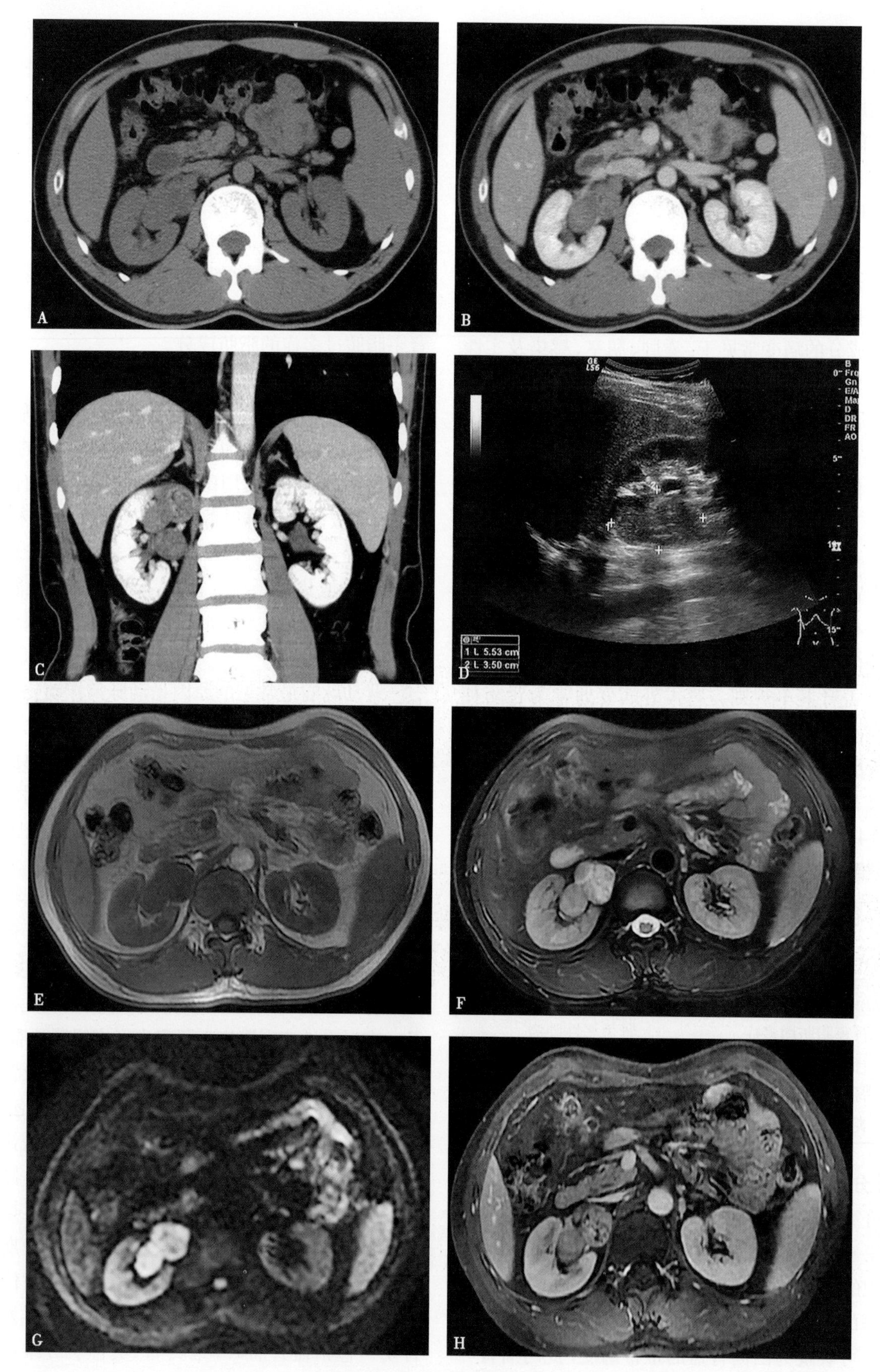

图 2-3-44 肾窦区神经鞘瘤

男，38 岁，体检发现肾门区肿物，余无特殊不适。CT 扫描（A～C）示，右侧肾窦及肾门区可见数个相连结节及肿物，边界清楚，密度尚均匀，平扫与肾实质近等密度，增强扫描呈轻度略渐进强化，肾血管包绕病变走行。超声（D）示，右侧肾窦及肾门区数个稍低回声结节及肿物，边界清楚，彩色多普勒血流成像未探及血流信号。MRI 示，右侧肾窦及肾门区数个结节及肿物，T_1WI（E）稍低信号，T_2WI 及 T_2WI 脂肪抑制序列（F）呈等 / 中高低信号，DWI（G）高信号，增强扫描（H）轻度渐进强化，肾血管包绕病变走行。

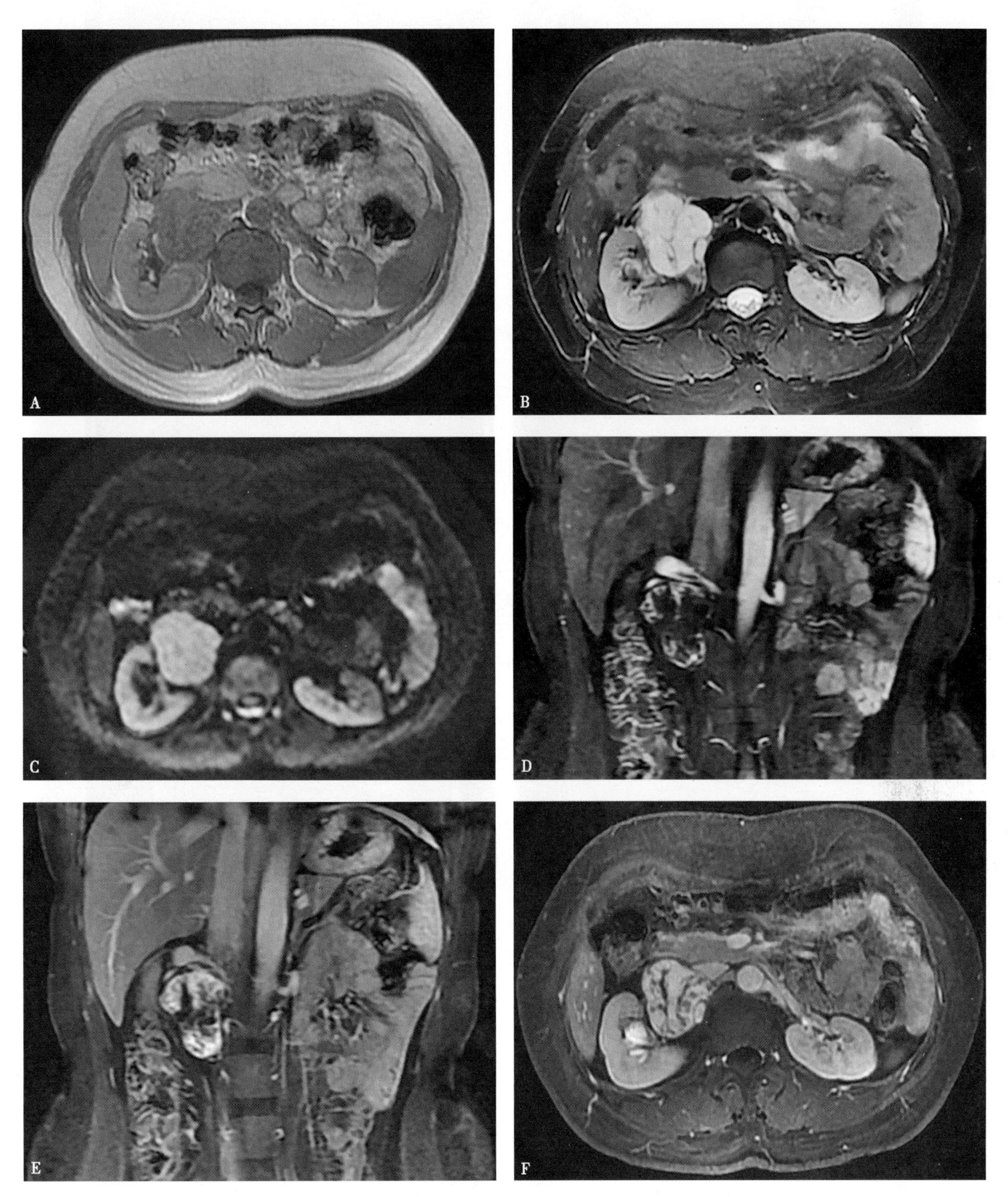

图 2-3-45　肾窦区毛细血管瘤

女，44 岁，体检超声发现肾门区等回声肿物，余无特殊不适。MRI 示，右肾门区可见不规则肿物，大小约 4.8cm×4.0cm×5.2cm，T_1WI（A）呈稍低信号，T_2WI 脂肪抑制序列（T_2WI/FS）（B）呈高信号，呈多房分隔囊性，DWI（C）呈稍高信号，多期增强扫描（D～F）呈明显不均匀强化，随时间延迟对比剂由边缘向中心填充。肿物压迫右侧肾盂及输尿管，右肾动静脉及下腔静脉略受压。

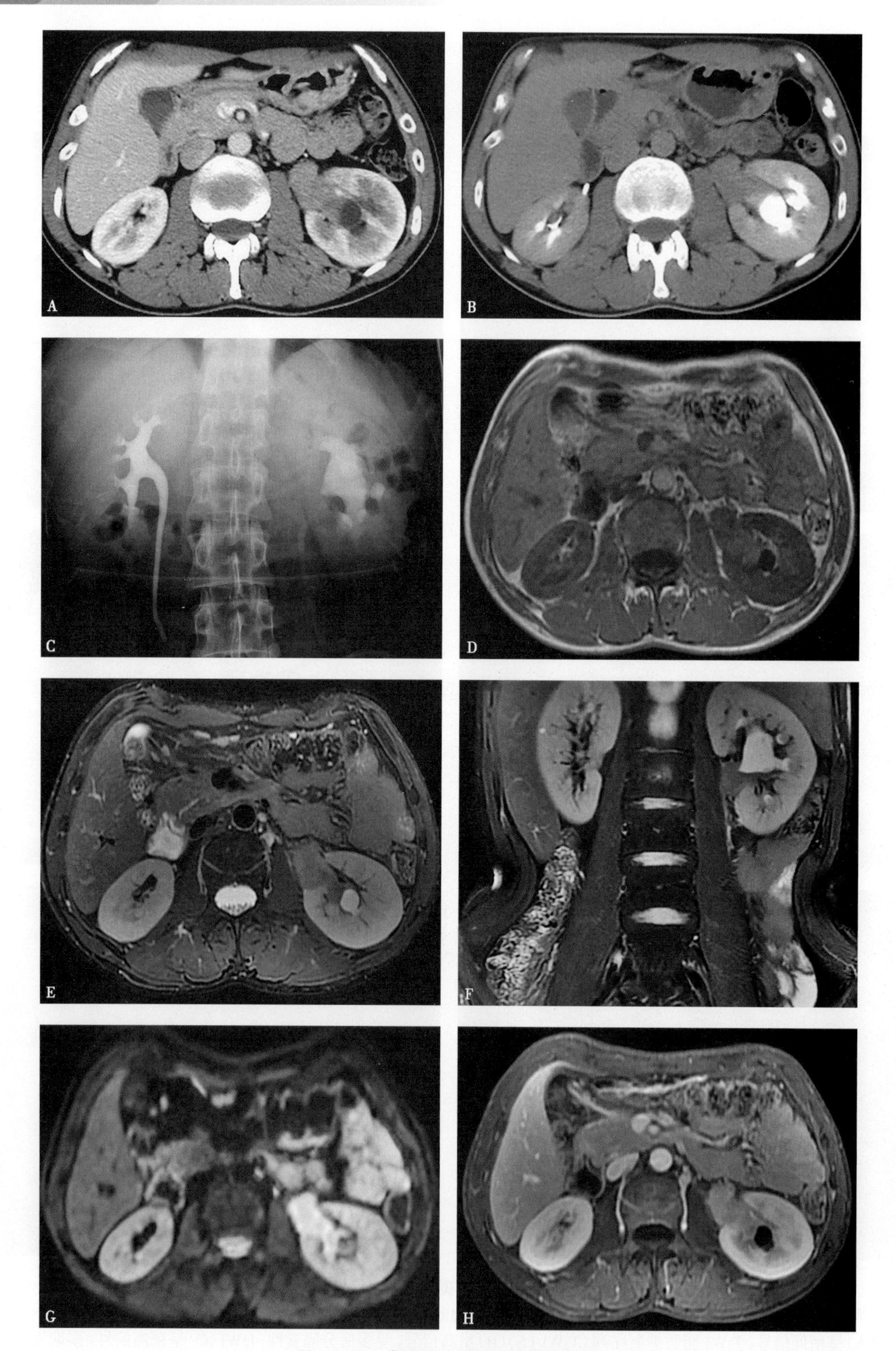

图 2-3-46 肾窦区炎性肌纤维母细胞瘤

男，29岁，左腰部不适半月。CT扫描示（A、B），左侧肾盂输尿管连接部可见软组织肿物影，形态不规则，边界欠清，增强扫描呈轻中度强化，左侧肾盂及肾盏扩张，管壁外膜面毛糙，与左侧腰大肌关系密切，左肾实质强化程度减低。逆行肾盂造影（C）示，经尿道置管，逆行注射碘海醇对比剂，左侧肾盂及输尿管上段连接处狭窄，置管可通过，经置管可见左侧肾盂肾盏充分显影。MRI示，左肾肾盂输尿管连接部可见肿物影，形态不规则，边界欠清，T_1WI（D）呈稍低信号，T_2WI/FS（E、F）呈中高信号，DWI（G）高信号，增强（H）后渐进性强化，强化程度低于肾实质，左侧肾盂及肾盏扩张。

多种腹膜后疾病都可以累及肾窦，典型的例子是淋巴瘤。累及肾窦是腹膜后淋巴瘤的常见表现。多发于非霍奇金淋巴瘤。肾血管系统通常正常穿行，集合系统受压引起肾盂积水。

几种常见肾窦疾病的主要鉴别诊断思路流程见图 2-3-47。

（二）肾周间隙病变

【定义】

肾周间隙（perirenal space）病变是指发生于肾周间隙的病变。肾周间隙呈倒置的锥状，由前方的肾前筋膜（Gerota 筋膜）、后方的肾后筋膜（Zuckerkandl 筋膜）及外侧的侧锥筋膜包绕构成。肾周间隙向上与横隔相附着，外侧与侧锥筋膜相融，下方肾筋膜前后两层与髂筋膜及输尿管周围的结缔组织疏松融合或相连。此间隙下部与髂窝相通；肾前筋膜越过主动脉和下腔静脉的前方与对侧肾前筋膜连续，肾后筋膜向后内附着于腰椎体。肾周间隙内包括肾、输尿管、肾上腺及其周围脂肪、淋巴及血管等结构。

【病理基础】

肾周间隙内主要成分为脂肪组织，其内另有血管、淋巴管及神经组织等，因此其内病变的主要类型与上述成分相关。由于肾周间隙被双侧周筋膜所包绕，其二者于肾门区及脊柱前形成相连的潜在间隙，因此发生于肾门及腹膜后的病变亦可延伸至肾周间隙，同时部分肾实质或肾被膜病变亦可凸向肾周间隙生长。大部分疾病的表现及传播也会因肾周筋膜的存在，受限于空间形态，而表现出包绕肾脏呈包壳状特征。

【征象描述】

肾周间隙病变，根据内部液体、出血、脂肪及软组织成分的不同影像学上表现有比较明显的差异。病变的形态既表现为肾周的结节、肿物，也可表现为边界不清的包裹浸润状病变，具体征象依据病变不同而有不同的表现。

1. **范围** 根据范围不同，肾周间隙病变可分为浸润性病变和非浸润性病变，浸润性病变包绕肾脏沿间隙浸润弥漫生长，范围广泛而且狭长，常见于炎性病变（液体渗出、脓肿、肉芽肿炎症、腹膜后纤维化）、外伤性病变及淋巴瘤及部分组织细胞增生性疾病。余部分分病变为非浸润病变，呈孤立结节 / 肿物，常见于肾周原发间叶组织肿瘤、转移瘤等。

2. **边界** 肾脏间隙病变部分边界清楚，部分边界不清（包括前述浸润状生长者），边界清楚者包括部分良性肿瘤（如血管瘤、淋巴管瘤、神经源性肿瘤等）及亦可见于部分恶性肿瘤（部分脂肪肉瘤、转移瘤等）；边界不清的病变包括炎性病变、外伤性病变、部分恶性肿瘤（包括淋巴瘤、血管肉瘤、纤维肉瘤等）及部分组织细胞增生性疾病。

3. **数目** 肾周间隙病变可为单发，亦可为多发病变，其中浸润性病变因边界不清，难以计数为单

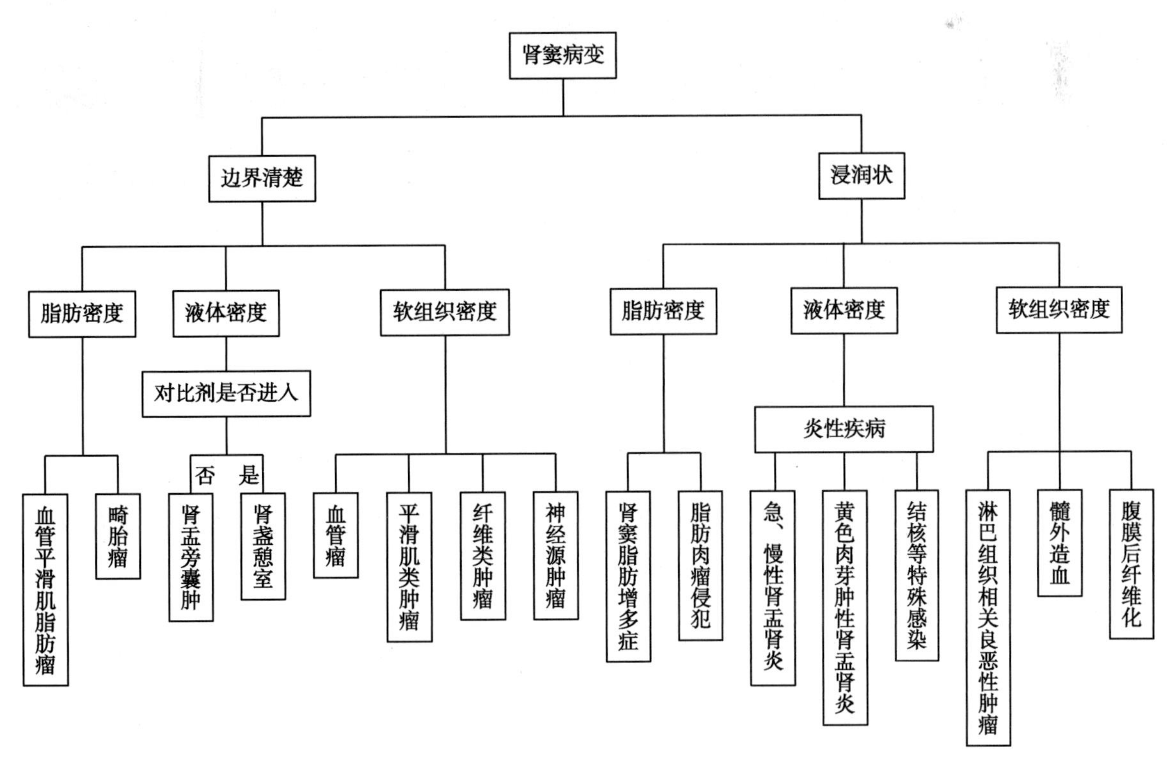

图 2-3-47 常见肾窦疾病的主要鉴别诊断思路流程图

发/多发。多发病变常见于转移瘤、淋巴瘤及部分组织细胞增生性疾病。

4. **与肾脏的关系** 肾周间隙病变严格上定义应位于肾周，但由于病变不可能仅限于此间隙，因此有一部分肾周间隙病变可同时侵犯肾脏和肾周间隙或者是起源于肾脏凸向肾周，这类病变中，判断肾被膜的完整性对诊断正确性的影响就很大了。常见侵犯肾脏和肾周间隙或者是起源于肾脏的病变包括炎性病变、外伤性病变、凸向肾周的血管平滑肌脂肪瘤、肾被膜的平滑肌瘤等。

典型的肾周间隙病变病例展示见图 2-3-48 至图 2-3-50。

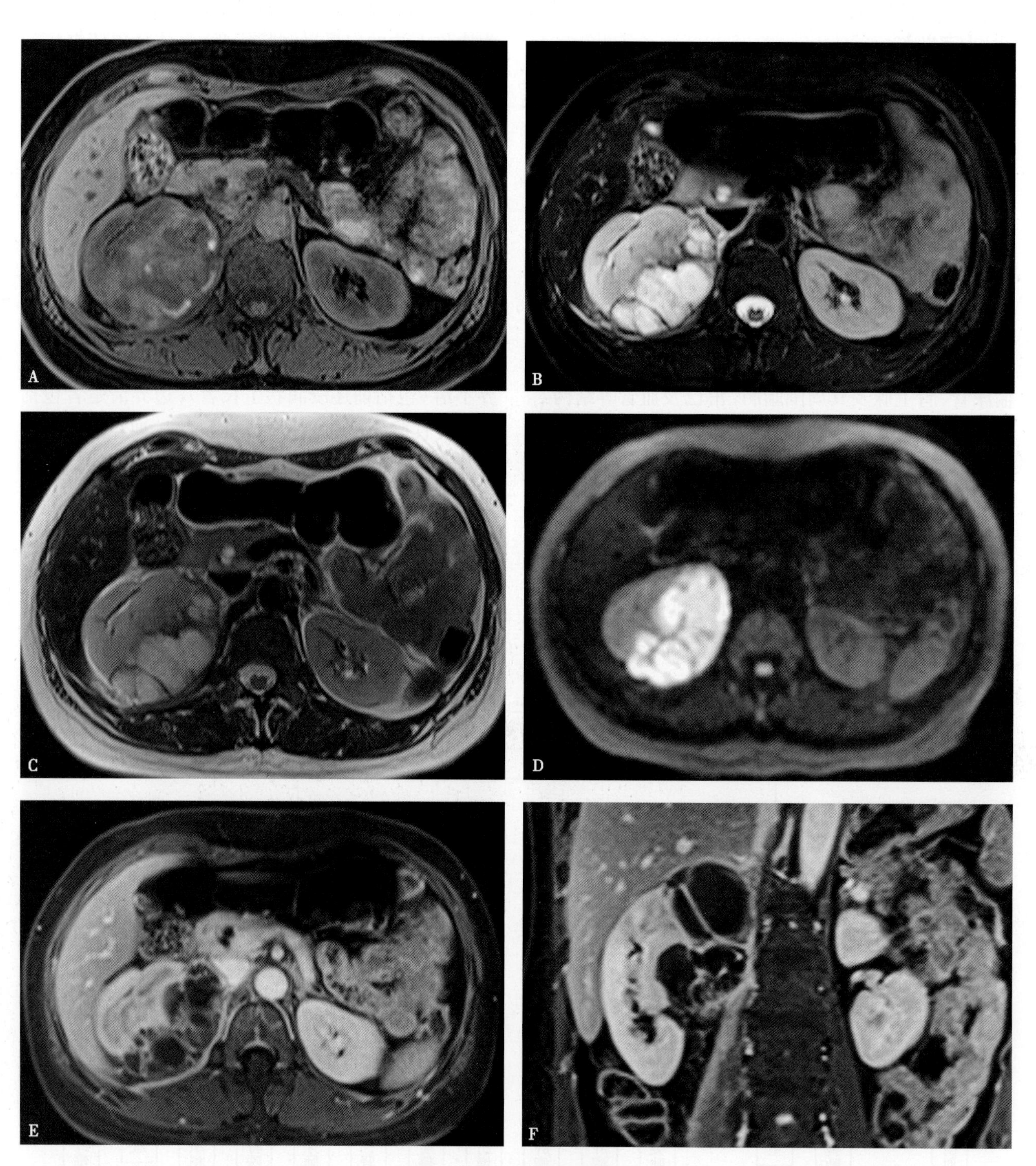

图 2-3-48 肾周间隙脓肿

女，64 岁，右侧腰痛 2 月余，渐加重，既往糖尿病史，发热体温达 38.6℃，抗感染治疗后症状有好转。血常规：白细胞 14.06×10^9/L，中性粒细胞百分比 87.9%，中性粒细胞绝对值 12.36×10^9/L。尿常规：尿液浑浊，尿蛋白 30mg/dL，尿葡萄糖 100mg/dL，尿白细胞 500LEU/μLl。MRI 示右肾周可见不规则软组织肿物，呈多房分隔囊性，边界不清，周边壁及分隔不均匀，T_1WI（A）呈等/混杂稍高信号，T_2WI（B）及 T_2WI/FS（C）不均匀较高信号，DWI（D）明显高信号，可见环形强化及分隔强化（E、F）。

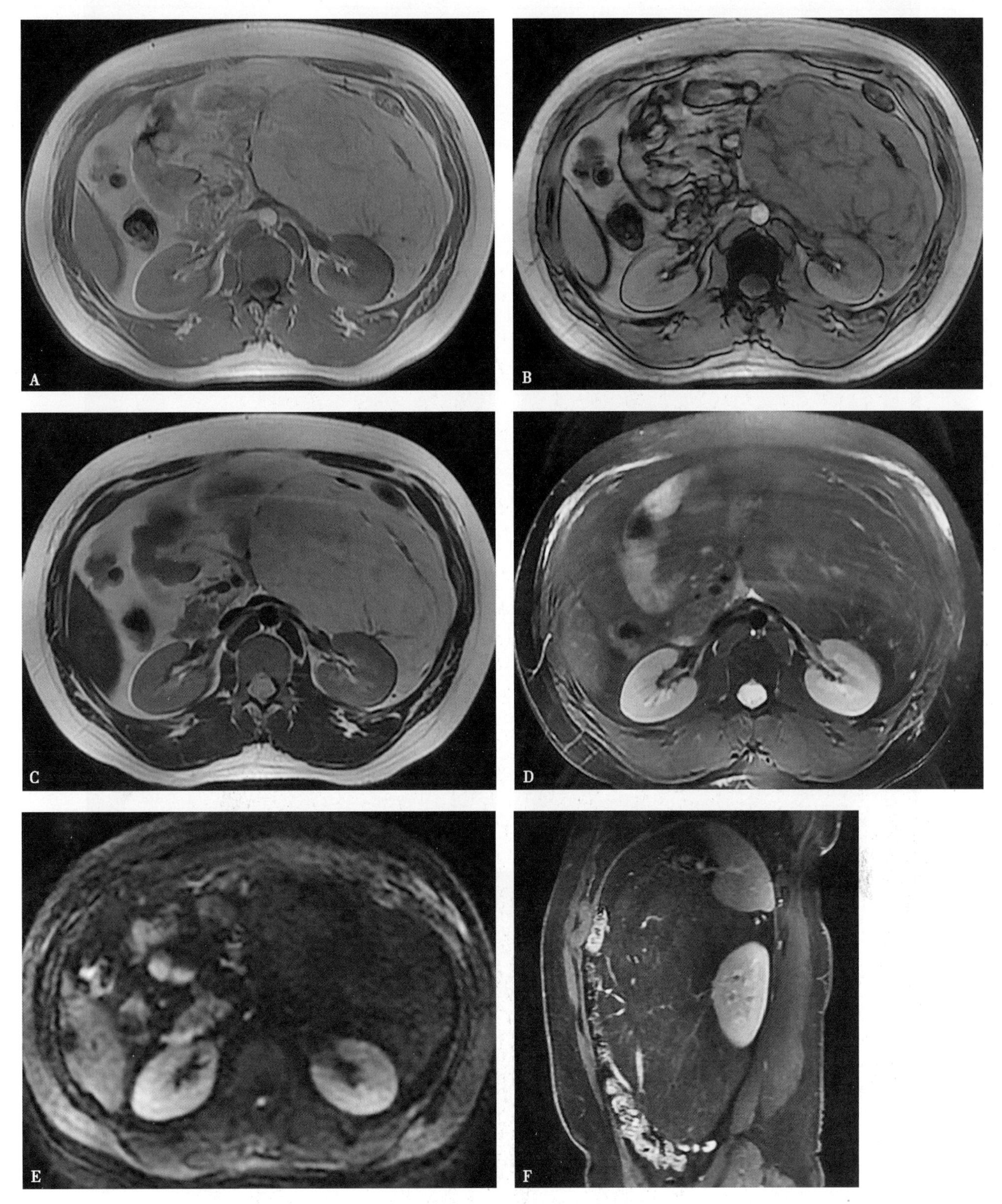

图 2-3-49 肾周间隙脂肪肉瘤

男，23 岁，发现腹膜后肿物 10 天，余无特殊不适。MRI 示，左侧腹膜后区可见巨大脂肪信号肿物，边界尚清楚，约 16cm×11cm×25cm，T_1WI（A）呈高信号，反相位（B）散在少许片状信号减低，T_2WI（C）高信号，T_2WI/FS（D）呈低信号，DWI（E）呈低信号，增强扫描（F）肿物信号不均匀，内可见穿行血管影；肿物下后方贴邻局部左肾；前方推压小肠向前外方移位，胰腺体尾部受压向上移位。

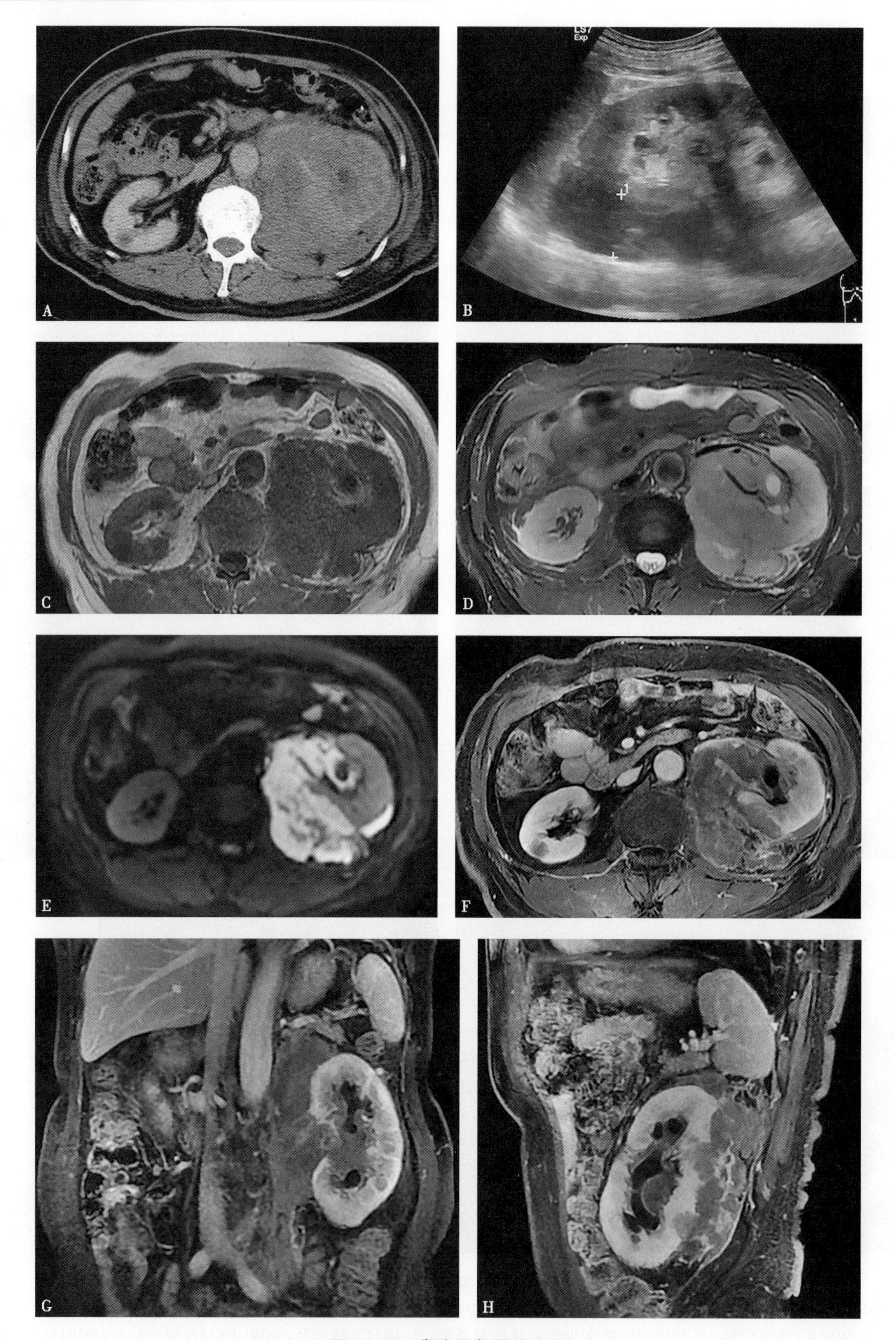

图 2-3-50 肾窦及肾周淋巴瘤

男，38岁，体检发现肾门区肿物。CT扫描（A）示，右侧肾窦及肾门区可见数个相连结节及肿物，边界清楚，密度尚均匀，平扫与肾实质近等密度，增强扫描呈轻度略渐进强化，肾血管包绕病变走行。超声（B）示，右侧肾窦及肾门区数个稍低回声结节及肿物，边界清楚，CDFI未探及血流信号。MRI示，右侧肾窦及肾门区数个结节及肿物，T_1WI（C）稍低信号，T_2WI及T_2WI脂肪抑制序列（D）呈等/中高低信号，DWI（E）高信号，增强扫描（F～H）轻度渐进强化，肾血管包绕病变走行，肾盂肾盏略受压，部分肾盏稍扩张。

【相关疾病】

肾周间隙的病变包括各种不同类型的病变。通常可分为肿瘤性病变(包括良性病变及恶性病变)、非肿瘤性病变。其中非肿瘤性病变又包括先天、外伤、炎性病变。其中一些病变如多系统组织细胞增生、髓外造血及免疫球蛋白 G4 相关的硬化性疾病等比较难以分类于此,但其发病较为少见,仅做简单介绍,以拓展鉴别诊断思路。常见肾周间隙病变的种类见表 2-3-16。

表 2-3-16 常见肾周间隙病变的种类

非肿瘤性疾病	炎症:液体渗出、脓肿、肉芽肿炎症、腹膜后纤维化 外伤、手术:血肿、尿瘤 先天:淋巴管瘤 / 淋巴管瘤病
肿瘤性疾病	原发肿瘤:脂肪肉瘤、纤维类(恶性纤维组织细胞瘤,孤立性纤维性肿瘤)、平滑肌来源(平滑肌瘤、平滑肌肉瘤) 淋巴造血组织及免疫相关:淋巴瘤、白血病、多发性骨髓瘤 转移瘤:原发常见于肺癌、黑色素瘤、前列腺癌、乳腺癌及胃肠道肿瘤等
多系统组织细胞增生疾病	脂肪肉芽肿(Erdheim-Chester Disease,ECD) 罗萨伊 - 多尔夫曼病(Rosai-Dorfman Disease,RDD)

【分析思路】

第一,理解肾周间隙的解剖学有利于对肾周病变进行准确定位,是鉴别诊断的关键。

第二,根据生长方式将判断病变为浸润状生长或非浸润状生长的病变。

第三,根据病变的数目和边界及具体影像学征象进行诊断,熟悉肾周间隙的疾病过程及其影像学表现对提供最准确的诊断信息至关重要。MRI 由于更好的组织对比度,在病变的特征描述上能提供更多的信息,但 CT 和超声及 PET 在不同疾病的诊断各有优势。

临床病史及化验结果(例如:血清 IgG4,炎症标志物)在某些情况下可能有助于确定诊断结果。

综上,对于特殊部位的病变,综合诊断才能推导出正确的结论。

几种常见肾周间隙疾病的主要鉴别诊断思路流程图见图 2-3-51。

【疾病鉴别】

肾周间隙液体密度或信号的病变通常是由于炎症或外伤引起,其内液体可为炎性 / 脓性渗出、血性液体或尿液。通常炎性早期渗出明显可见包绕肾脏浸润状或包壳状低密度影,当渗出较明显时可见整个肾周间隙充盈液体,此时可被称为肾脏“漂浮征”。部分患者可表现为肾周血性积液或血肿形成,此时

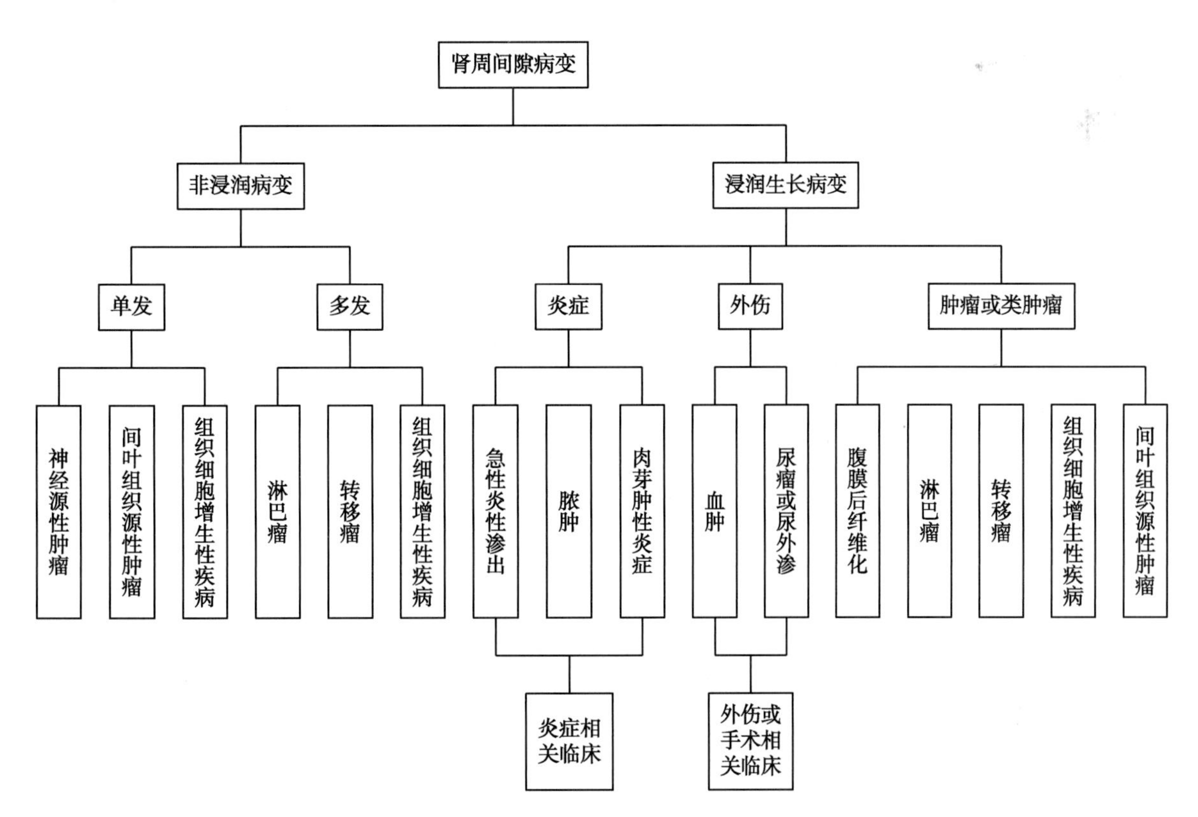

图 2-3-51 常见肾窦疾病的主要鉴别诊断思路流程图

应注意判断分析出血是由于外伤或者是存在自发性出血的病因。肾周脓肿的诱发因素包括糖尿病、肾盂肾炎、尿路结石和免疫抑制。急性肾周脓肿伴有发热、腰痛和白细胞增多。CT 及 MRI 表现无特异性，包括邻近筋膜增厚、局部囊腔伴边缘强化。黄色肉芽肿性肾盂肾炎是一种罕见的渐进性破坏性过程，以富含脂肪的巨噬细胞取代退化性肾组织，也可随着炎症过程的蔓延而在肾周空间内出现脓肿，影像学表现除脓肿外亦可见肾肿大、非均质实质增强、肾积水及阻塞性结石等。尿液渗出的常见原因是外伤，亦有部分病变与泌尿系统的梗阻有关，常发生于肾盂，可沿肾周聚集蔓延，其密度或信号与水相似，确诊可通过对比增强延迟扫描仔细观察渗漏点。急性的尿外渗慢性化后会形成尿瘤，其周边出现炎性改变及纤维增厚，增强扫描周边可见对比增强。

腹膜后纤维化的特征是纤维炎症组织的增生，围绕着大血管，常可包绕输尿管造成积水，浸润性软组织可能延伸至肾周间隙。平扫病变密度与肌肉相仿，增强扫描则根据病变的活动情况有所差别，MRI 所见 T_1WI 序列显示为低信号，T_2WI 信号变化可反应活跃性炎症程度（细胞成分的多少和水肿）。

肾周间隙原发肿瘤比较常见的是脂肪肉瘤，病变可见弥漫浸润腹膜后间隙，由于潜在空间大，非特异性症状晚，诊断时常为大。分化良好的脂肪肉瘤，内含较多的脂肪组织，比较容易诊断，但仍需与同样含有脂肪的肾脏来源血管平滑肌脂肪瘤（AML）鉴别，其主要的鉴别点在于发现与 AML 相连的肾实质的小缺口，如果在缺口处有粗大侧供血血管则可增强诊断的信心。黏液样脂肪肉瘤由于含有黏液样成分，CT 可表现为近似水的低密度，但黏液在 MRI 的 DWI 序列可表现为高信号，超声透声低于水，均可以作为鉴别点，且病变内常混杂延迟强化的条片状软组织影，也可提示诊断。去分化和多形性脂肪肉瘤的 CT 及 MRI 表现无特异性。

肾周淋巴瘤很少被视为原发性肾脏病变，肾脏疾病往往是系统性非霍奇金淋巴瘤的继发，尤其是 B 细胞淋巴瘤。肾周间隙的淋巴瘤可表现为弥漫性浸润，也可表现为孤立性或多发肿块。肾周累及可由邻近腹膜后淋巴结，或沿输尿管延伸或由肾上腺延伸而引起，密度或信号均匀，坏死及钙化罕见。白血病及多发性骨髓瘤罕见侵犯肾周间隙，可表现为肾周结节和肿块，无特异性。

肾周间隙不是恶性肿瘤的常见转移部位。大多数肾周转移表现为多发软组织结节或肿块。黑色素瘤、前列腺、乳腺和胃肠道肿瘤的原发转移通过造血途径传播，而肺恶性肿瘤可能通过淋巴扩散进入肾周间隙。转移病变的强化程度通常与原发病变类似，因此黑色素瘤、前列腺的转移瘤强化可较为明显，而肺癌、胃肠道的肿瘤强化程度相应较低。

脂质肉芽肿瘤样增生症（Erdheim-Chester Disease，ECD），是一种系统性的非朗格汉斯细胞组织细胞增多症，见于中年人。典型的肾周病变表现为肾和近端输尿管周围有一圈包壳状的软组织影，在磁共振 T_1 和 T_2 加权成像中均显示低信号，强化程度很低，伴有长骨异常是识别本病的关键。

罗萨伊 - 多尔夫曼病（Rosai-Dorfman Disease，RDD），又称窦组织细胞增生伴巨大淋巴结病，是一种以组织细胞增殖为特征的增殖性良性疾病，常见于儿童和青少年。CT 成像能看到不同程度增强的肾门肿块或肾周间隙浸润。特点是肿块中含有几乎接近脂肪的低密度，肾周间隙明显增宽，可伴有肾脏移位。

五、具有特别征象的病变

（一）中央瘢痕

【定义】

中央瘢痕（central scar）是一种特征性征象，用于描述肾嗜酸细胞腺瘤内所见的中央星芒状或轮辐状结构，其中心为纤维结缔组织，周边可见纤维带向外放射状延伸。

【病理基础】

大体病理上，中央瘢痕呈灰白色，组织病理学上，中央瘢痕由结缔组织构成，可伴有纤维化、黏液样改变或玻璃样变，较少细胞成分。一般认为瘢痕的形成是由于肿瘤生长缓慢、长期缺血所致。

【征象描述】

（1）CT 表现：CT 可清晰显示中央瘢痕，通常平扫表现为病灶中心星芒状或轮辐状稍低密度区，增强扫描早期无明显强化，延迟期强化程度不一，从低强化至较明显强化均可呈现（图 2-3-52）。少数情况下瘢痕内可见钙化，呈细粒状、丝状，这可能与病灶生长缓慢、中心长期缺血、营养不良性钙盐沉着有关。

（2）MRI 表现：MRI 亦可清晰显示中央瘢痕，平扫 T_1WI 中央瘢痕较肿瘤实质呈稍低信号，T_2WI 呈稍低 / 高信号，DWI 呈稍低信号，增强扫描的强化程度与瘢痕内纤维化的程度有关，纤维化明显者呈持

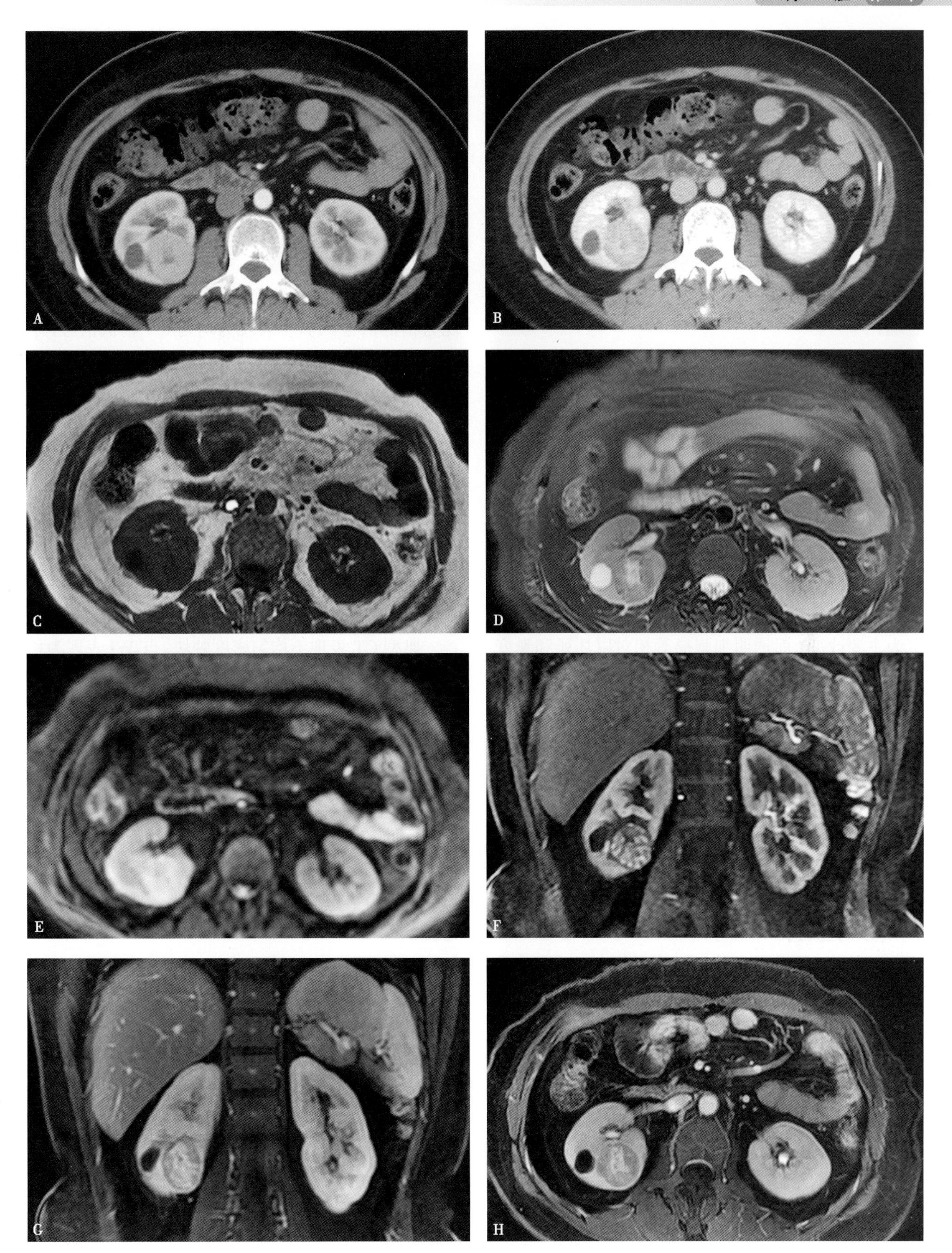

图 2-3-52　嗜酸细胞腺瘤

女，53 岁，发现右肾占位半年。CT 扫描（A、B）示，右肾中部后唇圆形肿物，边界清楚，平扫周边等密度，中央可见稍低密度区（"中央瘢痕"），增强扫描皮髓质其周边呈中度强化，肾实质期强化稍减低，中央低密度区略渐进强化。MRI 示，右肾肿物，边界清楚，T_1WI 同相位（C）等信号为主，中央稍低信号，反相位未见信号减低，T_2WI 及 T_2WI 脂肪抑制序列（D）周边呈等 / 稍低信号，中央呈高信号，DWI（E）高信号，增强扫描皮髓质其周边呈较明显度强化（F），肾实质期及延迟期（G、H）强化减低，中央区可见渐进及延迟强化。

续稍低强化，而纤维化较轻者增强扫描早期低强化、晚期可见延迟强化，部分瘢痕内无强化区也可为组织黏液样变。

【相关疾病】

中央瘢痕被认为是肾嗜酸细胞腺瘤的较为特征性表现，文献报道发生率在 >3cm 肿瘤中可达 60%，一般认为瘢痕的形成是由于肿瘤生长缓慢、长期缺血所致。另有文献报道部分肾嫌色细胞癌内亦可见轮辐征，在临床工作中少数肾透明细胞癌也有类似表现。

【分析思路】

中央瘢痕在不同肿瘤的发生率有所区别，嗜酸细胞腺瘤最多见，嫌色细胞癌偶见，透明细胞癌少见。但即便是嗜酸细胞腺瘤，综合报道也仅约 33% 可见，因此中央瘢痕征象的缺乏并不能排除嗜酸细胞腺瘤的诊断。

中央瘢痕的表现因间质成分的多少和分布有所区别。嗜酸细胞腺瘤的间质成分相对较为集中，且由于肿瘤良性生长缓慢，肿瘤中心缺血后以纤维增生为主要改变；而透明细胞癌等相对以坏死和囊变更为常见，且在肿瘤中分布更为广泛和散在；嫌色细胞癌是一种相对温和的恶性肿瘤，因此部分病变也可见轮辐状中央瘢痕样改变。从影像学表现来看大体相仿，发生于透明细胞癌者较嗜酸细胞腺瘤及嫌色细胞癌者形态更不规则，信号更加混杂。

对于有中央瘢痕的病灶的鉴别诊断，应结合临床基本信息，肿瘤其他部分的特征及有无淋巴结或转移等情况综合判断。

【疾病鉴别】

中央瘢痕在几种不同常见疾病的主要鉴别诊断如下：

1. **嗜酸细胞腺瘤**　为第二常见的肾脏良性肿瘤。通常肿瘤包膜完整，界限清晰，周围组织无受累征象。

CT 平扫常表现为等密度或稍低密度，缺乏出血、囊变、坏死征象。T_1WI 表现为稍低信号，T_2WI 表现为均匀稍低信号，中心星形瘢痕呈稍高信号。

增强扫描大部分呈富血供，中等 / 稍高强化，呈“快进慢出”模式，多于皮质期出现明显强化峰值，实质期保持较高强化，排泄期多低于肾实质。另有部分嗜酸细胞腺瘤表现出持续低强化或渐进强化的特征。

中央星形瘢痕是特征性改变，瘢痕形态多不规则，可呈线状、Y 形、圆形或轮辐状改变，CT 呈低密度，T_1 呈低信号、T_2 多呈高信号，完全或不完全填充式强化。部分病变出现节段性反转强化，有助于与肾癌鉴别。

2. **肾嫌色细胞癌**　肾嫌色细胞癌是发病率位列第三的肾细胞癌。肾嫌色细胞癌与嗜酸细胞腺瘤在起源、临床表现、影像表现及病理特点都具有许多相似点。通常包膜完整，界限清晰，密度均匀，缺乏出血、囊变、坏死征象。

CT 为密度均匀或较均匀的实性肿物。T_1WI 表现为稍低信号，T_2WI 表现为均匀等 / 稍低信号，中心星形瘢痕呈稍高信号，DWI 较高信号。

肾嫌色细胞癌为中等 / 乏血供肿瘤，其强化程度介于乳头状肾细胞癌和透明细胞癌之间，稍低或等于嗜酸细胞腺瘤。轮辐状强化及星状瘢痕出现较嗜酸细胞腺瘤少。

3. **肾透明细胞癌**　最常见的肾细胞癌，肾皮质起源，膨胀性生长。早期无症状，随着病变进展可出现血尿、腰痛、肿块这“三联征”。常有包膜，边界常清楚；易出现坏死、囊变、出血、钙化。

典型 CT 表现不均匀密度肿块。T_1WI 表现为稍低信号，T_2WI 表现为混杂高信号，DWI 混杂稍高信号。T_1WI 反相位较同相位可见弥漫信号稍减低（反映透明细胞癌的细胞内脂的存在），可与其他肿瘤鉴别。肾透明细胞癌是富血供肿瘤，增强扫描多呈典型的“快进快出”表现，皮质期明显不均匀强化，肿块内可见多发不规则无强化坏死区。肾透明细胞癌可见肾静脉瘤栓，淋巴结转移。

具有中央瘢痕征象的病变的主要鉴别诊断要点见表 2-3-17。

表 2-3-17　具有中央瘢痕征象的病变的主要鉴别诊断要点

疾病	征象出现率	鉴别要点
肾嗜酸细胞腺瘤	高	无细胞内脂质，较明显强化，反转强化
肾嫌色细胞癌	中	实性为主，坏死少见，无细胞内脂质，轻 - 中度强化
肾透明细胞癌	低	囊变坏死常见，有细胞内脂质，较明显强化

（二）角界面征

【定义】

角界面征（angular interface sign）是用来描述外生性肾肿物与肾实质的界面呈尖角状、楔形的征象，又可被称为“冰激凌蛋卷征”或“劈裂征”，通常认为良性肿瘤，尤其是外生为主的血管平滑肌脂肪瘤具有此征象，与之相对应，外生性肾肿块与肾实质的界面呈弧形或半圆形则被称为“杯口征”。对于角界面征阳性外生性肾肿物的外生部分，有研究者根据其凸起且向外翻起的形态命名为“蘑菇征”和“溢啤酒征”。

【病理基础】

对于角度界面征目前没有明确的病理生理学解释。有研究作者推测角界面征的出现是由良性和恶性肿块之间的生长模式差异引起的。

【征象描述】

“角界面征”的研究对象是外生性肾肿块，当肿瘤与肾实质界面呈尖角或楔形，具有可确定的顶点，且肿物局部外生性凸起于肾包膜外时，称为“角界面征”阳性，当肿瘤与肾实质界面呈弧形或半圆形，没有可确定的顶点时，称为“角界面征”阴性，典型病例见图 2-3-53。

【相关疾病】

“角界面征”阳性的情况，可见于肾脏的各种病变，包括肿瘤及非肿瘤病变，良性肿瘤及恶性肿瘤病变等，其中最常见于血管平滑肌脂肪瘤，文献报道约达 76%。除血管平滑肌脂肪瘤，“角界面征”阳性还见于肾脓肿、嗜酸细胞腺瘤、乳头状肾细胞癌，透明细胞肾癌、肾囊肿、多房囊性肾瘤、淋巴瘤等。“角界面征”对于区分肿瘤性和非肿瘤性肾脏小肿块没有帮助，但它有助于区分良性肿瘤和恶性肿瘤。

【分析思路】

“角界面征”阳性最常见血管平滑肌脂肪瘤，分析思路如下：

第一，定位：病灶为肾脏原发的外生性病变。

第二，分析界面征象：肿瘤与肾实质界面呈尖角或楔形，具有可确定的顶点。由于肿物与肾脏的相对位置不同，需要多角度或多平面进行分析、判断。

第三，结合患者的临床病史、查体及其他影像学征象，可缩小鉴别诊断范围。

【疾病鉴别】

“角界面征”在几种不同常见疾病的主要鉴别诊断如下：

1. **肾血管平滑肌脂肪瘤**　肾血管平滑肌脂肪瘤是肾最常见的良性肿瘤，女性发病率高，多为体检发现。肿瘤由血管、平滑肌及脂肪 3 种成分组成，各种成分在肿瘤中所占比例变化较大。密度不均，典型的血管平滑肌脂肪瘤内可见脂肪密度，增强扫描肿瘤内血管成分明显强化，实质期和分泌期对比剂廓清较慢，肿瘤内脂肪成分无强化。少脂肪型血管平滑肌脂肪瘤增强扫描皮质期肿瘤强化低于肾皮质高于肾髓质，形成小网格状，无结节强化，实质期仍为较高密度，病理上为多条血管影。当肿瘤合并出血、破裂时，呈大片状不均匀高密度影。AML 是良性肿瘤，呈膨胀性生长，一般位于肾实质，多向肾轮廓外突出，向肾盂方向生长较少，因此常出现“角界面征”阳性的征象。

2. **肾透明细胞癌**　最常见的肾细胞癌，肾皮质起源，膨胀性生长。早期无症状，随着病变进展可出现血尿、腰痛、肿块这“三联征”。常有包膜，边界常清楚；易出现坏死、囊变、出血、钙化。

典型 CT 表现不均匀密度肿块。T_1WI 表现为稍低信号，T_2WI 表现为混杂高信号，DWI 混杂稍高信号。T_1WI 反相位较同相位可见弥漫信号稍减低（反应透明细胞癌的细胞内脂的存在），可与其他肿瘤鉴别。肾透明细胞癌是富血供肿瘤，增强扫描多呈典型的“快进快出”表现，皮质期明显不均匀强化，肿块内可见多发不规则无强化坏死区。肾透明细胞癌可见肾静脉瘤栓，淋巴结转移。

具有“角界面征”的病变的主要鉴别诊断要点见表 2-3-18。

表 2-3-18　具有“角界面征”的病变的主要鉴别诊断要点

疾病	血管平滑肌脂肪瘤	肾透明细胞癌
征象出现率	高	低
脂肪	成熟脂肪	细胞内脂质
假包膜	无	有
坏死	少	囊变坏死常见
强化	强化低或中度	明显强化

（三）熊掌征

【定义】

“熊掌征”（bear paw sign）是指在断面影像上肾盂粘连收缩，而肾盏扩张，肾皮质变薄，扩张的肾盏形似熊脚掌的征象，它是黄色肉芽肿性肾盂肾炎的一个重要特征性征象。

【病理基础】

黄色肉芽肿性肾盂肾炎是一种慢性肉芽肿过程，被认为是亚急性 / 慢性感染导致慢性但不完全免疫反应的结果。最常见的是大肠埃希菌和奇异变形杆菌感染。其特征是肾实质损害、肉芽肿性脓肿及肾间质大量含脂肪的巨噬细胞聚积。含脂肪的巨噬细胞堆积。肾脏最终被大量反应性组织取代，伴

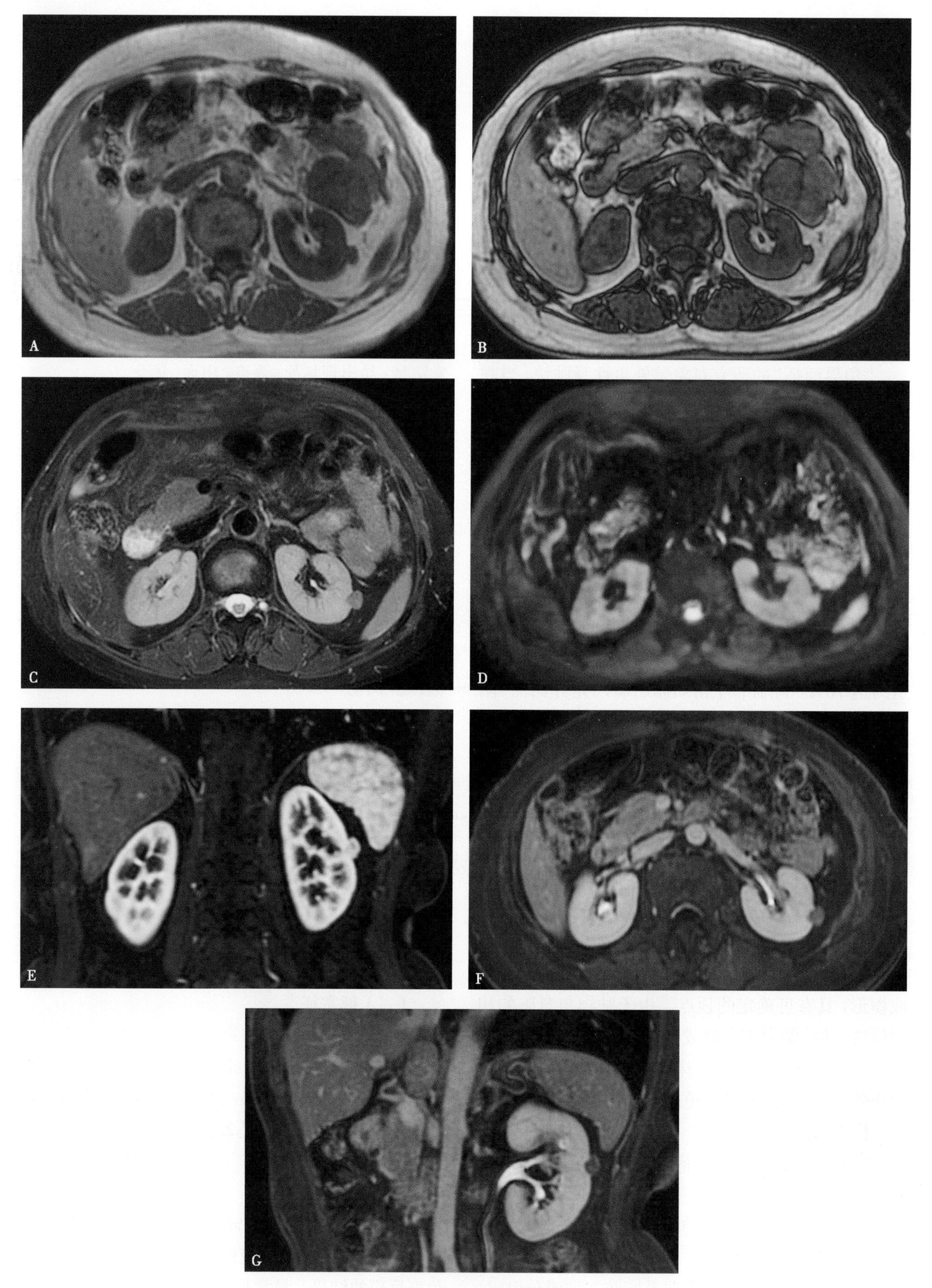

图 2-3-53 血管平滑肌脂肪瘤

女，64岁，发现左肾占位半月。MRI示，左肾中部结节，部分突出肾轮廓外，约1.0cm×0.9cm，边界尚清楚，与肾实质界面呈楔形，“角界面征”阳性，T_1WI同相位（A）等信号为主，局灶反相位（B）较同相位信号略减低，T_2WI及T_2WI/FS（C）稍低信号，DWI（D）中高信号，增强扫描早期（E）不均匀明显强化，延迟期（F、G）强化程度减低。

有不同程度的肾积水，其环绕在鹿角形结石（90%可见）周围。炎症过程最终可延伸至肾周围组织，甚至邻近器官。

【征象描述】

"熊掌征"表现为以肾盂肾盏为中心肾实质内多发囊性占位，其中部分囊为结石梗阻所致的肾积水，部分为黄色肉芽肿的脓腔；通常肾盏扩张为主，肾盂扩张常常不显，增强后，病变实性部分均匀强化，坏死区无强化，低密度区边缘环形强化。患肾体积增大或局限性隆起。常常伴有集合系统结石；肾皮质变薄；肾窦脂肪组织减少，多为慢性炎性反应性纤维组织增生所替代；肾周筋膜增厚、肾周间隙渗出积液，严重时可形成脓肿累及腰大肌。腹部X线平片典型的表现是受累的肾脏增大并有鹿角状结石，同侧腰大肌边缘模糊。超声显示肾脏轮廓变形，正常结构消失，中央可探及结石声影。典型病例展示参阅图2-2-7。

【相关疾病】

"熊掌征"主要见于黄色肉芽肿性肾盂肾炎（XGP）。本病在任何年龄均可发病，但以50～70岁多见；女性患者明显多于男性。一般仅有单侧肾脏受累，罕有双侧病变；绝大多数患者肾区疼痛及反复发作的尿路感染，尿频、尿急、尿痛，多为不规则发热、全身不适、乏力、厌食、消瘦和便秘。多数患者有结石、尿路梗阻或糖尿病史，部分患者可触及腰部肿块，伴有高血压表现。常有白细胞尿，血尿少见。尿细菌培养绝大部分均呈阳性，血液检查常见贫血、白细胞计数增加和血沉加快。

【分析思路】

"熊掌征"主要见于黄色肉芽肿性肾盂肾炎，正确的诊断需要典型的影像学征象结合患者的临床病史、查体及实验室检查。

【疾病鉴别】

1. **肾结核**　20～40岁青壮年，男性多见。肾外形改变（积水或自截）。肾盂、肾盏及输尿管不规则狭窄增厚，串珠样。分离性"肾积水"。早期：肾实质内低密度影，边缘不整，增强扫描其壁呈环状强化，并可有对比剂进入（结核性空洞）。进展期：破坏的肾盏肾盂狭窄，部分肾盏乃至全部肾盏、肾盂扩张，呈多个囊状低密度影，CT值略高于水，肾盂壁增厚。晚期：多发点状或不规则钙化，甚至全肾钙化（表2-3-19）。

2. **肾脓肿**　起病急，发热及泌尿系感染症状明显，无结石或钙化。早期炎症期：表现肾实质内略低密度肿块，增强检查可有轻度不规则强化。脓肿成熟期：表现为类圆形均一低密度病变，增强检查病变周边（脓肿壁）呈环状明显强化，中心脓腔低密度无强化，脓肿内可见液气平面和气泡。感染蔓延期：肾周脂肪密度增高；并有脓肿时，表现肾周和肾旁脂肪间隙消失，代之以混杂密度肿块，增强检查表现为规则或不规则单发或多发环状强化。

表2-3-19　结核和黄色肉芽肿性肾盂肾炎主要鉴别诊断要点

疾病	结核	黄色肉芽肿性肾盂肾炎
肾盂肾盏	虫蚀状，早期狭窄，后同步扩张	不同程度扩张，边界模糊不清
低密度区	空洞，对比剂可进入	脓液，脂质，肉芽肿无对比剂
结石/钙化	钙化，不规则点状、壳状，或者弥漫	鹿角状大结石
实验室检查	抗酸杆菌	其他细菌或泡沫细胞

（张　瑾　姚　晋　陈　雁　赵心明）

第四节　浸润性生长肾脏实性病变

【定义】

浸润性生长肾脏实性病变（infiltrative renal mass，IRM）是指在一个或多个明显/明确的区域与正常肾实质界限不清、形态不规则的肿块。肾肿瘤浸润性生长被认为是患者生存的独立预测因素，肿块一般较大，伴有晚期局部区域扩散和早期转移，肿瘤生长迅速。

【病理基础】

浸润性肾脏病变通常代表恶性肿瘤，但浸润性生长包括多种疾病：原发性肾皮质、髓质和肾盂肿瘤、淋巴组织增生性病变（如淋巴瘤等）、转移及各种感染、炎症、免疫介导的肿瘤样病变（急性肾盂肾炎、脓肿、结核、黄色肉芽肿性肾盂肾炎、肾梗死及IgG4相关肾病等）。不同疾病病理基础也不尽相同。

1. **浸润性生长肾皮质肿瘤**　主要为肾细胞癌（renal cell carcinoma，RCC），其中肾透明细胞癌是最常见的肾细胞癌亚型（60%～85%），乳头状肾细胞癌是RCC第二常见的亚型（7%～14%），肾嫌色细胞癌占RCC的4%～10%。只有约6%的肾细胞癌表现为浸润性肿块，任何具有肉瘤样或横纹肌样分化的RCC亚型表现为浸润性生长。大体上，肿块表现为无包膜的实性肿块，出血、坏死及囊变常见，可侵犯肾盂及周围组织，下腔静脉及肾静脉瘤栓，局部淋巴结及远处脏器转移。镜下，肾透明细胞癌癌细胞胞质透明空亮，肿瘤丰富的血管网；乳头状肾细胞癌以乳头状或小管乳头状为特点，乳头核心可见泡沫状巨噬细胞和胆固醇结晶；肾嫌色细胞癌癌细胞大而浅染，细胞膜非常清晰，胞质呈颗粒状，核周有空晕。

2. **肾髓质肿瘤** 主要为肾髓质癌和肾集合管癌。大体上，肿块表现为无包膜的实性肿块，出血、坏死及囊变常见，可侵犯肾盂及周围组织，下腔静脉及肾静脉瘤栓，局部淋巴结及远处脏器转移。镜下，肾髓质癌为低分化癌细胞排列呈腺样囊性结构，较多的中性粒细胞浸润，可见镰状红细胞；肾集合管癌癌细胞具有腺癌和移性细胞癌的特点，不规则成角的腺管或乳头状腺管样结构，被覆细胞呈平头鞋钉状。

3. **浸润性生长的肾盂肿瘤** 主要为尿路上皮癌和鳞状细胞癌。大体标本上呈浸润性生长，宽基底及较大的乳头状结节，肾盂壁增厚。镜下，肾盂尿路上皮异型性或发育不良，固有层异常的纤维血管核心。

4. **肾淋巴瘤** 大体上，结节型表现为肾内单发或多发实性结节，弥漫性表现为双肾增大，皮髓质界限不清，部分肾周或腹膜后淋巴结融合成块，包绕血管。镜下常见为非霍奇金淋巴瘤（B 细胞和 T 细胞型），另外少见的为霍奇金淋巴瘤。

5. **肾转移瘤** 原发于肾外的恶性肿瘤通过血循环转移至肾，转移至肾的恶性肿瘤主要来源于肺、乳腺、胃、胰腺、结肠和食管，其中以肺最常见。病理所见根据不同的原发瘤表现不同。

6. **黄色肉芽肿性肾盂肾炎** 黄色肉芽肿性肾盂肾炎根据累及范围分为弥漫型和局限型，以弥漫型最为常见。弥漫型大体上可见肾明显增大，多数肾实质破坏，肾周脂肪间隙模糊；肾盂肾盏表面或肾实质内可见大小不等的黄色瘤样肿物，扩张的肾盂内可见鹿角状结石。局灶性大体上呈肾局部肿物，切面呈黄白色固体或半固体样结构。镜下，浆细胞、组织细胞、载脂泡沫细胞弥漫性浸润，聚集形成黄色肉芽肿，泡沫细胞包含中性脂肪细胞和胆固醇酯，对氨基水杨酸染色阳性。

7. **急性肾盂肾炎** 大体表现：轻者肾乳头表面黏膜充血、溃疡，重者肾肿大，肾盂狭窄，可见小脓肿形成，脓肿主要位于肾上盏或下盏。镜下：肾小管或间质坏死，单核细胞浸润及纤维化。

8. **肾脓肿** 大体病理及手术所见为边缘清晰的圆形厚壁囊性肿块，内壁光滑，镜下表现为感染性坏死组织。

9. **肾结核** 大体病理过程与肾结核类似，常多行性、多种病变共存，如增殖性病灶、干酪样肉芽肿、空洞、纤维化、钙化等。分期：病理性肾结核，无泌尿系症状，多数自愈；早期肾结核，无痛性肉芽血尿；中晚期肾结核，累及肾盂、输尿管及膀胱；晚期肾结核，表现为“肾自截”或“自截肾”，全肾纤维萎缩、干酪空洞、硬结及钙化混合存在，肾功能几乎完全丧失，干酪样物质中还有活结核分枝杆菌。

10. **肾梗死** 大体病理可见楔形梗死（白色或苍白色），肾动脉栓子或外伤性撕裂，进展期肾体积增大，晚期体积减小。镜下可见局限性或全肾的缺血性改变，肾坏死、纤维化及瘢痕。

11. **IgG4 相关肾病** 典型特征是密集的淋巴浆细胞浸润和席纹状纤维化，病灶内观察到高比例的浆细胞，IgG4 染色阳性。

【征象描述】

1. **发病位置** 浸润性肾细胞癌（肾透明细胞癌、乳头状肾细胞癌、肾嫌色细胞癌）发生于肾皮质，肾髓质癌和肾集合管癌发生于肾髓质，尿路上皮癌和鳞状细胞癌发生于肾盂，肾淋巴瘤、肾转移瘤、急性肾盂肾炎、肾脓肿及肾结核可发生于肾皮质、髓质及肾周，黄色肉芽肿性肾盂肾炎及 IgG4 相关肾病可累及皮质、髓质、肾盂及邻近脏器，肾梗死可发生于皮质及髓质。

2. **强化方式** 肾透明性细胞癌明显不均匀强化，呈“快进快出”改变，肿瘤坏死、囊变多见；浸润性乳头状癌亦可见出血、坏死、钙化等，呈“缓慢升高型”强化方式；嫌色细胞癌强化相对单一，坏死区相对少见。肾髓质癌和肾集合管癌轻中度渐进性延迟强化。肾盂肿瘤的血供少许肾实质肿瘤，大多呈轻中度强化。肾淋巴瘤轻度强化、无坏死，肾转移瘤多表现轻度强化，黄色肉芽肿性肾盂肾炎呈现不均匀强化，急性肾盂肾炎无 - 轻度强化，肾脓肿典型强化方式是环形强化，肾梗死强化方式是无强化楔形区及皮质边缘强化，IgG4 相关肾病呈轻度渐进性强化；肾结核早期呈现轻中度强化，进展期延迟扫描可见对比剂进入囊性灶内。

3. **分布侧别** 肾转移瘤、肾淋巴瘤、IgG4 相关肾病多发生于双侧肾脏，肾透明细胞癌、乳头状肾细胞癌、肾嫌色细胞癌、肾髓质癌、肾集合管癌、尿路上皮癌、鳞状细胞癌、肾脓肿、急性肾盂肾炎、肾梗死及黄色肉芽肿性肾盂肾炎一般发生于一侧肾脏。

4. **单发或多发** 肾透明细胞癌、乳头状肾细胞癌、肾嫌色细胞癌、肾髓质癌、肾集合管癌、尿路上皮癌、鳞状细胞癌及肾脓肿多为单发病灶，黄色肉芽肿性肾盂肾炎一般呈多发弥漫性囊实性肿块，急性肾盂肾炎、肾结核及肾梗死可单发亦可见多发病灶；肾淋巴瘤、肾转移瘤及IgG4相关肾病多表现为多发病灶。

5. **T_2WI呈低信号** 乳头状肾细胞癌、肾转移瘤、肾淋巴瘤及IgG4相关肾病T_2WI多为低信号。

6. **CT平扫高密度** 乳头状肾细胞癌，肾嫌色细胞癌，淋巴瘤CT平扫上可呈高密度改变。

7. **伴随征象** 肾透明细胞癌出血、坏死、囊变常见，浸润性乳头状癌亦可见出血、坏死、钙化等，肾细胞癌易出现下腔静脉及肾静脉癌栓形成。肾髓质癌一般好发于镰状细胞贫血的年轻人，易出现转移；肾集合管癌容易坏死，转移发生早，容易侵犯肾盂，但是很少输尿管种植。浸润性肾盂尿路上皮癌可见腹膜后淋巴结、肺部及骨质的转移，很少有静脉侵犯。鳞状细胞癌早期具有转移倾向(转移到肺、肝脏及骨)，常伴发慢性肾结石。肾淋巴瘤常伴腹膜后淋巴结肿大或增多。肾转移瘤可见出现囊变、坏死、出血和钙化，下腔静脉及肾静脉侵犯不常见。气液平、外周水肿带是肾脓肿的主要伴随征象。病肾体积增大、皮质变薄、肾窦脂肪减少、伴鹿角状肾结石强烈提示黄色肉芽肿性肾盂肾炎。肾盂及输尿管"串珠样"改变是肾结核的主要伴随征象。IgG4相关肾病常伴发胰腺肿胀及胆道壁增厚等。

8. **血管漂浮征** 病灶包绕肾血管，肾血管呈推移改变，狭窄及闭塞少见。它是肾淋巴瘤的一个重要特征性征象。

9. **熊掌征** 在断面影像上肾盂粘连收缩，而肾盏扩张，肾皮质变薄，扩张的肾盏形似熊的脚掌的征象，它是黄色肉芽肿型肾盂肾炎的一个重要特征性征象。

10. **皮质边缘征** 双肾多发楔形低密度影，未见明显强化，可见边缘皮质强化，即"皮质边缘征"，是肾梗死的一个重要特征性影像学征象。

【相关疾病】

浸润性生长肾脏实性病变包括原发性肾皮质、髓质和肾盂肿瘤、淋巴组织增生性病变(如淋巴瘤等)、转移及各种感染、炎症、免疫介导的肿瘤样病变(见表2-4-1)。

典型的浸润性生长肾脏实性病例及相关征象展示见图2-4-1～图2-4-12。

【分析思路】

浸润性生长肾脏实性病变具体分析思路如下所示，可参考图2-4-13。

第一：首先明确病人是否有肿瘤病史，如果有，则需要把肾转移瘤放在第一位；如果没有肿瘤病史，下一步再观察病变是单侧还是双侧受累。

第二：如果是双侧受累，则需要把肾淋巴瘤、肾转移瘤及IgG4相关肾病放在首位考虑，如果双肾多发肿块或结节伴腹膜后淋巴结肿大或增多，腹膜后肿块或结节直接累及肾脏是诊断肾淋巴瘤的主要依据，若出现"血管漂浮征"则可以更进一步支持肾淋巴瘤的诊断。双肾多发实性小结节伴恶性肿瘤的患者，肾转移瘤需要优先考虑。结合血清IgG4指标升高、影像学发现胰腺、胆道系统等异常，应考虑IgG4相关疾病。

第三：如果是单侧受累，下一步就观察病变主要累及部位。如果是肾皮质受累为主，则需要把肾细胞癌和感染、炎性病变放入其中考虑，肾透明细胞癌强化特点是明显不均匀强化，呈"快进快出"改变，其囊变、坏死及出血相对比较常见。乳头状肾细胞癌亦可见出血、坏死、钙化等，呈"缓慢升高型"强化方式，T_2WI上多呈低信号改变。肾嫌色细胞癌强化相对单一，坏死区相对少见。有明显临床症状，如发热、腰痛、脓尿等；多数尿培养阳性，一般提示肾脓肿，病灶内见气体、"气液平"，外周见水肿带，DWI上可见液体成分呈高信号，增强环形强化，则

表2-4-1 浸润性肾脏实性病变相关疾病

肾皮质肿瘤	肾髓质肿瘤	肾盂肿瘤	淋巴组织增生性病变	肾转移瘤	感染、炎症、免疫介导的肿瘤样病变
ccRCC，pRCC，chRCC的非典型生长模式 伴或不伴肉瘤样分化/横纹肌样分化	肾髓质癌 肾集合管癌	尿路上皮细胞癌 鳞状细胞癌	肾淋巴瘤		急性肾盂肾炎 肾脓肿 黄色肉芽肿性肾盂肾炎 肾梗死 IgG4相关肾病

注：ccRCC、pRCC、chRCC分别是肾透明细胞癌、乳头状肾细胞癌、肾嫌色细胞癌。

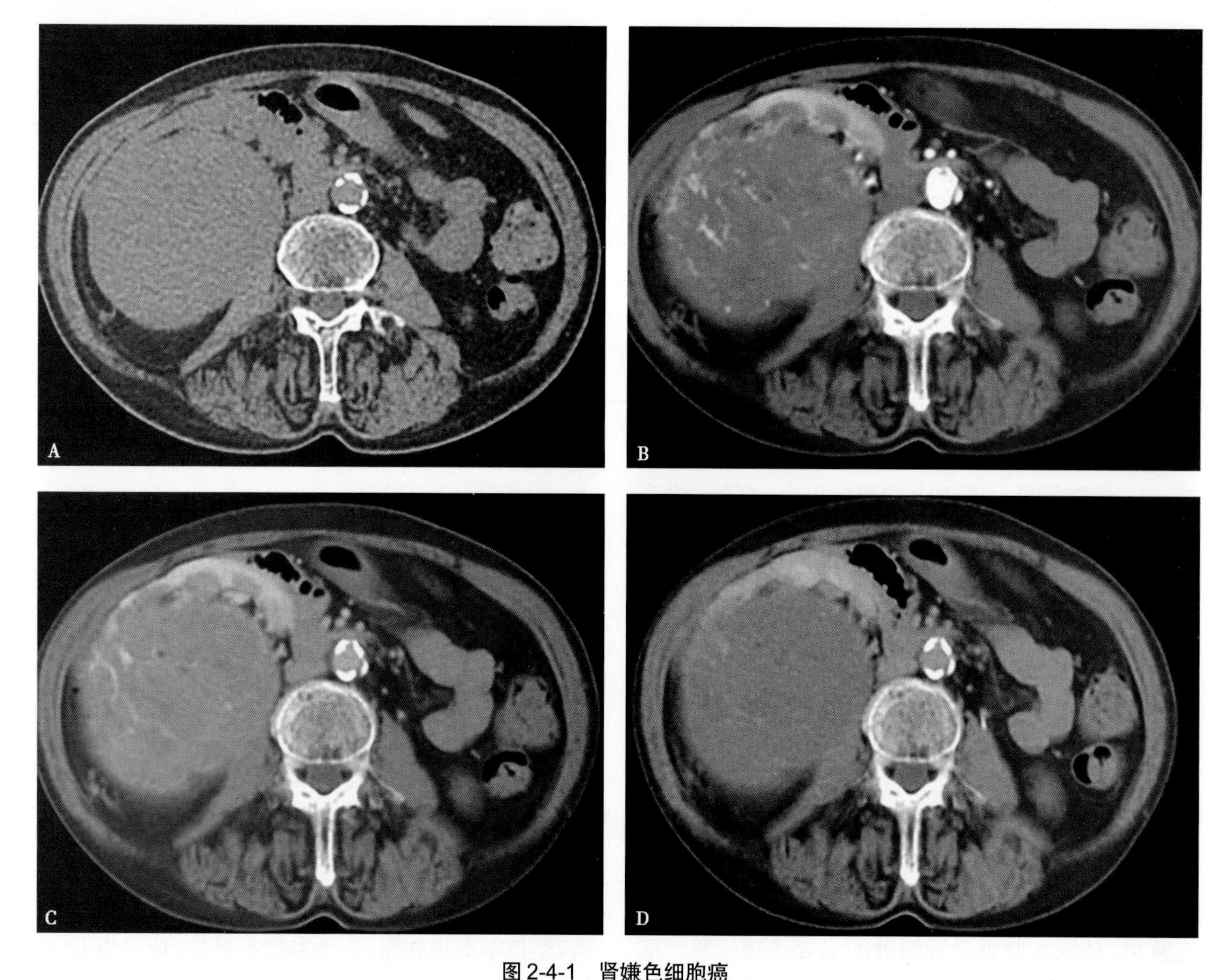

图 2-4-1 肾嫌色细胞癌

A～D. 右肾软组织密度肿块，边界不清，肿块较大，密度相对较均匀，未见明显坏死出血改变，轻中度不均匀强化。病理：右肾嫌色细胞癌。

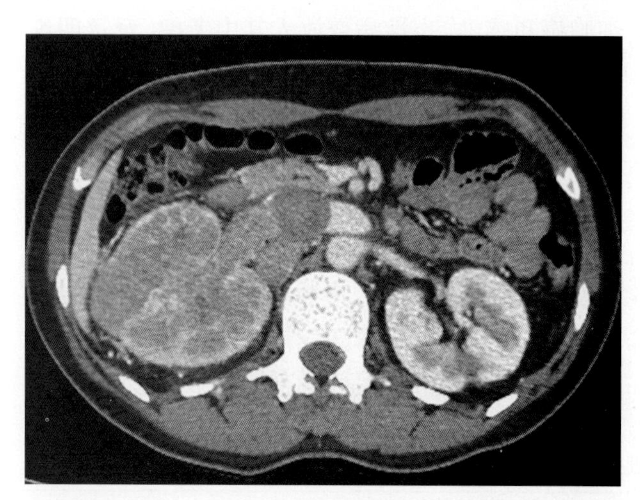

图 2-4-2 肾细胞癌伴下腔静脉及肾静脉癌栓形成

右肾浸润性肿块，边界不清，下腔静脉及肾静脉可见充盈缺损改变，肾门可见肿大淋巴结。

病理：（右）肾高级别肾细胞癌伴下腔静脉及肾静脉癌栓形成、肾门淋巴结转移。

更进一步支持肾脓肿的诊断。有鹿角形结石、反复尿路感染或糖尿病的病史；尿泡沫细胞多为阳性，肾脏体积增大，可见“熊掌征”及液液平，则支持黄色肉芽肿性肾盂肾炎的诊断。肾盏“虫蚀样改变”、“自截肾”、肾盂及输尿管呈“串珠样”改变，再结合患者有肺结核病史，表现尿频、尿急、尿痛等膀胱刺激征象；尿结核分枝杆菌培养阳性，则支持肾结核的诊断。临床症状明显，如剧烈腹痛，恶心，呕吐，蛋白尿和血尿，形如楔形或扇形，尖端指向肾门，T_1WI 低信号，T_2WI 高信号，增强扫描病灶不强化，则提示肾梗死。如果病灶位于肾髓质，患者为年轻患者，则需要考虑肾集合管癌和肾髓质癌，若患者有镰状细胞贫血，则进一步考虑为肾髓质癌，若无镰状细胞贫血，则把肾集合管癌放前面考虑。如果病灶累及肾窦和皮质，向集合系统延伸，则需要考虑尿路上皮癌，另外肾细胞癌和感染、炎性相关疾病也要考虑，尿路上皮癌相对比较均质，一般无坏死、囊变等。

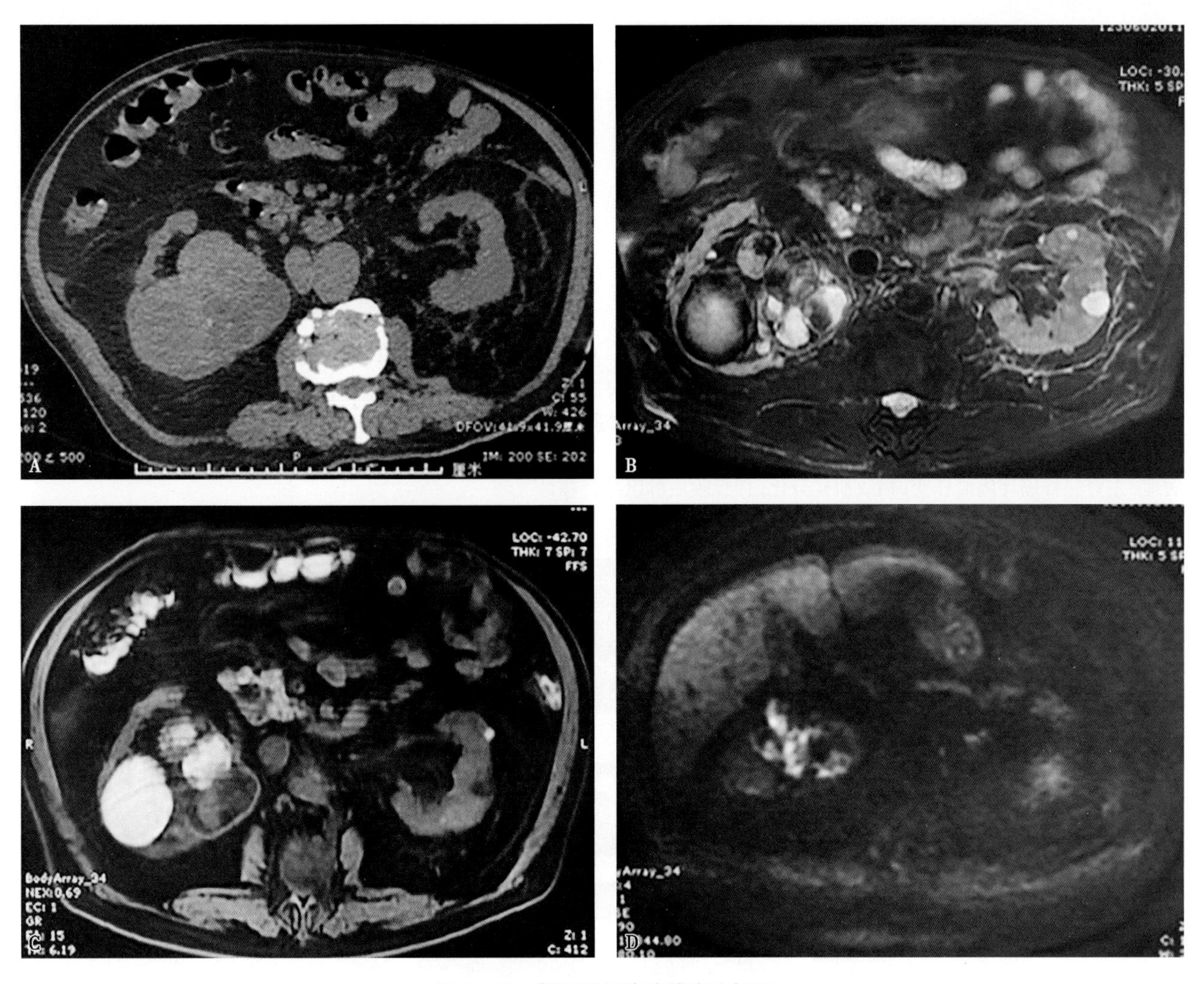

图 2-4-3　肾透明细胞癌伴出血坏死

右肾可见混杂密度肿块（A 图所示），呈浸润性生长；B～D 分别是 T_2WI、T_1WI 和 DWI 图，可见肿块信号不均，可见出血（短 T_1 信号）及囊变（长 T_1 长 T_2 信号区），DWI 上呈不均匀高信号改变。

病理：（右）肾肾透明细胞癌，可见肿瘤性坏死，可见肾窦及肾盂肾盏侵犯。

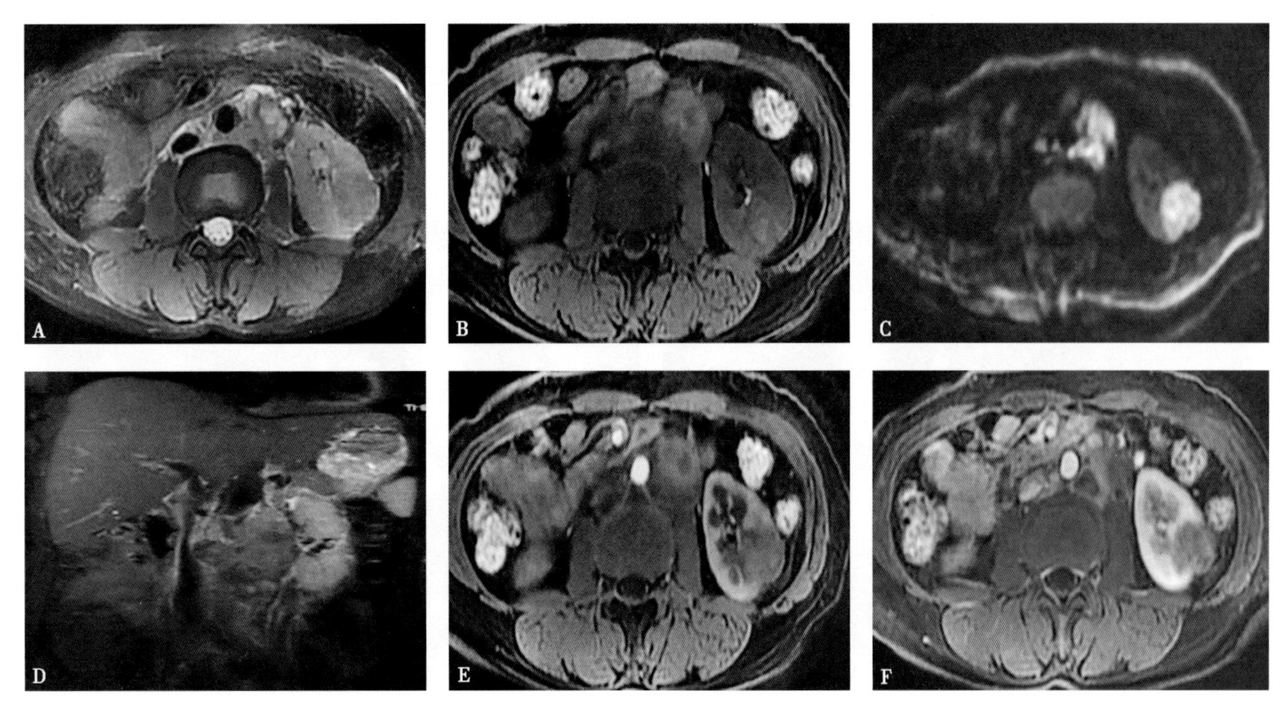

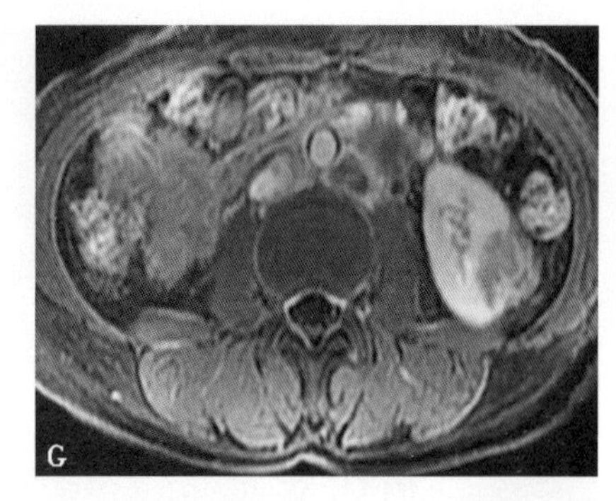

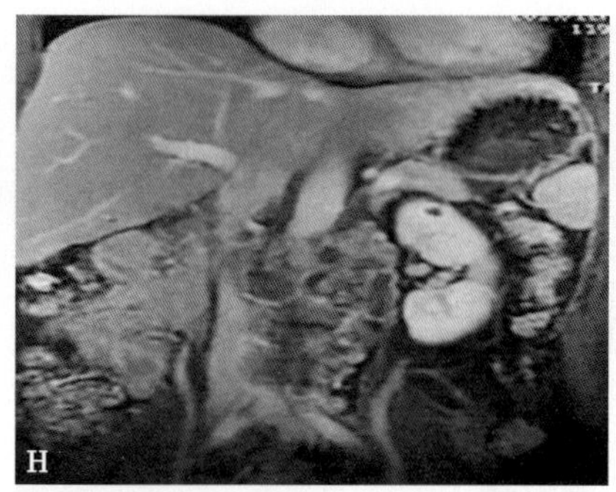

图 2-4-4 肾髓样癌

45 岁女性，左侧腰腹痛伴贫血。左肾可见稍长 T_1 稍长 T_2 信号肿块，内可见少许短 T_1 信号，腹膜后可见肿大淋巴结（A、B 和 D 图所示）；DWI 上肿块及腹膜后肿大淋巴结呈高信号（C）；增强上肿块呈渐进性不均匀轻中度强化（E、F 和 G 图所示）；腹膜后淋巴结呈不均匀强化（H）。

病理：左肾髓样癌伴肉瘤样变、横纹肌样分化，伴腹膜后淋巴结转移。

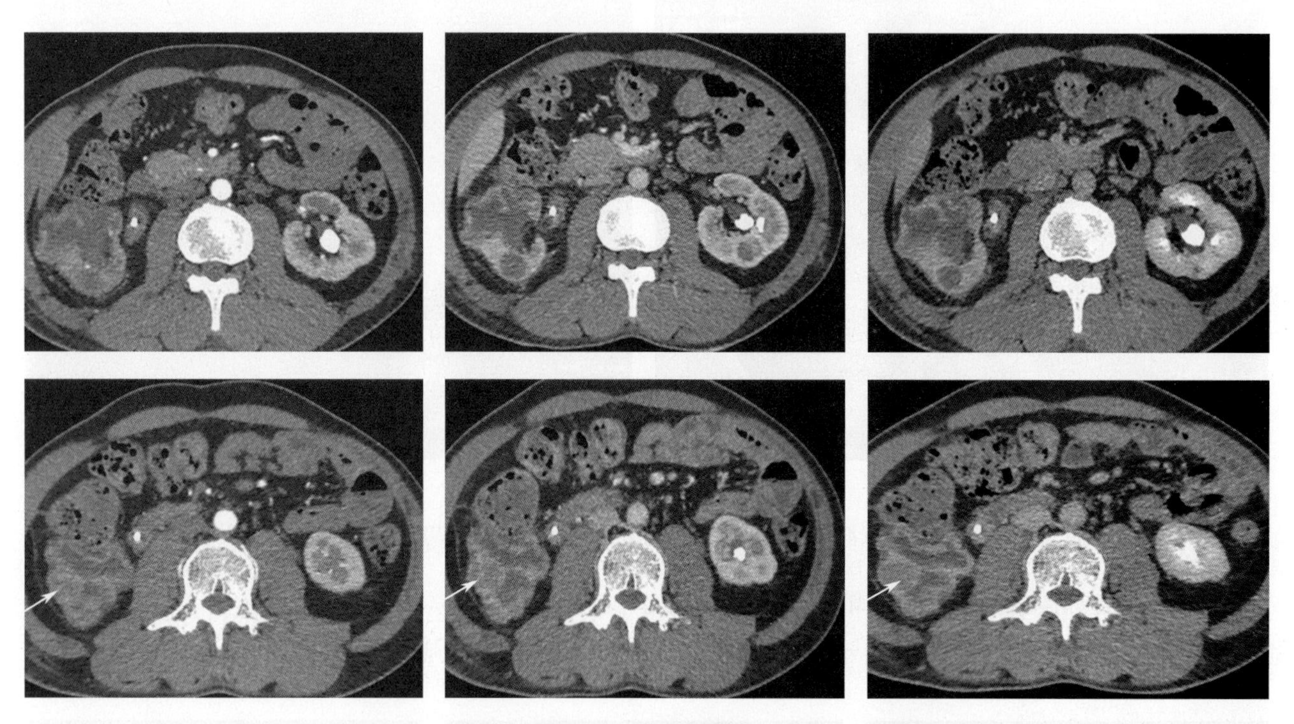

图 2-4-5 肾集合管癌

44 岁男性，无明显诱因出现间歇性右侧腰部胀痛及全程肉眼血尿。右肾可见浸润性肿块，可见“湖泊样”液化坏死，呈轻度强化，累及肾盂输尿管连接处，并可见囊实性结节（箭头所示），结节壁可见肾盂期延迟强化的特征。

病理：肾集合管癌。

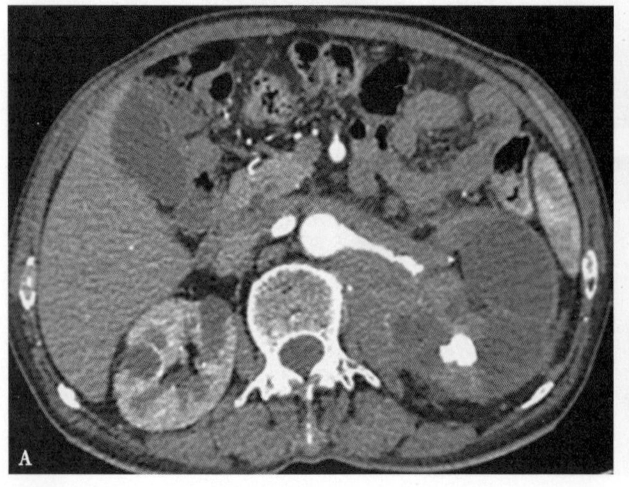

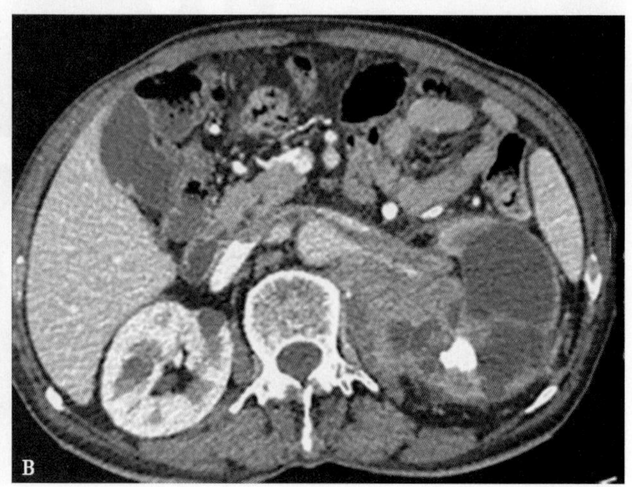

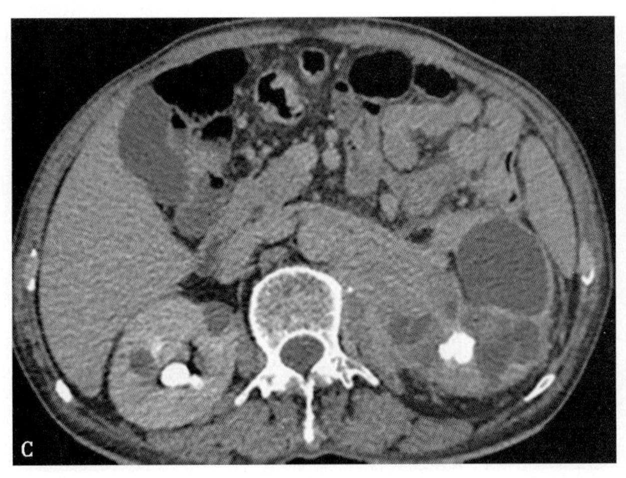

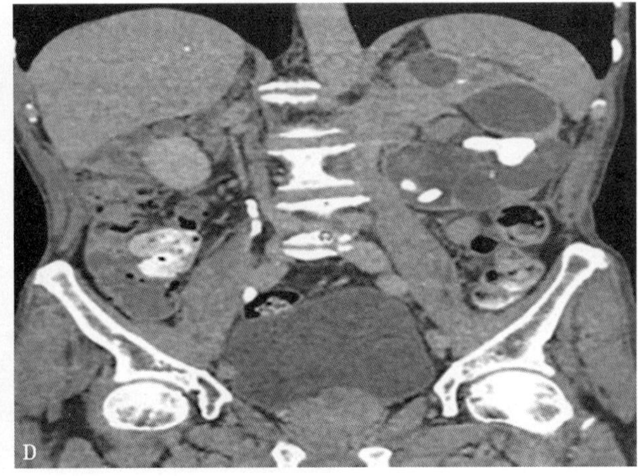

图 2-4-6　肾盂高级别浸润性尿路上皮癌

A～D 图分别是 CT 动脉期、门脉期、延迟期轴位及延迟期冠状位图。左肾盂可见软组织密度肿块影，侵犯肾动静脉，肾门区可见肿大淋巴结。病理：(左侧) 肾盂高级别浸润性尿路上皮癌，肿瘤侵犯肾盂、肾门脂肪及相邻肾组织，伴“肾门”淋巴结转移；肿瘤广泛侵犯神经，并侵犯血管壁伴各级脉管内癌栓形成。

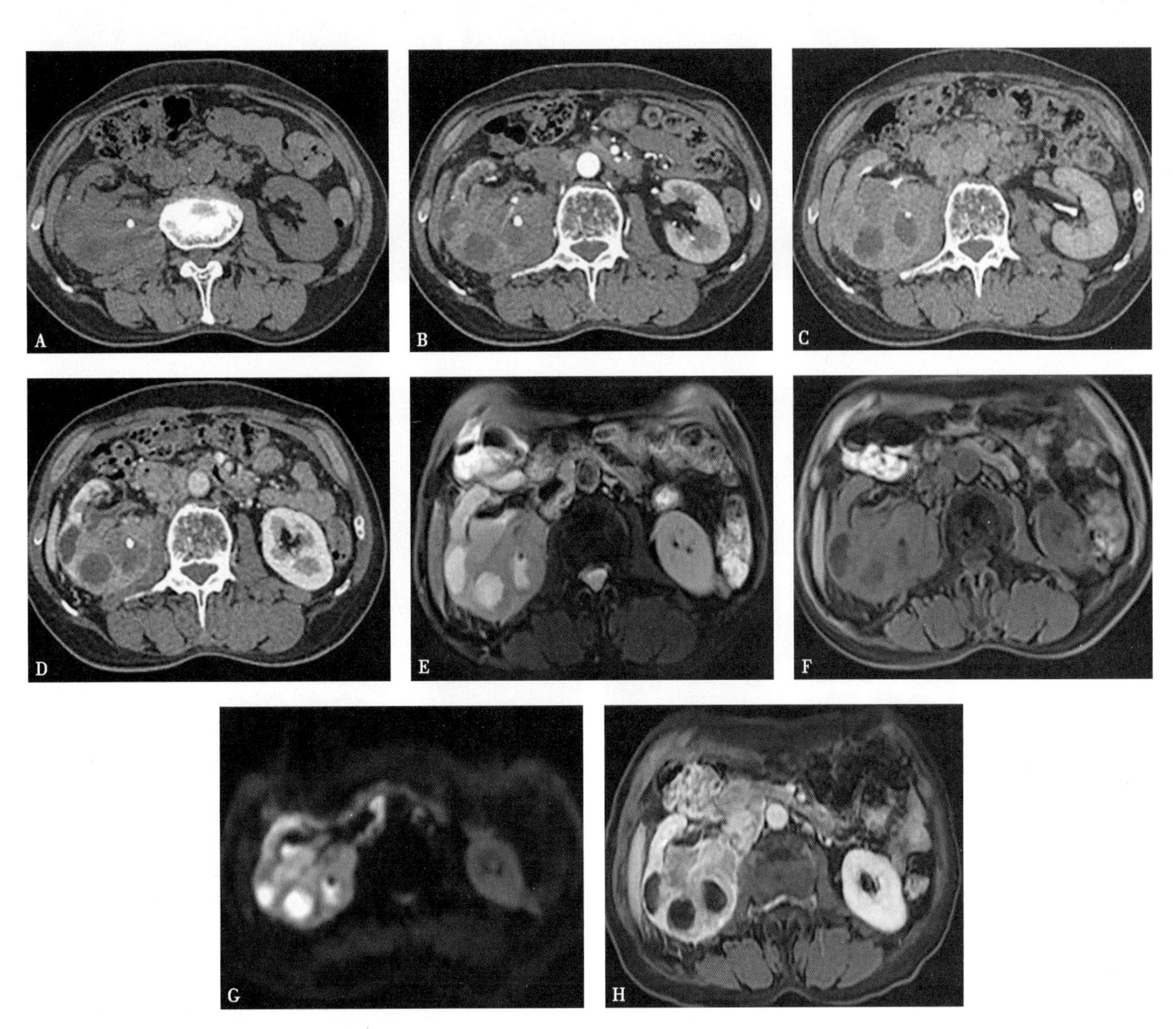

图 2-4-7　肾鳞状细胞癌

A～H 图分别是 CT 平扫、CT 增强动脉期、CT 增强静脉期、CT 增强延迟期图，T_2WI 图、T_1WI 图、DWI 图及 PWI 图。右肾结石伴浸润性肿块，肿块 CT 平扫呈软组织密度影，T_2WI 上呈稍高信号，T_1WI 上呈稍低信号，DWI 上可见轻度弥散受限改变，可见轻度强化；可见肾积水，可见腔外侵犯。

病理提示：右肾中分化鳞状细胞癌。

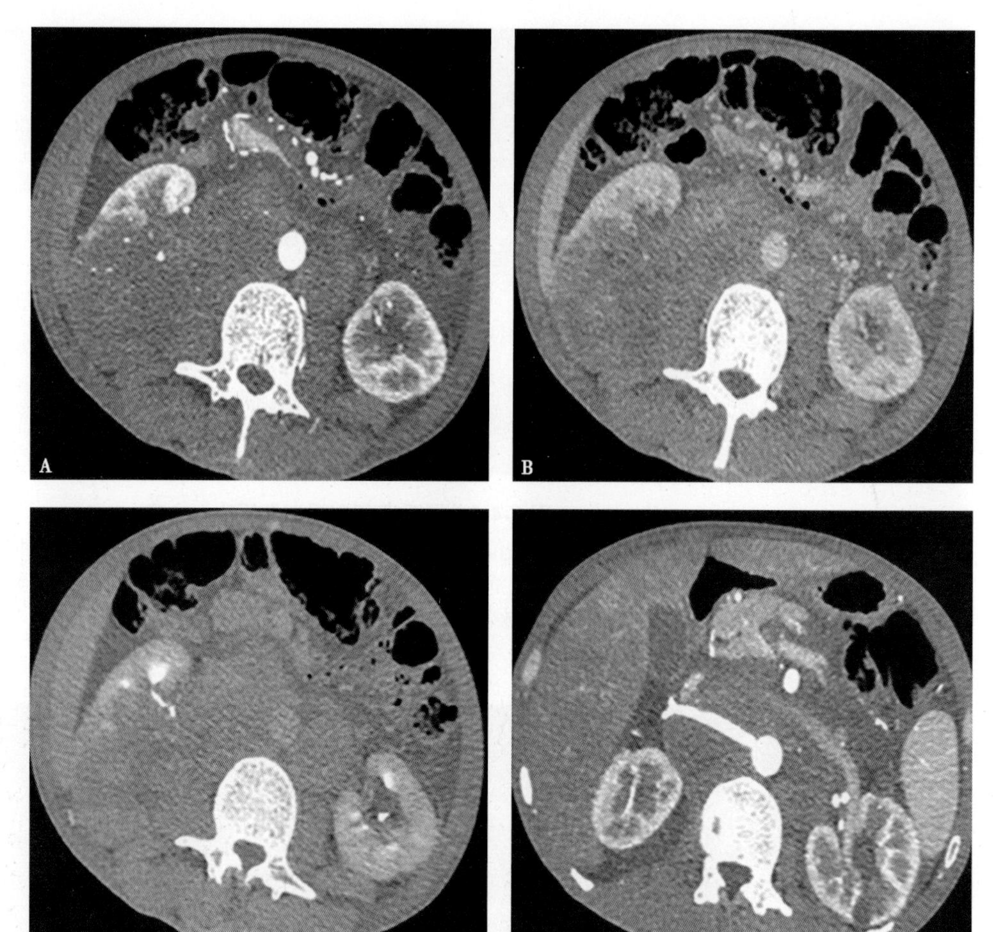

图 2-4-8 弥漫性大 B 细胞淋巴瘤

A～C 图分别是动脉期、静脉期及延迟期图，可见右肾浸润性肿块，呈稍低密度改变，轻度强化，边界不清，伴腹膜后多发结节及肿块影，与右肾病灶分界不清。D 图显示肿块包绕右肾动脉呈“血管漂浮征”改变。病理：弥漫性大 B 细胞淋巴瘤。

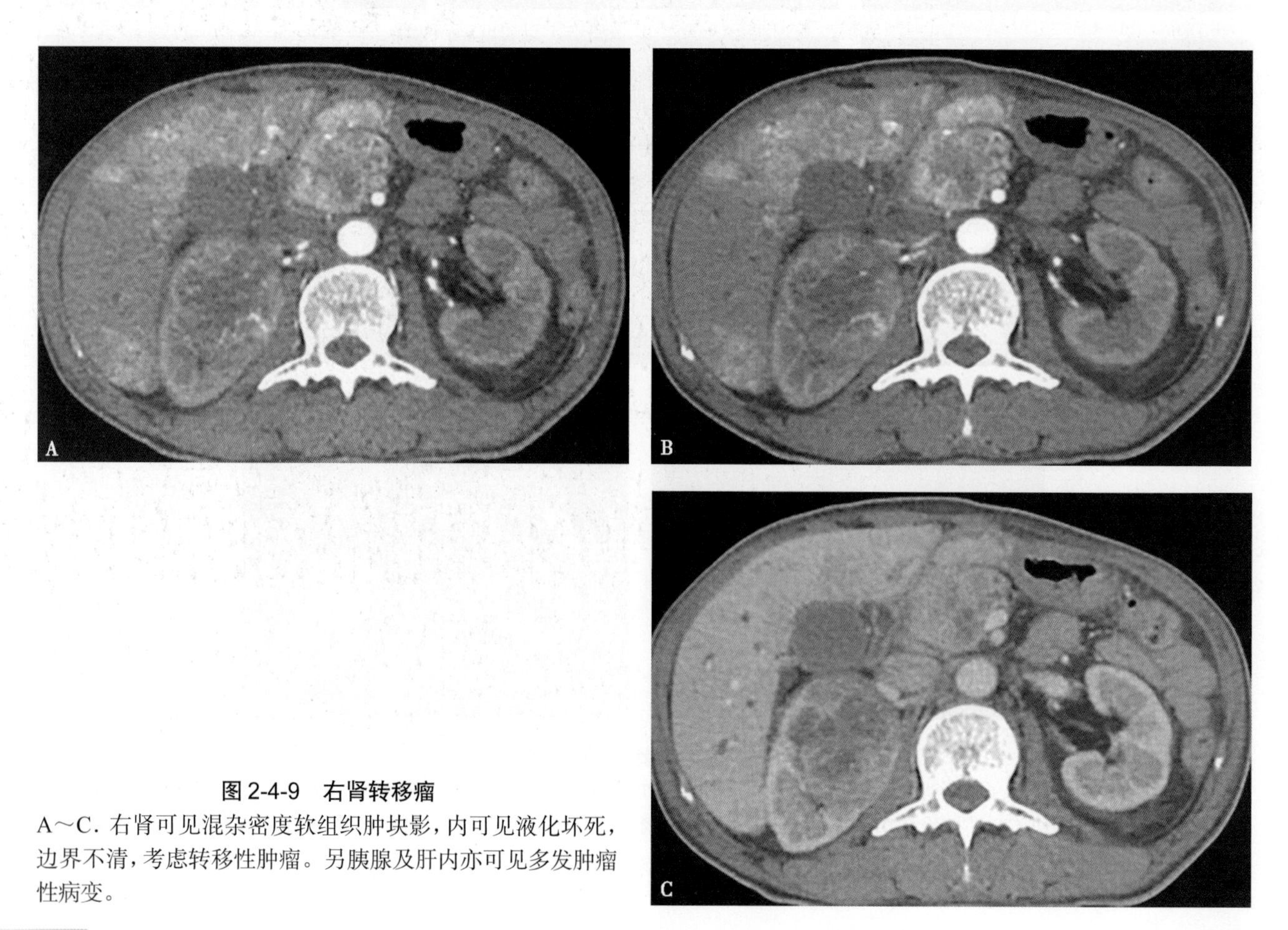

图 2-4-9 右肾转移瘤

A～C. 右肾可见混杂密度软组织肿块影，内可见液化坏死，边界不清，考虑转移性肿瘤。另胰腺及肝内亦可见多发肿瘤性病变。

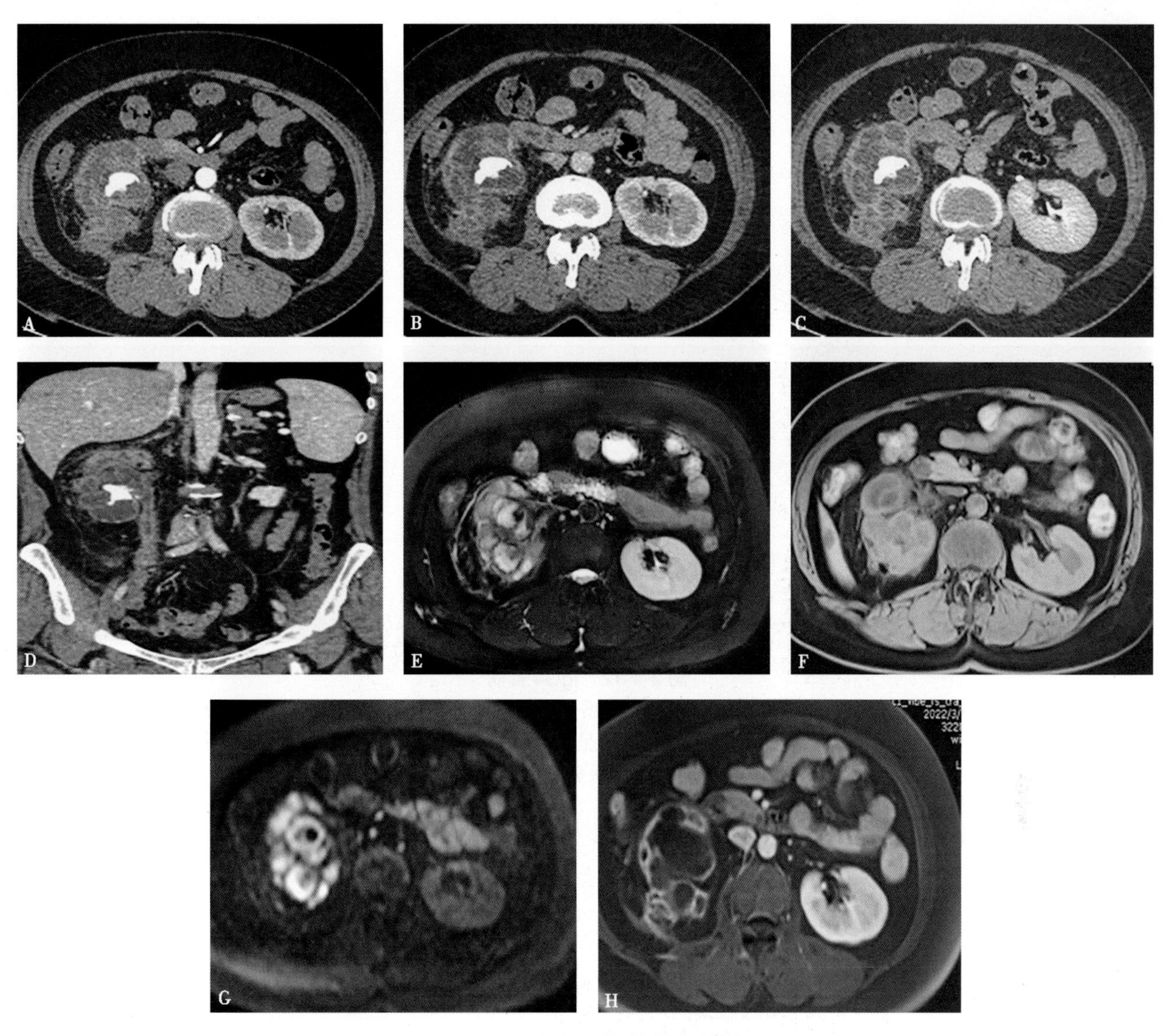

图 2-4-10　黄色肉芽肿性肾盂肾炎

右肾正常肾组织消失代之以数个类圆形低密度区，边缘环形增强，呈多房性，呈“熊掌征”改变，伴邻近输尿管壁增厚、强化（A～D 图所示）。肾实质可见单个或多个形态大小不一的囊状占位的异常信号，T_1WI 为混杂中低信号，边缘模糊；T_2WI 不均匀高信号，DWI 上不均匀高信号，增强可见囊壁的不规则强化（E～H 图所示）。

病理：黄色肉芽肿性肾盂肾炎。

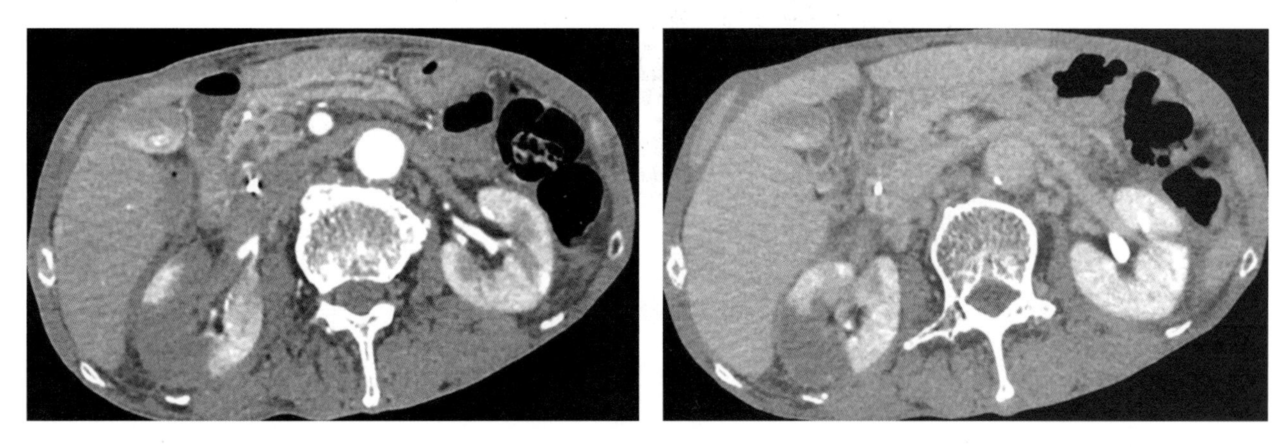

图 2-4-11　肾梗死，皮质边缘征

双肾多发梗死，右侧为著，脾动脉起始部可见钙化斑块。该患者有急性心力衰竭（心功能Ⅲ级），持续性心房颤动，三尖瓣关闭不全（中 - 重度），二尖（瓣）关闭不全（中度），心房扩大（右房）等病史。

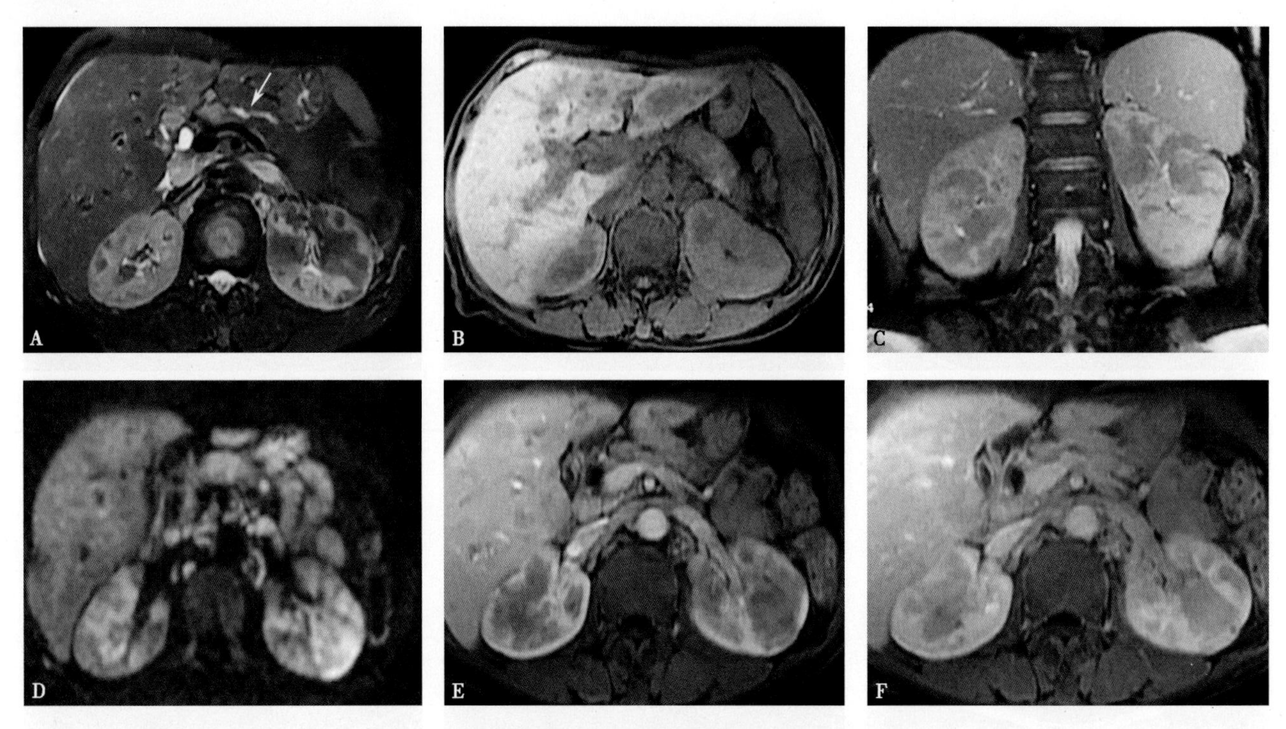

图 2-4-12 IgG4 肾病

A～F 分别是轴位 T_2WI、轴位 T_1WI、冠状位 T_2WI、DWI 图及增强扫描皮髓质期及实质期，双肾皮髓质分界不清，可见多发斑片状稍长 T_1 短 T_2 信号，DWI 上呈多发斑片状高信号，增强上呈弱强化；另胰腺 T_1WI 信号减低，稍显肿胀，胰管粗细不均（箭头），肝脏信号不均，左外叶为著；以上改变考虑 IgG4 相关性疾病（双肾、胰腺及肝脏）。

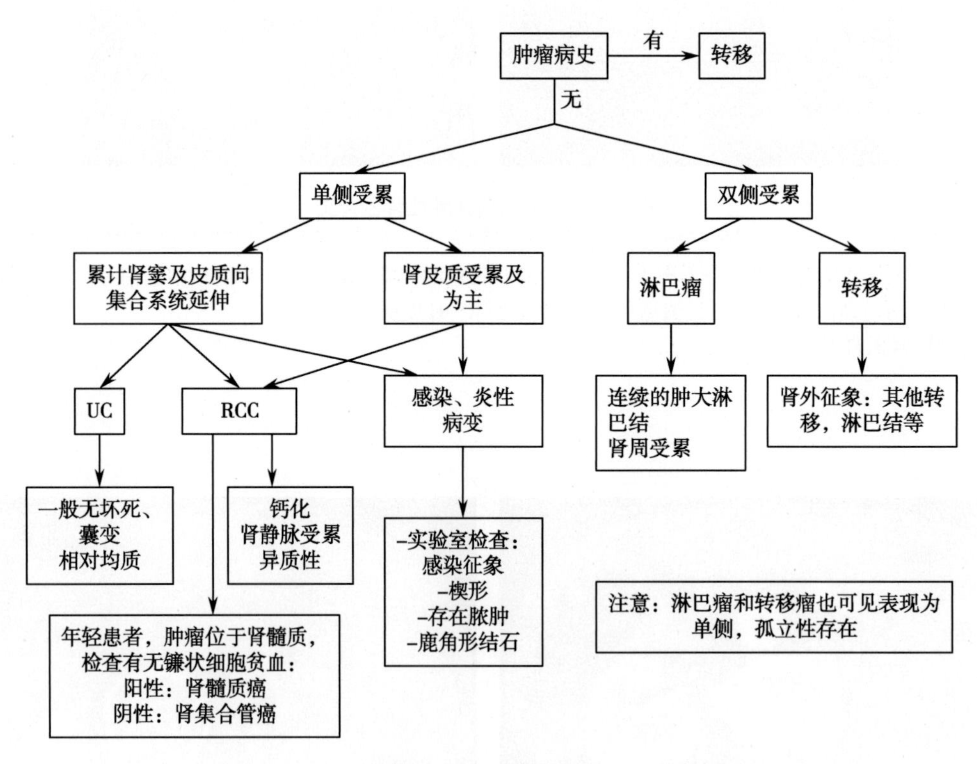

图 2-4-13 浸润性生长肾脏实性病变诊断思维图

【疾病鉴别】

浸润性生长肾脏实性病变包括肿瘤性病变、感染性、炎性病变及免疫介导的，血管性等相关疾病，对这些疾病的鉴别，需要联合其他影像学征象和临床病史及实验室检查。具体鉴别诊断要点见表 2-4-2。

表 2-4-2　浸润性生长肾脏实性病变的主要鉴别要点

疾病	典型影像特征	鉴别要点	主要伴随征象
肾透明细胞癌	明显不均匀强化，呈“快进快出”改变，其囊变、坏死及出血相对比较常见	腹痛、可触及的腹部包块及肉眼血尿	肾静脉和下腔静脉癌栓形成，向肾窦延伸，肿大淋巴结
乳头状肾细胞癌	T_1WI 等或低信号，T_2WI 多为低信号，DWI 明显高信号，病灶轻度强化，多为均匀强化	可有腹痛、血尿等肾脏肿瘤的临床表现，影像上典型表现为均匀信号的少血供病灶	多数病灶信号均匀，少数病灶可表现为囊变、坏死、钙化、脂肪等不典型征象
肾嫌色细胞癌	轻中度均匀强化，坏死、出血少见	病灶大且信号 / 密度均匀	30%～40% 出现中央星状瘢痕
肾集合管癌	肿块边缘模糊，无假包膜，轻中度渐进性延迟强化，常有局部浸润和远处转移	青中年男性多见，典型症状是血尿、疼痛、包块；恶性程度高，生长快，容易坏死，转移发生早，容易侵犯肾盂，但是很少输尿管种植	病灶可见湖泊样、地图样坏死
肾髓质癌	病灶主要集中于肾髓质，向肾窦及皮质延伸，呈浸润性生长，常伴出血、坏死	一般好发于年轻人，镰状细胞贫血的患者；67% 有血尿和疼痛，71% 为男性，93% 为非洲裔美国人种族	大部分患者发病时已出现转移灶
肾尿路上皮癌	肾盂不规则增厚，向肾盂外生长，边缘不清楚延伸到肾实质，肾窦脂肪消失，保留肾脏轮廓	老年男性多见，血尿为最常见症状	腹膜后淋巴结、肺部及骨质的转移，肾静脉及下腔静脉侵犯少见
肾鳞状细胞癌	广泛浸润性肿块，并延伸至肾窦脂肪和实质，常腔外浸润	好发年龄 50～60 岁，隐匿血尿和腹痛，一般是由于慢性尿路上皮感染和刺激导致鳞状化生，和肾结石及血吸虫病流行有关	肾结石合并浸润性肾肿块（包括较大的肾窦肿块，严重肾积水和腔外浸润）
肾淋巴瘤	常为双侧多发，也可为单侧，病灶轻度强化，多为均匀强化，可见“血管漂浮征”	有淋巴瘤病史	病变可累及腹膜后或肾周，包绕血管
肾转移瘤	常为多发，少数为单发，T_1WI 低信号，T_2WI 高信号，DWI 表现为稍高信号，病灶轻度强化，多为不均匀强化	原发恶性肿瘤病史	单发较大的病灶可出现内部坏死，病变可弥漫整个肾脏
急性肾盂肾炎	一个或多个楔形低密度区，从髓内乳头向皮质表面辐射呈条纹状，增强后为无强化的椭圆形或圆形低密度区，无占位效应。肾周亦可见炎性表现	常有发热、尿频、尿急、脓尿、血尿及白细胞增高，尿镜检有少量红细胞，并可找到病原菌。多见于女性	CT 平扫可表现正常，可见肾肿胀，有时呈高密度，代表出血
肾脓肿	多为单发，类似实性肿块，呈明显高信号，T_2WI 表现为高信号，ADC 图明显低信号	有明显临床症状，如发热、腰痛、脓尿等；多数尿培养阳性	病灶内见气体，“气液平”，外周见水肿带
黄色肉芽肿性肾盂肾炎	常多发弥漫性囊实性肿块，少数为单发局灶性，T_1WI 信号多变，T_2WI 表现为高信号	有鹿角形结石、反复尿路感染或糖尿病的病史；尿泡沫细胞多为阳性	肾体积增大，“熊掌征”，“液液平”
肾结核	可多发也可单发，T_1WI 可为等或低信号，T_2WI 可为混杂信号	有肺结核病史，表现尿频、尿急、尿痛等膀胱刺激征象；尿结核分枝杆菌培养阳性	肾盏“虫蚀样改变”“自截肾”，肾盂及输尿管呈“串珠样”改变
肾梗死	形如楔形或扇形，尖端指向肾门，T_1WI 低信号，T_2WI 高信号，增强扫描病灶不强化	临床症状明显，如剧烈腹痛，恶心，呕吐，蛋白尿和血尿	根据梗阻面积的大小及部位，表现多样，但一般不累及肾脏集合系统
IgG4 相关肾病	常为双侧肾脏多发病变，T_1WI 等信号、T_2WI 低信号，DWI 上可见弥散受限，ADC 值减低，轻度渐进性强化	血清 IgG4 升高	胰腺、胆道系统等异常

（李　震）

第五节 多灶肾脏病变

【定义】

当双侧肾脏病变总数≥3个，称为多灶肾脏病变。

【病理基础】

多灶肾脏病变包括多灶实性病变及囊性病变，囊性病变见第一节肾脏囊性病变相关内容。多灶肾脏实性病变常见疾病包括偶发性疾病（肾细胞癌、肾血管平滑肌脂肪瘤、急性肾盂肾炎、缺血梗死等）、综合征（von Hippel-Lindau综合征、结节性硬化症等）及全身性疾病（IgG4肾病、肾转移瘤及肾淋巴瘤等）。不同多灶肾脏实性病例伴发的病例基础也不尽相同，下面进行分别阐述。

1. **肾细胞癌** 多发肾细胞癌主要为透明细胞癌，多见于遗传性疾病（如希佩尔-林道病等）患者，偶见于散发性肿瘤患者。大体上，肿块表现为无包膜的实性肿块，出血、坏死及囊变常见，可侵犯肾盂及周围组织，下腔静脉及肾静脉瘤栓，局部淋巴结及远处脏器转移。镜下，肾透明细胞癌癌细胞胞浆透明空亮，肿瘤有丰富的血管网。

2. **肾血管平滑肌脂肪瘤（renal angiomyolipoma，AML）** 80%为散发和偶发病例，20%与结节性硬化症或淋巴管平滑肌瘤相关。病理上：肾血管平滑肌脂肪瘤起源于中胚层，由平滑肌、异常血管和脂肪组织构成，其含量差异较大。经典型AML以脂肪组织为主，肿瘤与正常肾组织边界清晰，一般称膨胀性缓慢生长，不侵蚀肾盏和肾盂无纤维性包膜；而乏脂性AML含有少量或缺乏肉眼可见脂肪组织，通常可见纤维性包膜。镜下特征：不同比例的畸形血管、脂肪及平滑肌样细胞，肌样细胞又分为上皮样、中间型肌梭形免疫组织化学染色，上皮样细胞HMB45强阳性，梭形细胞SMA（平滑肌肌动蛋白）阳性。

3. **急性肾盂肾炎** 大体表现，轻者肾乳头表面黏膜充血、溃疡，重者肾肿大，肾盂狭窄，可见小脓肿形成，脓肿主要位于肾上盏或下盏；镜下肾小管或间质坏死，单核细胞浸润及纤维化。

4. **肾梗死** 大体病理可见楔形梗死（白色或苍白色），肾动脉栓子或外伤性撕裂，进展期肾体积增大，晚期体积减小。镜下，可见局限性或全肾的缺血性改变，肾坏死、纤维化及瘢痕。

5. **VHL综合征** VHL综合征是由位于3p25-26区染色体上的肿瘤抑制基因发生胚系突变引起的常染色体显性遗传病。多脏器病变，不同个体而表现不同，双肾表现为增大、多发囊肿，多发大小不等透明细胞癌。显微镜下肾病变特征：囊肿内衬单层扁平或立方上皮，肾细胞癌组织学分级低。

6. **结节性硬化症（tuberous sclerosis，TSC）** 一组累及多系统的常染色体显性遗传的神经皮肤综合征，由位于9q34.3和16p13.3染色体上的*TSC-1*和*TSC-2*基因突变引起，*TSC*基因缺失导致两种蛋白结构和功能缺陷，进而促使细胞增殖以及定向细胞分裂的异常，最终导致囊肿的形成。TSC伴发的多发性肾脏囊性病变可表现为单房或多房囊肿。镜下见内衬单层立方或扁平上皮细胞，伴嗜酸性细胞覆盖，细胞核增大/伴异型和/或乳头状、簇状突起。

7. **肾淋巴瘤** 大体上，结节型表现为肾内单发或多发实性结节，弥漫性表现为双肾增大，皮髓质界限不清，部分肾周或腹膜后淋巴结融合成块，包绕血管。镜下常见为非霍奇金淋巴瘤（B细胞和T细胞型），少见霍奇金淋巴瘤。

8. **肾转移瘤** 原发于肾外的恶性肿瘤通过血循环转移至肾，转移至肾的恶性肿瘤主要来源于肺、乳腺、胃、胰腺、结肠和食管，其中以肺最常见。病理所见根据不同的原发瘤表现不同。

9. **IgG4相关肾病** 典型特征是密集的淋巴浆细胞浸润和席纹状纤维化，病灶内观察到高比例的浆细胞IgG4染色阳性。

【征象描述】

1. **边界清晰与否** 偶发性疾病（肾细胞癌、肾血管平滑肌脂肪瘤、急性肾盂肾炎、缺血梗死等），一般边界清晰；全身性疾病（肾淋巴瘤、肾转移瘤、IgG4相关性肾病）一般边界不清；对于一些综合征（VHL综合征及结节性硬化症等）边界可清晰，亦可不清晰。

2. **病灶是否含脂肪成分** 肾血管平滑肌脂肪瘤一般含有脂肪成分，为诊断该肿瘤的重要依据。肾透明细胞癌有时候含有少许脂肪成分。其他的多灶性疾病（如急性肾盂肾炎、肾梗死、肾淋巴瘤、肾转移瘤、IgG4相关性肾病等）一般不含脂肪成分。

3. **T_2WI呈低信号** 含脂肪的血管平滑肌脂肪瘤压脂T_2WI上可呈低信号表现，肾乏脂型血管平滑肌脂肪瘤富含平滑肌成分，在T_2WI亦可呈低信号。另外，研究显示4%～21%的肾透明细胞癌因肿瘤内出血、细胞核大或富含纤维组织，T_2WI表现为低信号。肾转移瘤、肾淋巴瘤及IgG4相关肾病T_2WI亦多为低信号改变。

4. **强化方式** 肾透明细胞癌明显不均匀强化，

呈“快进快出”改变，肿瘤坏死、囊变多见；肾淋巴瘤轻度强化、无坏死，肾转移瘤多表现轻度强化，急性肾盂肾炎无 - 轻度强化，肾梗死强化方式是无强化楔形区及皮质边缘强化，IgG4 相关肾病呈轻度渐进性强化；肾血管平滑肌脂肪瘤强化方式根据成分不同不均匀强化，脂肪区无强化，血管区明显强化及平滑肌区中等强化。

5. **伴随征象** VHL 综合征会伴发中枢神经系统及视网膜血管母细胞瘤，双肾无数大小不一囊肿、多发肾细胞癌，胰腺肿瘤及囊性病变，嗜铬细胞瘤。结节性硬化症合并肾血管平滑肌脂肪瘤患者，颅脑 CT 扫描可见大脑皮层、基底节及室管膜下高密度影，双肾通常表现多发的 AML。肾转移瘤会伴发原发恶性肿瘤的病史，大多数病灶小于 3cm 且多发（80%），半数患者为双肾受累。IgG4 相关肾病一般合并自身免疫性胰腺炎、硬化性胆管炎、后腹膜纤维化、胰周及腹主动脉周围淋巴结肿大、溃疡性结肠炎等。肾淋巴瘤会伴发“血管漂浮征”。肾梗死会伴发“皮质边缘征”。

【相关疾病】

多灶肾脏实性病变包括偶发性疾病（肾细胞癌、肾血管平滑肌脂肪瘤、急性肾盂肾炎、肾梗死等）；全身性疾病（肾淋巴瘤、肾转移瘤、IgG4 相关性肾病）；综合征（VHL 综合征及结节性硬化症）等。具体见表 2-5-1。

表 2-5-1 多灶肾脏实性病变相关疾病

偶发性疾病	全身性疾病	综合征
肾细胞癌	肾淋巴瘤	VHL 综合征
肾血管平滑肌脂肪瘤	肾转移瘤	TSC
急性肾盂肾炎	IgG4 相关性肾病	
肾梗死		

典型的多灶性肾脏病变及相关征象病例展示见图 2-5-1 至图 2-5-9。

【分析思路】

多灶性肾脏实性病变具体分析思路如下所示，具体大致可参考图 2-5-10。

第一步：首先分析病灶是否含脂肪成分，如果含有典型的脂肪成分，则高度考虑肾多发肾血管平滑肌脂肪瘤；如果患者同时头颅 CT 可见大脑皮层、基底节及室管膜下高密度影，双肺肺淋巴管肌瘤病及头颅 MRI 上脑实质见杯口状稍长 T_2 信号等，则需要高度怀疑结节性硬化症。

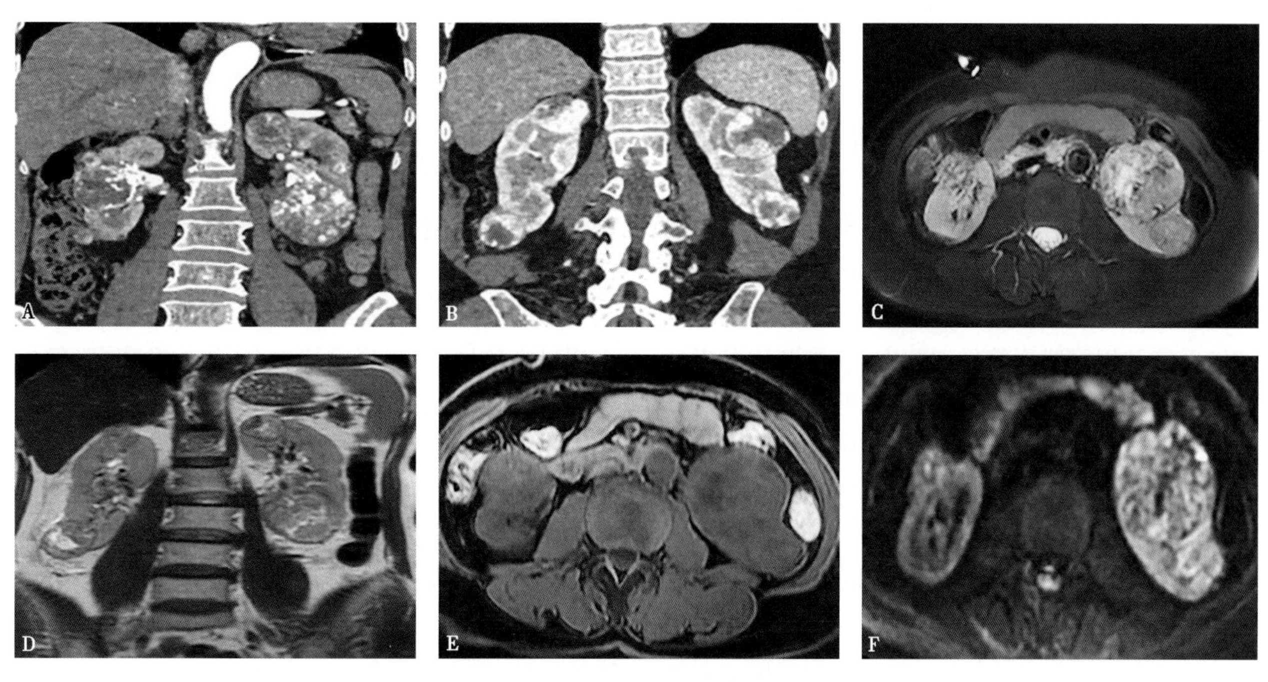

图 2-5-1 双肾多发透明细胞癌

A～F 分别是动脉期 CT 冠状位、静脉期 CT 冠状位，T_2WI 轴位图，T_2WI 冠状位，T_1WI 轴位及 DWI 图，可见双肾多发明显不均匀强化结节及肿块，T_2WI 上呈混杂稍高 / 稍低信号，T_1WI 上呈稍高信号，DWI 上呈不均匀弥散受限改变。

病理：双肾多发透明细胞癌。

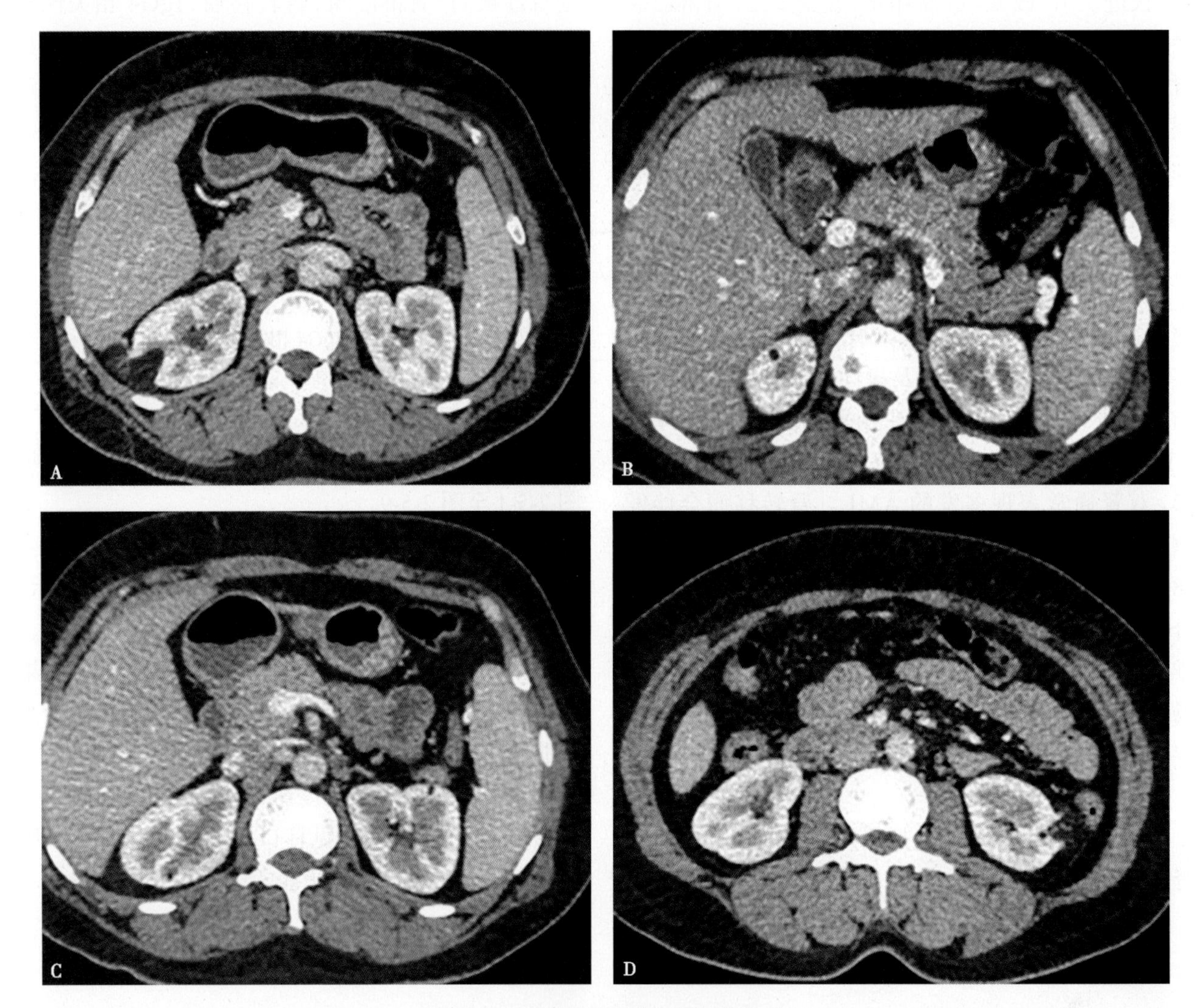

图 2-5-2 双肾多发血管平滑肌脂肪瘤

A～D. 双肾可见多发含脂肪密度结节影，双肾多发血管平滑肌脂肪瘤。

第二步：如果双肾可见多发结节及肿块，呈“快进快出”改变，肿瘤亦可见坏死、囊变，则考虑多发肾透明细胞癌；如果患者同时伴发双肾囊肿、中枢神经系统及视网膜血管母细胞瘤、胰腺肿瘤及囊性病变，嗜铬细胞瘤等，则高度怀疑 VHL 综合征。

第三步：如果患者具有恶性肿瘤病史，同时双肾可见多发结节及肿块，病灶 T_2 呈低信号，强化呈轻度强化，可高度怀疑肾转移瘤。

第四步：如果患者没有恶性肿瘤病史，双肾多发肿块或结节伴腹膜后淋巴结肿大或增多，腹膜后肿块或结节直接累及肾脏是诊断肾淋巴瘤的主要依据，若出现“血管漂浮征”则可以更进一步支持肾淋巴瘤的诊断。

第五步：双肾多发结节，T_2WI 上呈低信号，DWI 上明显高信号，若患者血清 IgG4 指标升高，影像学发现胰腺、胆道系统等异常，应考虑 IgG4 相关疾病。

第六步：双肾多发弱强化结节，女性，伴发发热、尿频、尿急、血尿及白细胞增高，尿镜检有少量红细胞，并可找到病原菌，则高度怀疑急性肾盂肾炎。如双肾多发楔形或三角形低灌注区，主要表现为无强化或低强化区域，无占位效应，可见皮质边缘强化征，则考虑肾梗死。

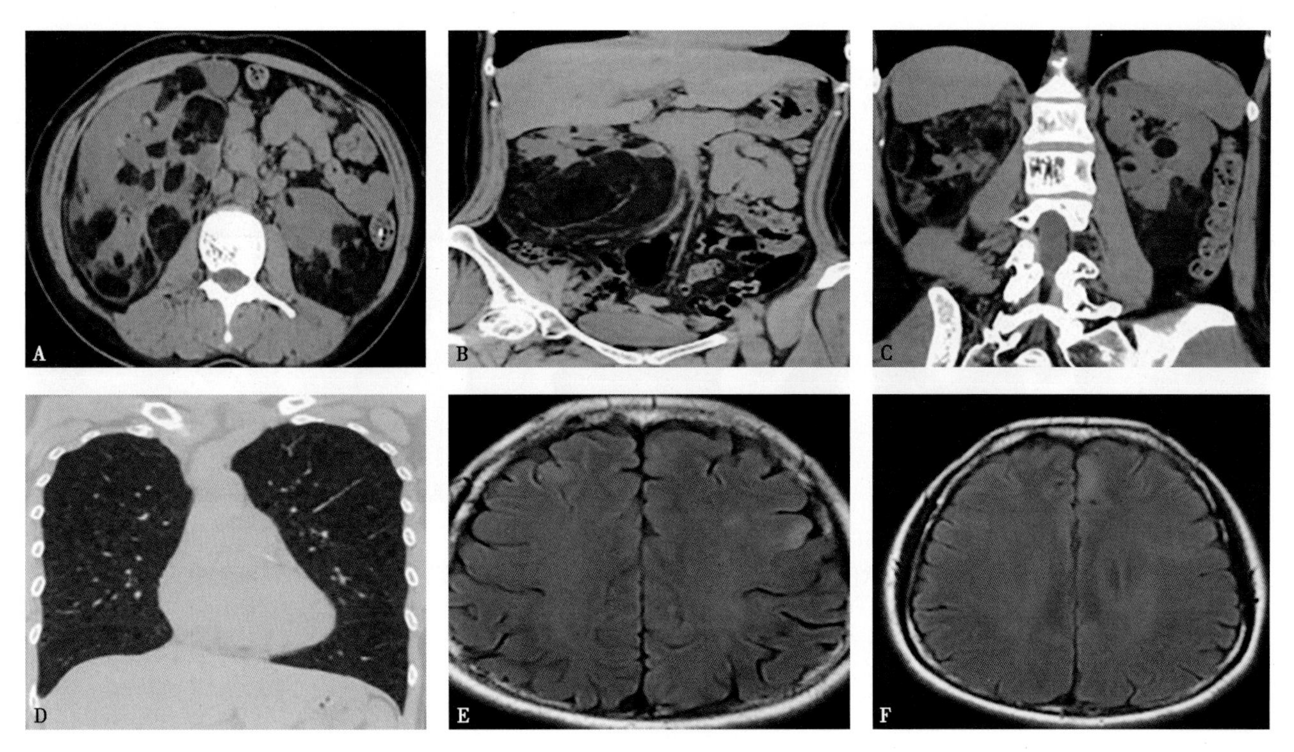

图 2-5-3　结节性硬化症

A～F 分别是腹部轴位 CT 平扫、冠状位 CT、冠状位 CT，胸部冠状位 CT 及颅脑 T_2 FLAIR 图（E、F），可见双肾多发血管平滑肌瘤、双肺肺淋巴管肌瘤病、双侧额叶杯口状稍长 T_2 信号改变，以上符合结节性硬化症。

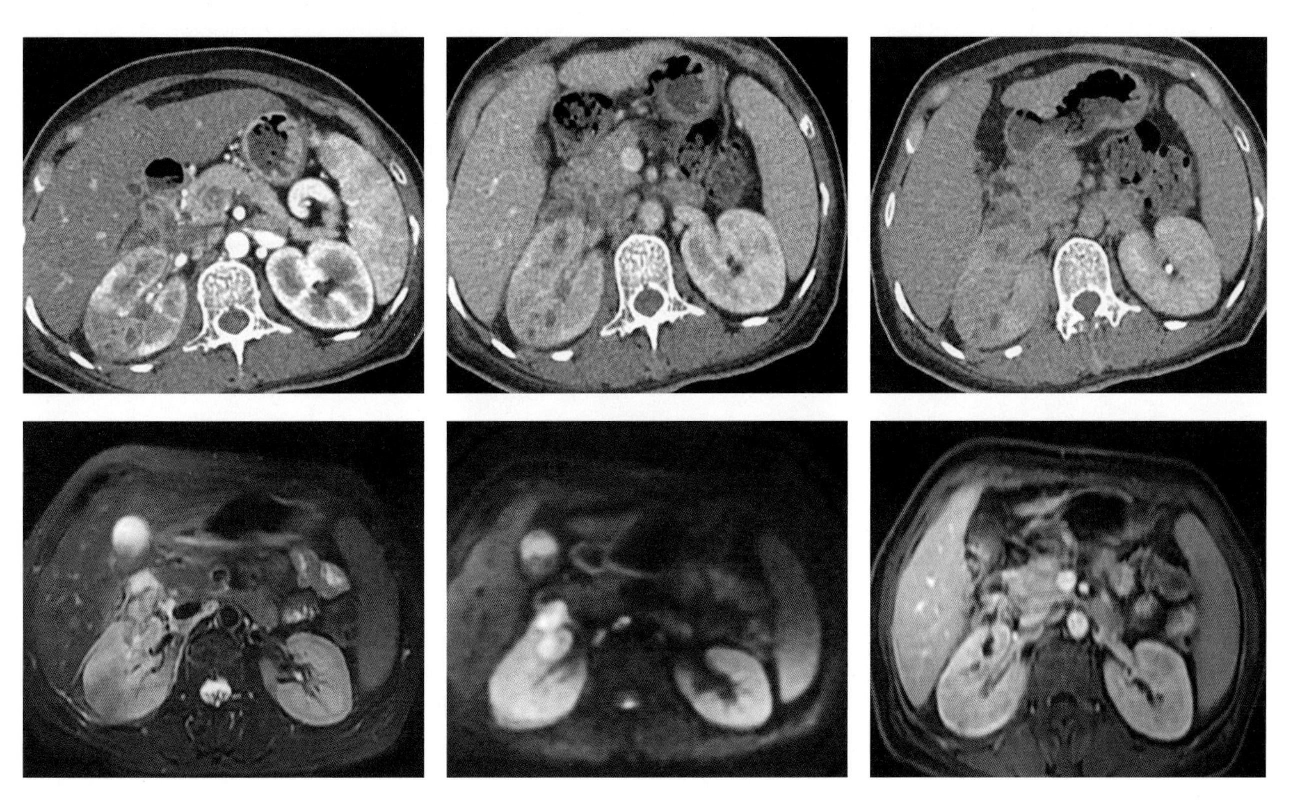

图 2-5-4　右肾炎性病变

右肾肿胀，可见多个低密度区，边界不清，皮髓质分界不清，增强后可见无强化及环状强化低密度影，无占位效应。DWI 上可见部分囊性成分灶呈高信号改变，说明内可见脓肿形成。

病理：右肾炎性病变伴小脓腔形成。

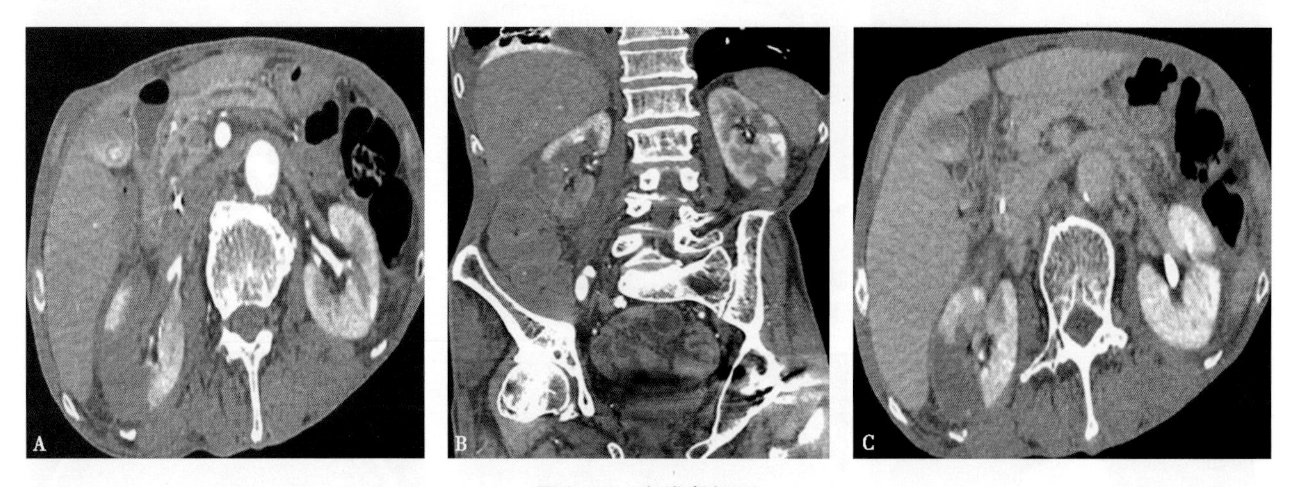

图 2-5-5 多发肾梗死

A～C 分别是 CT 动脉期轴位、动脉期冠状位及延迟期轴位，可见双肾多发楔形低密度影，边缘皮质可见强化，考虑多发肾梗死。

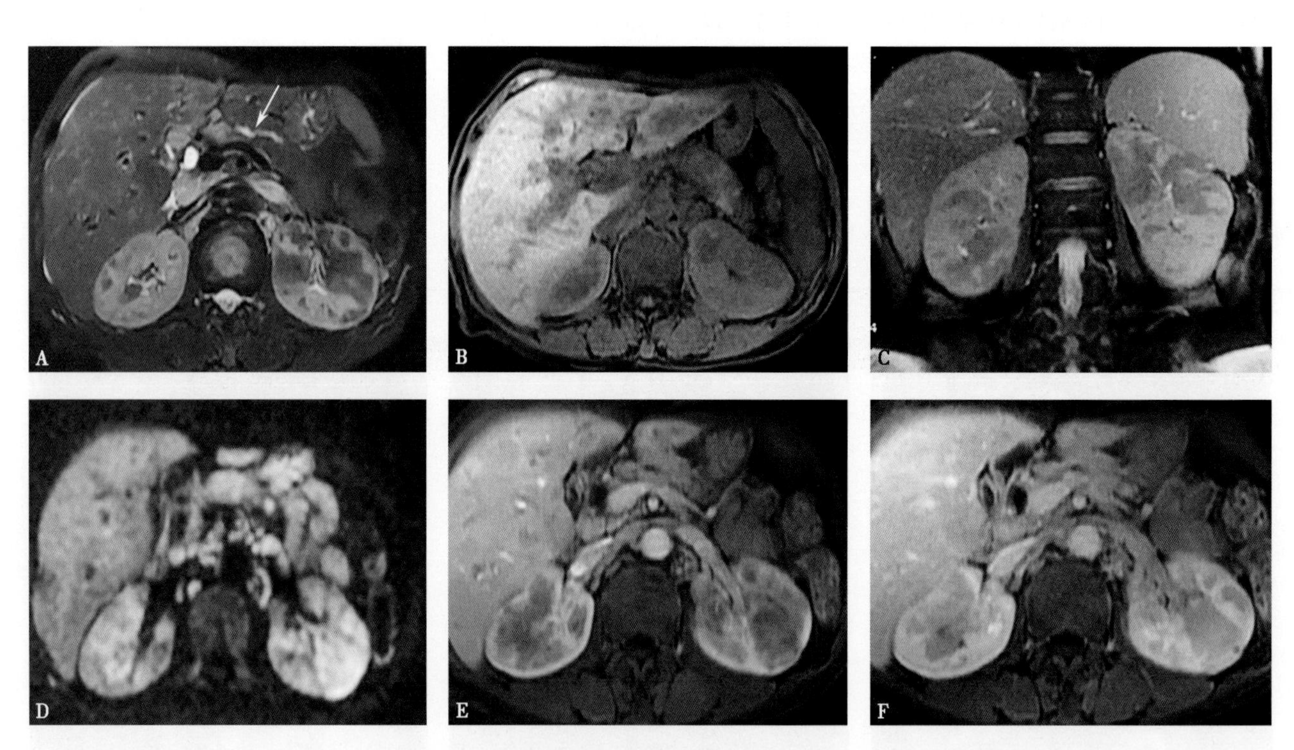

图 2-5-6 IgG4 相关肾病

A～F 分别是轴位 T_2WI、轴位 T_1WI、冠状位 T_2WI、DWI 图及增强扫描皮髓质期及实质期，双肾皮髓质分界不清，可见多发斑片状稍长 T_1 短 T_2 信号，DWI 上呈多发斑片状高信号，增强上呈弱强化；另胰腺 T_1WI 信号减低，稍显肿胀，胰管粗细不均（箭头），肝脏信号不均，左外叶为著；以上改变考虑 IgG4 相关性疾病（双肾、胰腺及肝脏）。

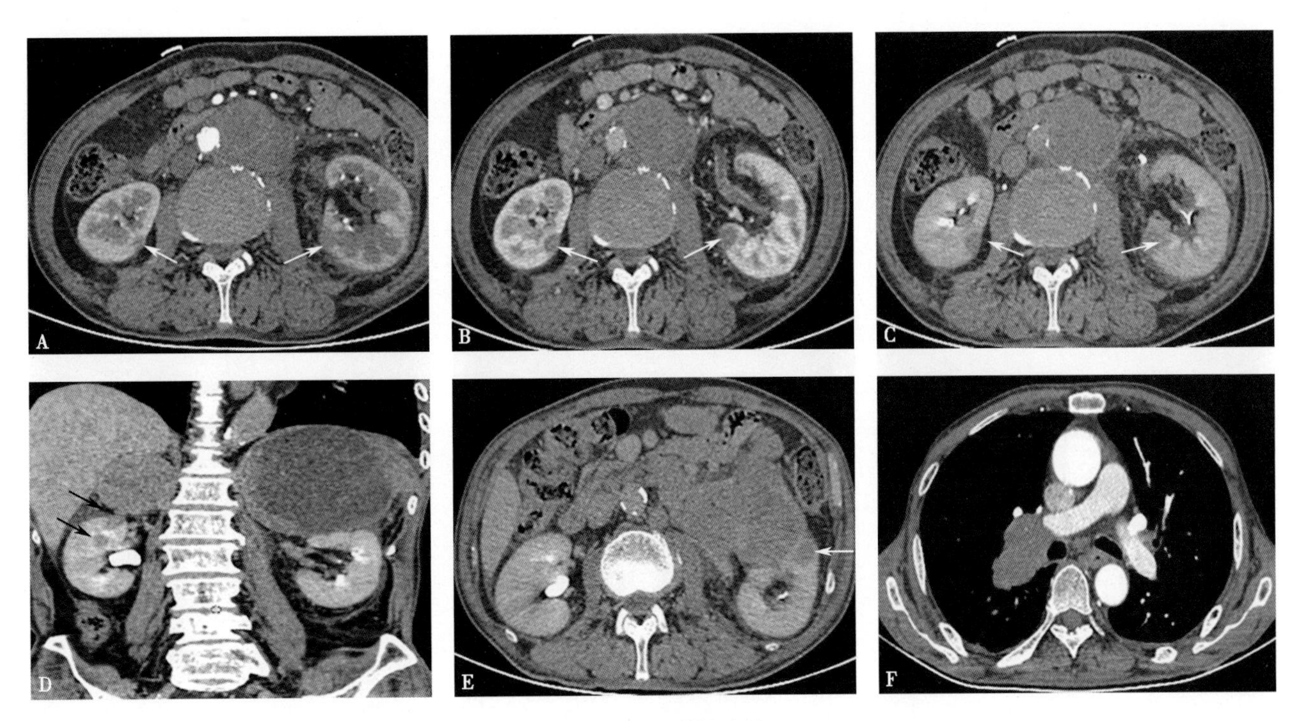

图 2-5-7 双肾转移瘤

男性 /54 岁，因腹痛 CT 检查发现右肺门小细胞癌（F 所示），伴双肾多发弱强化稍低密度灶（A～E 白箭头及黑箭头所示），另可见双肾上腺肿块及腹膜后淋巴结转移病灶。

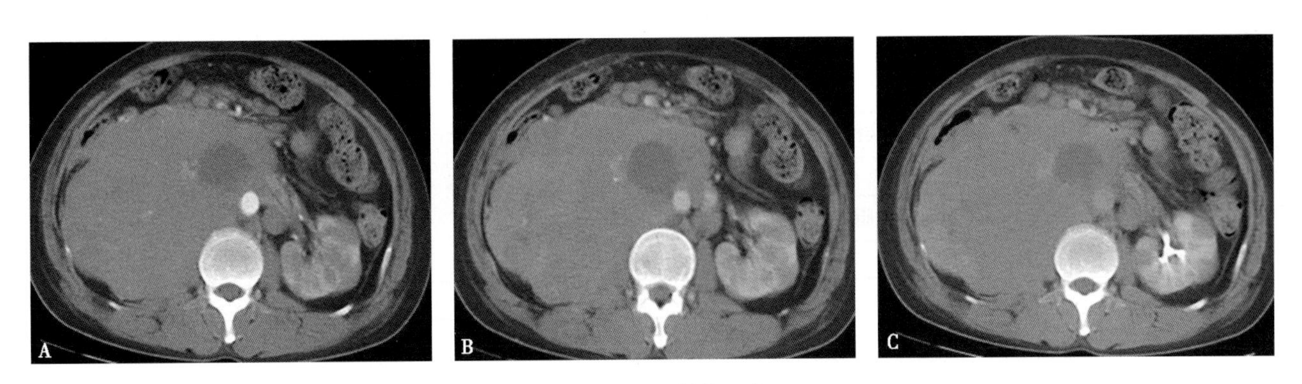

图 2-5-8 双肾淋巴瘤

A～C. 双肾多发稍低密度灶，左肾包膜亦可见斑片状稍低密度影。

病理：弥漫大 B 细胞淋巴瘤。

【疾病鉴别】

多灶肾脏实性病变包括偶发性疾病（肾细胞癌、血管平滑肌脂肪瘤、急性肾盂肾炎、肾梗死等）；全身性疾病（肾淋巴瘤、肾转移瘤、IgG4 相关性肾病）；及综合征（VHL 及结节性硬化症）等，对这些疾病的鉴别，需要联合其他影像学征象和临床病史及实验室检查。具体鉴别诊断思路见表 2-5-2、图 2-5-10。

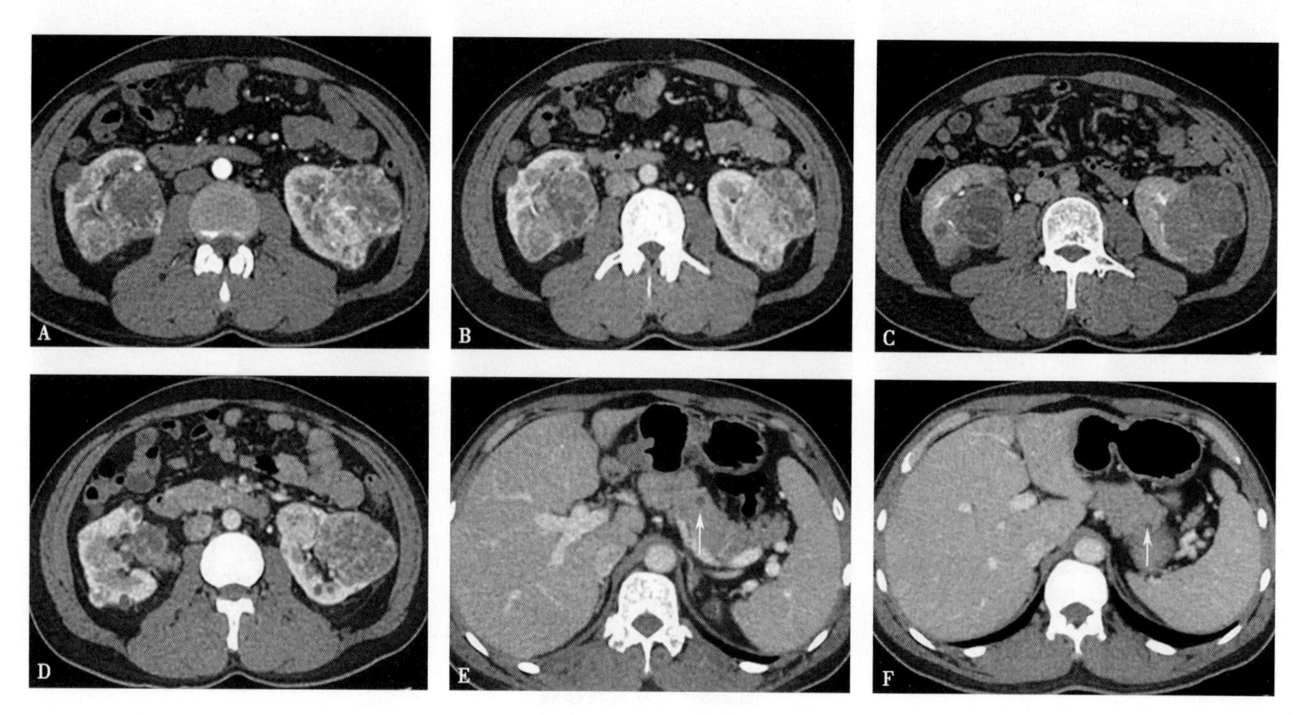

图 2-5-9 VHL 综合征

双肾多发动脉期及门脉期不均匀明显强化结节及肿块（A 和 B），延迟期强化减弱（C），另双肾可见多发囊肿（D）、胰腺可见多发囊肿（E 和 F 箭头所示）。病理：双肾多发肾透明细胞癌，结合双肾及胰腺多发囊肿，考虑 VHL 综合征。

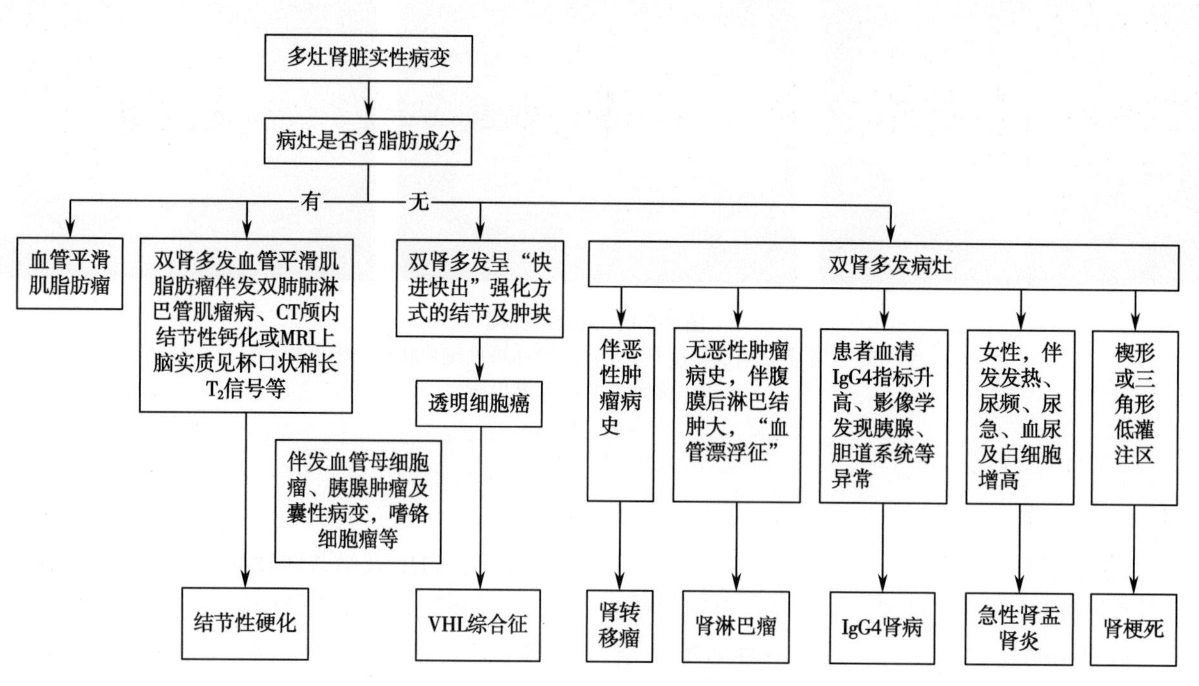

图 2-5-10 多灶肾脏实性病变诊断思维图

表 2-5-2 多灶肾脏实性病变的主要鉴别要点

疾病	典型影像特征	鉴别要点	主要伴随征象
肾透明细胞癌	明显不均匀强化，呈“快进快出”改变，其囊变、坏死及出血相对比较常见	腹痛、可触及的腹部包块及肉眼血尿	肾静脉和下腔静脉癌栓形成，向肾窦延伸，肿大淋巴结
VHL 综合征	双肾多发肾透明细胞癌和大小不一囊肿样改变	基于不同发病部位的表现，腹痛、血尿、高血压。并发症有出血、感染、破裂、恶性变及肾衰竭	中枢神经系统血管网状细胞瘤 60%～80%，视网膜发生血管网状细胞瘤 25%～60%，肾细胞癌和肾囊肿 60%，胰腺神经内分泌肿瘤、囊腺瘤和囊肿 35%～70%，附睾囊腺瘤 25%～60%，嗜铬细胞瘤 10%～20%
肾血管平滑肌脂肪瘤	含脂肪成分脂肪组织在 CT 上表现为负值，为诊断该肿瘤的重要依据。MRI 上化学位移序列同反相位成像对比可以检测细胞内脂质，对于乏脂型 AML 的诊断具有优势	早期多无症状，肿瘤较大时可出现腰腹部疼痛、肿块及血尿等症状	该病是肾脏自发破裂最常见的原因
结节性硬化症	双肾多发血管平滑肌脂肪瘤表现	可出现脑、皮肤、周围神经、肾等多器官受累，临床特征是面部皮脂腺瘤、癫痫发作和智能减退	头颅 CT 可见大脑皮层、基底节及室管膜下高密度影，双肺肺淋巴管肌瘤病及头颅 MRI 上脑实质见杯口状稍长 T_2 信号等
肾淋巴瘤	常为双侧多发，也可为单侧，病灶轻度强化，多为均匀强化，可见“血管漂浮征”	有淋巴瘤病史	病变可累及腹膜后或肾周，包绕血管
肾转移瘤	常为多发，少数为单发，T_1WI 低信号，T_2WI 高信号，DWI 表现为稍高信号，病灶轻度强化，多为不均匀强化	原发恶性肿瘤病史	单发较大的病灶可出现内部坏死，病变可弥漫整个肾脏
急性肾盂肾炎	一个或多个楔形低密度区，从髓内乳头向皮质表面辐射呈条纹状，增强后为无强化的椭圆形或圆形低密度区，无占位效应。肾周亦可见炎性表现	常有发热、尿频、尿急、脓尿、血尿及白细胞增高，尿镜检有少量红细胞，并可找到病原菌。多见于女性	CT 平扫可表现正常，可见肾肿胀。有时呈高密度，代表出血
肾梗死	形如楔形或扇形，尖端指向肾门，T_1WI 低信号，T_2WI 高信号，增强扫描病灶不强化	临床症状明显，如剧烈腹痛，恶心，呕吐，蛋白尿和血尿	根据梗阻面积的大小及部位，表现多样，但一般不累及肾脏集合系统
IgG4 相关肾病	常为双侧肾脏多发病变，T_1WI 等信号、T_2WI 低信号，DWI 上可见弥散受限，ADC 值减低，轻度渐进性强化	血清 IgG4 升高	胰腺、胆道系统等异常

（李 震）

参 考 文 献

[1] 万学红，卢雪峰. 诊断学. 9 版. 北京：人民卫生出版社，2018.

[2] Brandt WE. Adrenal glands and kidneys. In：Fundamentals of Diagnostic Radiology，Bryant WE and Helms CA（Ed），Lippincott Williams & Wilkins，Philadelphia 2012.

[3] Kawashima A，LeRoy AJ. Radiologic evaluation of patients with renal infections. Infect Dis Clin North Am，2003，17（2）：433-456.

[4] 中华医学会医学遗传学分会遗传病临床实践指南撰写组. 多囊肾病的临床实践指南. 中华医学遗传学杂志，2020，37（3）：277-283.

[5] Przybycin CG，Harper HL，Reynolds JP，et al. Acquired Cystic Disease-associated Renal Cell Carcinoma（ACD-RCC）：A Multiinstitutional Study of 40 Cases With Clinical Follow-up. [J] Am J Surg Pathol，2018，42（9）：1156-1165.

[6] Aronow ME，Wiley HE，Gaudric A，et al. VON HIPPEL-LINDAU DISEASE：Update on Pathogenesis and Systemic Aspects. [J] Retina，2019，39（12）：2243-2253.7. Wang MX，Segaran N，Bhalla S，et al. Tuberous Sclerosis：Current Update. [J] Radiographics，2021，41（7）：1992-2010.

[7] Scheen M, Paoloni-Giacobino A, Nguyen-Tang EG, et al. Glomerulocystic kidney disease. [J] Kidney Int, 2022, 102(5): 1193.

[8] El-Ghar MA, Farg H, Sharaf DE, et al. CT and MRI in Urinary Tract Infections: A Spectrum of Different Imaging Findings. [J] Medicina(Kaunas), 2021, 57(1): 32.

[9] Naeem M, Zulfiqar M, Siddiqui MA, et al. Imaging Manifestations of Genitourinary Tuberculosis. [J] Radiographics, 2021, 41(4): 1123-1143.

[10] Silverman S G, Pedrosa I, Ellis JH, et al. Bosniak Classification of Cystic Renal Masses, Version 2019: An Update Proposal and Needs Assessment. Radiology, 2019, 292(2): 475-488.

[11] 康欢欢，白旭，王海屹. 2019 版肾脏囊性病变 Bosniak 分级标准解读. [J] 中华放射学杂志，2020，54(8): 729-736.

[12] Yan JH, Chan J, Osman H, et al. Bosniak Classification version 2019: validation and comparison to original classification in pathologically confirmed cystic masses. [J] Eur Radiol, 2021, 31(12): 9579-9587.

[13] McGrath TA, Bai X, Kamaya A, et al. Proportion of malignancy in Bosniak classification of cystic renal masses version 2019(v2019) classes: systematic review and meta-analysis. [J] Eur Radiol, 2023, 33(2): 1307-1317.

[14] Silverman SG, Mortele KJ, Tuncali K, et al. Hyperattenuating renal masses: etiologies, pathogenesis, and imaging evaluation. [J] Radiographics, 2007, 27(4): 1131-1143.

[15] Pedrosa I, Cadeddu JA. How We Do It: Managing the Indeterminate Renal Mass with the MRI Clear Cell Likelihood Score. [J] Radiology, 2022, 302(2): 256-269.

[16] Udare A, Abreu-Gomez J, Krishna S, et al. Imaging Manifestations of Acute and Chronic Renal Infection That Mimics Malignancy: How to Make the Diagnosis Using Computed Tomography and Magnetic Resonance Imaging. [J] Can Assoc Radiol J, 2019, 70(4): 424-433.

[17] Wilson, M.P., Patel, D., Murad, M.H., et al. Diagnostic Performance of MRI in the Detection of Renal Lipid-Poor Angiomyolipomas: A Systematic Review and Meta-Analysis. [J] Radiology, 2020, 296(3): 511-520.

[18] Satheesh K, Nicola S, Trevor A, et al. Magnetic resonance imaging(MRI) of the renal Sinus. [J] Abdom Radiol, 2018, 43(11): 3082-3100.

[19] Nikolaidis P, Gabriel H, Khong K, et al. Computed Tomography and Magnetic Resonance Imaging Features of Lesions of the Renal Medulla and Sinus. [J] Curr Probl Diagn Radiol, 2008, 37(6): 262-278.

[20] Weber J, Hammond1 N, Yaghmai N, et al. Imaging features of immune-mediated genitourinary disease. [J] Abdom Radiol, 2019, 44(6): 2217-2232.

[21] Cohan RH, Shampain KL, Francis IR, et al. Imaging appearance of fibrosing diseases of the retroperitoneum: can a definitive diagnosis be made?. [J] Abdom Radiol, 2018, 43(5): 1204-1214.

[22] Mitreski G, Sutherland T. Radiological diagnosis of perinephric pathology: pictorial essay 2015. [J] Insights Imaging, 2017, 8(1): 155-169.

[23] Chung AD, Krishna S, Schieda N, et al. Primary and secondary diseases of the perinephric space: an approach to imaging diagnosis with emphasis on MRI. [J] Clin Radiol, 2021, 76(1): 75.e13-75.e26.

[24] Heller MT, Haarer KA, Thomas E, et al. Neoplastic and proliferative disorders of the perinephric space. [J] Clin Radiol, 2012, 67(11): e31-41.

[25] Jonathon Weber, Nancy Hammond, Vahid Yaghmai, et al. Imaging features of immune-mediated genitourinary disease. [J] Abdominal Radiology, 2019, 44(6): 2217-2232

[26] Ishigami K, Jones AR, Dahmoush L, et al. Imaging spectrum of renal oncocytomas: a pictorial review with pathologic correlation. [J] Insights Imaging, 2015, 6(1): 53-64.

[27] Giambelluca D, Pellegrino S, Midiri M, et al. The "central stellate scar" sign in renal oncocytoma. [J] Abdom Radiol, 2019, 44(5): 1942-1943.

[28] Verma SK, Mitchell DG, Yang R, et al. Exophytic renal masses: angular interface with renal parenchyma for distinguishing benign from malignant lesions at MR imaging. [J] Radiology, 2010, 255(2): 501-507.

[29] Sharafeldeen M, Shaaban M, Afif AH, et al. Role of Angular Interface Sign in Characterizing Small Exophytic Renal Masses in Computed Tomography; Prospective Study. [J] J Kidney Cancer VHL, 2023, 28; 10(2): 33-39.

[30] Tan WP, Papagiannopoulos D, Elterman L. Bear's Paw Sign: A Classic Presentation of Xanthogranulomatous Pyelonephritis. [J] Urology, 2015, 86(2): e5-6.

[31] Wu ST. Bear paw sign: classic presentation of xanthogranulomatous pyelonephritis. [J] QJM, 2019, 112(6): 461-462.

[32] Palacios DA, Campbell R, Wang I, et al. Infiltrative Renal Masses: Clinical Challenges. [J] Urology, 2020, 145: 3-8.

[33] Swet DE, Ward RD, Wang Y, et al. Infiltrative Renal Malignancies: Imaging Features, Prognostic implications, and Mimics. [J] Radiographics, 2021, 41(2): 487-508.

[34] Tanaka H, Ding X, Ye Y, et al. Infiltrative Renal Masses: Clinical Significance and Fidelity of Documentation. [J] Eur Urol Oncol, 2021, 4(2): 264-273.

[35] Wang Y, Tanaka H, Ye Y, et al. The Complete Spectrum of infiltrative Renal Masses: Clinical Characteristics and Prognostic Implications. [J] Urology, 2019, 130: 86-92.

[36] 陈敏，王霄英．中华医学影像·泌尿生殖系统卷．3 版．北京：人民卫生出版社，2019.

[37] 周诚．中华临床医学影像学·泌尿生殖分册．北京：北京大学医学出版社，2016.

[38] Moch H，Amin MB，Berney DM，et al. The 2022 World Health Organization Classification of Tumours of the Urinary System and Male Genital Organs-Part A：Renal，Penile，and Testicular Tumours. [J] Eur Urol，2022，82（5）：458-468.

[39] Chen X，Chen Y，Lei Y，et al. Exophytic Renal Urothelial Carcinoma Versus Renal Clear-cell Carcinoma：Clinical Data and Computed Tomography Findings. [J] Curr Med lmaging，2022，18（12）：1325-1334.

[40] Curatolo P，Bombardieri R，Jozwiak S. Tuberous sclerosis. Lancet，2008，372（9639）：657-668.

[41] Lonser RR，Glenn GM，Walther M，et al. von Hippel-Lindau disease. [J] Lancet，2003，361（9374）：2059.

第三章 肾 上 腺

第一节 临床症状与体征

一、库欣综合征

【定义和概述】

库欣综合征（Cushing syndrome，CS），又称皮质醇增多症，是由各种病因引起的肾上腺皮质长期分泌过量皮质醇所产生的一组症候群，也称为内源性库欣综合征。

肾上腺分为皮质和髓质两部分，髓质被皮质所包裹，其组织结构和激素分泌功能是独立的。肾上腺皮质分为三层：最外层为球状带，分泌盐皮质激素，即醛固酮，主要调节水盐代谢；第二层为束状带，分泌糖皮质激素，包含皮质醇和皮质酮，主要调节糖、脂肪、蛋白代谢；第三层为网状带，分泌性激素，包括雄激素、雌性激素，主要调节生殖功能。肾上腺髓质的主细胞即为嗜铬细胞。嗜铬细胞的功能是合成和分泌肾上腺素或去甲肾上腺素。肾上腺功能亢进性病变包括库欣综合征（Cushing syndrome）和康恩综合征（Conn’s syndrome）。

库欣综合征依病因可分为促肾上腺皮质激素（adrenocorticotropic hormone，ACTH）依赖性和非ACTH依赖性两种类型。ACTH依赖性库欣综合征，指过多的ACTH导致肾上腺皮质增生和皮质醇过量分泌，是指腺垂体病变或垂体之外的肿瘤分泌过量ACTH类似物，造成双侧肾上腺非特异性增大。通常所说的库欣病，主要是指垂体分泌的ACTH增多而引起的库欣综合征表现的症候群，一般是垂体肿瘤引起，需要对垂体瘤进行手术治疗。

非ACTH依赖性库欣综合征指肿瘤自主分泌皮质醇，从而反馈性给垂体，抑制ACTH分泌，造成非肿瘤部位的肾上腺萎缩。主要是指肾上腺肿瘤引起糖皮质激素分泌增多，从而引起的综合征的表现，需要对肾上腺瘤进行手术治疗。另外，一些外源性的因素也可以引起库欣综合征。比如大量饮酒、抑郁症、肥胖症引起的假库欣综合征，或者药物引起的药源性库欣综合征。

【临床表现与诊断检查】

1. **临床表现** 临床表现为高皮质醇血症，引起向心性肥胖、高血压、糖代谢异常、低钾血症、高血压、皮肤紫纹、骨质疏松等。

2. **一般检查** 一般检查，通过询问患者病史，根据患者现有的向心性肥胖、高血压、糖代谢异常、低钾血症、高血压、皮肤紫纹、骨质疏松来初步评估病情，排除由外源性因素引起的库欣综合征。

3. **诊断检查** 检查包括实验室检查和影像学检查。

实验室检查指血液、尿液生化检查，激素水平测定。激素水平测定包括：血皮质醇、尿游离皮质醇、血促肾上腺皮质激素，这些激素水平的测定有助于判断肾上腺皮质功能是否正常。小剂量地塞米松抑制试验，以帮助判断是否为库欣综合征，以及确定其病因和定位。此外，去氨加压试验、大剂量地塞米松抑制试验、兴奋试验有助于鉴别库欣病和异位库欣综合征。

影像学检查包括肾上腺CT，垂体动态增强MRI，放射性核素标记的奥曲肽PET/CT。

【影像学在库欣综合征中的应用】

影像学检查主要有助于鉴别库欣综合征的病因，确定病灶位置。

ACTH依赖性库欣综合征包括：①垂体性库欣综合征，即库欣病；②异位ACTH综合征；③异位促肾上腺皮质激素释放激素（corticotropin-releasing hormone，CRH）综合征。异位ACTH综合征多见于APUD（APUDoma）瘤，即由弥散的神经内分泌细胞发生的肿瘤，如小细胞支气管肺癌、类癌、胰岛癌、甲状腺髓样癌、嗜铬细胞瘤、黑色素瘤等。另外肺腺癌、鳞状细胞癌、肝癌也可引起异位 ACTH 综合征。

库欣病，主要由垂体肿瘤分泌的 ACTH 增多引起。垂体动态增强 MRI 有助于检出垂体瘤。当垂体未检出病变时，双侧岩下窦采样（inferior petrosal sinus sampling，IPSS）有助于垂体微腺瘤的定位。

由垂体之外的肿瘤分泌过量 ACTH 类似物引起的库欣综合征，可通过去氨加压试验、全身 CT 检出病灶。放射性核素标记的奥曲肽 PET/CT 也有助于异位 ACTH 的肿瘤定位。

非 ACTH 依赖性库欣综合征主要是指肾上腺肿瘤引起糖皮质激素分泌增多，从而引起的综合征的表现。肾上腺 CT 有助于肾上腺腺瘤和增生的检出。非 ACTH 依赖性库欣综合征主要相关疾病是肾上腺皮质增生、肾上腺皮质腺瘤、肾上腺皮质腺癌、ACTH 非依赖性大结节性增生、原发性色素结节性肾上腺病。非 ACTH 依赖性库欣综合征常表现为肾上腺肿块和非肿块部位的肾上腺萎缩，而 ACTH 依赖性库欣综合征表现为双侧肾上腺非特异性增大。

二、康恩综合征

【定义和概述】

康恩综合征（Conn’s syndrome），即原发性醛固酮增多症（primary aldosteronism，PA），指肾上腺皮质自主分泌醛固酮，导致体内保钠排钾，血容量增多，肾素 - 血管紧张素活性受到抑制，产生的以高血压、低血钾为特征的综合征。

醛固酮是由肾上腺皮质分泌的一种盐皮质激素，主要调节水盐代谢。Conn 腺瘤（Conn adenoma），也就是醛固酮腺瘤（aldosterone-producing adenoma，APA），即分泌醛固酮的肾上腺皮质腺瘤，在康恩综合征病因中约占 1/3。特发性醛固酮增多症（idiopathic hyperaldosteronism，IHA），即肾上腺皮质球状带增生，在康恩综合征病因中约占 2/3。原发性肾上腺皮质增生（primary adrenal hyperplasia，PAH）和分泌醛固酮的肾上腺皮质癌少见。

【临床表现与诊断检查】

1. **临床表现** 主要临床表现是高血压、低血钾、肌无力和夜尿增多。实验室检查主要表现为血尿醛固酮水平增高、血钾减低和肾素水平下降。

2. **一般检查** 询问患者病史，根据患者现有的高血压、低血钾、肌无力、周期性麻痹、夜尿增多、心悸等症状，初步评估病情。

3. **诊断检查** 诊断检查包括实验室检查、影像学检查、其他检查。

实验室检查指血液、尿液生化检查，激素水平测定。其中包括血钾、血钠、血气分析、血醛固酮、肾素、血管紧张素、肾功检查、尿常规、尿钾、尿钠、尿醛固酮、24 小时尿 17- 羟皮质类固醇及 17- 酮类固醇含量检查。

血浆醛固酮与肾素活性比值是本病首选筛查指标，确诊试验包括高钠饮食负荷试验、氟氢可的松抑制试验、盐水输注试验及卡托普利试验。螺内酯试验：原醛症者经螺内酯试验后，可表现为血压下降、肌无力改善、尿钾减少、尿钠增多、血清钾上升到正常范围，血钠下降。双侧肾上腺静脉采血：区分单侧或双侧分泌最可靠、最准确的方法。

影像学检查主要指肾上腺 CT、B 超、MRI、核医学检查，肾上腺薄层 CT 为首选检查。

其他检查包括体位试验，钠钾平衡试验。

【影像学在康恩综合征中的应用】

康恩综合征的相关疾病主要包括 Conn 腺瘤、特发性醛固酮增多症、原发性肾上腺皮质增生和分泌醛固酮的肾上腺皮质癌。Conn 腺瘤多表现为单侧圆形或椭圆形边界清楚的肾上腺腺瘤，特发性醛固酮增多症表现为双侧或单侧肾上腺增生或无明显改变。

三、艾迪生病

【定义和概述】

艾迪生病（Addison disease），又名原发性肾上腺皮质功能减退症。是多种原因所致肾上腺皮质功能减退，醛固酮和皮质醇的分泌减少，从而引起一系列临床表现。

国外报道显示自身免疫性疾病是首要原因，国内报道显示肾上腺结核是首要原因。此外，基因缺陷、恶性肿瘤、肾上腺出血等均可引起原发性肾上腺皮质功能减退症。肾上腺皮质在以上疾病中被破坏，皮质激素分泌受到影响。当然，也可继发于下丘脑分泌 CRH 或垂体分泌 ACTH 不足。

【临床表现与诊断检查】

1. **临床表现** 临床表现包括色素沉着，衰弱无力，食欲不振，体重减轻，贫血，低血压，低血糖，低钠血症等。

2. **一般检查** 询问患者病史，根据患者现有的低血压、低血糖、低血钾、衰弱无力、食欲不振等症状，初步评估病情，鉴别继发性肾上腺皮质功能减退症。根据患者手术病史，与鞍区手术或鞍区肿瘤等继发的肾上腺皮质功能减退症鉴别。原发性肾上腺皮质功能减退症ACTH升高，ACTH前体裂解后产生ACTH和促黑素，促黑素导致皮肤色素沉着加深，色素沉着容易发生在皮肤皱褶、牙龈黏膜、指关节处，此类征象有助于与继发性肾上腺皮质功能减退症相鉴别。

3. 诊断检查 诊断检查包括实验室检查、影像学检查。

实验室检查主要指血液、尿液生化检查，激素水平测定。诊断标准：清晨血皮质醇＜正常低值且血浆ACTH＞正常上限2倍；或清晨血皮质醇≥正常低值，ACTH未达正常上限2倍且在正常上限，ACTH兴奋试验皮质醇峰值＜正常低值。

影像学检查主要指肾上腺CT、B超、MRI、核医学检查，肾上腺薄层CT为首选检查。

【影像学在艾迪生病中的应用】

主要相关疾病有肾上腺结核、自身免疫性疾病、肾上腺恶性肿瘤、肾上腺出血等。

肾上腺CT或MRI检查有助于肾上腺结核、肾上腺肿瘤、肾上腺出血的诊断。肾上腺结核在本章第二节“肾上腺含钙化病变”和本章第五节“双侧肾上腺病变”有详细描述，肾上腺出血在本章第二节“肾上腺出血病变”有详细描述。

（高剑波）

第二节 肾上腺病变内成分

一、肾上腺含脂肪或脂质的病变

【定义】

病灶内含有脂肪成分或病灶内具有富含脂滴的细胞。

【病理基础】

组织病理学上，病灶内含有成熟脂肪成分，或者病灶内具有富含脂滴的细胞。例如，肾上腺髓样脂肪瘤是由脂肪和骨髓成分组成，畸胎瘤可由脂肪、钙化以及软组织成分组成，腺瘤通常由不同比例的具有丰富脂滴的亮细胞和含脂质稀少的暗细胞组成。WHO提出皮质腺瘤包括两个新类型，即黑色皮质腺瘤和嗜酸细胞瘤。黑色皮质腺瘤细胞内富含脂褐素。嗜酸细胞瘤由具有丰富嗜酸性胞质的大细胞组成。

【征象描述】

CT表现为病灶内含有负值或病灶接近水样密度。病灶含有成熟脂肪成分时，可测得负值密度（＜-20HU），脂肪成分增强后不强化。病灶含有脂肪变性细胞时，在CT呈低密度，可呈水样密度，病灶整体可呈轻中度强化。

成熟脂肪成分MRI表现为T_1WI及T_2WI高信号、压脂信号减低，反相位边缘见勾边效应；脂肪变性成分T_1WI反相位可见信号明显减低。

【相关疾病】

肾上腺含脂肪或脂质的病变包括肾上腺皮质腺瘤、肾上腺髓样脂肪瘤、畸胎瘤（图3-2-1，图3-2-2）。另外，肾上腺的含脂肪肿瘤还需要与腹膜后脂肪肉瘤、肾血管平滑肌脂肪瘤鉴别。

【分析思路】

第一，认识并识别征象。

第二，临床症状及病灶大小分析。肾上腺髓样脂肪瘤、肾上腺畸胎瘤属于肾上腺非功能性病变，不影响肾上腺皮髓质的功能。而肾上腺腺瘤包括非功能性腺瘤和功能性腺瘤。非功能性病灶，多无明显临床症状，实验室检查和肾上腺功能测定无明显异常，因此病灶发现时体积较大。功能性腺瘤包括Cushing腺瘤和Conn腺瘤。Cushing腺瘤因为激素的反馈作用可存在同侧肾上腺残部和对侧肾上腺萎缩，但是Conn腺瘤无萎缩改变。功能性病灶发现时体积较小，Cushing腺瘤直径多为2～3cm，Conn腺瘤多为1～2cm，少数小于1cm，偶尔较大可达3cm。非功能性腺瘤直径多较大，可达5cm左右，甚至更大。肾上腺髓样脂肪瘤直径多在10cm以下，少数者可更大。肾上腺畸胎瘤由于腹膜后代偿空间大，病灶隐匿性生长，肿瘤较大。随着病灶的生长，可压迫周围组织出现临床症状，如，腹胀、腹痛、腰痛、肠梗阻等。

第三，平扫特征分析。腺瘤、髓样脂肪瘤均属于良性肿瘤，肿瘤呈圆形或椭圆形，边界清楚。肾上腺畸胎瘤可发生恶变。功能性腺瘤和非功能性腺瘤的征象类似。病灶密度均匀，Conn腺瘤由于富含脂质，常常近于水样密度。Cushing腺瘤密度类似或低于肾实质。髓样脂肪瘤多表现为以脂肪密度为主的混杂密度或混杂信号，由不等量的脂肪密度和软组织密度构成，少见伴有钙化。畸胎瘤分为成熟畸胎瘤和不成熟性畸胎瘤。成熟畸胎瘤多呈囊性，囊壁可附有头发及牙齿等。不成熟畸胎瘤多呈实体分叶状，内可混有未分化成熟的骨性组织。畸胎瘤密度混杂，一般由脂肪密度、软组织密度以及钙化或骨化密度组成，钙化呈斑点状或弧形，具有特征性。另外，肾上腺的肿瘤需要与肾上极的血管平滑

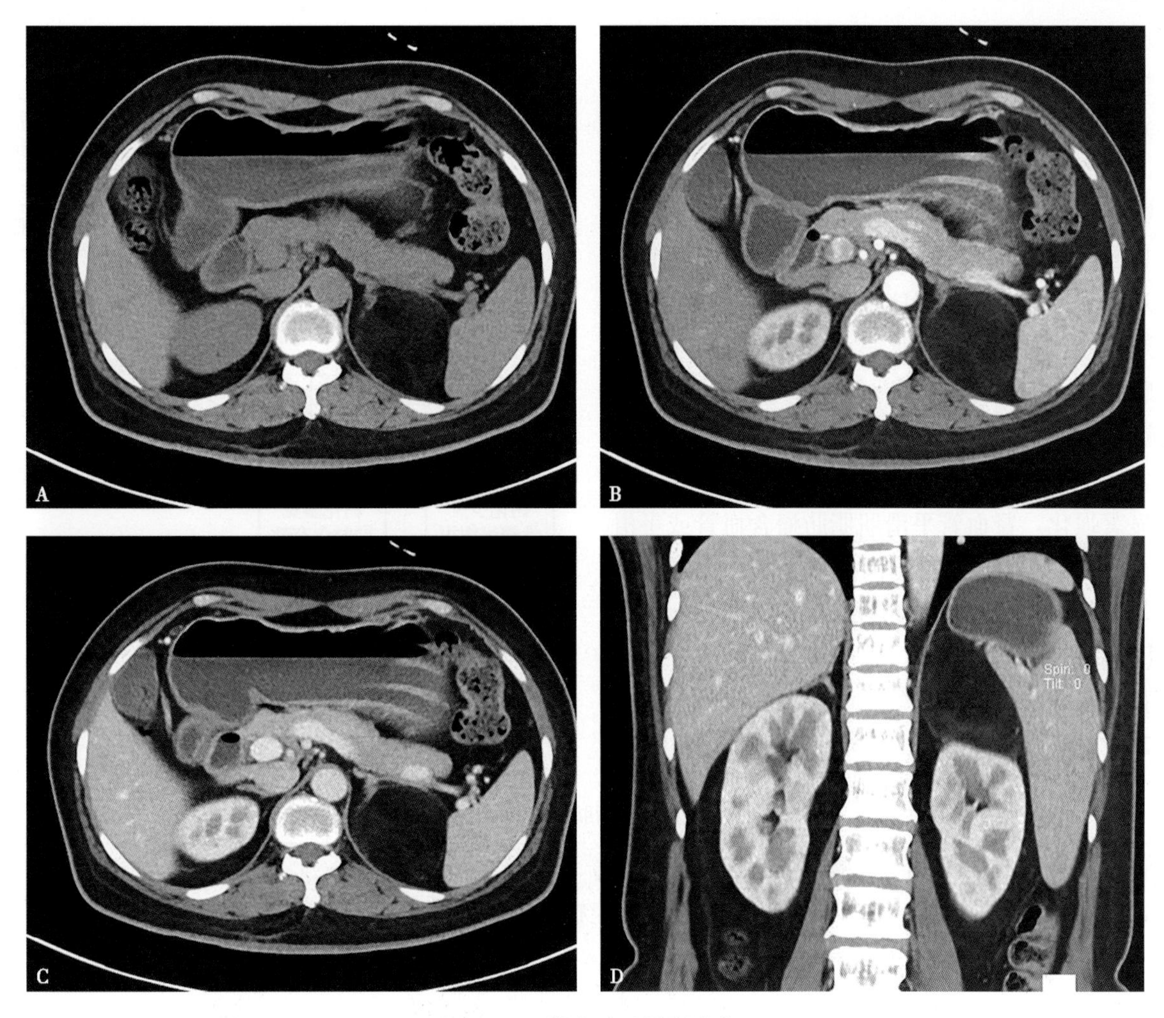

图 3-2-1 肾上腺髓样脂肪瘤

患者女，52 岁，体检发现左侧肾上腺占位，病理示髓样脂肪瘤。
A. 平扫显示左侧肾上腺混杂密度肿块，主要由脂肪密度和少许软组织密度组成；B、C. 动静脉期显示肿瘤未见明显强化；D. 静脉期冠状位显示左肾受压。

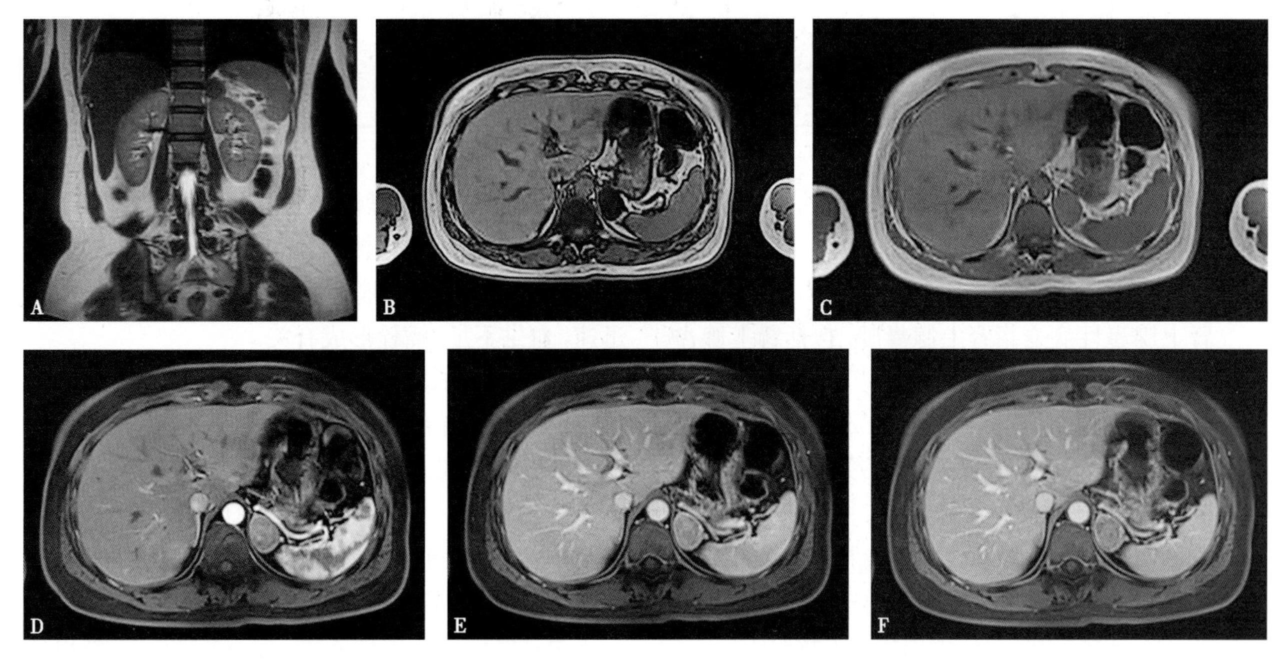

图 3-2-2 肾上腺腺瘤

患者女，48 岁，体检发现左侧肾上腺占位，病理示腺瘤。
A. T_2WI 显示左侧肾上腺内侧肢与外侧肢之间类椭圆形低信号影；B～C. 反相位显示信号较同相位减低；D～F. 增强后轻度不均匀强化。

肌脂肪瘤、腹膜后的脂肪肉瘤进行鉴别。肾皮质的完整性和肾上腺的形态有助于与非肾上腺来源的肿瘤鉴别。血管平滑肌脂肪瘤内可见不同比例的脂肪密度，脂肪肉瘤分化较好时可见脂肪密度。

第四，增强特征分析。腺瘤的方式是快速强化和迅速廓清。腺瘤的平扫CT值较小，绝对廓清率和相对廓清率较大。绝对廓清率=（静脉期CT值－延迟期CT值）×100%/（静脉期CT值－平扫CT值）。相对廓清率=（静脉期CT值－延迟期CT值）×100%/（静脉期CT值）。髓样脂肪瘤中软组织成分轻中度强化，脂肪成分不强化。畸胎瘤中软组织成分可轻度或显著强化。肾血管平滑肌脂肪瘤含血管或平滑肌较多时可明显强化，脂肪肉瘤可表现为不同程度不均匀强化，可有周围结构的侵犯。

【疾病鉴别】

肾上腺含脂肪成分病灶的鉴别要点见表3-2-1，图3-2-3。

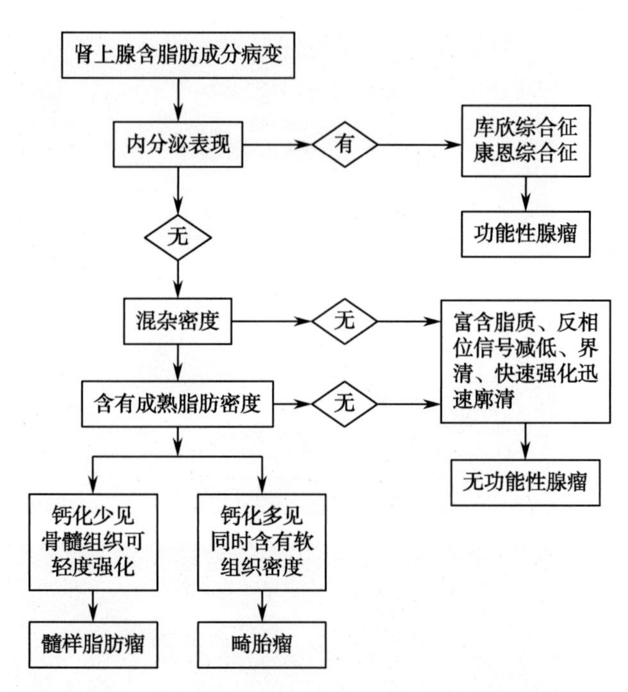

图3-2-3 肾上腺含脂肪成分鉴别诊断流程图

表3-2-1 肾上腺含脂肪成分病灶的鉴别要点

疾病	腺瘤	髓样脂肪瘤	畸胎瘤
临床症状	库欣综合征 康恩综合征 无症状	多无症状	腹胀、腹痛、腰痛、肠梗阻等
大小	体积较小 功能性腺瘤多小于3cm，非功能性腺瘤可达5cm左右	体积较大 多在10cm以下，少数者可更大	体积较大
密度/信号	均匀，近水样密度或软组织密度，类似或低于肾实质	混杂，含脂肪密度，可见钙化	混杂，含钙化密度、脂肪密度
强化	快速强化 迅速廓清	脂肪密度不强化，余轻度强化	软组织轻度或显著强化

二、肾上腺囊性病变

【定义】

肾上腺囊性病变指肾上腺囊肿，包括肾上腺占位囊变。

【病理基础】

组织病理学上，肾上腺囊性病变主要指肾上腺囊肿。肾上腺囊肿分为假性囊肿、内皮性囊肿、上皮性囊肿和寄生虫性囊肿。假性囊肿和内皮性囊肿占肾上腺囊肿的大多数。肾上腺内皮性囊肿和上皮性囊肿属于真性囊肿，囊壁为内皮或上皮组织。

第一类，假性囊肿：假性囊肿指囊壁是纤维组织，无上皮内衬，可有分隔，可见钙化。假性囊肿可由慢性感染、外伤引起的肾上腺出血后囊变残余形成，也可由肾上腺肿瘤性病变内出血坏死囊变形成。肾上腺肿瘤性病变包括转移瘤、嗜铬细胞瘤和肾上腺皮质癌等。恶性肿瘤的坏死囊变往往与肿瘤生长迅速，血供不足，瘤栓形成有关。

第二类，内皮性囊肿：包括淋巴管源性囊肿和血管样囊肿，前者居多。发病机制不明确，一般认为是淋巴管阻塞或先天发育所致。

第三类，上皮性囊肿：临床少见，囊肿由柱状上皮组成内壁，是胚胎始基残余异常发育而来，包括真性腺样囊肿、胚胎性囊肿和退行性变的囊性腺瘤。

第四类，寄生虫性囊肿：临床少见，常为包虫囊肿，内可见子囊，壁较厚，多有钙化。值得注意的是，肾上腺腺瘤样瘤和成熟囊性畸胎瘤也可表现为囊性肿块。

【征象描述】

X 线表现：肾上腺囊肿较大时，静脉期肾盂造影显示肾盂肾盏受压向下移位或向外移位。

CT 表现：病灶常为圆形或椭圆形，一般边界清楚，边缘光滑。可为单房或多房囊性改变，囊内多为水样密度，也可为高密度囊肿。囊壁薄而光滑，部分可见弧形、点状钙化。增强扫描囊内容物无强化，囊壁及分隔可无强化或轻度强化（图 3-2-4～图 3-2-6）。值得注意的是，虽然病理上将肾上腺囊肿分为四种类型，但其 CT 表现并不具有特征性。

MRI 表现为肾上腺囊性病变。囊内容呈液性信号，囊内合并出血成分或蛋白含量高时，可呈 T_1WI 高信号；囊壁增强可见无强化或轻度强化。

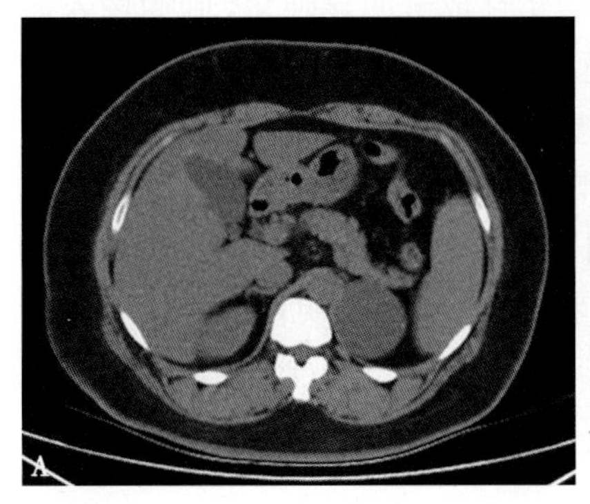
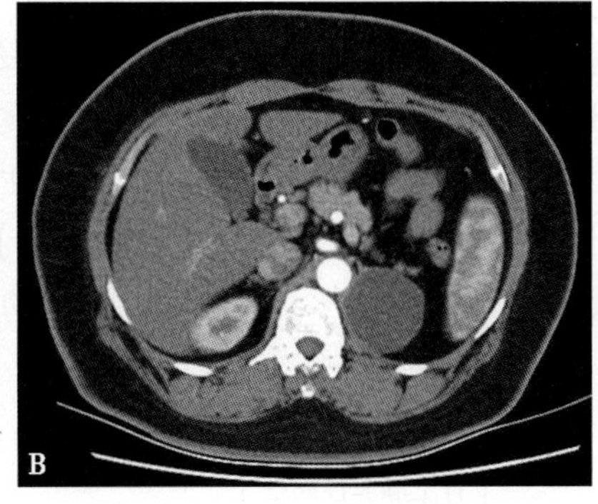
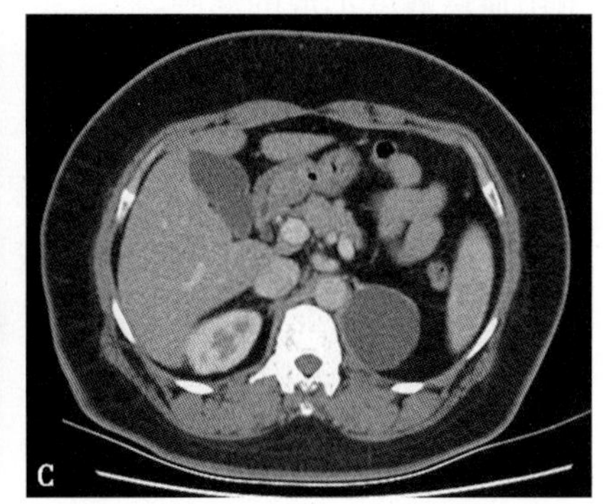

图 3-2-4 肾上腺囊肿

患者女，49 岁，体检发现左肾上腺囊肿 20 天。

A. CT 平扫示左侧肾上腺类圆形肿块，呈均一水样密度。B. 动脉期示肿块边界清晰。C. 静脉期示肿块中心未见强化，边缘轻中度强化。

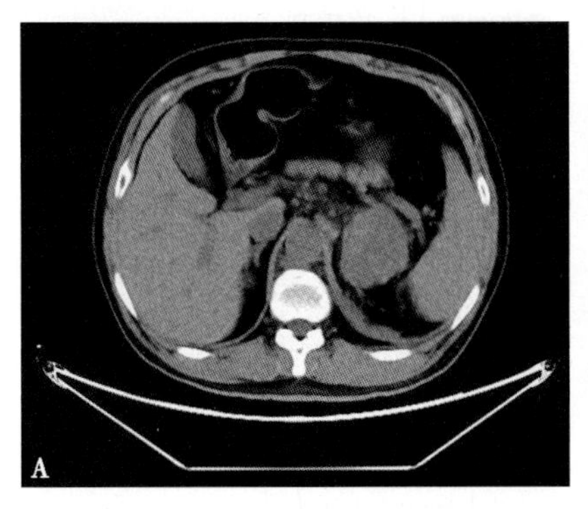
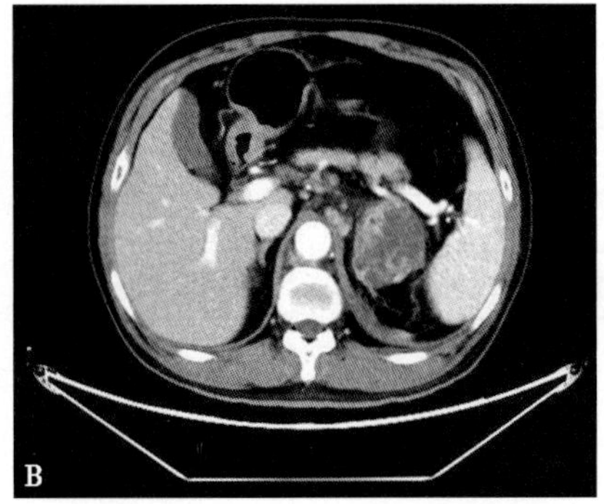
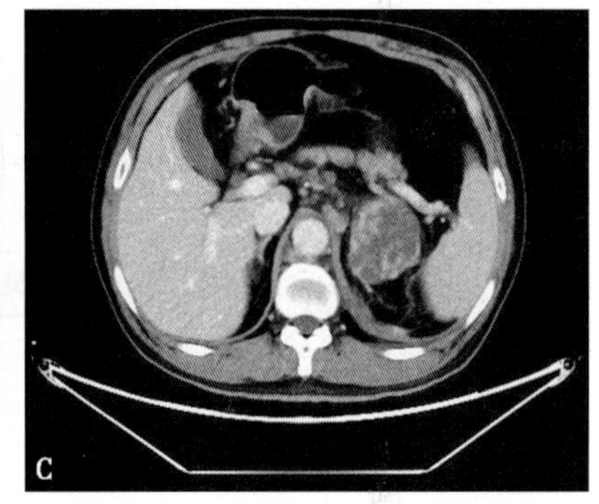

图 3-2-5 肾上腺转移瘤伴囊变

患者男，58 岁，确诊肾透明细胞癌半年。

A. CT 平扫示左侧肾上腺区占位，腹膜后多发肿大淋巴结。B～C. 增强示肿瘤内多发囊变，边缘软组织明显不均匀明显强化。

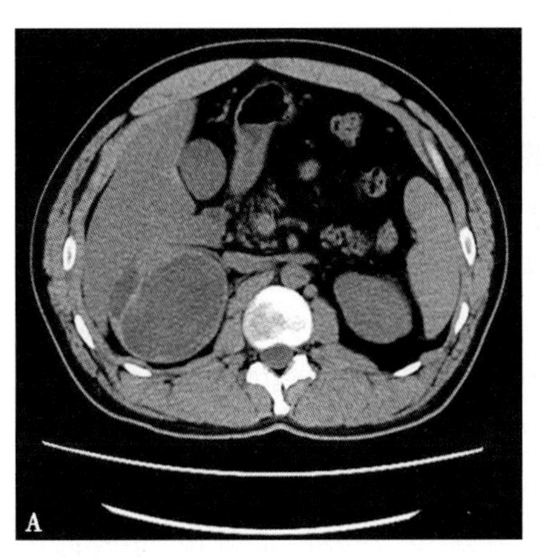
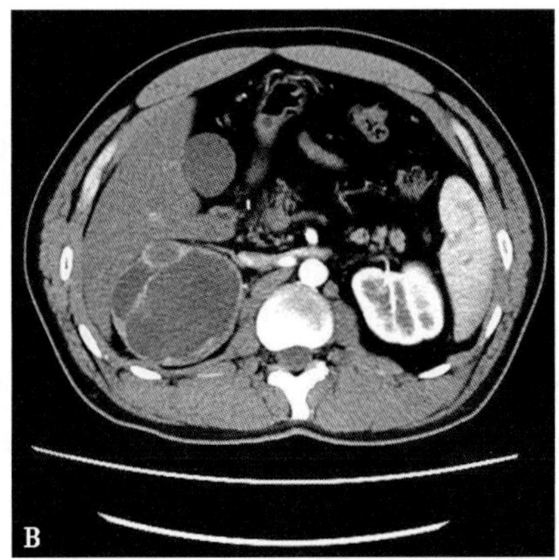
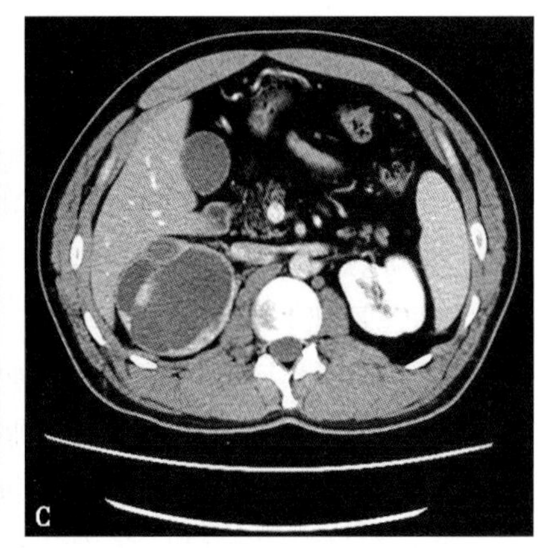

图 3-2-6 肾上腺嗜铬细胞瘤伴囊变

患者男，32 岁，体检发现右侧腹膜后占位。

A. CT 平扫显示右侧肾上腺区囊实性占位；B～C. 增强显示囊内分隔、囊壁与肿瘤内实性成分明显强化，囊内低密度影未见强化。

【相关疾病】

肾上腺囊性病变主要包括肿瘤囊性病变和非肿瘤囊性病变。肿瘤囊变主要相关疾病包括肾上腺腺瘤，嗜铬细胞瘤，原发性皮质腺癌，转移瘤，神经鞘瘤，肾上腺髓样脂肪瘤。肾上腺腺瘤样瘤和成熟囊性畸胎瘤也可表现为囊性病变。非肿瘤囊性病变主要相关疾病有内皮性、上皮性、寄生虫性囊肿以及由出血后囊变形成的囊肿。

【分析思路】

第一，病灶的定位。当病灶体积较大时，来源难以确定，应首先观察同侧肾上腺组织是否存在，形态是否完整。当肾上腺不存在或形态不完整的时候，则考虑来源于肾上腺。肾上腺囊肿周围被脂肪组织包绕，周围结构受压改变。

第二，病灶的定性。肾上腺囊性病变主要是肿瘤囊性变和非肿瘤囊性变的鉴别，这与疾病的治疗密切相关。非肿瘤性肾上腺囊肿通常无内分泌功能，部分肿瘤囊性变具有原发肿瘤本身的临床表现，有助于诊断。肿瘤囊性变，囊变彻底时囊壁较薄，可见进行性延迟强化。囊变不彻底时囊壁可较厚，可见肿瘤实性成分或壁结节，增强后延迟强化。当出现壁结节，肿瘤实性成分明显强化，肿瘤侵入邻近脂肪间隙后侵犯邻近脏器时，提示恶性肿瘤囊性变的可能性。囊壁明显强化也常出现在肾上腺腺瘤样瘤和成熟囊性畸胎瘤中。

【疾病鉴别】

囊性病灶的鉴别诊断流程图见图 3-2-7。

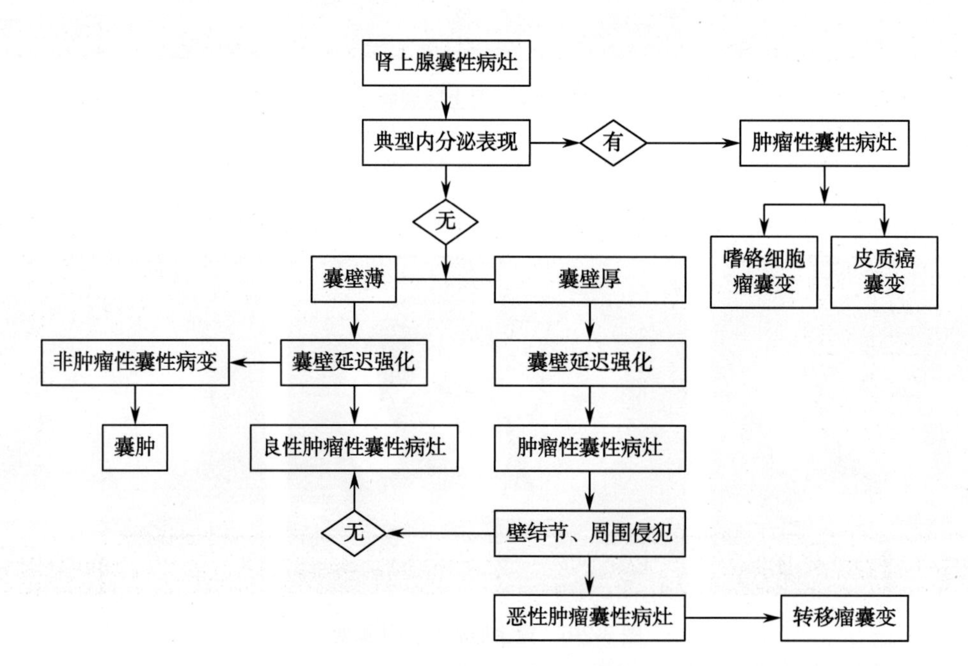

图 3-2-7　肾上腺囊性病灶鉴别诊断流程图

三、肾上腺含钙化病变

【定义】

肾上腺含钙化病变指肾上腺实质钙化或肾上腺占位含钙化或骨化生成分。

【病理基础】

钙化是因肾上腺或肾上腺区肿瘤在代谢、感染等因素的作用下发生坏死，继发钙盐沉积而形成。组织病理学上，肾上腺含钙化病变包括四种类型。

第一类，肿瘤性钙化，多为营养不良性钙化，继发于肿瘤缺血坏死或出血。肿瘤本身也可产生钙化。

第二类，感染性，包括组织胞浆菌病、结核、隐球菌病。

第三类，出血引起钙化。

第四类，其他疾病，包括家族性酸性胆固醇酯水解酶缺乏，淀粉样变性。

【征象描述】

X 线表现：肾上腺钙化明显时，肾轮廓上方内侧可见钙化。

CT 表现：钙化的 CT 值约为 80～300HU。肾上腺钙化可表现为肾上腺区单纯的钙化，或肾上腺区的囊性或实性病变伴有钙化。钙化可表现为内部粗大钙化，内部点状钙化，边缘弧形钙化，边缘厚壁型、不定型钙化（图 3-2-8～图 3-2-10）。

MRI 表现：钙化在 MRI 上表现多样，多表现为 T_1WI 低信号或无信号，T_2WI 低信号或无信号。但

是 T_1WI 上也可以表现为等信号，甚至是高信号。当 MRI 判断困难时，可行 CT 检查确认。

【相关疾病】

肾上腺含钙化病变主要包括肿瘤性钙化病变和非肿瘤性钙化病变。肾上腺区含钙化病变根据是否合并内分泌功能性改变，分为三种情况。

非肿瘤型钙化病变，主要表现为内分泌功能减退，相关疾病有肉芽肿性感染、肾上腺出血、肾上腺淀粉样变。

肉芽肿性感染，包括结核性肉芽肿和荚膜组织胞浆菌病。

肿瘤性钙化病变，可表现为内分泌功能增强或

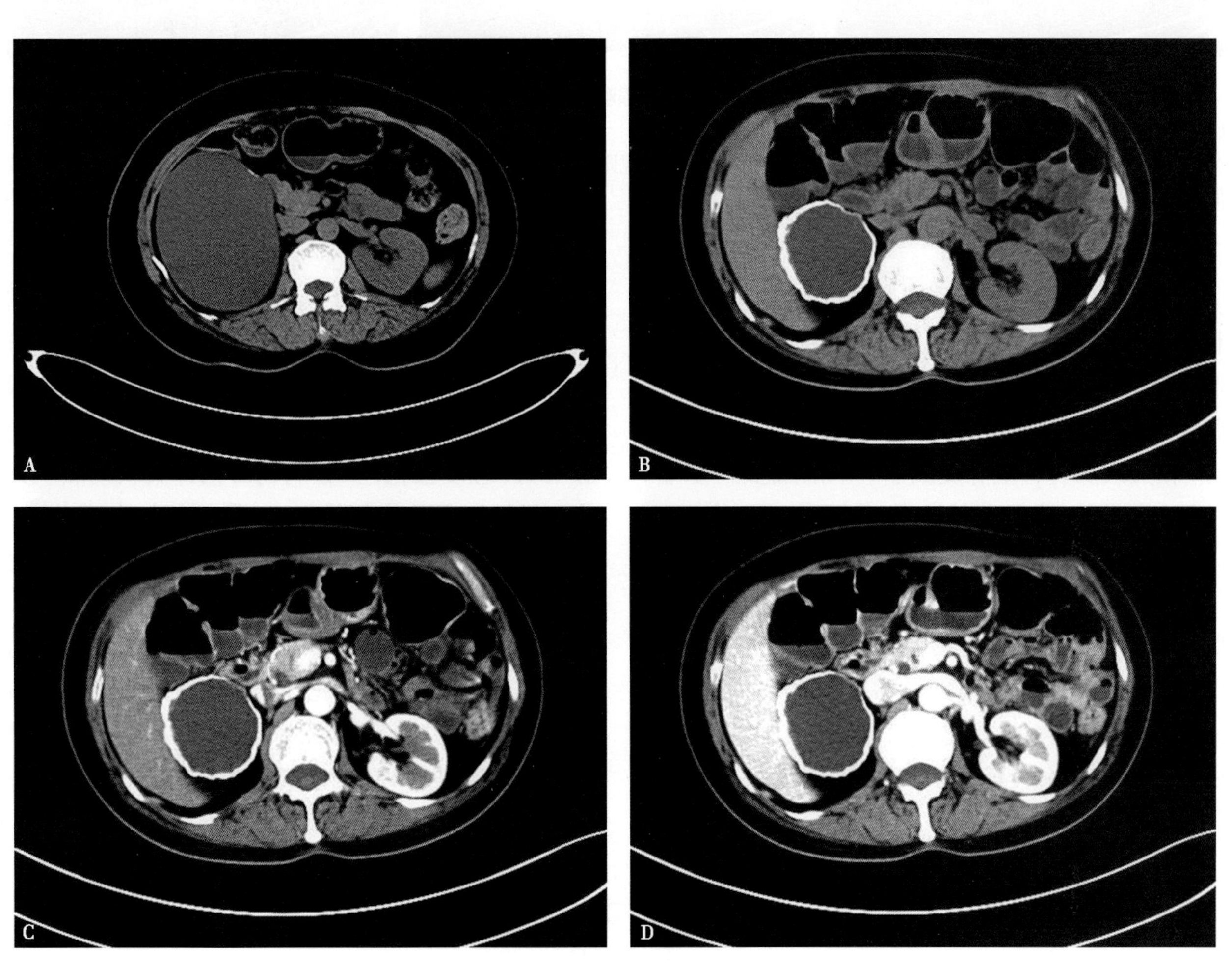

图 3-2-8 肾上腺囊肿伴钙化

患者女，62 岁，乳癌术后 5 年。

A. 乳腺癌术前 CT 显示右侧肾上腺区类圆形囊状低密度影，边界清晰，囊肿壁少许弧形钙化；B～D. 乳腺癌术后 CT 平扫、动脉期、静脉期显示右侧肾上腺区囊肿伴蛋壳样钙化，增强后囊内容物未见强化。

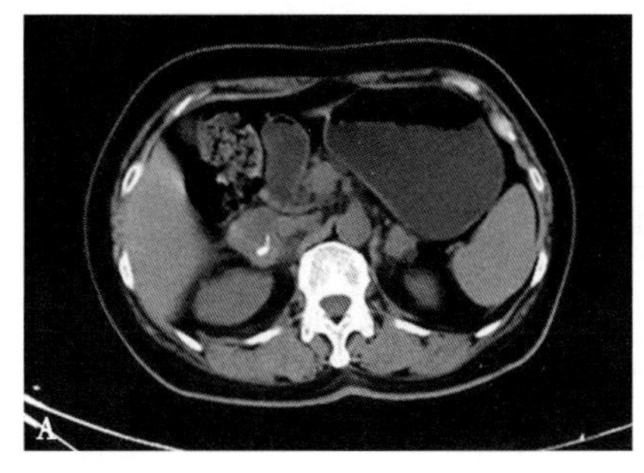

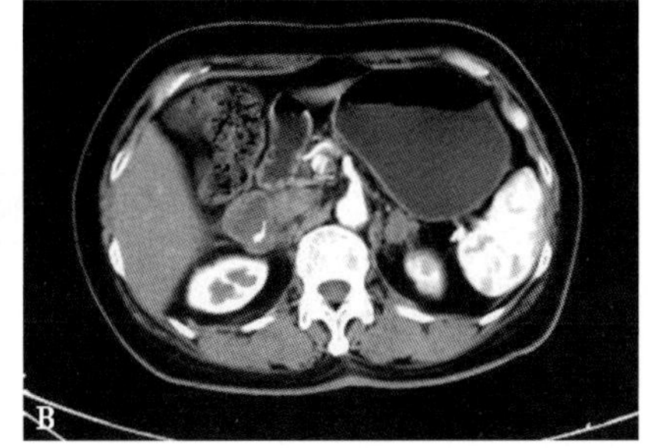

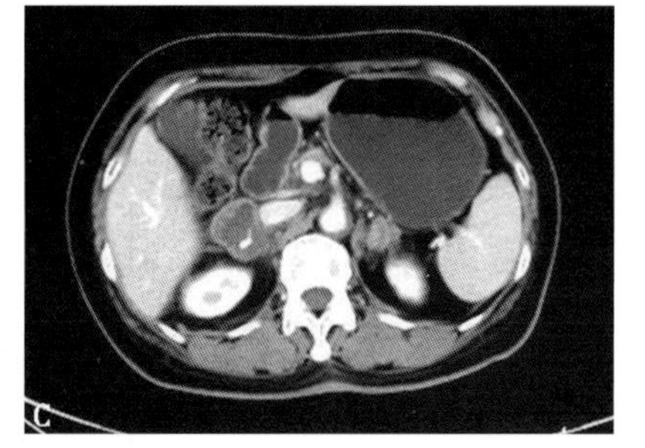

图 3-2-9 肾上腺结核伴钙化

患者女，57 岁，体检发现双侧肾上腺占位。

A. CT 平扫显示双侧肾上腺区软组织影，右侧病灶内见粗大钙化灶和低密度影；B. 动脉期显示双侧病灶不均匀强化；C. 静脉期显示双侧病灶持续不均匀中度强化，右侧病灶中心低密度区未见强化。

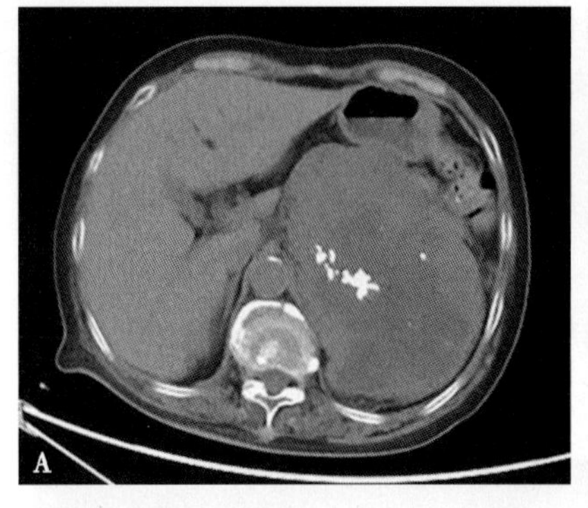

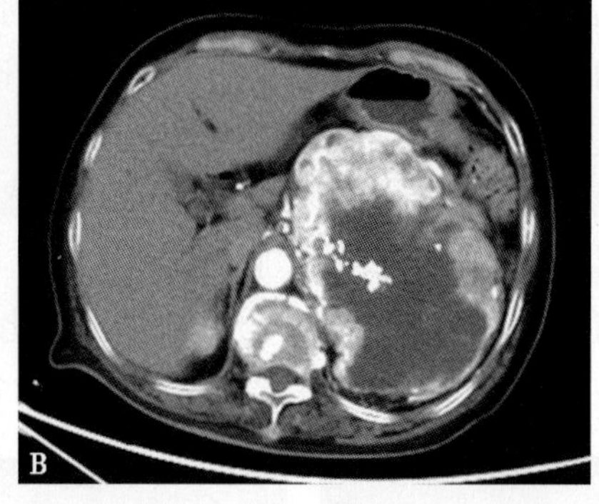

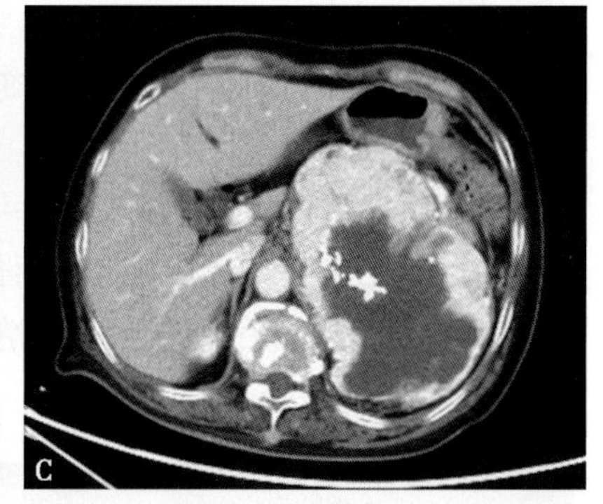

图 3-2-10　肾上腺嗜铬细胞瘤伴钙化

患者女，68 岁，腰痛。

A. CT 平扫显示左侧肾上腺区不规则混杂密度影，内多发不规则钙化灶及低密度影；B. 动脉期示肿块内软组织明显强化，内低密度影未见强化；C. 静脉期示肿块持续明显强化。

无内分泌功能改变。当临床无内分泌功能改变时，相关疾病有肾上腺假性囊肿、真性囊肿、髓样脂肪瘤、腺瘤、肾上腺转移瘤、沃尔曼病、畸胎瘤、嗜酸细胞瘤、血管瘤、钙化性纤维瘤。当内分泌功能增强时，相关疾病有肾上腺皮质癌、嗜铬细胞瘤、腺瘤、神经母细胞瘤、节细胞神经瘤，见图 3-2-11。

【分析思路】

第一，临床病史及内分泌功能检查有助于确定肿瘤性钙化和非肿瘤性钙化。肾上腺功能减退，血 ACTH 升高，血皮质醇降低，常提示非肿瘤性钙化，例如感染性、出血性钙化。内分泌功能增强性病变引起的内分泌疾病有原发性醛固酮增多症、皮质醇症、嗜铬细胞瘤。

肾上腺功能减退疾病的鉴别如下：①肾上腺结核性病变多继发于肺结核，有结核病史和症状，可伴有肾上腺外的结核，结核菌素试验阳性。肾上腺结核病变以双侧多见，也可单侧发病。急性期肾上腺增大，轻度强化，少数病例可见针尖状或点状钙化。慢性期肾上腺可增大、正常或萎缩，钙化多见，可呈斑块状或点状。②出血性钙化常有出血的病史和典型 CT 表现，急性期和亚急性期出血密度较高，血肿液化后密度减低，慢性期完全吸收后则表现为肾上腺萎缩，伴密集钙化灶。不完全吸收则形成假性囊肿，伴有边缘钙化形成。③淀粉样变性包括原发性和继发性两种，是全身性疾病，是一组各种各样的从结构上推进的蛋白质沉积的疾病。

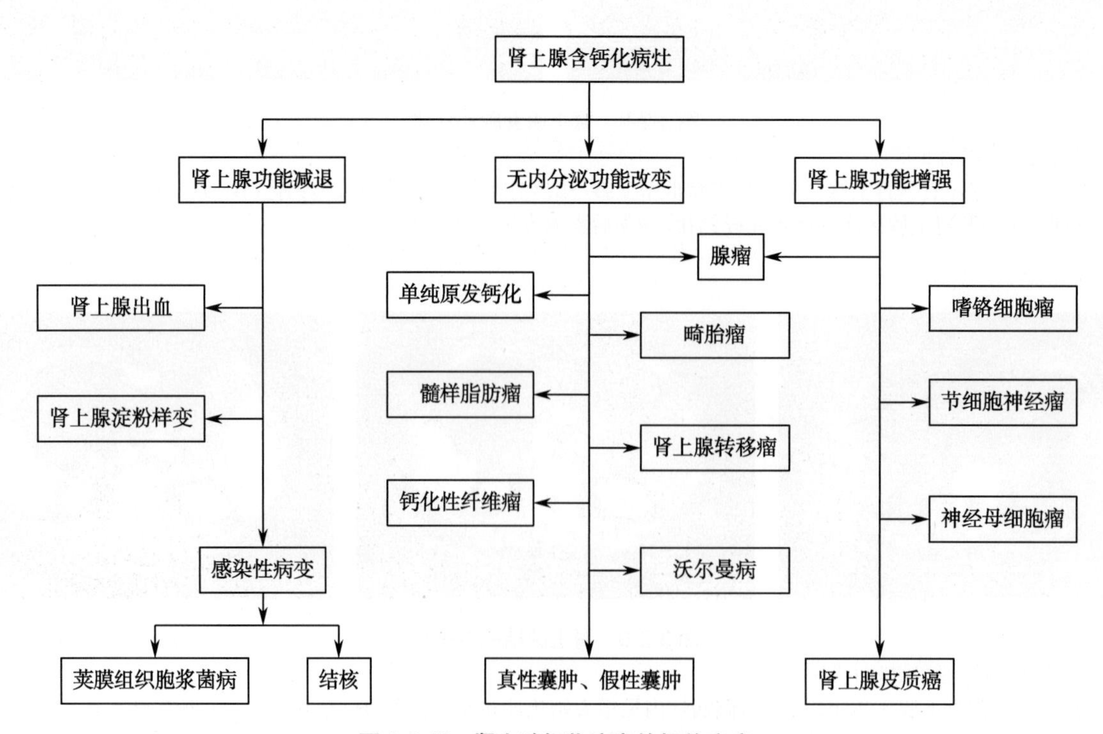

图 3-2-11　肾上腺钙化病变的相关疾病

第二，病灶的钙化特点和整体病变的特点有助于具体疾病的鉴别。粗大钙化和边缘弧形钙化常提示病变良性。点状钙化和不定型钙化则需结合病变的整体影像特征判断。

无内分泌功能改变的病变鉴别如下：①单纯性原发钙化灶，临床罕见，一般无明显症状，病变边界清晰，钙化呈斑片状。②囊肿分真性囊肿和假性囊肿。接近69%的真性囊肿可见壁层弧形钙化或囊内点状钙化。超过50%的假性囊肿可见钙化，假性囊肿壁厚可达3mm，增强囊壁可强化。弧形钙化或蛋壳样钙化是囊肿较为特征性的表现。③髓样脂肪瘤由骨髓组织和成熟脂肪组织组成，通常病变以脂肪密度（−100～−80HU）为主，部分病变也可以钙化为主。20%的髓样脂肪瘤可见钙化，多为内部点状钙化。④畸胎瘤体积较大，密度不均，内可见钙化及脂肪密度，钙化多表现为斑点、斑块状或弧形。⑤钙化性纤维瘤是一种良性肿瘤，病变多呈边界清晰、密度均匀稍高、轻度强化的软组织占位，88.9%的病灶内散在不规则或粗大钙化。⑥肾上腺转移瘤多发生于上皮细胞恶性肿瘤、淋巴瘤或黑色素瘤，且多累及双侧肾上腺，多有原发病灶及肾上腺外转移灶。⑦沃尔曼病，一种罕见的常染色体隐性遗传病，常见于新生儿。因先天性脂代谢异常，脂肪酸和胆固醇常累及在肾上腺皮质内。CT表现为肾上腺增大，形状正常，并发粗大不定形钙化。

内分泌功能增强性病变的鉴别如下：①腺瘤可为无功能腺瘤和有功能性腺瘤。病变较小时，钙化灶少见，表现为内部点状钙化。病变较大时，钙化成分多见。②肾上腺皮质癌多为功能增强性病变，病变常密度不均，边缘模糊，伴有囊变出血坏死，钙化呈中央点状、针尖状。增强后呈渐进性不均匀强化。③嗜铬细胞瘤体积小时，密度均匀，体积大时密度不均，可伴坏死、出血和钙化，钙化多为内部点状钙化，增强后动脉期迅速强化，强化明显。④节细胞神经瘤，部分病例内可见散在点状钙化。节细胞神经瘤可呈“铸型”生长，延迟强化，呈渐进性强化。⑤神经母细胞瘤，多发生于儿童。常体积大，形态不规则。病变多见斑点、斑块或不规则性钙化。增强后不均匀明显强化。

【疾病鉴别】

无内分泌功能改变的钙化性病灶的鉴别要点见表3-2-2，功能性病变的鉴别见图3-2-12。

表3-2-2 无功能肾上腺含钙化性病灶的鉴别

特征	单纯原发钙化	囊肿	髓样脂肪瘤	畸胎瘤	钙化性纤维瘤	转移瘤
钙化	斑片状	弧形钙化多见点状钙化	内部点状钙化多见	点状、斑块状、弧形	不规则或粗大钙化	内部点状钙化多见
位置	单侧多见	单侧多见	单侧多见	单侧多见	单侧多见	双侧多见
密度	单纯钙化	囊性或软组织	不均匀，含成熟脂肪	不均匀，含脂肪密度	均匀软组织密度	均匀或不均匀软组织密度

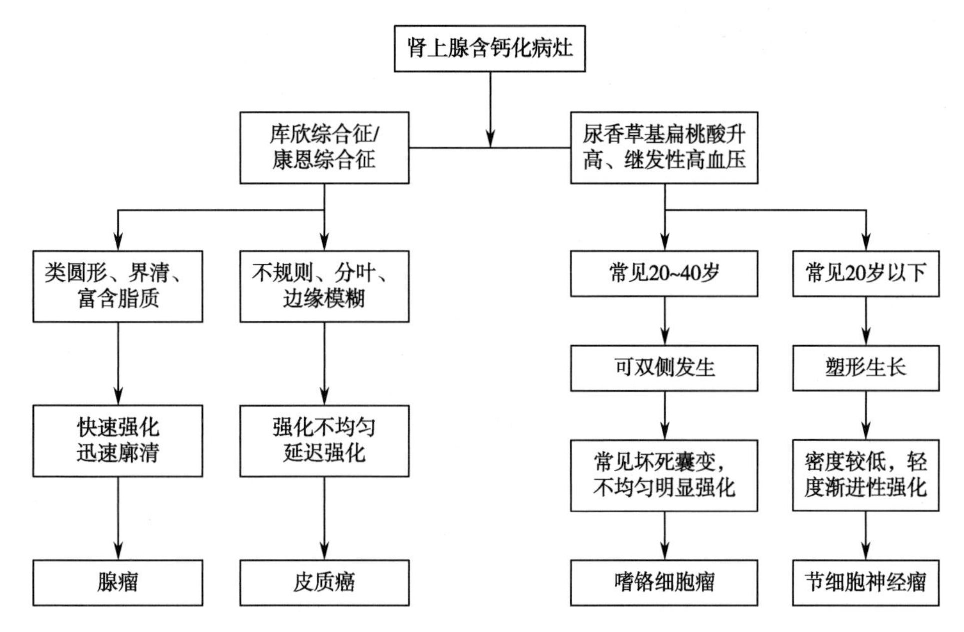

图3-2-12 肾上腺功能性含钙化性病灶的鉴别诊断流程图

四、肾上腺出血病变

【定义】

肾上腺出血病变指肾上腺实质出血或肾上腺占位内出血。

【病理基础】

肾上腺出血的病因很多，肾上腺肿瘤、肾上腺感染、原发性肾上腺皮质功能减退等因为肾上腺自身病变引起的出血被认为是原发性出血。由损伤、应激、抗凝治疗以及肾上腺外的疾病引起的肾上腺出血被认为是继发性出血。

肾上腺位置较深且固定，内有脊椎腰肌，外有肋骨和脏器保护，不易受伤。但肾上腺实质脆弱，血供充足，有3支动脉供血，但是只有1支肾上腺中央静脉回流，血流丰富。当肾上腺动脉内血液突然增多，但是静脉回流较少时，可引起肾上腺实质出血。肾上腺出血单侧较多，右侧多见，也可出现双侧出血。其机制与肾上腺的解剖有关。肾上腺中央静脉，右侧汇入下腔静脉，左侧汇入左肾静脉，右侧静脉很短，当创伤时下腔静脉受压，短时间内肾上腺静脉压急剧升高，导致肾上腺血管丛破裂出血，因此右侧损伤较多较重。肾上腺受到脊柱、肝脏的直接挤压也会出血。肾上腺出血亦可发生在应激反应时，免疫力较强的青年男性多见，主要因为肾上腺分泌急剧增加导致出血。单侧肾上腺出血多无明显临床症状，双侧肾上腺出血可出现肾上腺危象，需积极治疗。

【征象描述】

X线表现：肾上腺血肿较大时，可见肾盂肾盏受压移位。

CT表现（图3-2-13、图3-2-14）：肾上腺散在多发灶性出血时，可表现为肾上腺弥漫肿胀、密度增高。当出血增多时，可形成血肿，多表现为椭圆形、圆形、团块状、条状高密度影，边缘可清楚，急性期出血的CT值约为50～80HU，增强扫描未见强化或中心无强化。复查可见血肿密度减低，范围减小，最后可完全液化，部分血肿发生囊变或钙化。肾上腺周围脂肪间隙内可见条索状高密度影。单侧出血血肿可消失，双侧出血常出现肾上腺萎缩。

MRI表现：不同时期血肿的成分不同，MRI表现不同。超急性期血肿表现为等T_1、高T_2信号，急性期（7天之内）表现为等T_1WI、低T_2WI信号，略高DWI信号。亚急性期血肿在T_1WI、T_2WI呈周边高信号、中心低信号或等信号。亚急性后期表现为T_1WI高信号、T_2WI高信号。慢性期（7周后）则由T_1WI高信号、T_2WI高信号逐渐表现为T_1WI低信号、T_2WI低信号。

【相关疾病】

第一，肾上腺出血表现为弥漫性肿胀时，需要与肾上腺增生鉴别。第二，肾上腺出血表现为血肿时，需要鉴别肿瘤性出血和非肿瘤性出血。

【分析思路】

第一，临床病史及内分泌功能检查有助于鉴别肾上腺出血病变的性质。创伤性出血有外伤史，并

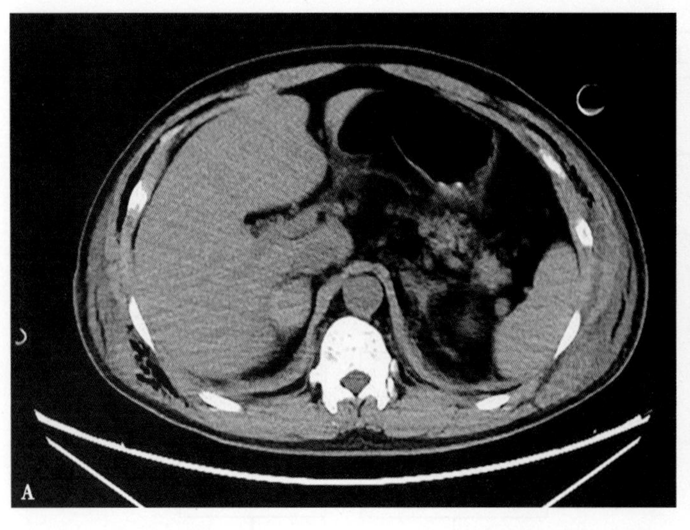

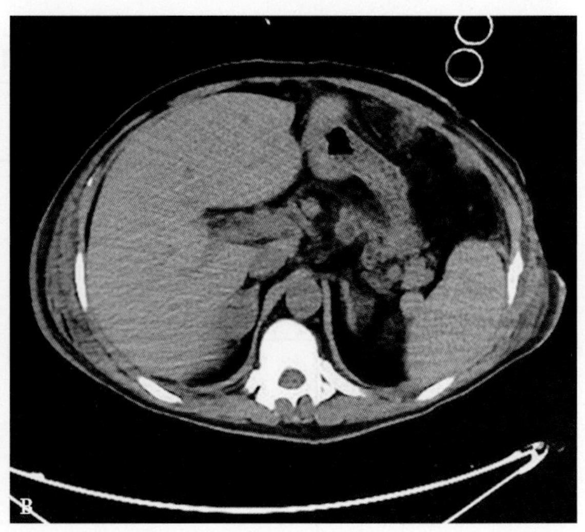

图3-2-13 肾上腺血肿

患者男，36岁，坠落伤。

A. CT平扫显示右侧肾上腺高密度团块，左侧肾上腺增粗，内见少许高密度影；B. 显示1个月后右侧肾上腺团块密度减低，左侧肾上腺增粗减轻。

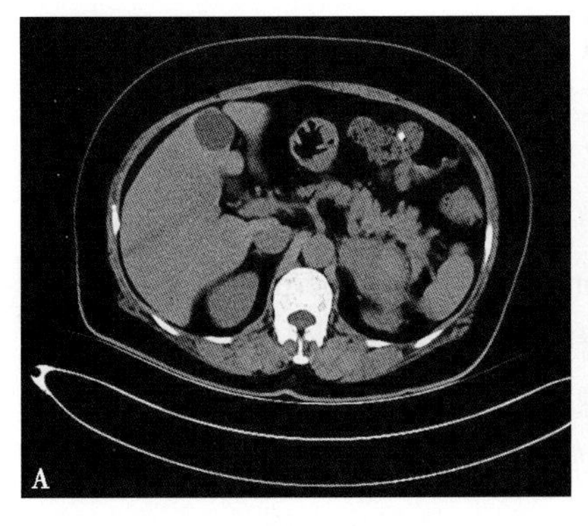

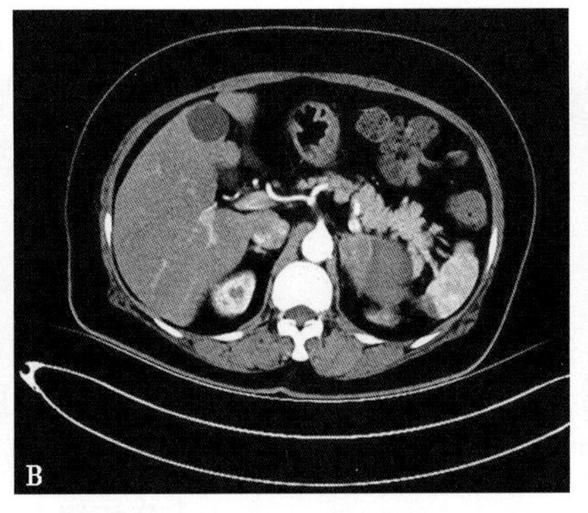

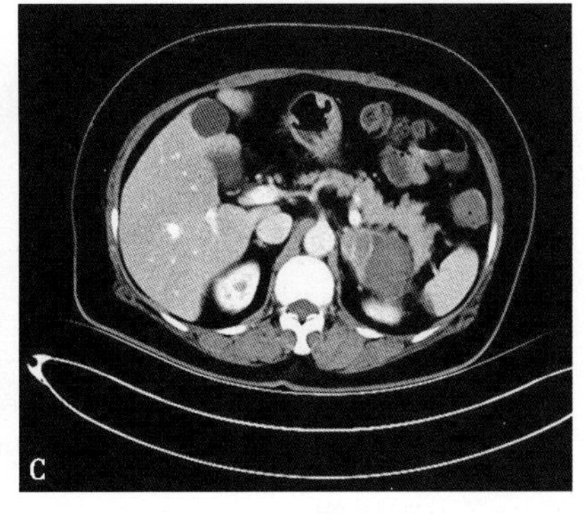

图 3-2-14　肾上腺皮质癌伴出血

患者女，58岁，发作性头晕。

A. CT平扫显示左侧肾上腺区混杂密度占位，形态不规则，内可见高密度影；B～C. 增强显示占位明显不均匀强化。

且常合并肋骨骨折、气胸，以及胸腹部其他脏器的损伤。单侧肾上腺出血多无明显临床症状，双侧肾上腺出血可使肾上腺分泌功能减低，出现发热、心悸、高血压、水电解质紊乱等临床表现。肿瘤性出血肾上腺功能亢进或无肾上腺内分泌功能表现。创伤性血肿常随着时间的延长而减小，而肿瘤性出血一般不消退，而且复查有增大趋势。血小板减少症、肝素治疗史、脓毒症、放射治疗、外科手术、糖尿病、休克、妊娠、高血压等也可能是肾上腺出血的原因。

第二，急性期出血的密度在50～80HU，亚急性期的密度也多大于30HU。当肾上腺区出现高密度影时，则高度怀疑出血，随访时密度减低，范围减小，可确认出血。肾上腺周围间隙模糊，肾上腺出血表现为肾上腺肿胀时，需要与肾上腺增生鉴别。肾上腺增生增强时可有强化，复查时无缩小。肿瘤性出血，软组织影较多，可有不同程度强化。

【疾病鉴别】

含出血成分病灶的鉴别要点见表3-2-3，图3-2-15。

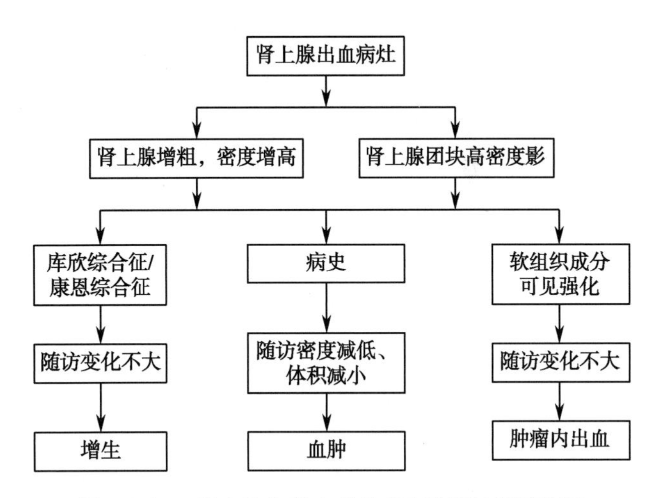

图 3-2-15　肾上腺含出血成分病变鉴别诊断流程图

表 3-2-3　肾上腺含出血成分病灶的鉴别要点

疾病	创伤性出血	肾上腺增生	肿瘤性出血
临床症状	肾上腺功能低下 外伤史	库欣综合征 康恩综合征	无症状 肾上腺功能亢进
部位	单侧或双侧 右侧多见	双侧	单侧多见
平扫	肾上腺弥漫肿胀 肾上腺血肿	弥漫肿胀 结节样增生	软组织占位 可见坏死、钙化
增强	未见强化或仅边缘强化	轻度强化	不同程度强化
随访观察	密度减低 范围减小	变化不大或增大	变化不大或增大

（高剑波）

第三节 肾上腺形态

一、肾上腺增粗

【定义】

肾上腺增粗是指肾上腺体积增大或形态改变，肾上腺横断面积大于150mm^{2}或侧肢厚度超过10mm，称为肾上腺增粗。

【病理基础】

先天或后天性的多种原因均可导致肾上腺体积增大，以肾上腺皮质增生多见，其他如感染、肿瘤、内分泌、外伤等多种因素也可导致肾上腺增粗，如肾上腺结核早期、肾上腺转移瘤、促肾上腺皮质激素分泌增多等。增粗的肾上腺部分有内分泌的功能，可分泌皮质醇、醛固酮、性激素等多种激素而引起相应的内分泌症状；部分为无功能性增粗，仅表现为肾上腺体积增大；部分由于肾上腺正常结构破坏而导致肾上腺内分泌功能减低。

【征象描述】

肾上腺增粗可分为弥漫性增粗和局限性增粗。弥漫性增粗常表现为肾上腺外形正常，侧肢厚度超过10mm；临床实践中，常以同层面膈肌脚厚度为参照，厚度大于膈肌脚厚度，称为增粗（图3-3-1～图3-3-3）。局限性增粗通常表现为局限在一侧肢或局部结节或肿块样增粗。肾上腺增粗外缘一般是光滑的或分叶状的，也可表现为是结节状的增粗。

【相关疾病】

多种先天或后天的疾病可以引起肾上腺增粗。主要包括内分泌异常，如促肾上腺皮质激素依赖性肾上腺增生等；先天发育异常，如先天性肾上腺皮质增生症（congenital adrenal hyperplasia，CAH）；肿瘤性疾病，如转移瘤、肾上腺腺瘤、淋巴瘤等；感染性因素，如肾上腺结核、脓肿等；肾上腺外伤或自发性出血也可导致肾上腺增粗。

【分析思路】

肾上腺增粗是多种疾病共有的影像表现，一般临床可表现为肾上腺内分泌功能增加，从而导致多种内分泌表现，如高血压、性早熟等。分析肾上腺增粗不仅需要分析其影像特征，更需要结合临床体格检查和实验室检查。分析思路如下：

第一，临床特征及实验室检查分析：年轻患者发生血压持续性升高、向心性肥胖或第二性征过早出现并醛固酮、皮质醇或性激素分泌异常，应该首先考虑肾上腺皮质增生或腺瘤；老年患者合并恶性肿瘤病史，应首先考虑转移瘤；若患者有结核等感染病史，肾上腺结核或脓肿应纳入考虑范围；如患者血小板减低或有外伤病史，肾上腺血肿应首先考虑。

第二，部位分析。肾上腺增粗分为单侧增粗或双侧增粗，甚至可表现为一侧增粗而对侧萎缩。引起双侧肾上腺增粗的主要有肾上腺皮质增生、淋巴瘤、转移瘤、结核等，均可表现为肾上腺弥漫增粗；肾上腺单侧增粗的主要有腺瘤、嗜铬细胞瘤、血肿等。其中功能性肾上腺腺瘤可能会引起对侧肾上腺萎缩。

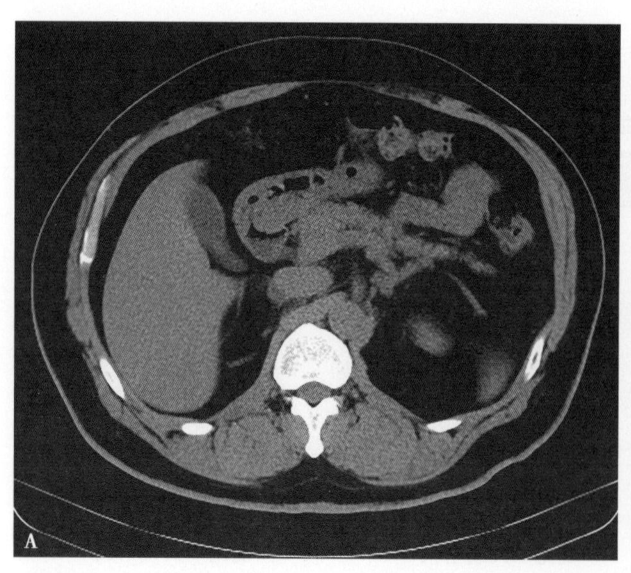

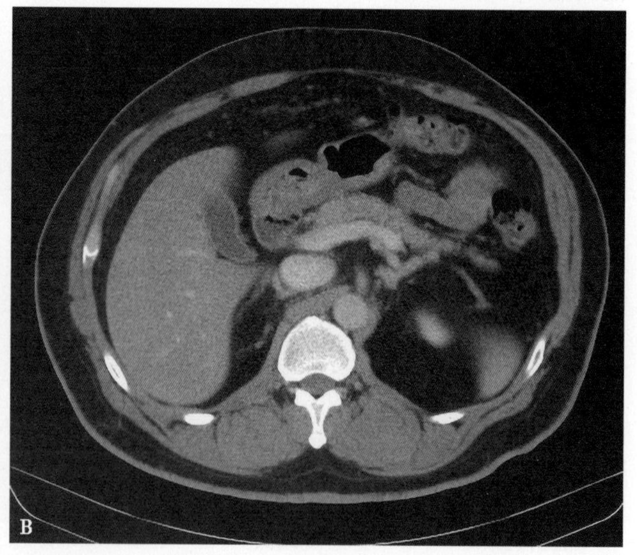

图3-3-1　肾上腺皮质增生

患者男，62岁，高血压十余年，血压控制不佳10余天。A. CT平扫示左侧肾上腺增粗，密度均匀，外缘小结节样凸起；B. 静脉期显示左侧肾上腺均匀强化。

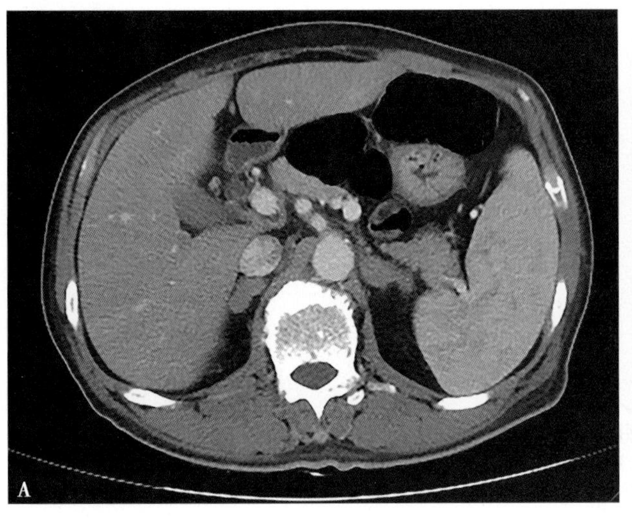

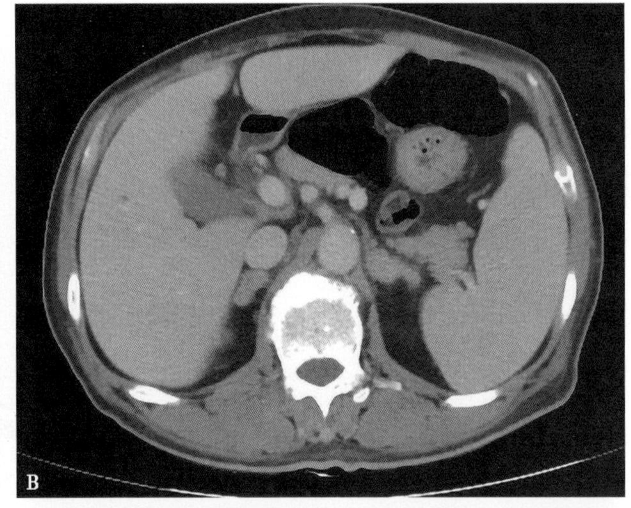

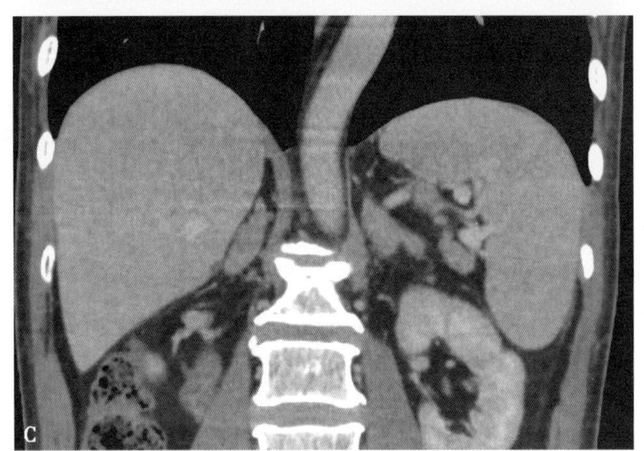

图 3-3-2 肾上腺淋巴瘤

患者男，68 岁，黑便。A. CT 动脉期显示双侧肾上腺明显增粗，轻度强化，边缘光滑，可见小分叶状突起；B. 静脉期显示双侧肾上腺增粗呈中度均匀强化；C. 静脉期冠状位显示双侧肾上腺增粗。

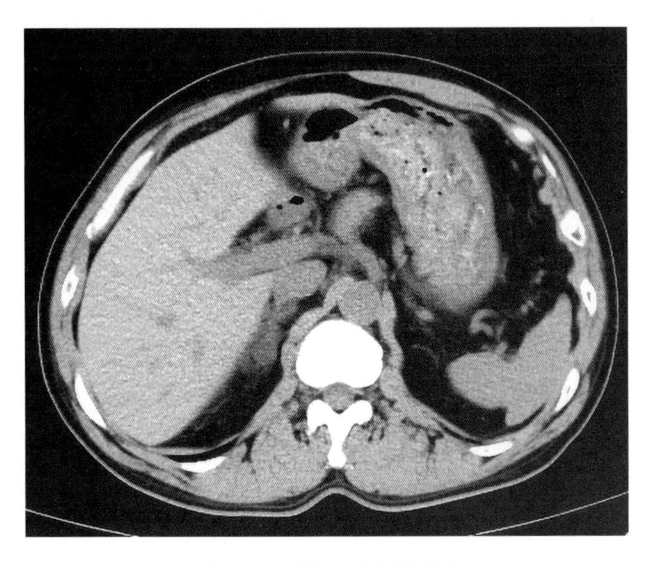

图 3-3-3 肾上腺皮质腺瘤

患者男，41 岁，头晕、头痛伴尿频。CT 平扫显示右侧肾上腺增粗，外缘见多发结节样突起，平扫密度近乎呈水样密度，手术病理证实为右侧肾上腺皮质腺瘤。

第三，平扫特征分析。肾上腺皮质增生表现为肾上腺增粗，轮廓一般光滑，外形保持不变，少数情况可有微小结节样凸起，密度不发生改变。肾上腺结核早期、中期表现为肾上腺体积明显增大、形态不规则，部分表现为结节样甚至表现为肿块形成，可由于炎性渗出以及干酪样坏死等造成局限性低密度灶，特征性表现为出现点状、粗糙、无规则的钙化。肾上腺转移瘤多为双侧发生，一般呈圆形、椭圆形或分叶状，也可以表现为肾上腺弥漫增粗，此时外轮廓一般不规则，可见多发结节样凸起；较小时密度均匀，较大时可出现囊变坏死。肾上腺淋巴瘤一般表现为肾上腺多发结节样凸起或整个肾上腺呈肿块样增大，密度均匀。肾上腺血肿在早期表现为高密度或特征的出血信号。肾上腺腺瘤一般表现为富含脂质结节、肿块，边界清楚，典型者平扫 CT 值低于 10HU 或化学位移成像反相位可以观察到信号明显减低；部分乏脂质腺瘤，CT 值 > 10HU 或无反相位信号减低，但仍表现为密度均匀。肾上腺嗜铬细胞瘤一般为类圆形、边界清晰的软组织密度肿块，容易出现出血坏死而导致密度、信号不均匀。

第四，增强特征分析。肾上腺皮质增生一般呈均匀强化，与正常肾上腺强化相仿。肾上腺淋巴瘤多表现为轻中度均匀强化，极少囊变坏死。肾上腺转移瘤强化方式与病灶大小、原发病强化方式相关，典型者呈环形强化。肾上腺结核呈乏血供强化，一般为不均匀轻度强化，但出现干酪样坏死时，可呈环形、边缘强化。肾上腺腺瘤增强扫描一般表现为"快进快出"，即在动脉期呈明显强化，延迟期强化减低，边缘可以看到延迟强化假包膜影。肾上腺嗜铬细胞瘤为富血供肿瘤，早期扫描呈明显不均匀强化，较小的肿瘤即可发生囊壁坏死是其特征性改变。

【疾病鉴别】

1. 肾上腺增粗鉴别诊断流程见图3-3-4。

2. 表现为肾上腺增粗的几种常见疾病的主要鉴别诊断要点见表3-3-1。

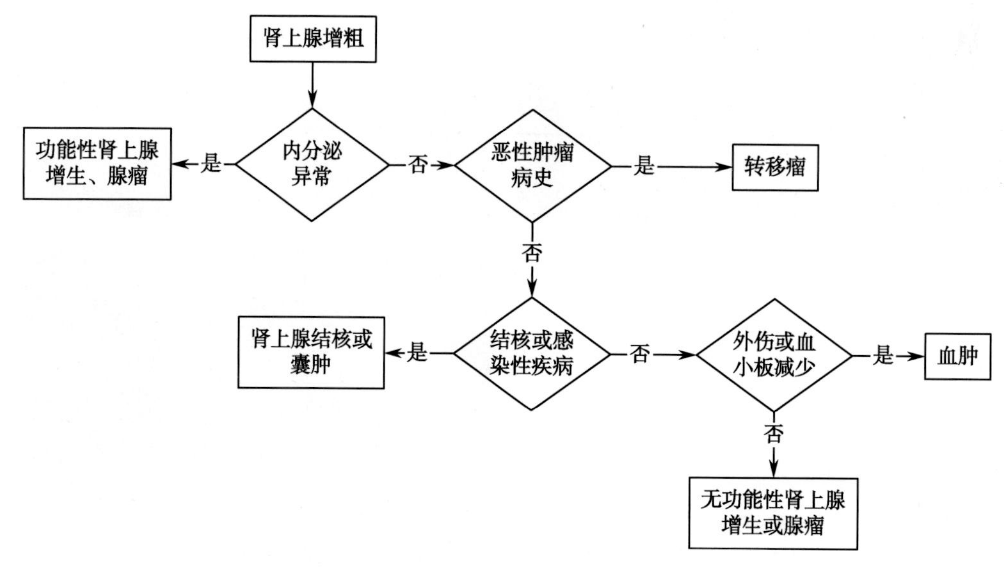

图3-3-4 肾上腺增粗鉴别诊断流程图

表3-3-1 肾上腺增粗的常见疾病的影像鉴别诊断要点

疾病	皮质增生	淋巴瘤	转移瘤	结核	血肿	腺瘤
伴随影像特征	无	其他部位多发肿大淋巴结	其他恶性肿瘤影像表现	无	骨折、肝、脾脏损伤等	对侧肾上腺可发生萎缩
外形及平扫特征	轮廓光滑	结节样增厚、肿块	轮廓不光滑、不规则	弥漫增大	圆形或弥漫性肿大	结节样凸起，平扫密度低，反相位信号减低
强化	均匀强化，与正常肾上腺相仿	轻中度均匀强化	环形强化	轻度强化，环形强化	无	快进快出

二、肾上腺萎缩

【定义】

肾上腺萎缩是指肾上腺皮质细胞数量减少、体积缩小、功能减低。肾上腺最大横断面积小于30mm^{2}或侧肢厚度小于3mm，称为肾上腺萎缩。

【病理基础】

多种病理原因可以导致肾上腺萎缩。基本的病理学基础为肾上腺皮质细胞数量明显减少、萎缩、排列紊乱并可发生细胞变性和坏死及脂肪沉积，从而导致细胞功能减低，使肾上腺分泌激素减少，引起一系列的内分泌减低症状，主要包括皮肤色素沉着、乏力和虚弱、低血压、食欲减退和体重下降等。

【征象描述】

肾上腺体积缩小，密度减低，增强扫描一般呈均匀轻度强化，肾上腺边缘一般不规则（图3-3-5）。

【相关疾病】

多种先天或后天的疾病可以引起肾上腺萎缩，主要包括先天发育异常，如先天性肾上腺发育不良；内分泌疾病，如亚急性肾上腺皮质功能减退症；肿瘤性疾病，如转移瘤、肾上腺腺瘤等；感染性因素，如肾上腺结核、自身免疫性疾病等。部分疾病治疗，如外源性皮质类固醇药物，导致肾上腺皮质功能受抑制，从而引起肾上腺萎缩。

【分析思路】

第一，临床及实验室检查分析：原发性肾上腺

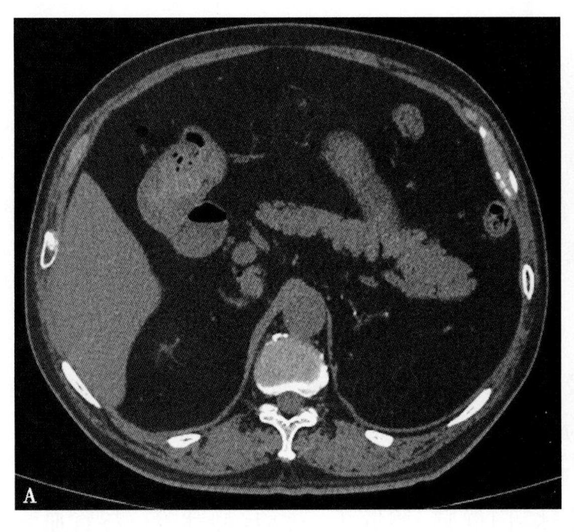

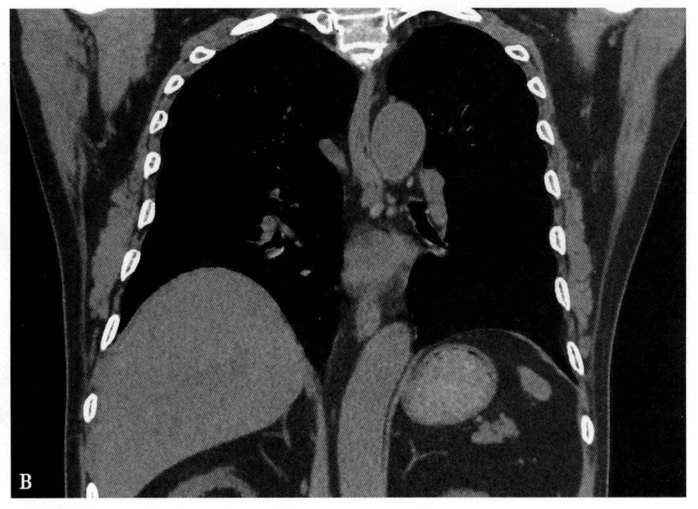

图 3-3-5 肾上腺萎缩

患者男，68 岁，体检时发现肾上腺萎缩。A～B. CT 平扫轴位和冠位显示双侧肾上腺体积缩小，外缘基本光滑，内多发点状、结节样钙化灶。

皮质功能减退症，主要表现为皮质醇、醛固酮减低，通常是由于自身免疫性破坏肾上腺皮质导致的，也可以由于肾上腺结核、肿瘤、感染等原因引起；垂体或下丘脑疾病，如垂体瘤等可导致促肾上腺皮质激素释放激素、促肾上腺皮质激素减低可导致继发性肾上腺萎缩。

第二，患者病史分析：若患者既往有长期使用糖皮质激素类药物或垂体功能不全病史，则可能引起肾上腺继发性萎缩；如果患者既往感染过肺结核，则肾上腺结核后萎缩的可能性增加；肾上腺发育不良或遗传性肾上腺皮质功能减低等遗传性疾病也可以导致肾上腺萎缩；肾上腺皮质腺瘤、肾上腺皮质腺癌等疾病，可以分泌肾上腺激素从而抑制ACTH 释放，可能导致对侧肾上腺萎缩；患者出现低血压、低血糖、皮肤色素沉着时，应该考虑原发性肾上腺皮质功能减低。

第三，萎缩部位分析：双侧肾上腺萎缩一般发生于内分泌或感染因素导致原发、继发性肾上腺皮质功能减低；功能性肾上腺腺瘤等肿瘤性因素可一般导致对侧肾上腺萎缩。

第四，有无钙化：双侧肾上腺萎缩并多发钙化常见于肾上腺结核。

【疾病鉴别】

1. 肾上腺萎缩鉴别诊断流程图见图 3-3-6。

2. 肾上腺萎缩的几种常见疾病的主要鉴别诊断要点见表 3-3-2。

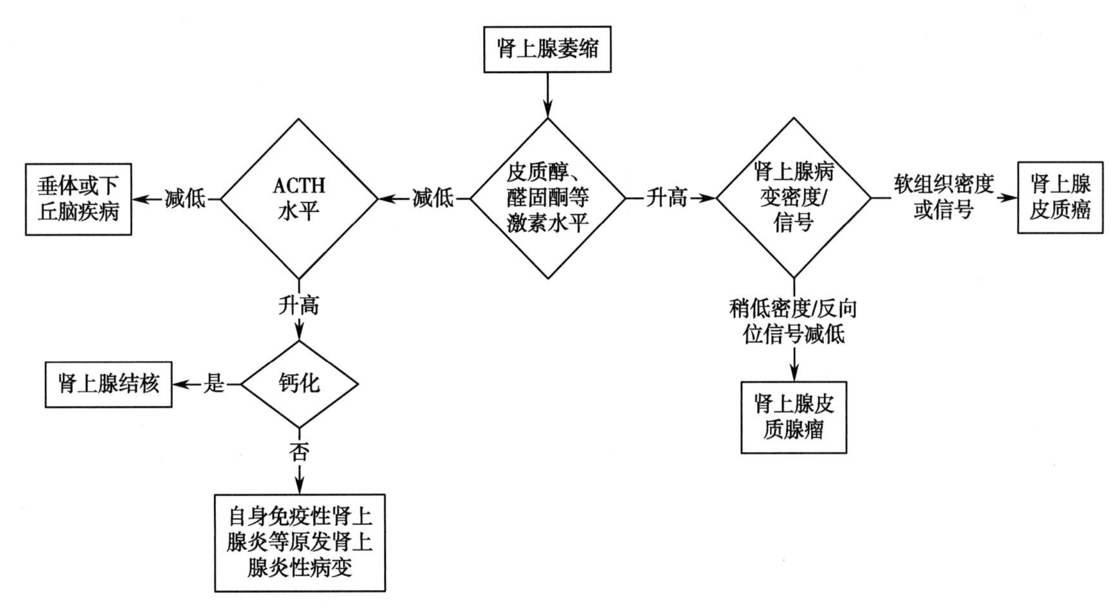

图 3-3-6 肾上腺萎缩鉴别诊断流程图

表 3-3-2 肾上腺萎缩的几种常见疾病的主要鉴别诊断要点

	实验室检查	发病部位	影像特征
内分泌疾病	醛固酮、皮质醇激素、ACTH 等减低	双侧发生	肾上腺外缘不规则
肾上腺皮质肿瘤	醛固酮、皮质醇激素、性激素等升高	单侧发生	一侧萎缩，另一侧增粗或结节
结核	结核抗体检查、结核 DNA 检测等结核实验室阳性	双侧发生	弥漫钙化

三、铸型征

【定义】

肾上腺铸型征是指肾上腺的肿瘤组织沿邻近血管、组织间隙生长，形成类似铸型的外形。

【病理基础】

引起肾上腺铸型征的主要原因为肿瘤性病变，由于肿物内含有大量黏液基质或液性成分而导致肿瘤质地柔软，一般包膜完整光滑，张力较小，可推移、包绕邻近大血管等组织，较少致使血管狭窄或闭塞。

【征象描述】

多方位图像可清晰显示病变大小、蔓延范围及累及血管、器官等，可清楚显示“铸型征”。主要表现为肿物包绕邻近大血管等并穿行于其间隙内，器官、血管也可受压移位（图 3-3-7），常见血管包括下腔静脉、门静脉、腹腔干、肾动、静脉等。尽管血管被包绕，但管腔无明确变窄或闭塞，也是其重要的影像学征象之一。

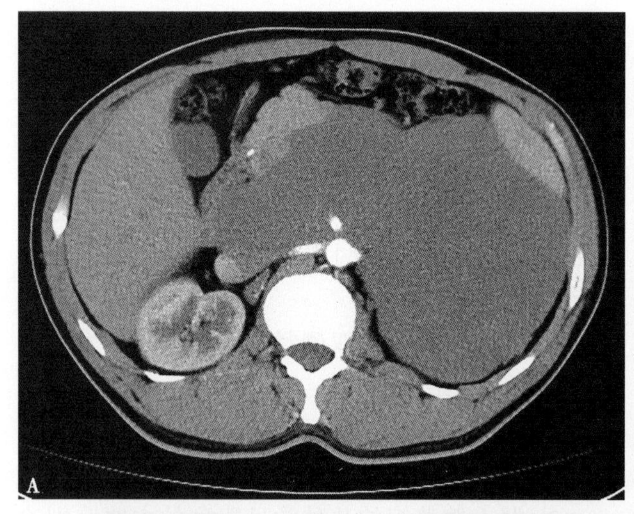

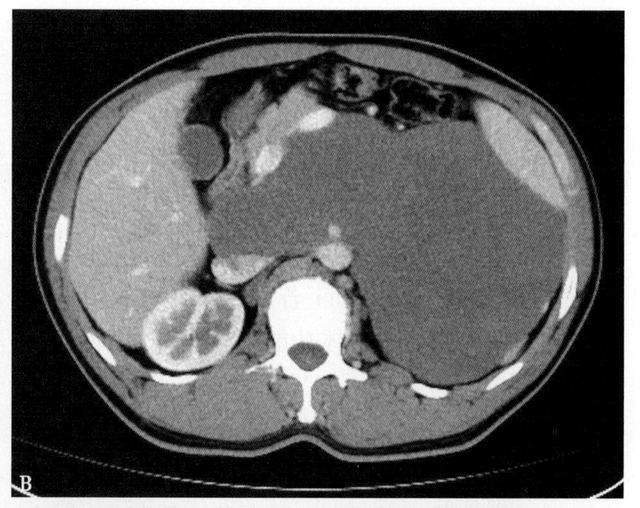

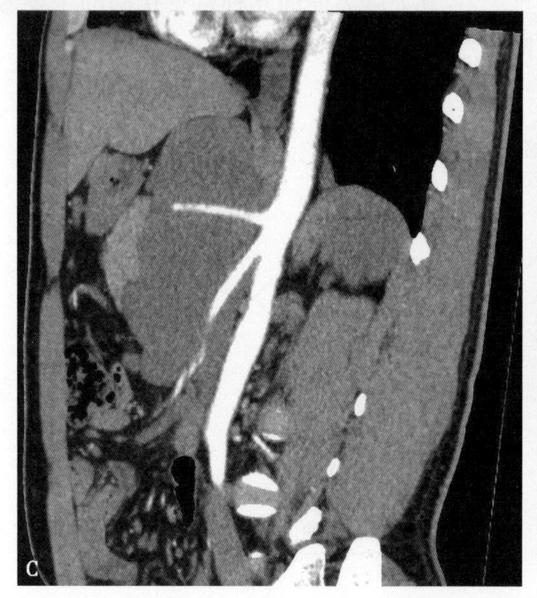

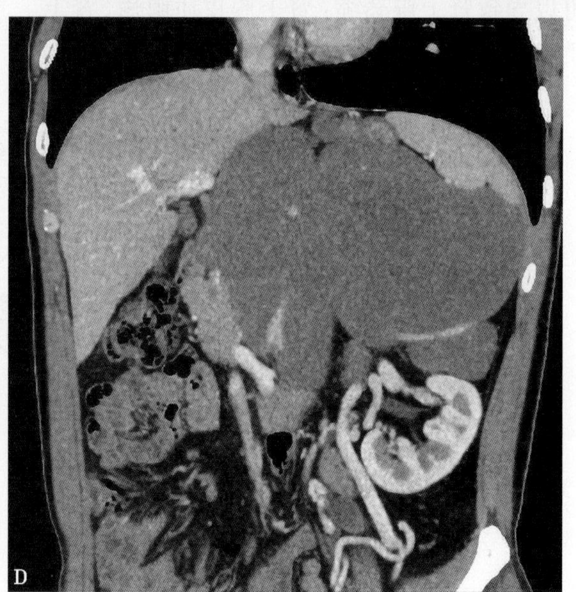

图 3-3-7 肾上腺节细胞神经瘤

患者男，35 岁，体检发现腹腔占位。A. CT 动脉期显示腹腔内低密度肿块，推移邻近组织生长，边界清；B. 静脉期显示腹腔肿块进一步轻度强化；C～D. 动脉期矢状位及冠状位显示肿块沿血管间隙生长，包绕腹腔干、肠系膜上动脉等血管生长，血管未见狭窄、中断。

【相关疾病】

肾上腺铸型征主要为肿瘤性病变，常见的主要为肾上腺节细胞神经瘤、淋巴瘤和淋巴管瘤。

【分析思路】

第一，患者临床特征及病史分析。既往有淋巴瘤病史或发现腹膜后、纵隔等其他部位有多发肿大淋巴结者，应首先考虑肾上腺淋巴瘤浸润。肾上腺节细胞神经瘤和淋巴管瘤一般无明显的临床症状而在查体时发现，也可仅表现为局部不适或疼痛，极少节细胞神经瘤可由于肿瘤分泌儿茶酚胺等激素而引起高血压等症状。

第二，平扫特征分析：由于肾上腺节细胞神经瘤含有大量的黏液基质，CT 平扫时为均匀低密度影，且低于肌肉密度；MRI T_2WI 呈稍高 - 中高信号，高于肌肉组织信号，主要与病变内黏液基质及神经纤维成分比例有关。肾上腺淋巴瘤一般表现为均匀软组织密度，MRI T_2WI 信号较肌肉组织信号略高，DWI 呈明显高信号。肾上腺淋巴管瘤主要由单发或多发的囊性或囊性为主的囊实性肿块，边缘清晰，形状不规则，囊性病变一般表现为含液体密度或信号。

第三，增强特征分析：肾上腺节细胞神经瘤增强扫描后早期肿瘤强化不明显，晚期呈轻度渐进性强化，部分肿瘤则早期可表现为少量云雾状或条线形强化，晚期呈渐进性轻中度强化。肾上腺淋巴瘤则表现为轻中度均匀强化。肾上腺淋巴管瘤囊壁及实性部分增强扫描呈明显强化，囊性部分不强化。

【疾病鉴别】

铸型征在不同常见疾病的主要鉴别诊断要点见表 3-3-3，图 3-3-8。

表 3-3-3 铸型征在几种不同常见疾病的主要鉴别诊断要点

疾病	典型影像特征	鉴别要点	主要临床特点
节细胞神经瘤	质地柔软的低密度肿块在血管、器官缝隙中生长，邻近血管无狭窄或截断	平扫低密度(MRI T_2WI 信号高于肌肉)，增强扫描无强化或轻度延迟强化	无明显不适或表现为高血压、腹泻等内分泌原因引起的症状
淋巴瘤	密度 / 信号均匀肿块，推移、包绕邻近血管	中度均匀强化，DWI 明显高信号	淋巴瘤病史或其他部位多发肿大淋巴结、肝脾肿大
淋巴管瘤	囊性或囊性成分为主的囊实性肿块	囊性部分始终不强化而囊壁强化明显	无明显不适

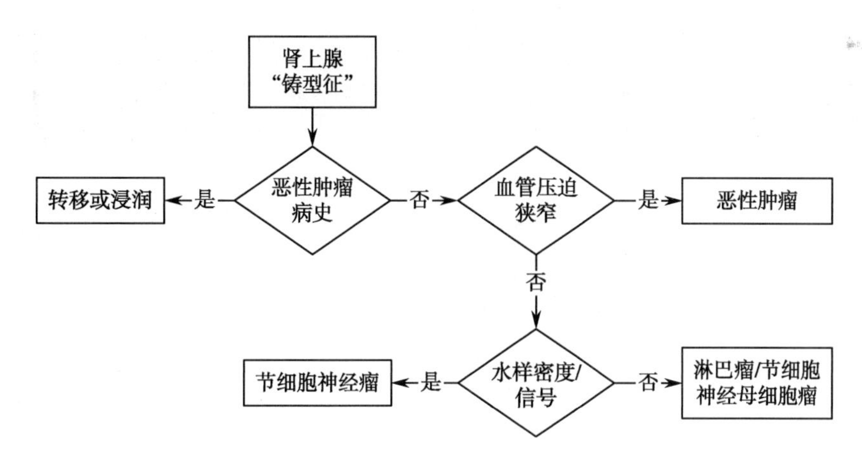

图 3-3-8 肾上腺铸型征鉴别诊断流程图

（陈学军）

第四节 肾上腺血供

肾上腺是高度血管化的器官，由三组动脉供血，包括上肾上腺动脉、中肾上腺动脉和下肾上腺动脉。它们分别起源于膈下动脉、腹主动脉和肾动脉。在进入腺体之前，动脉供血广泛分叉，形成穿插入腺体囊被并形成皮质窦。皮质窦延伸形成髓质窦，位于网状带内。在网状带内部存在由纤维组织构成的交错小束，它们在调节或打开皮质和髓质之间的血流中扮演着重要角色。髓质毛细血管汇入髓质静脉，髓质静脉通过肾门排出，形成肾上腺静脉。右肾上腺静脉流入下腔静脉，而左肾上腺静脉流入左肾静脉。

一、肾上腺富血供病变

【定义】

肾上腺富血供病变是指肾上腺的血液供应增加的病变，在影像学检查中表现为明显强化。

【病理基础】

在组织病理学上，肾上腺病变血供丰富常有以下原因。

1. **血管扩张** 肾上腺富血供病变可能由血管扩张引起。血管扩张可以通过血管壁的松弛和舒张血管平滑肌细胞来实现。这可能是由于体内产生过多的血管扩张物质，如肾上腺素、去甲肾上腺素等引起，如嗜铬细胞瘤。

2. **血流增加** 肾上腺富血供病变可以由血流改变引起。血流增加可能是由于肾上腺血管供应区域的血液输入增加导致的。这可能涉及肾上腺动脉的扩张或肾上腺动脉分支的异常，如转移瘤的发展通常伴随着新生血管的形成。

3. **血管异常** 某些情况下，肾上腺富血供病变可能与肾上腺血管的结构异常有关。例如，肾上腺动脉瘤，是指肾上腺动脉的血管扩张和瘤样扩大。

【征象描述】

肾上腺血供丰富的病变，增强时表现为明显强化，可合并囊变坏死或钙化（图 3-4-1～图 3-4-3）。

【相关疾病】

肾上腺富血供病变包括嗜铬细胞瘤、神经母细胞瘤、皮质腺癌，转移瘤、血管瘤（多为海绵状血管瘤）。

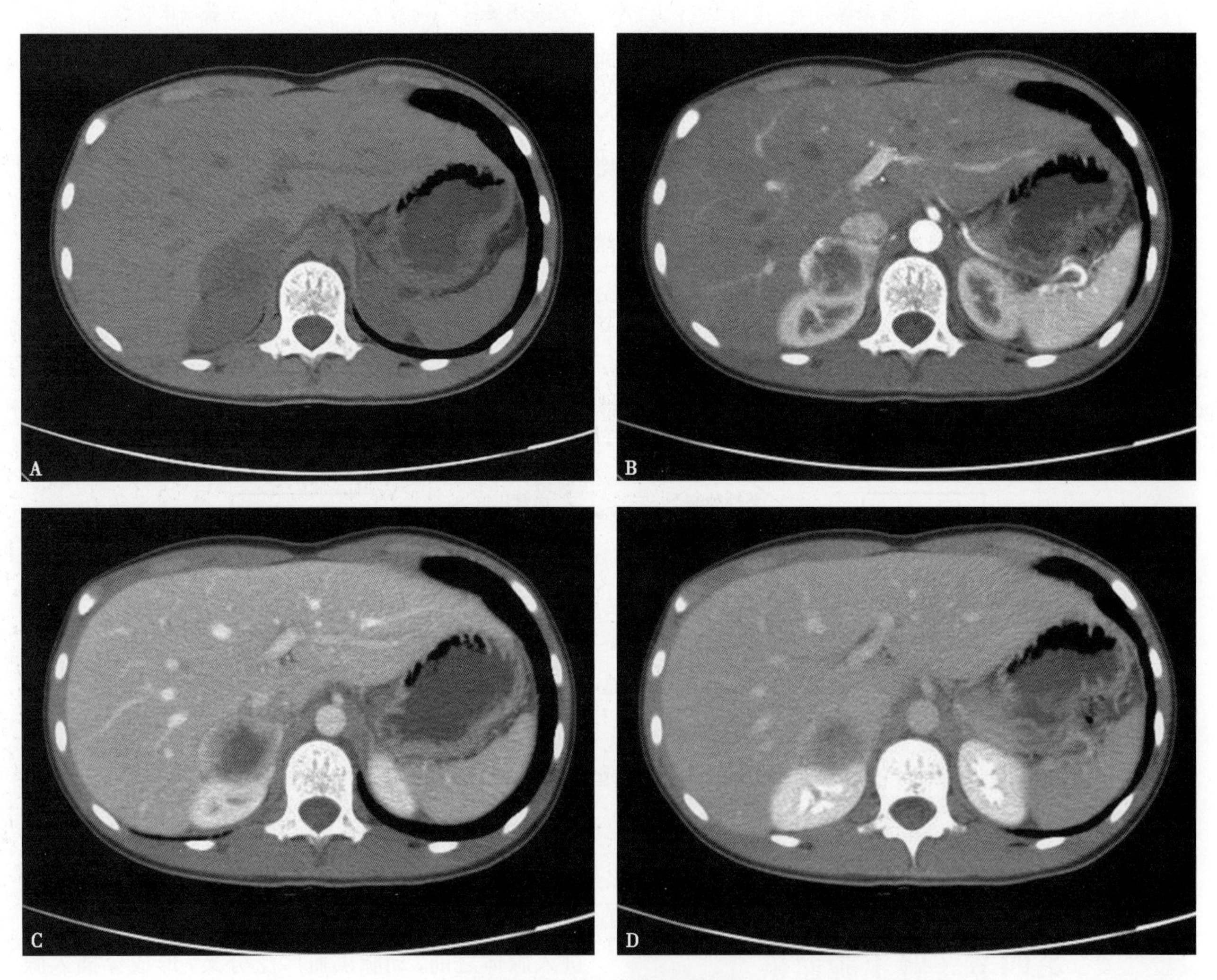

图 3-4-1 肾上腺嗜铬细胞瘤

患者男，14 岁，心悸、胸闷、咳嗽，血压升高。病理显示右侧肾上腺嗜铬细胞瘤。A～D. CT 检查图像。A. 平扫显示右侧肾上腺低密度肿块影，边界不清；B. 动脉期边缘部分明显强化，中心坏死区无强化，右肾呈受压改变；C～D. 静脉期、延迟期强化减低。

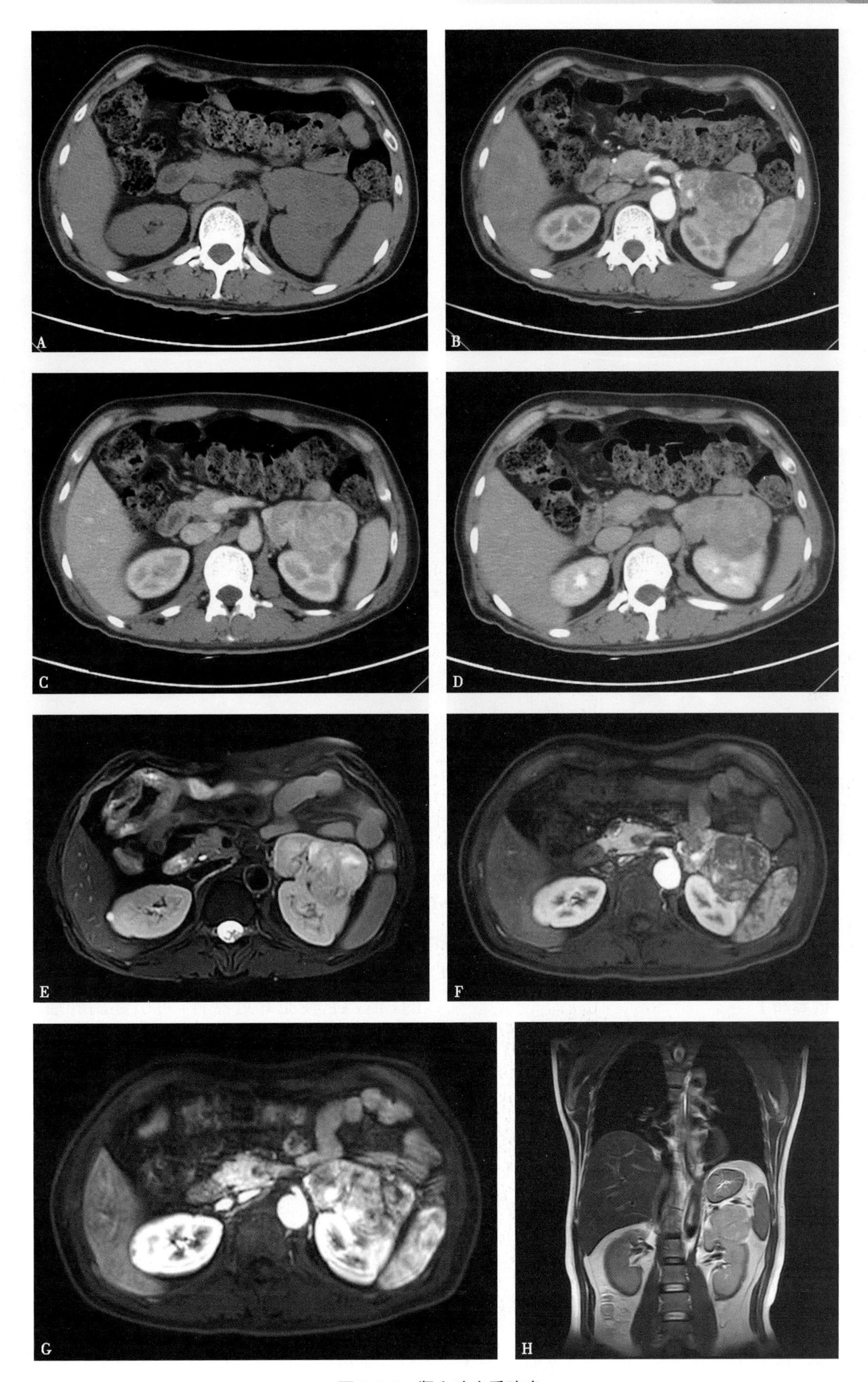

图 3-4-2 肾上腺皮质腺癌

患者男，45 岁，因脑卒中入院检查发现左侧肾上腺皮质腺癌。A～D. CT 检查图像；E～H. MRI 检查图像。A. 平扫示左侧肾上腺占位，密度不均；B～C. 增强后明显不均匀强化；D. 延迟期强化减低；E. T_2WI 压脂示左侧肾上腺等 / 高混杂信号占位；F～G. 动态增强呈明显不均匀强化；H. T_2WI 冠状位示病灶与左肾分界不清。

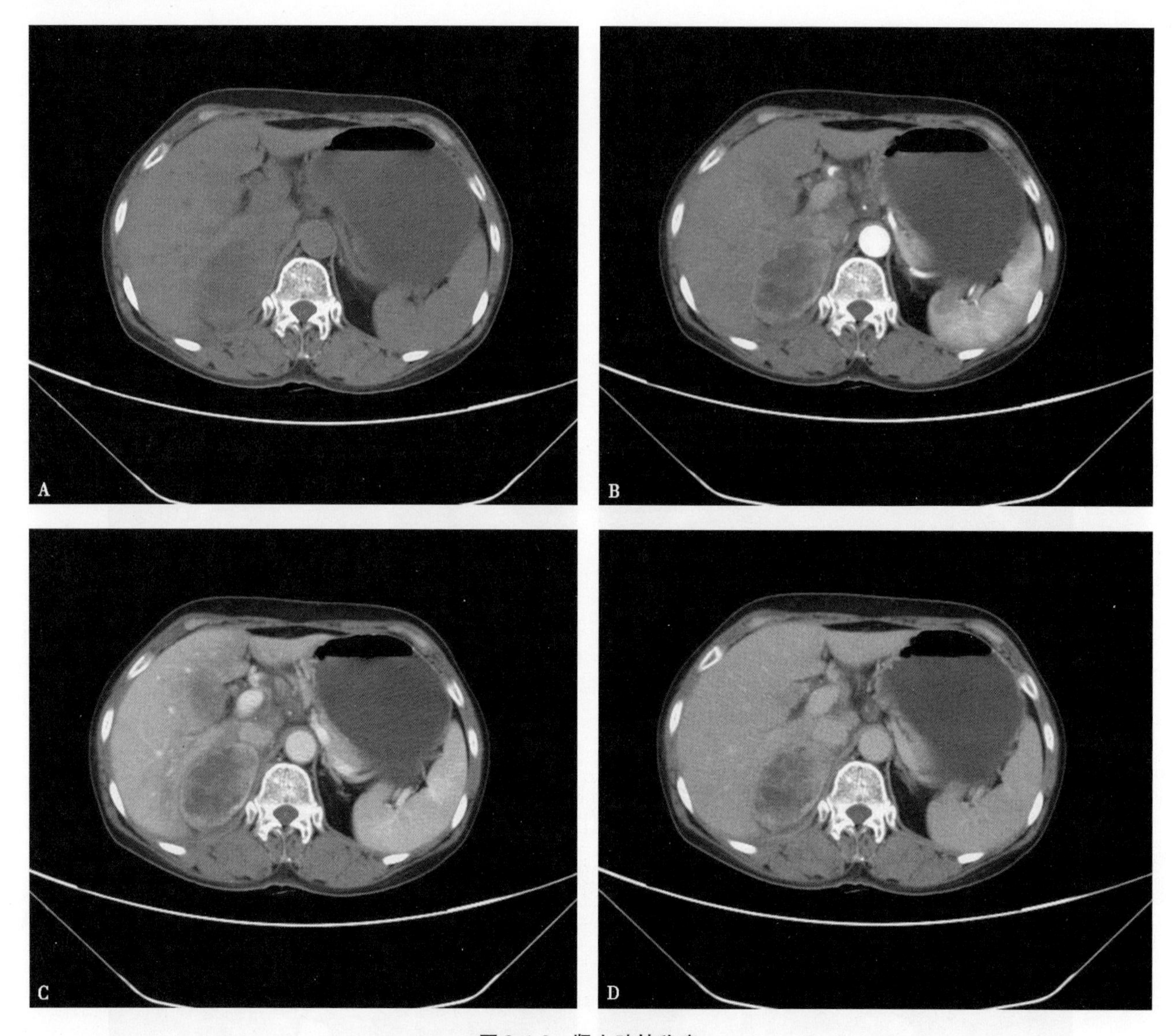

图 3-4-3 肾上腺转移瘤

患者女，49岁，发现胰腺头颈部占位，右侧肾上腺转移瘤。A～D. CT检查图像。A. 平扫示右侧肾上腺占位，密度不均，边界尚清；B～D. 增强后不均匀强化。

【分析思路】

第一，临床症状及实验室检查分析：根据内分泌功能是否改变，可以分为功能性病变和无功能性病变，有功能性的肾上腺富血供病变主要有肾上腺嗜铬细胞瘤和皮质腺癌，嗜铬细胞瘤是源于交感神经嗜铬细胞的一种神经内分泌肿瘤，会产生大量儿茶酚胺，典型表现为阵发性高血压、头痛、心悸、多汗和皮肤苍白，发作数分钟后症状缓解。肾上腺皮质腺癌可能引起激素分泌异常，如库欣综合征或康恩综合征。无功能性的肾上腺富血供病变常见的是肾上腺转移瘤，原发肿瘤包括肺癌、乳腺癌、结肠癌、淋巴瘤、黑色素瘤等。少见的无功能性的肾上腺富血供病变，肾上腺神经母细胞瘤和肾上腺血管瘤。肾上腺神经母细胞瘤是比较罕见的恶性肿瘤，多发生于5岁以下儿童，这种肿瘤通常是无功能性的，但当它侵犯邻近器官，可引起副肿瘤综合征。肾上腺血管瘤通常无症状，可以在检查中偶然发现。

第二，观察病变为单侧肾上腺发病还是双侧肾上腺发病：肾上腺转移瘤和嗜铬细胞瘤可单侧发病也可双侧发病，转移瘤双侧发病常见，神经母细胞瘤、皮质腺癌、血管瘤通常为单侧发病。

第三，影像特征分析：

（1）平扫特征分析：嗜铬细胞瘤多为3～5cm，较大病灶可达10cm以上，边缘清晰，病灶体积较大时易出血、坏死及囊变，少数病例可见钙化。皮质腺癌发现时体积也大，直径常超6cm，但边缘不清，形态不规则，密度 / 信号不均，常见中心坏死和出血，约30%可伴钙化，下腔静脉可受累，可经局部扩散、淋巴道或肾静脉途径扩散，转移到肝、肺或骨。神经母细胞瘤发现时往往体积大于4cm，形态不规则，边缘不清晰，肿块多伴有钙化、坏死或出血，肿块常跨越中线并包绕主动脉、下腔静脉和肠系膜上血管。血管瘤发现时肿瘤常 > 10cm，边界清晰，密度 / 信号均匀。转移瘤多为 2～5cm，少数为巨大肿块，边界常不清晰，转移瘤的密度可以是等密度、略低密度或略高密度，密度 / 信号的变化取决于原发肿瘤的类型和组织学结构。

（2）增强特征分析：嗜铬细胞瘤增强后表现为明显强化，廓清缓慢（快进慢出）；皮质腺癌增强后，表现为边缘不规则明显强化，中央低密度区无强化，延迟期表现为相对持续性强化。肾上腺转移瘤强化方式与病灶大小、原发肿瘤强化方式相关，一般呈不均匀持续强化，典型者呈环形强化。神经母细胞瘤增强后，明显不均匀强化。肾上腺血管瘤增强后，动脉期呈边缘结节状明显强化，而在静脉期和延迟期出现渐进性向心性强化。

【疾病鉴别】

肾上腺富血供病变的鉴别要点见表 3-4-1，图 3-4-4。

表 3-4-1　肾上腺富血供病变的鉴别要点

项目	嗜铬细胞瘤	转移瘤	神经母细胞瘤	血管瘤	皮质腺癌
临床症状	阵发性高血压、头痛、心悸、多汗和皮肤苍白，发作数分钟后症状缓解	原发肿瘤表现	腹部肿块	无	库欣综合征
大小	多为 3～5cm，较大病灶可达 10cm 以上	2～5cm，少数为巨大肿块	体积较大，大部分 > 4cm	体积较大，常 > 10cm	体积大，多 > 6cm
密度 / 信号	密度或信号不均匀，可伴出血、坏死和囊变	肿瘤较小时密度或信号均匀，肿瘤较大时密度或信号不均匀，有坏死、囊变低密度区	密度不均，肿块多伴有钙化、坏死或出血	均匀低密度	密度不均
强化	实性部分明显强化	不均匀强化，典型表现为环形强化	不均匀强化	渐进性明显强化	明显不均匀强化

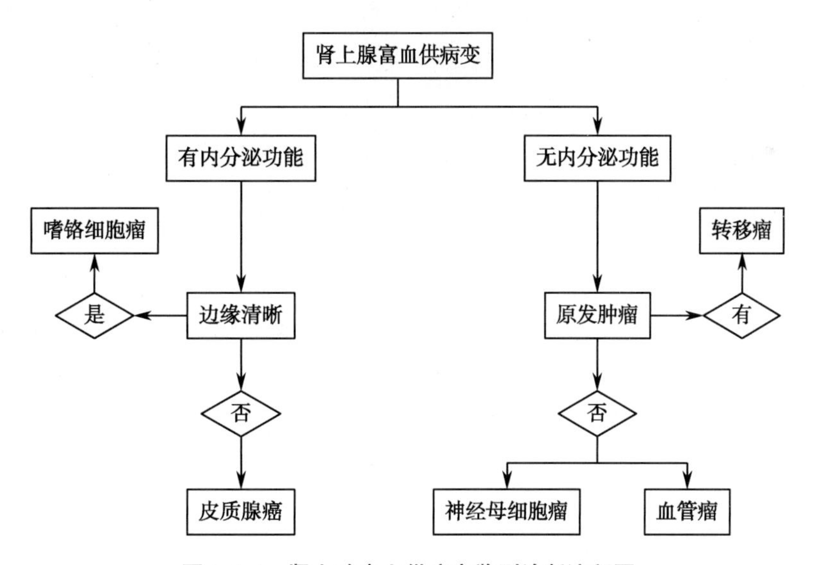

图 3-4-4　肾上腺富血供病变鉴别诊断流程图

二、肾上腺乏血供病变

【定义】

肾上腺乏血供病变是指肾上腺血供不丰富的病变，在影像学检查中表现为无 / 轻 / 中度强化。

【病理基础】

肾上腺腺瘤可以起源于肾上腺皮质或髓质。肾上腺皮质腺瘤通常由肾上腺皮质中特定类型的细胞发生，如固酮细胞、皮质醇细胞或性腺激素产生细胞。肾上腺髓质腺瘤起源于髓质中的神经内分泌细胞，通常分泌儿茶酚胺类激素，如肾上腺素和去甲肾上腺素。髓样脂肪瘤主要由成熟的脂肪细胞和髓质细胞组成。脂肪细胞呈现圆形或多边形，含有大量的脂质，常常充满整个肿瘤。

【征象描述】

肾上腺血供不丰富的病变，增强检查时表现为无/轻/中度强化（图 3-4-5～图 3-4-7）。

【相关疾病】

肾上腺乏血供病变包括肾上腺腺瘤、髓样脂肪瘤、畸胎瘤、节细胞神经瘤、腺瘤样瘤、淋巴瘤、结核、囊肿、血肿等。

【分析思路】

第一，临床症状及实验室检查分析：根据内分泌功能是否改变，可以分为有功能性病变和无功能性病变，肾上腺皮质腺瘤可分为功能性腺瘤和非功能性腺瘤，功能性腺瘤包括 Cushing 腺瘤、Conn 腺瘤。肾上腺髓样脂肪瘤多无临床症状，偶尔会导致剧烈的持续或间断性高血压发作，以及多汗、心悸等症状。肾上腺畸胎瘤由于腹膜后代偿空间大，病灶隐匿性生长，肿瘤较大，随着病灶的生长，可压迫周围组织出现临床症状，如腹胀、腹痛、腰痛、肠梗阻等。肾上腺淋巴瘤多见于老年男性，临床上有发热、体重下降、腹痛、肾上腺功能减退和色素沉着等症状和体征。肾上腺结核可表现为皮肤和黏膜色素沉着、疲乏无力，食欲不振，体重减轻、低血压和精神症状等，甚至出现肾上腺皮质危象。肾上腺囊肿通常是无症状的，但在某些情况下可能引起腹痛、压迫症状或挤压周围组织造成功能障碍。肾上腺血肿，多无临床症状，双侧肾上腺出血，可出现突发性肾上腺功能不全。

第二，观察病变为单侧肾上腺发病还是双侧肾上腺发病，肾上腺腺瘤、淋巴瘤、结核双侧发病常见，节细胞神经瘤、髓样脂肪瘤、囊肿、畸胎瘤、血肿通常为单侧发病。

第三，影像特征分析：

（1）平扫影像特征：肾上腺腺瘤体积小，形态规则，边界清晰，密度均匀，呈均匀的水样密度，在 MRI 上表现为 T_1WI 等到低信号，T_2WI 等到高信号。富脂质腺瘤在 MRI 上最重要和特征性的表现是在化学位移 T_1WI 加权成像中，与同相位图像相

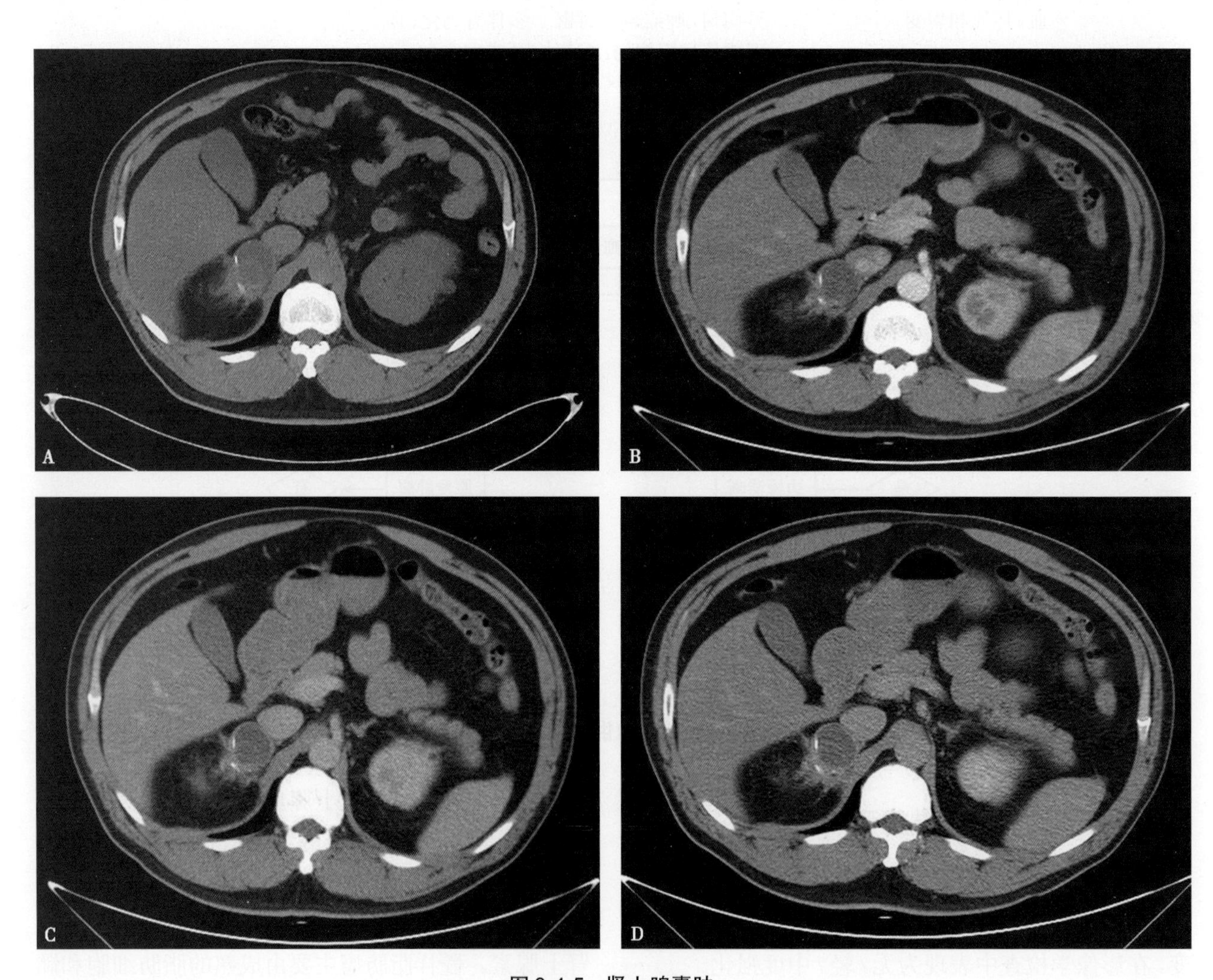

图 3-4-5 肾上腺囊肿

患者男，40 岁，体检发现右侧肾上腺囊性占位，手术病理证实为囊肿。A～D. CT 检查图像。A. 平扫示右侧肾上腺低密度肿块，边界清晰伴有弧形钙化，病变内见分隔；B～D. 增强后内容物未见强化，囊壁轻度强化。

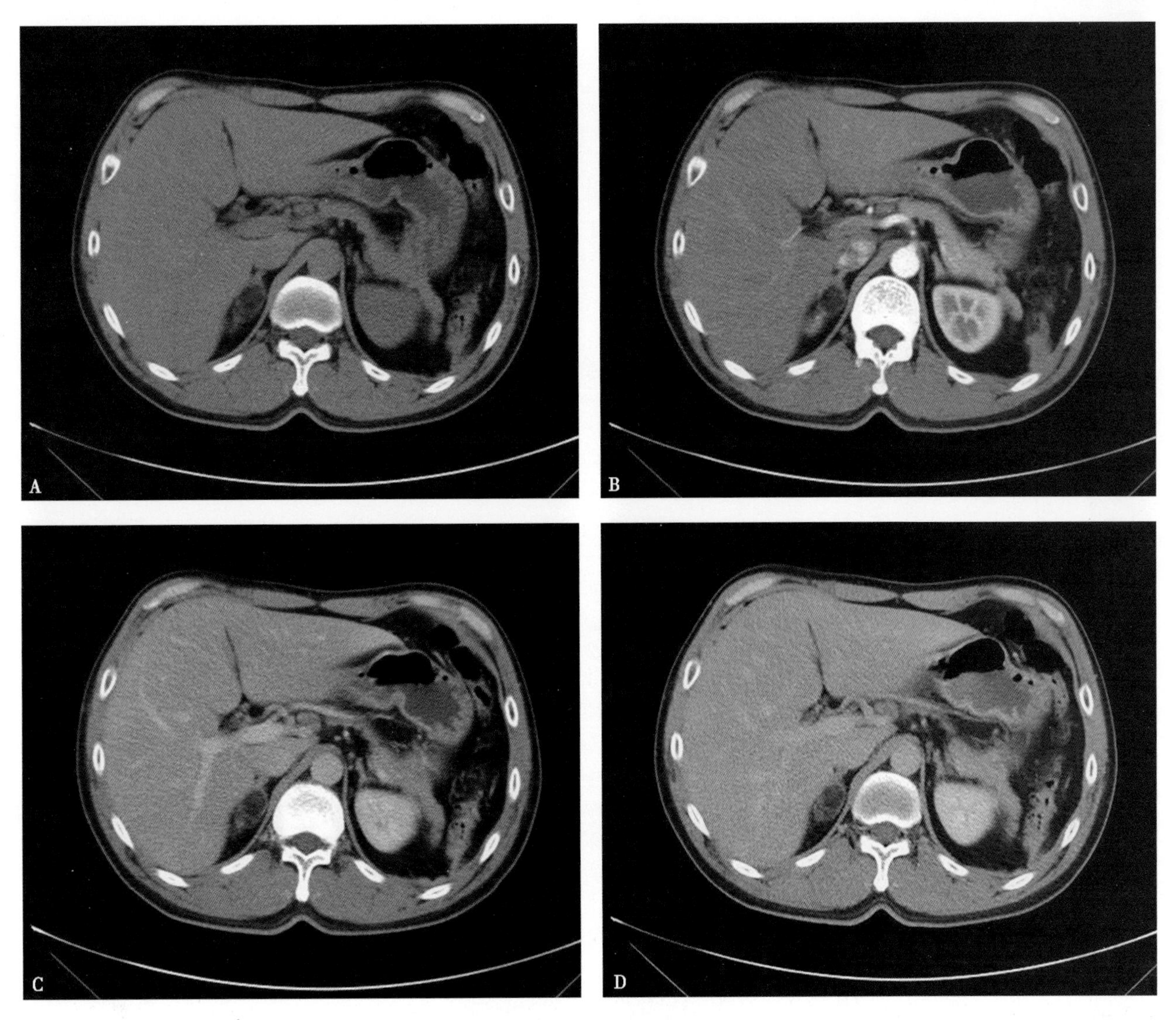

图 3-4-6 肾上腺髓样脂肪瘤

患者男，43 岁，体检发现右侧肾上腺占位，病理示髓样脂肪瘤。A～D. CT 检查图像。A. 平扫示右侧肾上腺占位，密度低，含脂肪密度，边界清；B～D. 增强后边缘轻度强化，脂肪成分未见强化。

比，其反相位图像上的信号下降。节细胞神经瘤形态不规则，边界清晰，密度 / 信号均匀，可伴有出血、坏死或囊变，部分伴钙化。髓样脂肪瘤和畸胎瘤体积较大，两者形态规则，边界清晰，肿块内存在肉眼可见的脂肪密度或信号，髓样脂肪瘤与邻近的腹膜后脂肪间常可见假包膜，脂肪密度和软组织密度多见，钙化少见，较大的髓样脂肪瘤可见出血。畸胎瘤肿块内可见分隔，伴低密度脂肪区及高密度钙化。肾上腺淋巴瘤和肾上腺结核常双侧发病，肾上腺淋巴瘤一般表现为肾上腺多发结节样凸起或整个肾上腺呈肿块样增大，密度 / 信号均匀，且常伴腹膜后肿大淋巴结。肾上腺结核表现为双侧肾上腺肿大，处于结核的不同时期其影像表现不同。肾上腺囊肿表现为圆形或类圆形的肿块，边界清晰，呈水样密度 / 信号，壁薄，少数可见弧形钙化。复杂囊肿根据其成分不同而表现为不同密度 / 信号。肾上腺血肿根据出血的不同时间其 MRI 信号特点有所不同。

（2）观察强化方式：肾上腺腺瘤增强扫描表现为快速强化和迅速廓清（快进快出），即在动脉期呈强化，延迟期强化减低，边缘可以看到延迟强化假包膜影。节细胞神经瘤增强后呈不均匀轻度强化。髓样脂肪瘤，增强后呈无强化或轻度强化。畸胎瘤增强后可见肿块实性部分轻度强化。淋巴瘤呈轻度渐进性强化，肾上腺结核一般为不均匀轻度强化，但出现干酪样坏死时，可呈环形、边缘强化。肾上腺囊肿、血肿增强后均无明显强化。

【疾病鉴别】

肾上腺乏血供病变的鉴别要点见表 3-4-2 和图 3-4-8。

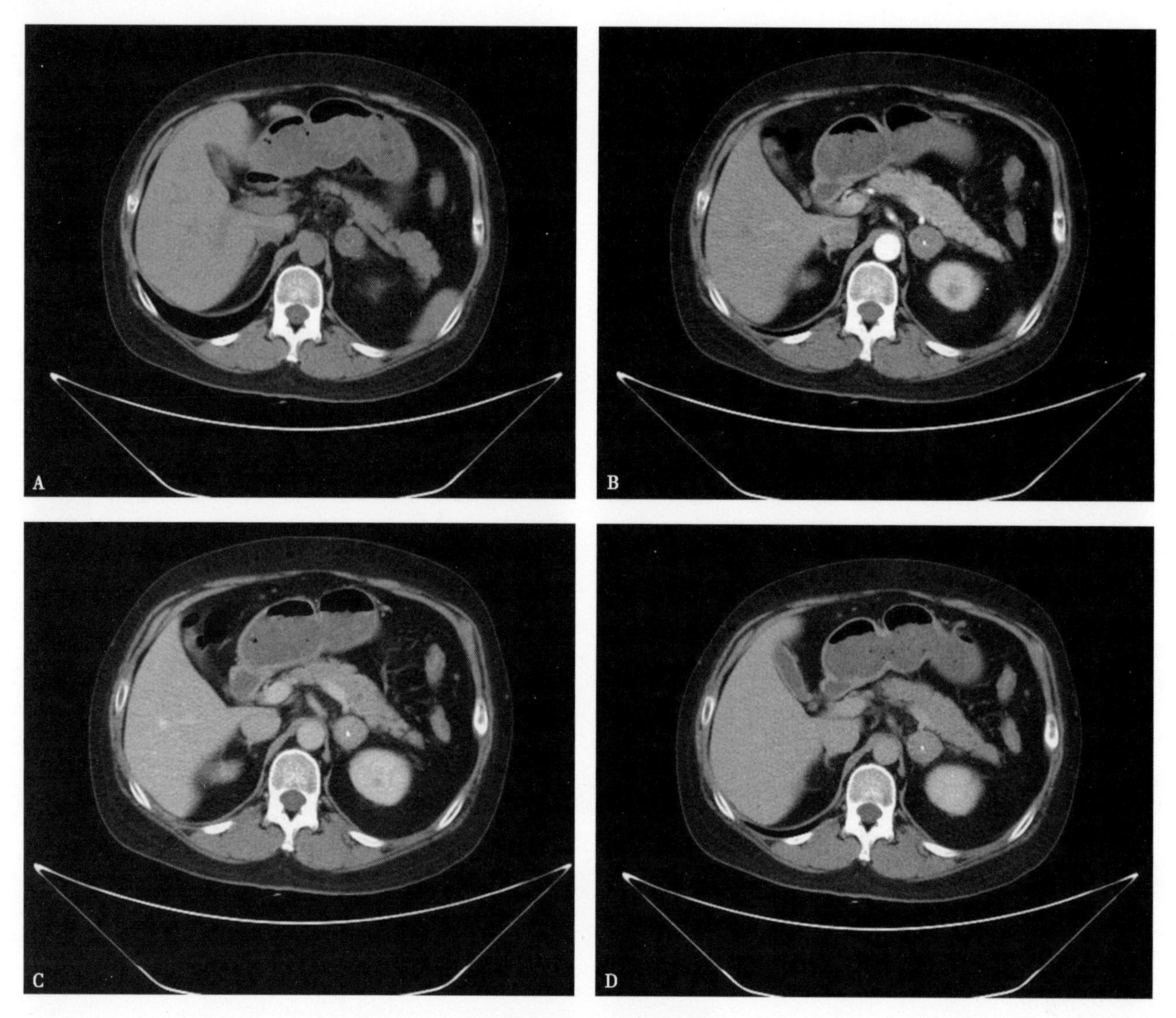

图 3-4-7 肾上腺皮质腺瘤

患者女，31 岁，头晕伴恶心呕吐，病理提示左侧肾上腺皮质腺瘤。A～D. CT 检查图像。A. 平扫示左侧肾上腺占位，边界清，内见斑点状钙化；B～D. 增强后轻度强化。

表 3-4-2 肾上腺乏血供病变的鉴别要点

疾病	临床症状	大小	密度/信号	强化
肾上腺腺瘤	库欣综合征 康恩综合征	功能性体积较小，非功能性腺瘤可较大	均匀，近水样密度	快速强化，迅速廓清
节细胞神经瘤	多无症状	体积较大	均匀	轻度不均匀强化
腺瘤样瘤	多无症状	体积较大	囊性、实性、囊实性	软组织成分轻中度强化
髓样脂肪瘤	多无症状	体积较大，多在 10cm 以下	混杂，脂肪密度软组织密度多见，钙化少见	软组织轻度强化
畸胎瘤	多无症状	体积较大	混杂，钙化密度脂肪密度多见	软组织轻度或显著强化
淋巴瘤	发热、肾上腺功能减退等	结节样凸起或整个肾上腺呈肿块样增大	均匀	轻度强化
结核	肾上腺功能减退	弥漫性肿大	干酪期密度不均，钙化期，弥漫性钙化	环形、边缘强化
囊肿	多无症状	体积较小	均匀水样密度	无强化
血肿	多无症状	体积较小	急性期高密度，逐渐下降	无强化

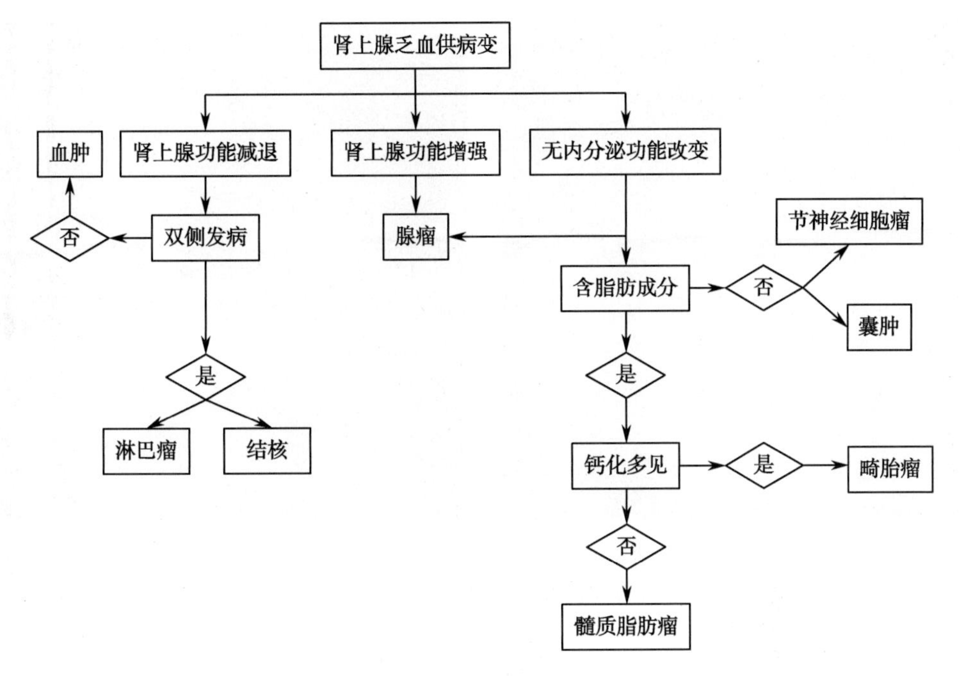

图 3-4-8 肾上腺乏血供鉴别流程图

（徐红卫）

第五节 双侧肾上腺病变

一、先天性双侧肾上腺非肿瘤性病变

【定义】

由常染色体遗传、G 蛋白偶联受体异常表达或不明原因所致的双侧肾上腺病变。包括原发性色素结节性肾上腺皮质病（primary pigmented nodular adrenocortical disease，PPNAD），先天性肾上腺皮质增生症（congenital adrenal hyperplasia，CAH），促肾上腺皮质激素非依赖性双侧肾上腺大结节增生（adrenocorticotropin-independent macronodular adrenal hyperplasia，AIMAH）。

【病理基础】

PPNAD 绝大多数为双侧肾上腺皮质受累，双侧肾上腺可轻度增大或正常，表面呈弥漫结节状改变。外观呈深褐色或有黑色素沉着。结节间组织大多呈萎缩状态，细胞具有束状带细胞特征，而结节内细胞则具有网状带细胞的特点，包浆内富含脂褐素。AIMAH 表现为双侧肾上腺单个或多个结节，切面呈金黄色、黄棕色或黄褐色；光学显微镜下增生的结节由大透明细胞和小致密细胞组成，透明细胞形成条索、巢状结构，而致密细胞形成巢状或岛状结构。结节间肾上腺组织可萎缩，也可以正常或弥漫性增生。

【征象描述】

CT 表现：PPNAD 可表现为双侧肾上腺不规则增粗或小结节样增粗，也可正常；呈等或低密度。CAH 表现为双侧肾上腺弥漫性均匀增粗、增大、延长迂曲，呈特征性的“双手抱球征”（图 3-5-1），边缘光滑呈弧状，少数也可有结节样改变。增生的肾上腺密度均匀，增强后呈明显均匀强化。AIMAH 典型 CT 表现为双侧肾上腺失去正常形态，呈“生姜样外观”，多发结节或分叶团块样软组织密度肿块，结节大小不一，呈均匀低密度，增强扫描为中度均匀强化。

MRI 表现：PPNAD 结节在 T_1WI 或 T_2WI 信号低于邻近萎缩的肾上腺皮质。CAH 的 MRI 表现与 CT 相似，肾上腺呈弥漫性增大。T_1WI 与肝脏、肾脏信号相近，而高于脾脏信号；T_2WI 呈高信号，略低于肾脏而高于肝脏、脾脏信号。AIMAH 在 T_1WI 呈等信号，T_2WI 呈稍高信号，并于化学位移成像反相位信号减低。

【相关疾病】

原发性色素结节性肾上腺皮质病、先天性肾上腺皮质增生症、ACTH 非依赖性肾上腺大结节样增生。

【分析思路】

第一，临床症状分析。PPNAD 好发于青少年，高峰在 20 岁左右，有库欣综合征的典型临床表现。病情较轻，呈隐匿性进展，病程较长，多伴有明显的

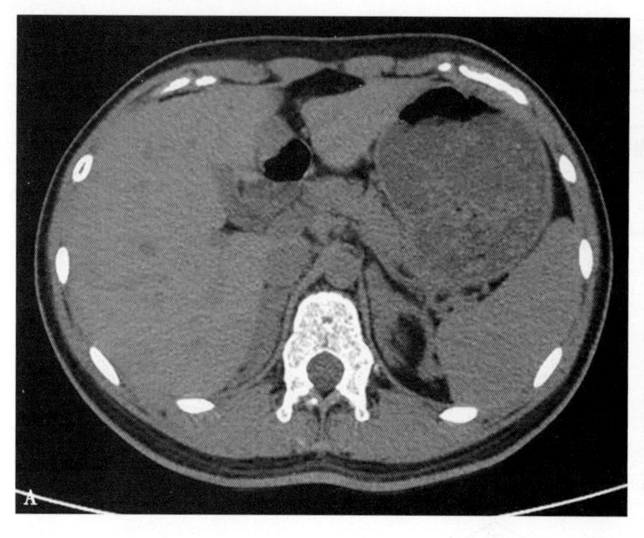

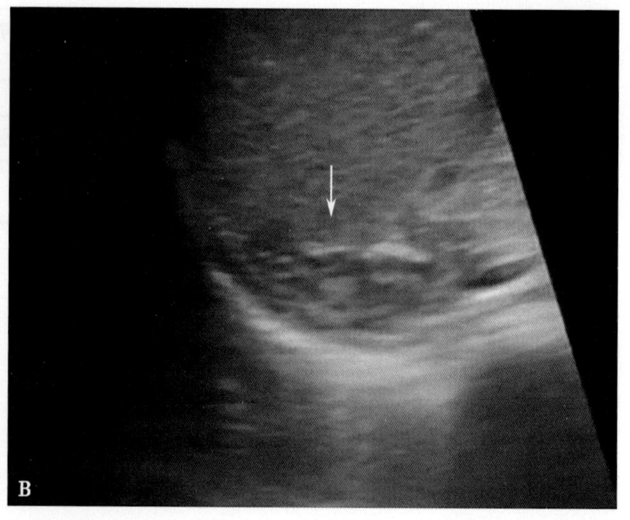

图 3-5-1 先天性肾上腺皮质增生

患者，女，14 岁，发现阴蒂肥大 12 年余，门诊以 21- 羟化酶缺乏症收住院。A. CT 平扫示双侧肾上腺弥漫性增大增粗，呈特征性的双手抱球征；B. 超声示双侧肾上腺增粗左侧局部迂曲呈团。

家族史，可作为 Carney 综合征（卡尼综合征）的一项重要诊断标准。CAH 好发于新生儿，是一组常染色体隐性遗传病。由于染色体异常，合成肾上腺皮质激素酶系先天性缺乏，最常见的是 21- 羟化酶缺乏症，临床表现为单纯男性化型、失盐型和非经典型。AIMAH 起病隐匿，发病年龄偏大，病程相对较长，进程缓慢，男女比例相近。绝大多数患者有库欣综合征表现，也有部分患者仅有高血压、糖尿病等非特异症状。先天性双侧肾上腺非肿瘤性病变应结合临床症状、实验室检查、家族史共同判别，仅依赖影像学检查容易产生误判。

第二，平扫特征分析。PPNAD 的 CT 和 MRI 平扫无特异性表现，肾上腺可基本“正常”或萎缩。可累及双侧，肾上腺呈不规则增粗或小结节状；抑或是单侧较大的病灶。PPNAD 双侧肾上腺表面呈弥漫结节状改变，结节直径 1～3mm，亦可见到直径为 3cm 的较大结节。CAH 的 CT 和 MRI 形态表现一致，肾上腺呈弥漫性增粗、增大，密度或信号强度均匀。CAH 多呈双侧增生，也可有单侧增生，对侧萎缩。肾上腺弥漫性增粗、增大、延长迂曲，婴儿期厚度大于 0.5cm，甚至大于 1cm；幼儿期则厚于膈脚。AIMAH 可表现为单个或多个大结节，呈特征性“生姜样”改变，因含脂质成分结节呈均匀低密度，部分病灶 CT 值可呈负值，化学位移成像反相位信号减低，弥散加权成像不受限。AIMAH 表现为双侧肾上腺有单个或多个直径为 0.5～3.0cm 结节增生或占位，个别可达 7.0cm，确诊依赖于病理学检查。

第三，增强特征分析。PPNAD 强化不明显，少数有中度强化。CAH 增强后可见明显均匀强化，与强化后动脉密度接近，为增生肾上腺扩张的脉管结构所致。AIMAH 增强扫描为中度均匀强化。

【疾病鉴别】

先天性双侧肾上腺非肿瘤性病变的鉴别见表 3-5-1。

表 3-5-1 先天性双侧肾上腺非肿瘤性病变

项目	原发性色素性结节性肾上腺皮质病	先天性肾上腺皮质增生症	ACTH 非依赖性肾上腺大结节样增生
临床症状	库欣综合征	最常见为 21- 羟化酶缺乏症，临床表现为单纯男性化型和失盐型	大多数有库欣综合征表现
大小	弥漫结节状改变，结节直径 1～3mm，或是 3cm 大结节	婴儿期厚度大于 0.5cm，甚至大于 1cm；幼儿期则厚于膈脚	呈多发结节或分叶团块样软组织密度肿块，大小不一，直径为 0.5～3.0cm
密度 / 信号	等或低密度 / 信号	密度 / 信号均匀	均匀低密度，反相位低信号
强化	PPNAD 强化不明显，少数有中度强化	明显均匀强化	中度均匀强化

二、外源性双侧肾上腺非肿瘤性病变

【定义】

由感染、创伤、垂体功能紊乱或多种原因所致的双侧肾上腺非肿瘤性病变。

【病理基础】

主要疾病包括：肾上腺结核、肾上腺皮质增生（库欣综合征）。肾上腺皮质增生（特发性醛固酮增多症）、肾上腺出血、肾上腺萎缩。肾上腺结核早期病灶以炎症渗出为主，可合并干酪样坏死，病程较长时以肉芽组织增生为主；晚期肾上腺组织完全由钙化组织和/或纤维增殖组织取代，肾上腺体积缩小且形态不规则。肾上腺皮质增生（库欣综合征）病理上双侧肾上腺呈弥漫性中度肥大，镜下主要是网状带及束状带细胞增生。肾上腺皮质增生（特发性醛固酮增多症）是弥漫性或局灶性的球状带细胞增生，可见微结节和大结节，且结节均无包膜。肾上腺出血常发生在肾上腺髓质，在应激状态下引起强烈的血管收缩和静脉血管封闭，导致中央静脉压骤增血管破裂出血。肾上腺萎缩表现为肾上腺皮质纤维化，肾上腺皮质的球状带、束状带、网状带结构消失；肾上腺髓质变化不明显。

【征象描述】

CT 表现：肾上腺结核多表现为双侧受累，多伴有钙化。肾上腺增粗或体积明显增大，呈弥漫性肿大或结节、肿块样表现，中心密度不均匀或呈低密度区改变。当病理基础为结核性肉芽肿伴干酪样坏死时，CT 增强扫描可表现为典型的边缘环形强化或分隔样强化；当病理基础为增殖病灶而无坏死时，CT 增强扫描表现为轻中度均匀强化（图 3-5-2）。肾上腺皮质增生（库欣综合征）CT 表现为双侧肾上腺增粗；少数病例增大肾上腺边缘可有一些小结节影，增大肾上腺的密度和外形基本保持正常。肾上腺皮质增生（特发性醛固酮增多症）双侧肾上腺显示正常，偶尔增生肾上腺边缘可由一个或多个小结节，直径可达 7～16mm，密度类似正常肾上腺或稍低，增强检查强化程度低于正常肾上腺组织（图 3-5-3）。肾上腺出血根据病程密度逐渐减低，体积逐渐减小（图 3-5-4）。肾上腺萎缩呈弥漫性或部分变细，且形态及密度未见异常（图 3-5-5）。

MRI 表现：肾上腺结核 MRI 表现在形态学上与 CT 类似，但钙化显示不及 CT 扫描。对渗出病灶仅表现为肾上腺体积增大；对肉芽肿呈结节状的增殖病灶表现为 T_1WI 稍低信号、T_2WI 稍高信号，增强扫描结节状强化；对干酪坏死灶呈 T_1WI 等、稍低信号、T_2WI 低信号；对液化坏死灶呈 T_1WI 低信号、T_2WI 高信号，增强扫描多呈环状、分隔样强化，弥散加权成像呈高信号。肾上腺皮质增生（库欣综合征）MRI 表现为双侧肾上腺弥漫性增大，可伴有边缘结节样突起，但信号保持正常。肾上腺皮质增生（特发性醛固酮增多症）双侧肾上腺很少显示异常。MRI 是诊断自发性肾上腺出血较为准确的方法，能更好地显示病灶性质，并能大致判断出血时间。

【相关疾病】

外源性双侧肾上腺非肿瘤性病变的相关疾病主要有肾上腺结核、肾上腺皮质增生、肾上腺出血、肾上腺萎缩。

【分析思路】

第一，临床症状及病灶大小分析。肾上腺结核表现为低热、盗汗、乏力、消瘦的一般结核中毒症状，当肾上腺腺体被破坏 90% 以上时会出现慢性肾上腺皮质功能低下的表现，症状有乏力、皮肤色素沉着、食欲下降、恶心、消瘦及血压降低等，部分患者可出现肾上腺危象。肾上腺结核多为双侧发病，肾上腺弥漫受累，呈均匀普遍肿胀，而外形轮廓尚存。当肾上腺局部有结节状结核肉芽肿形成，直径

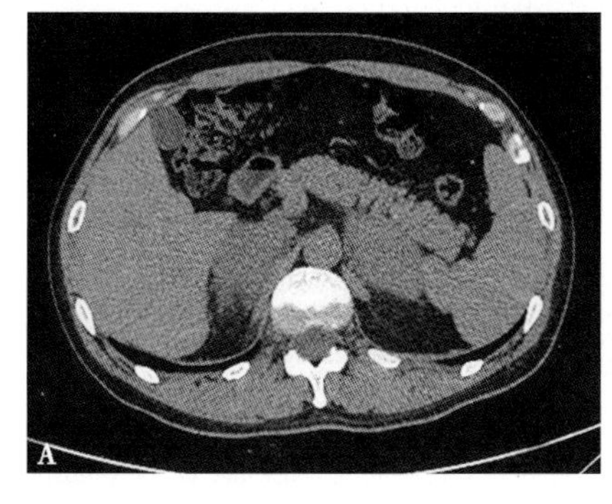

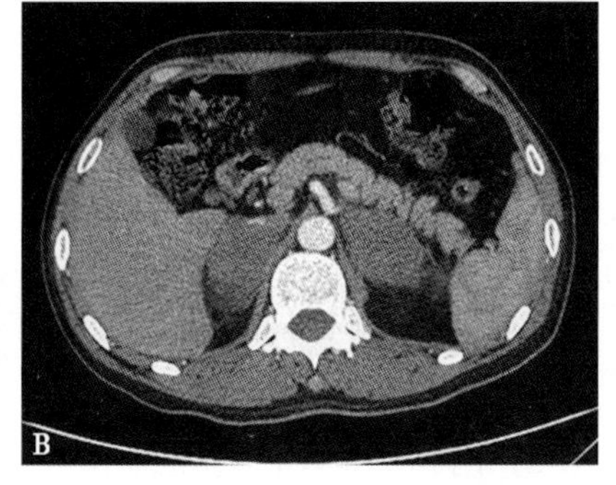

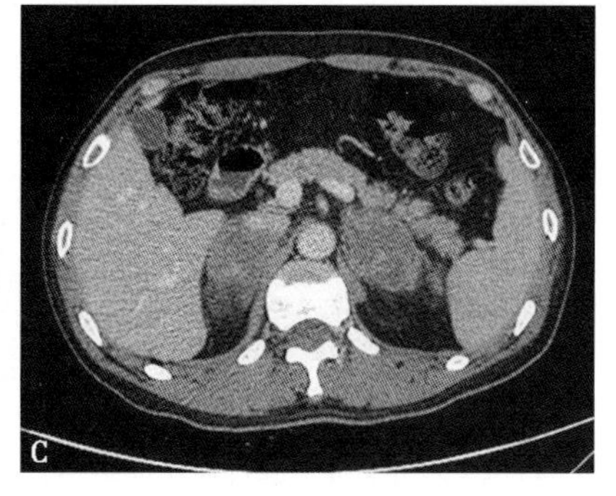

图 3-5-2 双侧肾上腺结核

患者，男，52 岁，间断发热。A. CT 平扫示双侧肾上腺稍低密度类圆形肿块；B～C. 动静脉期显示病变边缘中度强化。

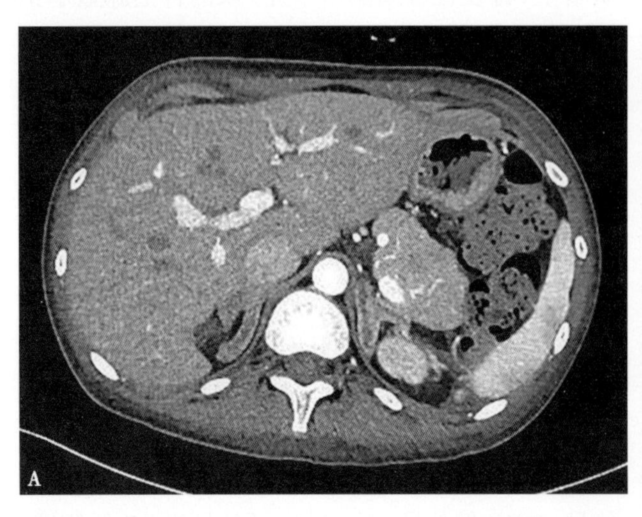
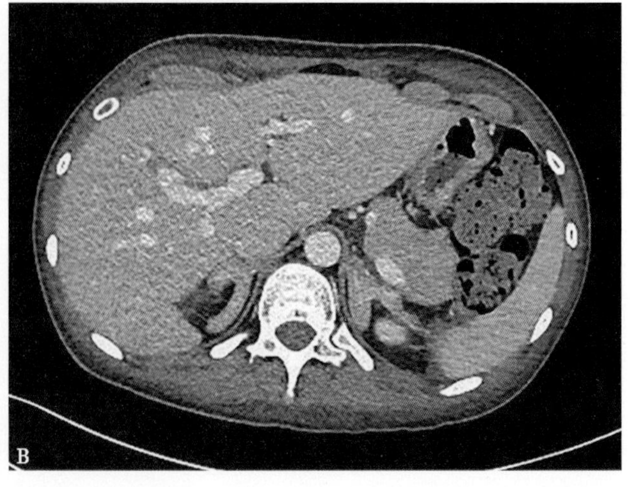

图 3-5-3 外源性双侧肾上腺皮质增生

患者，男，16 岁，临床诊断库欣综合征。A. CT 动脉期示双侧肾上腺增粗，皮髓质可分辨；B. 静脉期示双侧肾上腺均一强化。

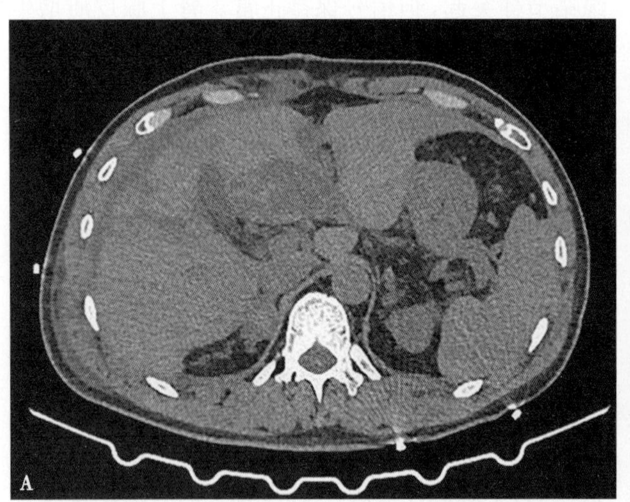
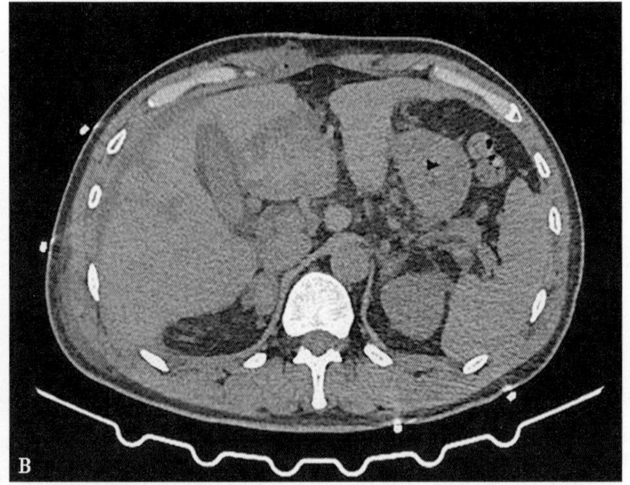

图 3-5-4 外源性双侧肾上腺血肿

患者，男，51 岁，肝破裂出血术后。A～B. CT 平扫，双侧肾上腺类圆形软组织结节影，边界尚清，右侧密度欠均匀。

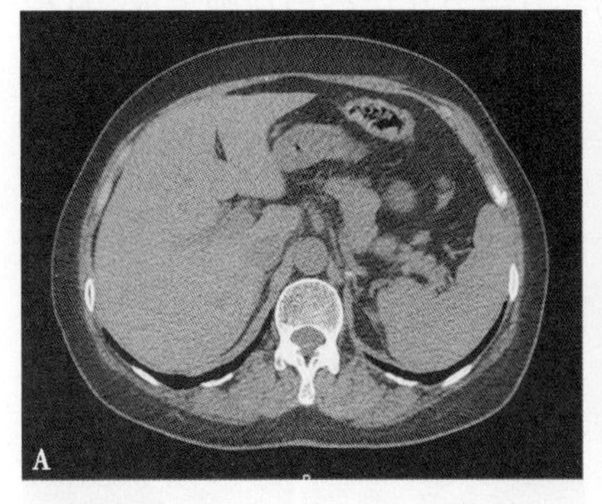
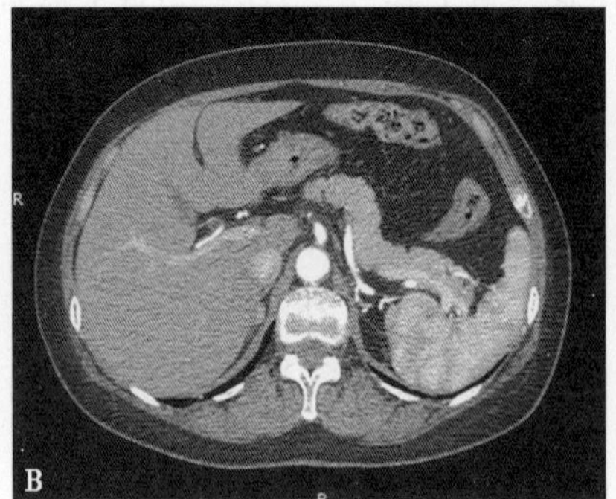
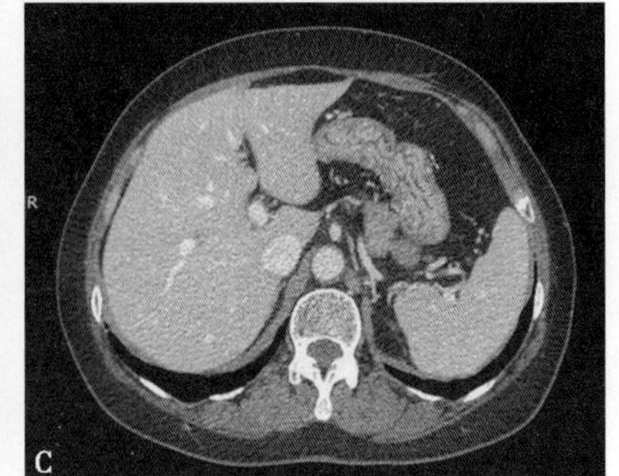

图 3-5-5 双侧肾上腺萎缩

患者，女，59 岁，肾上腺皮质功能减退症。A. CT 平扫示双侧肾上腺体积缩小，正常形态尚存，右侧肾上腺腺瘤；B～C. 动静脉期增显示肾上腺可见强化。

多<2.5cm，外形类似于腺瘤；结核灶发展增大形成卵圆形或分叶状肿块，直径多>2.5cm。肾上腺皮质增生临床表现为皮质醇增多症和特发性醛固酮增多症。库欣综合征患者，若CT检查发现双侧肾上腺弥漫性增大，侧肢厚度和/或面积大于正常值，即可诊断肾上腺增生；特发性醛固酮患者双侧肾上腺显示正常，少数弥漫性增大，偶尔增生肾上腺边缘可有一个或多个小结节，直径可达7～16mm。肾上腺出血的临床表现为腹痛、季肋部痛、恶心、呕吐、苍白、出汗、无力、淡漠、神志不清和低血压等急性肾上腺功能低下症状。双侧肾上腺萎缩常继发于慢性感染引起的肾上腺皮质功能低下或出血后，表现为疲乏无力、色素沉着、低血压、食欲不振、低血糖、体重减轻和精神萎靡。

第二，平扫特征分析。肾上腺结核影像学特征与病理特点、临床病程基本一致。早期双侧肾上腺增大，见不规则肿块影，内密度不均，可有干酪样坏死，病灶中心或边缘可有小点状钙化。晚期肾上腺外形接近正常或结节、肿块体积较前缩小，内部液化多吸收而密度渐高，钙化灶逐渐增多呈斑片状或块状，有时病侧腺体可完全钙化。肾上腺皮质增生（库欣综合征）双侧肾上腺弥漫性增大，侧肢增厚，外形基本保持正常。肾上腺皮质增生（特发性醛固酮增多症）双侧肾上腺边缘有一个或多个小结节，密度类似或稍低于正常肾上腺。双侧肾上腺出血的直接征象为肾上腺肿胀和血肿形成。肾上腺血肿局部或大部分为高密度影，且根据出血时相不同，表现各异。肾上腺萎缩表现为肾上腺弥漫性或部分变细，但仍维持正常肾上腺形态、密度或信号，并且CT检查优于MRI。

第三，增强特征分析。肾上腺结核早期增强扫描病灶边缘环形强化及分隔样强化；晚期增强扫描多呈轻微强化或无强化。肾上腺皮质增生（库欣综合征）双侧弥漫性增大的肾上腺成均匀强化，肾上腺皮质增生（特发性醛固酮增多症）增强扫描强化程度低于正常肾上腺组织。肾上腺出血增强扫描时，血肿部分不强化，其余部分肾上腺出现不同程度强化，但强化程度明显低于正常肾上腺实质。肾上腺萎缩呈轻微强化或无强化。

【疾病鉴别】

外源性双侧肾上腺非肿瘤性病变的鉴别见表3-5-2。

表3-5-2 外源性双侧肾上腺非肿瘤性病变

项目	肾上腺结核	肾上腺皮质增生	肾上腺出血	肾上腺萎缩
临床症状	低热、盗汗、乏力、消瘦等结核中毒症状	皮质醇增多症和特发性醛固酮增多症	腹痛、季肋部痛、恶心、呕吐、苍白、无力、淡漠、神志不清和低血压等	疲乏无力、色素沉着、低血压、食欲不振、低血糖、体重减轻、精神萎靡
大小	肾上腺弥漫性肿胀，结节状结核肉芽肿形成，直径多<2.5cm；分叶状肿块，直径多>2.5cm	侧肢厚度大于10mm和/或横断面积大于150mm^{2}或单个、多个结节，直径可达7～16mm	/	肾上腺侧肢厚度小于3mm，最大横断面积小于30mm^2
密度/信号	中心密度不均匀或呈低密度，可有各种形式钙化	肾上腺弥漫性肿大或单个、多个结节，结节密度类似或稍低于正常肾上腺	肾上腺血肿局部或大部分为高密度影，且根据出血时相不同，表现各异	肾上腺呈弥漫性或部分变细，但仍维持正常肾上腺密度或信号
强化	早期增强扫描病灶边缘环形强化及分隔样强化，晚期增强扫描多呈轻微强化或无强化	双侧弥漫性增大肾上腺均匀强化，或强化程度低于正常肾上腺组织	血肿部分不强化，其余部分肾上腺出现不同程度强化	轻微强化或无强化

三、双侧肾上腺肿瘤性病变

【定义】

双侧肾上腺局部组织细胞异常增生所形成的赘生物，可分为良性肿瘤与恶性肿瘤。

【病理基础】

肾上腺皮质腺瘤包膜完整，少有钙化及囊变，肿瘤组织构成主要为透明细胞，其内大部分充满类脂质颗粒或空泡。嗜铬细胞瘤10%为双侧多发肿瘤，肿瘤切面呈棕黄色，血管丰富，间质很少，常有出血。肿瘤有完整包膜，恶性者有包膜侵犯并可发生淋巴结或脏器转移。原发性肾上腺淋巴瘤极为罕见，继发性肾上腺淋巴瘤可由血行扩散或腹膜后病灶直接侵犯所致，以弥漫大B细胞型非霍奇金淋巴瘤最常见。肾上腺转移瘤较常见，以肺癌转移居多，也可为乳腺癌、甲状腺癌、肾癌、胰腺癌、结肠癌或黑色素瘤的转移；肿瘤细胞成分与原发肿瘤相关，钙化少见。

【征象描述】

CT表现：肾上腺皮质腺瘤依赖于肿块内脂质含量，CT值多<10HU，增强呈快速强化和迅速廓清。肾上腺嗜铬细胞瘤较小时肿瘤密度均一，类似肾脏密度；肿瘤较大时密度不均匀，可伴出血、坏死和囊变，少数肿瘤中心或边缘可见点状、弧形钙化；增强肿瘤呈明显不均匀持续强化，内见无强化低密度液化坏死区。肾上腺淋巴瘤为软组织肿块影，边界清晰，呈等或稍低密度，体积较大时可发生囊变或坏死；增强呈进行性延迟强化。肾上腺转移瘤肿瘤较小时密度均匀，类似肾脏密度，增强轻度均匀强化；肿瘤较大时密度不均匀，有坏死低密度区，增强呈不均匀强化，以肿瘤周围强化为主（图3-5-6～图3-5-9）。

MRI表现：肾上腺皮质腺瘤在T_1WI和T_2WI上信号强度类似于或高于肝实质，化学位移成像反相位信号强度明显下降，增强表现同CT。肾上腺嗜铬细胞瘤T_1WI上与肌肉信号强度相似，T_2WI上肿块呈明显高信号，信号多不均匀，部分病灶内见散在点状T_2WI低信号，可能与陈旧性出血、血管流空影或钙化灶相关；增强肿瘤实性部分显著强化。肾上腺淋巴瘤T_1WI为等或稍低信号，T_2WI为稍高信号，弥散加权成像受限，增强表现同CT。肾上腺转移瘤T_1WI等或低于肝实质，T_2WI明显高于肝实质，增强轻、中度延迟强化，化学位移成像反相位信号强度无明显改变。

【相关疾病】

肾上腺皮质腺瘤、肾上腺嗜铬细胞瘤、肾上腺淋巴瘤、肾上腺转移瘤。

【分析思路】

第一，临床症状及病灶大小分析。肾上腺皮质腺瘤包括Cushing腺瘤、Conn腺瘤和非功能性腺瘤，若是功能性腺瘤可出现相应的内分泌症状。肾上腺淋巴瘤多累及双侧，多见于老年男性，临床上有发热、体重下降、腹痛、肾上腺功能减退和色素沉着等症状和体征。肾上腺转移瘤初始于肾上腺髓质，后累及皮质。主要为原发肿瘤表现，很少影响肾上腺皮质功能，当病灶明显增大时，可出现肾上腺功能

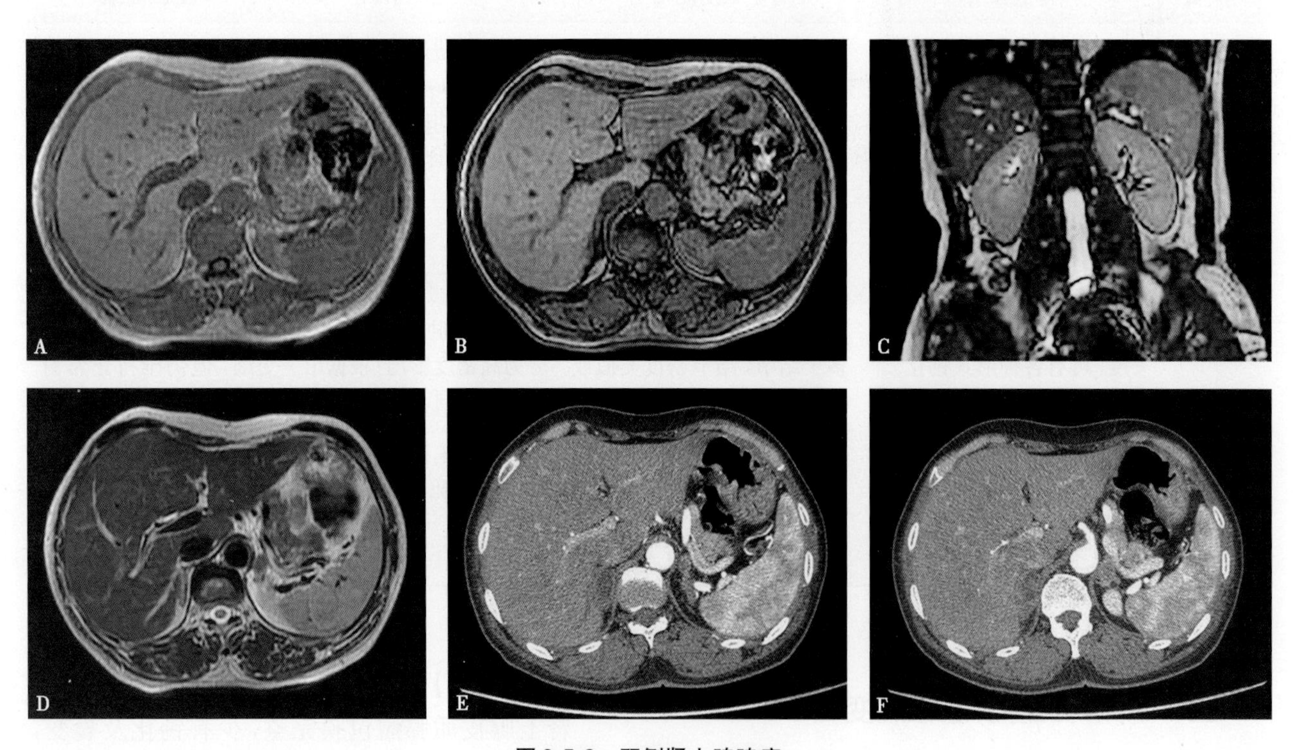

图3-5-6 双侧肾上腺腺瘤

男，57岁，体检发现双侧肾上腺占位。A～D. MRI平扫，E～F. CT动脉期图像。A～B. T_1WI同反相位示双侧肾上腺T_1WI低信号小结节，反相位信号明显减低；C～D. 冠状位和轴位T_2WI示信号强度类似于肝脏；E～F. 双侧肾上腺区结节强化不均匀。

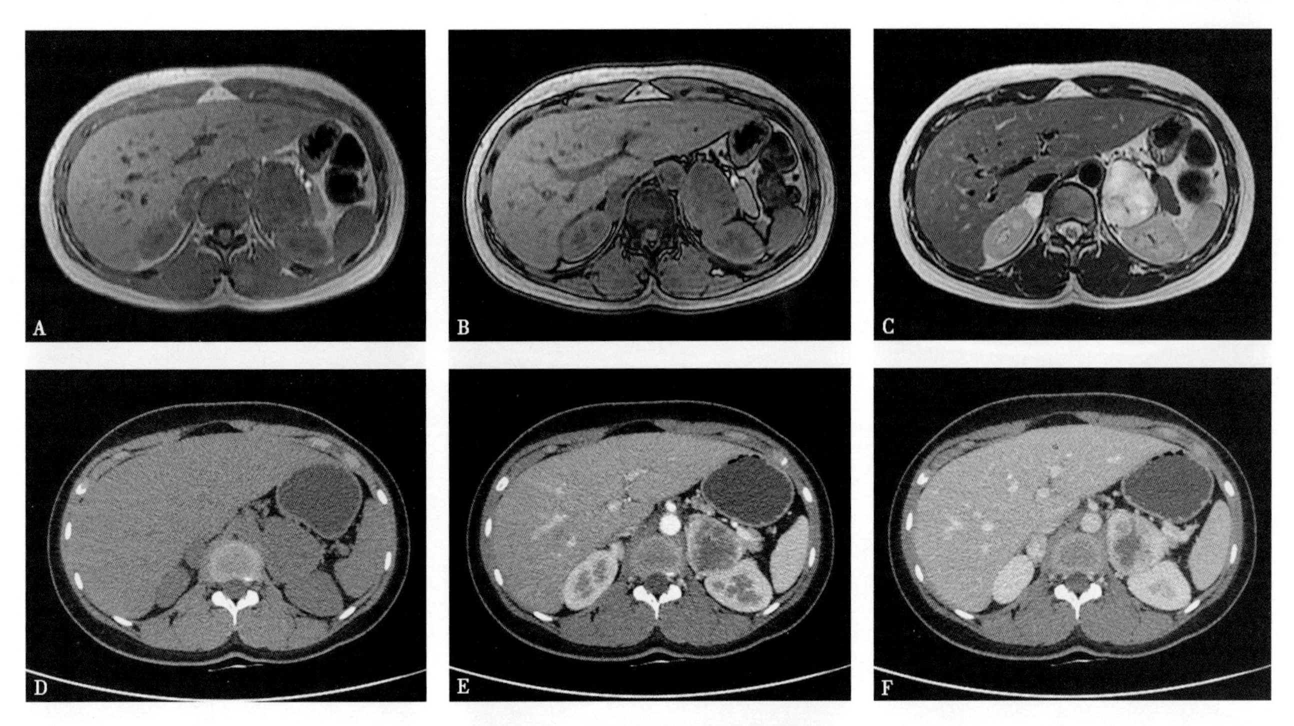

图 3-5-7 双侧肾上腺嗜铬细胞瘤

患者，女，19 岁，间断性高血压。A～C. MRI 平扫，D～F. CT 平扫和增强图像。A～B. 显示 T_1WI 同反相位示双侧肾上腺 T_1WI 低信号，反相位信号未见明显减低；C. T_2WI 呈明显高信号，信号不均匀；D. CT 平扫双侧肾上腺类圆形结节、肿块；E～F. 动静脉期呈明显不均匀强化。

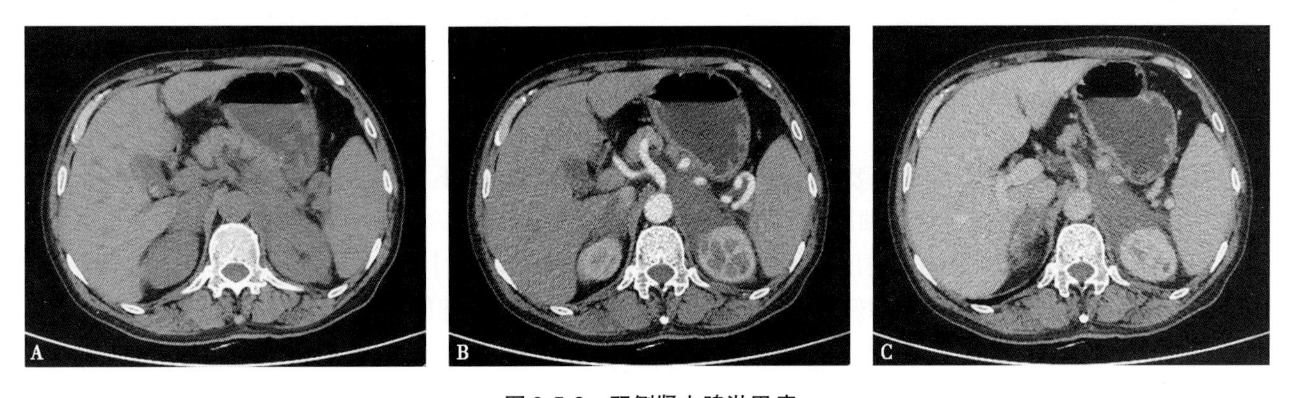

图 3-5-8 双侧肾上腺淋巴瘤

男，61 岁，消瘦乏力。A. CT 平扫示双侧肾上腺区软组织密度影，边界尚清；B～C. 动静脉期病变轻中度强化，病灶包绕邻近血管。

不全。Cushing 腺瘤直径多为 2～3cm，Conn 腺瘤体积小，直径多为 1～2cm。非功能腺瘤直径 > 5cm，甚至更大，并且无同侧和对侧肾上腺萎缩性改变。嗜铬细胞瘤直径多为 3～5cm，较大病灶可达 10cm 以上。肾上腺淋巴瘤，体积较大，多超过 6cm，形态多样。肾上腺转移瘤多呈类圆形、椭圆形或分叶状，大小为 2～5cm；部分可为巨大肿块，形态不规则。

第二，平扫特征分析。肾上腺皮质腺瘤密度或信号较均匀，Cushing 腺瘤密度类似或低于肾实质，Conn 腺瘤富含脂质，密度接近水样成分，MRI 反相位肿块信号明显减低；较少出现出血、坏死和钙化。非功能腺瘤平扫类似于功能腺瘤。肾上腺嗜铬细胞瘤多为圆形或椭圆形实性肿块，边界清楚，密度及信号不均匀，易出血、坏死及囊变。肾上腺淋巴瘤以单一细胞为主，为软组织团块，团块内细胞密集程度高，富含液体的间质成分少，因而肿瘤密度均匀，坏死囊变、坏死及钙化少见，DWI 弥散受限。肾上腺转移瘤病灶密度或信号较均匀，边界清晰，钙化、脂质成分少见；伴有坏死、囊变和出血时密度或信号不均匀。

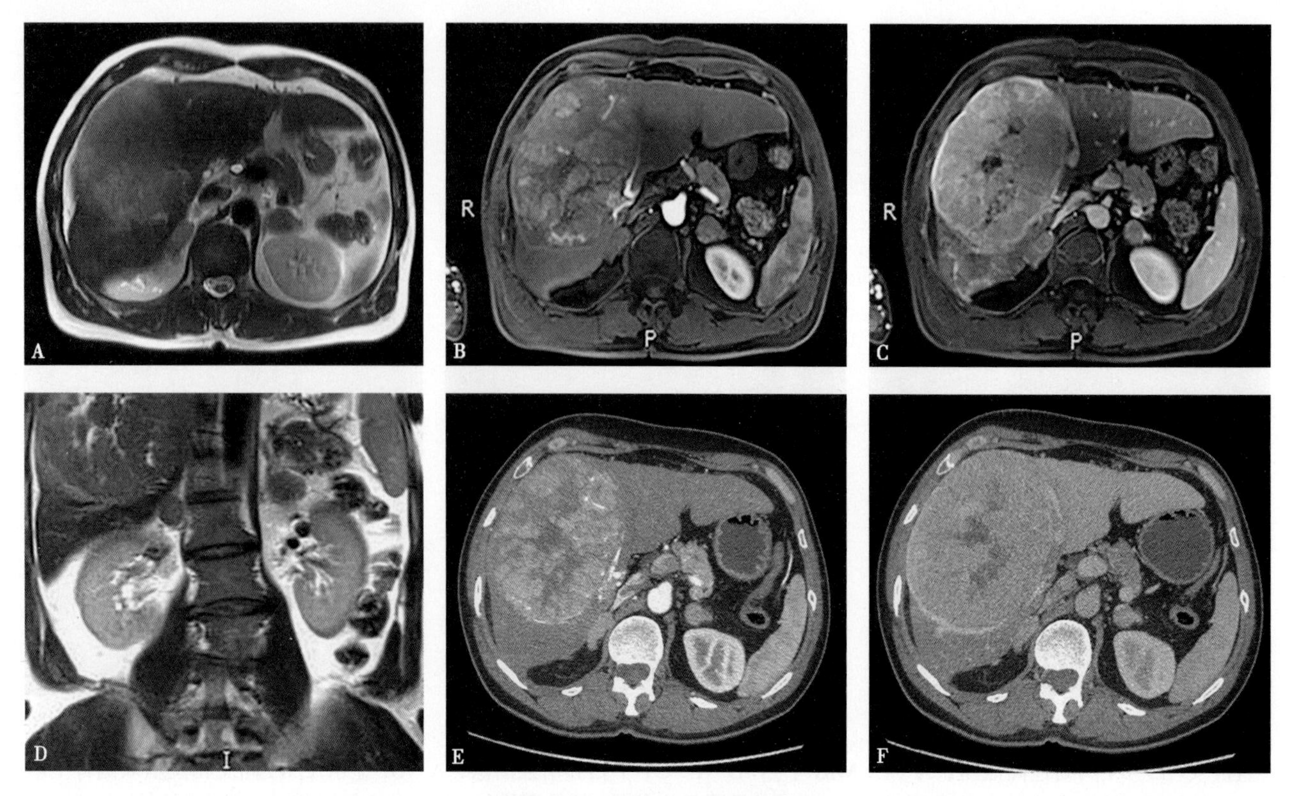

图 3-5-9 双侧肾上腺转移瘤

男，50 岁，体检发现肝右叶巨大富血供占位。A～D. MRI 平扫和增强图像；E～F. CT 增强扫描。A～D. T_2WI 轴位、冠状位显示双侧肾上腺 T_2WI 稍高信号类圆形结节；B～C. MRI 增强扫描病灶不均匀强化，边缘强化明显；E～F. CT 增强扫描病灶明显不均匀强化。

第三，增强特征分析。肾上腺皮质腺瘤增强扫描时快速强化，迅速廓清。嗜铬细胞瘤因富血供，增强实性部分明显强化。肾上腺淋巴瘤动脉期轻度强化，门脉期轻中度强化。肾上腺转移瘤病灶较大并伴液化坏死、囊变、出血时，密度或信号不均匀，肿瘤实性成分不均匀强化或环形强化，延迟期无明显廓清。

【疾病鉴别】

双侧肾上腺肿瘤性病变的鉴别要点见表 3-5-3。双侧肾上腺病变鉴别诊断见图 3-5-10。

表 3-5-3 双侧肾上腺肿瘤性病变的鉴别要点

项目	肾上腺皮质腺瘤	肾上腺嗜铬细胞瘤	肾上腺淋巴瘤	肾上腺转移瘤
临床症状	库欣综合征 康恩综合征 非功能腺瘤无症状	阵发性高血压、头痛、心悸、多汗和皮肤苍白，发作数分钟后症状缓解	发热、体重下降、腹痛、肾上腺功能减退和色素沉着等	原发肿瘤表现
大小	功能性腺瘤直径＜3cm，非功能腺瘤直径＞5cm	多为 3～5cm，较大病灶可达 10cm 以上	体积较大，多超过 6cm	2～5cm，少数为巨大肿块
密度 / 信号	均匀，近水样密度，类似或低于肾实质	密度或信号不均匀，可伴出血、坏死和囊变	软组织肿块影，等或稍低密度、信号，DWI 弥散受限	肿瘤较小时密度或信号均匀，肿瘤较大时密度或信号不均匀，有坏死、囊变低密度区
强化	快速强化， 迅速廓清	实性部分明显强化	进行性延迟强化	不均匀强化，以肿瘤周围强化为主

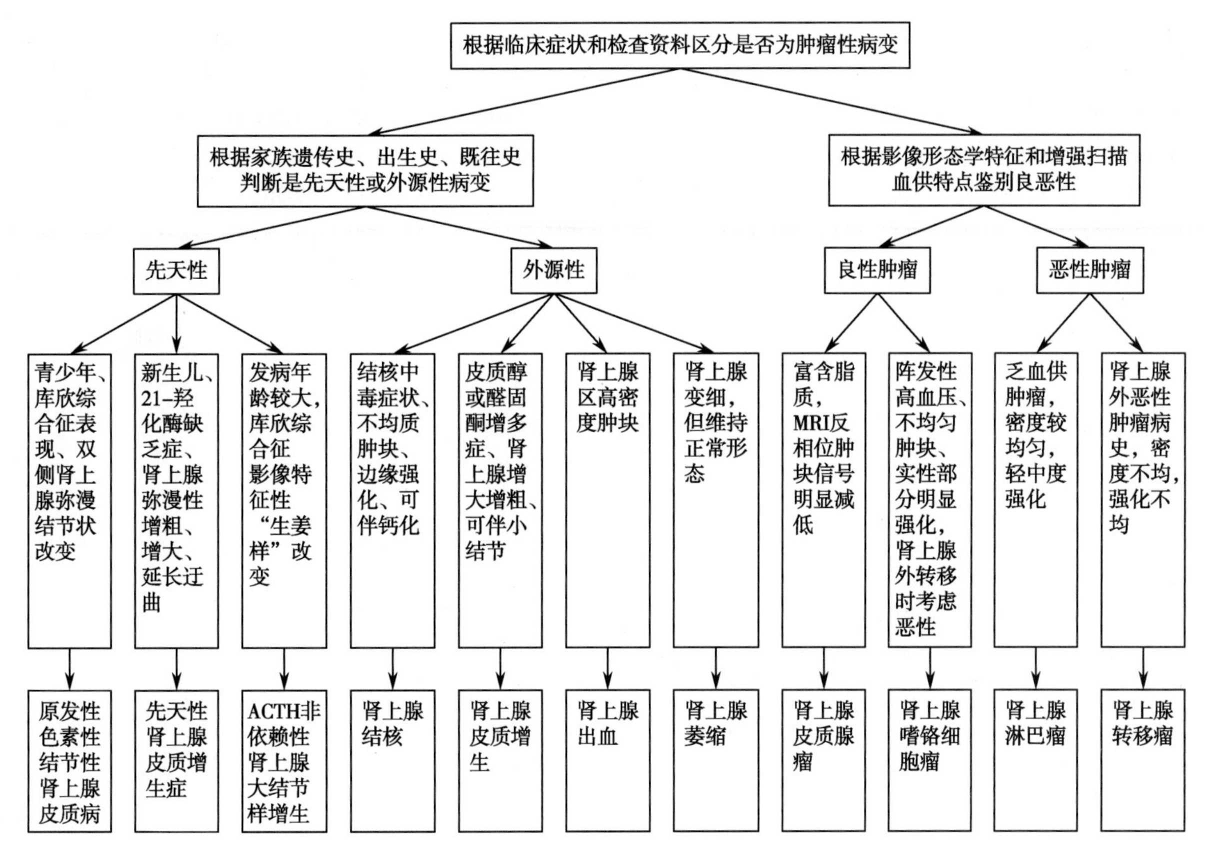

图 3-5-10 双侧肾上腺病变鉴别诊断流程图

（朱绍成）

参 考 文 献

[1] Beterle C，Garelli S，Presotto F，et al. From appearance of adrenal autoantibodies to clinical symptoms of Addison's Disease：natural history[J]. Front Horm Res，2016，46：133-145.

[2] Lodish MB，Keil MF，Stratakis CA. Cushing's Syndrome in Pediatrics：An Update. Endocrinol Metab Clin North Am，2018，47（2）：451-462.

[3] 于春水，郑传胜，王振常. 医学影像诊断学 [M]. 5 版. 北京：人民卫生出版社，2022.

[4] Badawy M，Gaballah AH，Ganeshan D，et al. Adrenal hemorrhage and hemorrhagic masses；diagnostic workup and imaging findings. Br J Radiol，2021，94（1127）：20210753.

[5] 苏鹏，刘志艳，Giordano TJ. 2017 版 WHO 肾上腺肿瘤分类解读 [J]. 中华病理学杂志，2018，47（10）：804-807.

[6] Ng CS，Altinmakas E，Wei W，et al. Combining Washout and Noncontrast Data From Adrenal Protocol CT：Improving Diagnostic Performance. Acad Radiol，2018，25（7）：861-868.

[7] Consul N，Venkatesan AM，Blair KJ，et al. Calcified Adrenal Lesions：Pattern Recognition Approach on Computed Tomography With Pathologic Correlation. J Comput Assist Tomogr，2020，44（2）：178-187.

[8] Gubbiotti MA，LiVolsi V，Montone K et al. A Cyst-ematic Analysis of the Adrenal Gland：A Compilation of Primary Cystic Lesions From Our Institution and Review of the Literature. Am J Clin Pathol，2022，157（4）：531-539.

[9] Karaosmanoglu AD，Onder O，Leblebici CB，et al. Cross-sectional imaging features of unusual adrenal lesions：a radiopathological correlation[J]. Abdominal Radiology，2021，46（8）：3974-3994.

[10] Alshahrani MA，Bin Saeedan M，AlkHunaizan T，et al. Bilateral adrenal abnormalities：imaging review of different entities[J]. Abdominal Radiology，2019，44（1）：154-179.

[11] Navin PJ，Moynagh MR. Optimal and novel imaging of the adrenal glands[J]. Current Opinion in Endocrinology，Diabetes & Obesity，2022，29（3）：253-262.

[12] Corwin MT，Mitchell AS，Wilson M，et al. Accuracy of focal cystic appearance within adrenal nodules on

contrast-enhanced CT to distinguish pheochromocytoma and malignant adrenal tumors from adenomas[J]. Abdom Radiol (NY), 2021, 46 (6): 2683-2689.

[13] Khalifeh N, Omary A, Cotter DL, et al. Congenital Adrenal Hyperplasia and Brain Health: A Systematic Review of Structural, Functional, and Diffusion Magnetic Resonance Imaging (MRI) Investigations[J]. Child Neurol, 2022, 7 (8-9): 758-783.

[14] Udare A, Agarwal M, Siegelman E, et al. CT and MR imaging of acute adrenal disorders[J]. Abdom Radiol (NY), 2021, 46 (1): 290-302.

第四章　输尿管、膀胱

第一节　输尿管、膀胱病变临床症状及体征

一、输尿管、膀胱病变常见临床表现

输尿管和膀胱病变常见临床表现包括：尿频、尿急、尿痛、血尿、排尿困难、少尿、多尿与无尿等。

（一）尿频、尿急与尿痛

1. 定义及概述　尿频（frequent micturition）是指单位时间内排尿次数增多。正常成人白天排尿4～6次，夜间0～2次。尿急（urgent urination）是指一旦有尿意即迫不及待需要排尿，难以控制。尿痛（dysuria）是指病人排尿时感觉耻骨上区、会阴部和尿道内疼痛或烧灼感。尿频、尿急和尿痛合称为膀胱刺激征。

2. 病因与临床表现

（1）尿频

1）生理性尿频：因饮水过多、精神紧张或气候寒冷时排尿次数增多，属正常现象。特点是每次尿量不少，也不伴随尿痛、尿急等其他症状。

2）病理性尿频：常见有以下几种情况。

①多尿性尿频：排尿次数增多而每次尿量不少，全日总尿量增多。见于糖尿病、尿崩症、精神性多饮和急性肾衰竭的多尿期。

②炎症性尿频：尿频且每次尿量少，多伴有尿急和尿痛，尿液镜检可见炎性细胞。见于膀胱炎、尿道炎、前列腺炎和尿道旁腺炎等。

③神经性尿频：尿频而每次尿量少，不伴尿急、尿痛，尿液镜检无炎性细胞。见于中枢及周围神经病变如癔症、神经源性膀胱。

④膀胱容量减少性尿频：表现为持续性尿频，药物治疗难以缓解，每次尿量少。见于膀胱占位性病变；妊娠子宫增大或卵巢囊肿等压迫膀胱；膀胱结核引起膀胱纤维性缩窄；膀胱部分切除手术后。

⑤尿道口周围病变：尿道口息肉，尿道肉阜，处女膜伞和尿道旁腺囊肿等刺激尿道口引起尿频。

（2）尿急

1）炎症：急性膀胱炎、尿道炎，特别是膀胱三角区和后尿道炎症，尿急症状特别明显；急性前列腺炎常有尿急，慢性前列腺炎若伴有腺体增生肥大，可出现排尿困难、尿线细和尿流中断。

2）结石和异物：膀胱和尿道结石或异物刺激黏膜产生尿急。

3）肿瘤：膀胱癌和前列腺癌偶会引起尿急。

4）神经源性：精神因素和神经源性膀胱（neurogenic bladder）可引起尿急。

5）高温环境下尿液高度浓缩，酸性高的尿可刺激膀胱或尿道黏膜产生尿急。

（3）尿痛：引起尿急的病因几乎都可以引起尿痛。疼痛部位多在耻骨上区、会阴部和尿道内，尿痛性质可为灼痛或刺痛。尿道炎多在排尿开始时出现疼痛；后尿道炎、膀胱炎和前列腺炎常出现终末性尿痛。

3. 尿频、尿急、尿痛的临床表现及伴随症状的诊断思路见图4-1-1。

（二）血尿

见第二章第一节。

（三）排尿困难

见第五章第一节。

（四）少尿、多尿与无尿

1. 定义及概述　正常成人24小时尿量约为1 000～2 000mL。如24小时尿量少于400mL时，或每小时尿量少于17mL称为少尿（oliguria）；如24小时尿量少于100mL，12小时完全无尿称为无尿。如24小时尿量超过2 500mL称为多尿（polyuria）。

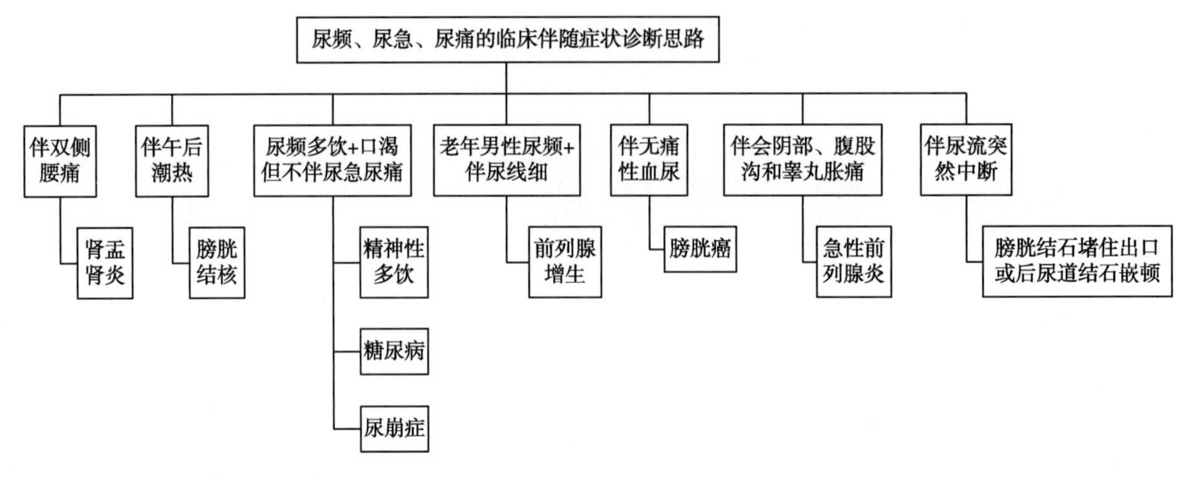

图 4-1-1 尿频、尿急、尿痛的临床表现及伴随症状的诊断思路

2. 病因及临床表现

（1）少尿和无尿的基本病因

1）肾前性

①有效血容量减少：多种原因引起的休克、重度失水、大出血、肾病综合征和肝肾综合征，大量水分渗入组织间隙和浆膜腔，血容量减少，肾血流减少。

②心脏排血功能下降：各种原因所致的心功能不全，严重的心律失常，心肺复苏后体循环功能不稳定、血压下降所致肾血流减少。

③肾血管病变：肾血管狭窄或炎症，肾病综合征、狼疮性肾炎，长期卧床不起所致的肾动脉栓塞或血栓形成；高血压危象，妊娠高血压综合征等引起肾动脉持续痉挛，肾缺血导致急性肾衰竭。

2）肾性

①肾小球病变：重症急性肾炎，急进性肾炎和慢性肾炎因严重感染，血压持续增高或肾毒性药物作用引起肾功能急剧恶化。

②肾小管病变：急性间质性肾炎包括药物性和感染性间质性肾炎；生物性毒物或重金属及化学毒物所致的急性肾小管坏死；严重的肾盂肾炎并发肾乳头坏死。

3）肾后性

①各种原因引起的机械性尿路梗阻：如结石、血凝块、坏死组织阻塞输尿管、膀胱出口或后尿道。

②尿路的外压：如肿瘤、腹膜后淋巴瘤、特发性腹膜后纤维化、前列腺增生。

③其他：输尿管手术后，泌尿系结核或溃疡愈合后瘢痕挛缩，肾严重下垂或游走肾所致的肾扭转，神经源性膀胱等。

（2）多尿的基本原因

1）暂时性多尿：短时间内摄入过多水、饮料和含水分过多的食物；使用利尿剂后，可出现短时间多尿。

2）持续性多尿：

①内分泌代谢障碍：Ⅰ. 垂体性尿崩症，因下丘脑、垂体病变使抗利尿激素（antidiuretic hormone，ADH）分泌减少或缺乏，肾远曲小管重吸收水分下降，排出低比重尿可达到 5 000mL/d 以上；Ⅱ. 糖尿病，尿内含糖多引起溶质性利尿，尿量增多；Ⅲ. 原发性甲状腺功能亢进，血液中过多的钙和尿中高浓度磷需要大量水分将其排出而形成多尿；Ⅳ. 原发性醛固酮增多症，引起血中钠浓度升高，刺激渗透压感受器，摄入水分增多，排尿增多。

②肾脏疾病：Ⅰ. 肾性尿崩症，肾远曲小管和集合管存在先天或获得性缺陷，对抗利尿激素反应性降低水分重吸收减少而出现多尿；Ⅱ. 肾小管浓缩功能不全见于慢性肾炎，慢性肾盂肾炎，肾小球硬化，肾小管酸中毒，药物、化学物品或重金属对肾小管的损害，也可见于急性肾衰竭多尿期等。

③精神因素：精神性多饮病人常自觉烦渴而大量饮水引起多尿。

3. 少尿的临床表现及伴随症状的诊断思路见图 4-1-2，多尿的临床表现及伴随症状的诊断思路见图 4-1-3。

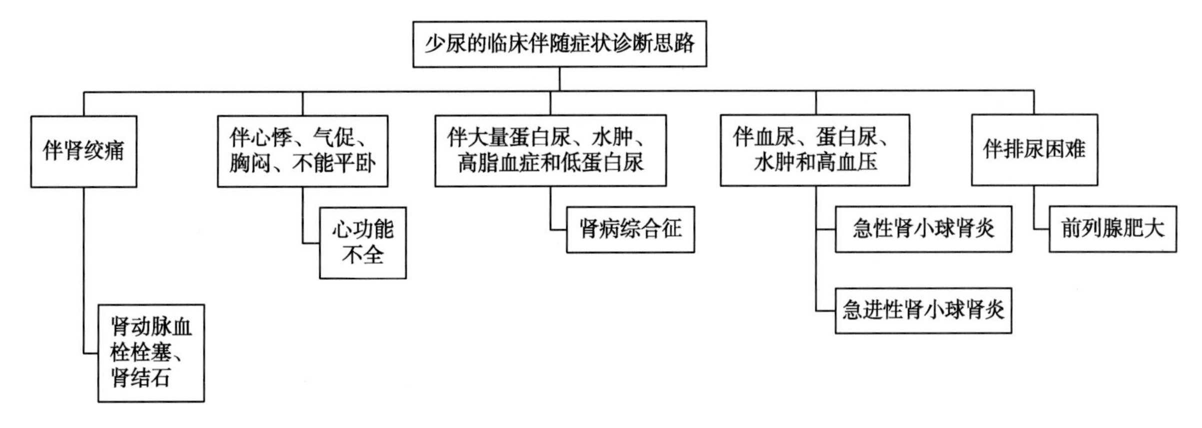

图 4-1-2 少尿的临床表现及伴随症状的诊断思路

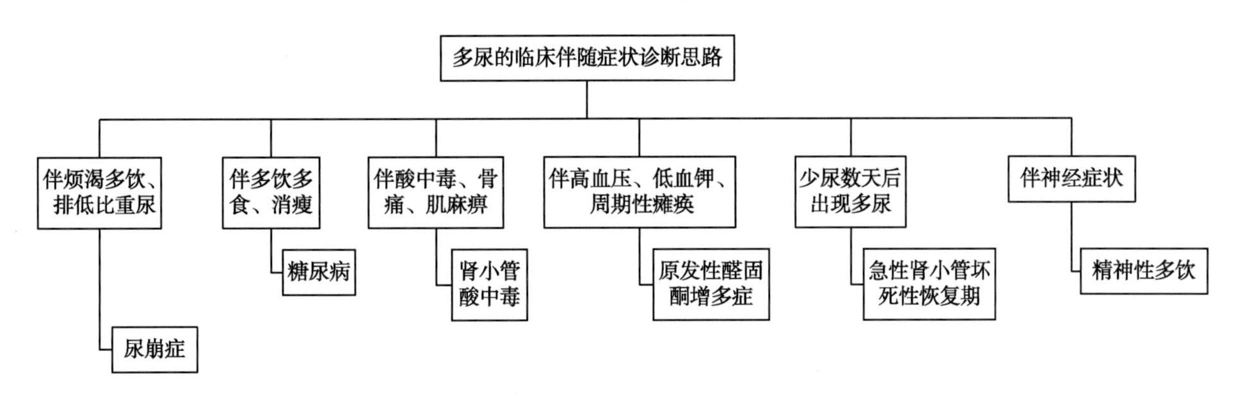

图 4-1-3 多尿的临床表现及伴随症状的诊断思路

二、诊断检查

（一）体格检查

输尿管、膀胱体格检查多使用触诊和叩诊方法。

1. 输尿管 沿输尿管行程区域进行深部触诊，根据有无压痛来判断有无炎症或其他病变。上输尿管点：在脐水平腹直肌外缘；中输尿管点在髂前上棘腹直肌外缘，相当于输尿管第二狭窄处。当输尿管有炎症或其他病变上，在上述效应部位出现压痛点。

2. 膀胱检查 视诊时病人取仰卧位，如果病人体型较瘦，当膀胱内尿液达到 500mL 左右时，在下腹部可看到充盈的膀胱轮廓。触诊：当膀胱内尿量达到 50mL 以上时，膀胱可在耻骨联合水平上被触及。膀胱触诊一般采用单手滑行触诊法。仰卧屈膝状态下，医生以右手从肚脐开始向耻骨方向触摸，触及肿块后除详查其性质外，还要鉴别其为膀胱、子宫或附件肿物。膀胱胀大常见于尿道梗阻（前列腺增生或前列腺癌）、脊髓病变等所致的尿潴留，呈圆形，触诊呈囊性感。按压时憋胀有尿意，排尿后缩小或消失。借此与子宫、卵巢或直肠肿块等鉴别。欲了解肿块范围及活动度时，可采用腹部 - 直肠（男性）或腹部 - 阴道（女性）双合诊，右手在直肠内向前方推压，左手四指在耻骨联合上按压。膀胱肿瘤或结石时，可在腹腔深处耻骨联合后方触及肿块。

在膀胱触诊结果不满意时，可用叩诊来判断膀胱膨胀的程度。叩诊从耻骨联合上方向头侧开始，从上往下，由鼓音变成浊音。膀胱空虚时，耻骨联合上方有肠管存在，此时叩诊呈鼓音，扣不出膀胱的轮廓。膀胱充盈时，耻骨联合上方叩诊呈圆形浊音区。子宫或卵巢肿瘤时，耻骨联合上方叩诊也可呈浊音。此时让患者排尿或导尿后复查，如浊音区变为鼓音区，即诊断为尿潴留所致膀胱增大。大量腹水时，耻骨上方叩诊也呈浊音，但此区的弧形上缘凹向肚脐，而膀胱增大时浊音区的弧形上缘凸向肚脐。

（二）诊断检查

包括影像学、血常规（blood routine test）、尿液检测等相关项目，其中尿液检测包括：

1. 尿液一般形状指标检查 尿量、颜色与透明度、比重、酸碱度和气味等。

2. 尿液化学检查 蛋白质、葡萄糖、酮体、胆红素、尿胆原等。

3. 尿液显微镜检查 尿液的有形成分，如红细胞、白细胞和脓细胞、上皮细胞、管型等，此外前列腺癌患者要进行前列腺特异性抗原监测。

临床上输尿管和膀胱病变的影像学检查十分重要，通常选择超声作为初诊方法，若超声检查效果不佳或难以明确诊断时，需进一步选择CT作为主要检查方法，两者能够发现和确诊绝大多数泌尿系统疾病。MRI通常作为超声和CT检查之后的重要补充检查手段，用于评价超声和CT检查表现不典型的病变，常有助于病变的诊断与鉴别诊断。此外，CT和MRI也常用于观察泌尿系统疾病治疗效果。

（三）影像学在输尿管、膀胱病变诊断中的应用

1. **X线检查** 对于泌尿生殖系统、肾上腺及腹膜后间隙疾病，X线平片的应用非常有限，仅作为泌尿系统结石的筛查方法；X线造影检查则有其应用价值，能够反映泌尿系统疾病所致的肾盂、肾盏、输尿管和膀胱壁及其内腔改变，以及女性生殖系统疾病引起的子宫输卵管壁及其内腔改变；DSA（数字减影血管造影）检查是诊断血管性疾病如肾动脉狭窄的金标准，但主要用于介入治疗。

（1）腹部平片：泌尿系统腹部平片检查常规摄取仰卧前后位片，临床上常称之为KUB（kidney-ureter-bladder，肾、输尿管及膀胱平片），仅用于检查是否存在不透X线结石（阳性结石），如肾、输尿管、膀胱结石。

（2）尿路造影：主要用于观察肾盏、肾盂、输尿管和膀胱的内壁和内腔，分排泄性和逆行性造影。

1）排泄性尿路造影（excretory urography）：又称静脉肾盂造影（intravenous pyelography，IVP）。含碘水溶性对比剂于静脉注入后，由肾小球滤过而排入肾盏和肾盂内，不但能显示肾盏、肾盂、输尿管及膀胱内壁和内腔形态，且可大致了解双肾的排泄功能。含碘对比剂具有肾毒性作用，故对肾功能受损者应慎用或禁用该检查。

2）逆行肾盂造影（retrograde pyelography）：在膀胱镜下将导管插入输尿管内并注入含碘对比剂，使肾盏、肾盂和输尿管显影的检查方法，属于有创性检查，适用于有排泄尿路造影禁忌证或其他成像技术显示不佳者。

3）逆行膀胱造影：可发现膀胱输尿管反流和膀胱瘘（如膀胱阴道瘘、膀胱直肠瘘）。

（3）选择性肾动脉造影（selected renal arteriography）：属于有创性检查，主要用于检查肾血管病变；还可进行肾血管病变及肾肿瘤的介入治疗。

2. **超声检查** 超声通常作为泌尿、生殖系统、肾上腺和腹膜后间隙疾病的首选影像检查技术，可以检出和诊断结石、肿瘤等大多数肾、输尿管及膀胱病变。超声检查方便快捷、费用低。然而，超声检查对于较小病变的检出以及疾病的定性诊断等有一定局限，有时还受到肠内气体的干扰而影响检查效果。

泌尿系统常规超声检查包括二维灰阶超声和多普勒超声，前者可评估器官结构大小、形态和回声改变，后者则能反映血流状态变化。

3. **CT检查** CT检查密度分辨力高且空间分辨力也相对较高，因而有利于检出较小的病灶，并可清楚显示病灶范围及其毗邻结构关系，解剖关系明确为其突出优点，是泌尿系统、肾上腺和腹膜后间隙疾病的主要影像检查技术，能够敏感地检出病变并常能显示其特征而可作出准确诊断。

（1）平扫检查：CT常规检查方法，对于泌尿系统结石、单纯性肾囊肿和多囊肾等疾病，CT平扫检查即可明确诊断。

（2）增强检查：大多数泌尿系统疾病，包括先天性发育异常、炎症、肿瘤、外伤和肾血管病变均需在平扫基础上行增强检查，以进一步明确病变范围和性质。增强检查时，应注意含碘对比剂的禁忌证。通常采用多期增强检查方法，即于静脉内快速注入非离子型含碘对比剂，并于不同延迟时间点进行扫描，可分别获得肾皮质期、实质期和排泄期图像。多期增强检查时，既可评估泌尿系病变的强化表现，也可在延迟期膀胱腔内对比剂的衬托下，进一步观察病变的形态。

应用新出现的能谱CT扫描，能够对增强扫描数据进行后处理，获得虚拟平扫CT图像，可取代CT平扫检查，如此缩短了患者的检查时间，降低了辐射剂量。

（3）CT尿路成像（CT urography，CTU）：团注含碘对比剂后延迟10～30分钟进行泌尿系扫描、并进行三重重建和最大密度投影（maximum intensity projection，MIP）重建后的尿路图像。CTU可以整体观察肾、输尿管和膀胱，主要用来判断患者是否有尿道狭窄、输尿管狭窄、肾脏积水、肾脏结石、肾盂肿瘤、肾脏肿瘤等情况。当超声和常规CT显示病变不佳时，可以考虑做CTU检查。

（4）CT血管成像（computed tomography angiography，CTA）：在静脉内快速注射含碘对比剂后的肾动脉期采集图像，并对容积数据进行三维重组，可获得类似肾动脉DSA效果的图像，称之为CT血管成像（CTA）。目前CTA多用于诊断肾血管病变。

4. **MRI检查** 泌尿系统影像检查中，MRI通常作为超声和/或CT检查后的补充方法，MRI具有软组织组织分辨力高、多参数、多序列和多方位成像的优势，能进一步显示病变的特征，常有利于疾病的诊断与鉴别诊断。但 MRI 检查具有一定的禁忌证，选用时需注意；此外，也易产生不同形式的伪影而干扰检查效果。

（1）平扫检查：为常规应用方法，包括轴位 T_1WI 和 T_2WI，必要时辅以冠状位和 / 或矢状位检查。脂肪抑制序列有利于含脂肪病变的诊断。弥散加权成像对疾病的诊断和鉴别诊断有一定价值。

（2）增强检查：静脉内注入顺磁性对比剂 Gd-DTPA（二乙三胺五醋酸钆），应用快速 T_1WI 序列可获得肾、输尿管和膀胱不同期相的增强图像，检查效果类似 CT 多期增强检查。适应证同 CT 增强检查，可用于因碘对比剂禁忌不能行 CT 增强检查者，但严重肾功能不全患者体内滞留的钆具有导致肾源性系统性纤维化的危险，同样禁行 MRI 增强检查。

（3）肾动脉磁共振血管成像（magnetic resonance angiography，MRA）：肾动脉可应用 Gd-DTPA 的增强 MRA 检查，通常作为肾动脉及其较大分支病变的筛查方法，诊断准确性尚不及肾动脉 CTA 检查。

（4）磁共振尿路造影（magnetic resonance urography，MRU）：MRU 利用水成像原理，使含尿液的肾盂肾盏、输尿管和膀胱呈高信号，周围结构皆为极低信号，犹如 IVP 所见，主要用于检查尿路梗阻性病变，尤其适用于 IVP 检查显影不佳或不能行 IVP 和 CTU 检查者。

（宋 亭）

第二节 输尿管畸形

一、数目异常

【定义】

输尿管数目异常是由于胚胎时期输尿管芽发育异常导致的输尿管形成异常，可表现为输尿管不发育或发育不全、重复肾盂输尿管、多输尿管等，其中重复肾盂输尿管是最常见的先天性输尿管异常。

【病理基础】

在正常胚胎发育过程中，胚胎第 4 周时在中肾管末端发育出输尿管芽，输尿管芽在中肾脊内反复分支，分别形成输尿管、肾盂、肾盏与集合管，一旦发育过程有任何异常都可出现相应的先天发育畸形。

输尿管不发育是由于胚胎早期输尿管芽缺如所致，合并同侧肾脏不发育，无同侧输尿管开口，同侧膀胱三角区有缺如或发育不全；两侧肾脏不发育者不能成活。重复肾盂输尿管是指一个肾有两个肾盂和两条输尿管，是由于胚胎早期中肾管下端发出两个输尿管芽进入一个后肾胚基所造成的；多输尿管是由于中肾管下端发出多个输尿管芽，则形成多条输尿管，文献有三条输尿管和四条输尿管的报道。

【征象描述】

输尿管不发育或发育不全表现为单侧肾脏及输尿管不发育或发育不良，发育不良时表现为输尿管开口细小或缺如，输尿管呈纤维条索状或呈残肾输尿管。

重复肾盂输尿管较为常见，可分为完全性和不完全性，前者是指两套肾盂输尿管分别开口于膀胱或其他部位，后者是指两套肾盂输尿管汇合后共同开口于膀胱，汇合点可发生于输尿管的任何部位。影像上可表现为多种类型：①重复肾盂仅有单一输尿管；②肾盂和部分输尿管重复；③肾盂和输尿管全部重复，可并有输尿管开口异位，或一端为盲袋；④单一肾盂但有重复输尿管，重复输尿管一端可为盲袋。静脉肾盂造影显示重复肾盂输尿管病变最直观（图 4-2-1），若一支近端未与肾胚基汇合成为盲端，行逆行尿路造影显示更清楚；完全性重复肾盂输尿管常合并异位开口，缺乏正常输尿管功能，开口处狭窄可致输尿管扭曲扩张，使相应引流的肾积水扩张、感染，肾实质萎缩。

CT、MRI 可多平面全面显示畸形肾盂输尿管的解剖结构，动态增强和延迟扫描可以显示肾和输尿管畸形情况，间接评估重复肾的功能，同时还可以显示重复肾盂输尿管合并的其他多种畸形（图 4-2-2、图 4-2-3），CTU 属于非侵入性，常用来替代肾盂造影检查。

【相关疾病】

输尿管数目异常合并其他泌尿系发育畸形，如肾脏不发育或发育不全、膀胱开口发育不良、输尿管异位开口等；此外需注意有无合并其他并发症，如输尿管反流、输尿管狭窄、泌尿系结石或感染、肾功能不全或丧失等。

【分析思路】

输尿管数目异常患者常偶然发现或因并发症就诊，分析思路如下：

第一，确定是否为输尿管数目异常病变，完善相关影像学检查，需鉴别泌尿系肿瘤、泌尿系结石、肾囊肿、肾积水及其他等非发育畸形病变所致的肾盂肾盏扩张。

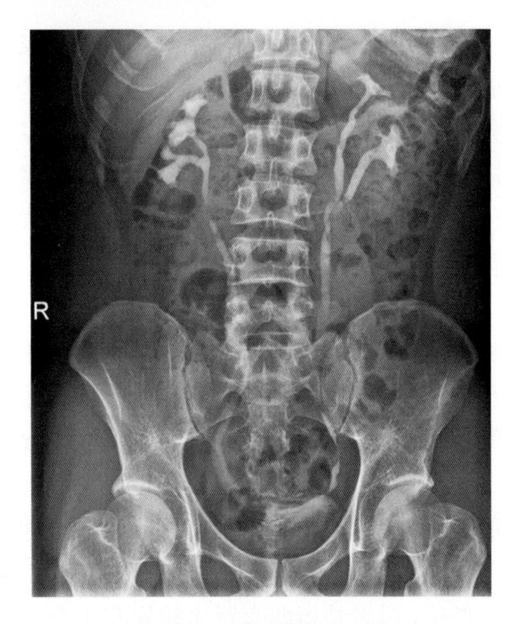

图 4-2-1 输尿管数目异常

静脉肾盂造影示左侧呈不完全性重复肾盂输尿管畸形，右侧肾盂结石，右肾扩张积水。

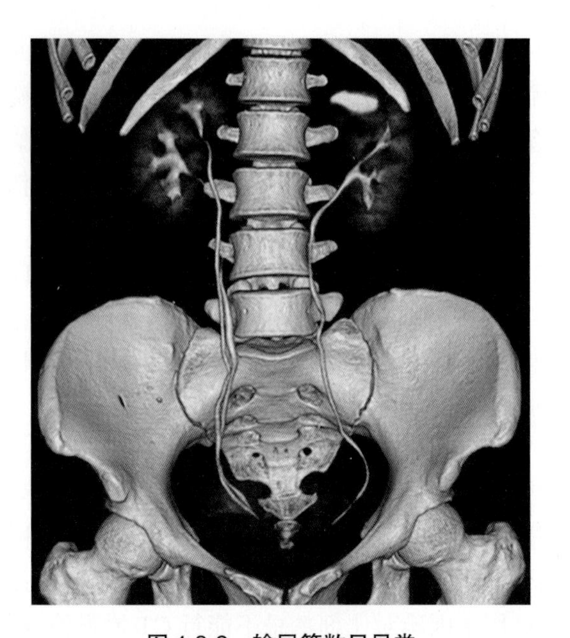

图 4-2-2 输尿管数目异常

泌尿系 CTU 示右侧呈完全性重复肾盂输尿管畸形，两根输尿管分别开口于正常膀胱汇入部，左侧肾盂输尿管正常发育。

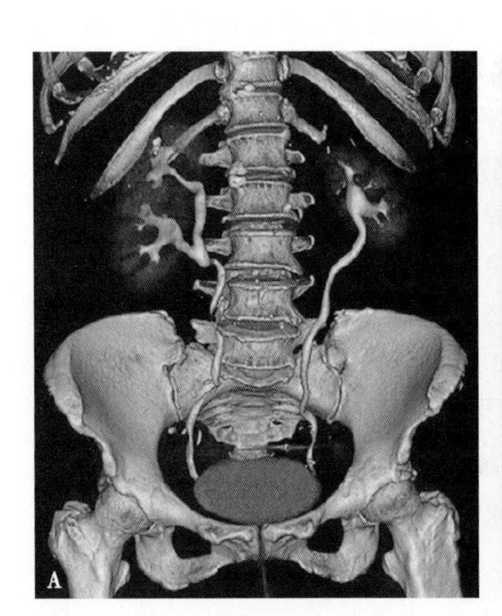

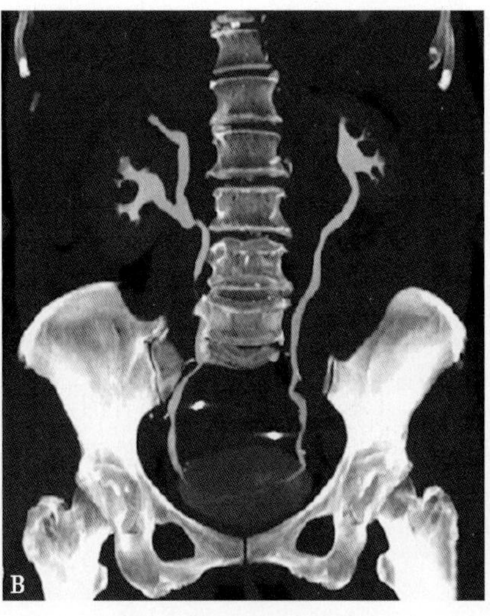

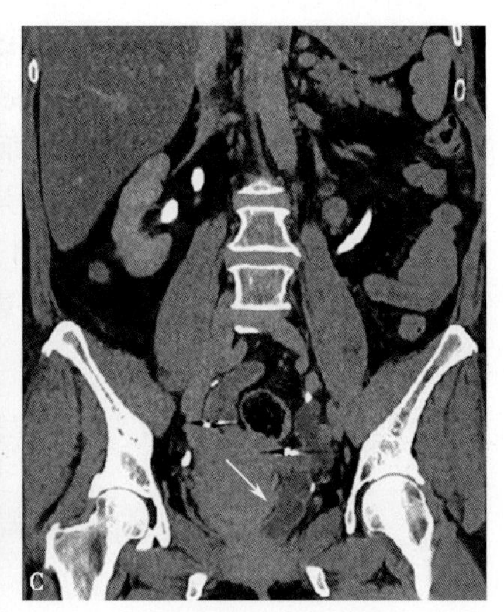

图 4-2-3 输尿管数目异常

泌尿系 CTU 示右侧呈不完全性重复肾盂输尿管畸形，左侧呈完全性重复输尿管畸形，其中一根输尿管全程扩张积水（箭头示），上端呈盲端，下端异位开口于膀胱颈，另外一根输尿管未见异常（A. 容积重建；B. 多平面重组；C. 冠状位）。

第二，确定为输尿管数目异常中的哪种具体分型。

第三，确定有无合并其他发育畸形，如肾脏不发育或发育不全、膀胱开口发育不良、输尿管异位开口等。

第四，确定有无合并其他泌尿系并发症。

【疾病鉴别】

输尿管数目异常诊断不难，明确分型以及识别伴随的发育畸形很重要，继发相关肾脏合并症时需要与其他导致肾盂扩张的病变鉴别。

1. 输尿管数目异常鉴别诊断流程图见图 4-2-4。

2. 输尿管数目异常与不同常见疾病的主要鉴别诊断要点见表 4-2-1。

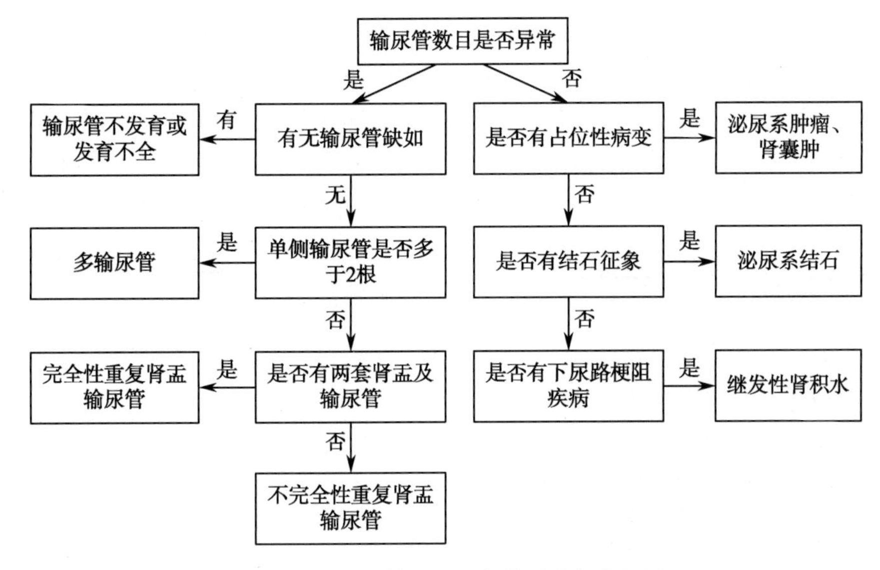

图 4-2-4　输尿管数目异常鉴别诊断流程图

表 4-2-1　输尿管数目异常与不同常见疾病的主要鉴别诊断要点

疾病	典型影像特征	鉴别要点
输尿管数目异常	输尿管不发育、发育不全或存在多条输尿管，常伴随泌尿系畸形	输尿管数目异常
泌尿系肿瘤	可见占位性病变，增强可见强化	输尿管数目正常
泌尿系结石	泌尿系走行区可见结石征象，伴以上肾盂肾盏输尿管积水扩张	输尿管数目正常
肾囊肿	肾脏边界清楚的囊性灶，病灶与肾盂肾盏不相通	输尿管数目正常
肾积水	肾盂肾盏扩张积水，多继发于肾脏以下泌尿系堵塞	输尿管数目正常

二、行程异常

【定义】

输尿管行程异常是指输尿管走行于正常解剖位置以外的部位，容易导致输尿管受压出现尿路梗阻征象，常见畸形为下腔静脉后输尿管。

【病理基础】

下腔静脉后输尿管是因胚胎期下腔静脉发育异常所致输尿管位置、走行等发生改变，而非输尿管本身发育异常，本病几乎均发生在右侧。在正常发育过程中输尿管走行于下腔静脉前面，发育异常导致输尿管位于下腔静脉后并于下腔静脉和主动脉之间穿出，形成本病。表现为右侧上端输尿管经过下腔静脉之后，再绕过下腔静脉前方下行，输尿管受压从而引起上尿路梗阻改变。根据输尿管与下腔静脉交叉位置高低分为两型，Ⅰ型又称低袢型，最常见，交叉点约第 3～4 腰椎水平，此处输尿管较细且管壁较薄，输尿管容易受压梗阻；Ⅱ型又称高袢型，极为罕见，交叉点约第 1～2 腰椎水平，此处约平肾盂水平，不易引起尿路梗阻。

髂静脉后输尿管和输尿管疝是极为罕见的输尿管行程异常病变。髂静脉后输尿管是指输尿管位于髂血管后方由背外侧向前内侧走行，输尿管弯曲下降引起输尿管积水，阻塞部分相当于髂静脉水平，常伴有其他先天性畸形，如肛门闭锁等。输尿管疝是指输尿管向腹股沟（男性）或腹部（女性）疝出，也可从坐骨孔或髂血管和腰大肌间隙处疝出，输尿管疝多无疝囊。

【征象描述】

输尿管行程异常病变中，下腔静脉后输尿管较为常见，其征象如下。

1. 逆行肾盂造影表现

（1）Ⅰ型下腔静脉后输尿管表现为右侧输尿管沿肾盂下行至第 3、4 腰椎水平，向上向内反折呈一锐角转向中线走行，形成特征性的“鱼钩”形或“S”形改变（见图 4-2-5）。

（2）Ⅱ型下腔静脉后输尿管表现为肾盂水平上段输尿管即向中线移位，后又恢复到脊柱外侧缘下降，呈“镰刀”形改变；均可见弯曲段以上尿路扩张积水，约 50% 的Ⅰ型患者合并中至重度的肾积水，Ⅱ型患者较少出现肾积水和临床症状。下腔静脉后输尿管较正常输尿管距离腰椎更近。由于输尿管长期梗阻导致肾功能不良而静脉肾盂造影显影不佳，逆行肾盂造影可显示输尿管全程及肾盂积水情况，效果更佳。

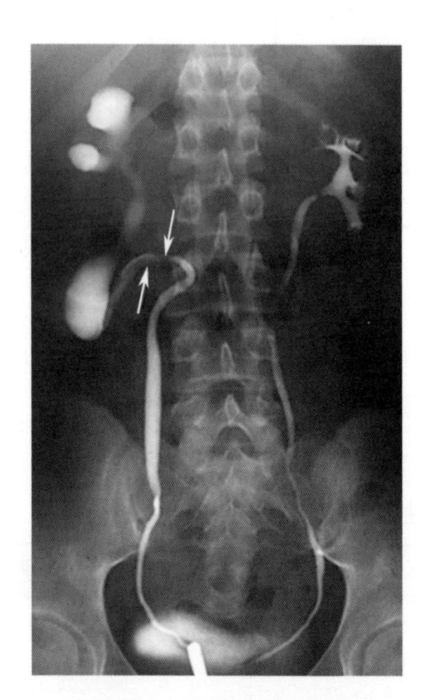

图 4-2-5 下腔静脉后输尿管
逆行肾盂造影示右侧下腔静脉后输尿管，右侧输尿管上端明显扩张积水，呈"S"形改变，箭头所示为下腔静脉的位置。

2. CT 和 MRI 表现 CT 和 MRI 可清晰地显示肾脏、输尿管、膀胱的解剖及邻近结构，利用三维重建技术可以观察到不同层面的情况。CTU 是通过注射对比剂后行增强扫描，可观察到右侧上段输尿管、肾盂肾盏扩张积水，输尿管经过下腔静脉后方，从腹主动脉与下腔静脉之间穿出，绕过下腔静脉前方向外下经正常通路进入膀胱，I 型可见鱼钩形或"S"形改变（见图 4-2-6）。由于 CTU 检查非侵入性，常可替代逆行肾盂造影；MRU 可显示扩张的肾盂和近段输尿管，但显示下腔静脉、髂血管需行对比增强检查，才能达到 CTU 的检查效果。

【相关疾病】

下腔静脉后输尿管易继发输尿管梗阻疾病，如肾脏输尿管积水、输尿管结石和炎症、膀胱继发感染甚至肾功能不全或丧失等，从而引起相关的临床症状。

【分析思路】

下腔静脉后输尿管患者常因泌尿系感染或者结石就诊发现，分析思路如下：

第一，分析输尿管扩张积水的征象，寻找输尿管梗阻点的具体位置，观察输尿管有无受压变窄征象，初步判断梗阻原因是输尿管管腔内因素还是管腔外因素所致，特别是排除因腹膜后肿块导致的输尿管移位情况。

第二，重点观察输尿管的走行的位置与周围解剖情况，观察输尿管与邻近大血管的关系，观察输尿管全程有无走行移位或异常反折征象，观察输尿管与下腔静脉的前后关系。

第三，观察伴随的影像征象，分析肾脏积水的程度以及肾脏实质的情况；分析有无伴发输尿管结石或其他病变；分析膀胱有无继发感染征象。

【疾病鉴别】

虽然下腔静脉后输尿管是先天性畸形，但大多数患者都在成年后才出现症状，常因泌尿系感染或者结石就诊发现，因此右侧输尿管上段扩张积水应怀疑存在下腔静脉后输尿管的可能，应与下列疾病

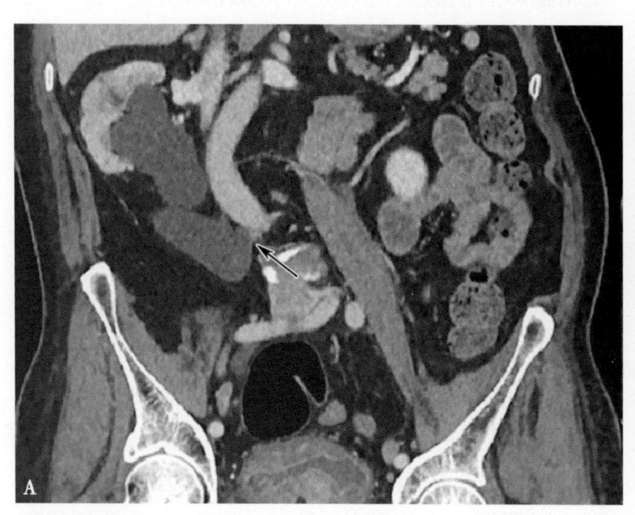

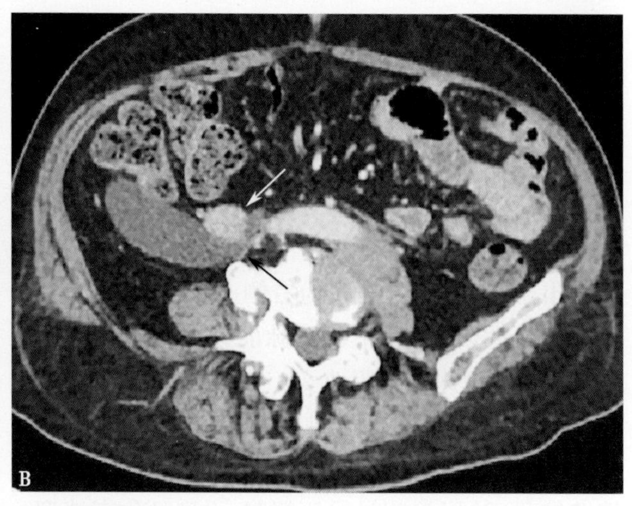

图 4-2-6 下腔静脉后输尿管
泌尿系 CT 增强检查示右侧下腔静脉后输尿管，输尿管上段走行迂曲伴明显扩张积液，肾盂中度积水扩张，黑色箭头示右侧输尿管，白色箭头示下腔静脉（A. 冠状位；B. 横断位）。

所致肾盂输尿管扩张积水鉴别，如输尿管肿瘤、输尿管结石、输尿管狭窄、原发性巨输尿管等；此外还需与腹膜后肿块所致输尿管移位相鉴别。

1. 鉴别诊断流程图见图 4-2-7。

2. 下腔静脉后输尿管与不同常见疾病的主要鉴别诊断要点见表 4-2-2。

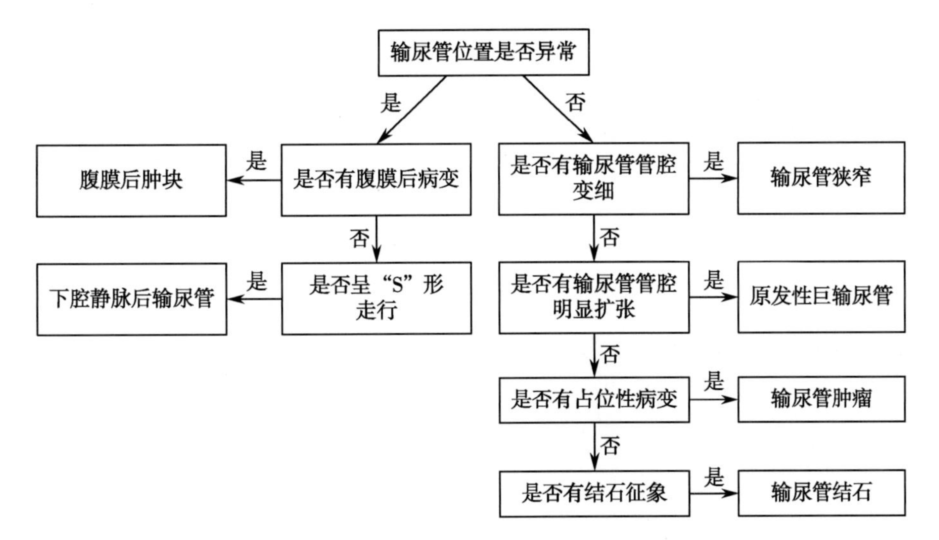

图 4-2-7 鉴别诊断流程图

表 4-2-2 下腔静脉后输尿管与不同常见疾病的主要鉴别诊断要点

疾病	典型影像特征	鉴别要点
下腔静脉后输尿管	右肾及输尿管上段扩张积水，右侧输尿管走行呈“S”形改变	输尿管“S”形走行
输尿管结石	输尿管走行区可见结石征象，伴以上肾盂肾盏输尿管积水扩张	输尿管走行正常
输尿管狭窄	输尿管局部变窄，伴以上肾盂肾盏输尿管积水扩张	输尿管走行正常
原发性巨输尿管	输尿管迂曲扩张，不向中线移位，无“S”形改变，输尿管近膀胱入口处狭窄，末端呈纺锤状	输尿管走行正常
输尿管肿瘤	输尿管内可见占位性病变，增强可见强化	输尿管占位性病变
腹膜后肿块	腹膜后占位性病变，输尿管可见压迹，下腔静脉可见受压移位甚至侵犯	腹膜后占位性病变

三、开口异常

【定义】

输尿管开口异常是指输尿管开口于正常膀胱三角区位置以外的部位，男性多开口于后尿道、射精管、精囊处，女性可开口于前尿道、阴道、前庭及宫颈处。

【病理基础】

在胚胎第 4 周，中肾管下端近泄殖腔处的输尿管芽迅速生长形成输尿管，其远端发育成肾盂、肾盏和集合管；发育异常时，中肾管可发出副输尿管芽，与正常输尿管芽并列上升，不仅形成双输尿管畸形，而且中肾管下部形成膀胱的一部分及衍变为男性的尿道、精囊、射精管和女性的部分尿道、前庭、阴道、子宫等处，所以重复输尿管就可开口于上述器官。男性的前尿道由泌尿生殖窦发育而成，异位开口部位仍受尿道外括约肌控制，故临床常无症状；女性的尿道由泄殖腔腹部下端形成，输尿管异位开口于尿道外括约肌的远侧，不受括约肌控制，临床可出现滴尿或尿失禁的症状。

【征象描述】

1. **肾盂造影** 为最佳检查方法，可观察输尿管开口异常的类型、位置以及相应重复肾的积水情况，还可了解并发双肾双输尿管情况；逆行肾盂造影还可以了解是否有开口于膀胱内的异位开口，也可从异位开口处逆行显示输尿管（见图 4-2-8）。

2. **CT 和 MRI 表现** 可显示患肾的大小、形态、肾实质情况以及输尿管的走行，可以清晰观察到输尿管的异位开口及其并发症情况；CTU、MRU 显示肾脏、输尿管及输尿管开口异常情况更清楚（见图 4-2-9），越来越多被临床选择。

【相关疾病】

大约 80% 的输尿管开口异常伴有重复输尿管畸形，导致肾发育不良、尿路扩张积水、膀胱输尿管反流以及尿路反复感染等；男性患者可出现不同程度的腰骶部疼痛和反复发作的附睾炎；女性患者主要表现为正常排尿的同时有持续性滴尿、尿失禁和尿路感染，导致外阴部皮肤湿疹、糜烂等情况。

【分析思路】

当患者反复出现尿路感染或滴尿时，需怀疑输尿管开口异常，分析思路如下：

第一，观察正常膀胱三角区有无双侧输尿管汇入，追踪双侧输尿管的行程以及具体汇入点，注意有无汇入到膀胱三角区位置以外的部位；观察尿道走行区有无和邻近脏器形成窦道，周围有无盆腔炎征象。

第二，分析双肾及双侧输尿管的发育情况，观察有无合并泌尿系发育畸形情况。

第三，观察有无继发其他泌尿系合并症，如肾积水、肾功能不全、输尿管反流、继发泌尿系感染、盆腔炎症等。

第四，询问临床既往有无手术史、放疗史，输尿管开口异常需结合临床病史、实验室检查及影像学检查综合诊断。

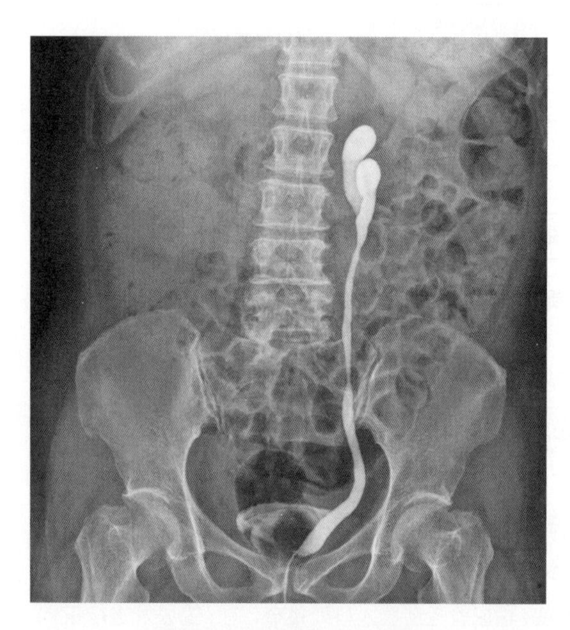

图 4-2-8 输尿管开口异常

经膀胱下端后尿道左侧异位开口处行逆行肾盂造影，可见左侧不完全性重复肾盂输尿管畸形，所示肾盂、输尿管轻中度扩张改变。

【疾病鉴别】

输尿管异位开口有时难以直接观察到，常观察到伴随的重复输尿管畸形以及输尿管扩张积水征象，因此当出现全程输尿管扩张积水时应怀疑异位开口的可能，要和原发性巨输尿管、膀胱输尿管反流、膀胱输尿管连接处狭窄、输尿管汇入部结石等鉴别。女性患者出现持续性滴尿时需要与部分疾病相鉴别，如压力性尿失禁、神经源性膀胱、膀胱 / 输尿管 - 阴道瘘等。

1. 基于临床信息的鉴别诊断流程图见图 4-2-10。

2. 输尿管开口异常与不同常见疾病的主要鉴别诊断要点见表 4-2-3。

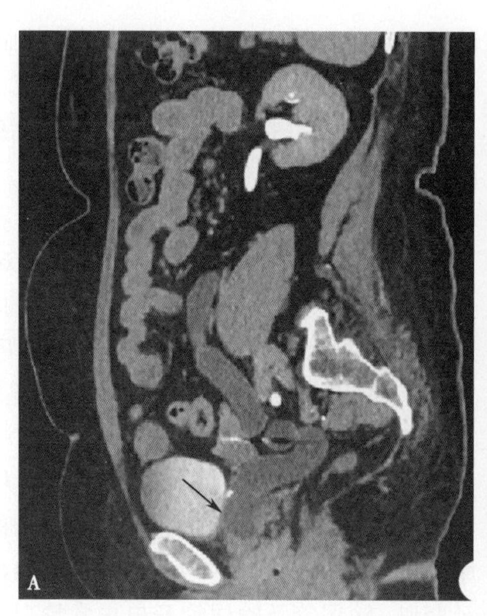

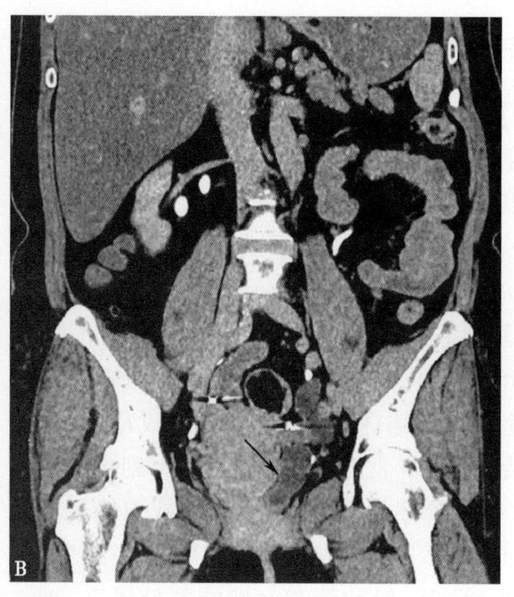

图 4-2-9 输尿管开口异常

该病例与图 4-2-3 为同一患者，泌尿系 CTU 示左侧输尿管开口异常于膀胱颈，全程扩张积水（箭头示），上端呈盲端，合并左侧完全性重复输尿管畸形（A. 矢状位；B. 冠状位）。

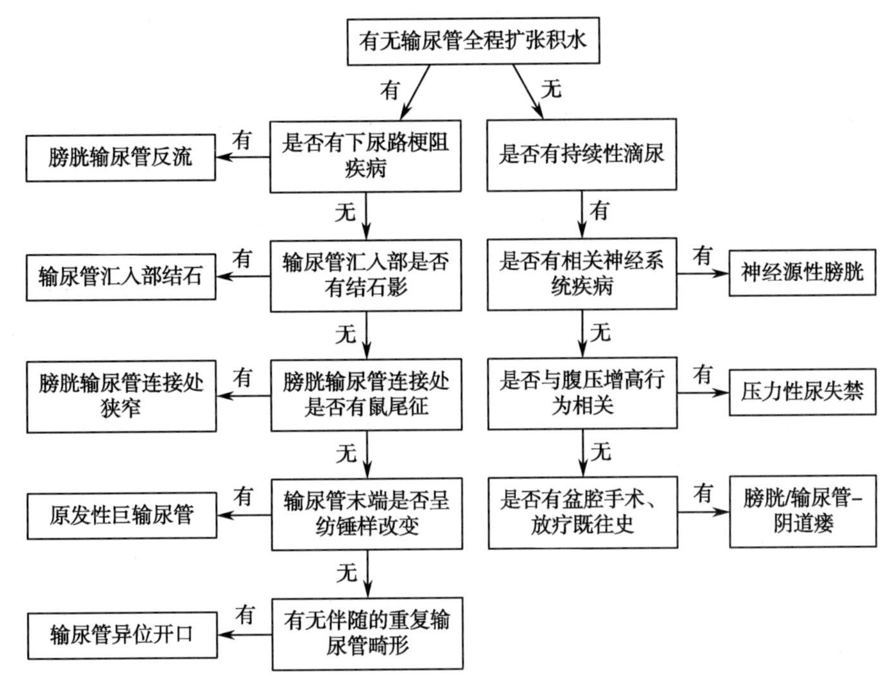

图 4-2-10　基于临床信息的鉴别诊断流程图

表 4-2-3　输尿管开口异常与不同常见疾病的主要鉴别诊断要点

疾病	典型影像特征	鉴别要点
输尿管开口异常	患侧输尿管开口于膀胱三角区之外，常伴随重复输尿管畸形	输尿管异位开口
原发性巨输尿管	输尿管迂曲扩张，输尿管近膀胱入口处狭窄，末端呈纺锤状	输尿管开口正常
膀胱输尿管连接处狭窄	膀胱输尿管连接处变细，呈鼠尾征，伴近端肾脏及输尿管扩张积水	输尿管开口正常
膀胱输尿管反流	双侧输尿管 - 肾脏扩张积水，常继发于下尿路梗阻疾病	输尿管开口正常
输尿管汇入部结石	输尿管汇入部见高密度结石影，伴近端输尿管扩张积水	输尿管开口正常
膀胱 / 输尿管 - 阴道瘘	膀胱或输尿管与阴道形成异常相通管道，伴周围盆腔炎症	输尿管开口正常

（宋　亭）

第三节　输尿管扩张

【定义】

输尿管扩张（ureteral dilation）是由于尿路梗阻引起的上中段或全程输尿管膨大扩张。正常输尿管直径约 3～7mm，由于输尿管具有节律性蠕动，通常在成人直径超过 10mm，才认为扩张。

【病理基础】

可分类为梗阻性、反流性及非梗阻非反流性。

梗阻性为输尿管扩张最常见原因，为输尿管腔内或腔外病变导致输尿管局部狭窄，随后导致输尿管扩张。

梗阻性又可分为先天性和后天性扩张。先天性是在正常胚胎发育过程中，中肾管末端发育出输尿管芽，一旦发育过程有任何异常都可出现相应的先天发育畸形，临床最常见为先天性巨输尿管等。通常有一个发育不良和紊乱的肌肉外套，内衬有柱状上皮黏膜，而不是通常的移行上皮。病变处表现为巨大的局灶性节段性输尿管扩张，产生拉长和扭曲的输尿管，远端可能有先天性输尿管狭窄或闭锁，或接近正常口径的输尿管。相关的肾脏或部分为发育不全、发育不良或相对轻微的肾积水，并伴有萎缩的肾实质。膀胱功能和容积均正常。后天性扩张往往有导致输尿管梗阻的因素，如输尿管结石、输尿管息肉、输尿管恶性肿瘤、炎症、外压性及创伤后等。

反流性输尿管扩张分为原发性反流和继发性反流。

1. **原发性反流**　最常见，为先天性膀胱输尿管瓣膜机制不全，包括先天性膀胱黏膜下输尿管过短或水平位、输尿管开口异常、膀胱三角肌组织变薄、无力、瓦耶（Waldeyer）鞘先天异常等。半数患者为膀胱逼尿肌功能异常所致反流。其可能是孤立异常或也可能伴发于其他先天性异常。

2. **继发性反流** 导致 Waldeyer 鞘功能紊乱的因素有反复尿路感染、膀胱颈及下尿路梗阻、创伤、妊娠等。脊髓损伤、原发性神经脊髓闭合不全，包括脑脊膜膨出等导致膀胱输尿管功能不全也可出现反流性输尿管扩张。

非梗阻非反流性输尿管扩张也可原发性和继发性。大多数新生儿属于原发性，可自行消退。继发性常有明确病因，如结石、感染等导致输尿管壁受损，或者尿量明显增加超过输尿管蠕动能力。

【征象描述】

1. **X线检查表现** 通常不能直接显示扩张输尿管，可能显示高密度结石，间接推测合并输尿管扩张。常规采用卧位腹平片，检查前一日口服缓泄剂或清洁灌肠后摄片。但 X 线片由于前后投照重叠，对于较小、密度较低结石，或与肠道粪便重叠病灶难以显示。

2. **静脉尿路造影（intravenous urography，IVU）和逆行肾盂造影（retrograde pyelography，RP）检查表现** IVU 能直接显示输尿管，输尿管扩张表现为输尿管局部扩张或者全程扩张，伴有肾盂肾盏不同程度扩张。IVU 能否显影直接取决于肾内对比剂的吸收量，只有当尿液中对比剂浓度达到一定程度时肾脏才能显影，所以当肾功能受损或尿路梗阻等原因使对比剂吸收减少时可严重影响图像质量。RP 属于有创检查，一般不作为初始诊断手段，往往在其他方法不能确定诊断或需要鉴别诊断时采用。这两种检查方法现常被 CT 检查替代。

3. **CT 检查表现** 扩张输尿管在轴位 CT 表现为在腹膜后输尿管行程区圆形囊性低密度影，囊壁均匀、光整，连续多层面均可见，冠状位多平面重建可显示扩张输尿管全貌（见图 4-3-1）。CT 检查除可发现扩张输尿管外，还能帮助判断扩张原因。CTU 通过注射对比剂行增强扫描，经多平面重建、MIP 等后处理技术全方位、多平面显示全尿路立体结构和空间立体关系，但对肾功能不佳患者难以显示扩张输尿管。

4. **MRI 检查表现** 扩张输尿管在磁共振轴位表现为腹膜后输尿管行程区圆形异常信号影，T_2WI 高信号，T_1WI 低信号，边界清楚、光滑，连续多层面均可见。冠状位或矢状位可见纵行管状异常信号。磁共振尿路造影（magnetic resonance urography，MRU）可清楚显示扩张输尿管（见图 4-3-2）。

【相关疾病】

1. **先天性** 如巨输尿管、胎儿酒精综合征、先天性腹壁肌肉发育不良、小儿先天性肾盂输尿管连接部梗阻、小儿巨大膀胱 - 巨大输尿管综合征、后尿道瓣膜、输尿管瓣膜及神经源性膀胱等。巨输尿管约 2/3 为单侧，其中多达 40% 患者同时有其他畸形，如对侧肾盂输尿管连接部梗阻、肾缺如、异位肾及重复输尿管等。

2. **后天性** 往往有导致输尿管梗阻的因素，如输尿管结石、泌尿道感染、输尿管息肉、输尿管恶性

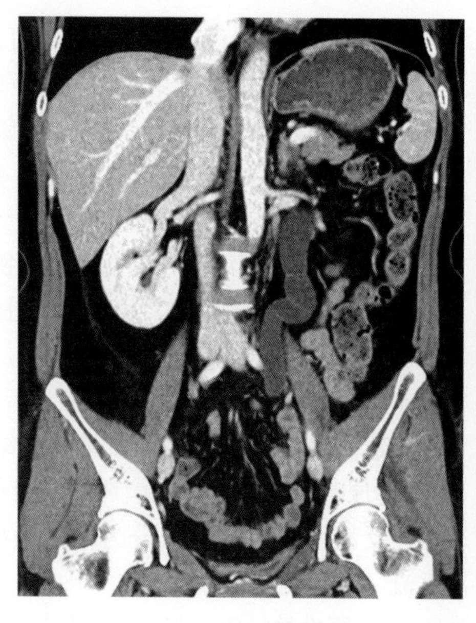

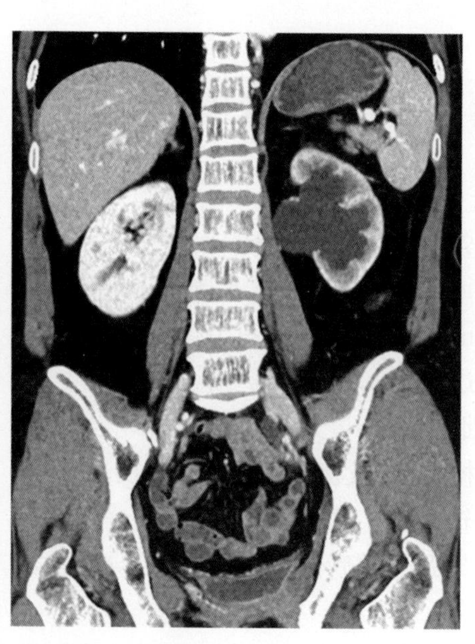

图 4-3-1 左侧输尿管扩张 CT 表现

CT 冠状位示：左侧肾及输尿管扩张积液，左肾功能减低。

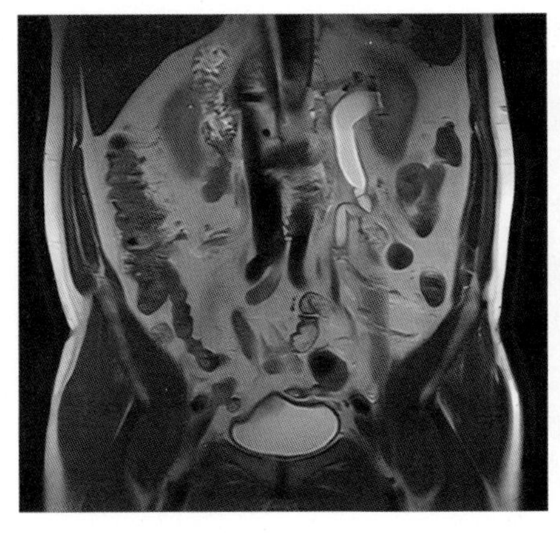
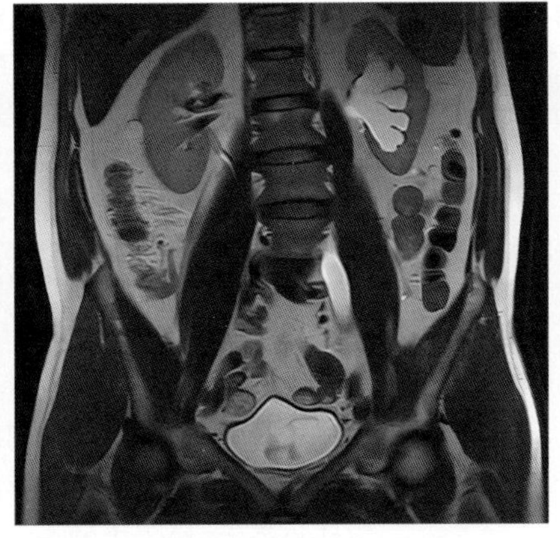
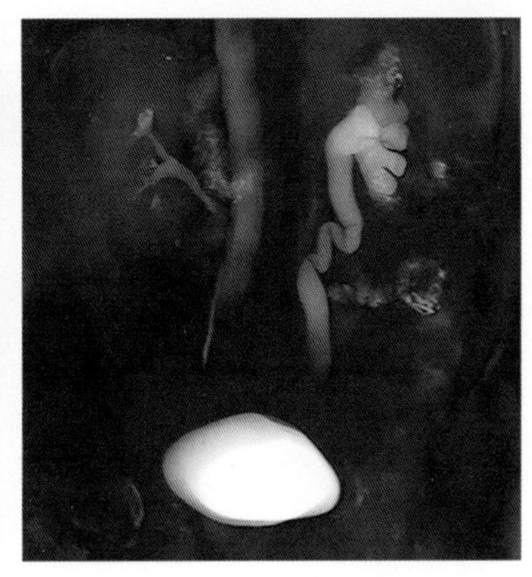

图 4-3-2　左侧输尿管扩张 MRI 表现

T_2WI 冠状位及 MRU 示：左肾及左侧输尿管扩张积液。

肿瘤、恶性肿瘤侵犯、腹膜后纤维化、盆腔脂肪增多症、输尿管旁血管病变及创伤（包括医源性）等，其中输尿管结石最为常见。

【分析思路】

第一，首先看患者年龄，婴幼儿患者常为先天性病变；而成人多为后天性病变。

第二，仔细寻找导致输尿管扩张的原因、梗阻部位，结合病史进行病因判断；如梗阻性，可在扩张输尿管远端发现输尿管内结石、肿瘤或外压性纤维索条、恶性肿瘤侵犯、变异血管等。如反流性，输尿管常全程扩张，未见明确狭窄点，伴膀胱扩张、积液。而非梗阻非反流性扩张，常为先天性改变或者脊髓损伤患者；患者输尿管结石取石后也可后遗轻度输尿管扩张改变。

第三，输尿管扩张发现不困难，但在患者以其他原因进行检查时，轻度扩张常容易被忽视，导致患者未早期得到诊治，最后甚至导致肾功能受损，需要影像诊断医生仔细观察。

【疾病鉴别】

基于先天性和后天性因素的输尿管扩张的三种主要分类，未包括合并存在的情况。

1. 基于临床信息的鉴别诊断流程图见图 4-3-3。

2. 输尿管扩张在几种常见疾病的主要鉴别诊断要点见表 4-3-1。

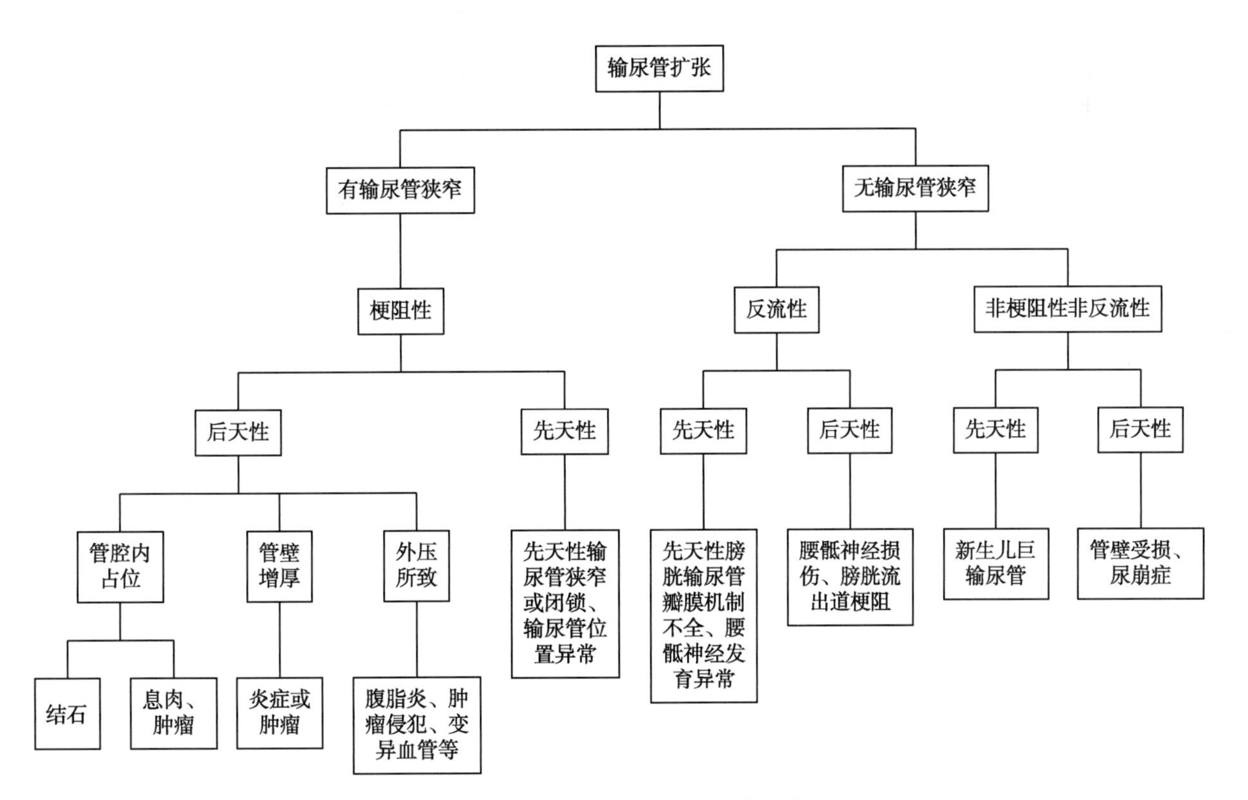

图 4-3-3　基于临床信息的输尿管扩张鉴别诊断流程图

表 4-3-1 输尿管扩张在几种常见疾病的主要鉴别诊断要点

疾病	输尿管扩张影像特征	鉴别要点	主要伴随征象
输尿管结石	有	CT 可见高密度结石，磁共振结石呈 T_1WI 高信号，T_2WI 低信号	肾盂可轻到重度扩张
输尿管癌	有	CT、磁共振见输尿管壁局限增厚，腔内或腔外可见软组织影，增强扫描病灶可见强化	肾盂轻度扩张，周围可见转移淋巴结，肝脏内可见转移灶
输尿管炎性狭窄	有	输尿管壁增厚，周围脂肪间隙模糊，受累输尿管较长，多表现为串珠状狭窄，狭窄末端无特定形态，上方输尿管轻度扩张	肾盂轻度扩张，边缘毛糙，或变形
腹膜后肿瘤、盆腔肿瘤	有	腹膜后或盆腔见肿块，肿块压迫或侵犯单侧或者双侧输尿管	肾盂可轻到重度扩张，恶性肿瘤可有邻近器官侵犯及淋巴结转移
前列腺增生	可有，表现为双侧输尿管下段狭窄，呈鱼钩状改变	双侧出现，上方输尿管扩张明显，管壁光滑	膀胱增大呈塔状改变

（张 嵘）

第四节 输尿管狭窄

【定义】

输尿管狭窄，输尿管因管腔内或管腔外病变导致管腔变细，狭窄是明确持续存在且输尿管存在病理性狭窄的病变，其部位固定且永不会变化，狭窄以上输尿管或肾盂肾盏扩张、积水。

【病理基础】

先天性输尿管狭窄是在胚胎发生过程中形成的，可能存在各种原因，包括宫内由胎儿血管的外部压迫引起的局部发育停滞区域、先天性输尿管瓣膜、宫内输尿管炎和输尿管不完全再通。胚胎发育期输尿管与尿生殖窦之间的隔膜未吸收消退，形成输尿管口不同程度的狭窄，也可是输尿管末端纤维结构薄弱或壁间段的行径过长、过弯等因素引起，经尿流冲击后形成囊性扩张突入膀胱，形成输尿管囊肿。

输尿管膀胱连接处狭窄和肾盂输尿管狭窄是两种最常见的狭窄部位。

后天性输尿管壁狭窄可分为良性狭窄和恶性狭窄。良性输尿管狭窄通常由输尿管壁缺血和炎症造成，主要病因包括结石相关性狭窄、放疗、盆腔手术和输尿管镜检查后。恶性狭窄包括输尿管癌或其他器官来源肿瘤侵犯、压迫等。

除先天原因外，炎症、损伤和手术瘢痕是主要的狭窄原因。

【征象描述】

1. **静脉尿路造影**（intravenous urography，IVU）**检查表现** IVU 能直接显示输尿管狭窄处，狭窄处可呈杯口状、鸟嘴状，狭窄上方输尿管扩张、伴有肾盂肾盏不同程度扩张。IVU 能否显影直接取决于肾内对比剂的吸收量，只有当尿液中对比剂浓度达到一定程度时肾脏才能显影，所以当肾功能受损或尿路梗阻等原因使对比剂吸收减少时可严重影响图像质量。而且常难判断狭窄的原因。

2. **CT 检查表现** 可显示病变范围、形态，常能明确狭窄原因。结石所致狭窄，在输尿管行程区见高密度结石影，周围可见环形增厚输尿管壁，上方输尿管不同程度扩张。良性输尿管狭窄处输尿管管壁常均匀增厚，部分周围可见脂肪间隙模糊或者输尿管移位，但未见软组织肿块。恶性输尿管狭窄常可显示管壁不均匀增厚，周围可见软组织肿块，可合并淋巴结或肝、肺转移。输尿管旁病变压迫、侵犯所致狭窄，输尿管壁可正常或增厚，可显示原发病变（图 4-4-1）。CT 增强扫描有助于区别狭窄输尿管壁与腹膜后小血管。

3. **MRI 检查表现** 可显示病变范围、形态。狭窄输尿管在磁共振上显示为输尿管管腔变窄，管壁正常或增厚，增厚管壁 T_2WI 等或稍高信号，T_1WI

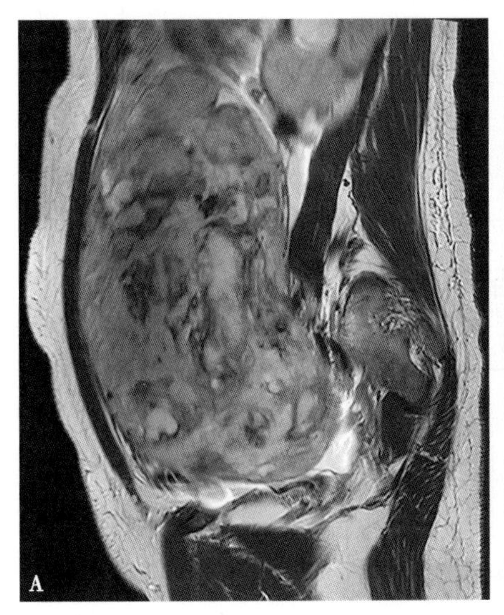

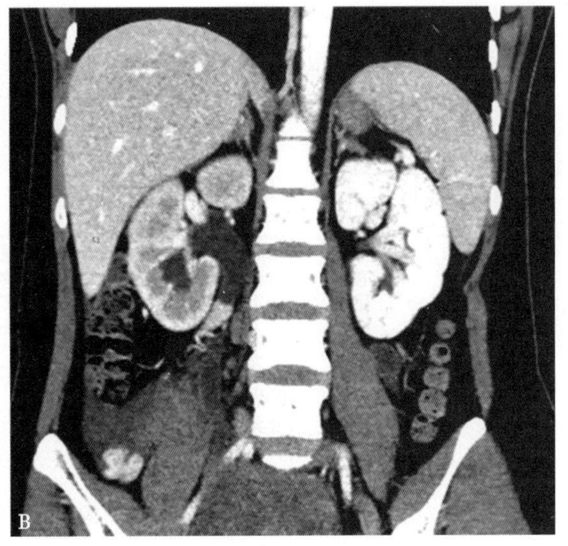

图 4-4-1 右侧输尿管狭窄 MRI、CT 表现

A. 磁共振矢状位 T_2WI 示盆腹腔巨大肿块压迫右侧输尿管，输尿管中下段交界处狭窄；B. CT 冠状位示，右肾及输尿管扩张积液，右肾功能减低。

等信号，良性狭窄管壁常均匀，而恶性狭窄管壁常厚薄不均，周围可见软组织结节或肿块，增强扫描增厚管壁可见强化，T_2WI 冠状位更好显示狭窄处及上方扩张输尿管，但对结石的显示不如 CT。对肿瘤性病变，MRI 检查对输尿管局部病变及转移病灶或腹腔、腹膜后病变显示、诊断信息提供优于 CT。

【相关疾病】

1. **先天性狭窄** 先天性输尿管狭窄是一种罕见的原因，合并小儿肾积水。

2. **良性狭窄** 输尿管结石是最常见导致输尿管壁狭窄的原因，包括结石治疗前和治疗后。医源性狭窄也是较常见原因之一，包括输尿管病变术后、结肠病变术后、子宫或卵巢病变术后等。炎性病变后遗改变及外伤等少见。输尿管受压也可导致狭窄，变异血管压迫，如腔静脉后输尿管；良性病变压迫，如前列腺肥大、子宫肌瘤等。

3. **恶性狭窄** 输尿管癌来源于输尿管的尿路上皮，与肾盂癌合称上尿路尿路上皮癌（upper tract urothelial carcinoma，UTUC），临床上不常见。恶性输尿管梗阻可由原发性病变、转移、腹膜后淋巴结肿大或直接肿瘤侵犯引起，通常是恶性肿瘤患者的晚期症状，此类患者预后较差。原因大致分为以下几种：肿瘤直接压迫输尿管、转移到淋巴结压迫输尿管、肿瘤浸润输尿管或膀胱、手术或放疗导致的腹膜后纤维化等。

【分析思路】

第一，查看患者年龄，排除先天性狭窄。

第二，明确输尿管壁狭窄的位置，如果病变位于输尿管生理性狭窄处，首先要结合病史排除结石所致可能，然后才考虑其他原因导致输尿管狭窄。

第三，分析病灶 CT、MRI 表现，观察病变范围，狭窄处输尿管壁是否增厚，周围脂肪间隙是否清晰，是否合并腔内外结节或肿块。对于恶性肿瘤腹膜种植转移或腹膜后淋巴结转移累及输尿管，病变常不大，累及范围可能多处，需仔细观察以防漏诊。

第四，了解患者有无输尿管取石或者排石病史，有无腹腔、腹膜后、盆腔病变手术史、放疗史等，对鉴别诊断会有帮助。

【疾病鉴别】

1. 基于病变影像特点及相关病史鉴别流程图见图 4-4-2。

2. 输尿管狭窄在几种不同常见疾病的主要鉴别诊断要点见表 4-4-1。

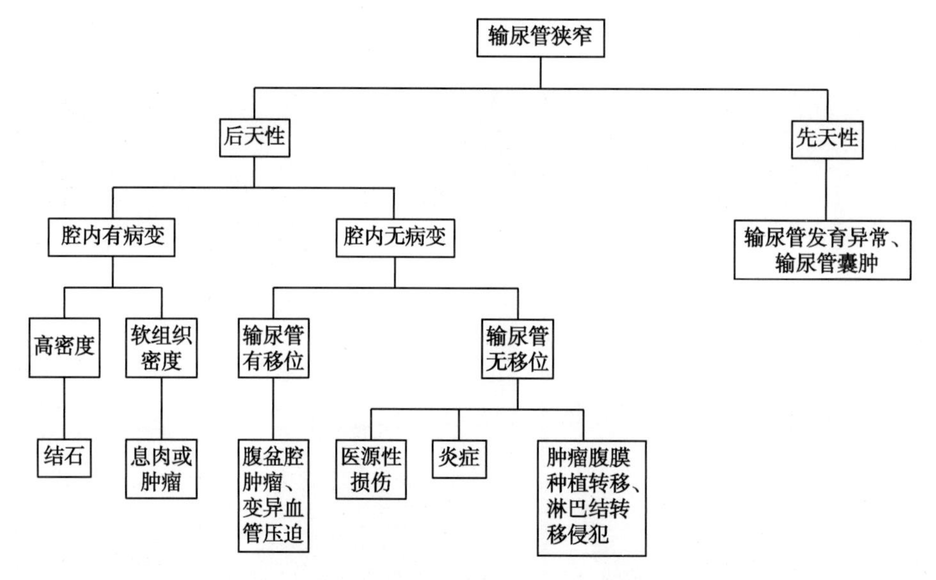

图 4-4-2 基于病变影像特点及相关病史鉴别流程图

表 4-4-1 输尿管狭窄在几种常见疾病检查的主要鉴别诊断要点

疾病	输尿管狭窄影像特征	鉴别要点	主要伴随征象
输尿管囊肿	有	输尿管出口处囊状影突入膀胱，IVU 或增强检查其内未见对比剂充填	肾盂可轻到重度扩张
输尿管结石	有	CT 可见高密度结石，磁共振结石呈 T_1WI 高信号，T_2WI 低信号	肾盂可轻到重度扩张
输尿管癌	有	CT、磁共振见输尿管壁局限增厚，腔内或腔外可见软组织影，增强扫描病灶可见强化	肾盂轻度扩张，周围可见转移淋巴结，肝脏内可见转移灶
输尿管炎性狭窄	有	受累输尿管较长，多表现为串珠状狭窄，狭窄末端无特定形态，上方输尿管轻度扩张	肾盂轻度扩张，边缘毛糙，或变形
腹、盆腔肿瘤	可有	腹膜后、盆腔内可见肿块，输尿管多为单侧出现，也可双侧出现，良性肿瘤输尿管被推压、移位，管壁无增厚。恶性肿瘤侵犯、包绕输尿管，输尿管壁增厚、中断	肾盂可轻到重度扩张，恶性肿瘤可有邻近器官侵犯及淋巴结转移
医源性损伤	有	输尿管壁局限狭窄，管壁无增厚或轻度增厚，病变输尿管可轻度移位	可有手术或放疗后改变

（张 嵘）

第五节 输尿管壁增厚

【定义】

输尿管壁增厚：正常状态下由于输尿管具有节律性蠕动，在影像学检查中，输尿管壁厚度并无确切数据，但输尿管全程管壁厚度均匀、光整。如输尿管壁节段增厚或单侧增厚，并梗阻可考虑为异常。

【病理基础】

输尿管壁增厚可分为炎症性和肿瘤性。

炎症性如输尿管结石、慢性肾盂肾炎、输尿管结核、医源性创伤后等。

炎性输尿管壁增厚主要包括由结石引起的感染、机械刺激或外科手术引起的输尿管炎症。在前一种情况下，感染通常来自肾脏或膀胱，最常见是细菌感染，其中革兰氏阴性菌发挥了最重要的作用，真菌和分枝杆菌感染也相对频繁。在宿主耐药异常患者中的机会性感染，如糖尿病、抗生素治疗、免疫抑制和化疗药物、静脉和导尿管、获得性免疫缺陷和肾移植等，真菌感染也可出现，如白念珠菌和其他念珠菌。尿路结核随着病程不同，输尿管壁可出现不同程度增厚、狭窄、钙化，甚至输尿管缩短。

医源性输尿管损伤可发生在各种腹部、盆腔、妇科和泌尿外科手术中。据报道，重大盆腔手术中输尿管损伤的发生率为 0.1%～1.5%。一些输尿管内手术，虽然侵入性较小，但并非完全无害，可能导致不同程度的输尿管损伤、管壁增厚和晚期狭窄。

原发性输尿管肿瘤相对罕见，约占上尿路肿瘤的1%。约73%的尿路上皮肿瘤位于输尿管远端，24%发生在输尿管中部，只有3%发生在输尿管近端。75%的原发性尿路上皮肿瘤起源于上皮细胞。最常见的上皮性肿瘤是尿路上皮癌，它可分为乳头状亚型和非乳头状亚型。乳头状肿瘤占移行细胞的80%～85%，并且比非乳头状肿瘤更倾向于多中心。鳞状细胞癌是最具侵袭性的上皮性肿瘤，但仅占输尿管原发性上皮性肿瘤的不到10%。腺癌非常罕见。输尿管癌依据肿瘤生长基本有三种大体形态：局部膨胀、浸润生长形成输尿管内、外的结节或肿块；以蒂与输尿管壁相连的息肉样肿物；沿输尿管壁内浸润生长使管壁增厚。

输尿管最常见的两种良性肿瘤：一是乳头状瘤，它表现为通过柄与输尿管壁相连；二是纤维上皮息肉，是一种非上皮病变，大小从几毫米到几厘米不等。一般来说，息肉是光滑的和圆柱形的，通常有一个长柄，在某些情况下可以活动。

【征象描述】

1. CT检查表现 在CT轴位图像上，腹膜后肾内侧下腔静脉或腹主动脉外侧腰大肌内前方可见小圆形软组织密度影，中心可见或无低密度区，常呈连续多层面显示，增强扫描环形强化或均匀强化，其上方输尿管或肾盂不同程度扩张。冠状位或矢状位重建图像上，输尿管呈沿下腔静脉或腹主动脉上下走行管状影，增厚输尿管壁呈软组织密度，增强扫描可见强化（见图4-5-1）。增厚输尿管壁根据病变不同可表现为均匀环状、偏心环状、实心管状、结节肿块状。CT尿路造影可以评估和鉴别可能重叠于输尿管远端的结构（膀胱、肠气体或血管）。

2. MRI检查表现 增厚输尿管壁T_2WI稍高信号，T_1WI等信号，DWI常呈高信号，增强扫描可见病变处较明显强化。轴位呈连续走行圆形小环形或小结节状，冠状位或矢状位图像上呈上下走行管状影，其上方输尿管或肾盂不同程度扩张，在T_2WI图像上显示更清楚（图4-5-2）。

【相关疾病】

1. 炎性病变 输尿管结石所致炎性病变是最常见导致输尿管壁增厚的原因，结石不断刺激导致管壁增厚，结石可以存在或者已排出。慢性肾盂肾炎在炎性物质刺激下可导致输尿管壁增厚。输尿管结核也常累及肾盂肾盏及输尿管全程、膀胱，泌尿系结核病变部位常见钙化、输尿管僵硬、输尿管壁增厚且粗细不均，各管壁增强扫描均匀强化。输尿管淀粉样变临床少见，也可导致输尿管壁弥漫增厚。医疗检查或者治疗也可导致输尿管壁增厚，随着微创治疗的增多，临床发病率有所增高。

2. 肿瘤病变 输尿管原发肿瘤包括输尿管癌、输尿管息肉。输尿管息肉是输尿管良性肿瘤，临床上较少见。原发输尿管淋巴瘤偶见报道。腹腔、盆腔恶性肿瘤侵犯输尿管、恶性肿瘤腹膜种植转移包绕输尿管也可导致输尿管壁增厚。

【分析思路】

第一，明确输尿管壁增厚的位置，如果病变位于输尿管生理性狭窄处，首先要结合病史排除结石所致可能，然后才考虑其他原因导致输尿管壁增厚。

第二，分析病灶CT、MRI表现：病变范围，是否

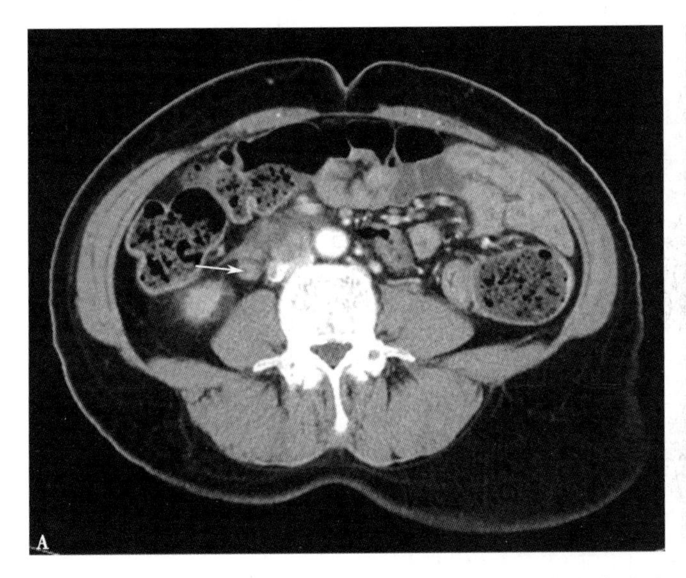

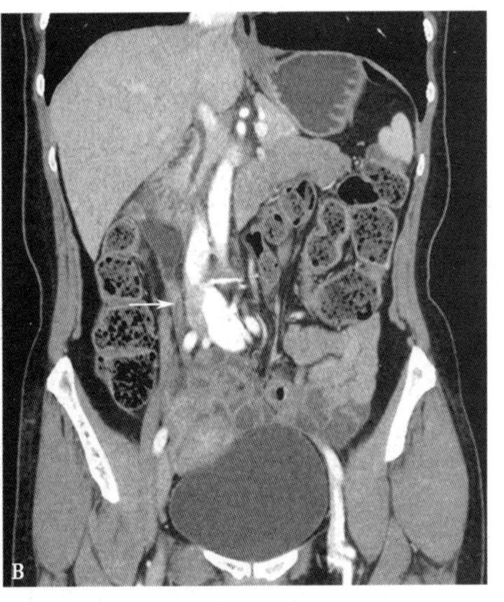

图4-5-1 右侧输尿管壁增厚CT表现

CT轴位（A）、冠状位（B）示：右侧输尿管中段管壁不均匀增厚，管腔狭窄，轴位示输尿管内侧见肿大淋巴结。

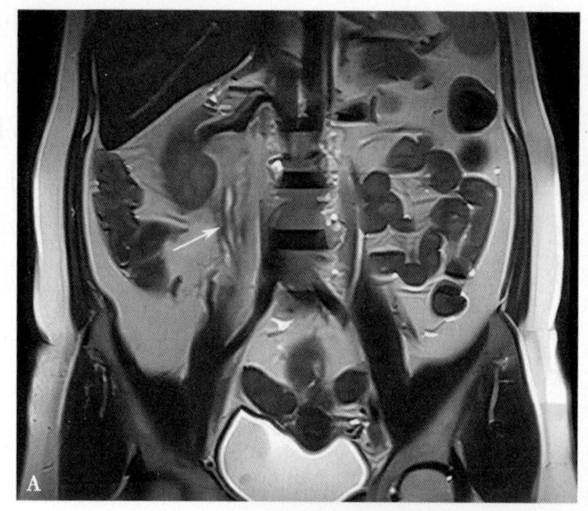

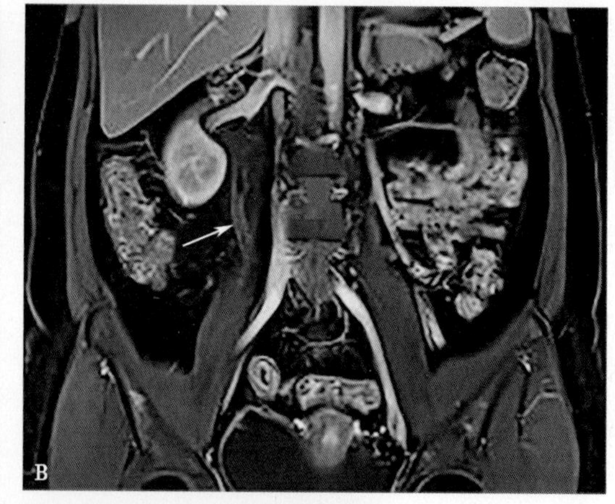

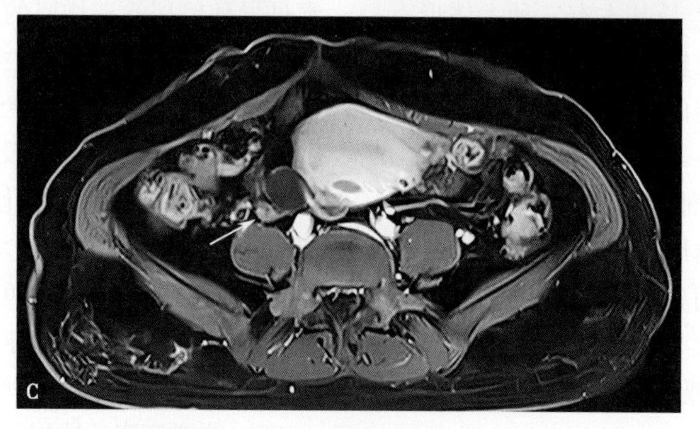

图 4-5-2 右侧输尿管壁增厚 MRI 表现

T_2WI 冠状位（A）、T_1WI 增强冠状位（B）和 T_1WI 增强横断位（C）示：右侧输尿管中上段管壁增厚，管腔狭窄，周围脂肪间隙模糊、毛糙。

累及肾盂、肾盏、膀胱；增厚管壁形态，与正常输尿管壁分界是否清楚，周围脂肪间隙是否清晰，是否合并腔内外结节或肿块。判断输尿管壁病变是原发还是继发。

第三，观察肺、肝、周围淋巴结有无相关病变，如结核、转移灶，可协助诊断。

第四，结合患者的临床病史，如有无手术病史、泌尿系排石或者机会感染基础病等，可缩小鉴别诊断范围。

【疾病鉴别】

1. 基于病变范围及影像特点鉴别简易流程图见图 4-5-3，但病变表现在多种病变有交叉、重叠。

2. 输尿管壁增厚在几种不同常见疾病的主要鉴别诊断要点见表 4-5-1。

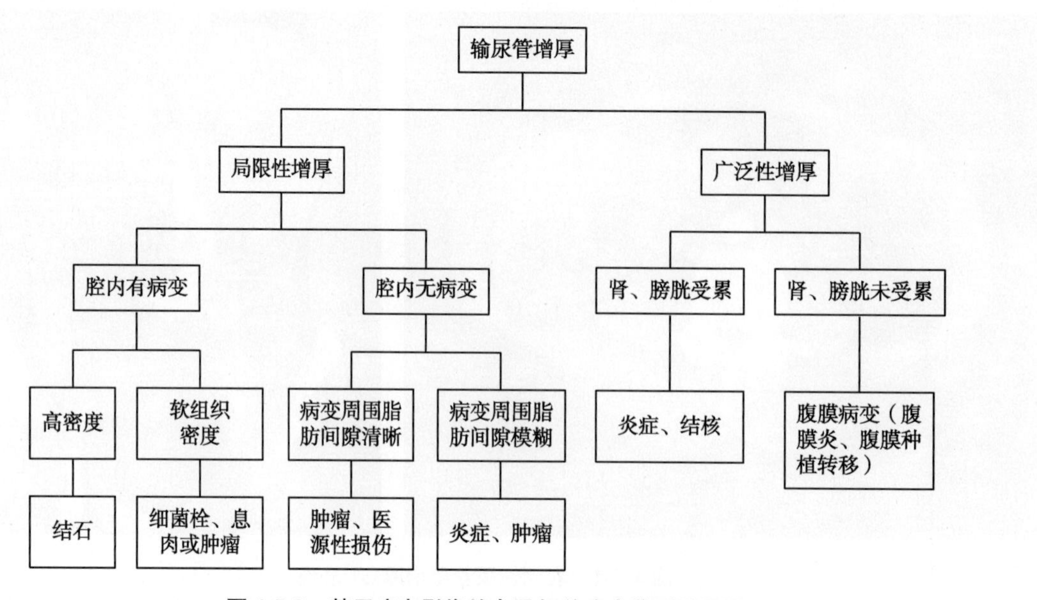

图 4-5-3 基于病变影像特点及相关病史鉴别流程图

表 4-5-1 输尿管壁增厚在几种常见疾病检查的主要鉴别诊断要点

疾病	输尿管增厚影像特征	鉴别要点	主要伴随征象
输尿管非特异性炎症	可有	输尿管弥漫性增厚和异常增强	肾盂可轻到重度扩张，肾盂可见变形
输尿管结石	可有	CT 可见高密度结石，磁共振结石呈 T_1WI 高信号，T_2WI 低信号	肾盂可轻到重度扩张
输尿管结核	有	受累输尿管较长，多表现为串珠状狭窄，狭窄末端无特定形态，上方输尿管轻度扩张，后期可出现输尿管缩短和狭窄	肾盂轻度扩张，边缘毛糙，膀胱壁增厚、挛缩、钙化或变形。腹膜后淋巴结受累，有时钙化，脾、肝、肾上腺和骨可有改变，可影响髋关节、骶髂关节和脊柱，伴或不伴椎旁脓肿
输尿管癌	有	输尿管壁多呈局限增厚，腔内或腔外可见软组织影，增强扫描病灶可见强化；少数也可广泛增厚，与炎症难鉴别	肾盂轻度扩张，周围转移淋巴结，肝脏内转移灶
腹脂炎	可有	围绕系膜大血管，密度不均的单个或多个软组织密度肿块，其内可见脂肪密度和低密度囊变区，大血管和肿块周围可见脂肪晕环，如累及输尿管，输尿管壁可增厚	肾盂可轻到中度扩张
腹腔、盆腔肿瘤	可有	腹膜后、盆腔内可见肿块，输尿管多为单侧出现，也可双侧出现，肿瘤本身、转移淋巴结或腹膜转移灶侵犯、包绕输尿管，输尿管壁增厚、中断	肾盂可轻到重度扩张，恶性肿瘤可有邻近器官侵犯及肝、脾淋巴结等器官转移
医源性损伤	可有	输尿管壁局限轻度增厚，病变输尿管可轻度移位	可有手术或放疗后改变

（张 嵘）

第六节 膀胱变形

一、膀胱增大（宝塔征）

【定义】

宝塔征是指膀胱锥形增大形似“宝塔”结构，影像表现为膀胱外形不规则增大，壁不规则增厚伴多发小梁、憩室形成；膀胱整体形状呈锥形，穹顶像宝塔的顶端，膀胱壁及憩室构成轮廓，故称宝塔征，也有称“松塔征”“圣诞树征”等，临床上最常见于痉挛性神经源性膀胱，是其典型的影像学征象。

【病理基础】

神经源性膀胱是指控制排尿的中枢或周围神经系统受到损害所引起的下尿路储尿、排尿功能障碍，也称作神经源性尿道机能障碍，分为痉挛性、弛缓性和混合性三大类。其中痉挛性神经源性膀胱又称为逼尿肌反射亢进型神经源性膀胱，主要致病原因为中枢神经系统病变，可导致排尿反射过强、膀胱频发性不随意强烈收缩以及括约肌功能紊乱，从而导致膀胱逼尿肌和括约肌增生与肥厚。

由于长期膀胱内压增高，膀胱壁肌肉代偿性增厚，肌束不规则增粗、肥大，形成大小不等的肌肉梁状突起，膀胱颈部继发明显狭窄，排尿阻力增大，膀胱体积及内压进一步增大；由于内部张力较大，膀胱壁局部自分离的逼尿肌肌束之间向外突出，形成多发大小不等囊袋样的小憩室改变。

【征象描述】

1. **膀胱造影** 膀胱体积增大，呈宝塔样改变（图 4-6-1），膀胱壁边缘高低不平，可见很多波浪状向内凹陷的小梁样结构，即膀胱成梁征象；小梁之间可见多发憩室影，憩室大小不一，散在分布；因肌肉小梁增生、肥厚，膀胱颈部明显狭窄；同时也会出现不同程度的双侧输尿管逆流增宽、肾盂扩张积水。逆行性膀胱造影显示本病常合并膀胱输尿管反流，一旦出现反流应终止检查，避免加重肾脏、输尿管负荷；排泄性尿路造影时对比剂可逆流进入射精管，尿道可见盆底肌肉痉挛所致的局部狭窄。

2. **CT 和 MRI 表现** 平扫时可见膀胱体积增大，整体凹凸不平，膀胱壁不规则增厚，可见多发肌小梁及憩室形成，部分壁呈双层状改变（图 4-6-2、图 4-6-3）；可继发双侧输尿管及肾脏积水扩张，严重者出现肾功能受损；也可合并尿路结石、尿路感染等。CT 和 MRI 增强扫描并无特征性改变，多表现为增厚的膀胱壁呈轻中度强化。

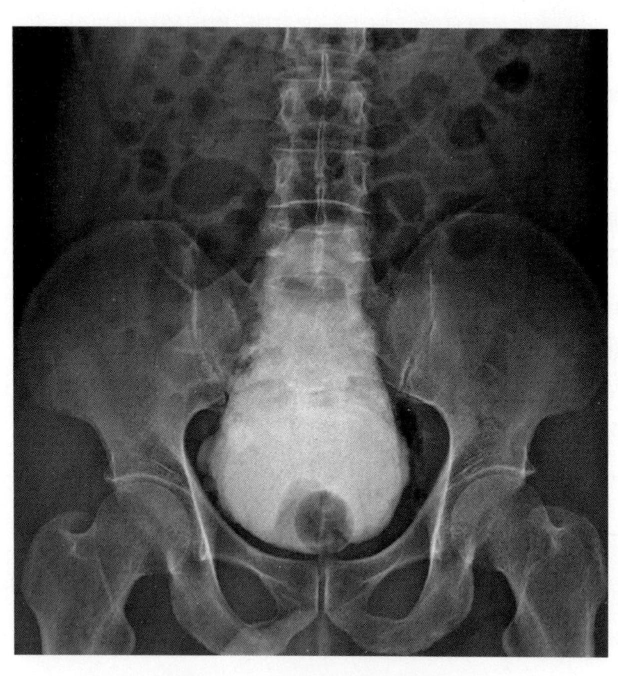

图 4-6-1 宝塔征膀胱造影表现
膀胱体积增大，呈宝塔样改变，膀胱壁可见多发憩室形成。

【相关疾病】

膀胱增大的常见病变原因有尿道梗阻和神经源性两大类。前者多见，梗阻原因包括先天 / 后天尿道狭窄、损伤、结石、肿瘤、前列腺疾病如增生炎症等，机体出现明确的器质性病变之后继发膀胱增大。神经源性致病原因为中枢或周围神经系统受到损害，中枢神经系统病变常见于脑肿瘤、脑血管意外、脱髓鞘病变、脊髓横断或压迫等；周围神经系统病变常见于糖尿病、椎间盘疾病、医源性因素如脊柱、盆腔手术等。

【分析思路】

第一，认识并了解膀胱“宝塔征”的影像学形态；当影像发现膀胱体积增大时，观察膀胱的整体形态，膀胱壁是否不规则增厚，有无合并多发憩室，有无输尿管及肾脏积水扩张、反流等继发征象，行 CT 检查时可以进行三维重建，冠状位对于膀胱形态可以更好地观察。

第二，观察尿道是否出现器质性病变，有无尿道梗阻相关疾病，因为神经源性膀胱是一种功能性病变，必须除外各种尿道器质性病变才能明确诊断。

第三，清楚临床病史，有无中枢或周围神经系统疾病病史，有无相关医源性因素影响；结合临床查体及相关检查，如查体时会阴部感觉丧失及排尿前无尿意感可肯定神经源性。

第四，综合临床症状与体征、实验室检查、影像学检查考虑，排除尿道器质性病变，那么当膀胱增大出现“宝塔征”可以考虑是神经源性膀胱的影像学表现。

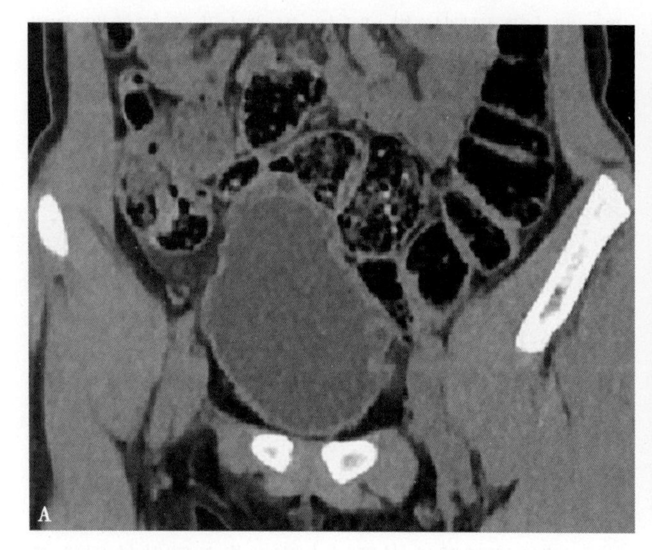

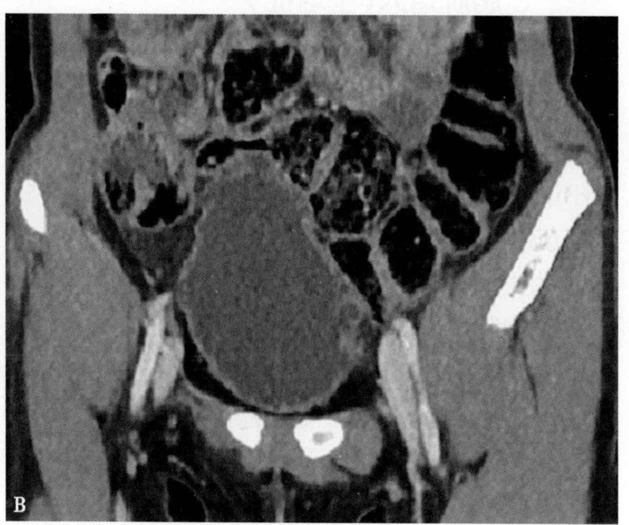

图 4-6-2 宝塔征 CT 表现
膀胱体积增大呈宝塔状，壁不规则增厚，可见多发肌小梁及憩室形成，增强扫描壁呈均匀强化（A. 平扫；B. 增强）。

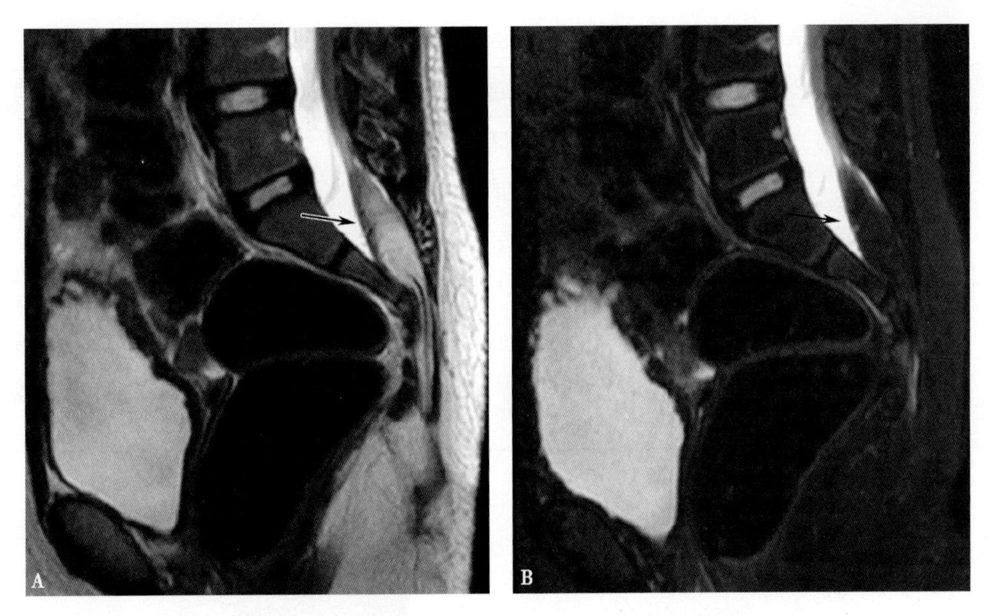

图 4-6-3　宝塔征 MRI 表现（与图 4-6-2 为同一病例）

发现马尾脂肪瘤（箭头示：A. T_2WI；B. T_2WI 抑脂序列）。

【疾病鉴别】

1. 基于临床信息的鉴别诊断流程图见图 4-6-4。

2. 膀胱出现“宝塔征”主要鉴别尿道梗阻性疾病和神经源性膀胱。如膀胱造影时容易忽略前列腺增生导致的膀胱下缘弧形压迹，将其形成的膀胱增大、多发憩室并输尿管及肾盂扩张积水误诊为神经源性膀胱。尿道梗阻疾病和神经源性膀胱的主要鉴别诊断要点见表 4-6-1。

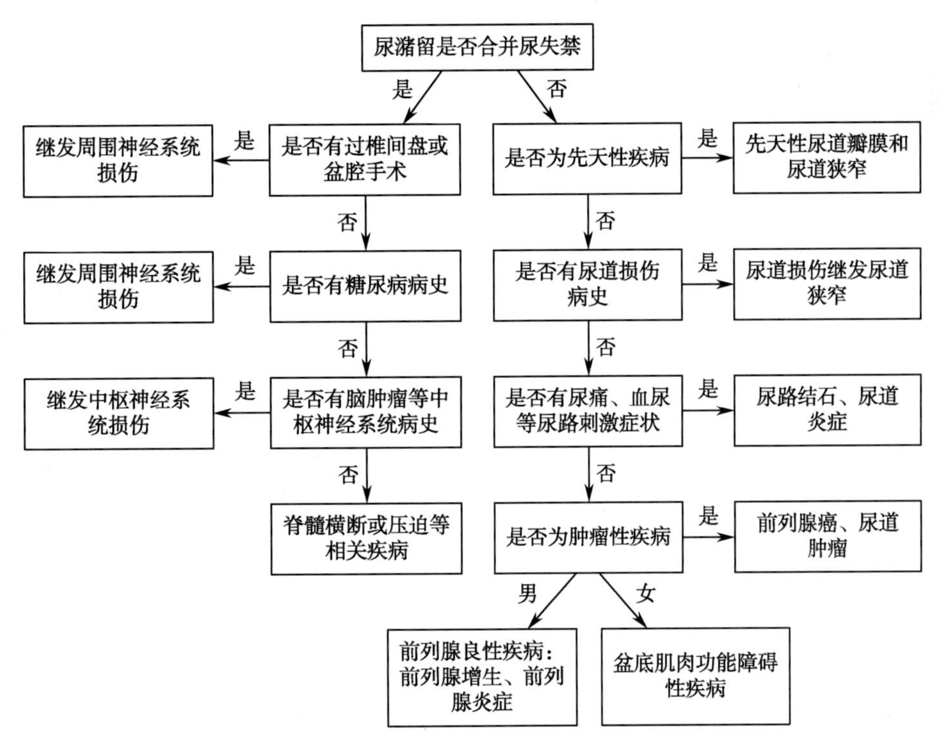

图 4-6-4　基于临床信息的鉴别诊断流程图

表 4-6-1 尿道梗阻疾病和神经源性膀胱的主要鉴别诊断要点

鉴别要点	痉挛性神经源性膀胱	弛缓性神经源性膀胱	尿道梗阻疾病
病变原因	高级中枢损伤	低级中枢和周围神经损伤	器质性病变
排尿反射	过强	低下或无反射	正常
临床表现	不自主排尿	尿潴留、尿失禁	排尿不畅
膀胱张力	高张力	低张力	张力逐渐增大
膀胱形态	形态不规则，宝塔征	较规整，过度充盈呈球形	较规整，形态尚正常
影像学表现	膀胱壁不规则增厚，肌小梁肥厚，呈凹凸不平，伴多发憩室	膀胱体积增大，壁均匀光滑，憩室少见	可见器质性病变，继发膀胱增大，壁较均匀增厚

二、膀胱挛缩

【定义】

膀胱挛缩（contracture of bladder，CB）：膀胱壁广泛纤维化和瘢痕收缩，使膀胱壁失去伸张能力，膀胱容量显著减少，小于 50mL 时称为挛缩膀胱。

【病理基础】

膀胱挛缩常见于由肾结核发展而来的膀胱结核患者，膀胱结核起初表现为黏膜充血、水肿，可见结核结节形成，结核结节互相融合形成溃疡、肉芽肿，膀胱肌层由大量纤维组织所取代，使膀胱壁广泛纤维化和瘢痕收缩，失去正常的舒缩能力，病变后期膀胱容量显著减少，形成挛缩膀胱；当膀胱壁结核溃疡向深层侵及，偶可穿透膀胱壁与邻近器官形成瘘，如结核性膀胱阴道瘘或膀胱直肠瘘等。膀胱结核及膀胱挛缩常可导致健侧输尿管口狭窄或闭合不全，导致肾盂尿液梗阻或膀胱尿液反流，引起对侧肾积水，因此挛缩膀胱和对侧肾积水都是肾结核常见的晚期并发症。

【征象描述】

1. **膀胱造影和静脉肾盂造影** 膀胱体积明显减小，呈不对称性，膀胱壁广泛纤维化伴严重痉挛，壁边缘不规则，局部可见充盈缺损（见图 4-6-5）；肾脏和输尿管出现相应改变，肾盂肾盏可见虫蚀样改变，输尿管可见僵直走行或串珠样改变，有时可见肾自截征象；逆行肾盂造影时，因输尿管与膀胱交界处括约肌功能失调，常出现明显的膀胱输尿管反流现象，输尿管下端僵直、狭窄或呈漏斗状，常可见输尿管、肾盂积水。

2. **CT 和 MRI 表现** CT 主要表现为膀胱体积明显变小，外形轮廓不光整，壁不规则增厚（见图 4-6-6），可以发现膀胱壁内的砂粒样或条形钙化；MRI 表现与 CT 在形态上类似，膀胱挛缩由于大量纤维组织

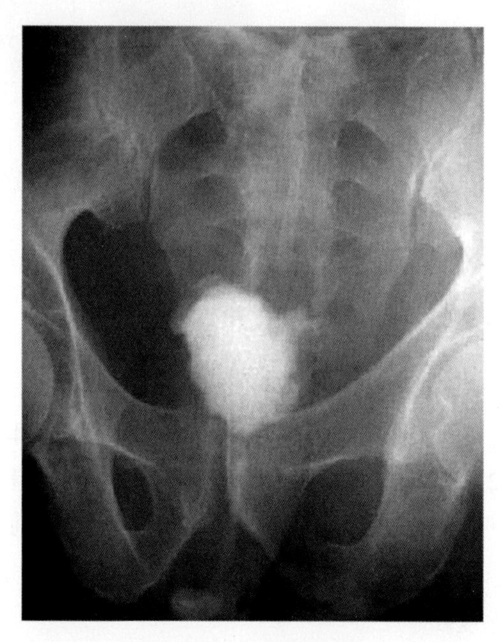

图 4-6-5 膀胱挛缩
造影示膀胱体积减小，形态不规则，膀胱变形。

增生或钙化形成，在 T_1WI 和 T_2WI 上均可表现为低信号。CT 评估集合系统的钙化及增厚更加敏感，CT 也可以显示肾周和腰肌脓肿以及结核累及其他脏器的病变，目前 CTU 是最常用的泌尿生殖结核影像学诊断方法，已经基本取代静脉肾盂造影检查。

【相关疾病】

临床上膀胱挛缩最常见于膀胱结核患者，但是其他常见或少见疾病也可导致膀胱挛缩，包括非感染性疾病、感染性疾病和肿瘤性疾病等，详见表 4-6-2。

【分析思路】

观察到膀胱体积较小时，排除充盈欠佳情况后，需注意有无膀胱挛缩征象。

第一，观察膀胱形态、容积量及膀胱壁的情况，膀胱有无体积明显变小，有无膀胱变形、不对称改变，有无膀胱壁不规则增厚，增强扫描强化方式如何，有无膀胱壁钙化；观察膀胱周围脂肪间隙是否

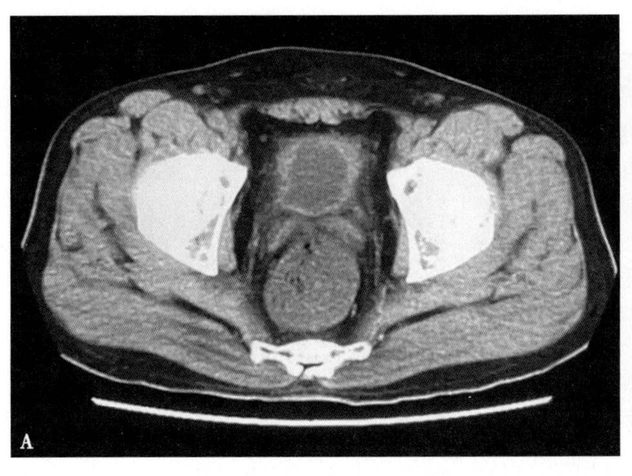

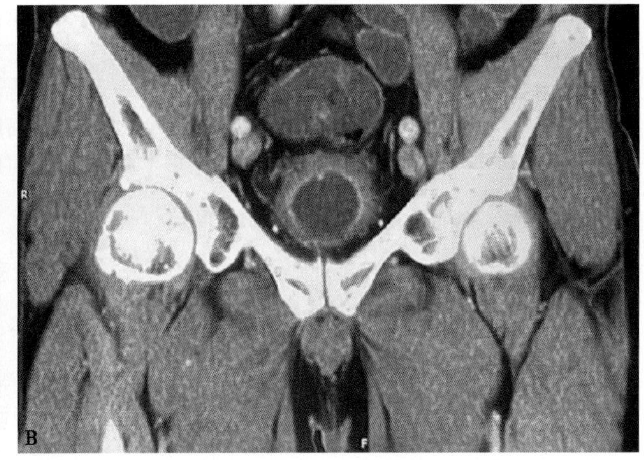

图 4-6-6 膀胱挛缩
全腹部 CT 增强轴位图（A）及冠状位（B）示膀胱明显挛缩，壁毛糙增厚。

清晰，有无术后改变征象，有无盆腔炎表现，盆腔有无肿大淋巴结。

第二，观察肾脏及输尿管情况，有无肾脏虫蚀样改变或肉芽肿形成，有无输尿管僵直走行或串珠样改变，有无膀胱输尿管反流征象，有无肾盂输尿管积水等。

表 4-6-2 膀胱挛缩相关性疾病

非感染性疾病	感染性疾病	肿瘤性疾病
放射性膀胱炎	膀胱结核	浸润性膀胱癌
反复经膀胱手术或操作	非特异性膀胱炎	
长期膀胱造瘘	血吸虫病	
神经源性膀胱	腺性膀胱炎	
氯胺酮相关性膀胱挛缩		

第三，观察全身其他脏器有无相关性病变，有无相关手术或放疗病史。

第四，膀胱挛缩诊断需要结合临床病史、实验室检查、影像学检查综合考虑。

【疾病鉴别】

膀胱挛缩是膀胱功能不可逆性病变，常表现为严重的尿频、尿急，严重影响患者生活质量，因膀胱体积缩小、顺应性降低，常合并尿路感染、膀胱输尿管反流、肾盂输尿管积水等并发症，严重者导致肾功能减退甚至丧失，因此鉴别导致膀胱挛缩的疾病原因至关重要。

1. 基于临床信息的鉴别诊断流程图见图 4-6-7。

2. 膀胱挛缩在几种常见疾病的主要鉴别诊断要点见表 4-6-3。

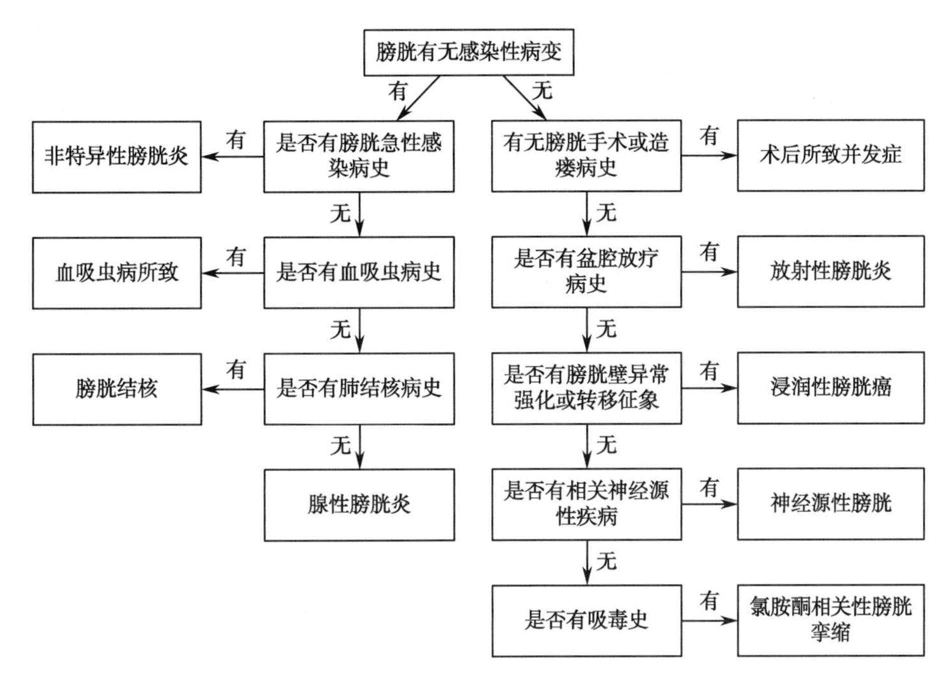

图 4-6-7 基于临床信息的鉴别诊断流程图

表 4-6-3 膀胱挛缩在几种常见疾病的主要鉴别诊断要点

疾病	典型影像特征	鉴别要点
膀胱结核	早期表现为膀胱壁增厚和小梁形成，继而膀胱容量逐渐减小，膀胱壁趋向光滑，终末期膀胱几乎消失	有结核病史，常可见肺结核及肾结核影像
放射性膀胱炎	膀胱缩小，表面光滑或不规则	有放疗病史，尤其是盆腔内放疗
神经源性膀胱	膀胱壁不规则增厚伴小梁形成，可见多发憩室形成	继发于神经系统疾病，常有尿失禁
非特异性膀胱炎	慢性疾病或重度急性膀胱炎时，膀胱缩小、边缘毛糙，不规则小梁形成	有急慢性膀胱炎临床症状
腺性膀胱炎	膀胱壁多发结节状增厚，呈节段性或弥漫性改变	无结核病史
血吸虫病	膀胱纤维化并体积减小，膀胱壁形成特征性钙化，可伴发输尿管钙化	有血吸虫病史，膀胱壁钙化
浸润性膀胱癌	膀胱不对称狭窄、壁增厚和黏膜充盈缺损，局部肿瘤浸润引起膀胱变形，常有单侧或双侧输尿管梗阻	膀胱壁强化不一致，盆腔容易出现转移征象

三、膀胱憩室

【定义】

膀胱憩室（bladder diverticula，BD）是指由于先天性或后天性原因引起的膀胱壁局限性囊袋状膨出，好发于膀胱后壁及两侧壁。

【病理基础】

膀胱憩室是由于先天性或后天性原因引起的膀胱壁薄弱或黏膜自逼尿肌纤维之间向外突出所致，先天性膀胱憩室是由于膀胱壁先天性发育缺陷所致，常见原因是逼尿肌先天性无力，通常发生在输尿管膀胱交界处，憩室壁由正常膀胱组织构成，与正常膀胱壁相连续；后天性膀胱憩室常因膀胱出口梗阻而造成，导致膀胱内压增高，膀胱壁肌层断裂，黏膜自逼尿肌纤维之间向外突出形成憩室，因此憩室壁仅由黏膜和结缔组织组成，缺乏肌层。

【征象描述】

1. **膀胱造影** 膀胱腔外可见突出的大小不一的囊腔（见图 4-6-8），边界清楚，与膀胱腔相通。尿路造影检查可同时观察上尿路有无改变，发生在输尿管开口处的憩室可压迫同侧输尿管，造成上尿路扩张积水、反复尿路感染甚至肾功能不全等。

2. **CT 和 MRI 表现** 可显示膀胱憩室的大小、形态及与膀胱的关系，表现为膀胱腔外单发或多发囊性突出影（见图 4-6-9、图 4-6-10），囊壁薄且光滑，与周围组织分界清楚，平扫密度及信号与膀胱内相同，囊壁强化与膀胱壁强化一致；但是需注意憩室内部有无合并肿瘤、结石和感染等情况。

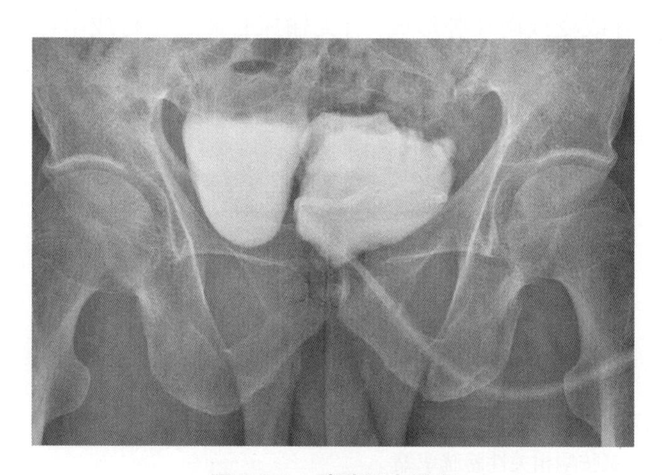

图 4-6-8 膀胱巨大憩室

造影可见膀胱右侧壁巨大囊性灶，与膀胱相通，壁光滑。

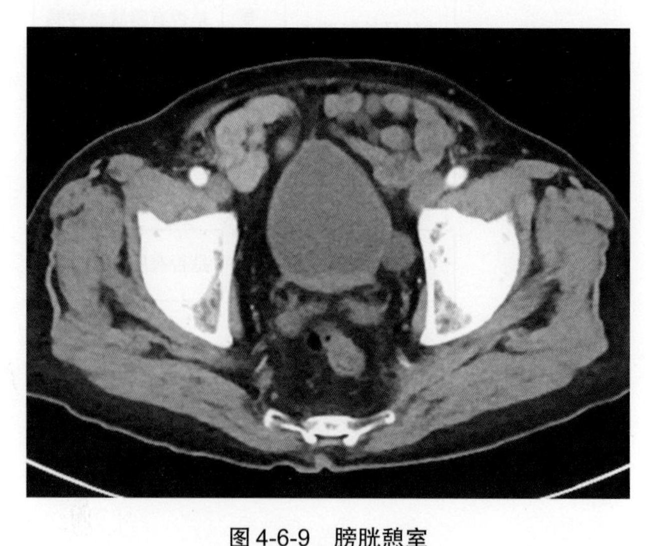

图 4-6-9 膀胱憩室

CT 增强扫描可见膀胱左侧壁憩室，病灶无强化，与膀胱相通。

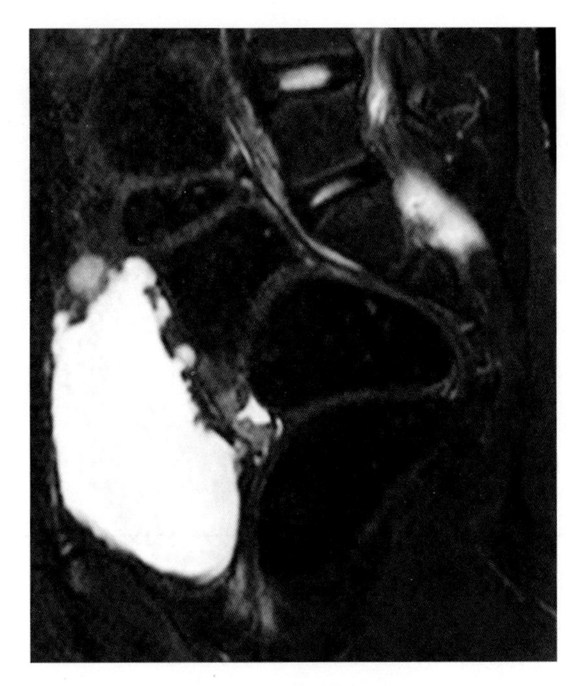

图 4-6-10 膀胱多发憩室
MRI 检查矢状位 T_2WI 脂肪抑制序列可见膀胱左侧壁憩室，与膀胱相通。

3. **超声检查** 膀胱壁可见单发或多发类圆形的无回声液性暗区，壁薄光滑，颇似囊肿，排尿前后憩室腔大小随膀胱容量多少而改变，可寻找憩室与膀胱之间的通道——憩室口。

【相关疾病】

膀胱憩室可由先天性或后天性原因引起，先天性膀胱憩室较少见，后天性膀胱憩室多见，常由尿道梗阻疾病或神经源性膀胱所致；部分膀胱输尿管疾病等也可与膀胱憩室影像学表现相似；膀胱憩室相关性疾病详见表 4-6-4。

表 4-6-4 膀胱憩室相关性疾病

先天性膀胱憩室	后天性膀胱憩室	鉴别诊断
逼尿肌先天性无力	前列腺疾病	膀胱重复畸形
Hutch 憩室	膀胱颈肥大	膀胱耳
Menkes 综合征	尿道狭窄	输尿管囊肿
Ehlers-Danlos 综合征	神经源性膀胱	脐尿管憩室
皮肤松弛综合征		子宫附件囊性病变

【分析思路】

膀胱憩室的发现通常比较偶然，常发生在血尿、尿路感染或占位影像检查时发现，因此发现膀胱憩室时需进一步深究其发生原因，找到问题的源头。

第一，观察憩室发生的位置、大小、数目、形态等影像学表现，仔细观察憩室壁的情况，有无异常增厚、是否伴发周围炎症，注意憩室内部有无合并肿瘤、结石和感染等情况。

第二，观察膀胱及尿道其他影像征象，有无尿路梗阻疾病，最常见原因为男性前列腺增生症；出现特异性征象时，如出现膀胱宝塔征，需注意神经源性膀胱。

第三，综合分析憩室形成原因，发生年龄是成人还是儿童，发生于儿童的憩室多为先天性因素，发生于成人的憩室多为获得性，如继发于尿道梗阻类疾病或神经源性膀胱等。

第四，需与类似影像学表现的疾病鉴别，如膀胱重复畸形、膀胱耳、输尿管囊肿等。

【疾病鉴别】

膀胱憩室诊断不难，主要是要与邻近周围脏器发生的囊性灶相鉴别。

1. 膀胱憩室的鉴别诊断流程图见图 4-6-11。

2. 膀胱憩室与不同常见疾病的主要鉴别诊断要点见表 4-6-5。

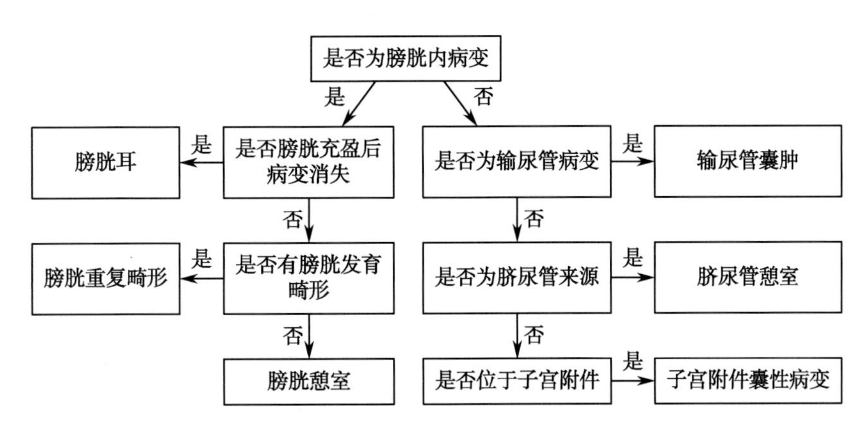

图 4-6-11 膀胱憩室的鉴别诊断流程图

表 4-6-5 膀胱憩室与几种常见疾病的主要鉴别诊断要点

疾病	典型影像特征	鉴别要点
膀胱重复畸形	出现两个膀胱或膀胱内有纵隔，壁肌层和黏膜完整，可合并其他脏器畸形	常合并泌尿及其他系统畸形
膀胱耳	仅见于未充盈好的膀胱，膀胱两侧对称性突出，充盈良好时膀胱耳消失	膀胱排空时膀胱耳排空，而憩室会充盈
输尿管囊肿	输尿管末端囊性膨大，可见水蛇头征	位于输尿管膀胱开口处
脐尿管憩室	脐尿管近膀胱处未闭锁，憩室与膀胱顶部相通	发生于膀胱前上壁
子宫附件囊性病变	位于子宫附件区的囊性病变	不与膀胱相通

（宋 亭）

第七节 膀胱壁增厚

一、膀胱壁局限性增厚

【定义】

膀胱壁局限性增厚是指因肿瘤性病变、感染性病变、外伤或术后改变等情况引起的相较于正常膀胱组织的局部膀胱壁增厚，可伴有新生物形成。

【病理基础】

多种临床疾病都可能导致膀胱壁局限性增厚，包括非感染性疾病、感染性疾病和肿瘤性疾病。其中以肿瘤性病变为多见。膀胱肿瘤好发于40岁以上男性，大多起源于上皮组织，约占膀胱肿瘤95%，其中多为恶性，良性的乳头状肿瘤也被认为是癌前病变；非上皮起源少见，包括平滑肌瘤、嗜铬细胞瘤、淋巴瘤等。

【征象描述】

1. **CT表现** CT可较清晰显示膀胱壁增厚情况及新生物形态，以及病灶强化情况，亦可通过CTU等后处理技术反映病变情况（图4-7-1）。

2. **MRI表现** MRI可显示膀胱壁相应结构，及周围组织受累情况。亦可通过DWI、T_1WI-mDIXON（梯度回波序列水脂分离技术）、MRU等扫描序列反映病变情况（图4-7-2）。

【相关疾病】

膀胱壁局限性增厚与多种临床疾病有关，包括非感染性疾病、感染性疾病和肿瘤性疾病等，详见表4-7-1。

表 4-7-1 膀胱壁局限性增厚相关疾病

肿瘤性疾病	非感染性疾病	感染性疾病	治疗后改变
膀胱癌	子宫内膜异位	腺性膀胱炎	手术瘢痕
乳头状瘤	淀粉样变	囊性膀胱炎	创伤瘢痕
息肉		慢性膀胱炎	
转移瘤			
淋巴瘤			
间质瘤			
副神经节瘤			
脐尿管癌			
平滑肌瘤			

【分析思路】

膀胱壁局限性增厚征象的分析思路如下：

第一，认识这个征象。

第二，首先甄别是否为膀胱来源疾病或膀胱外病灶累及。如前列腺增生压迫膀胱、前列腺癌累及膀胱所致的征象，影像表现类似膀胱壁增厚。

第三，分析膀胱壁增厚及新生物的形态、大小、密度及信号特征、强化方式，周围结构受累情况，综合分析考虑。

第四，分析其他影像学表现，如是否有其他伴随征象。

第五，结合患者的临床病史、临床症状、诊疗经过、多次影像学检查前后对比结果及征象出现的时机等临床资料，可缩小鉴别诊断范围。

【疾病鉴别】

膀胱壁增厚只是一个征象，绝不能孤立看待，需要联合其他影像学特征和临床信息进行诊断和鉴别诊断。

1. 基于临床信息的鉴别诊断流程图见图4-7-3。

2. 膀胱壁局限性增厚在几种不同常见疾病的主要鉴别诊断要点见表4-7-2。

（1）膀胱癌：多为尿路上皮癌，部分膀胱癌呈浸润性生长，造成膀胱壁局限性增厚。膀胱癌易发生于三角区和两侧壁。膀胱癌的充盈缺损多不规则，乳头状膀胱癌的表面凹凸不平，基底宽，局部膀胱壁变硬，膀胱变形。可分为内生型（壁内生长）、外生型（腔内生长）、扁平型、混合型；外生型肿块呈乳头状或菜花状，可宽基底或带蒂。单发或多发。MRI呈T_2WI稍高信号，DWI高信号、ADC低信号；可显示膀胱壁相应结构，对肿瘤分期有优势，增强早期强化，固有肌层信号线中断，提示肌层浸润。

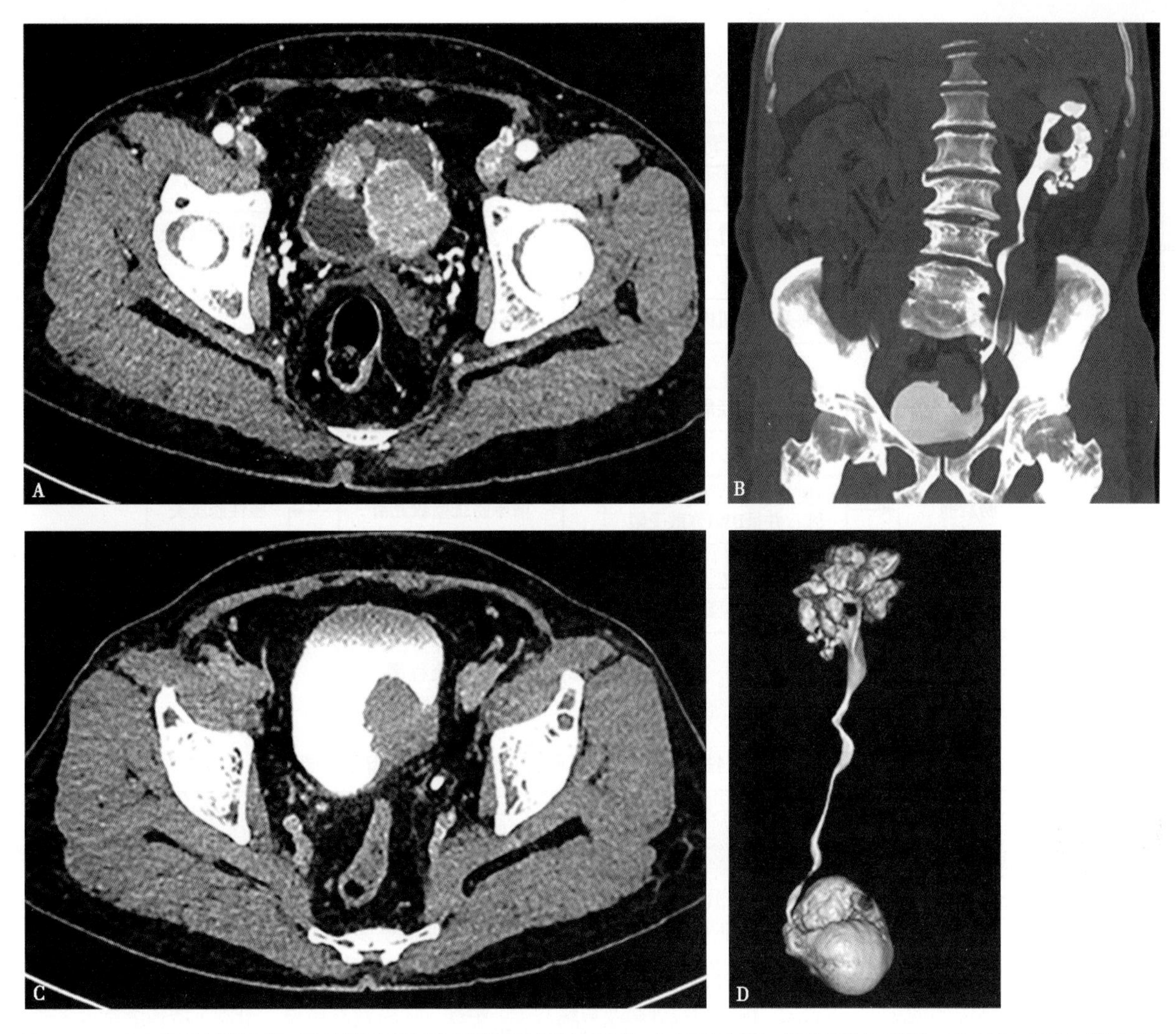

图 4-7-1　CT 表现（膀胱癌，显示膀胱壁不规则增厚及肿块形成，左后壁为著，增强呈明显强化，CTU 呈充盈缺损改变）
A. 动脉期；B. 延迟期 MIP 重建；C. 延迟期；D. CTU 重建。

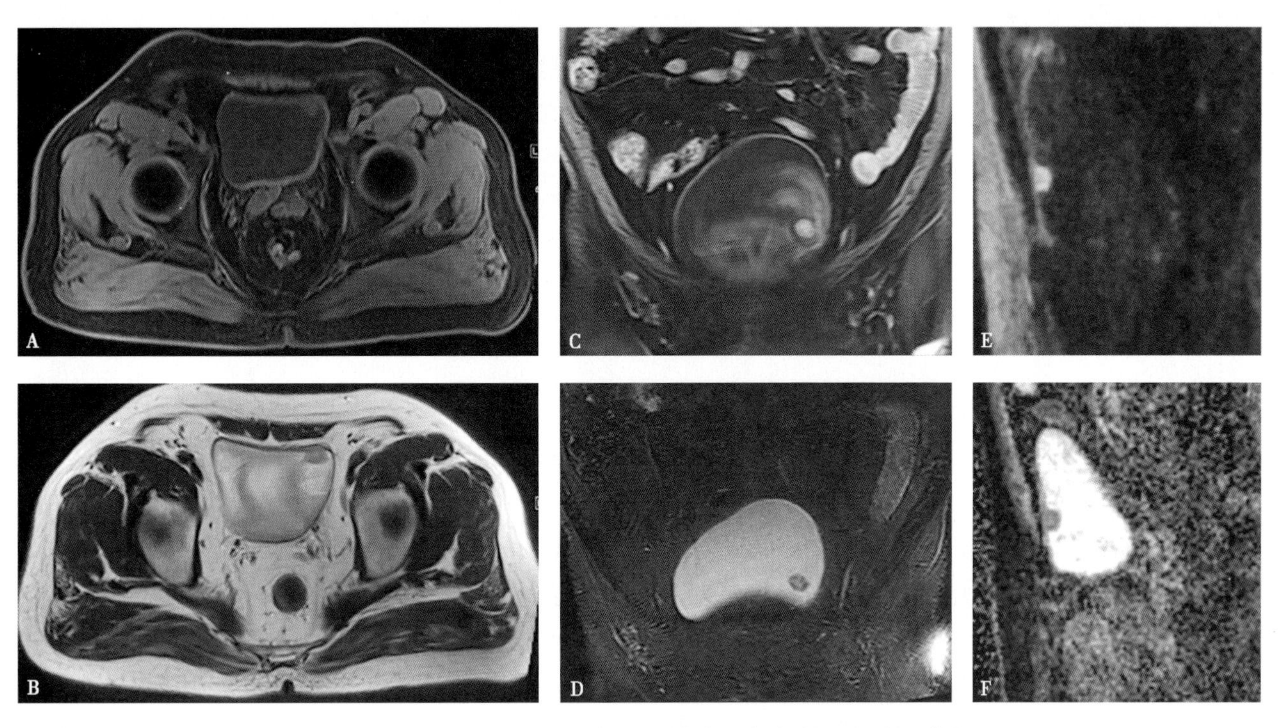

图 4-7-2　MRI 表现（膀胱癌，显示膀胱左前壁增厚及局部结节）
A. T_1WI 平扫；B. T_2WI 平扫；C. T_1WI 增强；D. MRU；E. DWI；F. ADC。

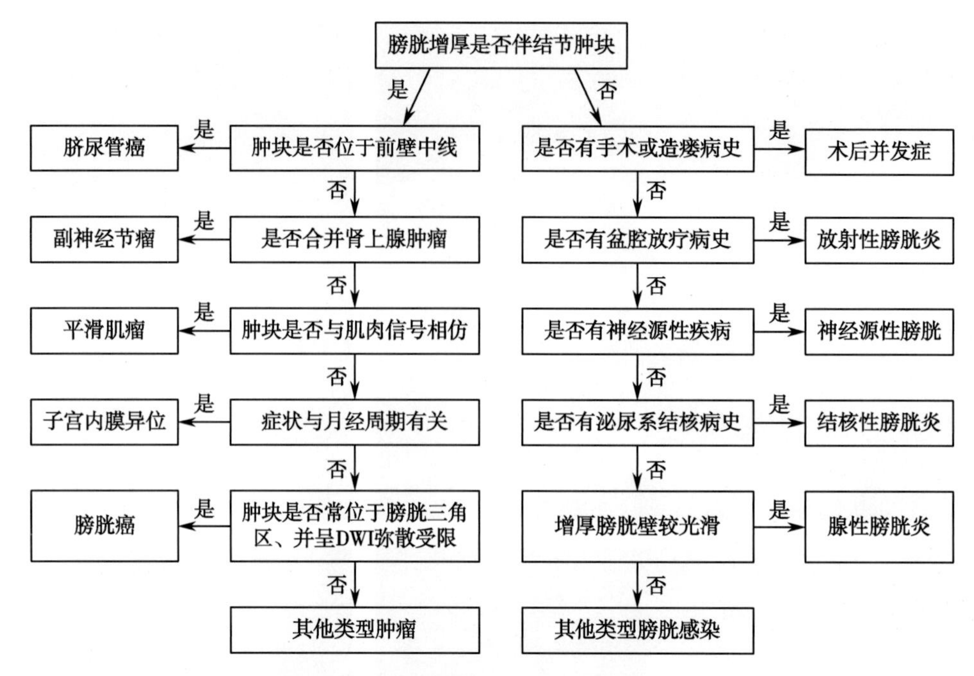

图 4-7-3 基于临床信息的鉴别诊断流程图

表 4-7-2 膀胱壁局限性增厚在几种不同常见疾病的主要鉴别诊断要点

疾病	病理特征	临床症状	影像学特征（好发部位）	影像学特征（信号/密度特征）
膀胱癌	尿路上皮来源，恶性肿瘤	无痛性血尿，可伴膀胱刺激征（尿频、尿急、尿痛）	任何部位，膀胱三角区及两侧壁多见	T_2WI 稍高信号，DWI 高信号，增强早期强化
脐尿管癌	少见恶性上皮肿瘤，腺癌常见，尤其黏液腺癌	血尿、膀胱刺激征、下腹部腹中线处触及包块	膀胱顶部或前壁沿腹中线，脐尿管与膀胱交界区最多见；囊性、实性、囊实性	多为低密度，半数可见钙化灶；增强囊壁及实性部分不同程度强化，可见延迟强化
膀胱副神经节瘤	起源于膀胱壁肌层的副交感神经节组织	排尿时或排尿后几分钟出现头痛、心悸、出汗、血压短暂或持续升高	膀胱三角区和后壁，其次是侧壁	同肌肉信号/密度，均匀或不均匀显著强化
膀胱平滑肌瘤	膀胱壁成熟平滑肌细胞来源，良性肿瘤	尿路梗阻、刺激症状、血尿或无症状	膀胱三角区及两侧壁多见；类圆形肿块，边界清晰完整，膀胱壁无浸润	同腹壁肌肉信号/密度，轻到中度强化
膀胱子宫内膜异位症	深部浸润型子宫内膜异位的特殊类型	膀胱刺激征及下腹部疼痛，与月经周期有关	膀胱顶部及后壁	T_1WI 高信号的出血病灶
腺性膀胱炎	膀胱黏膜上皮增生，化生为腺体	血尿、膀胱刺激征；老年男性多见	膀胱三角区及颈部	宽基底，病灶边缘光滑，隆起内可见囊变或钙化，轻度强化

（2）脐尿管癌：少见的恶性上皮肿瘤，脐尿管膀胱交界区常见。病理类型以腺癌常见，尤其黏液腺癌。中老年男性多见，可与脐尿管结石、脐尿管囊肿并存。临床表现为，血尿、膀胱刺激症、腹痛、下腹部腹中线处触及包块、黏液尿。肿块位于膀胱顶部或前壁沿腹中线，脐尿管与膀胱交界区最多见，可为囊性、实性、囊实性；多数可见低密度（病理为黏液成分），半数可见钙化灶，增强囊壁及实性部分不同程度强化，延迟强化，周围侵犯膀胱壁（跨越膀胱壁）、腹膜、腹肌等。脐尿管与膀胱顶交界处见团块状软组织密度，内见斑片状钙化灶。肿块长轴与脐尿管走行一致，呈轻-中度强化，累及膀胱壁，局

部膀胱壁呈不规则增厚。

(3) 膀胱副神经节瘤：副神经节瘤，90% 发生于肾上腺，10% 位于肾上腺外。膀胱副神经节瘤约占肾上腺外病灶中的 1%。起源于膀胱壁肌层的副交感神经节组织。临床表现为，副神经节瘤与膀胱肿瘤的双重症状。典型症状是排尿时或排尿后几分钟出现头痛、心悸、出汗、血压短暂或持续升高，血尿。肿瘤好发于膀胱三角区和后壁，其次是侧壁。部分表现为恶性生物学行为。一般局限于膀胱壁或者向膀胱壁外生长，而凸入膀胱腔内的瘤体表面黏膜完整；CT 多呈与肌肉密度相当或稍低密度，较大者可因囊变、坏死、出血密度不均匀；增强扫描多呈均匀或不均匀显著强化(动脉期)。

(4) 膀胱平滑肌瘤：膀胱平滑肌瘤起源于膀胱壁成熟平滑肌细胞，是膀胱非上皮来源的最常见的良性肿瘤。好发年龄 30～50 岁，女性略多见。膀胱三角区及膀胱两侧壁多见，分为黏膜下型、浆膜下型、壁间型。临床表现为，尿路梗阻症状、尿路刺激症状、血尿或无症状。影像表现为，类圆形肿块，边界清晰完整，膀胱壁无浸润表现，与腹壁肌肉组织信号基本一致是特征性表现，T_1WI 及 T_2WI 呈等或稍低信号，出现变性、坏死时信号不均，变性部分 T_2WI 呈稍高信号，增强呈中度强化。

(5) 膀胱子宫内膜异位症：泌尿系统子宫内膜异位症少见，是深部浸润型子宫内膜异位症(DIE)的特殊类型，其中 85% 位于膀胱。好发于孕龄期妇女。典型临床症状为尿频、尿急、尿痛及下腹部疼痛，多伴有痛经，月经前数日即可出现，经期加重，经期结束后数日缓解，呈周期性发作。血尿较为少见，多与病灶侵及膀胱黏膜层有关。多位于膀胱后壁和顶部。MRI 可显示子宫、膀胱陷凹处，膀胱顶后壁异常密度 / 信号；T_1WI、T_2WI 主要呈低信号，通常包含高信号病灶。特征性表现为 T_1WI 高信号的出血病灶，可发生在 T_1WI、T_2WI 呈低信号的纤维区域。膀胱子宫内膜异位症很少为孤立病变，大部分盆腔内有其他子宫内膜异位病灶。

(6) 腺性膀胱炎：在结石、感染、梗阻等因素的慢性刺激下，膀胱黏膜上皮增生，化生为腺体。囊性膀胱炎和腺性膀胱炎是同一疾病的不同过程。一般认为腺性膀胱炎是一种潜在的癌前病变。临床症状为血尿、膀胱刺激征，可并发膀胱结石，老年男性多见。好发于膀胱三角区及颈部。CT、MRI 表现为膀胱壁增厚、隆起性病变，多大于 5mm，宽基底，病灶边缘光滑，隆起内可见囊变或钙化，轻度强化。

二、膀胱壁弥漫性增厚

【定义】

膀胱壁弥漫性增厚是指因肿瘤性病变、感染性病变、外伤或术后改变等情况引起的相较于正常膀胱壁的弥漫性增厚。

【病理基础】

感染性疾病、非感染性疾病、肿瘤性疾病等均可能导致膀胱壁弥漫性增厚，多为炎症性病变，少数为肿瘤性病变。一般认为膀胱壁正常厚 1～3mm，大于 5mm 为异常。

【征象描述】

1. X 线检查表现 静脉泌尿系造影及膀胱造影可显示膀胱内壁的异常形态及充盈缺损(图 4-7-4)。

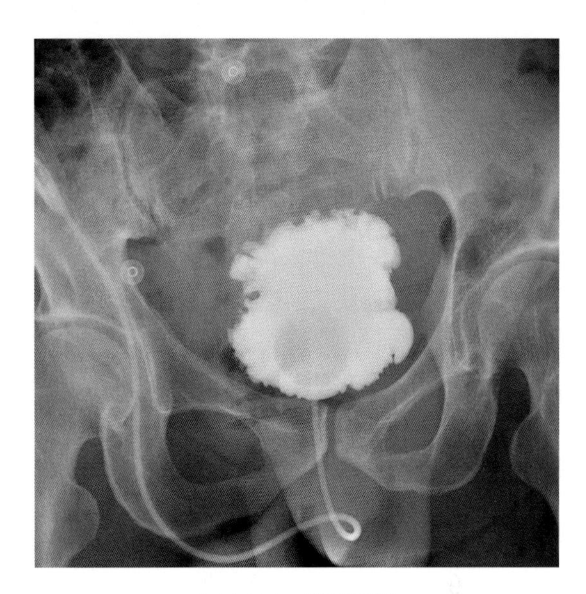

图 4-7-4 膀胱造影

神经源性膀胱，显示膀胱内壁边缘毛糙，提示膀胱壁异常。

2. CT 表现 CT 可较清晰显示膀胱壁增厚情况，以及病灶强化情况。亦可通过 CTU 等后处理技术反映病变情况(图 4-7-5)。

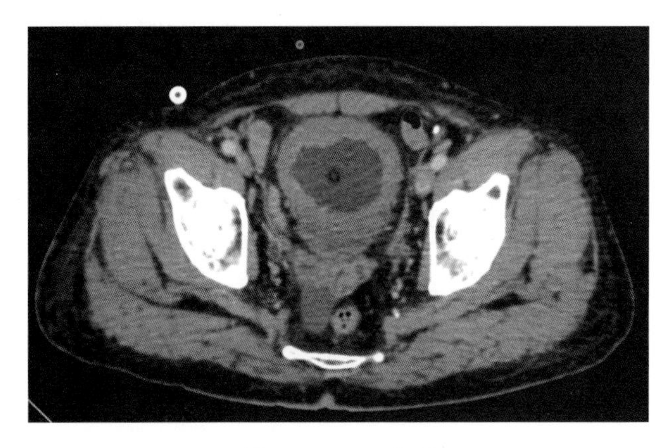

图 4-7-5 CT 表现

腺性膀胱炎，显示膀胱壁明显均匀增厚并强化。

3. MRI 表现　MRI 可清晰显示膀胱壁各层，及周围组织受累情况。亦可通过 DWI、T_1WI-mDIXON、MRU 等特殊序列反映病变情况（图 4-7-6）。

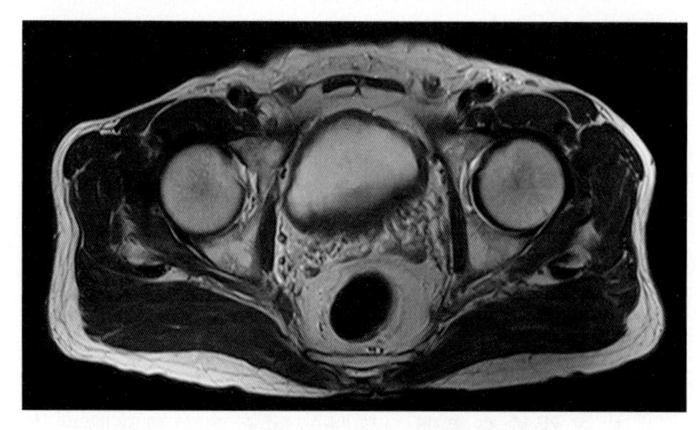

图 4-7-6　MRI 表现

腺性膀胱炎，T_2WI 显示膀胱壁稍不均匀弥漫增厚。

【相关疾病】

膀胱壁弥漫性增厚与多种临床疾病有关，包括非感染性疾病、感染性疾病和肿瘤性疾病等，详见表 4-7-3。

表 4-7-3　膀胱壁弥漫性增厚相关疾病

肿瘤性疾病	非感染性疾病	感染性疾病
移行细胞癌	神经源性膀胱	结核性膀胱炎
鳞状细胞癌	膀胱前列腺瘘	腺性膀胱炎
腺癌		嗜酸性膀胱炎
淋巴瘤		膀胱软化斑
转移瘤		

【分析思路】

膀胱壁弥漫性增厚征象的分析思路如下：

第一，认识这个征象。

第二，首先甄别是否为膀胱原发疾病或膀胱外病灶累及。如其他系统的原发肿瘤引起的膀胱转移瘤所致膀胱壁弥漫性增厚。

第三，分析膀胱壁增厚的形态、增厚程度、密度及信号特征、强化方式，周围结构受累情况，综合分析考虑。

第四，分析其他影像学表现，如是否有其他伴随征象。

第五，结合患者的临床病史、临床症状、诊疗经过、多次影像学检查前后对比结果及征象出现的时机等临床资料，可缩小鉴别诊断范围。

【疾病鉴别】

1. 基于临床信息的鉴别诊断流程图见图 4-7-7。

2. 膀胱壁弥漫性增厚在几种不同常见疾病的主要鉴别诊断要点见表 4-7-4。

（1）结核性膀胱炎：主要由肾、输尿管结核蔓延而来。可通过尿细菌培养、组织活检或穿刺细胞学确诊。膀胱容积缩小，壁增厚、轮廓毛糙，呈“痉挛膀胱”；少数可见膀胱壁不规则、条索状或斑片状钙化。

（2）腺性膀胱炎：在结石、感染、梗阻等因素的慢性刺激下，膀胱黏膜上皮增生，化生为腺体。囊性膀胱炎和腺性膀胱炎是同一疾病的不同过程。一般认为腺性膀胱炎是一种潜在的癌前病变。临床症状为血尿、膀胱刺激征，可并发膀胱结石，老年男性

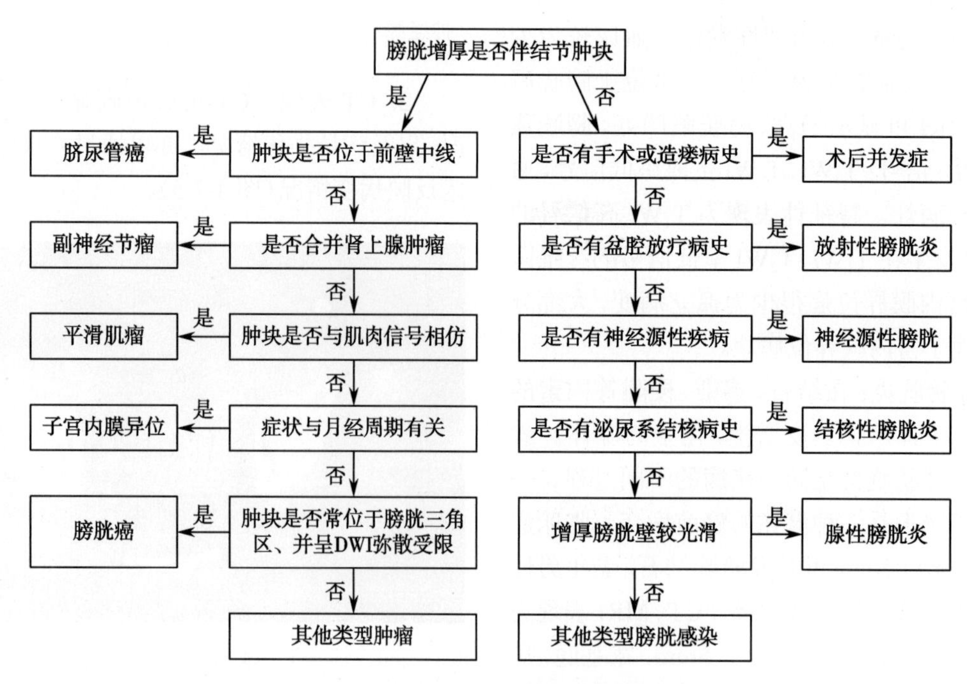

图 4-7-7　基于临床信息的鉴别诊断流程图

表 4-7-4 膀胱壁弥漫性增厚在几种不同常见疾病的主要鉴别诊断要点

疾病	病理特征	临床症状	影像学特征
结核性膀胱炎	结核分枝杆菌	泌尿系结核病史	膀胱缩小，增厚的膀胱壁边缘毛糙
腺性膀胱炎	黏膜上皮增生	血尿、膀胱刺激征	增厚的膀胱壁边缘光滑，强化不明显
嗜酸性膀胱炎	嗜酸性粒细胞	严重过敏性疾病	增厚的膀胱壁边缘不光滑，轻中度渐进性强化
膀胱软化斑	慢性肉芽肿	长期恶性病变	膀胱壁向心性增厚
膀胱癌	尿路上皮来源，恶性肿瘤	无痛性血尿，可伴膀胱刺激征（尿频、尿急、尿痛）	T_2WI 稍高信号，DWI 高信号，增强早期强化
淋巴瘤	异形淋巴细胞	全身淋巴瘤或白血病患者	膀胱侧壁或顶部肿块，病变边界清晰
神经源性膀胱	膀胱功能障碍	尿潴留，尿失禁	壁增厚，膀胱小梁或憩室形成，憩室多，体积小，内可见结石，“宝塔征”

多见。好发于膀胱三角区及颈部。CT、MRI 表现为膀胱壁增厚、隆起性病变，多大于 5mm，宽基底，病灶边缘光滑，隆起内可见囊变或钙化，轻度强化且与周围正常膀胱壁类似。

（3）嗜酸性膀胱炎：好发于严重过敏性疾病患者，女性更常见。典型表现为膀胱壁局灶性或弥漫性增厚，边缘不规则，轻中度强化，渐进性强化。

（4）膀胱软化斑：罕见的慢性肉芽肿性疾病。病因不明，与肺结核、慢性骨髓炎和体内其他部位的长期恶性病变等相关。典型表现为，多发息肉、富血供实性肿块或膀胱壁向心性增厚。

（5）膀胱癌：多为尿路上皮癌，也可为鳞状细胞癌、腺癌，部分膀胱癌呈浸润性生长，造成膀胱壁局限性增厚。膀胱癌易发生于三角区和两侧壁。膀胱癌的充盈缺损多不规则，乳头状膀胱癌的表面凹凸不平，基底宽，局部膀胱壁变硬，膀胱变形。可分为内生型（壁内生长）、外生型（腔内生长）、扁平型、混合型；外生型肿块呈乳头状或菜花状，可宽基底或带蒂。单发或多发，少数情况可呈膀胱壁弥漫性增厚。MRI 呈 T_2WI 稍高信号，DWI 高、ADC 低信号；可显示膀胱壁各层，对肿瘤分期有优势，增强早期强化，固有肌层信号线中断——提示肌层浸润。

（6）淋巴瘤：原发淋巴瘤罕见，继发淋巴瘤相对常见，25% 患有全身淋巴瘤或白血病。影像学可表现为膀胱外形不规则，膀胱壁弥漫性增厚。

（7）神经源性膀胱：由于神经发育先天异常，大脑、脊髓损伤或膀胱病变局部支配神经发生病变引起的膀胱功能障碍。表现为尿潴留，尿失禁，膀胱张力低，容积大，伴膀胱小梁、憩室形成。影像表现：痉挛性膀胱为张力高，壁增厚，膀胱小梁或憩室形成，憩室多，体积小，内可见结石。膀胱增大典型表现为宝塔状。低张性神经源性膀胱表现为体积明显增大，表面光滑。

（沈 君）

第八节 膀胱结节、肿块

膀胱是位于腹膜腔外的空腔器官，为盆腔脂肪包围。膀胱结节、肿块根据其在膀胱壁的位置可以分为膀胱壁在性结节、肿块和膀胱壁外性结节、肿块。其中，膀胱壁在性结节、肿块是膀胱肿瘤最常见、最直接的影像征象；而表现为膀胱壁外性结节、肿块的影像征象，主要见于肿瘤病变，少数情况下也可见于非肿瘤性病变。

一、膀胱壁在性结节、肿块

【定义】

膀胱壁在性结节、肿块是指结节、肿块的病变主体位于膀胱壁或突向腔内，提示结节、肿块病变来源于膀胱壁，常为膀胱肿瘤。

【病理基础】

膀胱肿瘤来源于膀胱壁不同层组织结构的特定细胞，可以是良性肿瘤或恶性肿瘤，主要表现为与膀胱壁组织学特征相应的壁在性结节、肿块。膀胱壁包括四层结构：第 1 层为内衬膀胱腔的尿路上皮，也称为移行上皮；第 2 层为尿路上皮下方的固有层，血管丰富；第 3 层为平滑逼尿肌层（固有肌层），由交错的平滑肌纤维组成，其中内层和外层肌肉纤维为纵向走行；第 4 层为结缔组织外膜，由腹膜形成的浆膜覆盖膀胱穹窿。依据正常膀胱壁的组织学构成，有助于理解膀胱肿瘤的组织学特征和影像学表现。

膀胱上皮来源肿瘤大约占膀胱肿瘤的 95%。最常见亚型是尿路上皮癌，占 90%；其次是少见的鳞状细胞癌和腺癌（膀胱、脐尿管原发性或转移性）；罕见的上皮来源肿瘤，包括小细胞 / 神经内分泌癌、类癌和黑色素瘤等。上皮来源的肿瘤来自膀胱壁最浅层，最常表现为不规则的突向腔内的结节、肿块。

膀胱间质来源肿瘤约占膀胱肿瘤剩余的 5%。最常见类型为好发于儿童的横纹肌肉瘤，其次是好发于成人的平滑肌肉瘤，罕见类型为副神经节瘤、淋巴瘤、平滑肌瘤和孤立性纤维性肿瘤。间质肿瘤起源于膀胱壁的黏膜下部分，因此，更常表现为边界光整的壁内结节、肿块。

【征象描述】

膀胱壁在性结节、肿块一般以实性为主，影像上在形态、单发 / 多发、边缘、密度 / 信号、增强以及其他征象等多方面出现不同的形态学征象。

形态：形态不一，可以呈乳头状、宽基底形、带蒂形，类圆形或不规则形（图 4-8-1）；

单发或多发：可以单发，也可以为散在或聚集分布的多发形式（图 4-8-2）；

边缘：边缘界清楚光整，或不清楚不光整（图 4-8-3）；

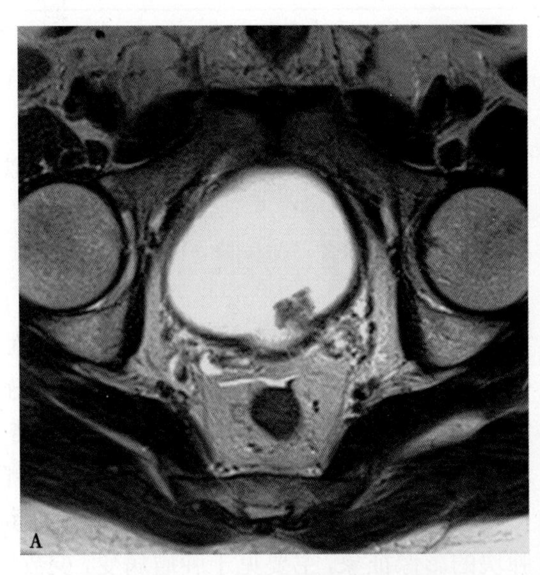

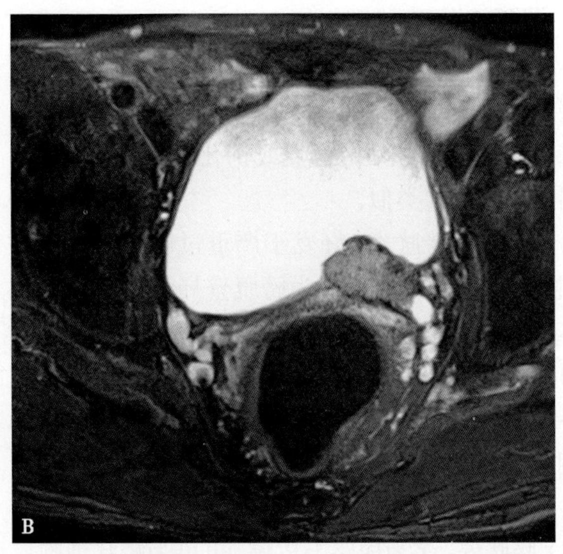

图 4-8-1　膀胱壁在性结节、肿块的不同形态征象

A. 横断面 T_2WI 显示膀胱左侧壁稍高信号结节，呈乳头状，可见短的蒂部；B. 横断面 T_2WI 脂肪抑制序列（FS-T_2WI）显示另一病例的膀胱左侧壁稍高信号肿块，呈不规则形，分别向膀胱腔内和腔外突出。

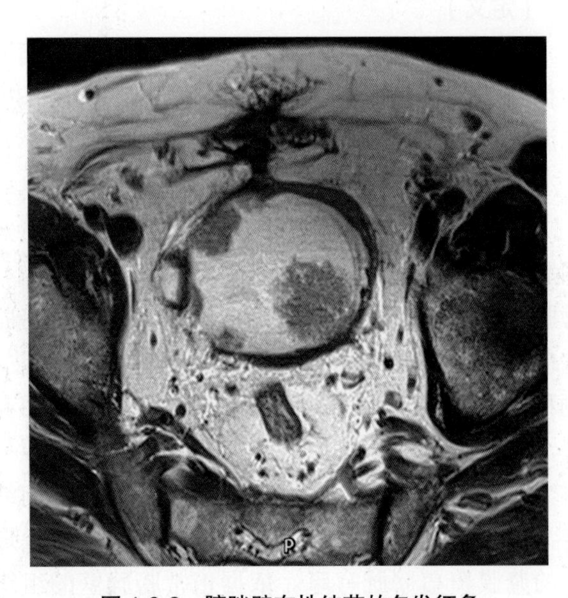

图 4-8-2　膀胱壁在性结节的多发征象

横断面 T_2WI 显示膀胱壁不同形状的多发结节，大小不等，突入膀胱腔内，未累及膀胱壁肌层。

密度 / 信号：一般为软组织密度 / 信号，即 T_1WI 稍低信号，T_2WI 为稍高或高信号。MRI 的软组织分辨力高，其信号特点与病变组织的成分相关。例如，特殊类型的结节、肿块可以表现为 T_1WI 稍高信号、T_2WI 稍低或低信号、DWI 信号不高等（图 4-8-4；图 4-8-5）。

增强：强化程度可不同，强化均匀性亦可不同（图 4-8-6）；

其他征象：如合并钙化、坏死等（图 4-8-7）。钙化可以发生在结节、肿块的边缘或内部；坏死常由于恶性肿瘤生长迅速，供血不足所致，发生在结节、肿块内部。

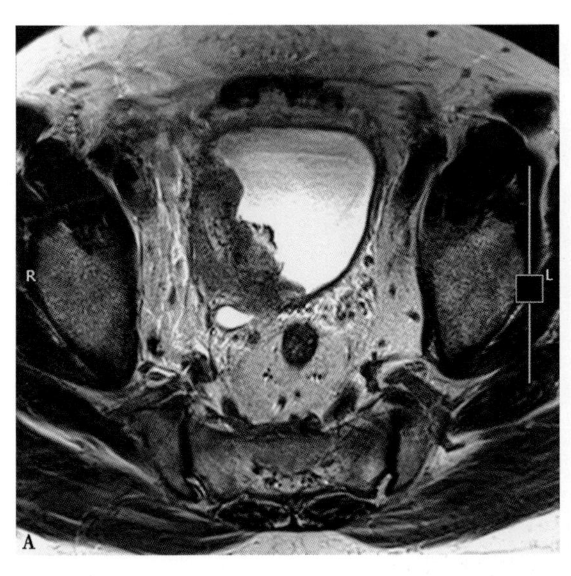

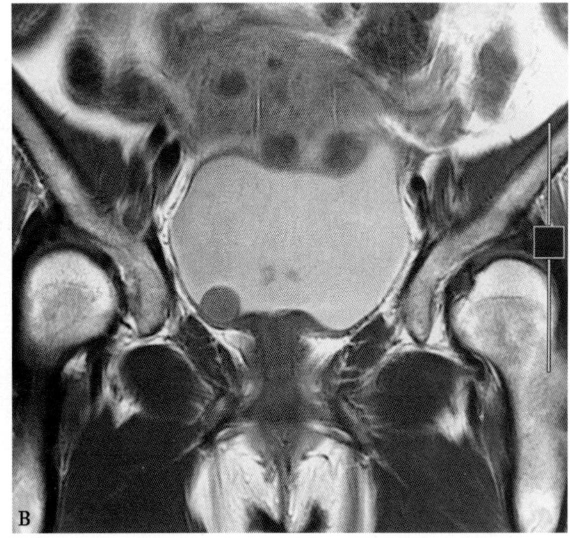

图 4-8-3　膀胱壁在性结节、肿块的不同边缘征象

A. 横断面 T_2WI 显示膀胱右侧壁不规则增厚肿块，呈稍高信号，边缘不清楚不光整；B. 冠状面 T_2WI 显示另一病例膀胱右下壁结节，呈稍低信号，突向膀胱腔内；边缘清楚光整。

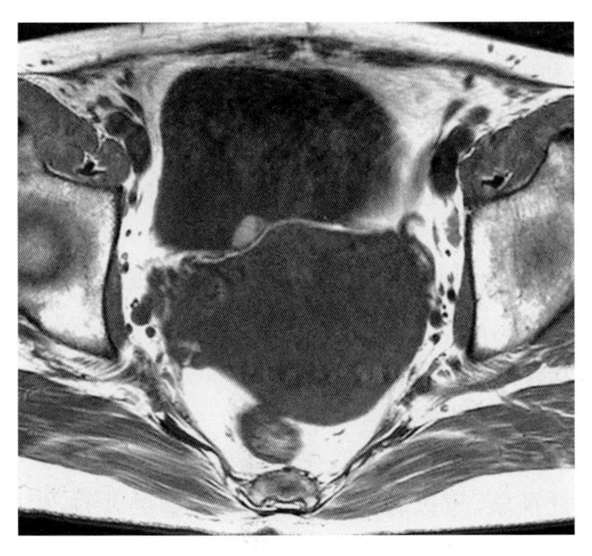

图 4-8-4　膀胱壁在性结节、肿块的不同信号征象

横断面 T_1WI 显示膀胱后壁结节呈稍高信号，边缘清楚光整。

正常膀胱轮廓光滑平整，影像检查（CT/MRI）中，需要做相应的检查前准备使膀胱呈适当充盈、膨胀状态。CT/MRI 上正常膀胱壁厚度均匀，厚度在充盈良好时通常小于 3mm，充盈不佳时小于 5mm；膀胱腔内表面和腔外表面光整而连续。利用 CT/MRI 可以很好地显示膀胱的壁在性或壁外性结节、肿块的影像征象，进行膀胱特别是肿瘤病变的诊断和鉴别诊断。需要指出：病变在早期、相对较小时可以准确判断起源于膀胱壁或膀胱外，但病变在进展期、相对较大时，肿瘤病变累及范围广泛，准确判断膀胱壁起源可能存在困难。

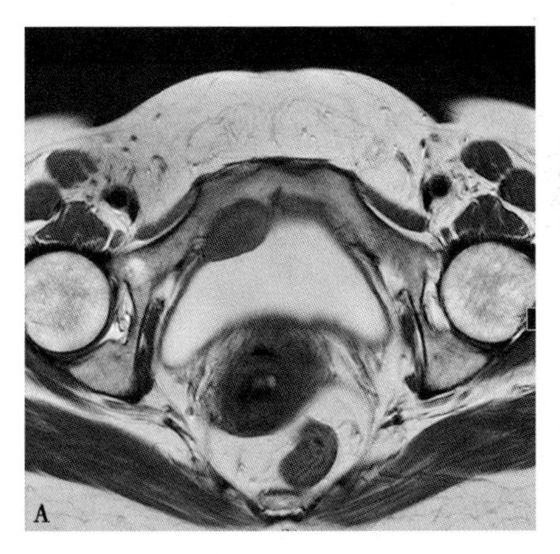

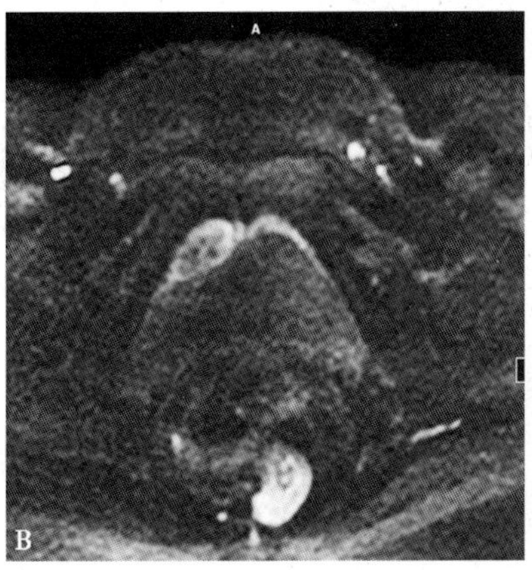

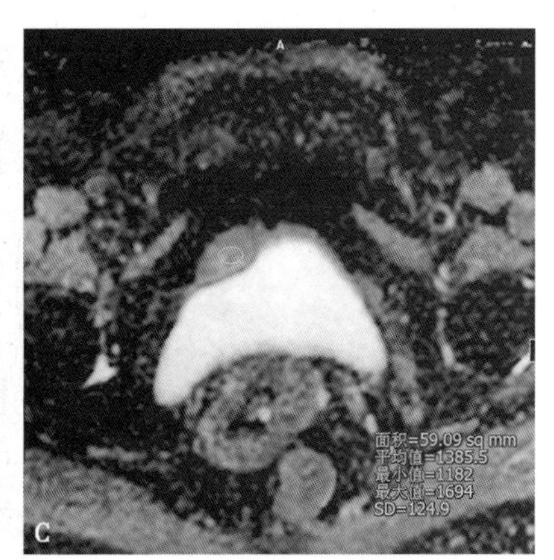

图 4-8-5　膀胱壁在性结节、肿块的不同信号征象

A. 横断面 T_2WI 显示膀胱右前下壁梭形结节，呈稍低信号，突向膀胱腔内为主，边缘清楚光整；B. DWI 显示结节呈不均匀稍高信号；C. ADC 图显示结节弥散受限不明显，ADC 值为 $1.38 \times 10^{-3}mm^2/s$。

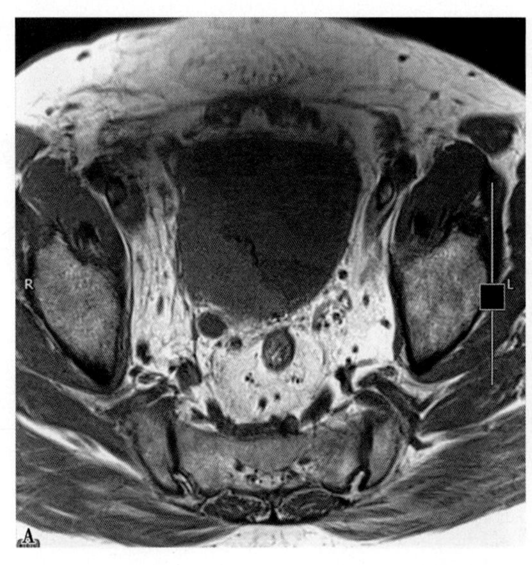

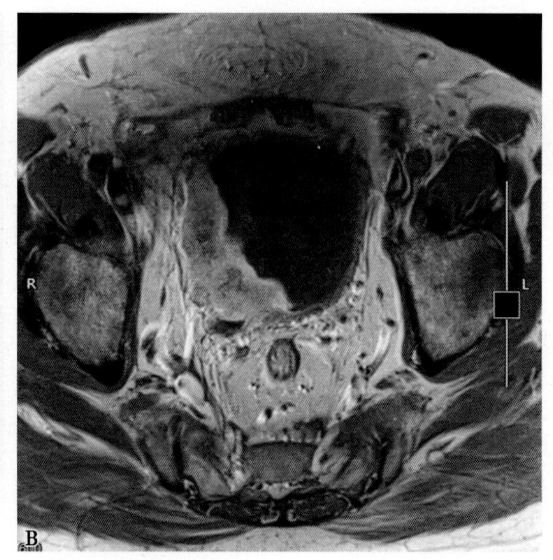

图 4-8-6 膀胱壁在性结节、肿块的强化征象

同图 4-8-3 病例。A. 横断面 T_1WI 显示膀胱右侧壁不规则增厚肿块，呈稍低信号，边缘不清楚不光整；B. 横断面增强显示肿块不均匀强化。

【相关疾病】

膀胱壁在性结节、肿块的征象最常见于膀胱肿瘤。膀胱肿瘤中，以恶性肿瘤最为常见，绝大多数为上皮来源的尿路上皮癌（其余少数上皮来源恶性肿瘤包括鳞状细胞癌、腺癌、神经内分泌癌、类癌等），少数为间质来源的恶性肿瘤为横纹肌肉瘤（更为罕见的是间质来源的淋巴瘤、平滑肌肉瘤等）。良性肿瘤中，以间质来源的副神经节瘤、平滑肌瘤等为主。

尿路上皮乳头状瘤是由尿路上皮覆盖的良性乳头状病变。膀胱乳头状病变在 2016 年修订的世界卫生组织 WHO 和国际泌尿病理学会的尿路上皮肿瘤分类系统共识中包括：反应性增生、乳头状瘤、膀胱低度恶性潜能的尿路上皮乳头状瘤（papillary urothelial neoplasm of low malignant potential of the bladder，PUNLMP）、低级别乳头状癌和高级别乳头状癌。

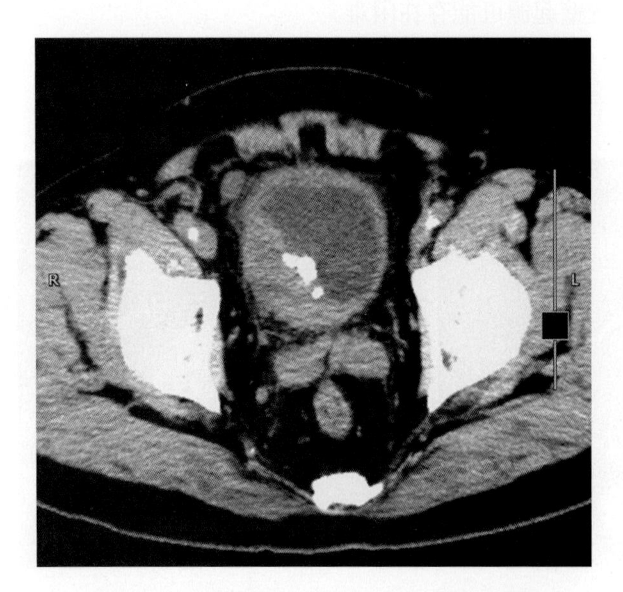

图 4-8-7 膀胱壁在性结节、肿块的钙化征象

同图 4-8-3 病例。CT 平扫显示膀胱肿块的腔内表面高密度的钙化。

需要注意的是，非肿瘤性病变如腺性膀胱炎、膀胱内出血，有时也可以表现为或类似壁在性结节、肿块征象的征象，需要注意鉴别。

【分析思路】

第一，确定膀胱壁在性结节、肿块的征象。依据此征象，可以确定病变为膀胱起源的肿瘤，但需注意鉴别膀胱非肿瘤性病变的少数情况。例如，膀胱出血、腺性膀胱炎等；前者可以表现为结节、肿块的征象，但完全位于膀胱腔内，常不累及膀胱壁，可以出现形态位置变化；后者好发于膀胱三角区和颈部，表面较光滑，内部可有囊性灶，强化不明显。CT/MRI 的多平面成像可以更好地显示膀胱结节、肿块病变的位置、形态以及强化征象，有助于鉴别诊断（图 4-8-8；图 4-8-9）。

第二，观察壁在性结节、肿块的形态学征象。首先是观察与良恶性肿瘤鉴别相关的形态学征象；其次是关注有无不典型的、少见的形态学征象。壁在性结节、肿块外形如何、单发还是多发、边缘清楚光整还是清楚不光整、密度信号均匀还是不均匀、强化程度与均匀性如何、是否合并钙化等这些形态学征象，有助于肿瘤或肿瘤样病变的组织学鉴别诊断（图 4-8-10；图 4-8-11）。

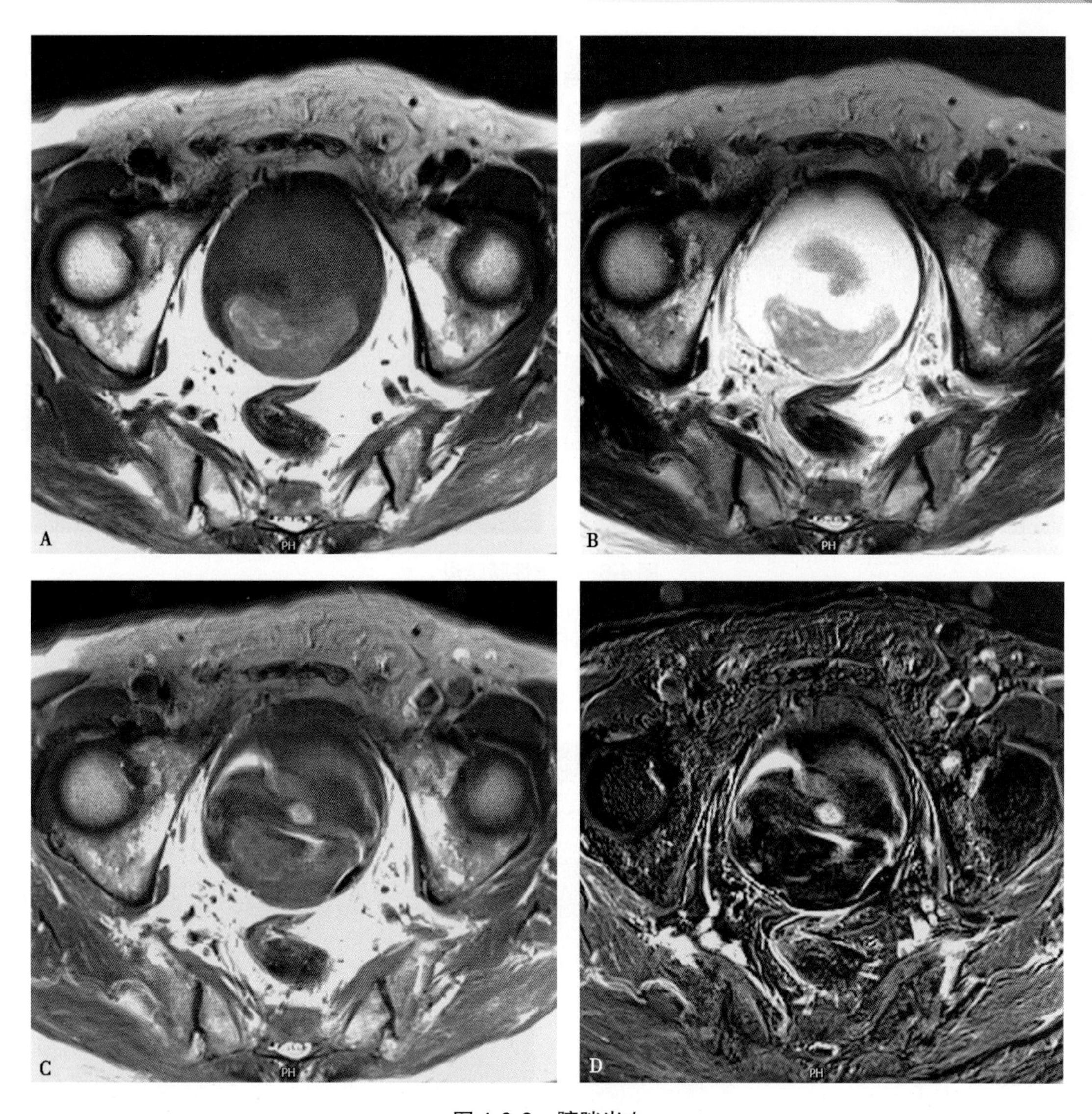

图 4-8-8 膀胱出血

A. 横断面 T_1WI 显示膀胱后壁肿块，呈不均匀等信号及稍高信号；B. 横断面 T_2WI 病灶呈稍高信号及高信号，病变区膀胱壁显示清楚；C. 横断面增强肿块呈不均匀稍高信号；D. 减影图像显示病变无强化。

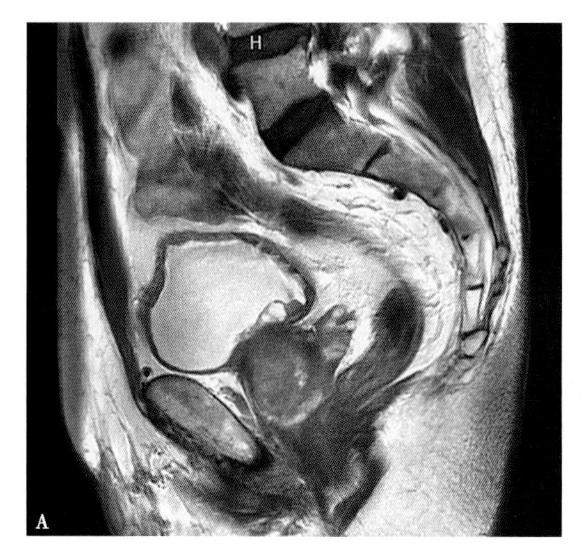

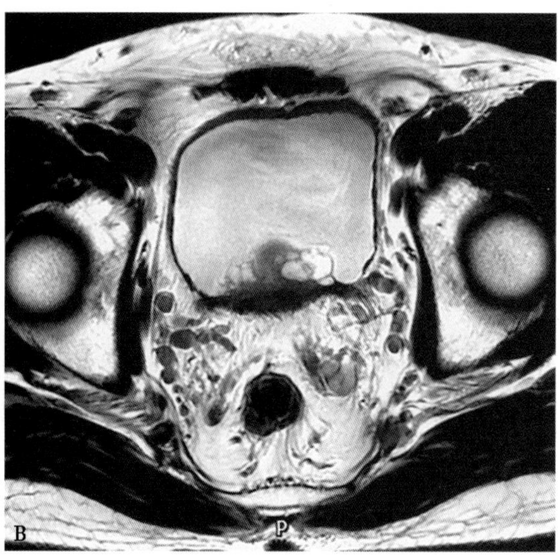

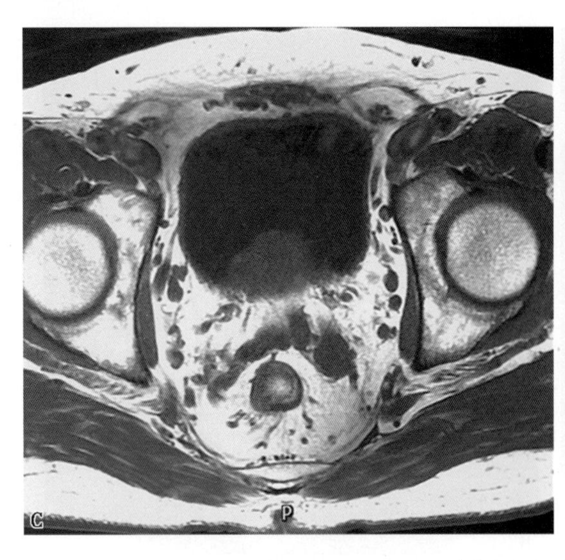

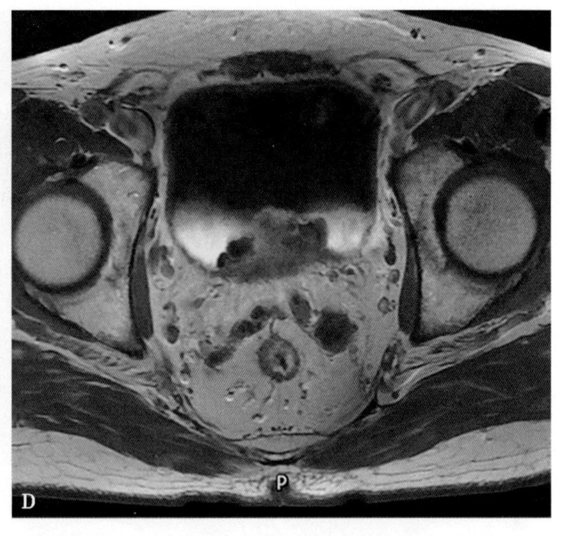

图 4-8-9 腺性膀胱炎

A. 矢状面 T_2WI 显示膀胱三角区不规则结节，呈稍高信号，病灶内见多发囊状 T_2WI 高信号，病变区膀胱壁显示清楚；B. 横断面 T_2WI 病灶内含囊性灶；C. 横断面 T_1WI 显示病变呈稍低信号为主；D. 横断面增强显示结节实性部分轻度强化，囊性部分不强化。

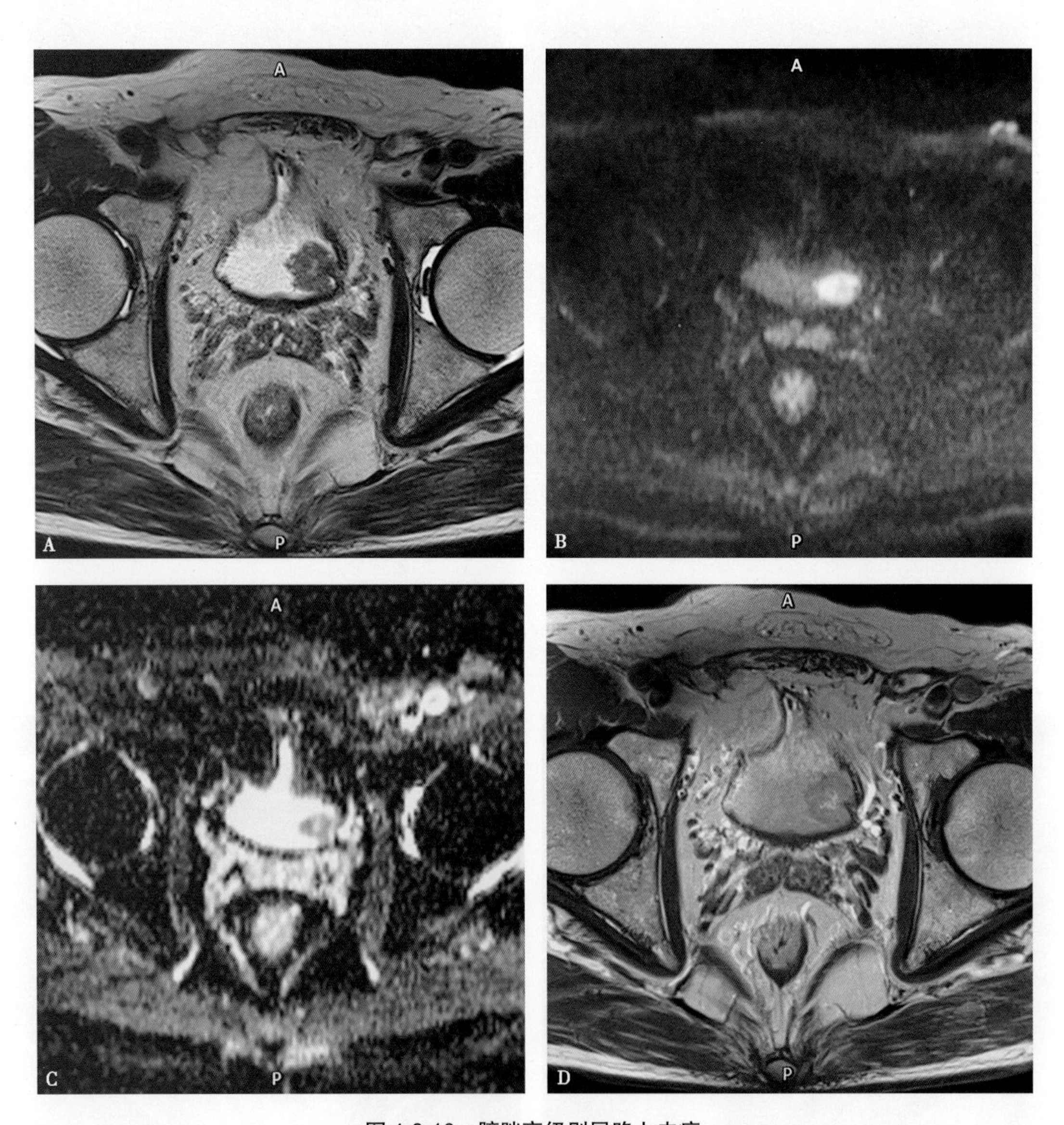

图 4-8-10 膀胱高级别尿路上皮癌

A. 横断面 T_2WI 显示膀胱左侧壁结节，呈稍高信号，可见短蒂，病变区膀胱壁未受累及；B. DWI 显示结节呈明显不均匀高信号；C. ADC 图显示结节弥散受限；D. 横断面增强显示结节不均匀强化。

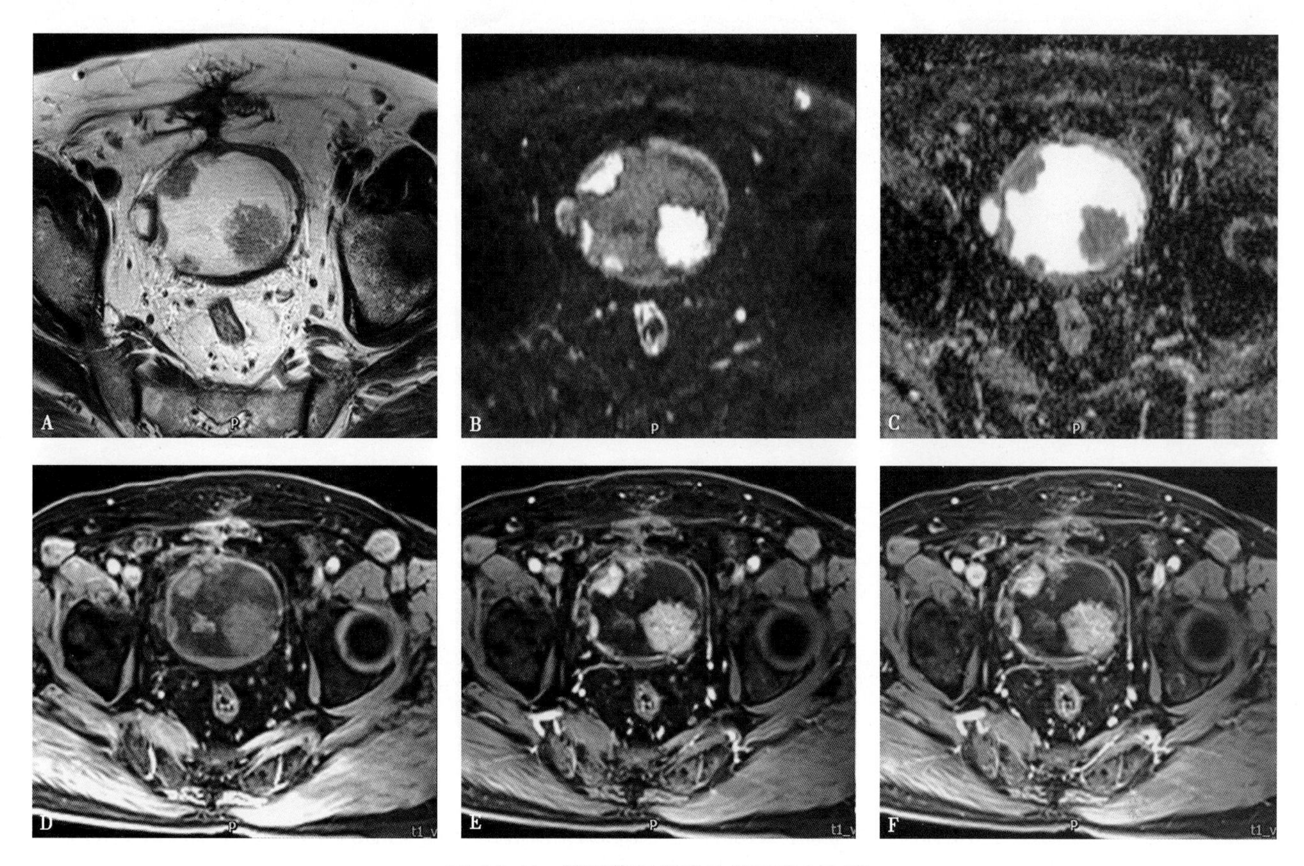

图 4-8-11　膀胱高级别乳头状尿路上皮癌

A. 横断面 T_2WI 显示膀胱壁不同形状多发结节突入膀胱腔内，未累及膀胱壁肌层；B. DWI 显示多发结节呈明显高信号；C. ADC 图显示多发结节弥散受限；D. 横断面平扫多发结节呈稍低信号；E. 横断面增强早期显示病变轻度强化；F. 横断面增强晚期显示病变持续强化。

第三，结合患者的临床信息，如年龄、症状等。对于最为常见的膀胱尿路上皮癌，血尿是最为主要的症状；少见的膀胱鳞状细胞癌常与膀胱外翻、慢性黏膜刺激等危险因素有关（图 4-8-12；图 4-8-13）；而间质来源的恶性肿瘤横纹肌肉瘤，好发于儿童（图 4-8-14）；间质来源的良性肿瘤平滑肌瘤、副神经节瘤等，常常为偶然发现，多无血尿病史，另外副神经节瘤常有阵发性高血压的症状（图 4-8-15；图 4-8-16；图 4-8-17）。

第四，观察盆腔淋巴结等征象，有助于诊断以及为临床提供全面的信息。膀胱壁在性结节、肿块的恶性概率大，需要评估盆腔淋巴结情况（图 4-8-18）。另外，对于膀胱肿瘤病变治疗后的监测，需要注意观察病变的变化情况（图 4-8-19）。

【疾病鉴别】

虽然膀胱肿瘤主要表现为壁在性结节、肿块的影像征象，常缺乏特异性。例如，膀胱神经内分泌癌、膀胱淋巴瘤等（图 4-8-20；图 4-8-21）。但是以其影像学表现为依据，结合膀胱肿瘤在膀胱壁组织的起源与生长方式，以及临床特征可进行准确地影像诊断和鉴别诊断，参见流程图（图 4-8-22）和鉴别诊断图表（表 4-8-1）。

1. 膀胱壁在性结节、肿块的鉴别诊断思路见流程图（图 4-8-22）。

2. 膀胱壁在性结节、肿块与常见相关疾病的主要鉴别要点见表 4-8-1。

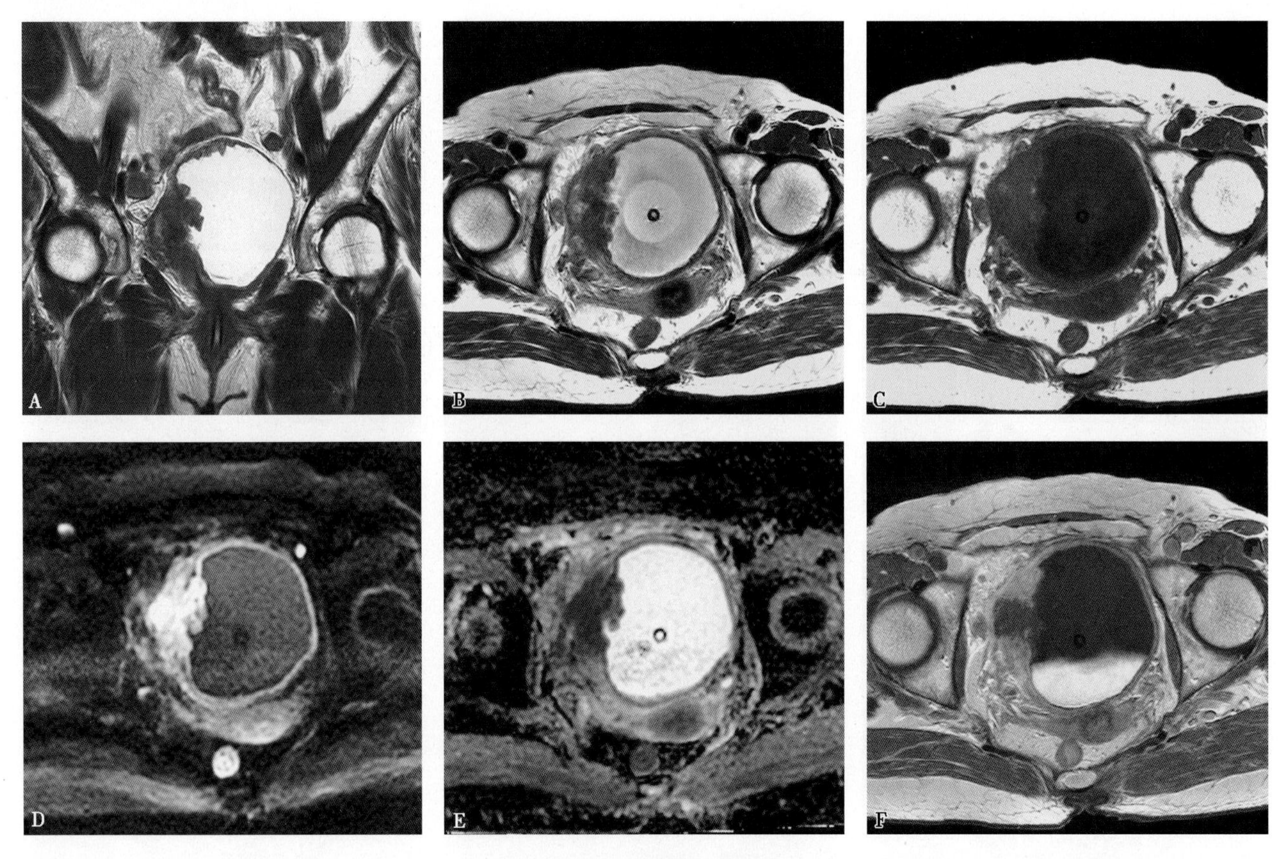

图 4-8-12　膀胱鳞状细胞癌

A. 冠状面 T_2WI 显示膀胱右侧壁弥漫性增厚并不规则肿块，呈不均匀稍高信号，边缘不清楚、不光整；B. 横断面 T_2WI 显示膀胱右侧壁弥漫性增厚并不规则肿块；C. 横断面 T_1WI 显示肿块呈稍低信号；D. DWI 显示肿块呈明显高信号；E. ADC 图显示肿块弥散受限；F. 横断面增强显示肿块不均匀强化。

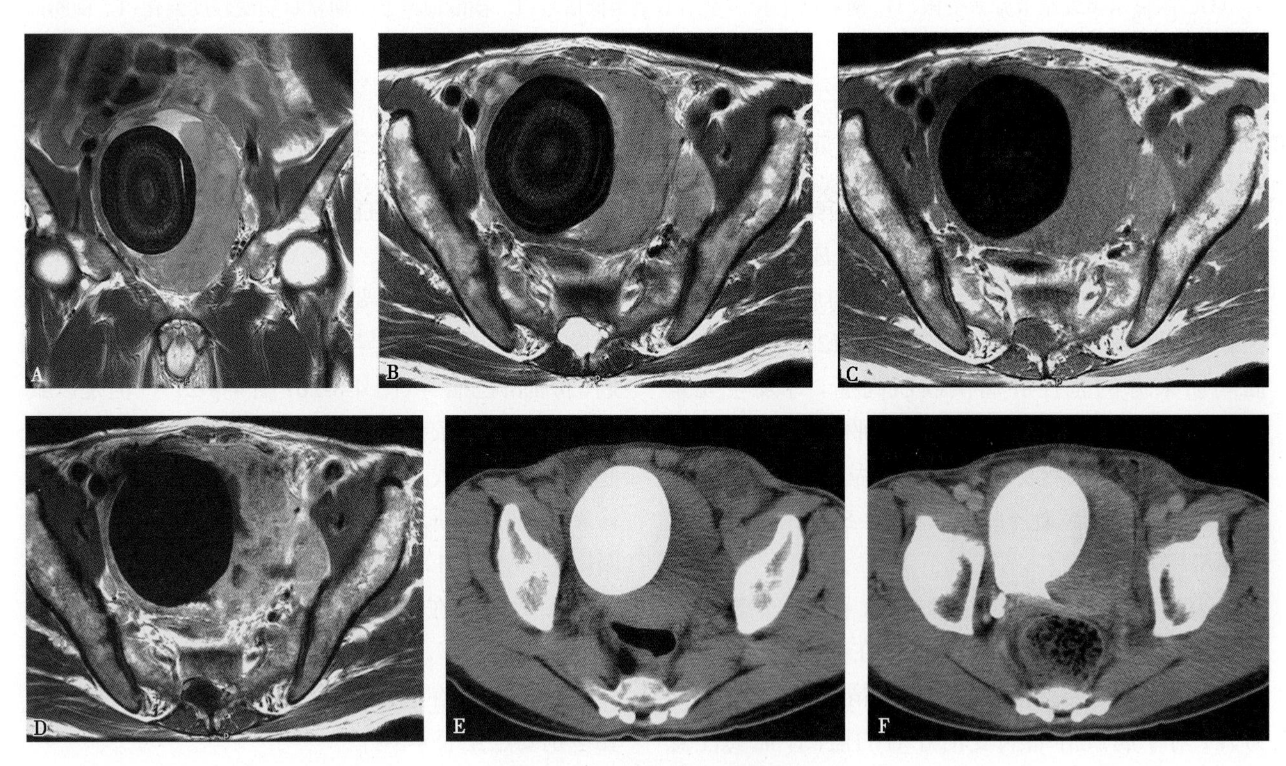

图 4-8-13　膀胱鳞状细胞癌

A. 冠状面 T_2WI 显示膀胱左侧壁弥漫性增厚并不规则肿块形成，呈稍高信号，边缘不清楚不光整，膀胱内结石呈环状低信号为主；B. 横断面 T_2WI 显示膀胱右侧壁弥漫性增厚并不规则肿块形成；C. 横断面 T_1WI 显示肿块呈稍低信号，膀胱内结石呈明显低信号；D. 横断面增强肿块不均匀强化；E. CT 平扫显示膀胱左侧壁弥漫性增厚并不规则肿块形成，呈稍低密度，膀胱内见高密度结石；F. CT 增强肿块不均匀强化。

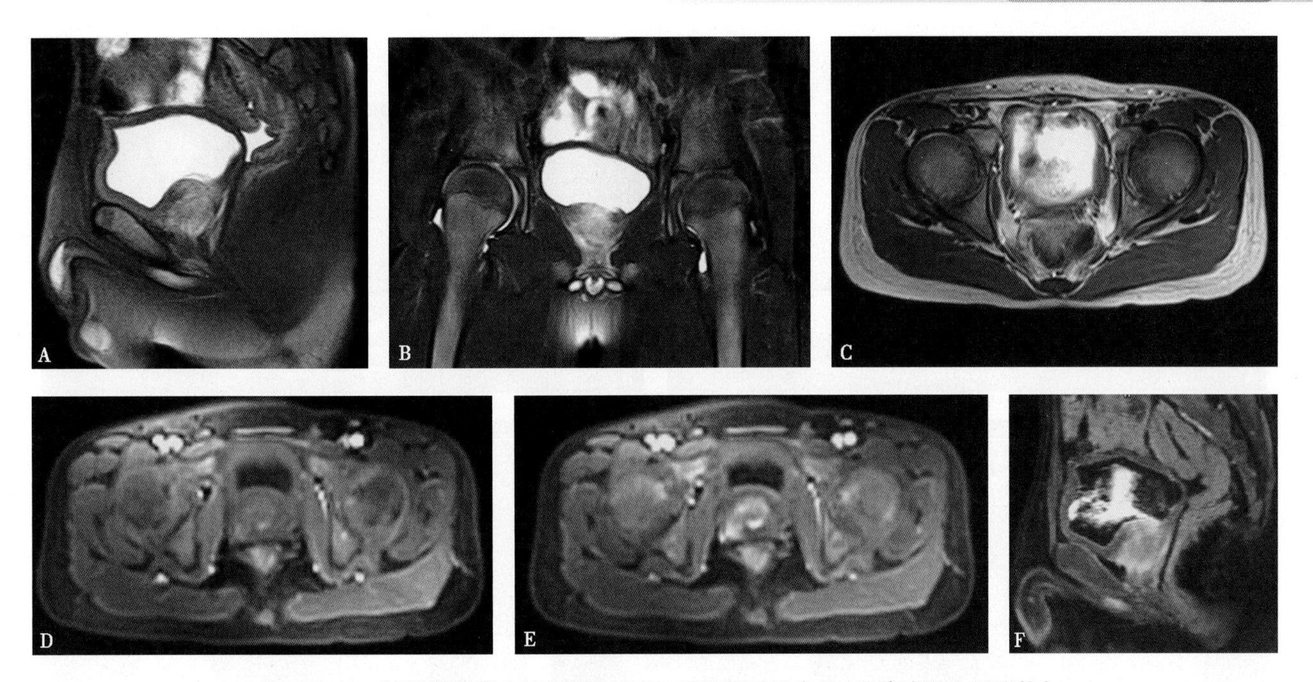

图 4-8-14　膀胱横纹肌肉瘤（男性；6 岁；排尿困难 5 个月，无疼痛及血尿症状）

A. 矢状面 FS-T_2WI 显示膀胱颈部肿块，呈稍高信号，突向膀胱腔内，边缘清楚；B. 冠状面 FS-T_2WI 显示膀胱结颈部肿块，呈稍高信号，突向膀胱腔内，边缘清楚；C. 横断面 T_2WI 显示肿块与膀胱壁关系欠佳；D. 横断面增强早期肿块轻度强化；E. 横断面增强晚期肿块明显不均匀强化；F. 矢状面增强晚期强化均匀，显示肿瘤间质起源。

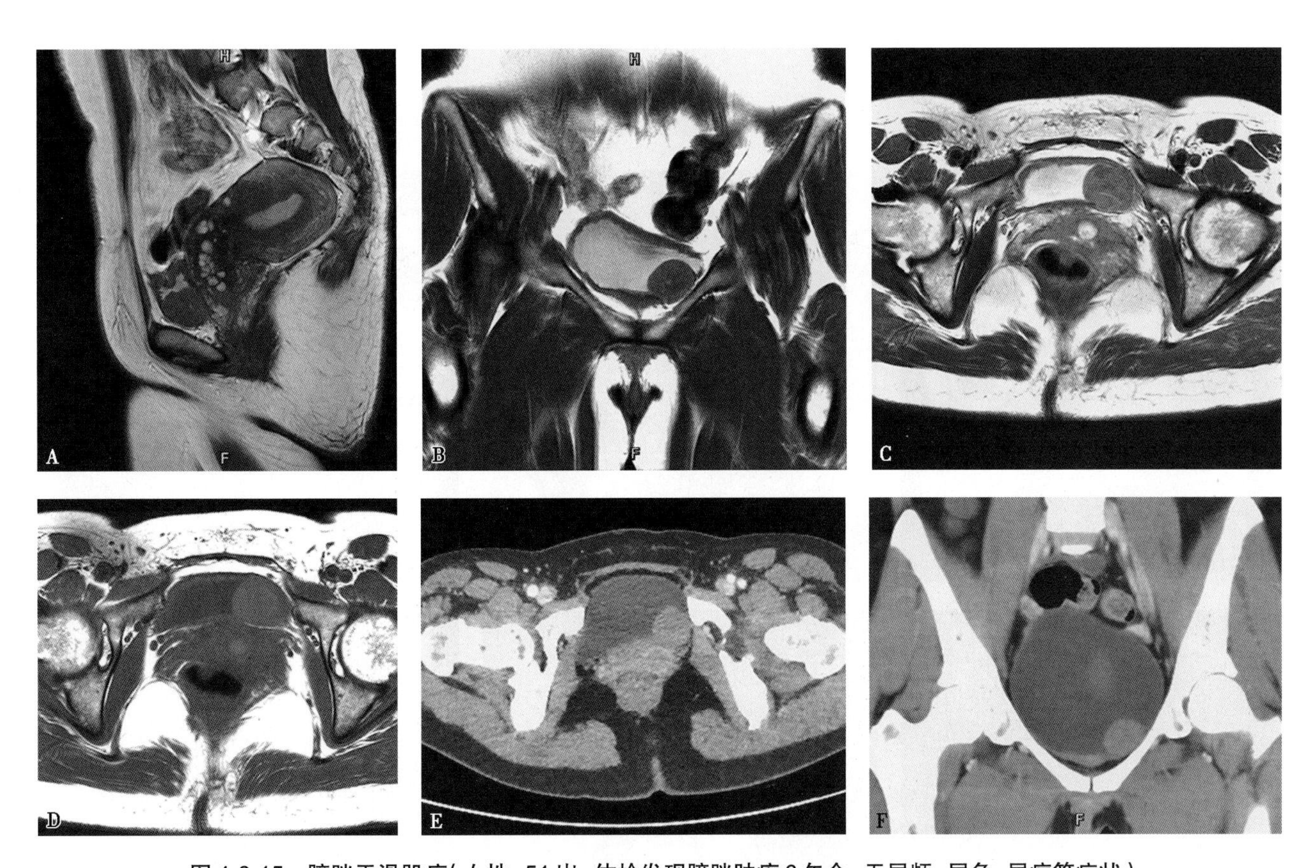

图 4-8-15　膀胱平滑肌瘤（女性；51 岁；体检发现膀胱肿瘤 6 年余；无尿频、尿急、尿痛等症状）

A. 矢状面 T_2WI 显示膀胱腔内结节，呈稍低信号；B. 冠状面 T_2WI 显示结节位于左下壁，膀胱壁肌层清楚；C. 横断面 T_2WI 显示结节呈稍低信号，稍不均匀，膀胱壁肌层清楚；D. 横断面 T_1WI 显示结节呈稍低信号；E. 2 年前 CT 增强静脉期显示膀胱左侧壁结节轻度均匀强化；F. 冠状面重建图像结节边缘清楚，病变大小无变化。

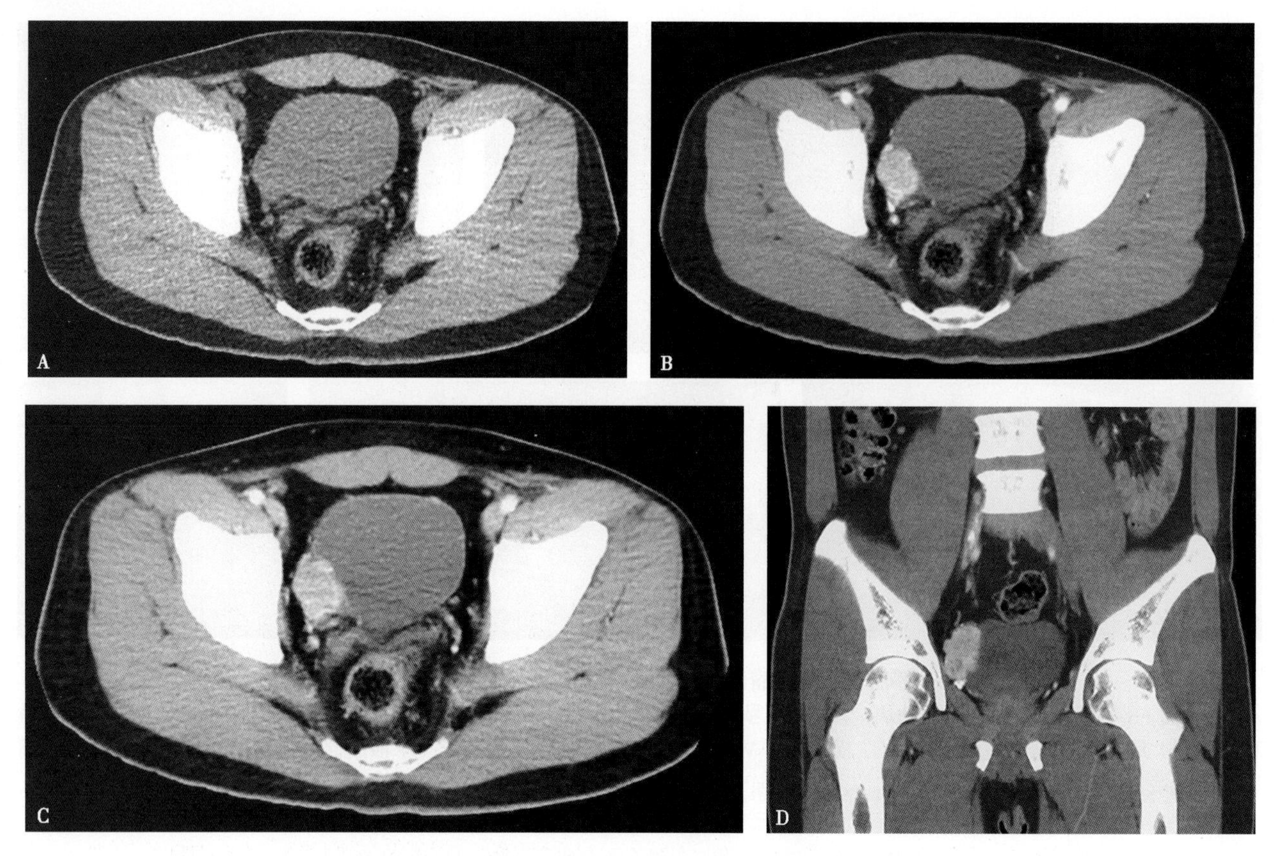

图 4-8-16 膀胱副神经节瘤(男性;29 岁;有高血压病史)

A. CT 平扫显示膀胱右侧壁结节呈等密度;B. CT 增强动脉期结节快速明显强化,边缘清楚,突向腔内为主;C. CT 增强静脉期结节强化稍减低;D. 冠状面重建图像结节边缘清楚。

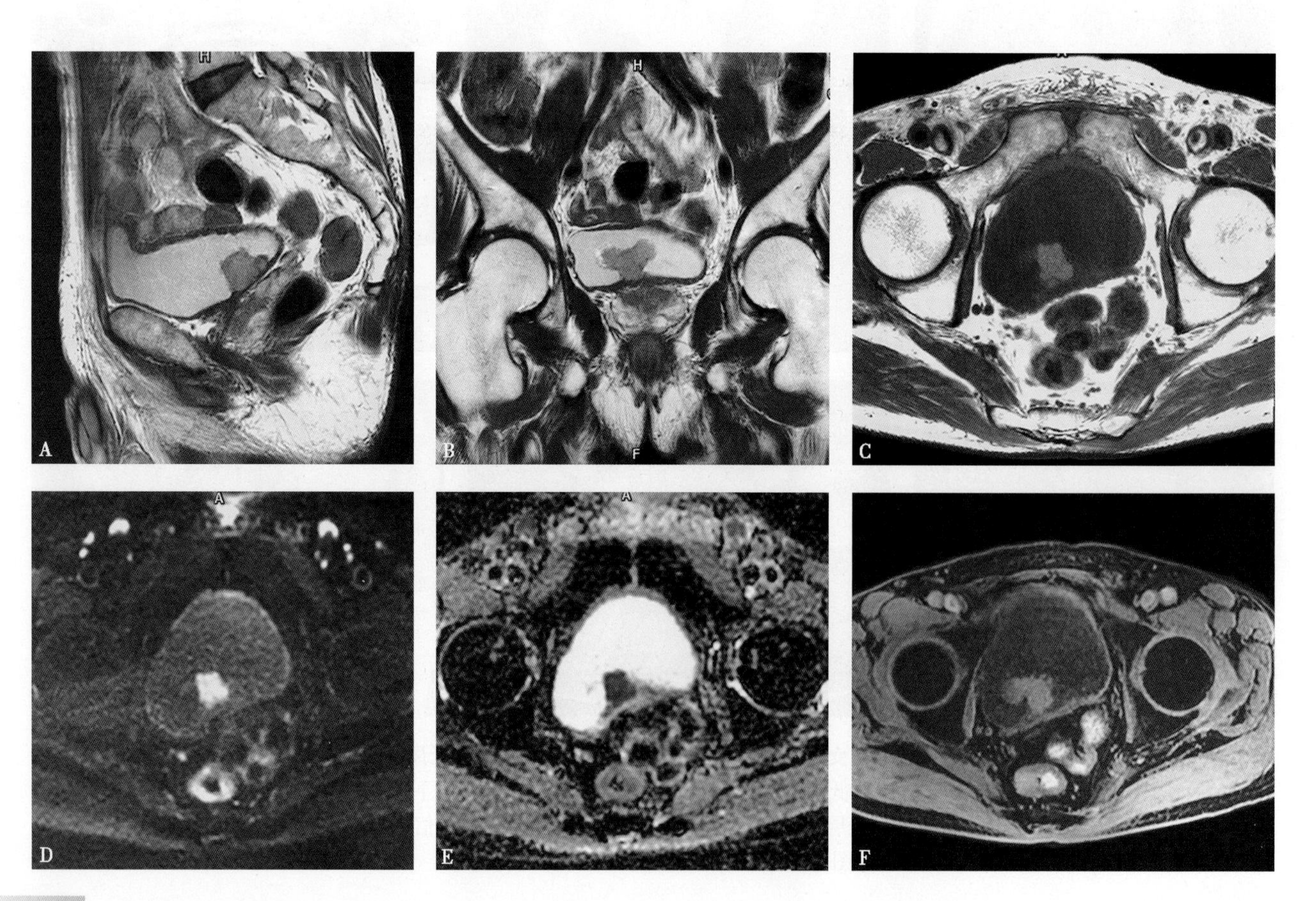

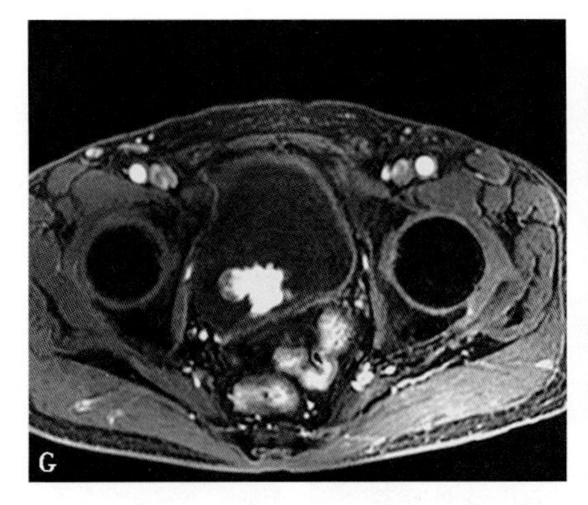

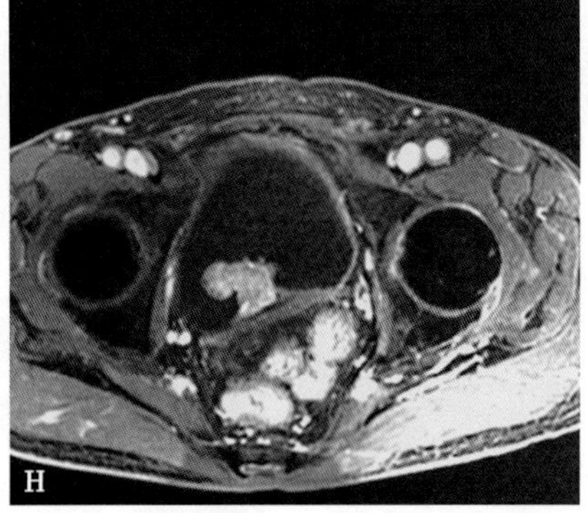

图 4-8-17　膀胱副神经节瘤（男性；63 岁；有糖尿病史；膀胱镜术中突发血压不稳及心律不齐）

A. 矢状面 T_2WI 显示膀胱后壁不规则结节，呈稍高信号，突向腔内为主，膀胱壁肌层尚清楚，未累及周围脂肪间隙；B. 冠状面 T_2WI 显示结节位于下方；C. 横断面 T_1WI 显示结节呈稍高信号；D. DWI 显示结节呈明显高信号；E. ADC 图显示结节弥散受限；F. 横断面平扫显示结节呈稍低信号；G. 横断面增强早期结节快速明显强化；H. 横断面增强晚期结节持续强化，程度稍减低。

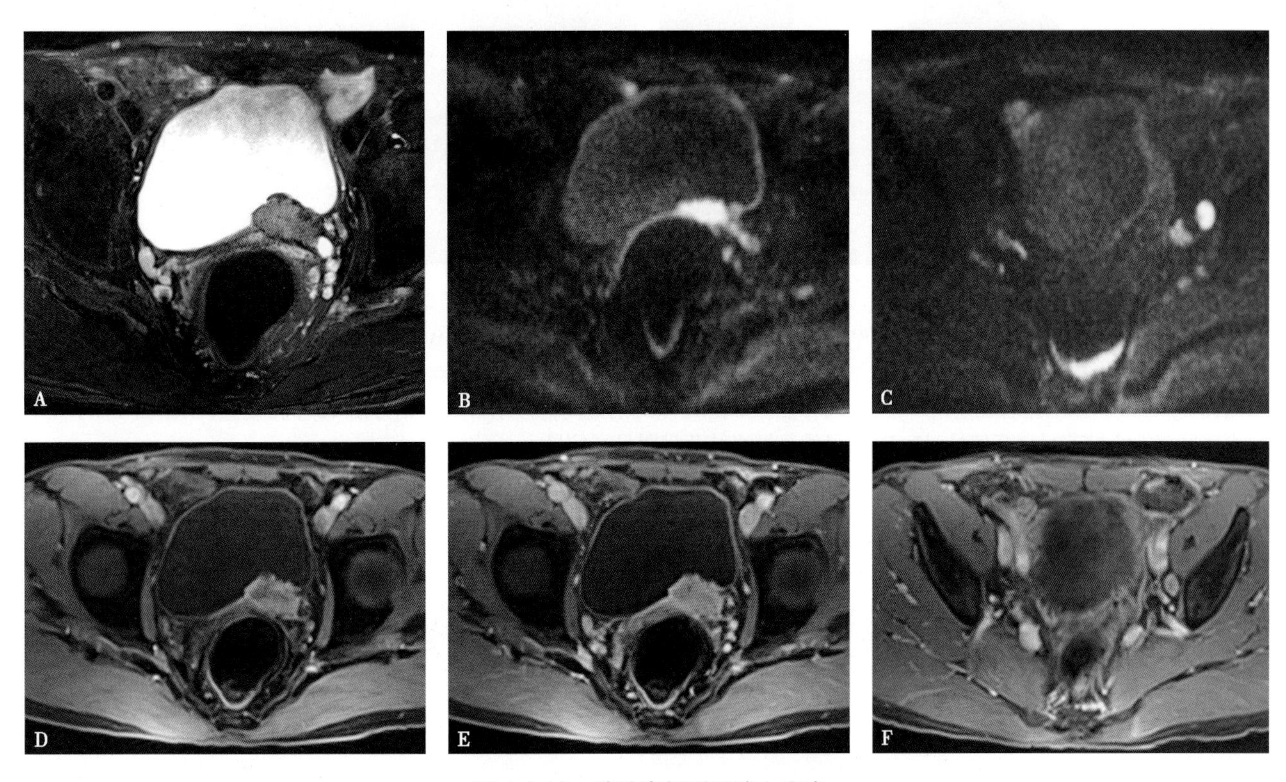

图 4-8-18　膀胱高级别尿路上皮癌

A. 横断面 FS-T_2WI 显示膀胱壁左侧壁肿块突入膀胱腔内，其外侧可见受累、扩张的输尿管；B. DWI 显示肿块呈明显高信号；C. DWI 邻近层面显示左侧髂内转移淋巴结呈明显高信号；D. 横断面增强早期肿块轻度不均匀强化；E. 横断面增强晚期肿块持续强化；F. 横断面增强早期邻近层面显示左侧髂内淋巴结不均匀强化。

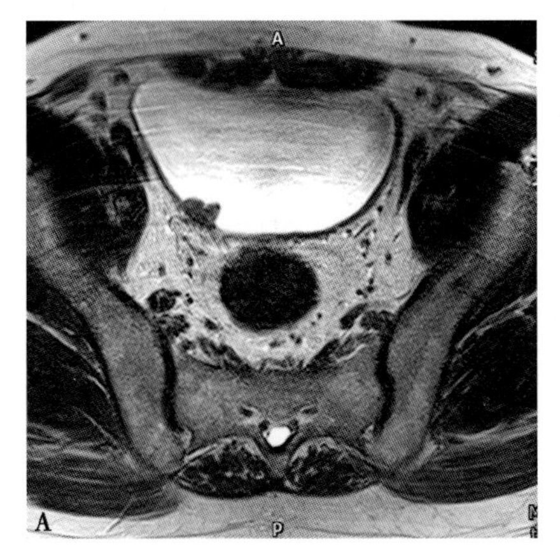

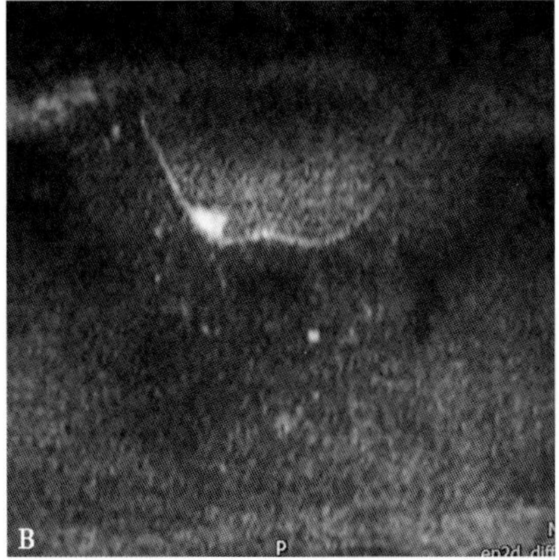

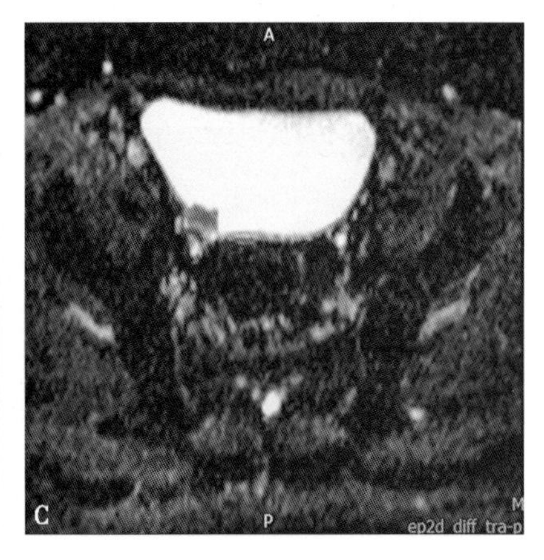

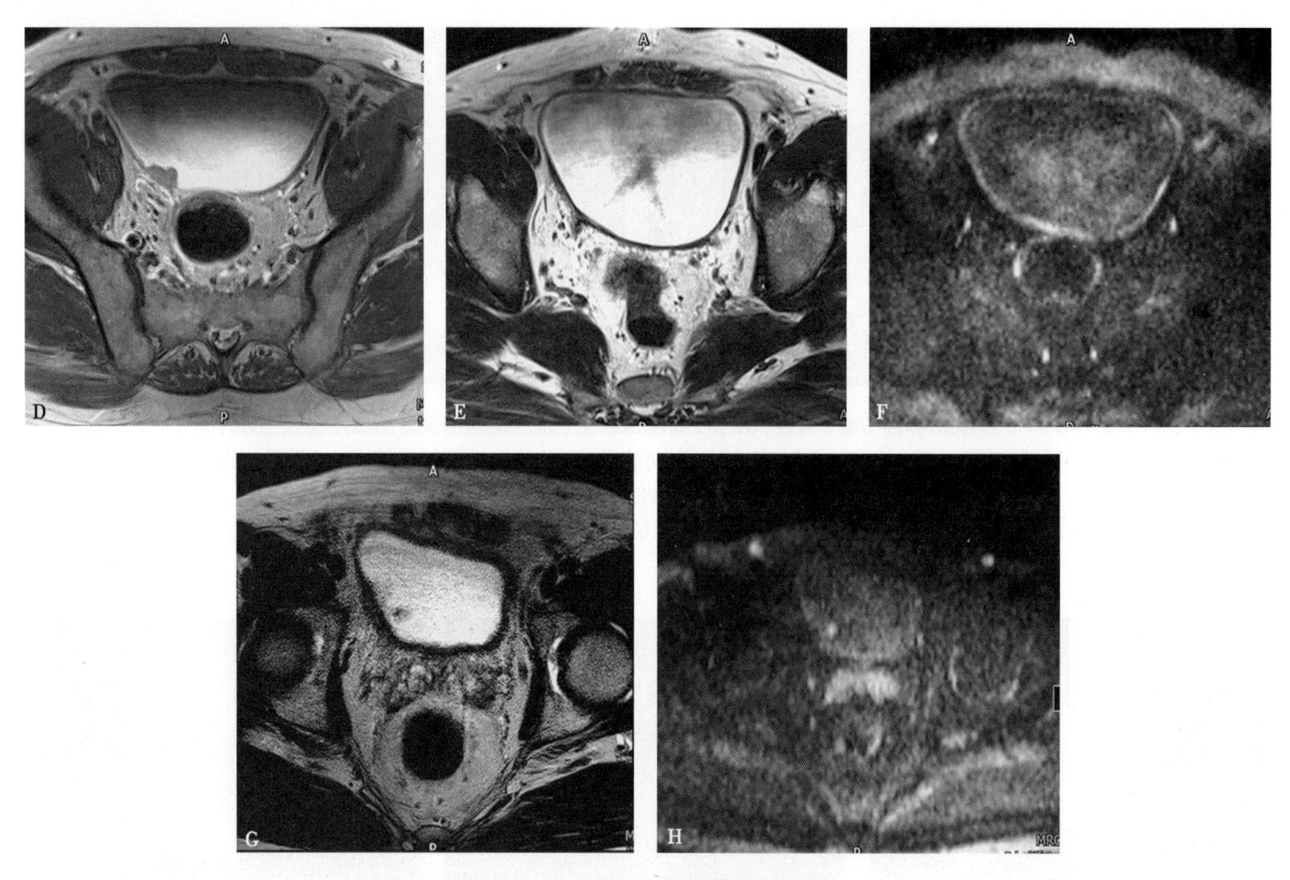

图 4-8-19 膀胱高级别尿路上皮癌

A. 横断面 T_2WI 显示膀胱右侧壁不规则结节，呈稍高信号，膀胱壁显示清楚；B. DWI 显示结节呈明显高信号；C. ADC 图显示结节弥散受限；D. 横断面增强显示结节不均匀强化，手术病理证实为高级别尿路上皮癌；E. 铥激光治疗后 15 个月复查，横断面 T_2WI 显示原术区膀胱壁稍增厚，复发可能；F. DWI 未见明显高信号结节；G. 治疗后 18 个月复查，横断面 T_2WI 显示原术区膀胱壁小结节呈稍高信号；H. DWI 显示复发小结节呈明显高信号。

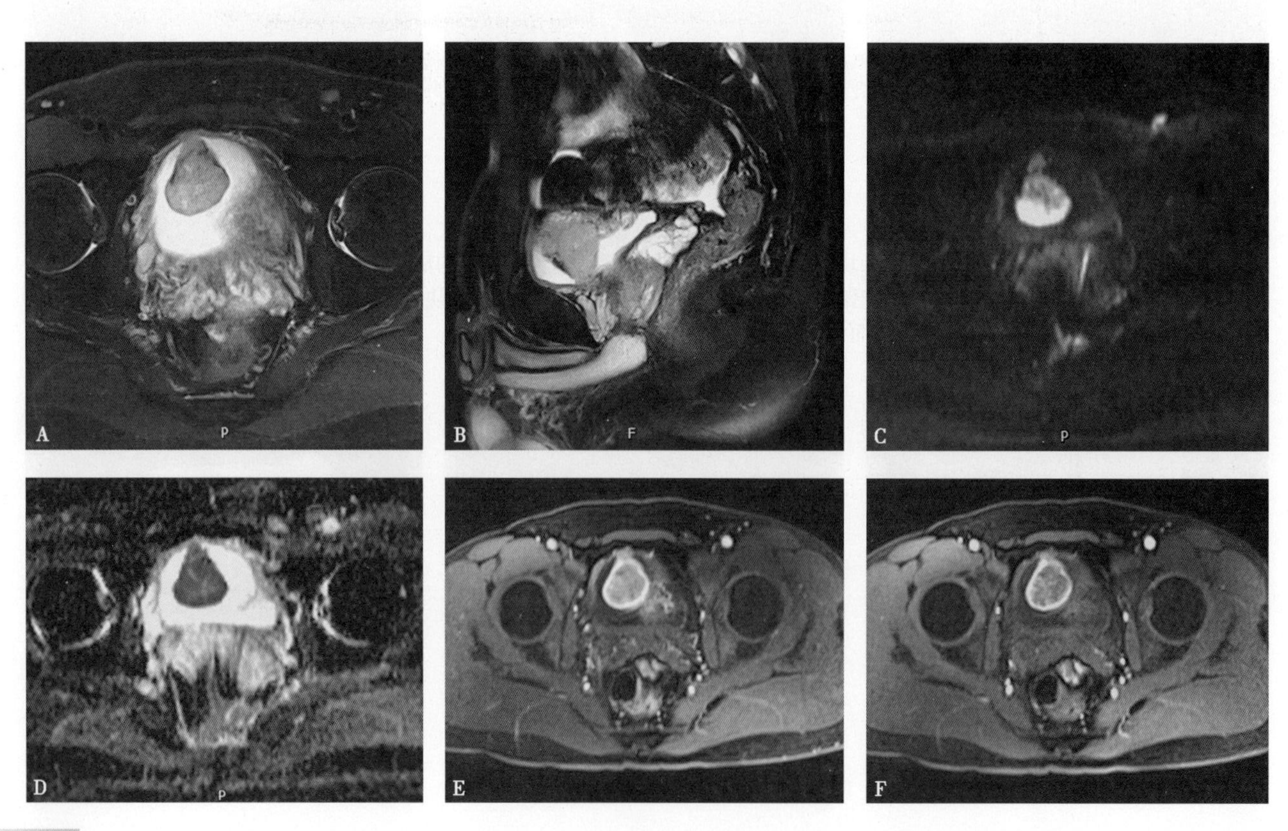

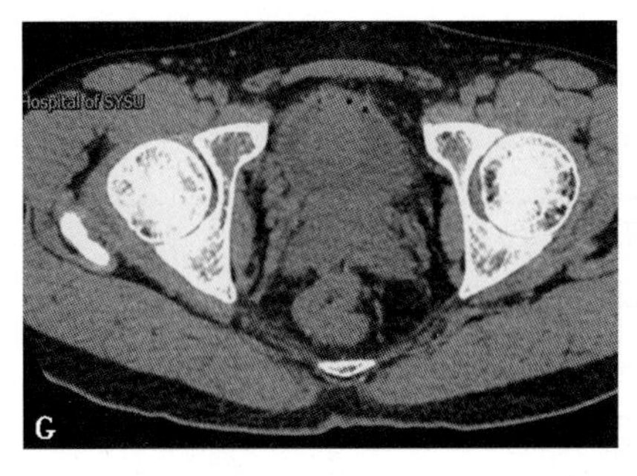

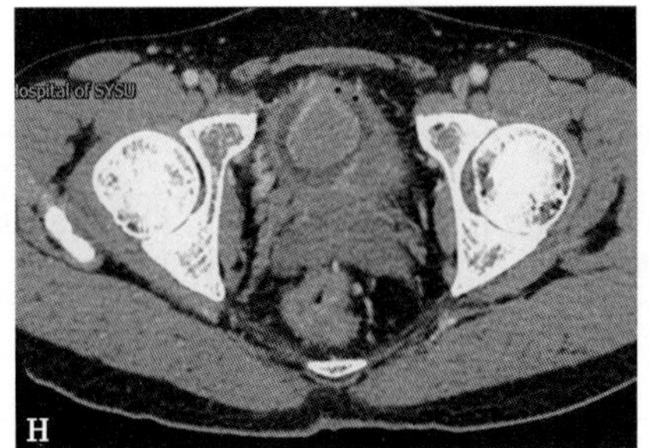

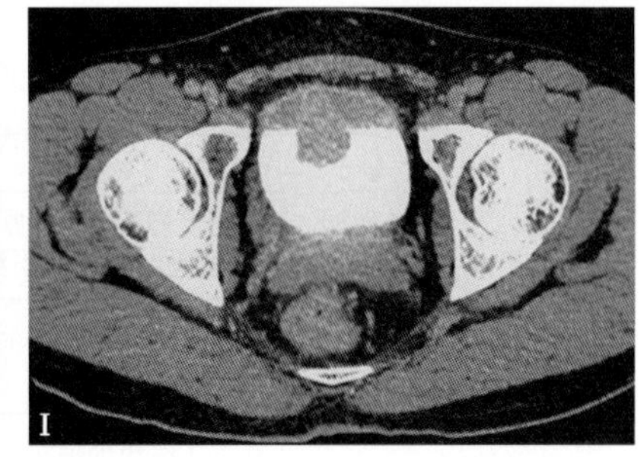

图 4-8-20 膀胱神经内分泌癌

A. 横断面 FS-T_2WI 显示膀胱腔内息肉状结节，呈稍高信号，与前壁相连，病变区膀胱壁未受累及；B. 矢状面 FS-T_2WI 显示病变区膀胱壁未受累及；C. DWI 显示结节呈明显高信号；D. ADC 图显示结节弥散受限；E. 横断面增强早期结节轻度强化；F. 横断面增强晚期结节持续强化；G. CT 平扫显示膀胱腔内结节呈稍低密度；H. CT 增强静脉期结节不均匀强化；I. CT 增强排泄期膀胱腔内对比剂部分充盈，结节呈充盈缺损改变。

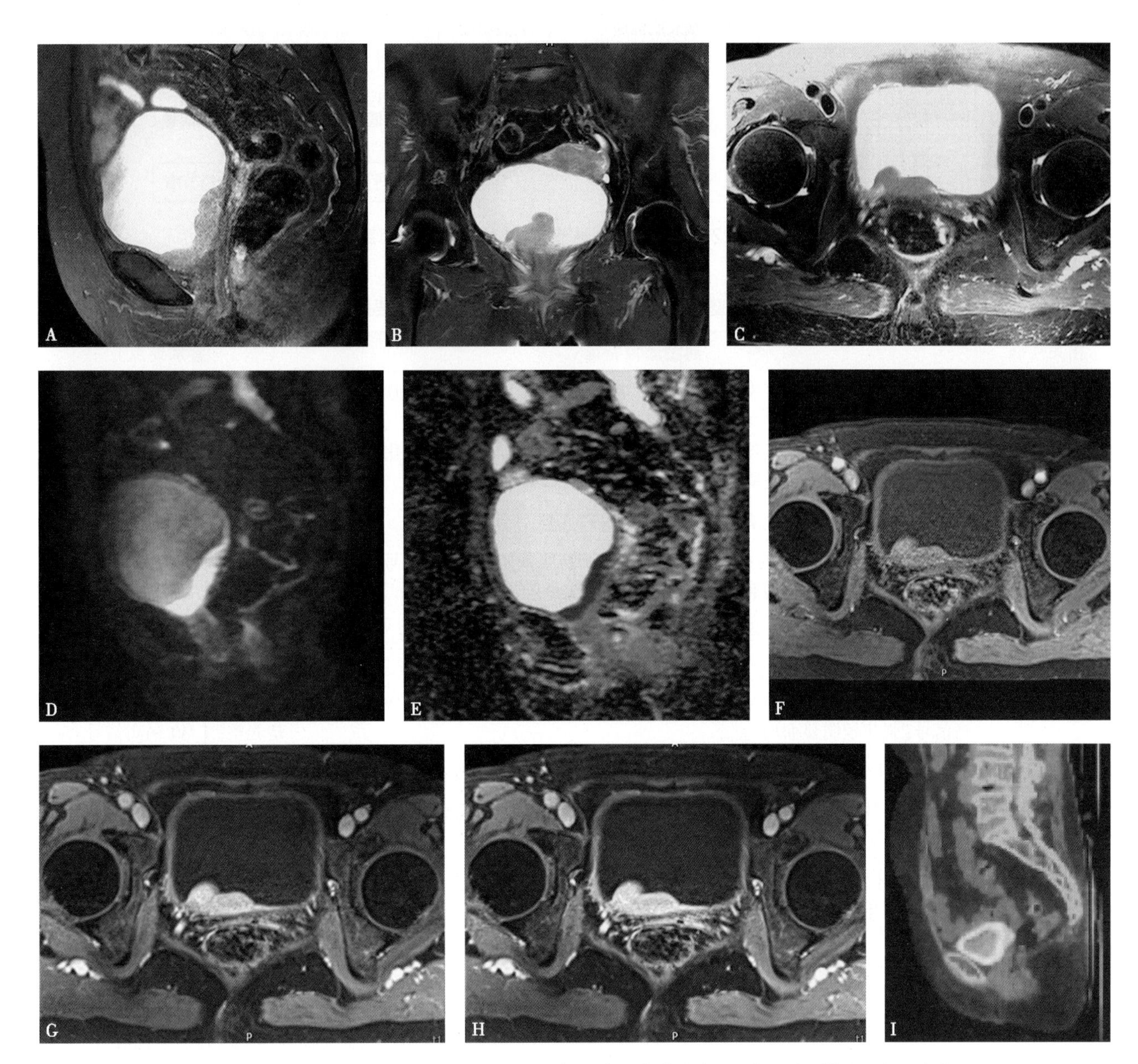

图 4-8-21 膀胱淋巴瘤（女性；69 岁；有鼻咽癌综合治疗史；反复尿痛、排尿不畅 7 年）

A. 矢状面 FS-T_2WI 显示膀胱后壁扁平状肿块，呈稍高信号，边缘清楚；B. 冠状面 FS-T_2WI 显示肿块突向膀胱腔内，边缘清楚；C. 横断面 FS-T_2WI 显示肿块区膀胱壁肌层清楚；D. DWI 显示肿块呈明显高信号；E. ADC 图显示肿块弥散明显受限；F. 横断面 T_1WI 肿块呈稍低信号；G. 横断面增强早期肿块快速明显强化；H. 横断面增强晚期显示肿块持续明显强化；I. PET/CT 显示病变 FDG 摄取明显增高；术后病理证实膀胱黏膜相关淋巴瘤。

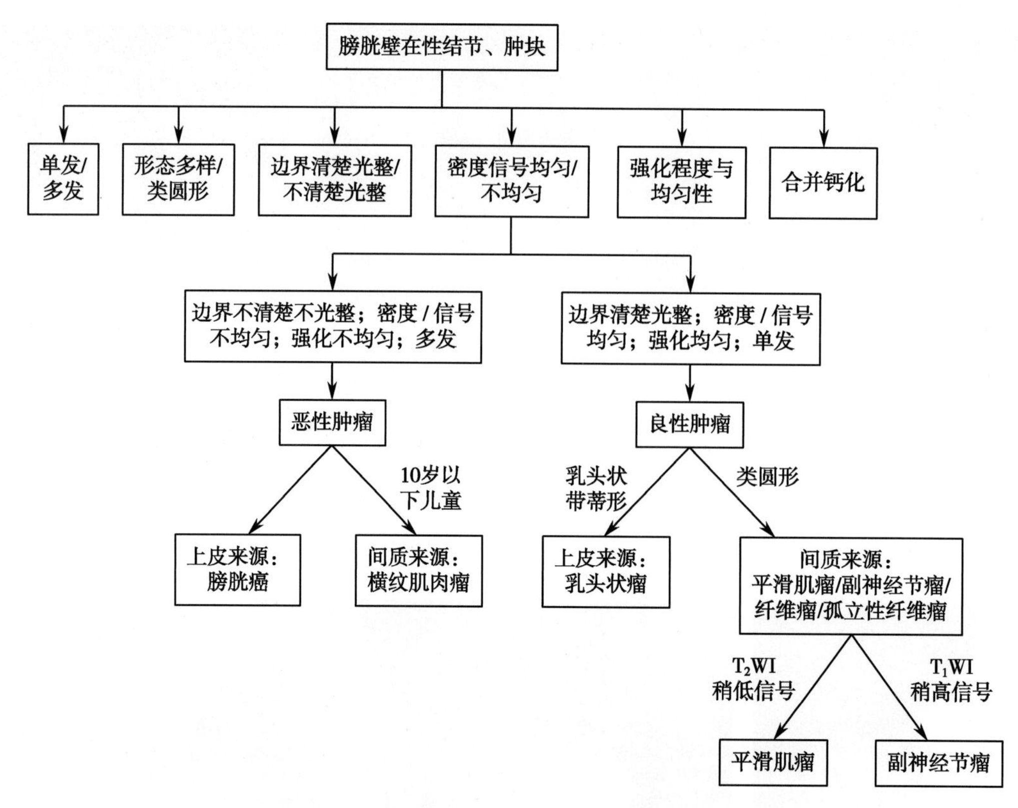

图 4-8-22 膀胱壁在性结节、肿块的鉴别诊断思路

表 4-8-1 膀胱壁在性结节、肿块与常见相关疾病的主要鉴别要点

相关疾病	典型影像特征	鉴别要点
膀胱癌	膀胱壁在性结节、肿块好发于膀胱底部，常多发，大小不等，形态不规则，边缘不光整不清楚，少数病例可见钙化；密度信号均匀或不均匀；MRI 上 T_1WI 呈稍低信号，T_2WI 呈稍高信号，DWI 呈明显高信号；增强早期可见强化；进展期可侵犯肌层、输尿管以及周围脂肪，伴盆腔淋巴结转移	结节、肿块形态不规则；边缘不清楚不光整
乳头状瘤	膀胱壁在性结节、肿块乳头状，带蒂形，边缘较光整	结节、肿块乳头状，带蒂形
横纹肌肉瘤	膀胱壁在性结节、肿块的边缘不光整；常累及膀胱基底；密度/信号不均匀；强化不均匀；可因局部侵袭性表现为明显膀胱腔外肿块	结节、肿块形态不规则；边缘不清楚、不光整
平滑肌瘤	膀胱壁在性结节、肿块常呈类圆形，边缘光整；密度/信号均匀；T_2WI 稍低信号	结节、肿块类圆形；边缘清楚光整；T_2WI 信号稍低
副神经节瘤	膀胱壁在性结节、肿块常呈类圆形，边缘光整；密度/信号均匀；T_1WI 高或稍高信号；强化较明显而均匀	结节、肿块类圆形；边缘清楚光整；T_1WI 稍高信号
淋巴瘤	膀胱壁在性结节、肿块的边缘清楚光整，也可呈弥漫浸润改变；强化均匀	结节、肿块类圆形或弥漫性
膀胱内出血	膀胱结节、肿块位于腔内为主，边缘不光整；形态位置可出现变化	结节、肿块非壁在性；形态位置可变化
腺性膀胱炎	膀胱三角区、颈部好发；膀胱壁局限性或宽基底结节，表面较光滑；内部可有囊性灶，强化不明显	结节、肿块病变内含囊性灶；强化不明显

二、膀胱壁外性结节、肿块

【定义】

膀胱壁外性结节、肿块定义：结节、肿块病变的主体位于膀胱壁以外，病变累及膀胱壁，或膀胱壁显示正常，提示结节、肿块病变的来源是膀胱以外，疾病来源包括其邻近器官、腹膜以及周围组织。（注：在概念上不包括膀胱壁来源的向膀胱腔壁外生长的外生性病变）

【病理基础】

膀胱是储存尿液的中空器官，空虚状态下位于盆腔前下部、耻骨联合后方，其上界相当于骨盆入

口水平。解剖上，膀胱与邻近的盆腔内器官、组织关系密切。在男性，膀胱后方有精囊、输精管、输尿管和直肠，膀胱颈位于前列腺底之上，二者相连，位置较为固定；在女性，膀胱和直肠之间为子宫和阴道，前倾的子宫也覆盖在部分膀胱上方，卵巢及其附件亦常与膀胱上部邻近。膀胱上方与肠袢之间以腹膜间隔；腹膜自膀胱尖处开始覆盖膀胱上面，向后达两侧输尿管穿膀胱壁的连接处，腹膜可在膀胱上方移动，在后方向后反折形成直肠膀胱陷凹（男性）或子宫膀胱陷凹（女性）。膀胱前方和侧方被脂肪等结缔组织包绕，称为膀胱周围组织，内有血管、神经等。

【征象描述】

膀胱壁外性结节、肿块可以表现为实性或囊实性，影像上在形态、单发/多发、边缘、密度/信号、增强以及其他征象等多方面出现不同的形态学征象。

边缘：边缘清楚光整或不清楚不光整（图4-8-23；图4-8-24）；

单发或多发：可以单发，也可以多发散在分布；

密度/信号：一般为软组织密度/信号，即 T_1WI 稍低信号，T_2WI 为稍高或高信号。MRI的软组织分辨力高，其信号特点与病变组织的成分相关。例如，结节、肿块内的 T_1WI 稍高信号、T_2WI 稍低或低信号、DWI信号不高等（图4-8-25）；

增强：强化程度可不同，强化的均匀性亦可不同；

与膀胱邻近器官、腹膜以及周围组织的关系：当膀胱壁外性结节、肿块与膀胱邻近的直肠，男性的前列腺、精囊、输精管、输尿管，女性的子宫、阴道、卵巢等器官分界不清，其间脂肪间隙消失，提示疾病为相应器官来源；与邻近器官分界清楚，存在脂肪间隙，提示疾病来源于腹膜或膀胱周围组织。

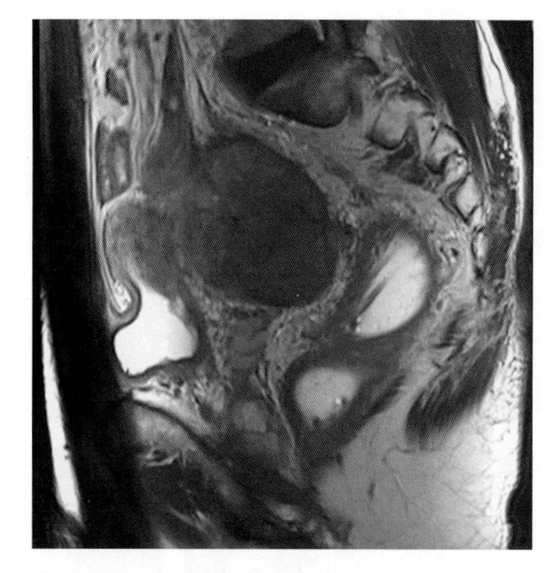

图4-8-23 膀胱壁外性结节、肿块的不同边缘征象

矢状面 T_2WI 显示膀胱壁局限性增厚，边缘模糊，膀胱-上段直肠之间巨大软组织肿块，病变主体位于膀胱壁外，与上段直肠关系密切，呈不均匀稍高信号。

【相关疾病】

膀胱壁外性结节、肿块来源于膀胱以外，有3种不同的途径。

1. **膀胱邻近器官** 常见为肿瘤性疾病（对于肿瘤性疾病，以恶性肿瘤为主，如结直肠癌、前列腺癌、宫颈癌等，少数情况下为良性肿瘤），少见为非肿瘤性疾病以及炎性疾病（来源于肠道的炎性疾病，如克罗恩病、憩室炎等）；

2. **腹膜** 主要是恶性肿瘤转移以及良性病变的播散种植，分别是转移瘤、子宫内膜异位症等；

3. **膀胱周围组织** 常为肿瘤性疾病，以良性肿瘤为主，如炎性肌纤维母细胞瘤、神经纤维瘤、血管瘤等，罕见情况下为恶性肿瘤。

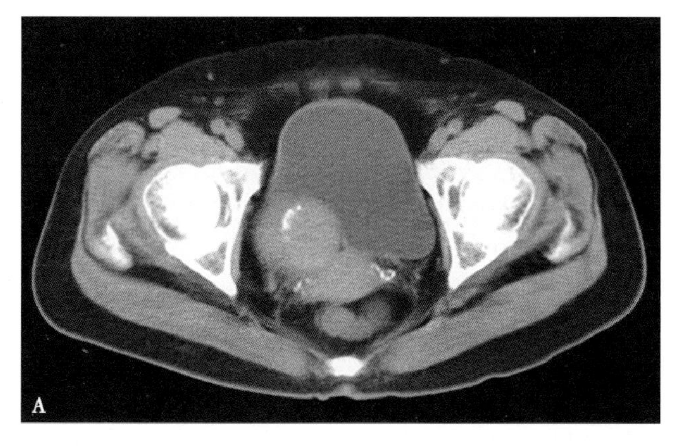

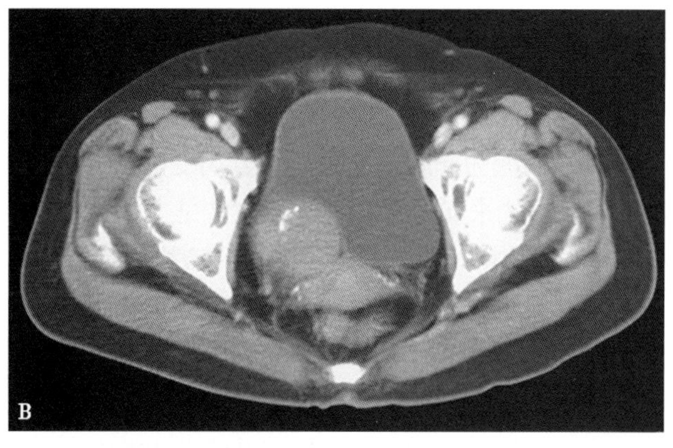

图4-8-24 膀胱壁外性结节、肿块的不同边缘征象

A. CT平扫横断面显示盆腔右侧膀胱-子宫之间类圆形结节，部分突入膀胱腔内，主体亦位于子宫之外，伴有钙化；边缘尚清楚；B. CT增强横断面结节均匀强化，强化程度与子宫相仿。

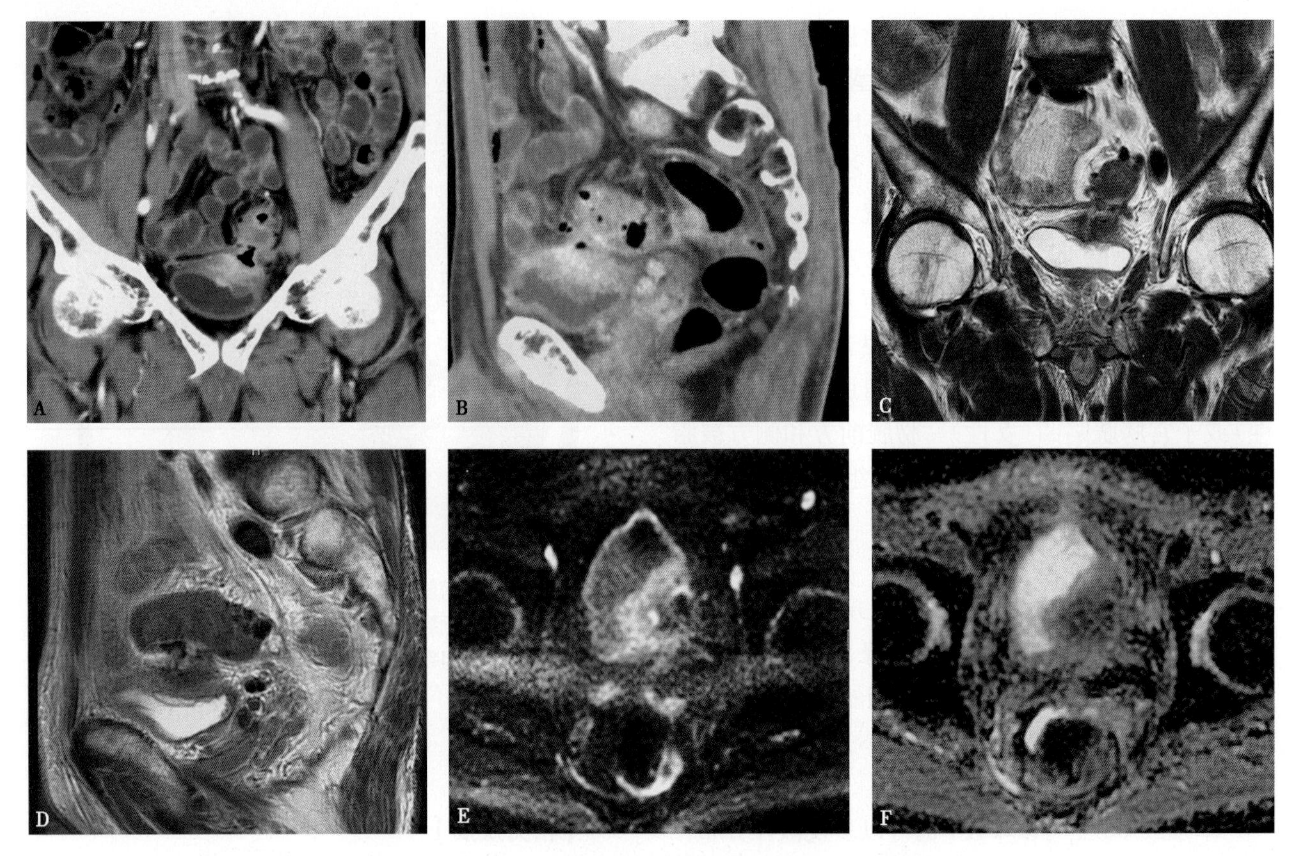

图 4-8-25 膀胱壁外性结节、肿块的不同密度 / 信号征象

A. CT 增强冠状面重建图像显示膀胱底部壁增厚、强化，边缘不清，邻近乙状结肠肠壁增厚、边缘不清，并见多发气体集聚，部分位于肠腔外；B. CT 增强矢状面重建图像病变主体位于乙状结肠，累及膀胱；C. 冠状面 T_2WI 显示膀胱壁增厚，黏膜层水肿明显，见高信号窦道形成，乙状结肠壁多发憩室内见气体信号影；D. 矢状面 T_2WI 显示窦道周围多发气体集聚；E. DWI 显示病变区信号不高；F. ADC 图显示病变弥散不受限（术后病理证实为乙状结肠憩室，局部炎性肉芽肿累及膀胱并窦道形成）。

【分析思路】

临床上，膀胱壁在性病变最常见于尿路上皮肿瘤。而与此不同的是，膀胱壁外性病变不仅常见于多种不同的疾病，临床表现各不相同，并且在膀胱镜检查时可能表现为非特异性或隐匿性。CT/MRI 等影像学检查在显示膀胱病变部位特点以及起源等方面具有优势，依据膀胱壁外性结节、肿块的影像征象，对于疾病的诊断和鉴别诊断十分重要，在膀胱相关疾病临床诊断和治疗中具有重要价值。

第一，确定膀胱壁外性结节、肿块的征象，可以初步判断病变为非膀胱起源。结合病变的形态学征象，排除膀胱来源的肿瘤，如最为常见上皮来源的膀胱癌，以及相对少见的间质来源的膀胱肿瘤。

第二，观察膀胱壁外性结节、肿块与膀胱邻近器官的关系。如果结节、肿块病变与邻近器官分界不清，其间脂肪间隙消失，提示疾病来源于相应器官。实性病变、边缘不清楚不光整，考虑恶性肿瘤如结直肠癌、前列腺癌、宫颈癌等（图 4-8-26）；实性病变、边缘清楚光整，考虑良性肿瘤如子宫肌瘤、卵巢纤维瘤等（图 4-8-27；图 4-8-28）；囊实性病变、边缘不清楚不光整，考虑来源于肠道的炎性疾病（图 4-8-29；图 4-8-30）。对于形成膀胱壁外性结节、肿块的非肿瘤性病变，除常见的炎性病变以外，还有前列腺增生、胎盘植入等，MRI 由于其高组织对比的优势，对确定病变位置、来源明显优于 CT（图 4-8-31；图 4-8-32）。

第三，观察膀胱壁外性结节、肿块与腹膜的关系。在排除结节、肿块病变与邻近器官的关系的前提下，多发或单发的病变，首先考虑疾病来源于腹膜。实性病变、边缘不清楚不光整者，考虑转移瘤（图 4-8-33）；实性病变、边缘清楚光整，病变 T_2WI 信号较低，伴病灶内点状 T_1WI 高信号，考虑子宫内膜异位症（图 4-8-34）。

第四，观察膀胱壁外性结节、肿块与膀胱周围组织的关系。当病变与膀胱邻近器官、腹膜无关，并且包绕膀胱周围时，提示疾病来源于膀胱周围组织。以良性肿瘤多见，如炎性肌纤维母细胞瘤、神经纤维瘤、血管瘤等（图 4-8-35；图 4-8-36）。

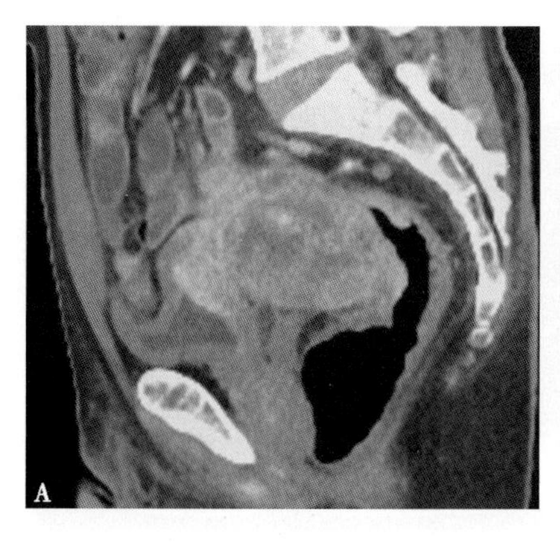
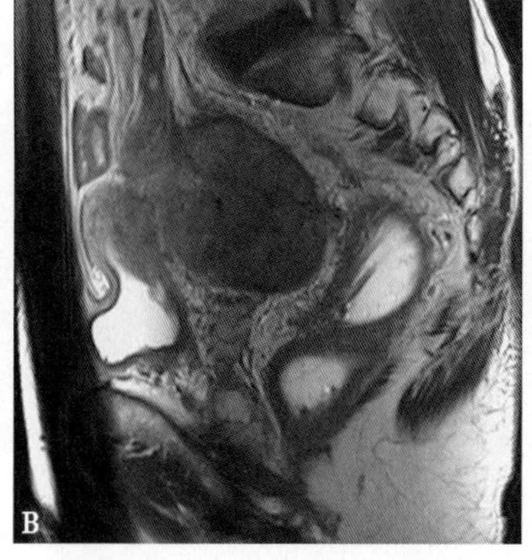
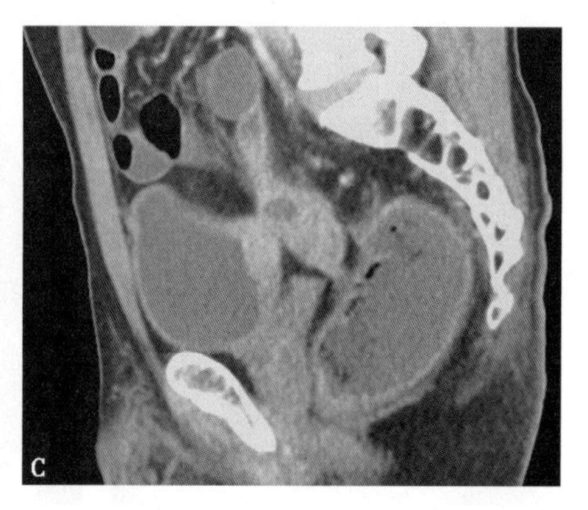

图 4-8-26 高位直肠癌侵犯膀胱

A. CT 平扫显示膀胱 - 上段直肠之间巨大软组织肿块，密度不均匀，病变主体与上段直肠关系密切，病变前方与膀胱壁分界不清；B. 矢状面 T_2WI 显示膀胱壁局限性增厚，边缘模糊，肿块主体位于膀胱外呈不均匀稍高信号，MRI 显示病变位置及形态优于 CT；C. 新辅助化疗后复查，CT 平扫显示原肿块明显缩小，与直肠关系密切，膀胱后壁仍有局限性增厚。

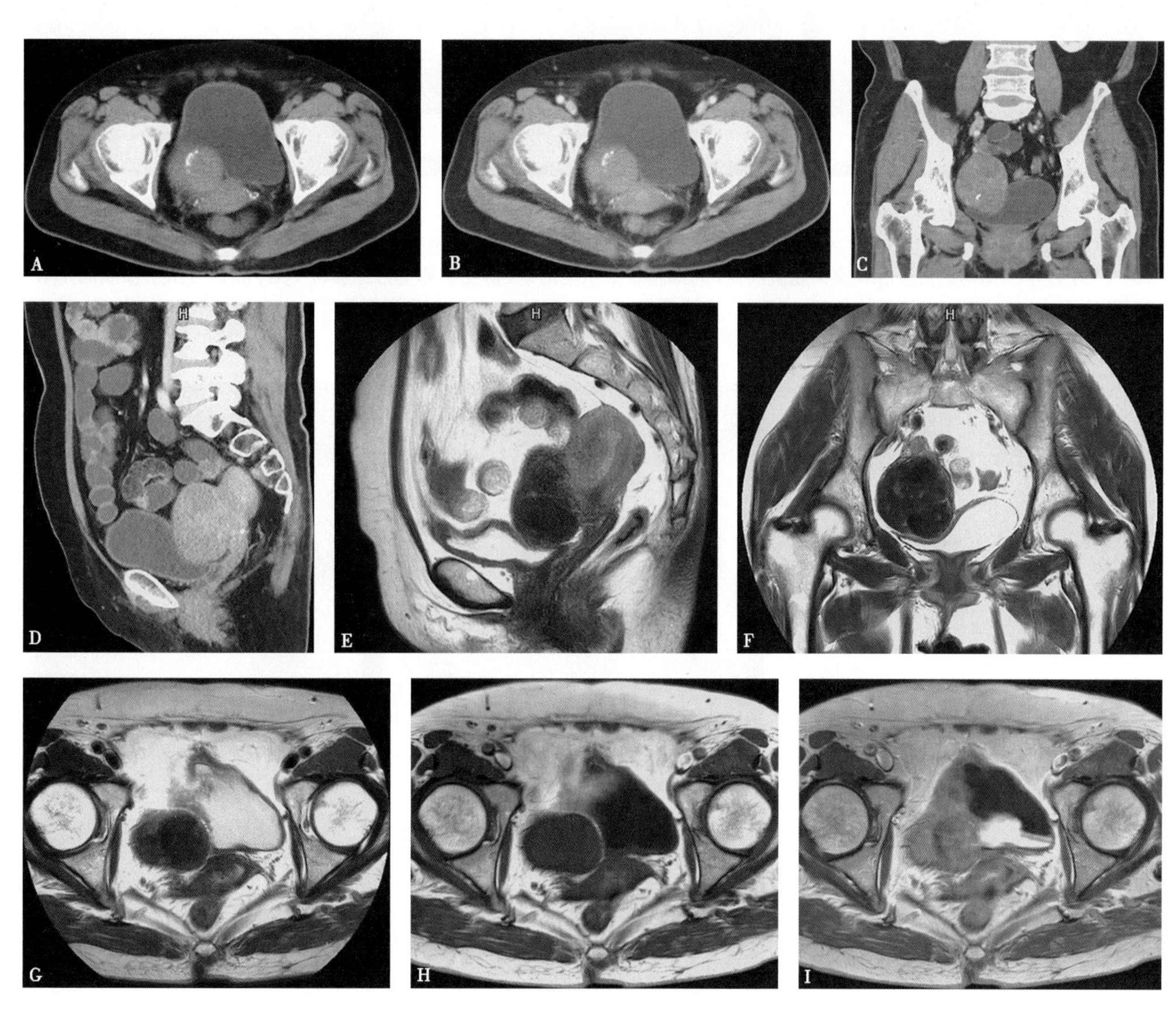

图 4-8-27 子宫浆膜下肌瘤

A. CT 平扫横断面显示盆腔右侧膀胱 - 子宫之间类圆形肿块，部分突入膀胱腔内，主体位于子宫之外，伴有钙化，边缘尚清楚；B. CT 增强横断面肿块均匀强化，强化与子宫相仿；C. CT 增强冠状面重建图像显示肿块边缘清楚，均匀强化，位于膀胱之外；D. CT 增强矢状面重建图像显示肿块后方部分与子宫分界不清；E. 矢状面 T_2WI 显示膀胱 - 子宫之间不均匀低信号肿块，突向膀胱腔内，局部膀胱壁肌层清楚，肿块与子宫之间无脂肪间隙；F. 冠状面 T_2WI 显示不均匀低信号肿块突向膀胱腔内，局部膀胱壁肌层清楚；G. 横断面 T_2WI 显示肿块不均匀低信号，边缘清楚；H. 横断面 T_1WI 肿块呈稍低信号；I. 横断面增强显示肿块不均匀明显强化。

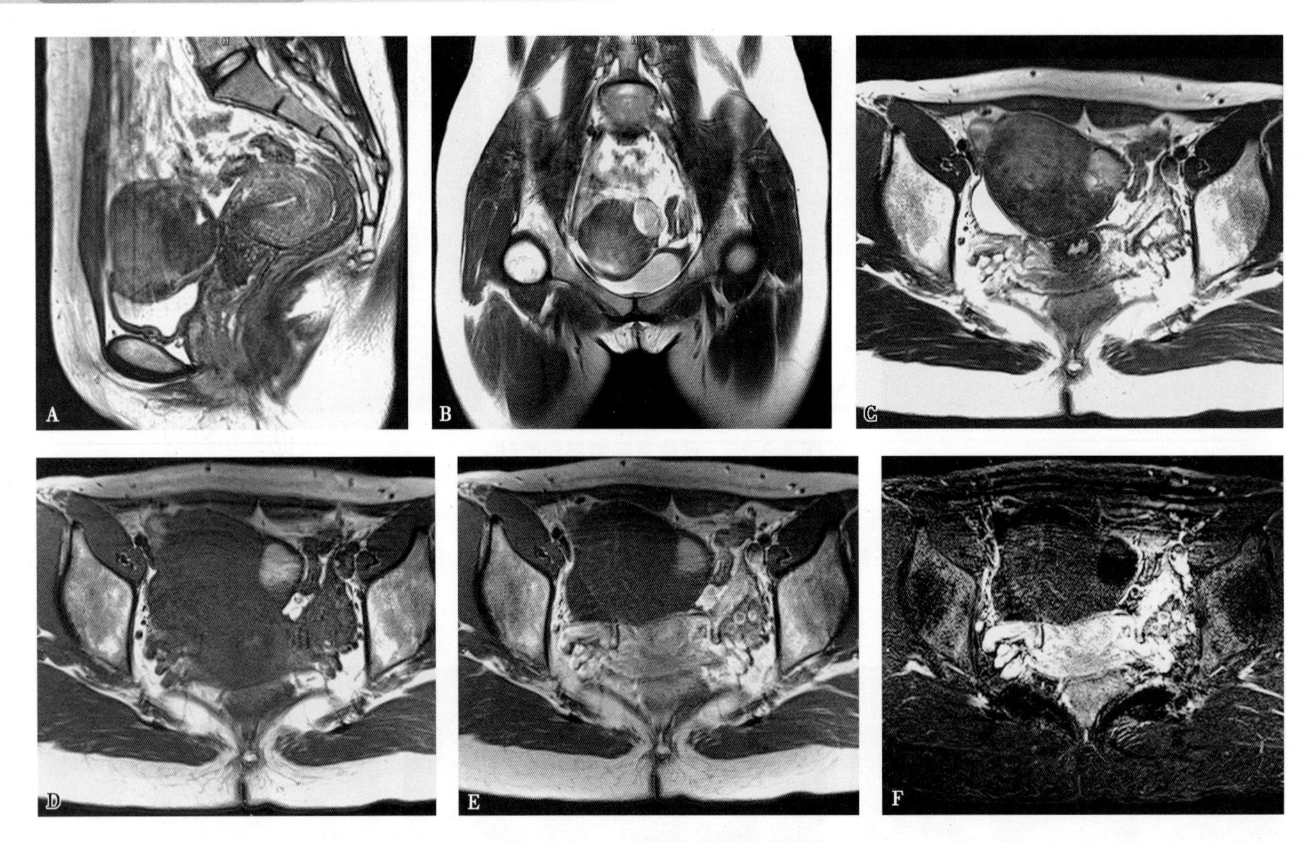

图 4-8-28 卵巢卵泡膜纤维瘤

A. 矢状面 T_2WI 显示膀胱上方巨大不均匀低信号肿块，突向膀胱腔内，局部膀胱壁肌层欠清楚，肿瘤与子宫分界清楚；B. 冠状面 T_2WI 显示不均匀低信号肿块突向膀胱腔内，局部膀胱壁肌层清楚，病变左侧上方见囊状 T_2WI 高信号；C. 横断面 T_2WI 显示肿块不均匀低信号，左侧囊状 T_2WI 高信号，边缘清楚；D. 横断面 T_1WI 肿瘤呈稍低信号，左侧囊状病变呈高信号；E. 横断面增强显示肿块强化不明显；F. 横断面减影图像显示肿块轻微强化，左侧囊状病变无强化，为合并发生的卵巢巧克力囊肿。

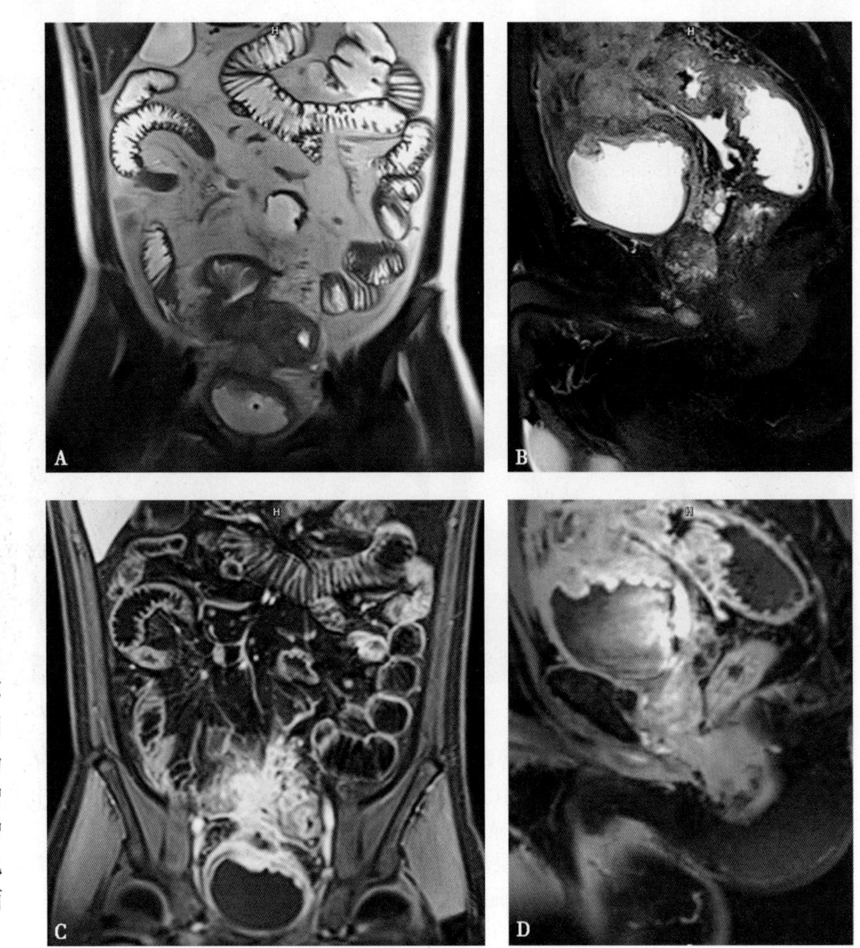

图 4-8-29 克罗恩病累及膀胱

A. 冠状面 T_2WI 显示膀胱底部壁增厚，黏膜层水肿明显，邻近乙状结肠肠壁不均匀增厚，周围系膜正常脂肪信号消失；B. 矢状面 FS-T_2WI 显示乙状结肠壁、膀胱底部壁弥漫增厚；C. 冠状面增强显示乙状结肠肠壁增厚以及膀胱壁增厚病变区强化明显，边缘不清，其间见小灶性气体，提示窦道存在；D. 矢状面增强显示强化明显，边缘不清。

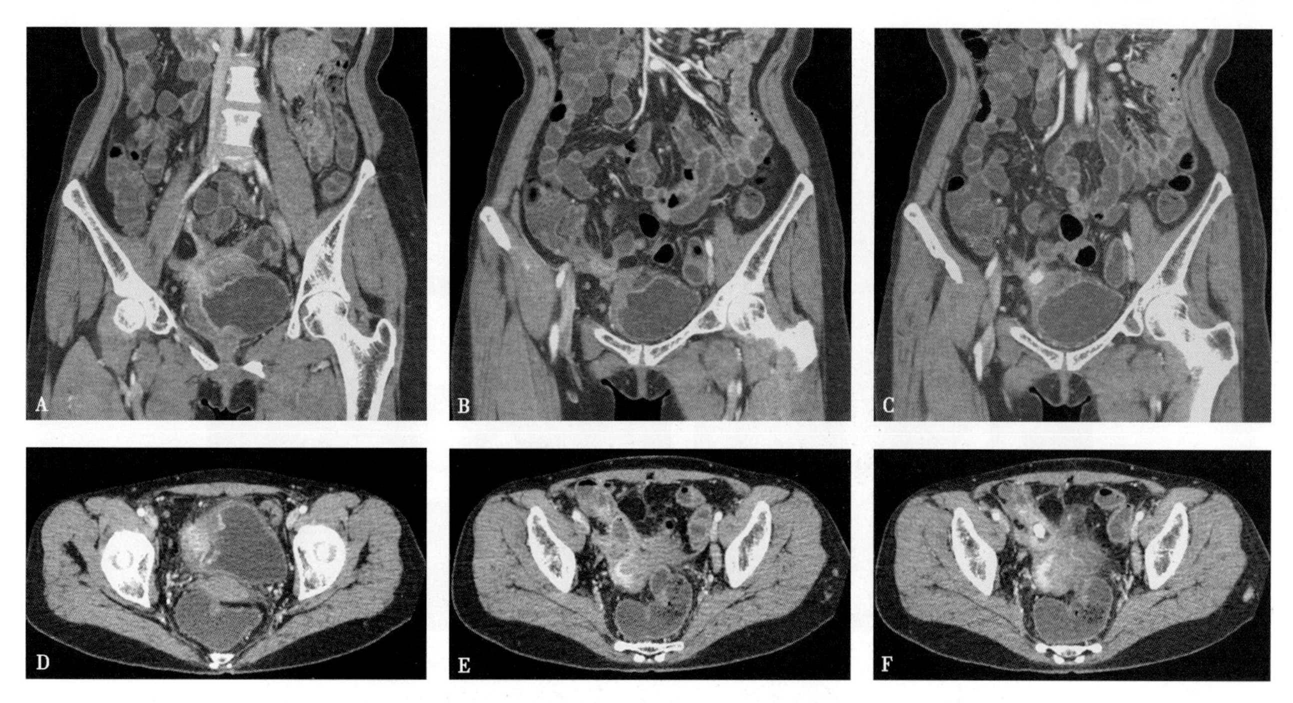

图 4-8-30 阑尾粪石并阑尾炎，脓肿形成累及膀胱

A. CT 增强冠状面重建图像显示盆腔右侧膀胱壁增厚，腔内边缘光整，外侧边缘不清；B. 邻近层面显示病变主体在膀胱以外，与盲肠关系密切；C. 邻近层面显示阑尾扩张，腔内见高密度结石；D. CT 增强横断面像显示盆腔右侧膀胱壁增厚，腔内边缘光整，外侧边缘不清；E. 邻近层面显示病变主体在膀胱以外，与盲肠关系密切；F. 邻近层面显示阑尾扩张，腔内见高密度结石。

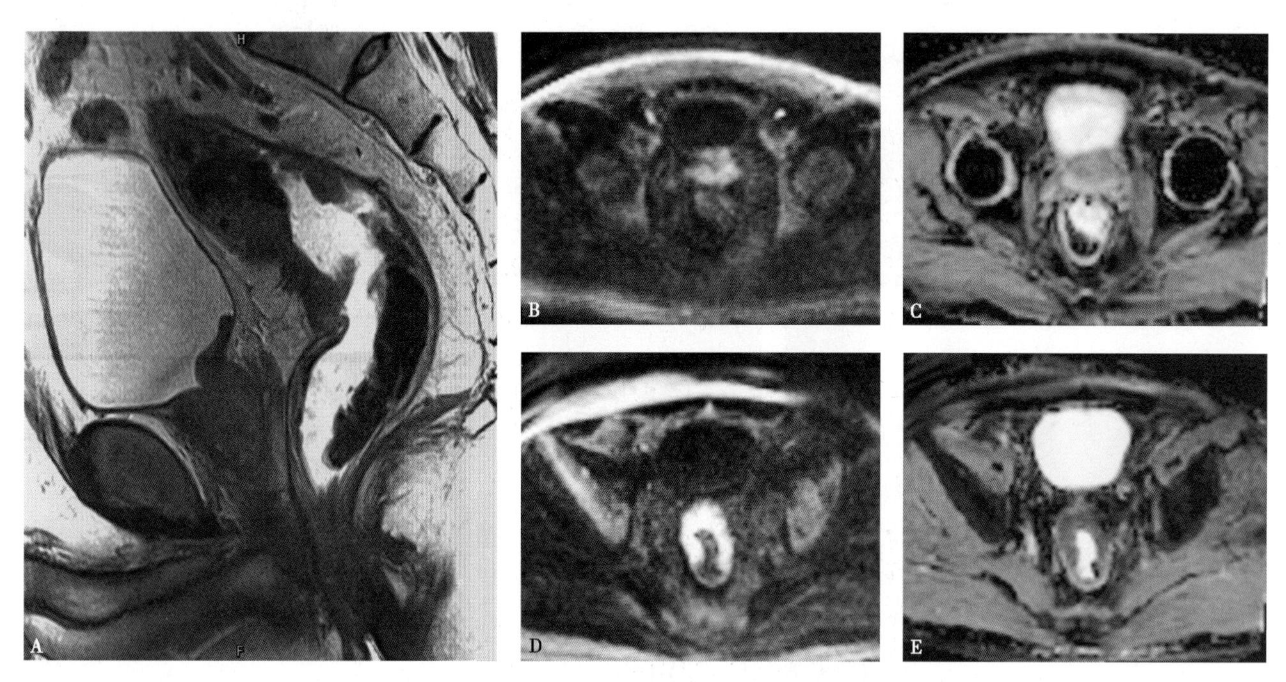

图 4-8-31 前列腺增生累及膀胱（男性；66 岁；直肠癌术前 MRI 检查）

A. 矢状面 T_2WI 显示膀胱颈部后部局部增厚，病变区黏膜层光整，其信号与邻近前列腺信号相同；后方直肠中段肠壁不规则增厚，为直肠癌肿块，呈稍高信号；B. DWI 显示增厚膀胱壁呈等信号；C. ADC 图显示增厚膀胱壁弥散不受限，符合前列腺增生；D. 邻近层面 DWI 显示直肠癌肿块呈明显高信号；E. 邻近层面 ADC 图显示直肠癌肿块明显弥散受限。

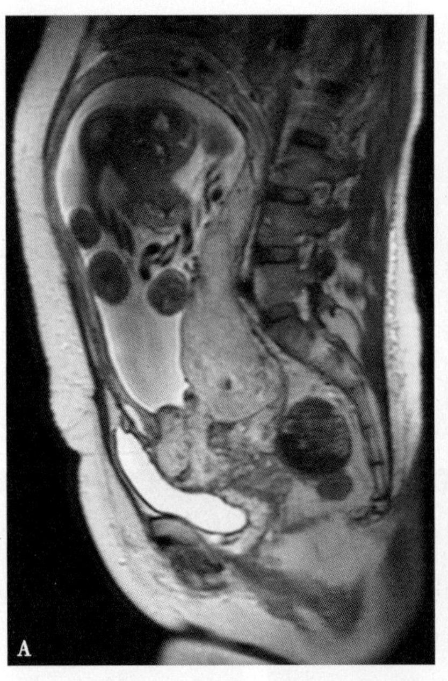
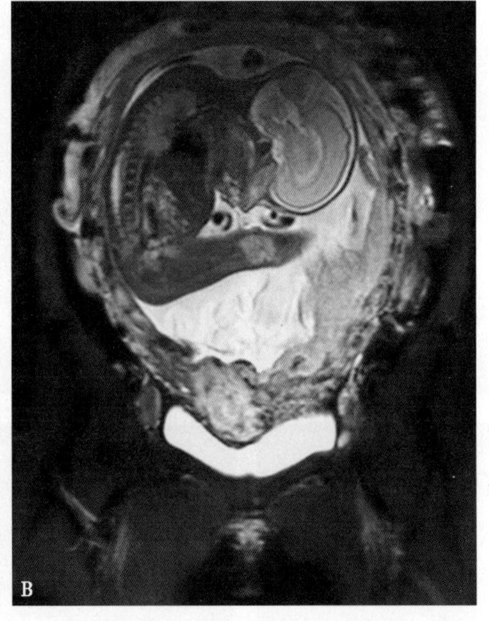

图 4-8-32 胎盘植入累及膀胱(女性,38 岁,孕 27 周)

A. 矢状面 T_2WI 显示胎盘穿透子宫后下壁肌层,局部突向累及膀胱壁,膀胱壁外脂肪间隙消失,膀胱壁肌层完整连续,符合膀胱壁外性结节,病变呈不均匀高信号,其内见索条状低信号,病变局部与邻近胎盘相连;B. 冠状面 FS-T_2WI 显示膀胱壁外性结节,呈不均匀高信号,其内见索条状低信号,病变局部突向累及膀胱壁,膀胱壁肌层完整连续。

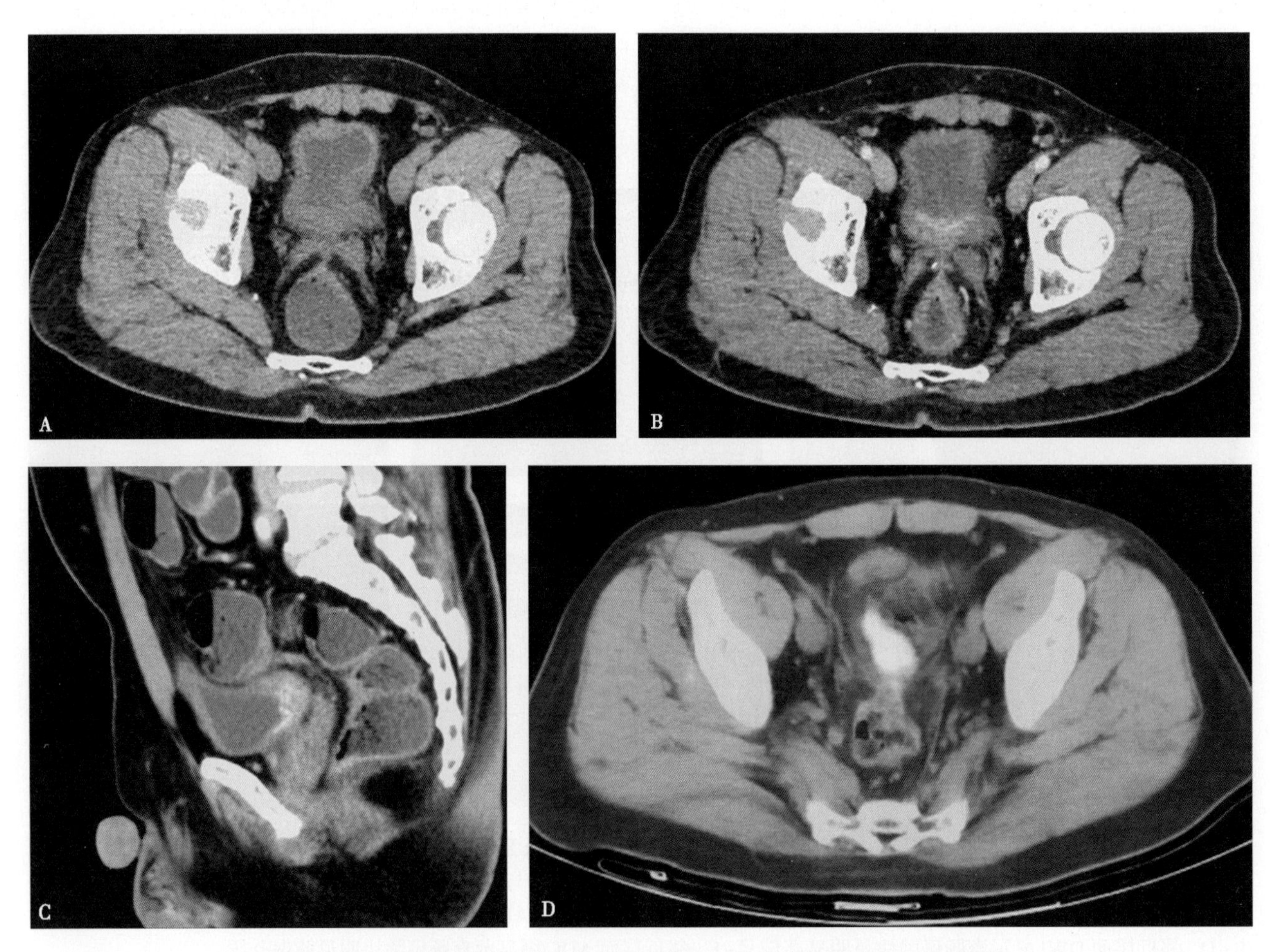

图 4-8-33 膀胱转移癌(男性,59 岁,胃癌术后 4 年,下腹部疼痛 2 个月余)

A. CT 平扫横断面显示膀胱后壁增厚并肿块形成,边缘不清;B. CT 增强横断面肿块强化,边缘稍清楚;C. CT 增强矢状面重建图像显示肿块位于膀胱外为主;D. PET/CT 显示病变 FDG 摄取明显增高,符合转移瘤。

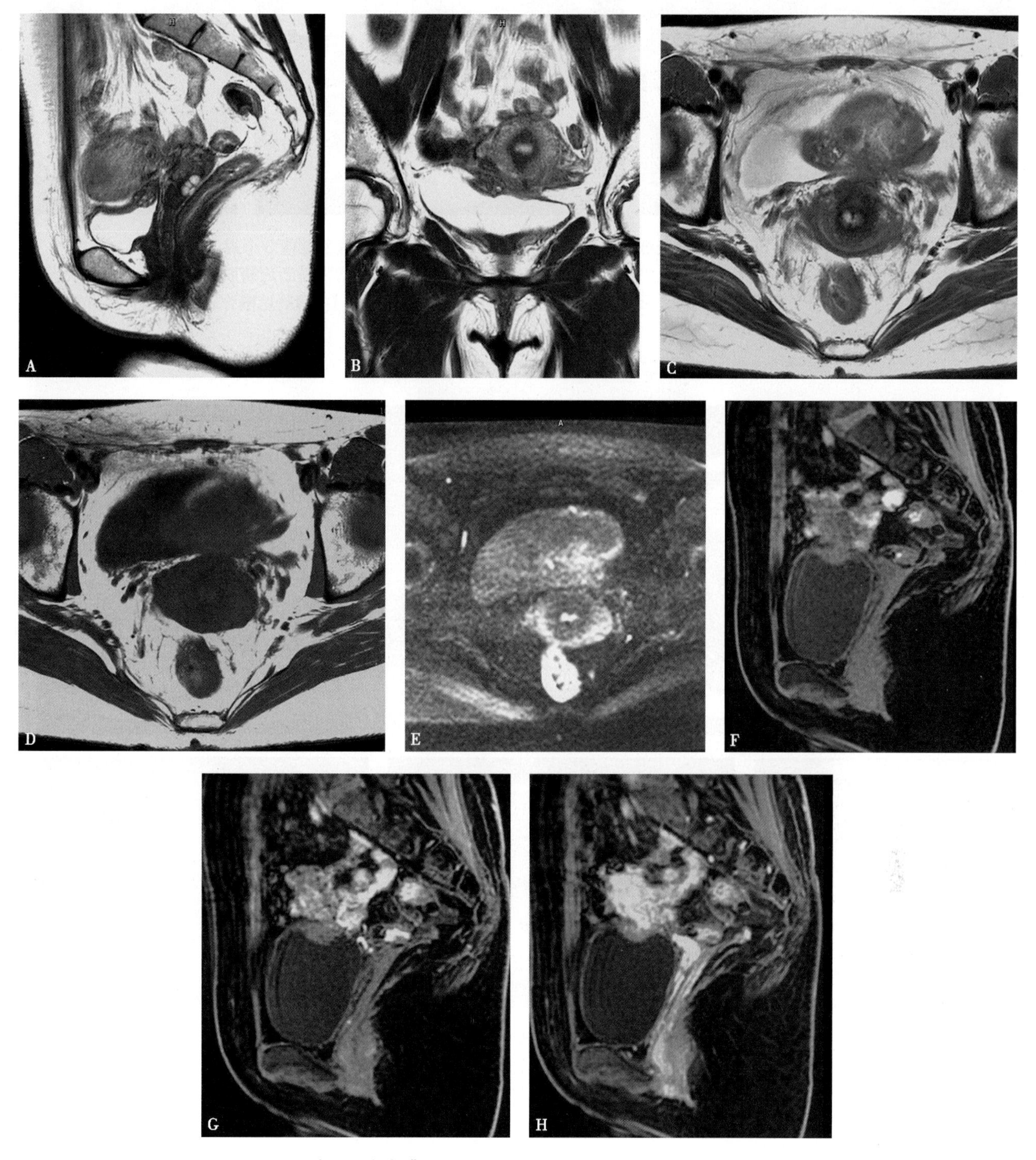

图 4-8-34　膀胱子宫内膜异位症(患者女性，37 岁，体检发现膀胱肿物 1 周)

A. 矢状面 T_2WI 显示膀胱后上壁局限性增厚，呈低信号为主，混杂斑点状高信号，病变区黏膜光整，膀胱子宫陷凹闭塞；B. 冠状面 T_2WI 显示病变与子宫肌层分界不清；C. 横断面 T_2WI 显示病变呈低信号为主，混杂斑点状高信号；D. 横断面 T_1WI 显示病变呈均匀稍低信号；E. DWI 显示增厚病变呈等低信号，提示良性病变；F. 矢状面平扫显示结节呈稍低信号；G. 矢状面增强早期结节轻度强化；H. 矢状面增强晚期结节持续强化。

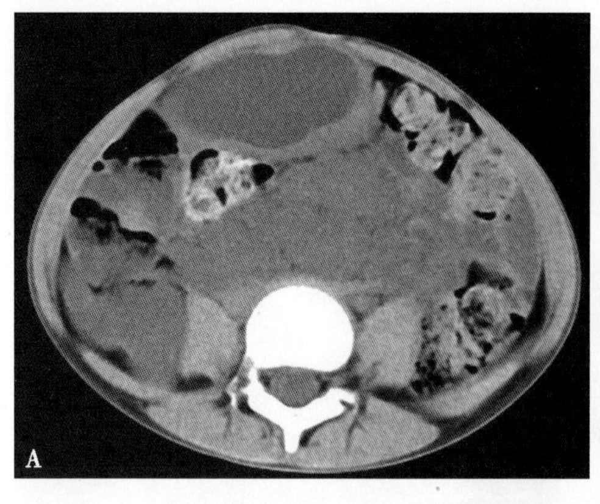
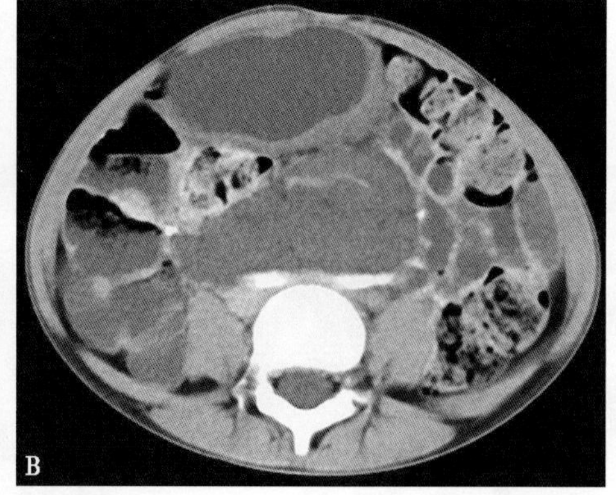
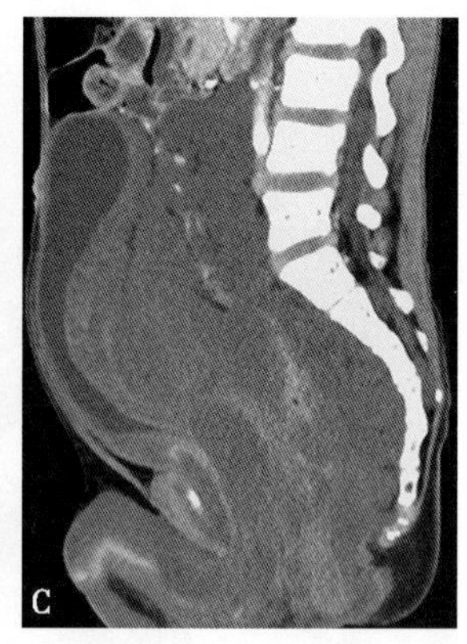

图 4-8-35　盆腔神经纤维瘤累及膀胱（男性，12 岁，发现下腹部膨隆 3 个月）

A. CT 平扫横断面显示膀胱后壁弥漫性增厚，腹膜后巨大软组织密度肿块；B. CT 增强横断面膀胱壁增厚强化，腹膜后肿块轻度均匀强化；C. CT 增强矢状面重建图像显示盆腔内肿块范围广泛，位于膀胱外为主；膀胱后壁弥漫增厚，黏膜层光整。

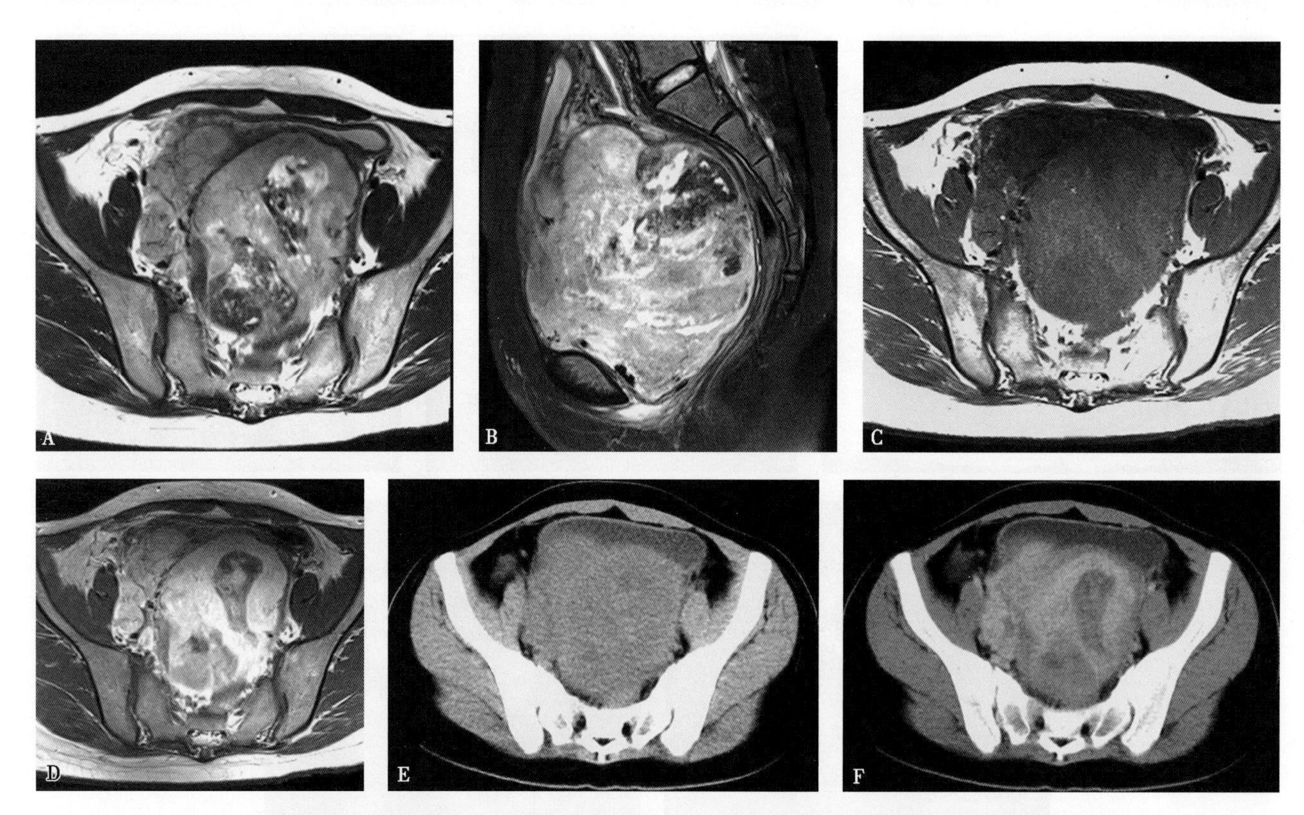

图 4-8-36　盆腔炎性肌纤维母细胞瘤累及膀胱（女性，18 岁，大便里急后重感伴小便困难 5 个月余）

A. 横断面 T_2WI 显示盆腔巨大实性肿块，位于膀胱后方；B. 矢状面 T_2WI 显示肿块呈稍高信号为主，混杂斑点状、条状高信号及低信号；肿块与膀胱后壁邻近，部分分界不清，病变区膀胱黏膜光整；C. 横断面 T_1WI 显示病变呈稍低信号为主；D. 横断面增强显示病变呈不均匀明显强化；E. CT 平扫横断面显示盆腔巨大实性肿块，与膀胱后壁分界不清，呈稍低密度；F. CT 增强横断面病变明显不均匀强化。

【疾病鉴别】

对于表现为膀胱壁外性结节、肿块征象的病变，从解剖学上确定其原发病变部位，观察分析影像征象，结合相应临床特点，可以进行准确的影像诊断和鉴别诊断。

1. 膀胱壁外性结节、肿块的鉴别诊断思路见流程图 4-8-37。

2. 膀胱壁外性结节、肿块与常见相关疾病的主要鉴别要点见表 4-8-2。

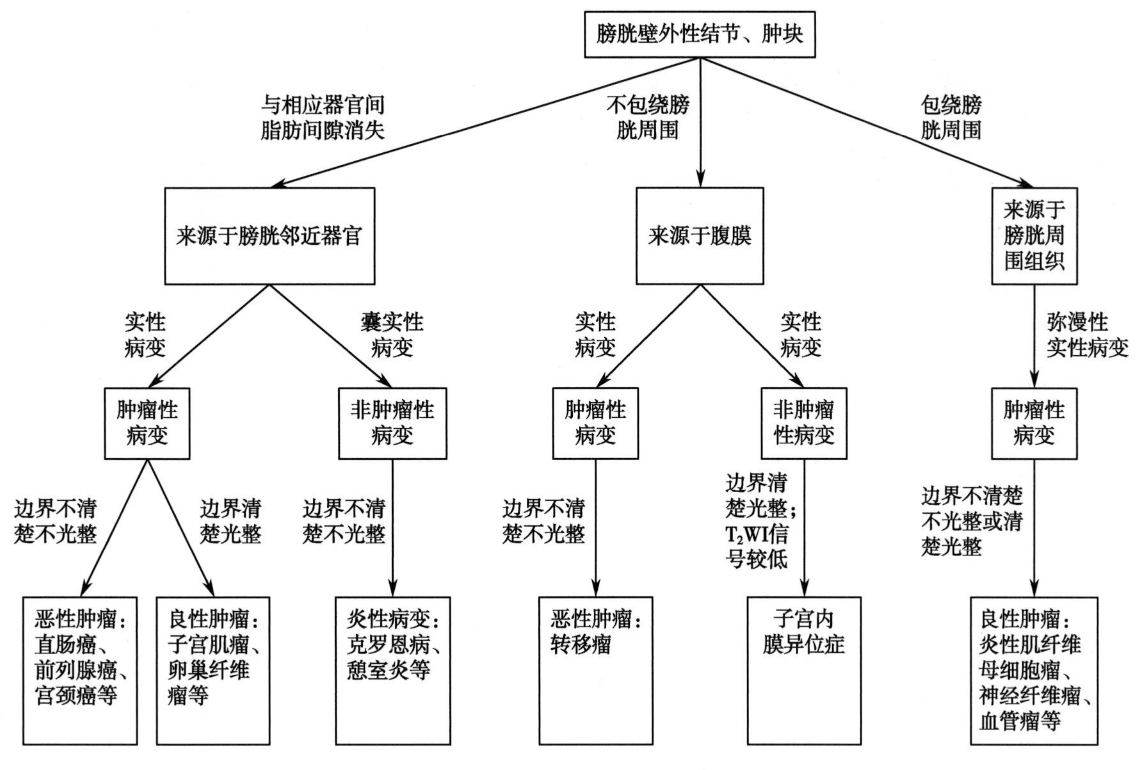

图 4-8-37 膀胱壁外性结节、肿块的鉴别诊断思路

表 4-8-2 膀胱壁外性结节、肿块与不同常见相关疾病的主要鉴别要点

相关疾病	典型影像特征	鉴别要点
来源于膀胱邻近器官		
肿瘤性病变		
恶性肿瘤：直肠癌、前列腺癌、宫颈癌等	实性结节、肿块；边缘不清楚不光整；与直肠、前列腺、子宫之间无脂肪间隙	实性结节、肿块，边缘不清楚不光整
良性肿瘤：子宫肌瘤、卵巢纤维瘤等	实性结节、肿块；边缘清楚光整；与子宫、卵巢之间无脂肪间隙	实性结节、肿块，边缘清楚光整
非肿瘤性病变		
炎性病变：克罗恩病、憩室炎等	囊实性结节肿块；边缘不清楚不光整；与肠道之间无脂肪间隙；病变可见气体	囊实结节、肿块，边缘不清楚不光整
来源于腹膜		
肿瘤性病变		
恶性肿瘤：转移瘤	多发结节、肿块；边缘不清楚；可伴有腹腔积液、腹膜增厚	多发结节、肿块，边缘不清楚不光整
非肿瘤性病变		
子宫内膜异位症	好发于膀胱子宫陷凹；实性结节、肿块，边缘清楚；可多发、伴有粘连征象	结节、肿块 T_2WI 稍低信号，伴病灶内点状 T_1WI 高信号
来源于膀胱周围组织		
肿瘤性病变		
良性肿瘤：炎性肌纤维母细胞瘤、神经纤维瘤、血管瘤等	弥漫性结节、肿块；边缘清楚或不清楚	弥漫性结节、肿块包绕膀胱周围

（余深平）

第九节 膀胱前壁中线区域病变

一、膀胱前壁中线区域囊性病变

【定义】

膀胱前壁中线区域囊性病变是指因脐尿管退化闭锁异常等原因引起，表现为该区域的囊性病变。

【病理基础】

脐尿管为膀胱顶部向脐部延伸的管状结构，是尿囊胚内体腔部分的退化残余，一般在出生前及婴儿期管状结构消失退化成无功能的纤维条索，称为脐正中韧带。脐尿管位于腹横筋膜和腹膜之间的疏松结缔组织内（即 Retzius 间隙），连接脐部与膀胱。组织胚胎学上，脐尿管是由三层结构组成，最内层 70% 的病例为移行上皮，30% 的病例为柱状上皮，中间黏膜下层为结缔组织，最外层为肌层，连接逼尿肌。当脐尿管退化不全时可导致多种脐尿管疾病，如脐尿管囊肿、脐尿管肿瘤等。

【征象描述】

1. **CT 表现**　CT 可较清晰显示囊性病变与膀胱壁的延续情况，以及病灶强化情况，亦可通过 CTU 等后处理技术反映病变情况（图 4-9-1）。

2. **MRI 表现**　MRI 可清晰显示膀胱壁各层，及周围组织受累情况。亦可通过 DWI、MRU 等特殊序列反映病变情况（图 4-9-2）。

【相关疾病】

膀胱前壁中线区域囊性病变与多种临床疾病有关，包括非感染性疾病、感染性疾病和肿瘤性疾病等，详见表 4-9-1。

表 4-9-1　膀胱前壁中线区域囊性病变相关疾病

肿瘤性疾病	非感染性疾病	感染性疾病
脐尿管癌	脐尿管囊肿	脐尿管窦道
	脐尿管憩室	
	脐尿管窦道	
	脐尿管瘘	

【分析思路】

膀胱前壁中线区域囊性病变征象的分析思路如下：

第一，认识这个征象。

第二，首先甄别是否为脐尿管疾病或膀胱外病灶累及。如其他系统的囊性病变与膀胱前壁分界不清。

第三，分析膀胱前壁囊性病变的形态、增厚程度、密度及信号特征、强化方式，周围结构受累情况，综合分析考虑。

第四，分析其他影像学表现，如是否有其他伴随征象。

第五，结合患者的临床病史、临床症状、诊疗经过、多次影像学检查前后对比结果及征象出现的时机等临床资料，可缩小鉴别诊断范围。

【疾病鉴别】

膀胱前壁中线区域病变只是一个征象，绝不能孤立看待，需要联合其他影像学特征和临床信息进行诊断和鉴别诊断。

1. 基于临床信息的鉴别诊断流程图见图 4-9-3。

2. 膀胱前壁中线区域囊性病变在几种不同常见疾病的主要鉴别诊断要点见表 4-9-2。

（1）脐尿管囊肿：即脐尿管已退化闭锁，仅在中

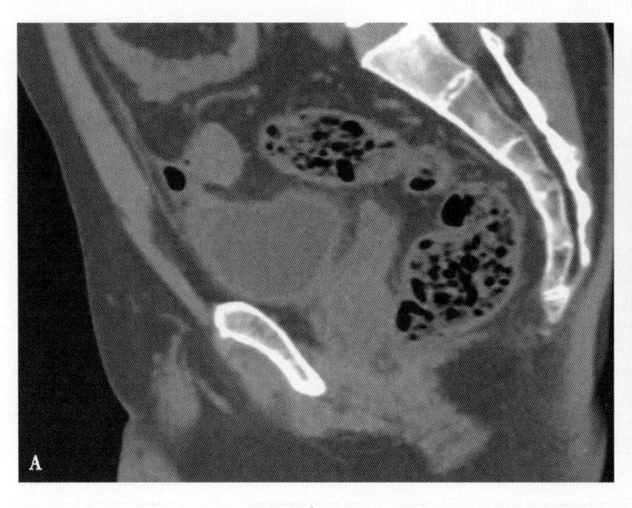

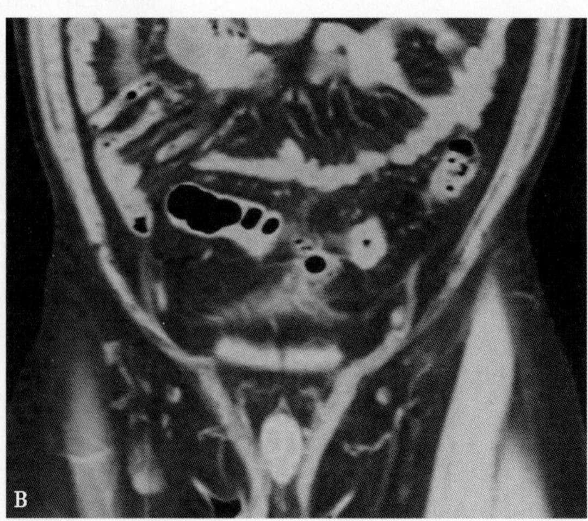

图 4-9-1　CT 表现（脐尿管囊肿合并感染，显示膀胱前上方含气囊腔，囊壁稍厚，周围多发渗出）
A. CT 平扫矢状位；B. CT 平扫冠状位。

间处未闭锁形成囊腔。单纯性脐尿管囊肿，表现为膀胱前壁囊性低密度影或长 T_1 长 T_2 信号，形态呈圆形或类圆形，囊壁光滑且薄，轻度外突，囊内容物密度 / 信号均匀。脐尿管囊肿伴炎症，表现为囊壁增厚，边缘模糊，囊内壁光滑，囊内密度稍增高 / 稍长 T_2 信号，增强扫描囊壁可见强化，囊内容物不强化。

（2）脐尿管憩室：即脐尿管近膀胱处的未闭锁憩室与膀胱顶部相通，常常合并脐尿管结石。易合

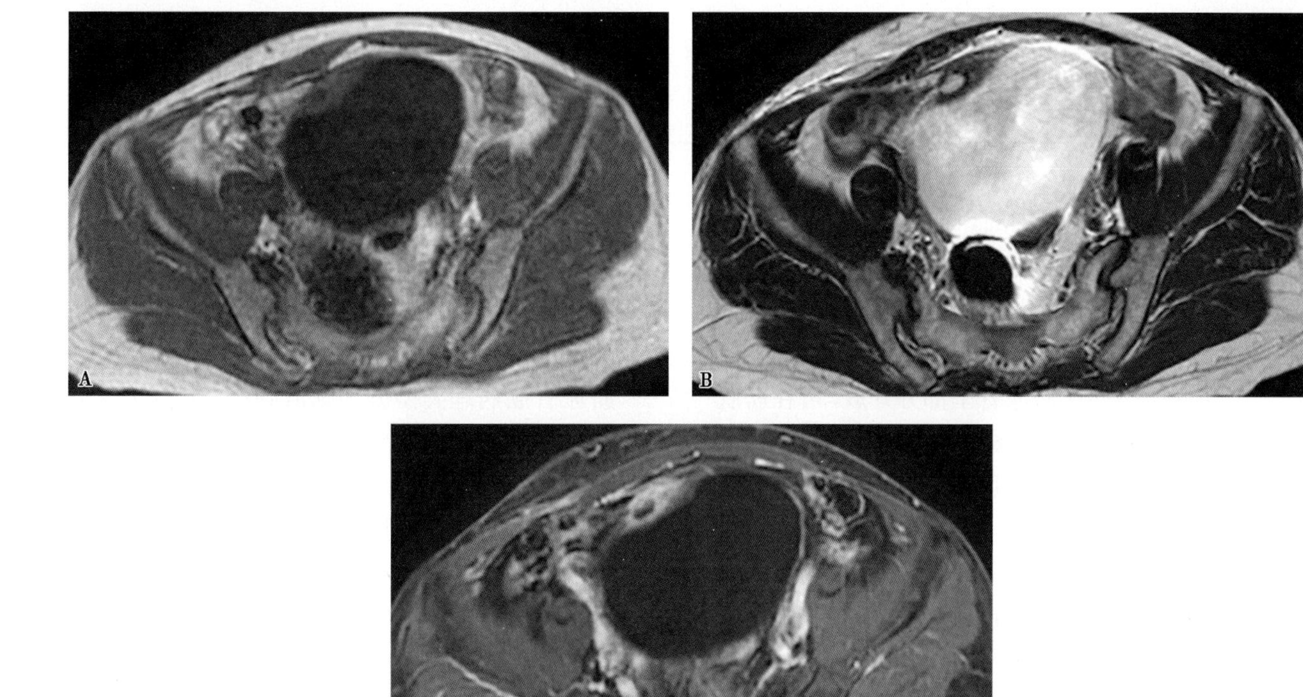

图 4-9-2 MRI 表现（脐尿管癌，膀胱前壁中线偏右份结节，其内可见囊变，增强呈明显强化）
A. T_1WI; B. T_2WI; C. T_1WI 增强。

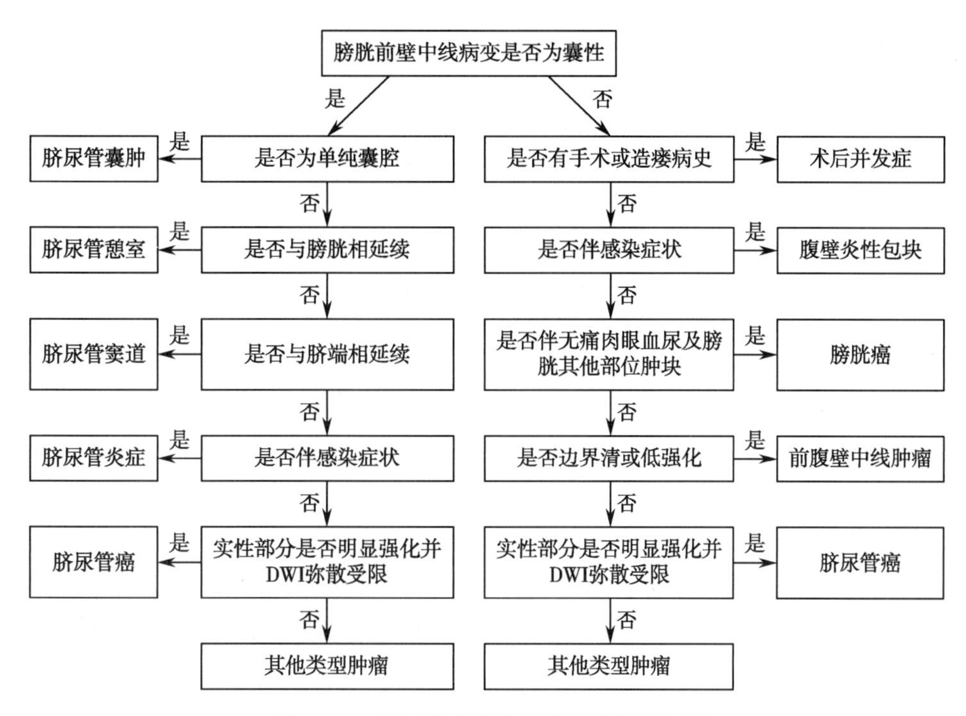

图 4-9-3 基于临床信息的鉴别诊断流程图

表 4-9-2 膀胱前壁中线区域囊性病变在几种不同常见疾病的主要鉴别诊断要点

疾病	病理特征	临床症状	影像学特征（好发部位）	影像学特征（信号/密度特征）
脐尿管囊肿	—	一般无症状，合并炎症可有腹痛	膀胱前壁中线区域	合并感染时内壁仍光滑
脐尿管憩室	—	一般无症状	膀胱前壁中线区域	与膀胱前壁相延续
脐尿管癌	少见恶性上皮肿瘤，腺癌常见，尤其黏液腺癌	血尿、膀胱刺激征、下腹部腹中线处触及包块	膀胱顶部或前壁沿腹中线，脐尿管与膀胱交界区最多见；囊性、实性、囊实性	多为低密度，半数可见钙化灶；增强囊壁及实性部分不同程度强化，可见延迟强化

并脐尿管结石原因有两方面，当未退化闭锁的脐尿管与膀胱相通，尿液形成逆流，从而刺激产生脐尿管炎。另一方面，脐尿管内壁上皮细胞的脱落及尿酸盐的沉积，从而形成脐尿管结石。

（3）脐尿管窦道：脐尿管呈部分开放，可在膀胱端或脐端，可合并感染，呈长管状环形强化。

（4）脐尿管瘘：脐尿管呈完全性开放，尿液可经脐尿管从脐部流出。

（5）脐尿管炎症：脐尿管慢性炎症表现为膀胱前顶壁脐尿管走行区可见软组织密度/信号影，呈条状（矢状、冠状位）或类圆形（轴位），边界模糊，Retzius 间隙模糊，周围可见条索影或片状模糊影，邻近膀胱壁增厚；脐尿管扩张伴慢性炎症，还表现为脐尿管走行区可见粗条带（矢状、冠状位）软组织密度/信号影，连接膀胱前顶部至脐中心。

（6）脐尿管肿瘤：一种发病率极低的泌尿系统的恶性肿瘤，是由未闭锁的脐尿管恶变形成的。脐尿管癌以腺癌最为多见，其中大部分是黏液性腺癌，病理上脐尿管内皮层多为移行上皮，组织学类型中，移行细胞癌和鳞癌却极少见。膀胱前顶壁脐尿管膀胱连接处可见不规则囊实性肿块影，密度/信号不均，增强后肿瘤实性部分及囊壁呈明显强化，黏液成分表现为片状无强化区，可伴钙化，均呈斑片状且位于肿块的外围部，侵犯膀胱壁可表现为沿膀胱顶壁向腔外、腔内生长，邻近的膀胱壁局限性增厚，不规则软组织肿块突入膀胱壁内，可呈类圆形或分叶状，增强扫描呈明显不均匀强化。

二、膀胱前壁中线区域实性病变

【定义】

膀胱前壁中线区域实性病变是指因各种原因（如脐尿管肿瘤等）引起的，表现为该区域的实性病变。

【病理基础】

膀胱前壁中线区域的实性病变，多为脐尿管肿瘤病变。当脐尿管退化不全时可导致多种脐尿管疾病，如脐尿管囊肿、脐尿管肿瘤等。慢性炎症的长期刺激可导致脐尿管恶变形成脐尿管癌。脐尿管癌发病率极低，占所有膀胱肿瘤的 0.35%～0.7%。

脐尿管癌病理类型分为黏液腺癌、未特殊分类腺癌、移行细胞癌、鳞状细胞癌、小细胞癌以及其他罕见亚型。以腺癌最为多见，占脐尿管癌的 90%，且大部分是黏液腺癌。脐尿管癌可发生于脐尿管走行区中任何部位，其中 90% 的肿瘤发生于脐尿管下 1/3 即膀胱内段或膀胱旁段，6% 的肿瘤发生于脐尿管中段，发生于脐尿管远端近脐部的肿瘤约占 4%。脐尿管癌因其特定发病部位，临床症状常常隐匿，最常见的临床表现是血尿，其次是膀胱刺激症、腹痛、耻骨上区肿块，黏液尿出现多提示脐尿管腺癌。脐尿管小细胞型内分泌癌临床表现无特异性。

【征象描述】

1. **CT 表现** CT 可较清晰显示实性病变与膀胱壁的延续情况，以及病灶强化情况。亦可通过 CTU 等后处理技术反映病变情况（图 4-9-4）。

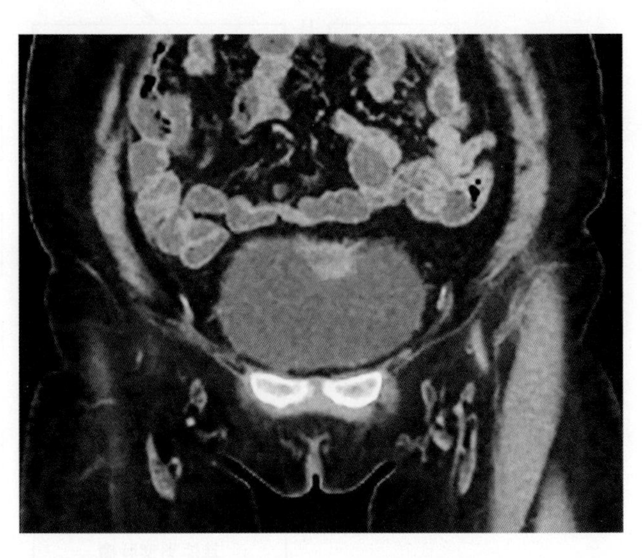

图 4-9-4 CT 表现（脐尿管癌，显示膀胱前壁中线结节，并明显强化）

2. MRI 表现　MRI 可清晰显示膀胱壁各层及周围组织受累情况，亦可通过 DWI、T_1WI-mDIXON、MRU 等特殊序列反映病变的情况（图 4-9-5）。

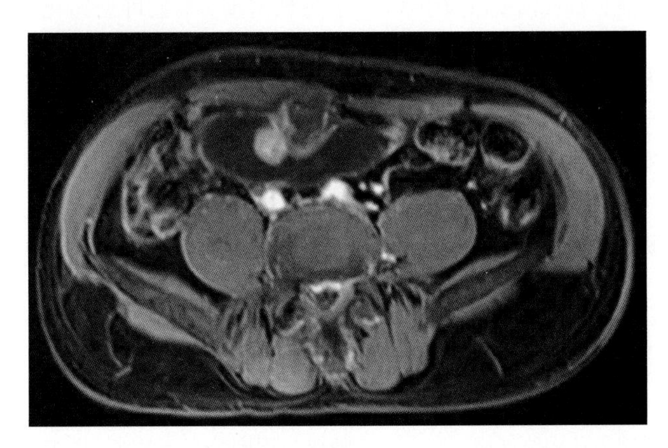

图 4-9-5　MRI 表现（脐尿管癌，T_1WI 增强显示膀胱前壁中线不规则肿块，并明显不均匀强化）

【相关疾病】

膀胱前壁中线区域实性病变与多种临床疾病有关，包括非感染性疾病、感染性疾病和肿瘤性疾病等，详见表 4-9-3。

表 4-9-3　膀胱前壁中线区域实性病变

肿瘤性疾病	非感染性疾病	感染性疾病
脐尿管癌	脐尿管瘘	腹壁炎性包块
膀胱癌	脐尿管憩室	脐尿管囊肿合并感染
前腹壁中线肿瘤	脐尿管窦道	

【分析思路】

膀胱前壁中线区域实性病变征象的分析思路如下：

第一，认识这个征象。

第二，首先甄别是否为膀胱、脐尿管疾病或膀胱外病灶累及。如其他系统的实性病变与膀胱前壁分界不清。

第三，分析膀胱前壁实性病变的形态、增厚程度、密度及信号特征、强化方式，周围结构受累情况，综合分析考虑。

第四，分析其他影像学表现，如是否有其他伴随征象。

第五，结合患者的临床病史、临床症状、诊疗经过、多次影像学检查前后对比结果及征象出现的时机等临床资料，可缩小鉴别诊断范围。

【疾病鉴别】

1. 基于临床信息的鉴别诊断流程图见图 4-9-6。

2. 膀胱前壁中线区域实性病变在几种不同常见疾病的主要鉴别诊断要点见表 4-9-4。

（1）脐尿管癌：一种发病率极低的泌尿系统的恶性肿瘤，是由未闭锁的脐尿管恶变形成的。脐尿管癌以腺癌最为多见，其中大部分是黏液性腺癌，病理上脐尿管内皮层多为移行上皮，组织学类型中，移行细胞癌和鳞癌却极少见。膀胱前顶壁脐尿管膀胱连接处可见不规则的囊实性肿块影，密度 / 信号不均，增强后肿瘤实性部分及囊壁呈明显强化，黏

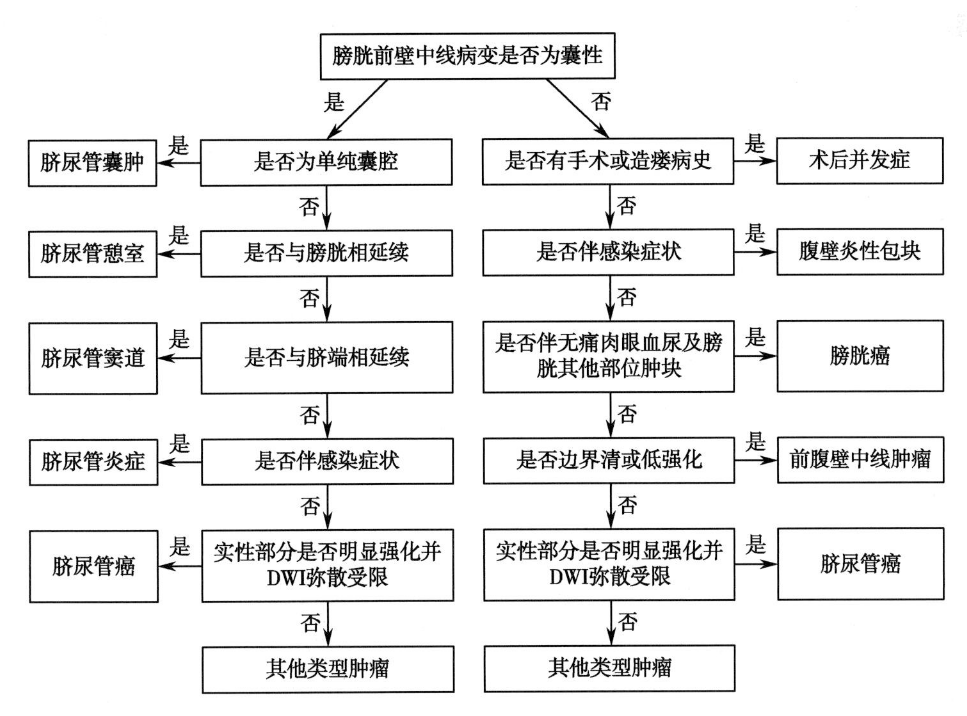

图 4-9-6　基于临床信息的鉴别诊断流程图

表 4-9-4 膀胱前壁中线区域实性病变在几种不同常见疾病的主要鉴别诊断要点

疾病	病理特征	临床症状	影像学特征（好发部位）	影像学特征（信号/密度特征）
脐尿管癌	少见恶性上皮肿瘤，腺癌常见，尤其黏液腺癌	血尿、膀胱刺激征、下腹部腹中线处触及包块	膀胱顶部或前壁沿腹中线，脐尿管与膀胱交界区最多见；囊性、实性、囊实性	多为低密度，半数可见钙化灶；增强囊壁及实性部分不同程度强化，可见延迟强化
膀胱癌	尿路上皮来源，恶性肿瘤	无痛性血尿，可伴膀胱刺激征（尿频、尿急、尿痛）	任何部位，膀胱三角区及两侧壁多见	T_2WI 稍高信号，DWI 高信号，增强早期强化，较脐尿管癌明显。且囊实性肿块少见
脐尿管囊肿合并感染	—	一般无症状，合并炎症可有腹痛	膀胱前壁中线区域	囊肿壁明显增厚，边缘不规整，但囊肿内壁仍较光滑
前腹壁中线肿瘤	硬纤维瘤、孤立性纤维性肿瘤	无症状或腹痛	膀胱前壁中线区域	结节状或肿块状软组织影，密度或信号均匀，轻度强化或不强化
腹壁炎性包块	—	腹痛、发热	膀胱前壁中线区域	肿块与周围分界不清晰、周围脂肪层模糊等，增强后肿块多呈不均匀强化

液成分表现为片状无强化区，可伴钙化，均呈斑片状且位于肿块的外围部，侵犯膀胱壁可表现为沿膀胱顶壁向腔外、腔内生长，邻近的膀胱壁局限性增厚，不规则软组织肿块突入膀胱壁内，可呈类圆形或分叶状，增强扫描呈明显不均匀强化。

（2）脐尿管囊肿合并感染：表现为囊肿壁的明显增厚，边缘不规整，但囊肿内壁仍较光滑，此点为与脐尿管癌鉴别的重点。CT 增强扫描病变呈不均匀轻度强化，形态类似肿瘤样病变，有时单凭影像学检查难以与脐尿管癌鉴别。

（3）前腹壁中线肿瘤：硬纤维瘤和孤立性纤维性肿瘤，好发于腹直肌或腹外斜肌腱膜中，多见于女性，以脐部以下发生为主，CT 或 MRI 表现为结节状或肿块状软组织影，密度或信号均匀，轻度强化或不强化。国外文献报道硬纤维瘤和孤立性纤维性肿瘤影像学表现与脐尿管癌相似，但其尿常规检查多为阴性，且单纯切除病变后预后较好，不易复发。

（4）腹壁炎性包块：CT 或 MRI 表现为肿块与周围分界不清晰、周围脂肪层模糊等，增强后肿块多呈不均匀强化，根据病变部位及临床表现有助于与脐尿管癌鉴别。

（沈　君）

参考文献

[1] 万学红，卢雪峰. 诊断学 [M]. 9 版. 北京：人民卫生出版社，2019.

[2] 陈孝平，汪建平，赵继宗. 外科学 [M]. 9 版. 北京：人民卫生出版社，2019.

[3] 于春水，郑传胜，王振常. 医学影像诊断学 [M]. 5 版. 北京：人民卫生出版社，2022.

[4] Tublin M. Diagnostic Imaging genitourinary[M]. 3rd ed. Canda：Elsevier Medical，2016.

[5] Kim SH. Radiology Illustrated：Uroradiology[M]. 2nd ed. Berlin：Springer Berlin Heidelberg，2012.

[6] Houat AP，Guimarães CTS，Takahashi MS，et al. Congenital Anomalies of the Upper Urinary Tract：A Comprehensive Review[J]. Radiographics，2021，41：462-486.

[7] Campo I，Sertorio F，Wong M，et al. Magnetic resonance urography of congenital abnormalities - what the radiologist needs to know[J]. Pediatr Radiol，2022，52：985-997.

[8] Didier RA，Chow JS，Kwatra NS，et al. The duplicated collecting system of the urinary tract：embryology，imaging appearances and clinical considerations[J]. PediatrRadiol，2017，47：1526-1538.

[9] Yener S，Pehlivanoğlu C，Akis Yıldız Z，et al. Duplex Kidney Anomalies and Associated Pathologies in Children：A Single-Center Retrospective Review[J]. Cureus，2022，14：e25777.

[10] Smillie RP，Shetty M，Boyer AC，et al. Imaging evaluation of the inferior vena cava[J]. Radiographics，2015，35：578-92.

[11] Al-Hajjaj M，Tallaa M. Retrocaval ureter：a case report[J]. J Surg Case Rep，2021，2021（1）：rjaa596.

[12] Hoffman CF，Dyer RB. The “fish hook” sign of retrocaval ureter[J]. AbdomRadiol（NY），2018，43（3）：755-757.

[13] Kuliniec I，Mitura P，Płaza P，et al. Urinary Incontinence in Adulthood in a Course of Ectopic Ureter-Description of Two Clinical Cases with Review of Literature[J]. Int J Environ Res Public Health，2021，18（13）：7084.

[14] Wang Q, Wu Z, Zhang F, et al. Gynecological Diagnosis and Treatment of Ectopic Ureter Insertion into Vagina: Analysis of Five Cases and a Literature Review[J]. J Clin Med, 2022, 11(21): 6267.

[15] Huang CJ. Congenital Giant Megaureter[J]. Journal of Pediatric Surgery, 1987, 22(3): 235-239.

[16] Beckmann C F, Roth R A, Bithrle W, et al. Dilation of Benign Ureteral Strictures[J]. Radiology, 1989, 172: 437-441.

[17] Hoffman CF, Dyer RB. The "fish hook" sign of retrocaval ureter[J]. Abdom Radiol(NY), 2018, 43(3): 755-757.

[18] Mamoulakis Charalampos, Herrmann Thomas R W, Hofner Klaus, et al. The fish-hook configuration of the distal ureter indicates bladder outlet obstruction due to benign prostatic hyperplasia [J]. World J Urol, 2011, 29(2): 199-204.

[19] Alma E, Ercil H, Vuruskan E, et al. Long-term follow-up results and complications in cancer patients with persistent nephrostomy due to malignant ureteral obstruction[J]. Support Care Cancer, 2020, 28(11): 5581-5588.

[20] Calenpff L, Neiman H L, Kapian P E, et al. Urosonography in Spinal Cord Injury Patients[J]. The Journal of Urology, 1982, 128(6): 1234-1237.

[21] Alhazmi H, Fouda Neel A. Congenital mid-ureteral stricture: a case report of two patients. BMC Urology, 2018, 18(1): 108.

[22] 陈松，唐宇哲，付猛. 良性输尿管狭窄的治疗：90 例单中心回顾分析 [J/CD]. 中华腔镜泌尿外科杂志，2021，15(4)：313-316.

[23] Lu C, Zhang W, Peng Y, et al. Endoscopic balloon dilatation in the treatment of benign ureteral strictures: a meta-analysis and systematic review[J]. J Endourol, 2019, 33(4): 255-262.

[24] 赵勇，张旭，许志宏. 逆行置管治疗恶性输尿管梗阻的多因素 logistic 回归分析 [J]. 临床泌尿外科杂志，2022，37(2)：133-137.

[25] Reis H, Szarvas T. Urachal cancer-current concepts of a rare cancer. Das Urachuskarzinom - aktuelle Konzepte einer seltenen Tumorerkrankung [J]. Pathologe, 2019, 40 (Suppl 1): 31-39.

[26] Elsamra SE, Leavitt DA, Motato HA, et al. Stenting for malignant ureteral obstruction: Tandem. Metal or metal-mesh stents [J]. Int J Urol, 2015, 22(7): 629-636.

[27] 安宁豫，江波，蔡幼铨. 原发输尿管癌的 MRI 诊断并与其他影像诊断方法的比较 [J]. 中华放射学杂志，2004，38(8)：881-815.

[28] Ludwig Dina J, Buddingh Karel T, Kums Jan J M, et al. Treatment and outcome of fibroepithelial ureteral polyps: A systematic literature review[J].Can Urol Assoc J, 2015, 9(9-10): E631-E637.

[29] Wang LJ, Wu CF, Wong YC, et al. Imaging findings of urinary tuberculosis on excretory urography and computerized tomography [J]. J Urol, 2003, 169(2): 524-528.

[30] Lopez Amaya J E, Mejia Restrepo J, Nicolau Molina C, et al. The ureters: Findings at multidetector computed tomography[J]. Radiología.2010, 52(4): 311-320.

[31] Joo M, Chang SH, Kim H, et al. Idiopathic segmental ureteritis, misdiagnosed as ureteral cancer preoperatively: A case report with literature review[J]. Pathology International, 2010, 60(12): 779-783.

[32] Kawashima A, Alleman WG, Takahashi N, et al. Imaging Evaluation of Amyloidosis of the Urinary Tract and Retroperitoneum[J]. RadioGraphics, 2011, 31(6): 1569-1582.

[33] Ni BW, Zhong L, Wang T, et al. Malignant lymphoma of the ureter: A case report and literature review[J]. Experimental and Therapeutic Medicine, 2014, 7(6): 1521-1524.

[34] Amarenco G, Sheikh Ismaël S, Chesnel C, et al. Diagnosis and clinical evaluation of neurogenic bladder[J]. Eur J Phys Rehabil Med, 2017, 53: 975-980.

[35] Hirshberg BV, Myers DT, Williams TR. The "Christmas tree" bladder[J]. AbdomRadiol(NY), 2018, 43: 3525-3526.

[36] Liao L. Evaluation and Management of Neurogenic Bladder: What Is New in China?[J]. Int J Mol Sci, 2015, 16: 18580-18600.

[37] Muneer A, Macrae B, Krishnamoorthy S, et al. Urogenital tuberculosis - epidemiology, pathogenesis and clinical features[J]. Nat Rev Urol, 2019, 16: 573-598.

[38] Figueiredo AA, Lucon AM, Srougi M. Urogenital Tuberculosis[J] . MicrobiolSpectr, 2017, 5(1): 10.

[39] Sallami S, Ghariani R, Hichri A, et al. Imaging findings of urinary tuberculosis on computerized tomography versus excretory urography: through 46 confirmed cases[J]. Tunis Med, 2014, 92(12): 743-747.

[40] Wang Y, Wu JP, Qin GC, et al. Computerised tomography and intravenous pyelography in urinary tuberculosis: a retrospective descriptive study[J]. Int J Tuberc Lung Dis, 2015, 19(12): 1441-1447.

[41] Halaseh SA, Leslie SW. Bladder Diverticulum[M]. Treasure Island(FL): StatPearls Publishing, 2023.

[42] Psutka SP, Cendron M. Bladder diverticula in children[J]. J Pediatr Urol, 2013, 9: 129-138.

[43] Gkalonaki I, Anastasakis M, Panteli C, et al. Hutch diverticulum: from embryology to clinical practice[J]. Folia Med Cracov, 2022, 62: 57-625.

[44] Cowan NC, Crew JP. Imaging bladder cancer [J]. Curr Opin Urol, 2010, 20(5): 409-413.

[45] Panebianco V, Narumi Y, Altun E, et al. Multiparametric Magnetic Resonance Imaging for Bladder Cancer: Development of VI-RADS (Vesical Imaging-Reporting And Data System) [J]. Eur Urol, 2018, 74(3): 294-306.

[46] Bouchelouche K. PET/CT in Bladder Cancer: An Update [J]. Semin Nucl Med, 2022, 52(4): 475-485.

[47] Hoosein MM, Rajesh A. MR imaging of the urinary bladder [J]. Magn Reson Imaging Clin N Am, 2014, 22(2): 129-v.

[48] Wong-You-Cheong JJ, Woodward PJ, Manning MA, et al. From the archives of the AFIP: neoplasms of the urinary bladder: radiologic-pathologic correlation[J]. RadioGraphics, 2006, 26(2): 553-580.

[49] Chung AD, Schieda N, Flood TA, et al. Suburothelial and extrinsic lesions of the urinary bladder: radiologic and pathologic features with emphasis on MR imaging. [J] Abdom Imaging, 2015, 40(7): 2573-2588.

[50] Loveys FW, Pushpanathan C, Jackman S. Urinary bladder paraganglioma: AIRP best cases in radiologic-pathologic correlation. [J] RadioGraphics, 2015, 35(5): 1433-1438.

[51] Shelmerdine SC, Lorenzo AJ, Gupta AA, et al. Pearls and pitfalls in diagnosing pediatric urinary bladder masses. [J] RadioGraphics, 2017, 37(6): 1872-1891.

[52] Wentland AL, Desser TS, Troxell ML, et al. Bladder cancer and its mimics: a sonographic pictorial review with CT/MR and histologic correlation[J]. Abdom Radiol (NY), 2019, 44(12): 3827-3842.

[53] Mark JH, Benjamin SS, David HB, et al. Urinary bladder masses, rare subtypes, and masslike lesions: radiologic-pathologic correlation. [J] Radiographics, 2023, 43(1): e220034.

[54] Kumar R, Harilal S, Abdelgawad MA, et al. Urachal carcinoma: The journey so far and the road ahead [J]. Pathol Res Pract, 2023, 243: 154379.

[55] Gural Z, Yücel S, Oskeroğlu S, et al. Urachal adenocarcinoma: A case report and review of the literature [J]. J Cancer Res Ther, 2022, 18(1): 291-293.

第五章　前列腺病变的鉴别

第一节　排尿困难

【定义及概述】

排尿困难（dysuria）是下尿路疾病相关症状中的一种，包括膀胱不完全排空感，排尿紧张，排尿不尽以及尿流无力，当病情严重增加腹压也不能将膀胱内的尿排出体外时，会出现尿潴留，影响患者的生活质量。急性排尿困难最常见的原因是感染，尤其是膀胱炎及前列腺炎，其他感染因素包括尿道炎，性传播感染和阴道炎，约 2/3 的尿路感染是由大肠埃希菌引起，其他病原体包括葡萄球菌（15%）、奇异变形杆菌（10%）、肠球菌种（3%）和克雷伯菌属，复杂尿路感染的危险因素包括泌尿系统阻塞、手术史以及肾盂肾炎等。排尿困难的非炎症原因包括药物使用、尿道解剖异常、局部创伤和间质性膀胱炎 / 膀胱疼痛综合征等。

排尿困难按照其发病原因可分为两大类：

（1）梗阻性排尿困难：膀胱颈部疾病，如膀胱颈部肿瘤，膀胱颈结石、血块等原因造成阻塞；尿道疾病，诸如良性前列腺增生（benign prostatic hyperplasia，BPH）、尿道炎症、狭窄、结石及肿瘤（包括肾细胞癌、膀胱癌、前列腺癌、阴道癌和阴茎癌等）、异物等阻塞尿道以及尿道憩室；前尿道狭窄；后尿道损伤；前列腺电切术后等。

（2）功能性排尿困难：包括心理因素、激素状况、躯体化障碍、重度抑郁症、压力障碍或焦虑、脊髓损伤、糖尿病神经源性膀胱，药物副作用以及自身免疫等。功能性排尿困难症状可逆，如相关致病因素解除，排尿困难症状可随之消失。

前列腺病变是引起排尿困难的主要原因之一，包括 BPH、前列腺炎和前列腺癌（prostate cancer，PCa），前二者占比较高，大多数男性下尿路症状的原因是 BPH 压迫尿道所致，表现为进行性排尿困难，直肠指诊前列腺体积增大、表面光滑柔软，而 PCa 则可触及质硬结节。前列腺疾病时，血清前列腺特异性抗原（prostate specific antigen，PSA）值可升高。

【临床病史与诊断检查】

1. 临床表现及相关病史　排尿困难常伴有尿频、尿急等膀胱刺激症状。有无尿路感染和性病史，尤其近期的性生活史对确定排尿困难的原因至关重要，另外药物使用、家族史和手术史也有助于诊断。一项对男性患者的研究表明，排尿困难和尿急症状可能与尿路细菌感染有一定关联性。不同病因所致排尿困难，其原发病的表现及临床特点有所不同。

（1）膀胱颈结石：在排尿困难出现前下腹部绞痛，疼痛向大腿会阴方向放射，疼痛当时或疼痛后出现肉眼血尿或镜下血尿。

（2）膀胱内血块：肾脏、输尿管和膀胱病变均有可能导致膀胱内血块。此外，血液病（如血友病、白血病、再生障碍性贫血等）也可导致膀胱内血块，此时依靠血液实验室检查，一般不难确诊。外伤引起的膀胱内血块，往往有明确的外伤史，外伤后出现肉眼血尿，逐渐出现排尿困难。

（3）膀胱肿瘤：多为靠近膀胱颈肿瘤引起，排尿困难呈进行性加重，病程一般较长，晚期可发现远处转移肿瘤病灶，间歇性无痛性肉眼或镜下血尿是其特点，膀胱镜下取活检可确定肿瘤的性质。

（4）良性前列腺增生和前列腺炎：尿频、尿急常为首发症状，早期多因前列腺充血刺激所致，以夜尿增多为主。之后随着膀胱残余尿增加而症状逐渐加重。以后出现进行性排尿困难、排尿踌躇、排尿无力、尿流变细、排尿间断、尿末滴沥和尿失禁。肛门指诊可评估前列腺大小、质地、表面光滑度，对区分良性增生和前列腺癌十分重要。前列腺炎患者可伴随有深会阴疼痛。前列腺按摩取前列腺液行常规检查和细菌培养，对前列腺炎有重要诊断价值（急性感染期禁忌）。

（5）后尿道损伤：会阴区有外伤史，外伤后排尿困难或无尿液排出，膀胱内有尿液潴留等；尿道造影检查可确定损伤的部位和程度，是术前必备的检查。

（6）前尿道狭窄：见于前尿道瘢痕、结石、异物等。瘢痕引起排尿困难者常有外伤史。前尿道结石少见，往往是肾、输尿管、膀胱结石随尿流移位至尿道，依据泌尿道结石病史诊断不难，必要时行尿道造影可确诊，阴茎部尿道结石大多可通过体格检查触及。

（7）脊髓损害：见于各种原因导致截瘫的病人，除排尿困难、尿潴留外，尚有运动和感觉障碍。

（8）隐性脊柱裂：发病年龄早，夜间遗尿，幼年尿床时间长是其特点。

（9）糖尿病神经源性膀胱：多有糖尿病史，实验室检查血糖、尿糖升高，结合膀胱造影、尿流动力学检查可确诊。

（10）药物：见于阿托品中毒、麻醉药物等。有明确的用药史，一般诊断不困难。

（11）低血钾：临床上有引起低血钾原因，如大量利尿、洗胃、呕吐、禁食等病史，心率快、心电图病理性 u 波出现、血生化检查表现血钾低。值得注意的是肾小管性酸中毒、棉酚中毒、甲状腺功能亢进、结缔组织病、原发性醛固酮增多症等亦可引起顽固性低血钾。应根据其特有的临床表现和相应的实验室检查进行诊断。低血钾引起的排尿困难，随着补钾排尿困难应随即消失。

2. **相关体格检查** 排尿困难患者的一般情况和生命体征应仔细记录并标记，需行泌尿生殖系统相关的体格检查。肾、输尿管或膀胱炎症可通过触诊和叩诊腹部提供相关信息，肋脊点与肋腰点压痛阳性提示肾盂肾炎。骨盆及阴茎检查可识别是否存在创伤或感染性病变（如疱疹或软下疳）。直肠指检有助于评估前列腺大小、是否有硬结等情况；需要注意的是，BPH 患者也可以没有明显的排尿困难症状。

3. **实验室检查** 包括尿液分析、尿液培养和细胞学检测等。因尿路感染是急性排尿困难的最常见原因，故尿液分析是排尿困难患者诊断作用最大的检测方法，广泛应用于鉴别血尿、脓尿或菌尿。任何存在复杂尿路感染危险或对初始症状治疗无效的患者都应进行尿培养和敏感性分析。疑似肾盂肾炎的患者应通过血清肌酐测量评估肾功能，如存在严重的恶心和呕吐症状还应进行电解质水平检测。另外，伴有高烧或有感染风险并发症的患者还需行血液培养。

【影像学在排尿困难中的应用】

超声、CT、MRI 是诊断排尿困难病因的常见影像学方法，但前二者诊断前列腺疾病的特异性欠佳，MRI 以其优异的软组织分辨力逐渐成为前列腺疾病诊断首选影像学方法。联合常规 MRI 序列、弥散加权成像（diffusion weighted imaging，DWI）和动态增强磁共振（dynamic contrast enhanced magnetic resonance imaging，DCEMRI）的多参数 MRI，能在无创条件下反映组织微观结构改变，对前列腺疾病的诊断及鉴别诊断具有重要意义。

（一）MRI 在引起排尿困难的常见前列腺疾病诊断中的应用

1. BPH　BPH 为老年男性最常见的泌尿系统良性病变，同时也是造成排尿困难及其他下尿路症状的重要原因，BPH 通常发生于前列腺移行带，有两种病理生理机制：上皮（腺体）增生导致前列腺大小显著增加称为静态效应，基质增生称为动态效应，前者是前列腺增大的主要原因。

MRI 检查：前列腺增大，形态饱满，上界明显超过耻骨联合上缘或测量各径线大于正常值，增生的前列腺可突入膀胱底部。T_2WI 移行带明显增大，可见增生结节，因结节病理类型不同可分为三种表现：以腺体增生为主多呈高信号；以纤维基质增生为主表现为等信号；最常见的混合结节则表现为混杂信号。增生结节周围可见光滑的低信号环，为纤维组织构成的假包膜。外周带受压而变小甚至消失；T_1WI 不能分辨各个增生结节，呈等信号。

2. PCa　PCa 是老年男性生殖系统中发病率较高的恶性肿瘤，好发于前列腺外周带，可突破包膜，侵犯精囊及毗邻脏器，甚至发生淋巴结和远处血行转移，后者以骨转移多见，而其中又以成骨型转移居多。

MRI 检查：T_1WI 上 PCa 组织与周围正常前列腺组织无明显信号差异，故难以观察和识别；而在 T_2WI，PCa 可表现为高信号的外周带内明显的低信号影，故易于观察和诊断，尤其对早期癌灶的发现更具优势。因癌组织细胞结构致密，水分子弥散受限，故 DWI 呈明显的高信号。近年来随着新技术新序列的引入，前列腺多参数磁共振成像（multi-parametric prostate magnetic resonance imaging，mp-MRI）已成为 PCa 诊断及精准分期的最佳影像学检查，可明确是否累及、突破前列腺包膜，有无精囊受侵和毗邻器官侵犯，对早期动态监测、临床放化疗、手术方式的选择和预后评估都具有十分重要的指导作用。

（二）其他影像学及相关检查在排尿困难中的应用

超声检查是梗阻、脓肿、反复感染和疑似结石患者的首选检查（可避免辐射且费用相对低廉）；CT观察肾脏和邻近结构；膀胱镜检查可明确是否发生膀胱癌。尿动力学研究可评估持续性排尿困难症状，对于复发性尿路感染、尿石症、有泌尿外科手术史、血尿或残余尿水平异常（大于100毫升）所造成的持续排尿困难的患者，应在泌尿外科进一步诊疗。

（三）排尿困难的病因思维导图见图5-1-1

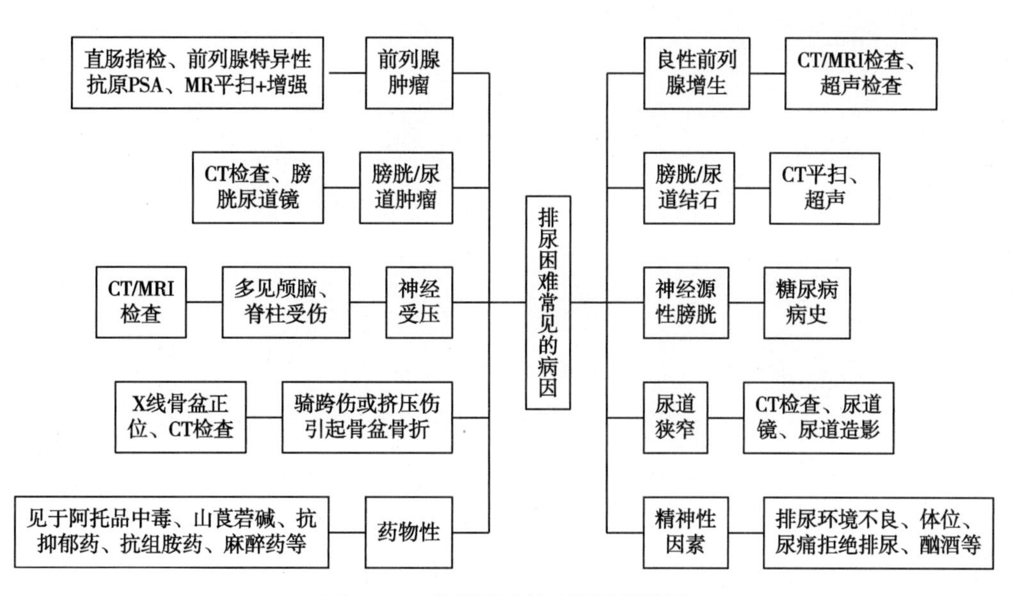

图5-1-1 排尿困难的病因思维导图

（任 静 宋 亭 居胜红）

第二节 前列腺囊性病变

一、均匀囊性病变（水滴征）

【定义】

水滴征（water droplet sign，WDS）是指米勒管尾侧末端的米勒管囊肿，常位于前列腺外周带中线处，在磁共振T_1WI上显示低信号，T_2WI上为高信号，信号与同序列中的尿液接近，边界光整，在矢状位和冠状位呈上圆下尖，类似水滴，故称水滴征。

【病理基础】

成对的米勒管约在胚胎6周时出现，并向中肾管横向发育于中线融合，后继续向尾端发展进入泌尿生殖窦，形成一个隆起即为米勒结节。米勒系统通常包括女性的输卵管，子宫和阴道；对于男性来讲，睾丸内Sertoli细胞（支持细胞）分泌的退行性因子使米勒管在胚胎第8～10周迅速退化，仅保留头和尾部，在妊娠第11周分别形成睾丸和前列腺小囊，总体来说导管系统的退化和局灶性囊性扩张导致了米勒管囊肿的形成，这也是其位于前列腺中线，且不与后尿道相连，不含任何精子的原因。当米勒管的抑制物质分泌不足或尿道生殖窦男性化不足，可出现退化不全，形成残存。因此来源于其残余的囊肿，男性较为常见，年龄多在20～40岁，好发于盆腔，尤其多见于膀胱及前列腺后面附近。

【征象描述】

MRI检查表现：米勒管囊肿通常表现为位于前列腺外周带中线处偏后方囊性灶，呈长T_1，长T_2信号改变，且其内信号均匀，边界清晰，矢状位和冠状位上圆下尖，表现为水滴样，横断面呈类圆形，增强扫描无强化，相邻前列腺有时可有受压改变。病变多呈单囊样改变，边缘光滑，通常与前列腺关系密切（图5-2-1）。

【相关疾病】

见于米勒管尾侧末端的米勒管囊肿。

【分析思路】

水滴征见于米勒管尾侧末端的米勒管囊肿，分析思路如下：

第一，定位：病灶是否位于前列腺外周带中线位置，见于米勒管头侧还是尾侧。

第二，分析病灶MRI表现：病变的形态是否为

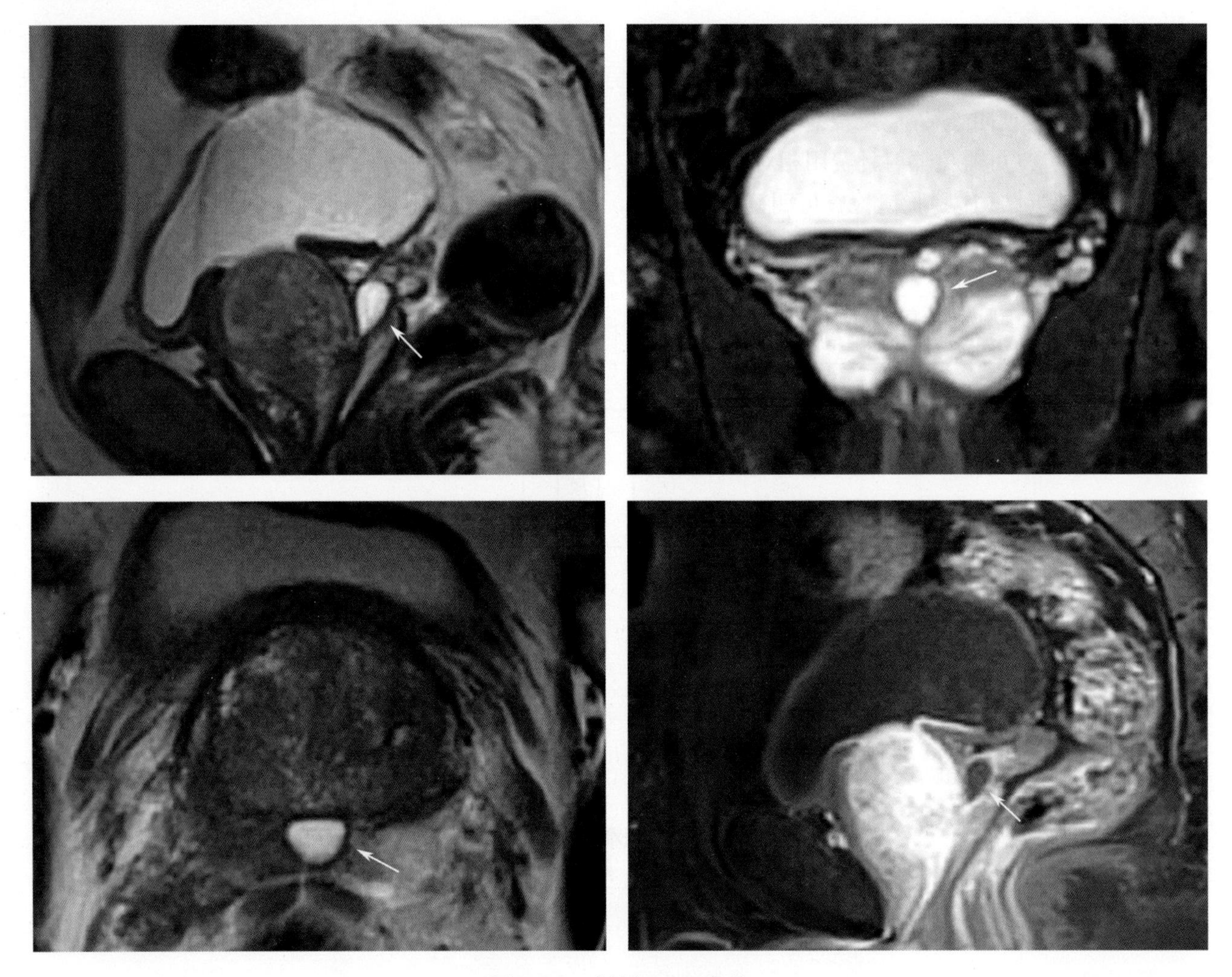

图 5-2-1 水滴征 MRI 表现

患者，男，60 岁，排尿困难、尿频，米勒管囊肿表现为水滴征（白箭），T_2WI 呈边界清晰的液体信号影，增强扫描无强化。该患者同时有前列腺增生。

上圆下尖水滴状，边界是否清晰，T_1WI 和 T_2WI 的信号特征是何表现，增强扫描有无强化改变。

第三，分析病灶与周围组织器官的关系：病灶是否与一侧精囊相连，是否开口于精阜正中部位，与尿道后侧之间是否存在前列腺组织，是否紧贴尿道后缘等。

第四，结合患者的临床症状、查体以及影像学检查中病变的常见发病部位，可缩小鉴别诊断范围。

【疾病鉴别】

前列腺内米勒管囊肿需要与其他位于前列腺内的囊肿进行鉴别。诸如前列腺真性囊肿，射精管囊肿等。前列腺真性囊肿来源于内胚层，开口于尿道后缘精阜正中，常见发生部位与米勒管囊肿亦有所区别。射精管囊肿同样位于中线处、前列腺后方，但囊液中含有精子，一侧与精囊相连。

前列腺外米勒管囊肿需要与输尿管囊肿鉴别。后者位于输尿管末端，在 MRI 平扫及 MRU 表现为输尿管末端呈囊状膨大，T_1WI 上呈低信号，T_2WI 及 MRU 为高信号，在膀胱内尿液的衬托下表现为“囊内囊”特征性改变，位于膀胱内则可见充盈缺损，即为典型的“海蛇头征”。

1. 鉴别诊断流程图见图 5-2-2。

2. 水滴征在几种不同常见疾病的鉴别诊断要点见表 5-2-1。

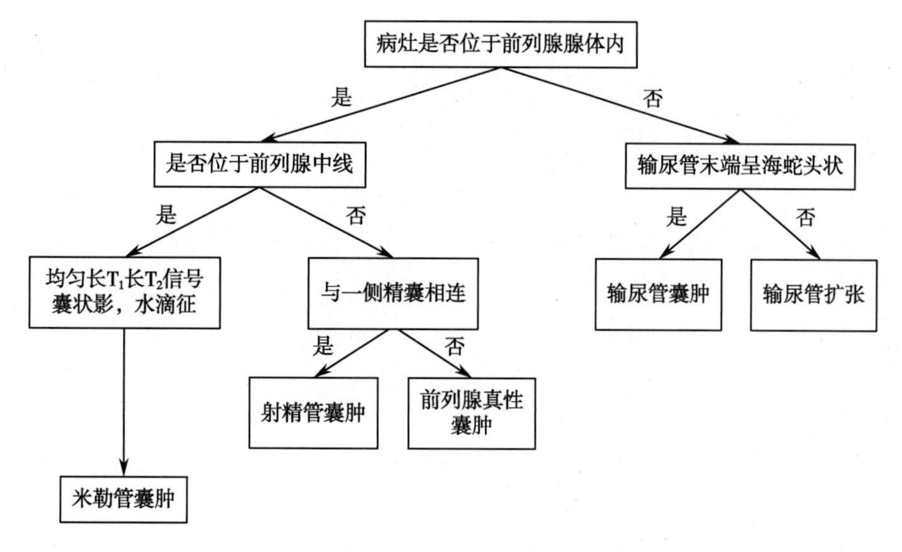

图 5-2-2 鉴别诊断流程图

表 5-2-1 水滴征在几种常见前列腺疾病的鉴别诊断要点

疾病	水滴征影像特征	鉴别要点	主要伴随征象
米勒管囊肿	T_1WI 低信号，T_2WI 高信号囊性水滴状影	位于前列腺外周带中线、上圆下尖水滴样	
前列腺真性囊肿	无	发生于前列腺中叶，开口于精阜	
射精管囊肿	无	位于前列腺基底部，与一侧精囊相连	
输尿管囊肿	无	输尿管末端膨大，呈海蛇头样改变	

二、非均匀囊性病变

【概述】

前列腺非均匀囊性病变影像学表现为囊性病灶，但是其内信号不均匀，例如前列腺脓肿，脓腔T_1WI 呈欠均匀等低信号，T_2WI 呈欠均匀的高信号，脓腔内有时可见分隔形成，部分可见气体。

【病理基础】

急性前列腺炎如未能及时控制，可进展为脓肿，由于目前各种检查和抗生素的有效使用，前列腺脓肿不常见。前列腺脓肿主要由革兰氏阴性杆菌（特别是大肠埃希菌，约占 75%）感染引起，金黄色葡萄球菌是另一种常见致病菌（通常来自血源性传播），多种抗生素的出现和使用导致了革兰氏阴性菌成为主要致病菌。前列腺脓肿多由于急性细菌性前列腺炎治疗不及时，受感染的尿液回流到前列腺中所致，高危因素包括前列腺活检、尿路手术、留置导尿管、神经源性排尿功能障碍、糖尿病、慢性肾衰竭、肝硬化或其他免疫功能低下的疾病。炎症发展到腺泡周围组织，引起腺泡坏死，血管破裂、形成脓肿，其内液化形成脓腔，一开始单发，继而多发，脓肿壁早期为炎症充血，晚期则主要由增生的成纤维细胞构成，脓壁更加完整。

【征象描述】

前列腺脓肿处于不同病理时期，MRI 表现也不尽相同。典型前列腺脓肿 MRI 常表现为类圆形，边界光整，脓腔为坏死液化组织，T_1WI 呈低信号，T_2WI 呈高信号，脓液内有炎性细胞和纤维素的碎屑时，T_1WI 呈点斑状高信号，T_2WI 高信号区有不规则稍低信号，脓腔内可见分隔。DWI 病灶呈明显高信号，ADC 值较低。脓腔内出现气体及气液平面为其特征性表现。早期脓肿壁由炎症充血带构成，脓腔周围厚环状中等强化，也是其重要影像特点（图 5-2-3）。

【相关疾病】

呈非均匀囊性改变的前列腺脓肿，脓腔在 MRI 呈长 T_1、长 T_2 信号改变，其内信号不均匀。

【分析思路】

呈非均匀囊性病变的前列腺脓肿，分析思路如下：

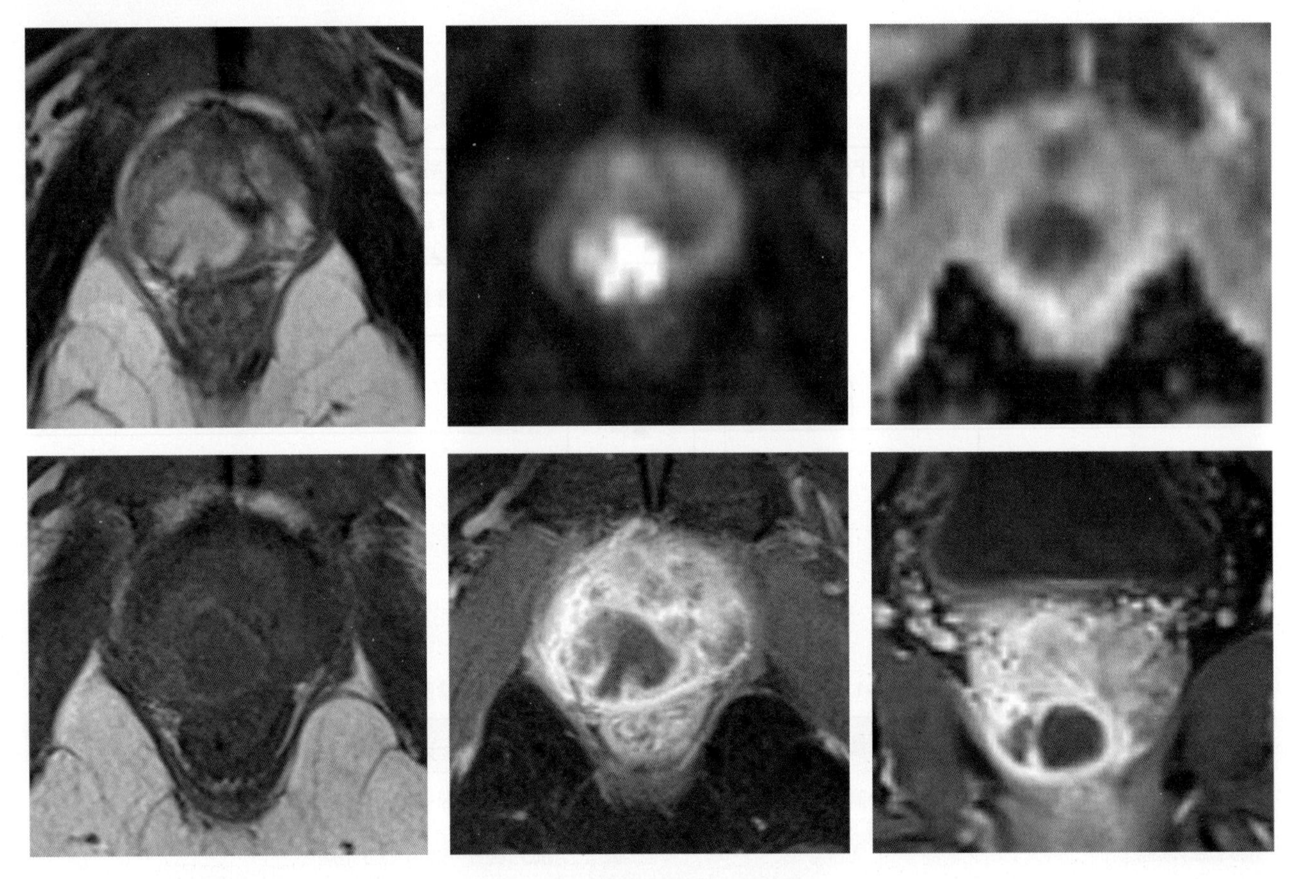

图 5-2-3 前列腺脓肿 MRI 表现

患者男，70 岁，发热、尿频、尿痛，骨盆区域疼痛，前列腺脓肿表现为非均匀囊性病变，T_1WI 呈等信号影，T_2WI 呈高信号影，形态不规则，DWI 呈明显的高信号，ADC 值减低，增强扫描呈不规则的边缘强化。

第一，分析病灶 MRI 表现：前列腺是均匀性增大还是局限性突隆，病变的形态是否为类圆形，是否有 T_1WI 呈低信号，T_2WI 呈高信号的脓腔形成，是否有脓腔内分隔形成，增强扫描脓腔、脓壁及分隔强化的方式。

第二，分析病灶与周围组织器官的关系：脓肿是否突破前列腺包膜，前列腺与闭孔内肌间隙内脂肪影是否完整清晰，闭孔内肌是否肿胀，直肠周围系膜脂肪以及精囊信号是否均匀，膀胱精囊三角是否存在等。

第三，结合患者的临床表现、实验室检查（几乎所有患者都会出现白细胞增多，尿液培养呈阳性的患者几近半数）以及影像学检查中较为特殊的征象，可缩小鉴别诊断范围。

【疾病鉴别】

前列腺脓肿需要与前列腺癌鉴别（尤其在病灶位于外周带时），MRI 示前列腺脓肿病灶边界常较光滑完整，其内可见分隔形成，前列腺癌边缘模糊欠清。前列腺脓肿在 T_2WI 呈高信号，前列腺癌则在 T_2WI 呈低信号。两者病理基础不同，水分子扩散受限原因也不同，前列腺脓肿腔内含有炎性细胞、坏死组织和黏蛋白等成分，导致黏稠度增高，扩散受限程度高于前列腺癌（水分子扩散受限单纯由细胞外间隙受压造成），DWI 表现为明显高信号，ADC 值降低较前列腺癌更为显著。

前列腺脓肿需要与前列腺结核鉴别，前列腺结核 MRI 表现与前列腺脓肿类似，T_2WI 见囊壁和囊内的分隔呈低信号，增强扫描囊壁和分隔强化，呈“西瓜皮”样特征性表现，慢性前列腺结核可有钙化，如有结核病史则有助于鉴别诊断。

前列腺脓肿需要与气肿性前列腺炎鉴别，气肿性前列腺炎表现为前列腺内大量气体形成的低密度/信号影，而其内的脓液比前列腺脓肿少。

1. 鉴别诊断流程图见图 5-2-4。

2. 非均匀囊性病变在几种常见前列腺疾病的主要鉴别诊断要点（表 5-2-2）。

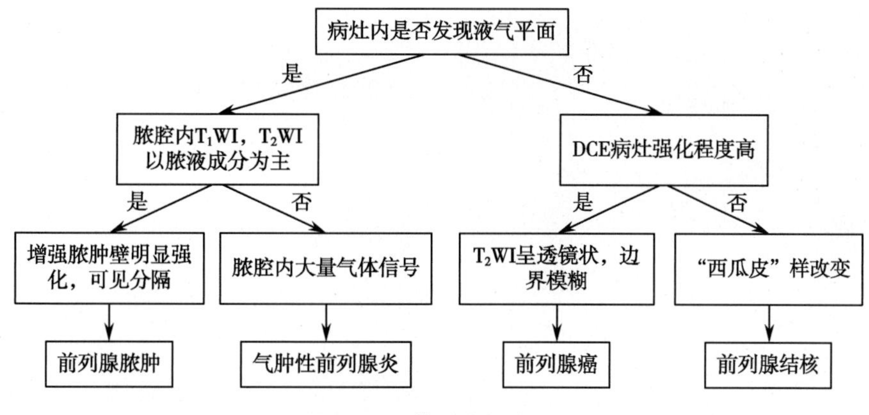

图 5-2-4 鉴别诊断流程图

表 5-2-2 非均匀囊性病变在几种常见前列腺疾病的主要鉴别诊断要点

疾病	影像特征	鉴别要点	主要伴随征象
气肿性前列腺炎	前列腺内大量气体影	脓液相对较少	
前列腺结核	T_2WI 呈囊性，囊壁和囊内分隔呈低信号	呈“西瓜皮”样特征性改变	
前列腺脓肿	脓肿壁强化明显，脓腔内可见分隔	脓腔内可见积气，典型者呈气液平面	可突破前列腺包膜，闭孔内肌肿胀

（任 静 居胜红）

第三节 前列腺实性病变

一、实性均质病变

【概述】

前列腺实性均质病变影像学表现为实性病灶，且信号均匀，最常见于前列腺癌（PCa），T_2WI 显示为低信号影，边界模糊，临床上前列腺特异性抗原（prostate specific antigen，PSA）值升高，有排尿困难表现，也可出现血尿。

【病理基础】

PCa 包括多种病理类型，最主要的类型，也是本节重点讨论的类型为前列腺腺泡腺癌。从分子和基因角度分析，一系列基因改变与正常组织转变为高级别前列腺上皮内瘤变（high grade prostatic intraepithelial neoplasia，HGPIN），最终演变成癌有关。正常前列腺组织向 HGPIN 转化过程中出现 *APC* 和 *RARb2* 基因启动子的异常高度甲基化；*GSTP1* 的高度甲基化则与 PCa 从原位阶段向浸润阶段转化有关，可作为临床重度 HGPIN 的标志。等位基因高度甲基化频率与肿瘤恶性程度一致，低水平甲基化的 PCa 往往是低 - 中度级别且局限于前列腺内。多数 PCa 包含多个解剖且克隆上独立的病灶，即使单个病灶内也存在组织多形性，因此，多数病灶比病理标本的总体分级多包含一种以上的不同 Gleason 肿瘤分级成分。

【征象描述】

前列腺体积稍增大，T_2WI 显示为低信号结节或团块状影，发生在外周带则呈片状低信号影，前列腺带状结构破坏，或外周带与移行带无明显边界，病变毗邻的前列腺包膜部分受累中断，在 DWI 序列上因扩散受限呈高信号，对应层面的 ADC 图呈低信号，病灶强化早于正常组织，时间信号曲线呈“快进快出”的流出型方式（图 5-3-1）。

【相关疾病】

常见于 PCa。

【分析思路】

PCa，分析思路如下：

第一，定位：病灶位于前列腺外周带还是移行带。

第二，分析病灶 MRI 表现：病变的边界是否清晰，信号是否均匀，是否有完整的包膜。病变 T_1WI、T_2WI、DWI 及 ADC 图的信号特征如何。

第三，分析病灶与周围组织器官的关系：病灶是否累及或侵犯邻近的前列腺包膜，是否伴有侵犯膀胱、直肠等毗邻器官的表现，是否发生淋巴结转移等。

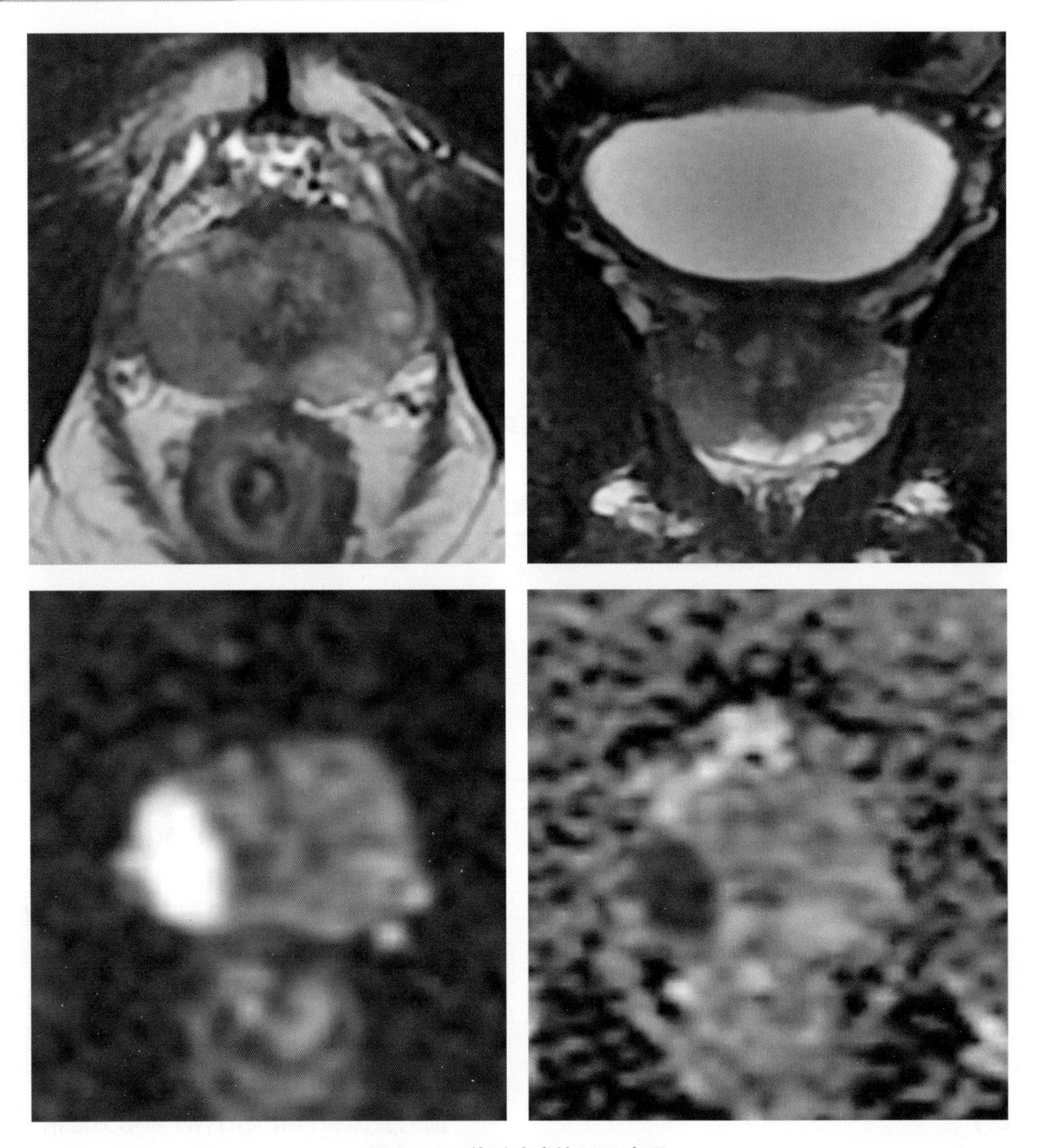

图 5-3-1 前列腺癌的 MRI 表现

患者男，65 岁，PSA 升高，PCa 表现为右侧外周带 T_2WI 均匀的低信号影，DWI 高信号，ADC 图呈低信号。

第四，结合患者的临床病史、PSA 指标、影像学检查特征以及多参数 MRI，可缩小鉴别诊断范围。

【疾病鉴别】

PCa 需要与前列腺纤维基质增生鉴别，前者好发于外周带，边界常模糊欠清，而前列腺纤维基质增生主要发生在移行带，常有完整包膜；纤维基质增生结节富含胶原纤维，平滑肌以及结缔组织，含水量相对较低，在 DWI 也可以表现为弥散受限的高信号，故与发生在移行带的 PCa 存在一定程度的重叠，不易分辨。近年来有研究表明，诸如体素内不相干运动、双指数模型 D 值、拉伸指数模型以及 ADC 值的直方图分析等多种 MRI 新技术有助于 PCa 与前列腺纤维基质增生的鉴别诊断。

PCa 需要与慢性前列腺炎鉴别。以 PI-RADS 指南（*Prostate Imaging-Reporting and Data System*，版本 2.1）为参考诊断标准，前者 T_2WI 上边界欠清晰，多呈团块或结节状低信号，病变邻近包膜受累不光整，而慢性前列腺炎表现为高信号的外周带内见局灶性条带样或斑片状低信号，也可呈弥漫性低信号，前列腺包膜完整连续。PCa 病灶强化早于邻近正常组织，时间信号强度曲线呈“快进快出”的流出型方式，而慢性前列腺炎则与邻近正常前列腺组织强化时间一致或部分延迟，呈“平台型”或“渐增型”的强化方式。

1. 鉴别诊断流程图见图 5-3-2。

2. PCa 的主要鉴别诊断要点见表 5-3-1。

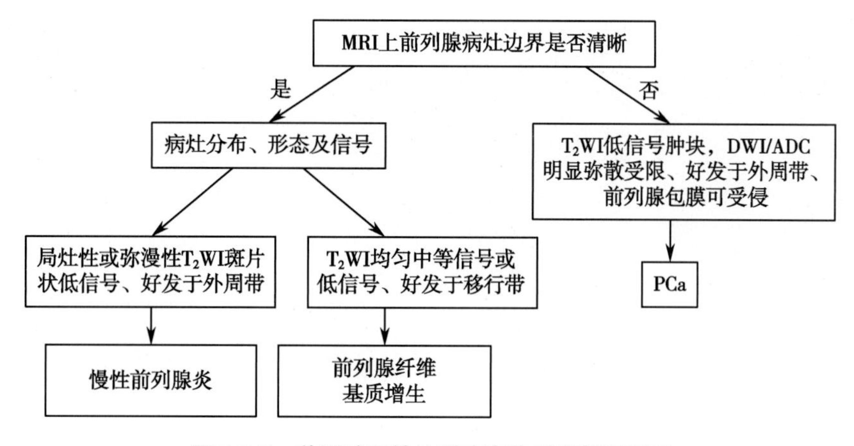

图 5-3-2 前列腺实性均质病变鉴别诊断流程图

表 5-3-1 PCa 的主要鉴别诊断要点

疾病	影像特征	鉴别要点	主要伴随征象
PCa	T_2WI 低信号肿块或结节，边缘模糊，外周带常见，发生于移行带者表现为"擦铅笔画征"	动态增强呈流出型曲线	邻近包膜受累欠连续
前列腺纤维基质增生	T_2WI 均匀中等信号，也可呈低信号，位于移行带	边界清晰，有包膜	
慢性前列腺炎	T_2WI 外周带局灶性或弥漫性斑片状低信号	动态增强呈流入型或平台型曲线	前列腺包膜完整

二、擦铅笔画征

【定义】

擦铅笔画征（erased charcoal sign，ECS）是指移行带前列腺腺癌在磁共振 T_2 序列上表现为边缘模糊的低信号，类似于用橡皮擦涂抹素描画中的物体，导致其周围模糊阴影的表现，故称擦铅笔画征。

【病理基础】

前列腺腺癌的腺体由一层统一的立方上皮或低柱状上皮构成，与良性腺体相比，前列腺腺癌的腺体结构间距小，缺乏分支，基底细胞层缺失。肿瘤细胞核大，通常含有一个或多个大的核仁，细胞核的大小和形状总体上没有明显的多形性，有丝分裂象很少见。在镜下，无特异性征象明确区别移行带和外周带前列腺腺癌，但前者通常含有柱状细胞，胞浆苍白，核小而暗，而典型的外周带前列腺腺癌有立方形细胞，胞浆嗜酸性，胞核呈泡状。大体病理上，当肿瘤较大时，移行带与外周带的前列腺腺癌均可突破区域之间边界，形成不规则、模糊的轮廓。

【征象描述】

MRI 检查表现 移行带前列腺腺癌通常表现为 T_2WI 较均匀的低信号肿块，常呈类圆形或透镜状，边缘模糊，无包膜，DWI 呈明显高信号，ADC 值显著降低，动态增强扫描病灶早期明显强化，晚期强化程度下降，时间信号曲线呈速升速降型；肿瘤向周围呈浸润性生长，侵犯前纤维基质（anterior fibromuscular matrix，AFMS）的前列腺腺癌多来源于移行带（图 5-3-3）。

【相关疾病】

见于移行带前列腺腺癌。

【分析思路】

擦铅笔画征见于移行带前列腺腺癌，分析思路如下：

第一，定位：病灶位于前列腺移行带还是外周带。

第二，分析病灶 MRI 表现：病变的形态是否为类圆形或透镜状，边界是否清晰，有无包膜。病变 T_2WI、DWI 及 ADC 图的信号特征如何，动态增强扫描特征是否为速升速降。

第三，分析病灶与周围组织器官的关系：病灶是否累及前纤维基质区、突破前列腺包膜、侵犯神经血管束、精囊腺、膀胱、直肠。是否伴有淋巴结转移、骨转移等。

第四，结合患者的临床病史、查体、PSA、影像学检查，可缩小鉴别诊断范围。

【疾病鉴别】

移行带前列腺腺癌需要与良性前列腺增生鉴别。前列腺增生可分为腺体增生、纤维基质增生和混合增生。腺体增生 T_2WI 表现为高信号，而纤维

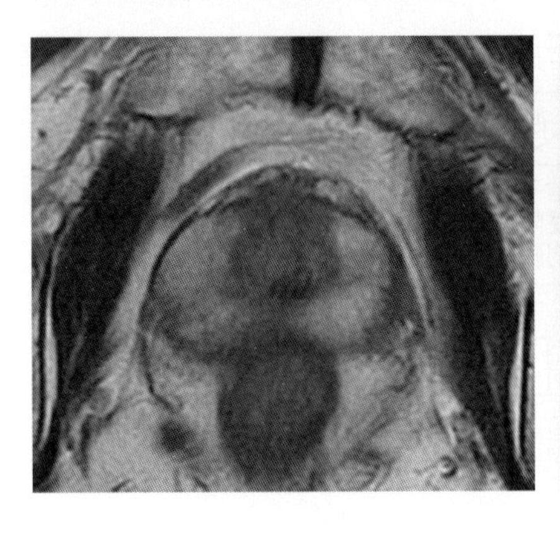
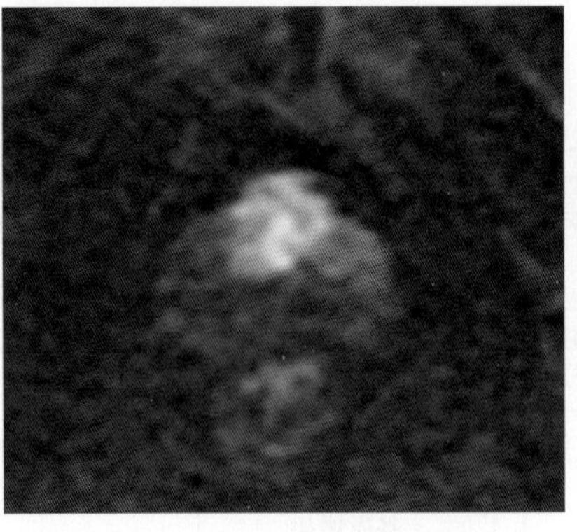
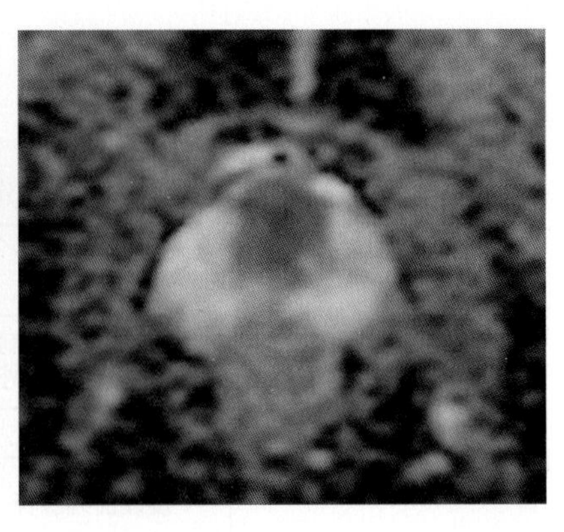

图 5-3-3　擦铅笔画征 MRI 表现

患者男，74 岁，PSA 升高，移行带 PCa 在 T_2WI 表现为擦铅笔画征，边界模糊的等低信号影，DWI 呈明显高信号，ADC 值减低。

基质增生与移行带前列腺腺癌 T_2WI 均表现为低信号，鉴别困难。混合增生结节混有腺体增生及纤维基质增生，信号混杂，且增生结节通常边界清楚，可见低信号包膜，增生结节不会侵犯前纤维基质区。

移行带前列腺腺癌需要与前列腺炎鉴别。急性前列腺炎常表现为病变区域肿胀，前列腺边缘包膜仍完整，T_2WI 表现为稍低信号，边界不清，DWI 呈高信号，ADC 值减低，但程度不及前列腺腺癌。慢性前列腺炎常与前列腺增生并存，T_2WI 表现为稍低信号，呈楔形、条状或无特定形态，DWI 无明显高信号，ADC 值无明显减低。

前列腺导管腺癌与前列腺腺癌的 MRI 表现近似，T_2WI 均表现为低信号，DWI 呈明显高信号，ADC 值减低，但导管腺癌一般呈分叶状，边界清晰且边缘可见低信号环。

1. 鉴别诊断流程图（图 5-3-4）。

2. 擦铅笔画征在几种常见前列腺疾病的主要鉴别诊断要点（表 5-3-2）。

表 5-3-2　擦铅笔画征在几种常见前列腺疾病的主要鉴别诊断要点

疾病	擦铅笔画征影像特征	鉴别要点
移行带前列腺腺癌	T_2WI 低信号肿块，边缘模糊	肿块边缘模糊，显著扩散受限
前列腺增生	无	结节信号混杂，无扩散受限
前列腺炎	无	无特定形态，扩散受限不及前列腺癌
前列腺导管腺癌	无	分叶状，边界清晰，边缘低信号环

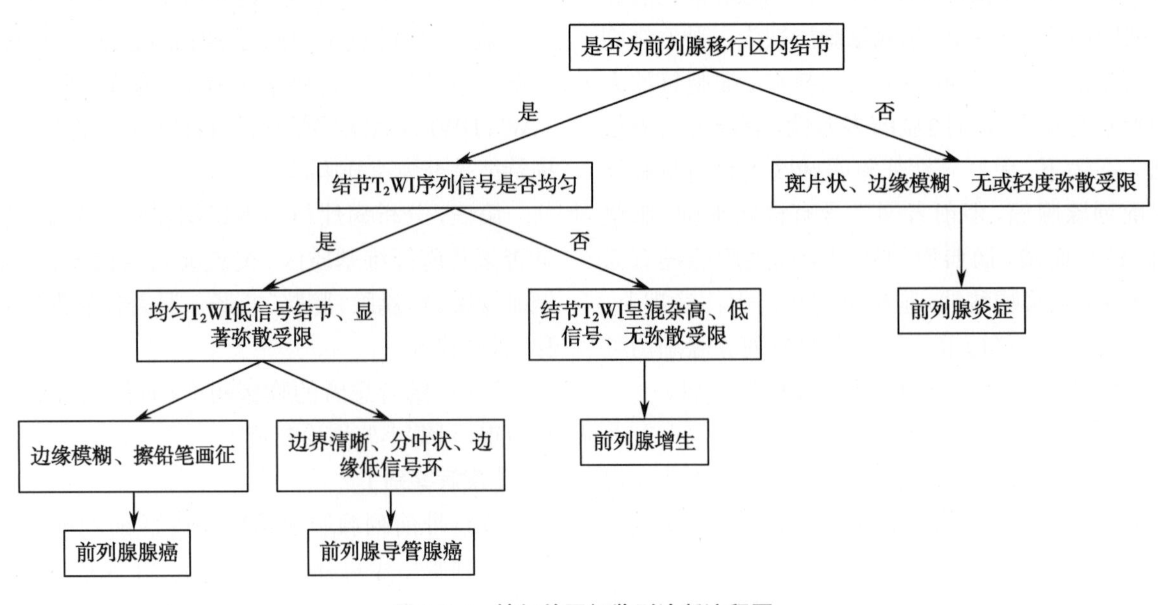

图 5-3-4　擦铅笔画征鉴别诊断流程图

三、实性非均质病变

【概述】

前列腺实性非均质病变影像学表现为以实性为主体，但病灶内信号不均匀，多种组织结构并存，最常见于混合型前列腺增生，T_2WI 表现为高 - 低 - 等的混杂信号，包括腺体增生组织，胶原纤维，平滑肌以及结缔组织增生，临床特征为排尿困难和膀胱刺激症状。

【病理基础】

混合型增生由前列腺腺体和间质两种成分构成，前者由大小不一的腺泡组成，腺体成分常有小叶形成，部分结节还可见上皮萎缩，腺腔扩大似囊状，腔内包含腺体；而间质成分主要由纤维肌母细胞构成，胞浆为淡红色，细胞核呈短梭形，纤维肌母细胞不能显示明显的边界，包绕于血管周围呈束状或漩涡状，构成横形管状或星状的厚壁血管。

【征象描述】

前列腺体积增大；T_2WI 表现为高、低、等信号同时存在的混杂信号影，前列腺包膜显示清晰，DWI 呈等信号或轻度扩散受限的稍高信号，增强后多为不均匀的渐进性强化，部分在 MRI 常规序列中与移行带 PCa 较难鉴别（图 5-3-5）。

【相关疾病】

见于前列腺混合型增生。

【分析思路】

前列腺混合型增生，分析思路如下：

第一，定位：病灶位于前列腺移行带还是外周带。

第二，分析病灶 MRI 表现：病变的轮廓是否清晰，周围包膜是否完整。病变 T_1WI、T_2WI、DWI 及 ADC 图的信号特征如何。

第三，分析病灶与周围组织器官的关系：是否累及尿道、是否伴有前列腺周围炎症以及精囊腺出血、周围脏器是否受侵犯等。

第四，结合患者的临床病史、PSA 指标、常规影像学以及影像组学的进一步检查，可缩小鉴别诊断范围。

【疾病鉴别】

作为临床实际中较为常见的前列腺增生类型，混合型增生需要与 PCa 鉴别，前者主要发生在移行带，前列腺包膜完整，而 PCa 则好发于外周带，病灶邻近包膜可受累中断；当其中纤维基质成分占比较

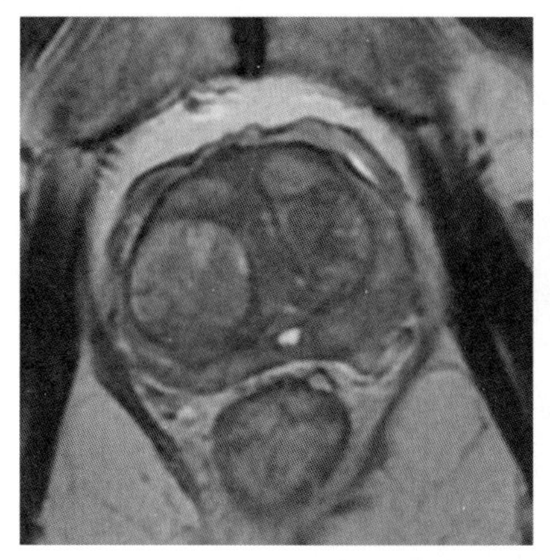
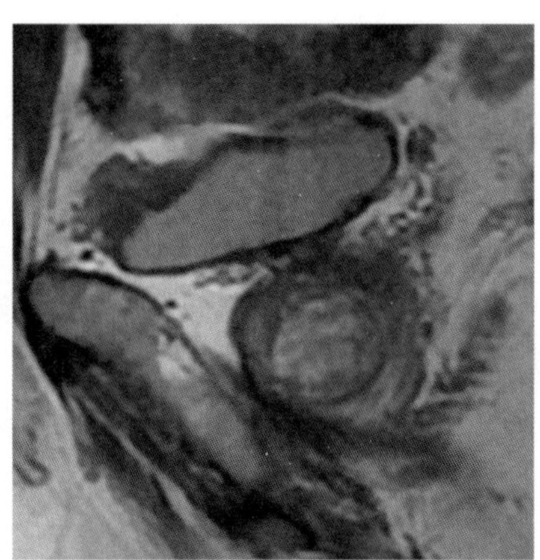
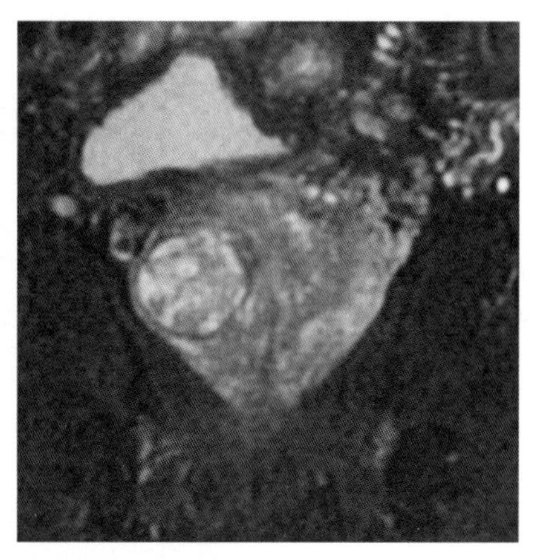
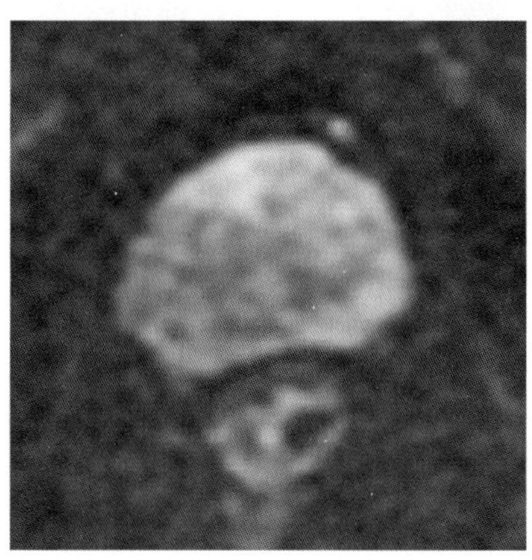
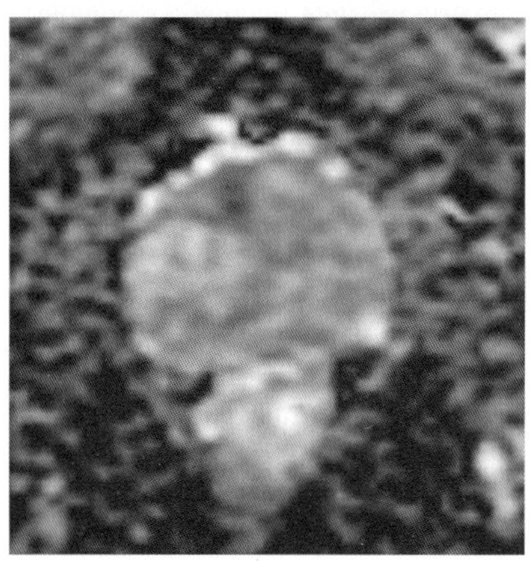

图 5-3-5 前列腺混合型增生 MRI 表现

患者男，77 岁，PSA 升高，前列腺混合型增生表现为 T_2WI 高低混杂信号，包膜清晰，DWI 和 ADC 图均呈等信号。

高时，增生结节在 DWI 也可呈高信号，且 ADC 值降低，此时与移行带 PCa 难以鉴别，T_2WI 是观察移行带病变的主序列，增生结节往往有完整或不完整的包膜，信号不均匀，而移行带 PCa 常表现为"擦铅笔画征"。

前列腺混合型增生需要与前列腺穿刺活检后出血鉴别。前者 T_2WI 为高低不等的混杂信号影，包膜连续完整，而前列腺穿刺活检后出血 T_2WI 呈多发低信号，前列腺包膜部分边缘不清晰，特征性表现为 T_1WI 呈楔形或条纹状高信号，且常伴有前列腺周围炎症以及精囊腺出血。

1. 鉴别诊断流程图见图 5-3-6。

2. 前列腺混合型增生的主要鉴别诊断要点见表 5-3-3。

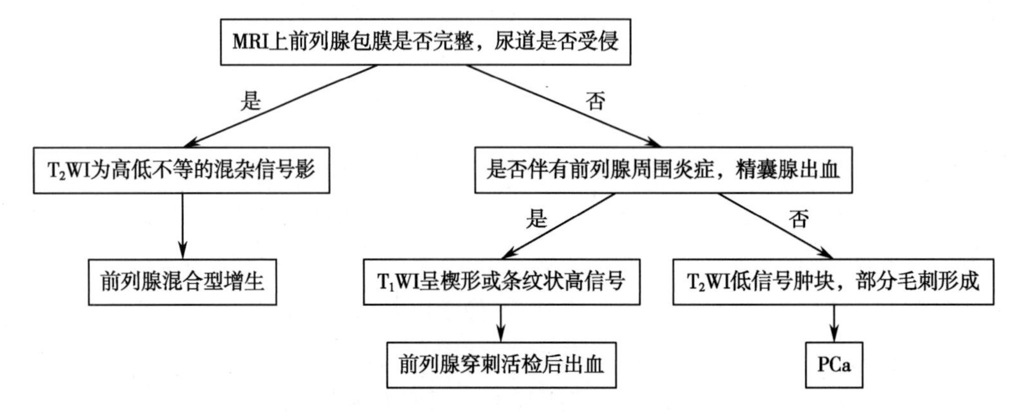

图 5-3-6 前列腺混合型增生鉴别诊断流程图

表 5-3-3 前列腺混合型增生的主要鉴别诊断要点

疾病	影像特征	鉴别要点	主要伴随征象
PCa	T_2WI 低信号肿块，边缘模糊，部分有毛刺	肿块弥散受限程度高	邻近包膜受累模糊
前列腺混合型增生	T_2WI 为高低不等的混杂信号影	病灶边界清晰	前列腺包膜完整
穿刺活检后出血	T_2WI 多发低信号；包膜部分边缘欠清晰	T_1WI 呈楔形或条纹状高信号	周围炎症，精囊腺出血

（任 静 居胜红）

第四节 前列腺斑片样病变

【概述】

前列腺斑片样病变典型表现为前列腺多参数磁共振成像（multi-parametric prostate magnetic resonance imaging，mp-MRI）T_2WI 序列局灶性、斑片状、带状、楔形或弥漫性低信号影，常见于前列腺炎，病变多位于外周带。

【病理基础】

前列腺炎是一种常见的泌尿系统疾病，难以有效治疗，几乎影响所有年龄段的成年男性，尤其是中年男性。美国国立卫生研究院（National Institutes of Health，NIH）将其分为急性细菌性前列腺炎（Ⅰ类）、慢性细菌性前列腺炎（Ⅱ类）、慢性盆腔疼痛综合征（Ⅲ类）和无症状前列腺炎（Ⅳ类）；其中占比最大的为慢性前列腺炎，即以上的Ⅱ类+Ⅲ类前列腺炎，最常见的为慢性非细菌性前列腺炎，亦称慢性盆腔疼痛综合征（Ⅲ类），主要病理过程为腺体外周血管充血和炎性细胞渗出，炎性细胞套形成，进一步炎性细胞浸润并破坏腺上皮，最终形成腺腔内炎性渗出物，风险因素包括良性前列腺增生挤压导致的尿道狭窄、包茎、尿道炎、糖尿病等，通常有尿路刺激症状，也可出现发热、不适、恶心等全身性症状。

【征象描述】

MRI 检查表现 慢性前列腺炎大部分 MRI 表现为前列腺局灶性、斑片状、带状、楔状或弥漫性 T_2WI 不均匀斑片状低信号影，双侧多见，增强扫描呈不均匀强化的特点，动态增强 MRI 中病灶的信号强度 - 时间曲线多以平台型或流入型为主，DWI 上表现为稍高或等信号（图 5-4-1）。

【相关疾病】

T_2WI 呈斑片状、局灶性或弥漫性低信号影的慢性前列腺炎。

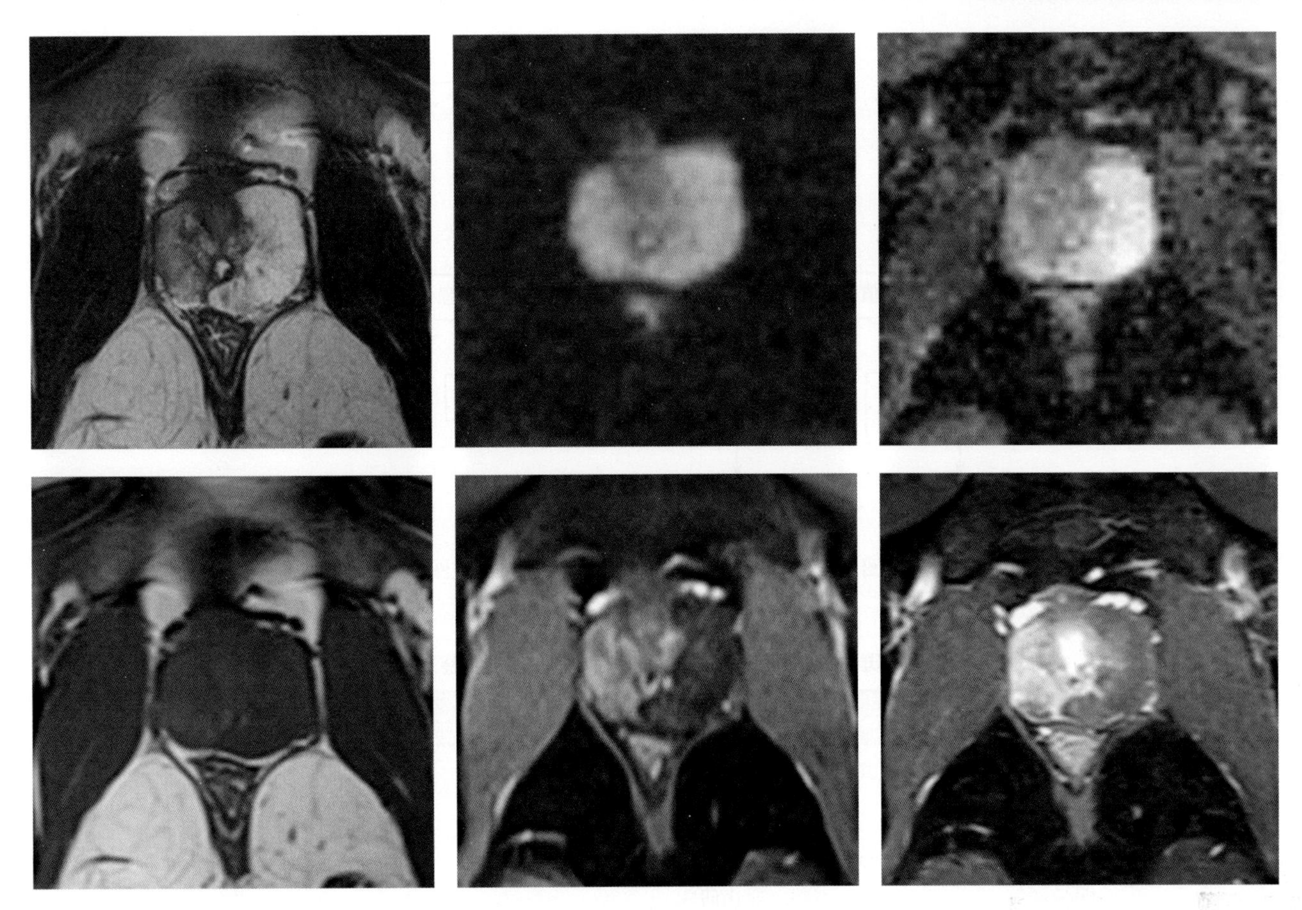

图 5-4-1 慢性前列腺炎 MRI 表现

男，40 岁，PSA 4.9ng/mL，慢性前列腺炎表现为右侧外周带 T_2WI 斑片样低信号影，DWI 和 ADC 图均呈等信号影，动态增强扫描动脉早期明显强化，延迟期强化更明显，呈流入型。前列腺包膜完整，患侧外周带体积略缩小。

【分析思路】

T_2WI 呈斑片状低信号影的慢性前列腺炎，分析思路如下：

第一，定位：病灶位于前列腺外周带还是移行带，双侧还是单侧发生。

第二，分析病灶 MRI 表现：是局灶性还是弥漫性改变，病变的形态是否为斑片状、带状或楔形，病变在 T_2WI 以及 DWI 序列中的信号特点，动态增强的曲线类型。

第三，分析病灶与周围组织器官的关系：病灶是否侵犯精囊，包膜是否有隆起或破坏，两侧神经血管束是否对称，是否有淋巴结、骨转移等情况。

第四，结合患者的临床表现、实验室检查以及影像学检查中较为特殊的征象，可缩小鉴别诊断范围。

【疾病鉴别】

慢性前列腺炎需要与 PCa 鉴别。慢性前列腺炎主要表现为外周带 T_2WI 弥漫性斑片状低信号影，边界不清，常双侧受累，前列腺包膜完整；而 PCa 在 T_2WI 常表现为局限性低信号结节，侵犯包膜时可见前列腺包膜隆起、破坏、神经血管束不对称、侵犯精囊腺则表现为精囊内低信号肿块影，晚期肿瘤侵犯膀胱、直肠、发生淋巴结及远处转移。慢性前列腺炎 DWI 上表现为稍高或等信号，而 PCa 在 DWI 序列中明显扩散受限，表现为明显高信号，ADC 值减低；动态增强扫描慢性前列腺炎延迟期强化程度仍高于正常组织，信号强度 - 时间曲线往往为流入型或平台型，而 PCa 通常表现为“快进快出”的流出型强化曲线。

慢性前列腺炎还需与前列腺结核鉴别，不同病理阶段的结核 MRI 表现差异较大，当病变由渗出向增生或坏死转变时，T_1WI 表现为稍低信号，T_2WI 可见等、稍高信号，增强扫描强化程度较轻。形成脓肿时 MRI 上 T_1WI 呈低信号，T_2WI 呈高信号，增强扫描脓肿壁呈特征性环状强化，脓腔无强化，脓肿壁及分隔明显强化，DWI 上信号复杂，可呈低、等、高甚至混杂信号改变。前列腺结核常侵及精囊，表现为精囊肿大，信号不均，增强扫描不均匀强化，慢性前列腺炎则呈局灶性或弥漫性 T_2WI 斑片状低信号改变，一般不累及精囊腺。

1. 鉴别诊断流程图见图 5-4-2。

2. 斑片样病变在几种常见前列腺疾病的主要鉴别诊断要点（表 5-4-1）。

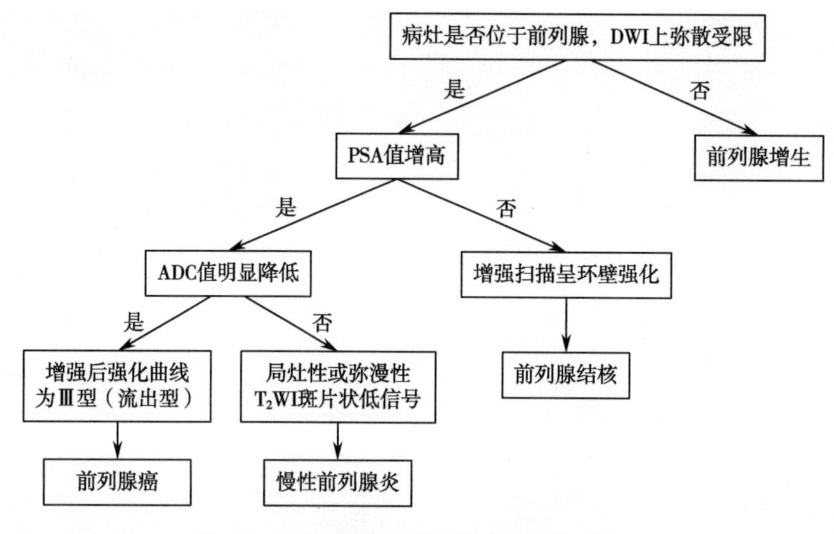

图 5-4-2 前列腺斑片样病变鉴别诊断流程图

表 5-4-1 斑片样病变在几种常见前列腺疾病的主要鉴别诊断要点

疾病	影像特征	鉴别要点	主要伴随征象
慢性前列腺炎	局灶性或弥漫性 T_2WI 斑片状低信号	双侧多见，动态增强呈流入型曲线	前列腺包膜完整
前列腺癌	DWI 明显扩散受限，ADC 值明显降低	动态增强通常表现为流出型强化曲线	包膜隆起，神经血管束不对称，侵犯精囊、膀胱、直肠，淋巴结转移等
前列腺结核	增强扫描边界更清楚，壁及分隔明显强化	PSA 值不高；增强扫描壁呈环形强化	

（任 静 居胜红）

第五节 前列腺疾病临床干预后改变

一、穿刺活检后

【概述】

确诊前列腺癌需要穿刺活检，传统方式包括经会阴和经直肠两种，近年来随着 mp-MRI 技术的飞速发展，与经直肠超声检查（transrectal ultrasonography，TRUS）相结合，mp-MRI-TURS 融合靶向穿刺新技术也逐渐用于临床。经直肠穿刺需做肠道准备，感染风险大，出血风险高；经会阴途径不经过肠道，感染概率明显降低，无须肠道准备，但对穿刺水平要求较高，需要探头和穿刺针精准配合，对前列腺尖部腹侧区域及外腺前区穿刺，要求有一定的经验；mp-MRI-TRUS 融合靶向穿刺既能够通过 MRI 精准定位，又结合了超声的实时定位，减少定位误差，使穿刺准确性进一步提升。

【病理基础】

早期前列腺穿刺活检是在手指引导下经直肠进行的，之后出现 8、10、12、13 针穿刺活检；近年来，采用前列腺饱和穿刺，穿刺针数 > 20 针，将前列腺分为 11 个区，根据前列腺及耻骨弓的形态等因素决定各区穿刺针数，一般每个区域穿刺针数≥2 针。虽然随着穿刺针数的增加，阳性率有所提高，但损伤亦不可避免。前列腺液中的柠檬酸盐可结合血液中钙离子，形成螯合物，从而使钙离子失去凝血功能，同时血液中的钙离子浓度降低，最终抑制凝血。活检后两周内，由于出血，T_1WI 表现为局灶或弥漫性高信号，在 T_2WI 穿刺点周围出现低信号区域，可掩盖肿瘤组织。出血的浓度随着时间推移而减低，其信号强度亦随时间变化，但持续的时间尚无定论，有研究结果认为 81% 的患者在穿刺活检后 21 天检测不到出血信号，提出穿刺活检后至少 21 天再行 MRI 检查。PI-RADS v2.1 指南要求，穿刺活检和 MRI 检查之间的时间间隔应为 6 周或更长，从而为出血吸收留出足够时间。

【征象描述】

MRI 表现 前列腺活检后的出血常呈楔形，有时呈条纹状。在 T_1WI，穿刺活检后出血和含有蛋白质的分泌物均呈高信号，是诊断的关键序列，T_2WI 则表现为低信号，可见前列腺包膜不完整、中断或模糊不清，还可引起前列腺周围组织炎症。伴有精囊出血时，其信号改变类似肿瘤侵犯（图 5-5-1）。

【相关疾病】

多见于前列腺穿刺活检后的出血。

【分析思路】

前列腺穿刺活检后出血，分析思路如下：

第一，定位：病灶主要位于前列腺外周带还是移行带。

第二，定性：分析病灶 MRI 表现，病变的形态是否为呈楔形或条纹状，边界是否清晰，病变在 T_1WI、T_2WI 的信号特征是何表现。

第三，定量：病变是单发还是多发。

第四，分析病灶周围及与毗邻组织器官的关系：病灶周围前列腺包膜是否完整，是否伴有前列腺组织炎症，精囊腺是否有出血信号。

第五，结合患者有穿刺活检的临床病史，可缩小鉴别诊断范围。

【疾病鉴别】

前列腺穿刺活检后出血需要与前列腺增生结节鉴别，T_1WI 前列腺穿刺活检后出血常呈高信号，而后者在 T_1WI 上多呈均匀等信号；穿刺活检后出血 T_2WI 上为低信号，而增生结节因病理类型不同主要分为三种表现：以腺体增生为主多呈高信号；以纤维基质增生为主表现为中等信号；最常见的混合结节则表现为混杂信号。

前列腺穿刺活检后出血需要与前列腺放疗后改变鉴别，放疗后前列腺体积缩小，外周带缩小程度大于移行带，前列腺外周带和肿瘤在 T_2WI 信号均不同程度减低，而前列腺穿刺活检后出血多表现为局灶性 T_2WI 信号降低。

1. 鉴别诊断流程图见图 5-5-2。

2. 前列腺穿刺活检后出血与几种前列腺疾病的主要鉴别诊断要点见表 5-5-1。

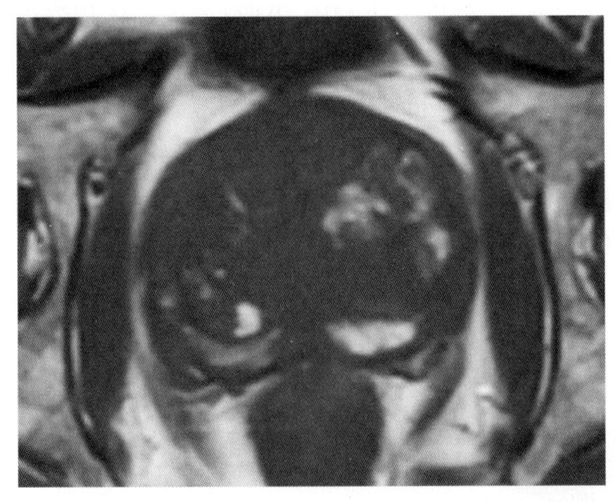
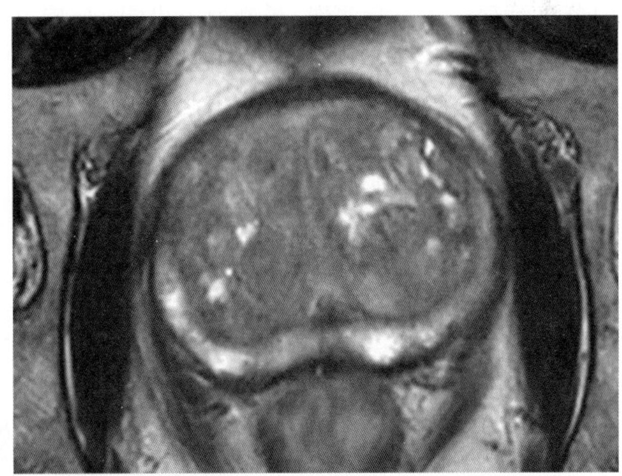

图 5-5-1　前列腺穿刺活检后出血 MRI 表现

患者男，71 岁，穿刺活检后 T_1WI 和 T_2WI 见前列腺内多发不规则斑片状高信号出血影。

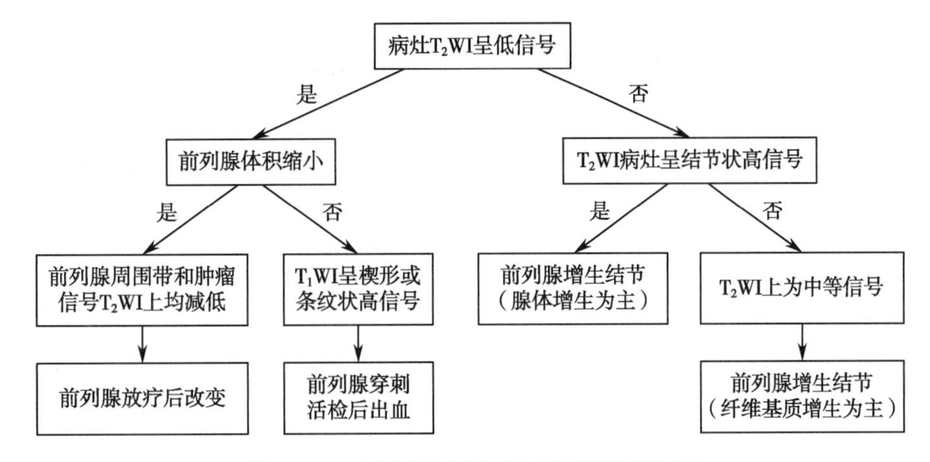

图 5-5-2　前列腺穿刺活检后鉴别诊断流程图

表 5-5-1　前列腺穿刺活检后出血与几种前列腺疾病的主要鉴别诊断要点

疾病	影像特征	鉴别要点	主要伴随征象
穿刺活检后出血	T_2WI 多发低信号	T_1WI 呈楔形或条纹状高信号	周围组织炎症，精囊腺出血
前列腺增生结节	T_2WI 因病理类型不同信号表现多样	T_1WI 上呈均匀等信号	
前列腺放疗后改变	T_2WI 前列腺外周带和肿瘤信号均减低	前列腺缩小，以外周带为著	

二、内分泌治疗后

【概述】

近年来，我国 PCa 发病率逐年上升。其早期症状不典型，多数患者发现时已经处于晚期，内分泌治疗通过抑制肿瘤细胞的生长提高远期生存率，是进展期 PCa 最重要的治疗手段。研究认为，功能磁共振成像（functional magnetic resonance imaging，fMRI）参数可定量评估 PCa 内分泌治疗疗效。

【病理基础】

PCa 是激素依赖性肿瘤，内分泌治疗抑制雄激素的产生，拮抗雄激素受体，从而达到治疗目的。新型内分泌治疗药物不断涌现，最新研究表明，与传统多西他赛化疗 + 雄激素剥夺疗法相比，同步联合强效雄激素受体拮抗剂达罗他胺 + 多西他赛化疗 + 雄激素剥夺疗法的治疗方案，更早地从雄激素受体和细胞毒两个信号通路同时抑制肿瘤进展，且未增加不良反应的发生，展现出全面的临床显著优势。

【征象描述】

MRI 表现　PCa 内分泌治疗后 MRI 主要表现为前列腺体积缩小，在 T_2WI 表现为外周带与移行带的分界欠清，癌灶在 T_2WI 上信号减低，与周围正常组织的对比降低，尤以外周带为著；被瘤体浸润的包膜由原先的不光整变为连续、光滑，可伴有精囊缩小，信号降低，转移增大的淋巴结亦明显缩小（图 5-5-3）。

【相关疾病】

PCa 内分泌治疗后改变。

【分析思路】

PCa 内分泌治疗后改变，分析思路如下：

第一，定位：信号降低的区域主要为前列腺外周带还是中央带。

第二，分析病灶 MRI 表现：前列腺体积缩小是否以外周带为著，T_2WI 上前列腺信号是整体降低，还是主要位于外周带。

第三，分析病灶周围及与毗邻组织器官的关系：前列腺包膜是否完整，是否伴有精囊 T_2WI 信号减低，精囊的体积变化。

第四，结合临床病史，影像学表现，可缩小鉴别诊断范围。

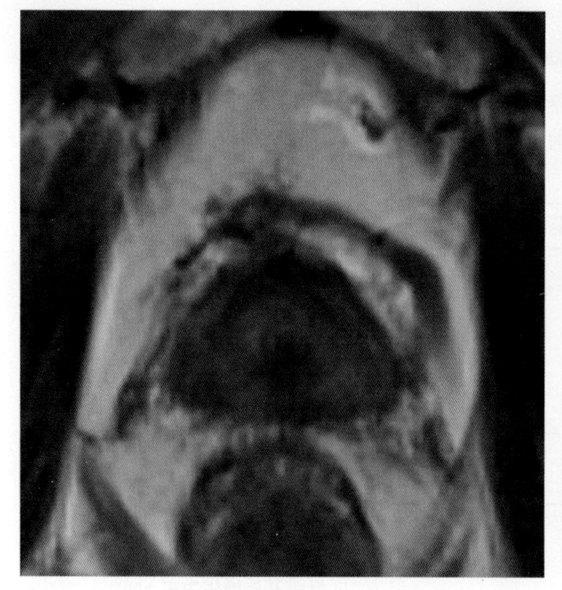
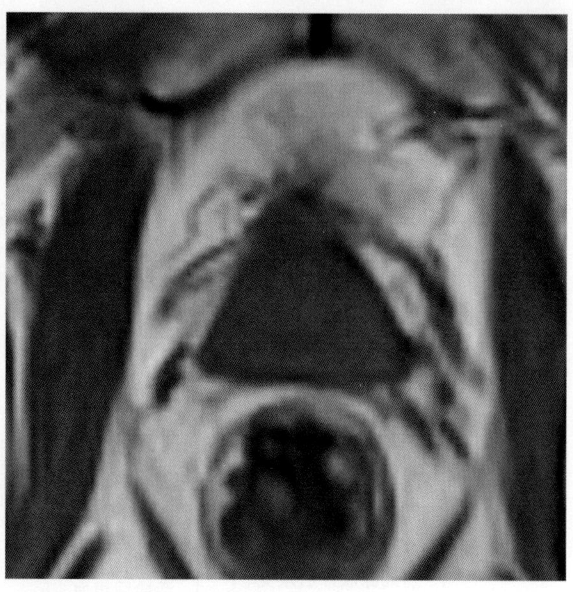

图 5-5-3　前列腺癌内分泌治疗后 MRI 表现

患者男，76 岁，PCa 内分泌治疗后，MRI 示前列腺缩小，T_2WI 外周带信号降低。

【疾病鉴别】

PCa 内分泌治疗后改变需与慢性前列腺炎鉴别，前者 T_2WI 上前列腺信号整体降低，尤其以外周带为著，而慢性前列腺炎主要表现为外周带 T_2WI 弥漫性或斑片状低信号影，边界不清，常双侧受累。PCa 内分泌治疗后可出现精囊体积缩小，T_2WI 呈对称弥漫性信号减低，而慢性前列腺炎一般不伴有精囊信号和体积改变。

PCa 内分泌治疗后改变需与前列腺穿刺活检后出血鉴别，内分泌治疗后前列腺体积缩小明显，外周带体积缩小程度大于移行带和中央带，前列腺外周带和肿瘤在 T_2WI 上信号均不同程度减低，而穿刺活检后前列腺体积无明显变化，包膜部分边缘欠清晰，出血在 T_2WI 表现为散在分布低信号，T_1WI 多表现为散在高信号。

1. 鉴别诊断流程图见图 5-5-4。

2. PCa 内分泌治疗后改变的主要鉴别诊断要点见表 5-5-2。

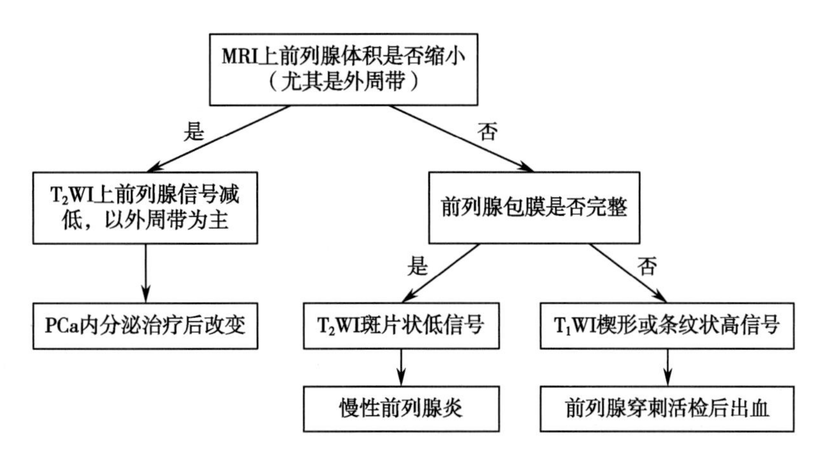

图 5-5-4　PCa 内分泌治疗后改变鉴别诊断流程图

表 5-5-2　PCa 内分泌治疗后改变的主要鉴别诊断要点

疾病	影像特征	鉴别要点	主要伴随征象
PCa 内分泌治疗后改变	T_2WI 上前列腺信号减低，以外周带为主	前列腺体积缩小	精囊缩小，T_2WI 信号弥漫性减低
前列腺穿刺活检后出血	T_2WI 上呈散在分布低信号	T_1WI 楔形或条纹状高信号	包膜部分边缘欠清晰
慢性前列腺炎	T_2WI 斑片状低信号	双侧多见，边界欠清	前列腺包膜完整

三、手术后

【概述】

根治性前列腺切除术（radical prostatectomy，RP）是目前治疗局限性 PCa 最有效的手术方式，尤其是近年来引入了机器人系统来辅助腹腔镜根治性前列腺切除术，使微创技术得以广泛应用，从而减少了对邻近组织的损伤，使恢复更加迅速。同时，经尿道前列腺切除术（transurethral resection of prostate，TURP）已成为治疗 BPH 的可靠手段，具有时间短、损伤小、术后恢复快的特点，可有效改善排尿功能，提高生活质量，但是也有研究表明，若未能采取有效方法阻碍疾病进展，TURP 术后易合并发生多种并发症。

【病理基础】

PCa 患者 RP 术后 PSA 水平一般降到 0.2ng/mL 以下，如果连续两次随访 PSA 值升至 0.2ng/mL 以上并有上升趋势则称为生化复发（biochemical relapse，BCR），预示着 PCa 局部复发和远处转移的可能性。RP 后 10 年内发生 BCR 的比例达 27%～53%，其中约 2/3 发生于术后 2～3 年内。出血是 TURP 术后最常见、也是难以避免的并发症，其影响因素包括：前列腺的体积、组织切除的重量、手术使用能量平台的种类、医师的微创外科手术经验等。BPH 持续存在导致创面出血，合并前列腺炎、泌尿生殖系感染、前列腺穿刺活检、尿潴留病史、术中血压过高等均可加重出血。一些心脑血管疾病患者口服阿司匹林、华法林等抗凝剂，减少 TXA2 合成，抑制血小板聚集，也容易造成术后出血。一般静脉性出血常表现为冲洗液持续暗红，动脉性出血表现为间歇性膀胱冲洗液鲜红。术后反复发作或持续性出血有时会形成血块，继而发生膀胱填塞，此时要清除血块，如继续发展则需行二次手术止血。

【征象描述】

TURP 术后出血在 T_1WI 呈不均匀高信号，T_2WI 表现为不均匀低信号，常位于移行带手术创面周围，而外周带相对完整。出血吸收后 MRI 表现为前列腺缩小，移行带信号缺失。前列腺根治术后 MRI 主要表现为原前列腺所在区域被液体填充，而呈长 T_1 长 T_2 的液体信号（图 5-5-5，图 5-5-6）。

【相关疾病】

多见于 BPH 前列腺电切术后和 PCa 前列腺根治术后。

【分析思路】

前列腺术后，分析思路如下：

第一，定位：前列腺缩小，主要是外周带还是移行带减小。

第二，定性：MRI 上前列腺区域是否被液体信号充填；分析术后出血的 MRI 表现，在 T_1WI、T_2WI 的信号特征。

第三，定量：出血是单发还是散在。

第四，分析病灶周围及与毗邻组织器官的关系：病灶周围前列腺包膜是否完整，是否伴有尿道狭窄及膀胱颈梗阻。

第五，结合患者临床病史以及手术史，可缩小鉴别诊断范围。

【疾病鉴别】

TURP 术后出血需要与前列腺穿刺活检后出血鉴别，前者 MRI 表现为前列腺移行带减小缺失，而后者前列腺体积并无明显变化，前列腺包膜有时模糊欠清晰；TURP 术后出血主要位于手术创面周围，而前列腺穿刺活检后出血以散在分布为主。

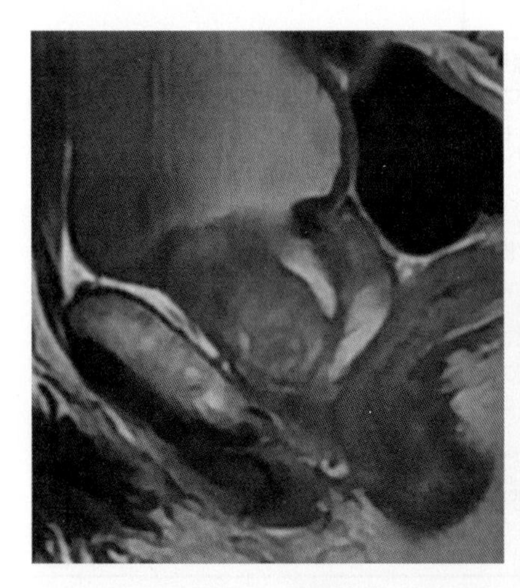
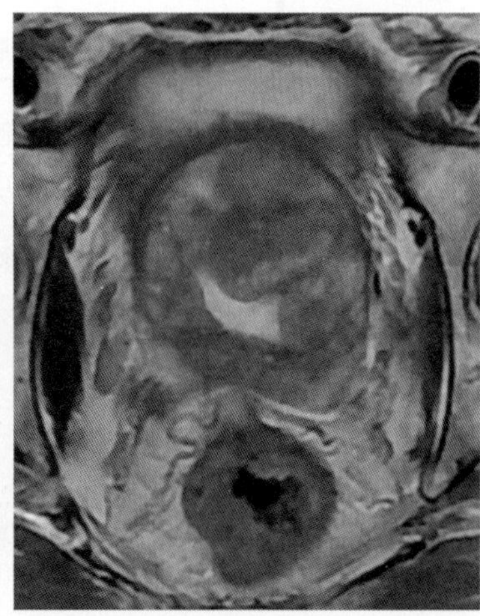
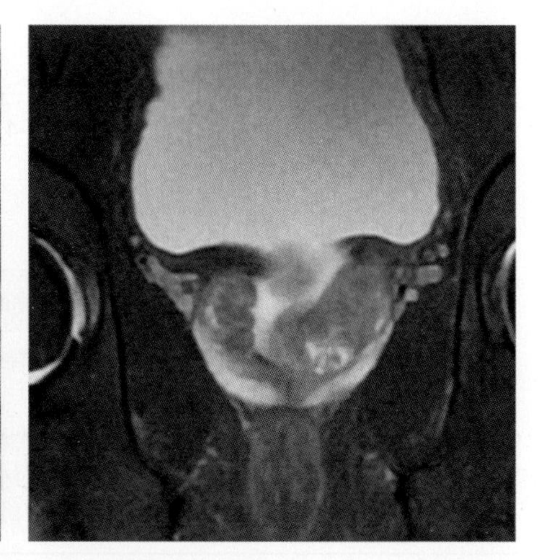

图 5-5-5 患者男，73 岁，前列腺电切术后移行带信号缺失，代之以液体信号影

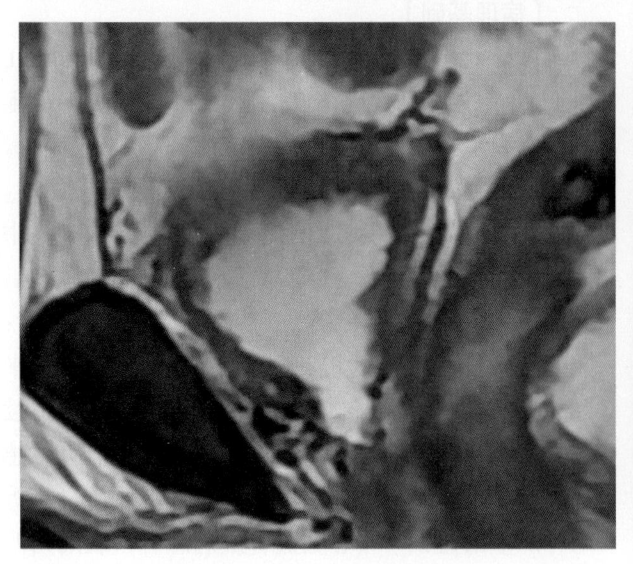
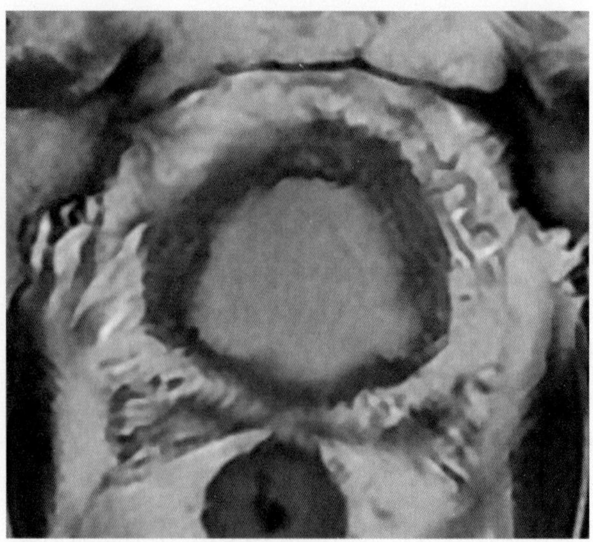

图 5-5-6 患者男，70 岁，PCa 根治术后前列腺信号缺失

当出血吸收后，TURP 术后需要与前列腺放疗后改变鉴别，前者主要表现为前列腺移行带信号缺失，代之以液体信号，而后者前列腺移行带缩小程度小于外周带，病灶和正常的前列腺外周带在 T_2WI 信号均不同程度减低。

前列腺根治术后原前列腺所在区域被液体取代，表现为长 T_1 长 T_2 的液体信号改变，较具特征性，鉴别诊断并不困难。

1. 鉴别诊断流程图见图 5-5-7。

2. 前列腺疾病临床干预后的主要鉴别诊断要点见表 5-5-3。

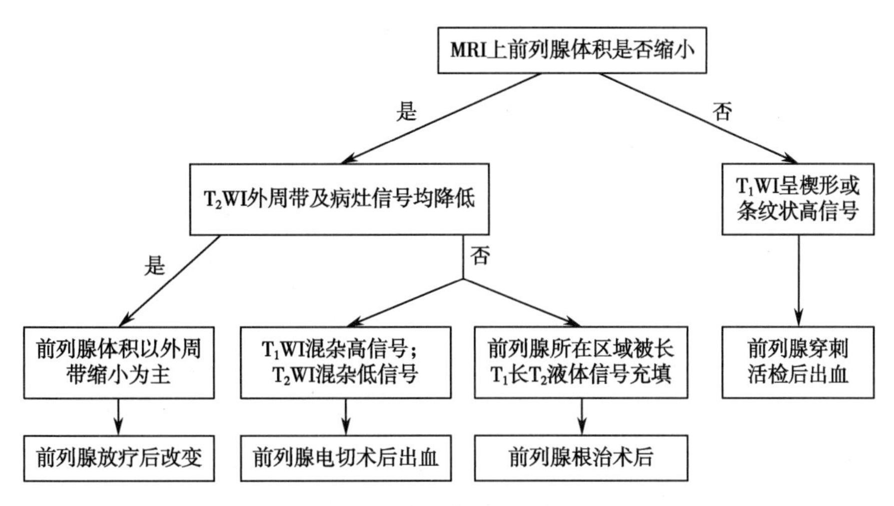

图 5-5-7 前列腺疾病临床干预后鉴别诊断流程图

表 5-5-3 前列腺疾病临床干预后的主要鉴别诊断要点

疾病	影像特征	鉴别要点	主要伴随征象
穿刺活检后出血	T_2WI 多发低信号	T_1WI 呈楔形或条纹状高信号	周围组织炎症，精囊腺出血
前列腺电切术后出血	T_1WI 混杂高信号，T_2WI 混杂低信号	前列腺缩小，移行带为主	
前列腺放疗后改变	T_2WI 前列腺外周带和病灶信号均减低	前列腺缩小，以外周带为著	
前列腺根治术后	原前列腺所在区域被液体填充	T_1WI 低信号，T_2WI 高信号	

（任 静 居胜红）

参考文献

[1] 中国抗癌协会泌尿男生殖系肿瘤专业委员会. 2018 版转移性前列腺癌诊治中国专家共识 [J]. 中华外科杂志，2018，56(9)：646-652.

[2] Wein AJ，K avoussi LR，Novick A C，et al. 坎贝尔 - 沃尔什泌尿外科学：第 9 版 [M]. 郭应禄，周利群，译. 北京：北京大学医学出版社，2009.

[3] 任静，宦怡. 前列腺磁共振诊断学 [M]. 西安：陕西科学技术出版社，2013.

[4] 程亮，滕晓东，周杰. 多灶性前列腺癌分子病理及临床应用 [J]. 中华病理学杂志，2011，40(7)：4.

[5] 郭吉锋，纪志英，解丙坤，等. T_2WI 联合 DWI 及 DCE 对外周带慢性前列腺炎与前列腺癌的诊断效能分析 [J]. 磁共振成像，2020，11(12)：1182-1185.

[6] Purysko AS，Baroni RH，Giganti F，et al. PI-RADS Version 2.1：A Critical Review，From the AJR Special Series on Radiology Reporting and Data Systems[J]. Am J Roentgenol，2021，216(1)：20-32.

[7] Sakala MD，Dyer RB，Tappouni Rl. The “erased charcoal” sign[J]. Abdom Radiol(NY)，2017，42(3)：981-982.

[8] Ranasinghe WKB，Troncoso P，Surasi DS，et al. Defining Diagnostic Criteria for Prostatic Ductal Adenocarcinoma at Multiparametric MRI[J]. Radiol，2022，303(1)：110-118.

[9] Smith MR，Hussain M，Saad F，et al. Darolutamide and Survival in Metastatic，Hormone-Sensitive Prostate Cancer[J]. New England Journal of Medicine，2022，386(12)：1132-1142.

[10] Thomas，Van den Broeck，Roderick C N，et al. Prognostic Value of Biochemical Recurrence Following Treatment with Curative Intent for Prostate Cancer：A Systematic Review[J]. Euro urol，2019，75(6)：967-987.

第六章　睾丸常见病变的鉴别

第一节　临床症状与体征

睾丸病变临床少见，疾病种类相对简单，除睾丸肿瘤与炎症两大类疾病以外，还包括睾丸先天位置异常（隐睾）、创伤和睾丸扭转等特殊类型病变，前两类病变需依赖CT、MRI检查进行影像鉴别诊断与分期，而后者临床病史和体格检查具有提示意义，常结合超声检查即可明确诊断。

一、睾丸肿瘤

睾丸肿瘤在总人口中较少见，只占所有男性肿瘤的1%～1.5%，青春期前多数为良性，发病高峰为3岁以下男童；15～19岁则和成年类似，约95%为恶性。睾丸肿瘤中90%～95%是生殖细胞肿瘤，其余为非生殖细胞肿瘤如性索间质肿瘤、淋巴瘤或转移瘤等。临床上，睾丸生殖细胞肿瘤分为精原细胞瘤和非精原细胞生殖细胞肿瘤，前者约占50%～60%，后者约占40%～50%。睾丸肿瘤的类型与年龄有关：0～10岁卵黄囊肿瘤，20～30岁绒毛膜癌，25～30岁胚胎癌和畸胎瘤，30～40岁精原细胞瘤，50岁以上多见原发性淋巴瘤和转移瘤。

睾丸肿瘤临床表现大多为是单侧性或双侧睾丸无痛肿块，并呈进行性增大，可伴有坠胀感，部分病例可出现低热、盗汗、疲劳感、体质量下降等全身表现。临床触诊可有触痛，质硬可伴有鞘膜积液。睾丸性索间质肿瘤具有内分泌功能，如间质细胞瘤和支持细胞瘤患者出现女性化或过度男性化的特征，如性早熟、男性乳腺发育、性欲降低等。

实验室检查血清标志物甲胎蛋白（alpha-fetoprotein，AFP）、人绒毛膜促性腺激素（human chorionic gonadotrophin，HCG）、乳酸脱氢酶（lactate dehydrogenase，LDH）水平升高有助于诊断、分期和术后复发转移的监测。血清AFP水平通常儿童高于成年人，大约在1岁时降至正常。因此在小于1岁的睾丸肿瘤患者中良性肿瘤也可伴有AFP升高，大于1岁的儿童AFP正常通常提示良性肿瘤可能，超过90%的卵黄囊瘤伴有AFP明显升高，未成熟畸胎瘤也可出现AFP轻度升高。HCG在绒毛膜癌、胚胎性癌或精原细胞瘤中升高，但通常只见于成年患者。LDH在肿块较大时常出现升高，在治疗后出现升高提示疾病复发。

二、附睾-睾丸炎

睾丸非肿瘤性病变主要为急性和慢性附睾-睾丸炎。大多数为附睾炎累及睾丸，也可为单独的睾丸病毒性感染。附睾-睾丸炎症状与其他感染性炎症一致，多表现为局部红、肿、热、痛。当睾丸发生肿胀、疼痛时，患者常误认为是睾丸炎，但临床上大多为附睾炎。

急性附睾炎患者多为单侧发病，起病急骤，主要表现为一侧阴囊迅速肿胀，伴有阴囊疼痛，并向腹股沟及下腹部放射，立位时疼痛加重。阴囊皮肤水肿、发红，并且可能形成脓肿。患者常伴有寒战、高热、乏力、恶心、呕吐等急性感染症状。慢性附睾炎时患者附睾局限性肿大，质地较硬，触摸时可能有结节状改变。患者可无明显症状，或出现阴囊不适、胀坠感，有时合并鞘膜积液。

附睾结核患者的典型症状可分为局部症状和全身症状。局部主要表现为附睾逐渐变大、变硬，一般无明显疼痛或呈微痛，疲劳时加重，肿大的附睾与阴囊皮肤粘连，硬结破溃后流出液体，形成窦道，经久不愈。当附睾结核累及输精管时，可出现输精管增粗变硬，触及串珠状结节。累及睾丸时，则可伴有睾丸鞘膜积液。全身症状可出现盗汗、低热、消瘦和全身无力等。多数患者伴有其他部位结核，有泌尿系统及其他系统的结核病史，如肺结核、肾结核、膀胱结核等。

三、小结

综上所述，睾丸肿瘤大多为无意中发现的无痛肿块，临床症状和体征的提示价值有限，发病年龄和肿瘤标志物检查结果具有重要价值。对于睾丸炎性病变无论是急性或者慢性感染，临床发热症状与查体的肿痛表现对于鉴别诊断非常重要；值得注意的是，对于慢性感染患者，询问病史和触诊检查对于结核病的诊断帮助很大，与影像检查相结合可提高诊断准确性。

（孙浩然　居胜红）

第二节　睾丸实性病变

一、实性均质病变

【定义】

睾丸病变大多数为实性病变，本节中将睾丸实性均质病变定义为睾丸内回声、密度、信号强度和强化均匀，无囊变坏死出血的软组织肿块。

【病理基础】

1. **精原细胞瘤**　精原细胞瘤（seminoma）通常为单侧病变，大体标本可见睾丸肿大，肿瘤体积大小不一，小者仅数毫米，大者可达十余厘米，通常直径为3～5cm。肿瘤剖面常为浅黄色，鱼肉样。典型的精原细胞瘤有瘤细胞形态结构单一和间质内有淋巴细胞浸润两个特征。镜下瘤细胞弥漫分布或呈索状结构，肿瘤细胞较均一，与正常精小管内精原细胞相似，瘤细胞大，富含透明细胞质，沿纤维分隔呈巢状排布，同时伴淋巴细胞浸润。

2. **睾丸间质细胞瘤**　睾丸间质细胞瘤（Leydig cell tumor）为最常见的睾丸性索间质细胞肿瘤，占睾丸肿瘤的1%～3%。高发年龄为5～10岁和30～35岁两个年龄段。睾丸间质细胞能分泌睾酮和雌激素，因此约30%的间质细胞瘤出现女性化或过度男性化的特征，如性早熟、男性乳腺发育、性欲降低。病理上分为间质细胞瘤和恶性间质细胞瘤。儿童睾丸间质细胞瘤为良性，约有10%成人的睾丸间质细胞瘤为恶性，可能发生腹膜后淋巴结转移或远处脏器转移。恶性睾丸间质细胞瘤肿瘤体积常大于5cm，核分裂象增多，有坏死或血管浸润。

3. **睾丸支持细胞瘤**　睾丸支持细胞瘤（Sertoli cell tumor）占睾丸肿瘤不足1%，其中10%～15%可出现恶变或转移。高峰年龄为40岁。临床常表现为部分可出现女性化特征（乳房发育等），而过度男性化表现罕见。组织学分型包括大细胞钙化型、硬化型、性索伴环状小管型、其他特殊类型。大细胞钙化型支持细胞瘤最易发生于青春期男孩，约20%为双侧发生，少数为色素沉着黑斑息肉综合征（P-J综合征）和Carney综合征（卡尼综合征）的一部分。

4. **淋巴瘤**　淋巴瘤是睾丸最常见的双侧睾丸肿瘤性病变，睾丸淋巴瘤虽不多见，却为60岁以上老年男性最常见的睾丸恶性肿瘤，约占该年龄段睾丸肿瘤的50%以上，多为继发性淋巴瘤，原发性睾丸淋巴瘤极为罕见。由于血-睾丸屏障的存在，化疗药物不易在睾丸内达到有效浓度，使睾丸成为一个庇护所器官。病理类型以弥漫大B细胞淋巴瘤最多见。侵袭性明显，可累及附睾、精索及阴囊皮肤。

5. **间叶来源肿瘤**　睾丸周围鞘膜、附睾、输精管、精索、血管、淋巴管等结构，这些结构均可发生多种间叶组织来源肿瘤，如脂肪瘤、平滑肌瘤、肉瘤等，或者炎性假瘤、精索脂肪瘤样病、多睾症等非肿瘤性疾病。

6. **睾丸肾上腺残余肿瘤**　睾丸肾上腺残余肿瘤（testicular adrenal rests tumor，TART）是睾丸极少见良性肿瘤，常发生于先天性肾上腺皮质增生症（congenital adrenal hyperplasia，CAH）患者。高达15%新生儿睾丸中有肾上腺组织残余，正常时应在婴儿期退化，促肾上腺皮质激素水平升高的患者会有双侧肾上腺和睾丸内残余肾上腺增生。CAH的患者睾丸肾上腺残余的发生率大约为94%，少数也可见于艾迪生病和库欣综合征患者。患者分泌过多的ACTH能刺激睾丸肾上腺残余细胞增生，进而形成肿瘤TART。病变均为双侧，病变位于睾丸网或围绕睾丸纵隔生长，形态多样，边界清楚，无包膜，由于堵塞输精小管，压迫睾丸，导致睾丸萎缩，影响睾丸功能。

7. **附睾-睾丸结核**　结核性附睾炎又称附睾结核，常伴有前列腺结核或精囊结核。结核菌通常由肾到前列腺、精囊，然后沿输精管蔓延到附睾尾，附睾结核也可经血行感染，病变多在附睾头，可进一步扩展至睾丸，引起睾丸结核。附睾结核病程较慢，附睾逐渐增大，多无明显疼痛，肿大的附睾与阴囊粘连或形成寒性脓肿，破溃成为窦道，经久不愈。个别患者起病急骤、高热，局部肿胀、疼痛，类似急性炎症，炎症消退后，留下附睾硬结或破溃流脓。检查可扪到肿大的附睾，质硬、有结节感，与皮肤粘连，压痛大多不太明显。输精管增粗，呈串珠状。

8. **急性睾丸炎** 病毒感染可以直接侵犯睾丸，最多见是流行性腮腺炎病毒，往往在流行性腮腺炎发病后不久，出现病毒性睾丸炎。大多数为睾丸双侧发病，并可累及附睾。睾丸内弥漫性均匀的低回声或呈局灶性低回声，睾丸形态一般不改变；临床上睾丸炎有发热、睾丸疼痛等症状，常与腮腺炎并发，很少单独发生。

【征象描述】

正常睾丸实质为均匀中等点状回声；CT 呈均匀稍低密度；MRI 检查由于睾丸实质内的生精小管含大量的蛋白和水，T_1WI 呈等或低信号，脂肪抑制 T_2WI 为高信号，扩散受限。本节中睾丸实性均质病变定义为目测观察睾丸内软组织肿块的回声 / 密度 / 信号强度均匀，强化均匀，无明显囊变坏死出血，边界清楚或不清的病变。睾丸实性均质肿块本身的影像表现无特异性，定性诊断需要依赖年龄、病史、大小、侧别、睾丸外受累情况进行鉴别。

【相关疾病】

少数睾丸肿块常合并其他部位或全身表现。

1. **睾丸肾上腺残余肿瘤** 常发生于 CAH 患者，CAH 患者双侧肾上腺显著弥漫性增大，可合并隐睾。21- 羟化酶缺陷症患者骨龄超过实际年龄以及骨骺提早愈合；11β- 羟化酶和 17α- 羟化酶缺陷症患者则表现为骨龄落后，骨骺延迟闭合。

2. **睾丸淋巴瘤** 多为继发性淋巴瘤，是全身淋巴瘤的一部分。由于血 - 睾丸屏障的存在，化疗药物不易在睾丸内达到有效浓度，使睾丸成为一个庇护所器官。影像检查中除可见单侧或双侧睾丸肿块，可见全身多发淋巴结肿大，肝脾增大，以及结外器官受累引起相应表现。

3. **附睾 - 睾丸结核** 常为泌尿生殖系统结核的一部分，泌尿生殖系统结核包括肾结核以及输尿管结核、膀胱结核、前列腺结核和精囊结核。

【分析思路】

睾丸病变影像诊断遵循先定位、后定性的原则，定性诊断还要参考患者临床资料。从本节列举的睾丸均质实性病变的病理基础上可以推测，完全依靠肿块特征进一步判断睾丸实性病变性质非常困难，需要综合分析病变形态及信号改变，包括边界是否清晰，是否有包膜，与对侧相比，信号强度、扩散受限程度、分隔，以及强化特征。

睾丸实性均质病变绝大多数为肿瘤性病变：精原细胞瘤呈实性，质地较均匀，囊变、坏死及出血少见，仅见内部不规则的实性纤维血管间质（图 6-2-1）。非精原细胞瘤中，除畸胎瘤通常表现为囊性外，其余均表现为不均质实性，侵袭性较精原细胞瘤高。睾丸性索间质瘤较罕见，包括支持细胞肿瘤、间质细胞肿瘤、颗粒细胞瘤和卵泡膜瘤，其中以颗粒细胞瘤容易囊变及出血，其余肿瘤多呈均质外观（图 6-2-2）。间叶来源杂类肿瘤亦呈均质外观，包括淋巴瘤、白血病、肉瘤、平滑肌瘤、神经纤维瘤、纤维瘤、血管类肿瘤等，以淋巴瘤相对常见。非肿瘤性病变包括感染性病变和睾丸肾上腺残余瘤呈实性。

1. **睾丸外受累** 首先需要明确病灶位于睾丸内还是睾丸周围，睾丸内实性肿块超过 95% 是恶性的，而睾丸旁肿块大多数是良性病变。定位通常可由超声首诊，MRI 在区分睾丸内和睾丸旁病变方面具有更高准确性。精原细胞瘤生长受睾丸白膜限制，一般不累及附睾及精索。恶性肿瘤中弥漫大 B 细胞淋巴瘤侵袭性明显，可累及附睾、精索及阴囊皮肤。

2. **大小** 睾丸生殖细胞类肿瘤体积较大，间质细胞瘤通常较为均质，病灶通常较小。

3. **侧别** 睾丸生殖细胞类肿瘤多单侧发病，同时累及双侧者不足 2%。睾丸肾上腺残余肿瘤罕见，通常表现为双侧睾丸肿块（图 6-2-3）。淋巴瘤是睾丸最常见的双侧睾丸肿瘤性病变，多数为双侧异时相发生，即一侧睾丸切除数月或数年后出现对侧受累，另约 20% 病例为双侧同时相发生。病毒性睾丸炎多双侧发病（图 6-2-4）。

4. **纤维间隔** 精原细胞瘤 MRI 呈多结节样，相对正常睾丸实质为 T_2WI 均匀低信号，DWI 呈显著高信号，ADC 呈低信号，内部低信号的纤维血管间隔为特征性表现，增强后间隔呈明显持续强化，明显高于肿瘤实质。

5. **增强表现** 良性病变 MRI 增强常表现为快速、明显且持续强化，例如睾丸肾上腺残余瘤 T_1WI 多呈等信号，反相位信号减低，T_2WI 多为低信号，增强后呈显著强化。恶性肿瘤特别是精原细胞瘤早期强化程度较轻，呈渐进性强化。不同于精原细胞瘤，睾丸支持细胞瘤呈明显均匀强化。

【疾病鉴别】

睾丸均质实性病变的鉴别诊断要点见表 6-2-1。

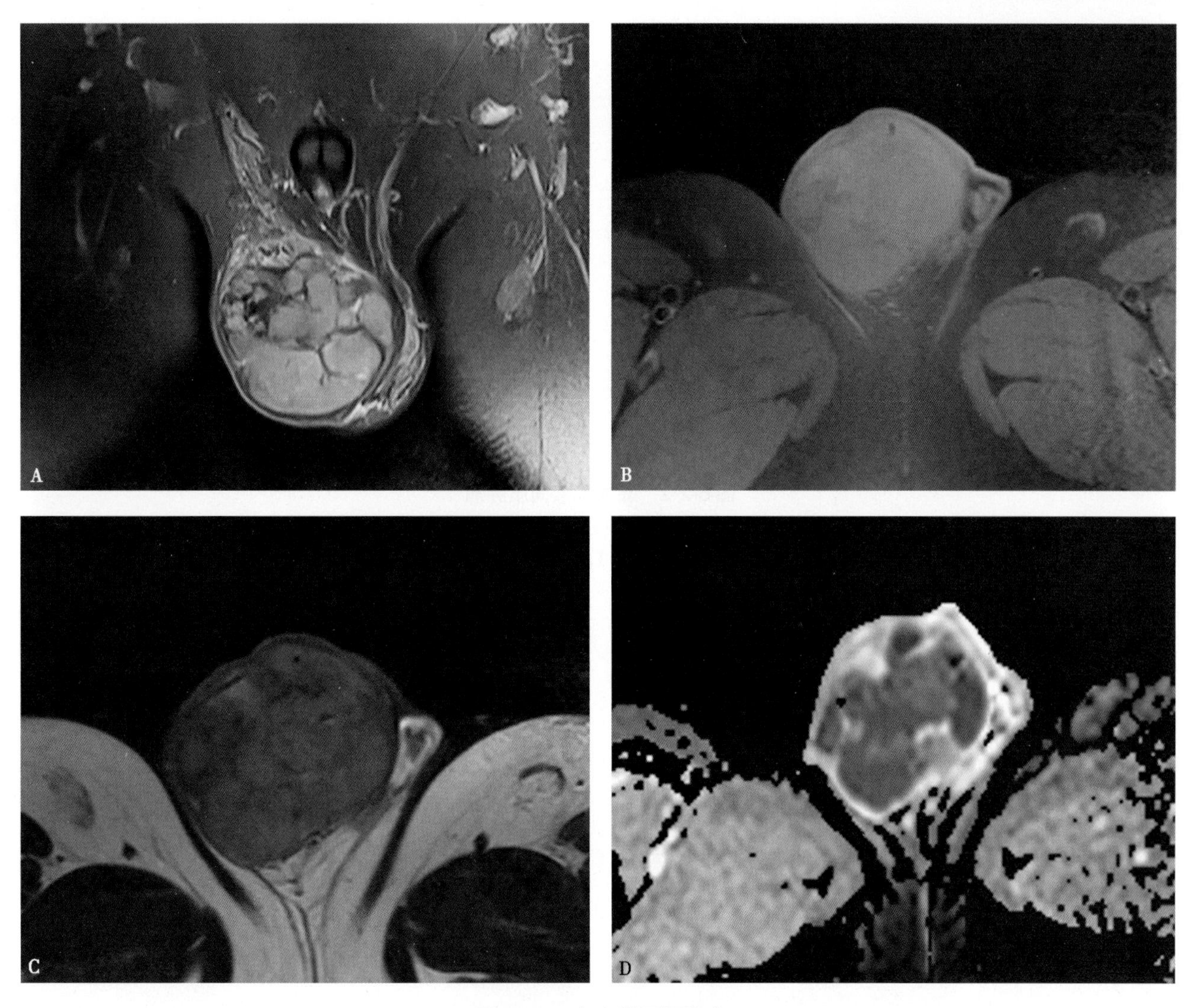

图 6-2-1　睾丸精原细胞瘤

A. 冠状位 T_2WI 脂肪抑制序列示，右侧睾丸实性肿块呈等 - 稍低 T_2 信号，其间多发线样低信号纤维间隔，低信号的白膜尚连续，未见中断；B. 轴位 T_1WI 脂肪抑制序列肿块呈等信号，其内短 T_1 信号提示出血；纤维间隔仍呈低信号；C. 轴位 T_2WI 序列肿块呈稍高信号，纤维血管间隔呈低信号；D. ADC 肿块呈显著低信号，纤维血管间隔呈高信号。

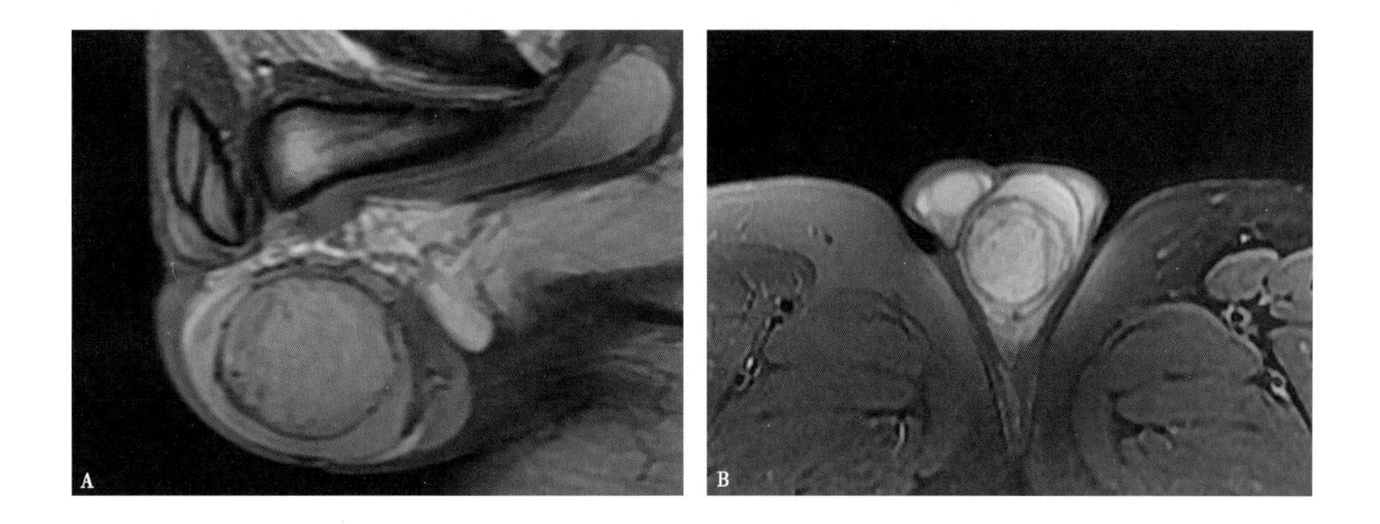

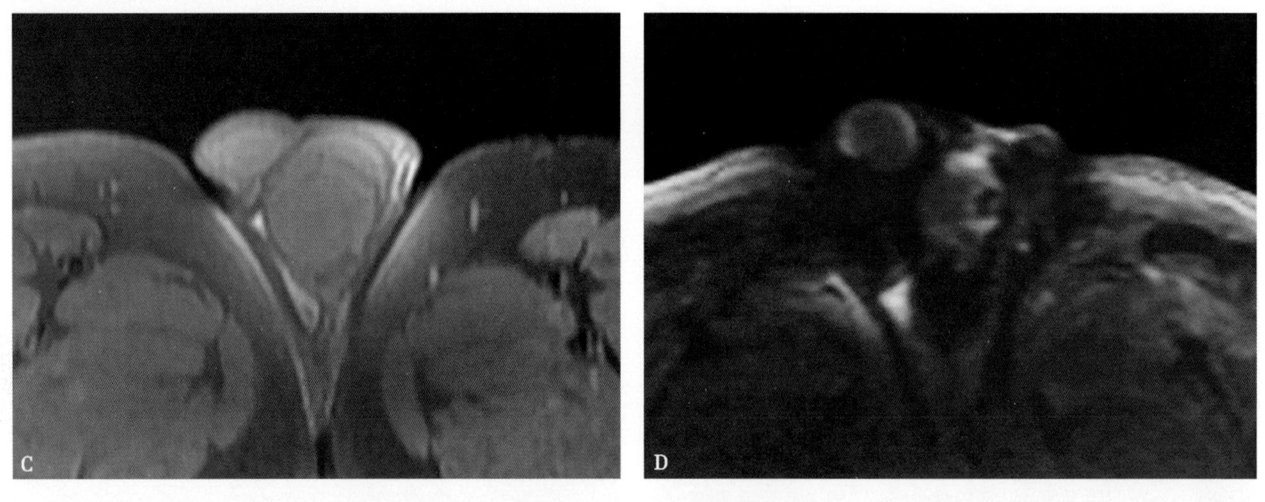

图 6-2-2 睾丸性索间质肿瘤

A. 矢状位 T_2WI 示，左侧睾丸内均质、实性肿块，并见低信号包膜。睾丸白膜完整、连续。B. 轴位 T_2WI 脂肪抑制序列肿块呈高信号，并见低信号包膜。白膜完整，呈连续低信号。C. 轴位 T_1WI 脂肪抑制序列示肿块呈稍低信号，包膜呈低信号。D. DWI 示肿块呈稍高信号，提示肿块良性或低度恶性潜能。

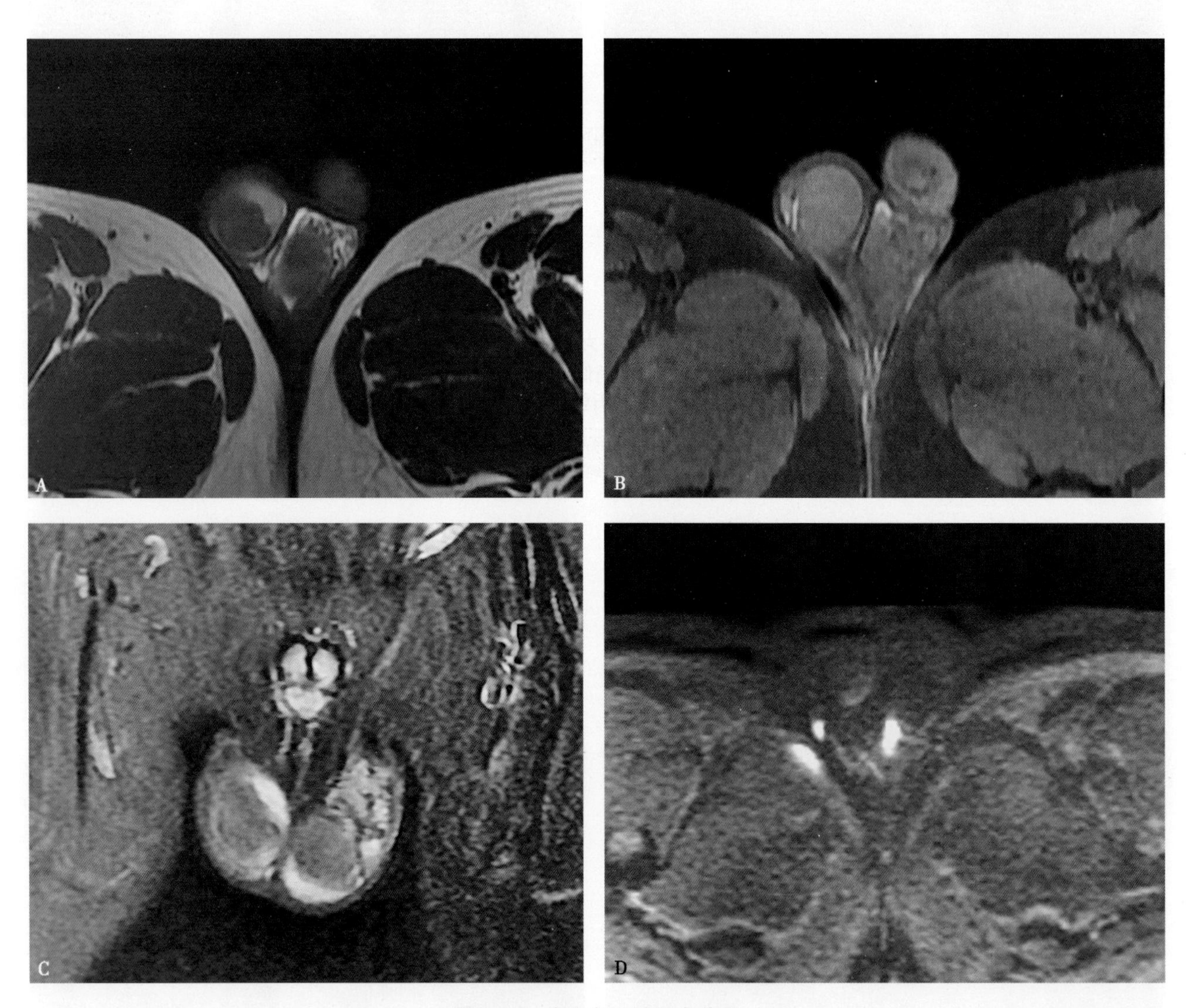

图 6-2-3 睾丸肾上腺残余肿瘤

患者先天性肾上腺增生病史。A. 轴位 T_2WI 示，双侧睾丸内可见均匀短 T_2 信号肿块样影，白膜完整、连续；B. 轴位 T_1WI 脂肪抑制序列双侧睾丸内肿块呈均匀等信号；C. 冠状位 T_2WI 脂肪抑制序列示双侧睾丸呈均匀低信号；D. DWI 示双侧睾丸肿块呈低信号。结合先天性肾上腺增生病史，提示睾丸肾上腺残余瘤。

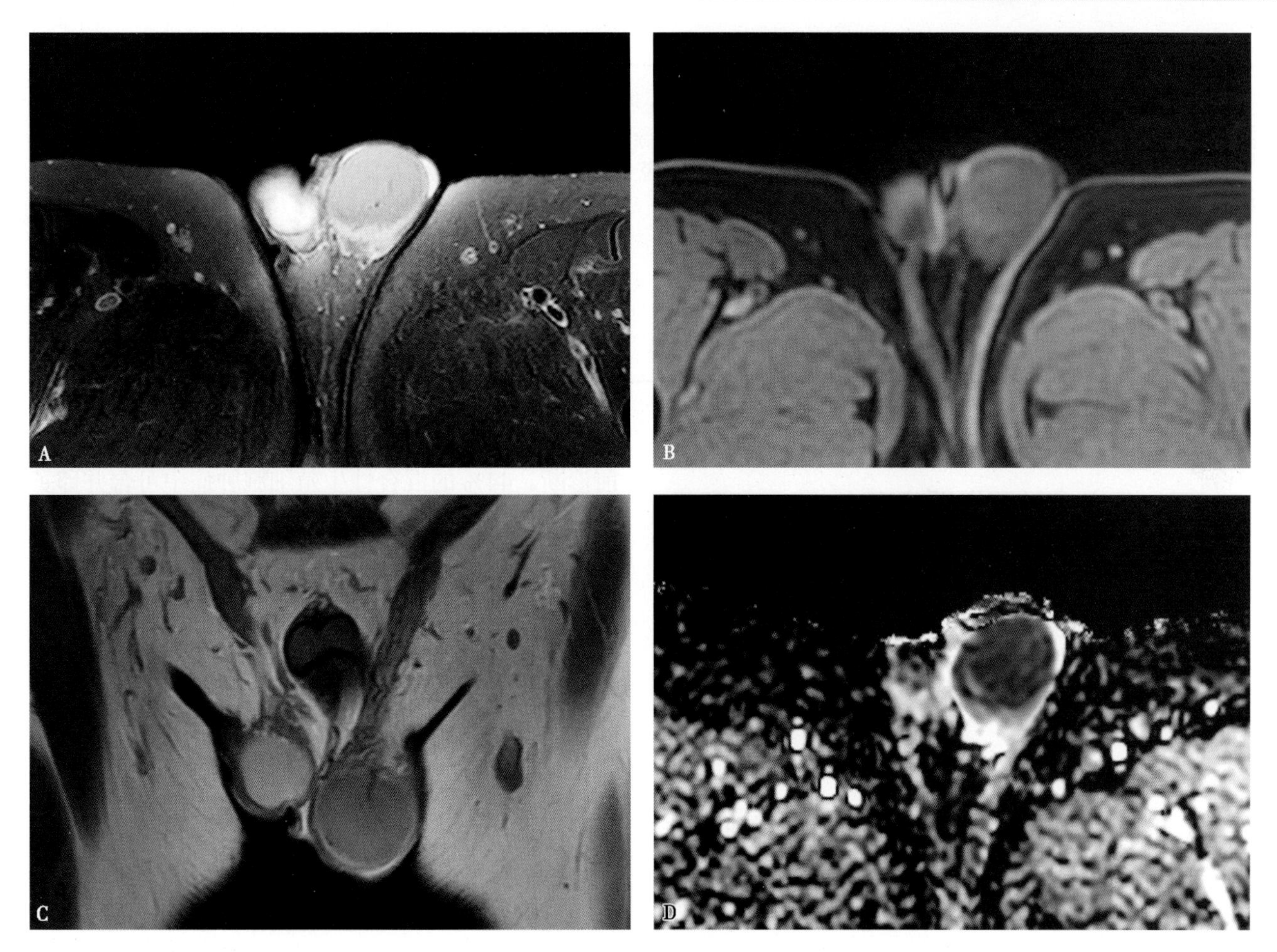

图 6-2-4 睾丸淋巴瘤

A. 轴位 T_2WI 脂肪抑制序列示，左侧睾丸内实性肿块，呈均匀稍高信号，白膜连续、完整；B. 轴位 T_1WI 脂肪抑制序列示左侧睾丸内肿块呈均匀低信号；C. 冠状位 T_2WI 示左侧睾丸内均匀稍高信号肿块；D. ADC 示左侧睾丸肿块呈显著低信号，结合患者高龄，提示淋巴瘤诊断。

表 6-2-1 睾丸均质实性病变的鉴别诊断要点

疾病	发病年龄	临床表现	实验室检查	影像特点	鉴别要点	伴随疾病
精原细胞瘤	30～40 岁	睾丸无痛性增大	HCG 增高 LDH 增高	T_2WI 呈多结节样，可见纤维血管间隔	最常见单侧睾丸实性均质肿块	10% 发生于隐睾患者，25% 伴盆腔或远隔转移
间质细胞瘤	高发为 5～10 岁和 30～35 岁	女性化或过度男性化	雄激素水平增高	通常较小，明显均匀强化	多临床表现性征异常而发现	多发生于隐睾患者
支持细胞瘤	任何年龄，高峰年龄为 40 岁	女性化特征	雌激素水平增高	直径小于 3cm 均质实性肿块，明显均匀强化	40% 双侧受累；肿瘤间质内可以出现钙化或骨化	无
附睾 - 睾丸结核	任何年龄	可扪及肿大附睾，输精管增粗，呈串珠状	结核病原学检查阳性	T_2WI 多呈混杂低信号；强化程度依病变的期相而异	同时累及睾丸和附睾	泌尿系统及其他系统的结核病史
急性附睾、睾丸炎	成人多见	睾丸肿胀、疼痛，鞘膜积液	病毒感染实验室表现：白细胞减少，淋巴细胞相对增多	睾丸内弥漫性回声 / 信号异常，睾丸形态一般不改变	病毒性睾丸炎双侧发病	流行性腮腺炎
间叶来源肿瘤	罕见，多见于成人	单侧睾丸无痛性增大	无特殊	无特征性	单侧睾丸周围实性肿块	无

续表

疾病	发病年龄	临床表现	实验室检查	影像特点	鉴别要点	伴随疾病
淋巴瘤	50岁以上	淋巴瘤病史	血常规及骨髓涂片异常，乳酸脱氢酶的升高	弥漫浸润睾丸或者局限结节	DWI显著高信号、ADC显著减低为特征性表现	肝大、脾大、全身淋巴结肿大
睾丸肾上腺残余肿瘤	儿童期发病，成人发现率高	常发生于先天性肾上腺皮质增生症	血ACTH增高	双侧睾丸孤立性病变，位于睾丸网或围绕睾丸纵隔生长	病变边界清楚，对睾丸正常组织破坏较少	隐睾，双侧肾上腺显著弥漫性增大

二、睾丸实性不均质病变

【定义】

睾丸实性不均质病变定义为睾丸实性为主合并囊变坏死出血钙化的软组织肿块，影像学表现为肿块内回声、密度、信号强度不均匀，可见片状无强化坏死区。

【病理基础】

1. **混合性生殖细胞肿瘤** 混合性生殖细胞肿瘤（MGCT）定义为包含两种以上生殖细胞成分或两种以上生殖细胞肿瘤组织学亚型的恶性肿瘤，恶性度最高者决定患者的预后。平均年龄约30岁，其中胚胎性癌是最常见的肿瘤亚型成分，同时合并不同比例的畸胎瘤、精原细胞瘤、卵黄囊瘤和绒癌。MGCT为最常见的非精原细胞性生殖细胞肿瘤，占所有非精原细胞性生殖细胞肿瘤的69%，占所有睾丸生殖细胞肿瘤的32%。肿瘤标志物的水平取决于肿瘤成分，60% MGCT出现AFP升高，55% MGCT会引起β-HCG的升高，40% MGCT合并钙化。依据不同类型肿瘤成分及比例而异，出血和坏死导致肿瘤质地不均匀。

2. **胚胎性癌** 胚胎性癌是睾丸第二常见单一成分生殖细胞肿瘤，占所有睾丸肿瘤的2%～3%。胚胎性癌起源于原始生殖细胞，恶性度高；在87%的混合性生殖细胞肿瘤病例中可见胚胎性癌成分。较精原细胞瘤的中位年龄更年轻（25～35岁），实验室AFP升高为典型特点。大体上表现为实性肿瘤，通常较精原细胞瘤偏小，内部可伴坏死和出血。侵袭性较高，常侵犯白膜及邻近睾丸旁结构（精索、附睾、白膜等）导致边界不清及不规则分叶状外观。肿瘤质地不均匀，出血及坏死区常见。

3. **卵黄囊瘤** 卵黄囊瘤，亦称内胚窦瘤，起源于全能性生殖细胞，系儿童睾丸肿瘤最常见类型，约占所有儿童睾丸肿瘤的80%，大多数病例于2岁前诊断。44%的混合性生殖细胞肿瘤中可合并卵黄囊瘤细胞成分。90%的卵黄囊瘤可出现AFP的升高，为特征性的实验室指标。

4. **慢性肉芽肿性病变** 包括附睾-睾丸结核及非特异性慢性肉芽肿。病理上表现为附睾肿大，切面可见结节样病灶，中心见干酪样坏死。慢性肉芽肿性病变多表现为实性不均质外观，内部可合并坏死。镜下可见附睾组织内多个大小不一的结核性肉芽肿伴大片干酪样坏死区，或急慢性非特异性炎症。

【征象描述】

睾丸实性不均质性病变影像表现缺乏特异性，于T_1WI呈等-低信号，T_2WI呈混杂高信号。容易合并囊变及出血，表现为T_1高信号；增强后肿瘤实性部分明显强化，延迟期逐渐填充，呈持续强化。

【相关疾病】

附睾-睾丸结核及其他慢性肉芽肿性病变常合并泌尿生殖系统的慢性感染。

【分析思路】

睾丸不均质实性肿物分肿瘤及非肿瘤病变：前者位于睾丸内，绝大多数为非精原细胞性生殖细胞肿瘤，最常见MGCT，其次为胚胎性癌、畸胎瘤（囊性）、卵黄囊瘤和绒毛膜癌，这些肿瘤亚型常合并存在，根据年龄和肿瘤标志物的水平可资鉴别（图6-2-5）。比较特殊的是少数侵袭性较高的胚胎癌可累及睾丸外的附睾及精索。

非肿瘤病变包括睾丸结核和非特异性慢性肉芽肿，均由附睾病变蔓延至睾丸，因此病变同时累及睾丸内外。病灶由于慢性炎症、纤维成分、钙化及干酪样坏死多种成分混合，CT可见混杂密度伴钙化，于T_2WI多呈混杂低信号；强化程度依病变的期相而异，急性期多呈环形明显强化，慢性期呈延迟强化（图6-2-6）。

附睾结核应与慢性附睾炎相鉴别。结核性症状、淋巴结增大、肿瘤标志物阴性、阴囊温度增高、

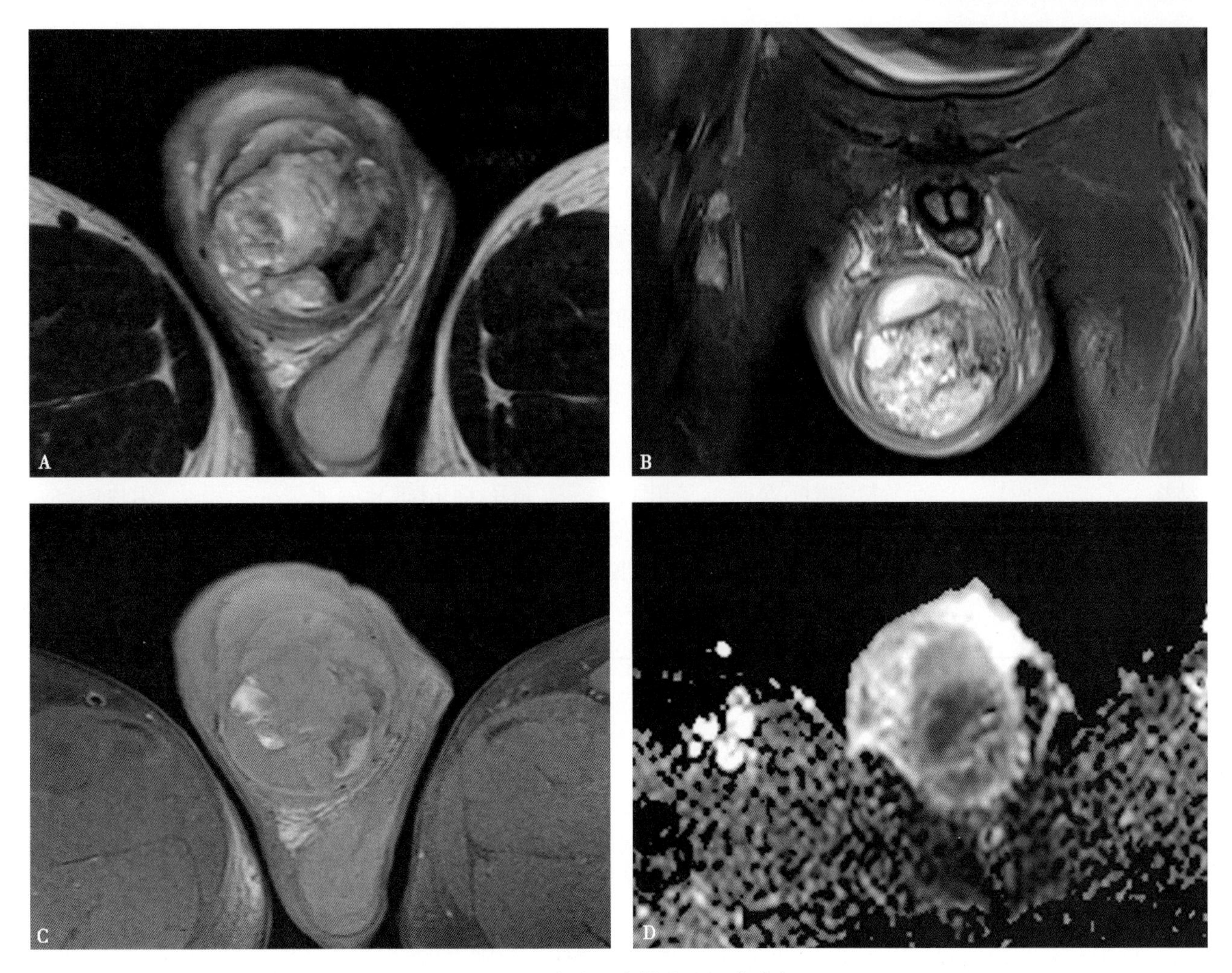

图 6-2-5 睾丸混合性生殖细胞肿瘤

混合性生殖细胞肿瘤，以胚胎性癌及卵黄囊成分为主。A. 轴位 T_2WI 示，右侧睾丸内混杂长 T_2 信号肿块，其内多发囊变区及极低信号区，提示钙化或出血；近中线侧睾丸白膜破坏、中断，提示侵袭性较高。B. 冠状位 T_2WI 脂肪抑制序列肿块呈不均匀高信号，其内多发点状极低信号，提示钙化或出血。C. 轴位 T_1WI 脂肪抑制序列示肿块呈稍低信号，高信号区提示出血，极低信号区系钙化。D. ADC 示肿块呈不均匀极低信号，提示恶性度较高。

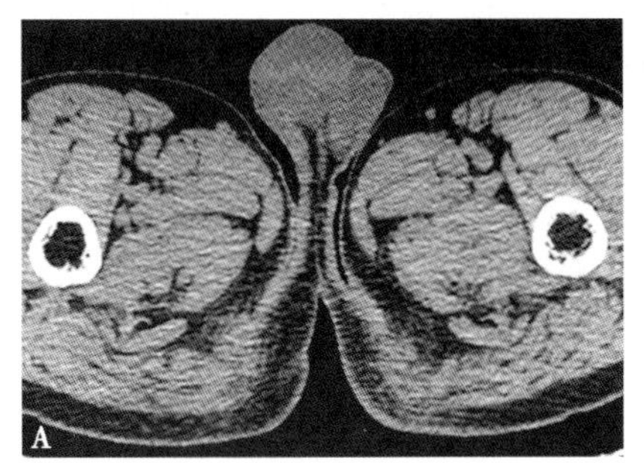

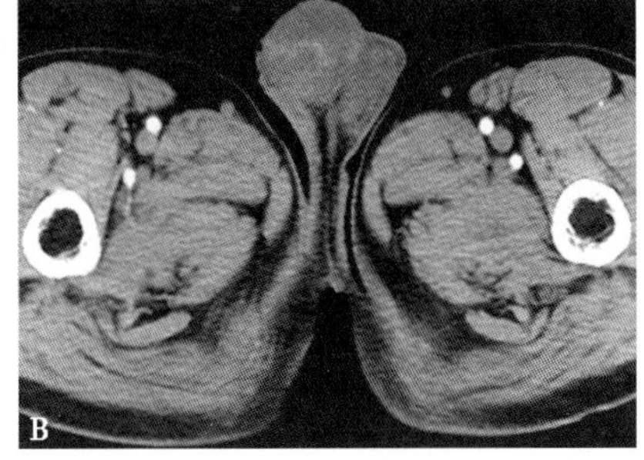

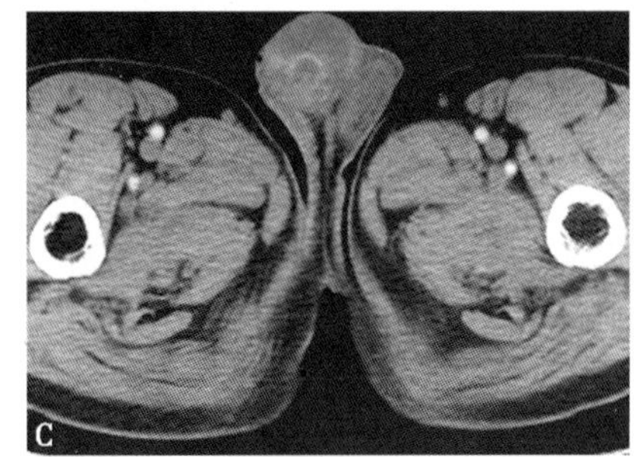

图 6-2-6 附睾、睾丸结核

A. 轴位 CT 平扫右侧阴囊内附睾区实性稍高密度影，形态欠规整；B. 轴位 CT 增强动脉期右侧附睾区实性肿块呈明显环形强化，邻近皮肤破溃；C. 轴位 CT 增强延迟期右侧附睾区实性肿块呈持续高强化，中心无强化低密度区系干酪样坏死
睾丸包膜不完整。附睾受累为主，囊实性外观，结合皮肤破溃，考虑结核可能性。

抗生素治疗无效等常提示附睾 - 睾丸结核。慢性附睾炎疼痛较明显，增大的附睾不如结核硬、大，很少形成局限性硬结，不形成窦道，无输精管串珠改变。

【鉴别诊断】

睾丸不均质实性病变的鉴别诊断要点见表 6-2-2。

表 6-2-2 睾丸不均质实性病变的鉴别诊断要点

疾病	发病年龄	临床表现	实验室检查	影像特点	鉴别要点	伴随疾病
混合性生殖细胞肿瘤	20～30岁	无痛性睾丸肿块	AFP和β-HCG升高	影像表现依据不同类型肿瘤成分及比例而异	睾丸内混杂成分肿块，较精原细胞瘤发病年龄低	无
胚胎性癌	25～35岁	无痛性睾丸肿块	AFP升高	肿块偏小，伴坏死和出血	较高侵袭性，常侵犯白膜及邻近睾丸旁结构	无
卵黄囊瘤	0～10岁，大多数2岁以内	无痛性睾丸肿块	AFP升高	不均质，影像表现缺乏特异性	儿童睾丸肿瘤最常见类型，常见AFP升高	无
附睾-睾丸结核	任何年龄	可扪及肿大附睾，输精管增粗，呈串珠状	结核病原学检查阳性	T_2WI多呈混杂低信号；强化程度依病变的期相而异	同时累及睾丸和附睾	泌尿系统及其他系统的结核病史
非特异性慢性肉芽肿	成人多见	疼痛较明显，很少形成局限性硬结，无输精管串珠改变	结核病原学检查阴性	T_2WI呈混杂低信号；增强检查可见多发小脓腔	同时累及睾丸和附睾	无

睾丸不均质实性肿瘤鉴别诊断思路：

（1）临床病史：有无隐睾病史、其他器官及系统症状（警惕转移）。

（2）年龄（从大到小）：睾丸淋巴瘤 > 精原细胞肿瘤 > 胚胎性癌 > 绒癌、混合性生殖细胞肿瘤 > 畸胎瘤 > 卵黄囊瘤。

（3）肿瘤标志物：AFP升高（胚胎性癌、MGCT、卵黄囊瘤）、β-HCG升高（绒癌、MGCT）、LDH升高（缺乏特异性）。

（4）其他部位及器官并发病变：腹膜后（精原细胞瘤、MGCT、畸胎瘤等常见）、肺、肝、脑等（绒癌常见）。

（5）睾丸内外同时累及：淋巴瘤、结核与慢性感染。

（6）内部成分：钙化（胚胎性癌、MGCT常见）、出血（卵黄囊瘤、绒癌、MGCT常见）、脂肪成分和骨骼等（畸胎瘤），囊变坏死比例无特异性。

（孙浩然　居胜红）

第三节　睾丸囊性病变

睾丸囊性病变并不具有临床病理影像上的严格定义，是本书编写过程中为了按照影像学征象为脉络进行编写而进行的分类。本节中特指的睾丸囊性病变包括囊性肿瘤性病变及非肿瘤性病变。睾丸囊性肿瘤中，以囊性畸胎瘤为主；非肿瘤性病变包括睾丸表皮样囊肿、睾丸脓肿、睾丸坏死或血肿、睾丸网管状扩张和白膜囊肿。以上病变中除了睾丸表皮样囊肿具有特殊的影像学征象以外，其他囊性病变除表现为病变内具有不强化的囊性成分以外，均不具有诊断价值的影像学特征。

【定义】

洋葱皮征：表皮样囊肿内充满角化物，超声和MRI典型表现为病灶边缘出现“靶环征”，“黑环征”，病灶内部则出现“洋葱皮征”（onion skin sign），指睾丸囊性肿物内出现多条弧形或同心圆样分层状排列、交替出现低或高回声/信号强度的超声或磁共振表现。

【病理基础】

睾丸表皮样囊肿约占睾丸肿瘤的1%～6%，是特殊类型的单胚层畸胎瘤，由具有外胚层细胞分化的单胚层构成，它只包含外胚层的表皮部分，囊内不含钙化、脂肪和毛发等成分。多见于青壮年，单侧发病多见，且右侧发病者多于左侧。大多数睾丸表皮样囊肿并无临床症状，由于睾丸表皮样囊肿内无睾丸生殖细胞肿瘤的成分，因此β-HCG、AFP、LDH等均为阴性。睾丸表皮样囊肿的囊壁由纤维结缔组织构成，被覆成熟的鳞状上皮，由囊壁鳞状上皮细胞发育成熟并不断角质化坏死脱落呈分层状排列而形成。

【征象描述】

1. **超声表现**　睾丸囊性肿物内出现多条弧形或同心圆样分层状排列、交替出现低或和高回声，回声取决于角蛋白的成熟度、致密度和含量，表现从不均匀的低回声到致密的高回声伴声影。

2. **MRI表现**　“洋葱皮征”信号基础主要为靶心结构、囊壁结构、靶心和囊壁之间的结构由不同组织成分构成而形成特征性的信号改变。靶心多为角化碎片和钙化构成，由于钙化成分具有多样性，导致其在 T_1WI 上信号多变，可以呈低信号、等信号或高信号；囊壁由于被覆角化鳞状上皮，在 T_1WI 和 T_2WI 上均为低信号，表现为完整的低信号环；靶心和囊壁之间由较疏松的无定型角质样物质构成，呈洋葱皮样分层排列（图 6-3-1）。

【相关疾病】

睾丸表皮样囊肿是特殊类型的单胚层畸胎瘤，无相关疾病。

【分析思路】

1. **临床资料** 青年发病，偶然发现的睾丸无症状囊性肿物，相关实验室检查无异常发现。

2. **超声检查** 超声诊断睾丸表皮样囊肿的准确率可达 90%，典型表现为“靶环”征，“洋葱皮”样表现，约占 60%，肿块边缘光滑伴强回声，形态规则，边界清楚，周边可探及“蛋壳样”钙化，通常不可探及血流，这点可与恶性肿瘤进行鉴别。

3. **CT 检查** CT 不推荐用于睾丸肿物的诊断与鉴别诊断，研究报道有限。因为 CT 具有电离辐射损害，且诊断价值有限，甚至不能准确分辨病变的囊实性。洋葱皮样表现在 CT 上无法显示，但 CT 检查发现睾丸肿物的蛋壳状钙化，则高度提示本病。

4. **MRI 检查** 典型表现为睾丸实质内的囊性肿块，肿块内出现“靶环征”“黑环征”“洋葱皮征”，增强检查无强化。

【疾病鉴别】

睾丸囊性病变包括囊性肿瘤性病变及非肿瘤性病变。睾丸囊性肿瘤中，以囊性畸胎瘤为主；非肿瘤性病变包括睾丸表皮样囊肿、睾丸脓肿、睾丸坏死或血肿、睾丸网管状扩张和白膜囊肿。

畸胎瘤、恶性睾丸肿瘤、脓肿和血肿也可产生相似的同心圆状表现：典型的洋葱皮征有助于睾丸表皮样囊肿与其他囊实性肿物鉴别诊断，对于不典型病例，需要结合病史与其他特征鉴别。

睾丸囊性病变的鉴别诊断要点见表 6-3-1。

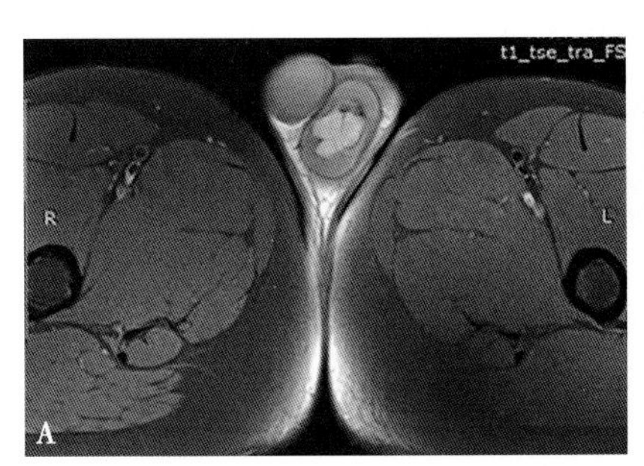

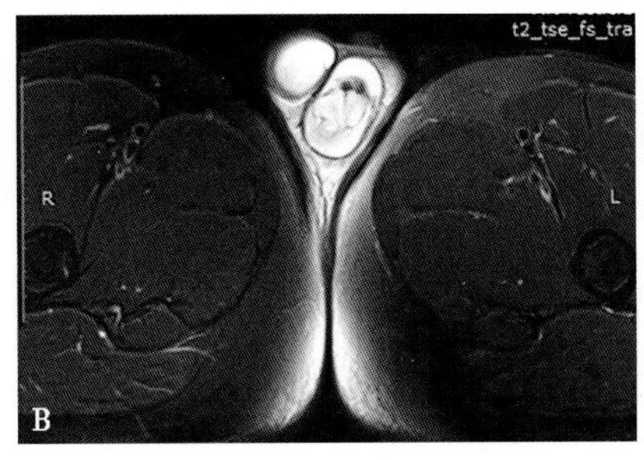

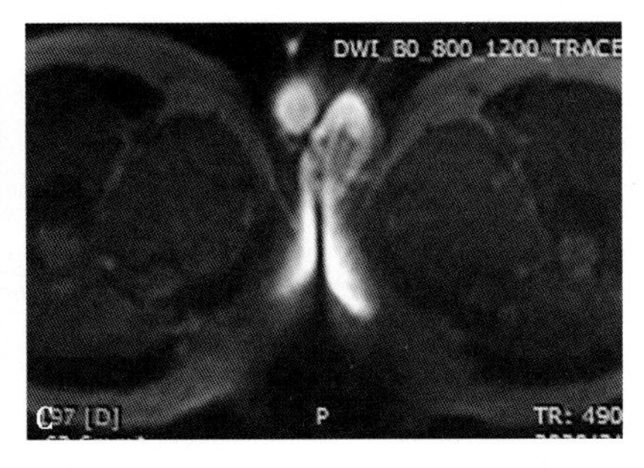

图 6-3-1 睾丸表皮样囊肿

A. T_1WI 预饱和脂肪抑制序列成像，左侧睾丸分叶状囊性肿物，囊腔呈高信号；B. T_2WI 预饱和脂肪抑制序列成像，左侧睾丸囊性肿物，囊腔呈高信号，囊壁均匀低信号；C. DWI 成像，左侧睾丸囊性肿物囊腔及囊壁均无扩散受限。

表 6-3-1 睾丸囊性病变的鉴别诊断要点

疾病	发病年龄	临床表现	实验室检查	影像特点	鉴别要点	伴随疾病
表皮样囊肿	可发生于任何年龄，以青壮年多见	无痛性睾丸肿块	AFP 不升高	洋葱皮征 靶环征 或牛眼征	睾丸内具有完整包膜的囊性肿块，增强后病灶内部无强化	无
恶性睾丸肿瘤	25～35 岁	无痛性睾丸肿块	AFP 升高	肿块偏小，伴坏死和出血，呈囊实性	囊实混合，较高侵袭性，常侵犯白膜及邻近睾丸旁结构	无
囊性畸胎瘤	任何年龄，儿童常见	无痛性睾丸肿块	AFP 不升高	肿块呈囊实性，囊内含液体及钙化和脂肪成分	蛋壳样钙化及脂肪囊壁、分隔及实性成分呈轻度强化	无
睾丸脓肿	任何年龄	可扪及肿大附睾，输精管增粗	感染表现	T_2WI 多呈混杂低信号；增强可见环形强化	同时累及睾丸和附睾	无
睾丸血肿	任何年龄	外伤病史，疼痛较明显	无	睾丸内出血信号	外伤病史，疼痛性肿块，出血信号	无

（孙浩然 居胜红）

参考文献

[1] 王霄英，蒋学祥. 中华影像医学：泌尿生殖系统卷. 2 版. 北京：人民卫生出版社，2019.

[2] Moch H，Amin MB，Berney DM，et al. The 2022 World Health Organization classification of tumours of the urinary system and male genital organs—part A：renal，penile，and testicular tumours[J]. Eur Urol，2022，82(5)：458-468.

[3] Hermann AL，L'Hermin-Coulomb A，Irtan S，et al. Imaging of pediatric testicular and para—testicular tumors：a pictural review[J]. Cancers，2022，14(13)：3180.

[4] Ueno T，Tanaka Y O，Nagata M，et al. Spectrum of germ cell tumors：from head to toe[J]. Radiographics，2004，24(2)：387-404.

[5] Liu R，Lei Z，Li A，et al. Differentiation of testicular seminoma and nonseminomatous germ cell tumor on magnetic resonance imaging[J]. Medicine，2019，98(45)：e17937.

[6] Maxwell F，SavignacA，Bekdache O，et al. Leydig cell tumors of the testis：an update of the imaging characteristics of a not so rare lesion[J]. Cancers，2022，14(15)：3652.

[7] Cho JH，Chang JC，ParkBH，et al. Sonographic and MR imaging findings of testicular epidermoid cysts[J]. AJR，2002，178(3)：743-748.

第七章 子 宫

第一节 临床症状与体征

子宫疾病种类繁多，按病因可分为先天性疾病和后天性疾病两大类，其中后天性疾病又可分为肿瘤性病变、炎性病变、妊娠 - 滋养细胞相关疾病、功能障碍性疾病和外伤性病变等。部分子宫疾病临床症状有特异性，部分疾病临床症状没有特异性，部分没有临床症状、偶然发现。不同疾病临床症状有相似之处，仅凭临床表现难以做出正确诊断，需要结合临床病史、查体、化验检查、影像检查甚至活检或手术病理检查。作为影像科医生，了解子宫疾病临床症状及体征、相关辅助检查结果的临床意义，有助于拓展影像诊断思路，提高影像诊断准确率。

一、下腹痛

【定义和概述】

下腹痛是指由多种病因导致的脐以下、耻骨联合以上的腹部出现的疼痛，是子宫疾病常见临床表现，分为急性腹痛和慢性腹痛。急性腹痛患者常以急腹症就诊，慢性腹痛患者疼痛较轻、患病时间较长。

【临床表现与诊断检查】

1. **临床表现** ①急性 / 突发腹痛：起病急骤，疼痛剧烈，可伴恶心、呕吐、头晕、冷汗、发热或局部压痛等，常见于浆膜下肌瘤扭转、子宫肌瘤红色变性、子宫穿孔、子宫扭转等。②慢性腹痛：起病缓慢，多为隐痛或钝痛，病程长，有时与月经周期有关。经期出现下腹疼痛可为原发性痛经（盆腔生殖器官无器质性病变）或继发性痛经（盆腔脏器或生殖器官有器质性病变）。进行性加重的经期下腹坠痛，有时伴有性交痛，可见于子宫内膜异位症或子宫腺肌病，典型的三联征是痛经、性交痛和不孕。子宫肌瘤一般无症状、常在体检时发现，有症状者和肌瘤的部位、大小及变性有关，引发的疼痛可在经期加重。经期前后出现下腹痛多见于子宫颈闭锁、幼稚子宫、有内膜始基子宫、宫腔粘连等。下腹胀痛、隐痛、痉挛样疼痛、阵发性痛常见于子宫肌瘤、子宫内膜癌、子宫颈癌、子宫肉瘤、葡萄胎（阵发性下腹痛）、宫腔积脓、流产等。

2. **体格检查** ①一般检查：首先通过视触叩听检查患者是否有腹部膨隆、腹壁紧张度、具体疼痛部位及性质、压痛及反跳痛（包括麦氏点）等。②妇科检查：三合诊或双合诊查体。三合诊是指经直肠、阴道、腹部的联合检查，一般用示指进入阴道，中指进入直肠，另一手在下腹部协同触摸；双合诊是指一手的两指或一指放入阴道，另一手在腹部配合检查。以上用于检查子宫的位置、大小、形状、软硬度、活动度及有无压痛。

异常结果分析：

子宫增大：可见于子宫肌瘤（触摸有结节感、表面不平）、子宫腺肌病（均匀增大）、子宫内膜癌、妊娠子宫（软）、葡萄胎（可伴有停经、阴道流血，且子宫增大超过停经周数）、妊娠滋养细胞肿瘤（伴有阴道流血及前次妊娠史）。

子宫压痛、举痛：可见于宫腔积脓、宫腔积血。

宫颈增粗、肿物、接触性出血阳性：见于子宫颈癌。

子宫质软：见于子宫内膜癌、宫腔积脓。

宫颈外口肿物：可见于子宫腔或宫颈管黏膜下肌瘤娩出、息肉脱出、子宫内膜间质肉瘤 / 腺肉瘤脱出。

3. **诊断检查** 包括影像学检查、实验室相关检查、内镜检查及活检。子宫内膜癌、子宫颈癌、子宫肉瘤等恶性肿瘤应进行肿瘤标志物相关实验室检查；子宫穿孔，宫腔积脓、粘连等应进行血常规、C 反应蛋白等感染相关指标实验室检查；育龄期女性需行尿或血 HCG 检测；宫颈细胞学检查及 HPV 检查有助于协助宫颈癌的早期诊断；阴道镜、宫腔镜及活检有助于子宫相关疾病的确诊。

二、阴道出血或月经异常

【定义和概述】

阴道出血是指女性在月经间期或绝经后，阴道发生与正常月经无关的出血，是妇科疾病常见症状，出血部位可在阴道、宫颈、宫体和输卵管，但以子宫出血最为常见。月经异常包括：月经量增多、月经持续时间延长、月经间隔缩短、非月经期出现阴道不规则出血、痛经。

【临床表现与诊断检查】

1. **临床表现** 月经具有周期性，出血第1日为月经周期的开始，两次月经第1日的间隔时间称为月经周期，一般为21～35日，平均28日。每次月经的持续时间称为经期，平均为4～6日。每次月经的总失血量称为经量，正常为20～60mL。一般没有明显不适症状，部分痛经女性会出现腹痛、腰骶部酸胀等表现。

（1）月经量增多：经量超过80mL，可见于子宫肌瘤（壁间肌瘤或黏膜下肌瘤）、子宫腺肌病、子宫内膜息肉、子宫内膜癌、双角子宫等。

（2）月经稀少：月经量少于20mL或月经间隔延长，大于35天，一般见于幼稚子宫、有内膜始基子宫。

（3）月经持续时间延长和/或月经间隔缩短：阴道长时间出血，经期超过7日称为月经持续时间延长，月经周期小于21日称为月经间隔缩短。一般见于子宫肌瘤、子宫腺肌病。

（4）非月经期阴道不规则出血：宫外孕多发生停经后阴道出血，常伴下腹部隐痛；育龄期女性流产、葡萄胎也可有阴道出血；围绝经期或绝经后女性出现阴道不规则出血，首先须排除生殖道恶性肿瘤，如子宫颈癌、子宫内膜癌、子宫肉瘤等，其次考虑炎症、息肉等因素，子宫内膜炎、子宫肌炎、子宫内膜增生、子宫内膜息肉、子宫肌瘤等也可引起子宫出血。经间期出血多见于子宫腺肌病、子宫内膜息肉、子宫内膜增生、子宫肌瘤合并感染坏死、妊娠滋养细胞肿瘤（葡萄胎流产或妊娠数月至数年后）、子宫肉瘤、子宫淋巴瘤。子宫胎盘附着面复旧不全可引起血栓脱落、血窦重新开放，导致子宫出血；产褥感染以子宫内膜炎多见，可引起子宫胎盘附着面复旧不良和子宫收缩欠佳，血窦关闭不全导致子宫出血。

（5）闭经：闭经是多种疾病导致的女性体内病理生理变化的外在表现，是一种临床症状并非某一疾病。按生殖轴病变和功能失调的部位分为下丘脑性闭经、垂体性闭经、卵巢性闭经、子宫性闭经以及下生殖道发育异常性闭经。闭经还可以分为原发性闭经和继发性闭经，生理性闭经和病理性闭经。原发性闭经是指年龄>14岁、第二性征未发育或年龄>16岁、第二性征已发育，月经还未来潮，一般多见于先天性无子宫、无内膜始基子宫。继发性闭经是指正常月经周期建立后，月经停止6个月以上，或按自身原有月经周期停止3个周期以上。生理性闭经是指妊娠期、哺乳期和绝经期后的无月经。病理性闭经是直接或间接由中枢神经系统-下丘脑-垂体-卵巢轴以及靶器官子宫的各个环节的功能性或器质性病变引起的闭经，一般多见于宫腔粘连、子宫放疗破坏子宫内膜、子宫手术切除等。

（6）痛经：可见于子宫肌瘤、子宫内膜异位症和子宫腺肌病。

2. **体格检查** 一般检查：通过询问病史了解月经周期情况及阴道出血情况（包括出血量、颜色、性状、持续时间等）。

妇科检查：检查外阴、阴道、子宫等情况。三合诊或双合诊查体。

3. **诊断检查** 包括影像学检查、实验室相关检查、内镜检查及活检。

实验室检查：血尿常规检查，育龄期患者需行尿或血HCG检查，以排除妊娠或与妊娠有关的疾病，根据一般检查和体格检查情况有些患者需行甲状腺功能、肝肾功能、凝血功能及性激素检测，怀疑炎症性疾病应加行感染相关指标检测。

宫颈细胞学检查及HPV检查：有性交出血或宫颈炎症、息肉、接触性出血者，此检查可协助早期宫颈癌的诊断。阴道镜、宫腔镜及活检有助于阴道、宫颈及宫腔疾病的确诊。

三、白带异常

【定义和概述】

白带由阴道黏膜渗出液、宫颈管及子宫内膜腺体分泌液等混合而成。其形成与雌激素作用有关。正常白带呈白色稀糊状或蛋清样，黏稠、量少，无腥臭味，称生理性白带。当白带量显著增多且有性状改变，称为病理性白带。

【临床表现与诊断检查】

1. **临床表现** 阴道分泌物异常表现：量比平时明显增多、性状比平时增厚、流脓、白色块状（如奶酪）、颜色异常（浅灰色，绿色，黄色或血性）、气味恶臭或腥臭味、阴道瘙痒、烧灼感、皮疹或伴有疼痛等。

引起阴道分泌物异常的疾病主要包括如下几类：

（1）生殖道炎症和感染：任何女性生殖系统疾病合并感染。

脓性白带：色黄或黄绿，黏稠，多有臭味，多见于急性子宫颈炎、子宫内膜炎、子宫颈癌伴感染、肌瘤感染、宫腔积脓。

脓血性白带、恶臭：多见于子宫内膜癌伴感染、子宫肌瘤伴感染。

水样白带：持续流出淘米水样白带且具有奇臭，多见于黏膜下肌瘤伴感染或晚期子宫颈癌。

（2）生殖道肿瘤：透明黏性白带增多——多见于肌瘤（巨大肌瘤使宫腔面积增大、宫内膜腺体增多、分泌物相应增多）、宫颈高分化腺癌。血性白带——白带中混有血液，血量多少不一。多见于宫颈上皮内瘤变、子宫颈癌（白色或血性，稀薄如水或米泔状、有腥臭味）、子宫内膜癌（血性液体或浆液性分泌物）、宫颈息肉、子宫黏膜下肌瘤。

（3）其他妇科因素：包括妊娠、卵巢功能失调、放置宫内节育器。

（4）全身性因素：抗生素滥用、糖尿病。

2. **体格检查**　一般检查：通过询问病史了解白带异常情况（包括量、颜色、性状、气味、有无瘙痒、是否伴随出血、出现时间等）。

妇科检查：检查外阴、阴道、子宫等情况。三合诊或双合诊查体。

3. **诊断检查**　包括影像学检查、实验室相关检查、内镜检查及活检。

实验室检查主要是白带检测，包括 pH 值，阴道清洁度，有无细菌、霉菌及滴虫感染。阴道镜、宫腔镜及活检有助于阴道、宫颈及宫腔疾病的确诊。

【影像学在子宫疾病中的应用】

1. **超声检查**　超声检查无创、安全、操作简单，是子宫疾病筛查及诊断最常用检查手段，能清楚观察子宫病变的大小、形态、位置、回声及血流分布等特点。

2. **CT 检查**　CT 检查具有较高的空间分辨力和时间分辨力，利用三维重建技术可多方位观察子宫结构及病变、子宫血管、子宫与周围结构关系等。CT 软组织分辨力低，对子宫病变的显示不如超声和磁共振检查，但其扫描范围大、扫描速度快，在恶性肿瘤全面术前分期及术后随访中发挥重要作用。CT 有电离辐射，在孕妇和青少年中使用要慎重。

3. **MRI 检查**　MRI 具有良好的软组织分辨力，能多方位扫描（轴位、矢状位、冠状位）、多参数成像（T_1 加权、T_2 加权、DWI、MRS 等）检查子宫，是子宫疾病首选或进一步检查的常用手段。子宫腔有金属节育器、身体有其他禁忌磁共振检查的情况、幽闭恐惧等应用受限。

（李雪丹）

第二节　子宫体疾病

一、子宫内膜增厚

【定义】

育龄期女性内膜厚度超过 10mm，绝经期女性内膜超过 8mm，被认为是内膜增厚。

【病理基础】

子宫内膜位于子宫最内侧，内壁光滑围成带状的子宫腔。内膜包括功能层与基底层，功能层占内膜结构 2/3，主要是由间质及腺体细胞组成，受卵巢激素的影响，随月经周期发生动态变化；基底层不受卵巢激素的影响，在月经周期中不发生变化。由卵泡期、排卵期至分泌期，子宫内膜功能层腺体逐渐发生规律、有序的排列，间质水肿逐渐加重，内膜逐渐增厚，有文献报道分泌期内膜可以达到 12mm。内膜厚度受激素水平影响，高雌激素状态（外源性或内源性）可以造成内膜的增生导致内膜增厚。

【征象描述】

MRI 可清晰显示子宫内膜的厚度、信号特征，特别是 T_2WI 矢状位和横轴位，可以清晰显示内膜与结合带的关系。增厚的内膜在 T_1WI 表现为稍低信号，很难与正常低信号的结合带区分；在 T_2WI 表现为稍高信号，高于低信号的结合带，低于高信号的宫腔内黏液，增厚的内膜中可见微小 T_2WI 高信号；大多数增厚的内膜增强后信号低于肌层。常规 MRI 征象无法区分子宫内膜复杂增生、不典型增生和不典型增生合并局灶性癌变的情况（图 7-2-1，图 7-2-2）。

子宫内膜下强化带（subendometrial enhancement，SEE）为 MRI 动态增强扫描早期在子宫内膜和肌层之间显示的薄层高信号结缔组织，其组织学基础为内膜下大量的毛细血管网，而子宫内膜血管相对缺少，所以内膜下增强带位于内膜与结合带之间，且早期强化，主要出现在增殖期和绝经后女性；SEE 的完整性是区分内膜增生和内膜癌侵犯肌层的重要参考征象。

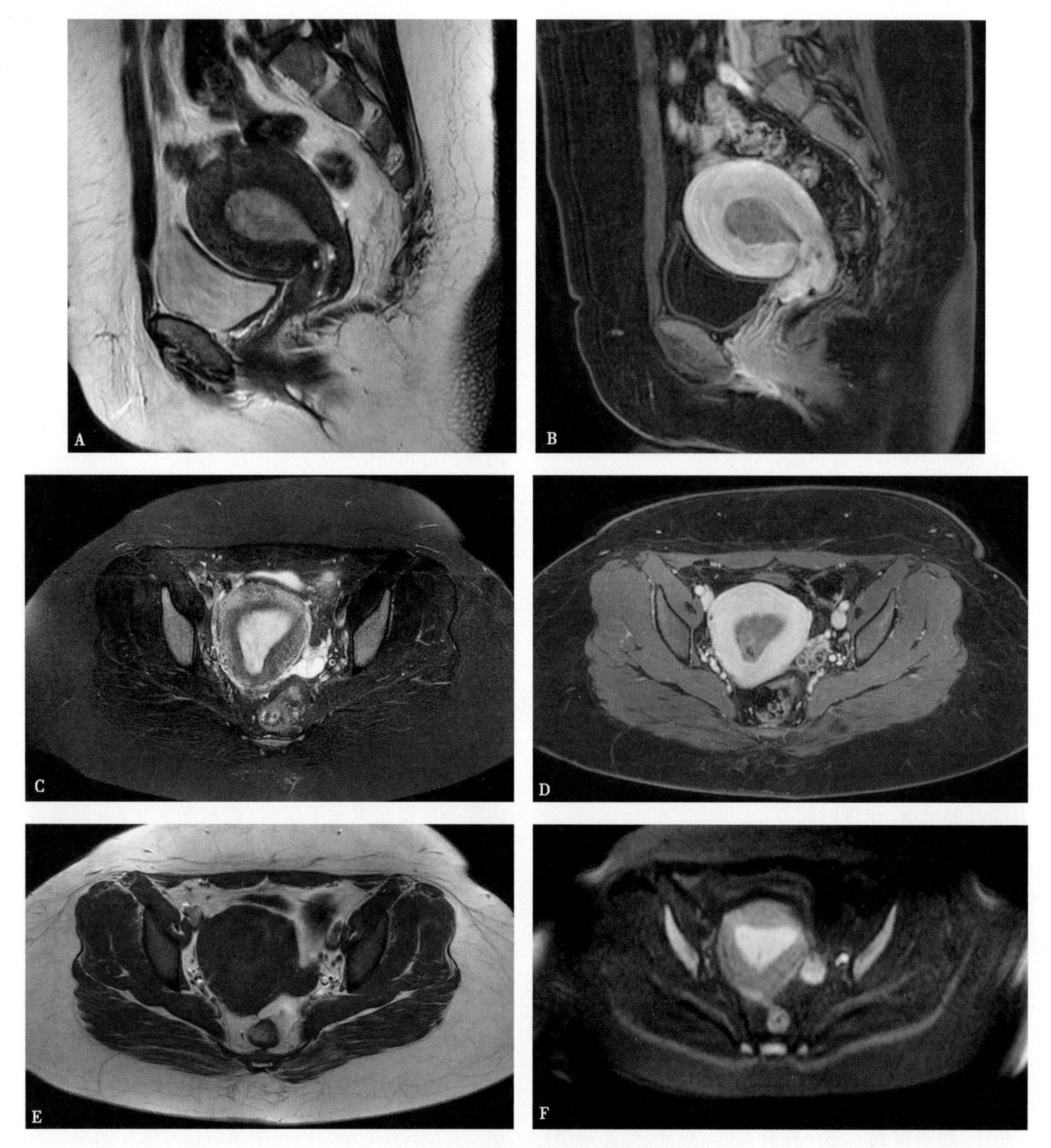

图 7-2-1 子宫内膜复杂性增生伴不典型增生

MRI 矢状位 T_2WI（A）及横轴位 T_2WI 抑脂序列（C）见增厚的内膜表现为稍高信号；横轴位 T_1WI（E）增生内膜信号与周围组织分界不清；DWI（F）显示增厚的内膜稍高信号；增强 T_1WI 横轴位（D）及矢状位（B）增厚内膜表现为稍高信号，低于邻近肌层。

【相关疾病】

子宫内膜复杂增生、不典型增生和ⅠA 期子宫内膜癌均可以表现为子宫内膜增厚；子宫内膜息肉也可见表现为局限性子宫内膜增厚。

【分析思路】

子宫内膜增厚性质的判定，需要注意如下问题：

1. 了解患者的月经状态和月经周期情况，注意与正常月经周期中增厚的子宫内膜鉴别。

2. 重点分析内膜与结合带、SEE 的关系：T_2WI 结合带清晰、完整，呈均匀低信号；动态增强 T_1WI 显示 SEE 为完整环形高信号，提示内膜增厚而无肌层浸润，见于内膜不典型增生和ⅠA 期子宫内膜癌。

3. 注意多种磁共振功能成像的价值：DWI 结合 ADC 值测量可以为内膜增厚的定性诊断提供帮助，DWI 图像上子宫内膜癌信号最高，其次为不典型增生，正常的子宫内膜呈稍高信号；尽管目前尚

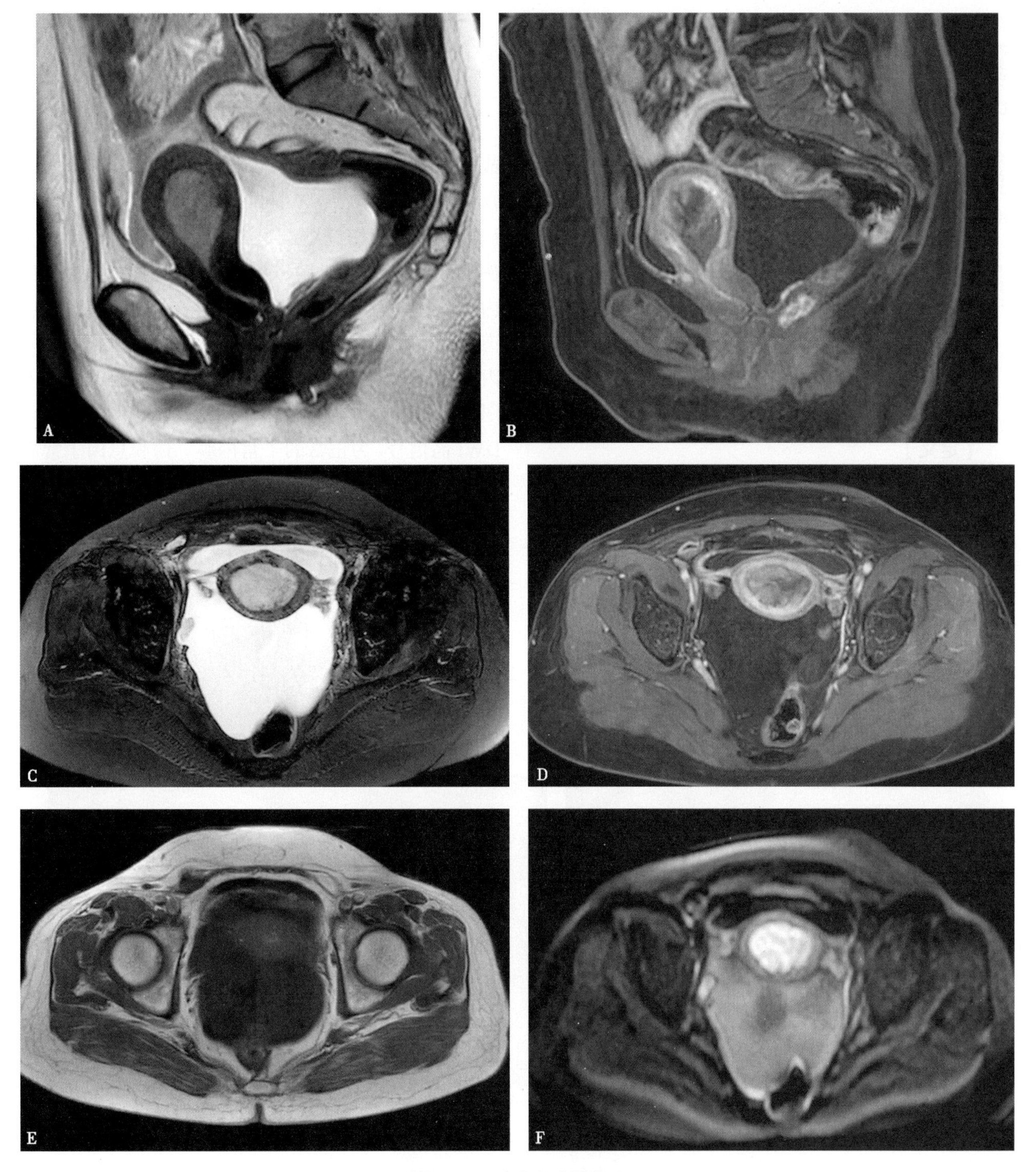

图 7-2-2　高分化内膜样癌

MRI 矢状位 T_2WI（A）及横轴位 T_2WI 抑脂序列（C）见增厚的内膜表现为不均匀稍高信号；横轴位 T_1WI（E）增厚的内膜与子宫信号相近；DWI（F）表示增厚的内膜呈高信号；增强 T_1WI 矢状位（B）及横轴位（D）增厚内膜表现为子宫内膜增厚，不均匀明显强化。

无明确的 ADC 值诊断界值，子宫内膜癌的 ADC 值低于内膜不典型增生，进一步低于正常子宫内膜（$1.33\times10^{-3}mm^2/s$）。DCE-MRI 提供的 TIC 曲线类型对于鉴别不典型增生和内膜癌有一定的帮助，不典型增生表现为Ⅰ型曲线，内膜癌多表现为Ⅱ型曲线。

4．注意其他伴随征象，如内膜不典型增生可以合并多囊卵巢，内膜癌可以同时合并卵巢癌，或内膜癌伴随卵巢、腹腔、腹膜转移等。

【疾病鉴别】

子宫内膜增厚只是内膜病变的一种表现，需要联合其他影像学特征和临床信息进行诊断和鉴别诊断（表 7-2-1）。

表 7-2-1 子宫内膜不典型增生和子宫内膜癌鉴别诊断要点

鉴别要点	子宫内膜不典型增生	ⅠA 期子宫内膜癌
DWI	轻度弥散受限，稍高信号	重度弥散受限，高信号
ADC	轻度减低	明显减低
增强特征	均匀轻度强化，低于肌层	稍不均匀强化，低于肌层
TIC 曲线	Ⅰ型，缓慢上升型	Ⅱ或Ⅲ型，快速上升型

二、子宫腔内结节、肿块

（一）宫腔内边界清晰结节

【定义】

子宫腔内边界清晰的结节。

【病理基础】

子宫内膜息肉是子宫内膜上皮来源的瘤样病变，表现为由一个或多个螺旋动脉为血管轴，腺体及间质包围组成的突出于子宫内膜的赘生物；在组织学上为含有致密纤维或平滑肌组织的基质、厚壁血管和子宫内膜腺体构成；多与内分泌或炎症相关，常见于多囊卵巢综合征、无排卵性功血、黄体功能不足、服用他莫昔芬、子宫内膜炎等。

【征象描述】

子宫内膜息肉可单发或多发，呈乳头状、笋尖状或球形，大多数边缘清晰，位于子宫内膜宫腔侧壁或宫底；75% 息肉在 T_2WI 呈现中心等或稍低信号，其病理基础为致密纤维组织或平滑肌组织，约半数病例中心可见囊性高信号（图 7-2-3），病理基础为子宫内膜腺体囊性变；息肉间质内存在厚壁血管，当息肉出血坏死时表现为 T_1WI 高信号（亚急性期出血）；内膜息肉相对于子宫内膜在 DWI 呈低信号，ADC 图呈高信号；约半数病例在病灶周围可见 T_2WI 和 DWI 高信号，为正常的子宫内膜。内膜息肉于常规 T_1WI 增强扫描呈明显或中等强化，MRI 动态增强扫描提示，多数息肉早期呈完全或部分强化并持续明显强化或渐进性强化模式（图 7-2-4、图 7-2-5）。

【相关疾病】

宫腔内边界清晰结节，主要见于子宫内膜息肉和黏膜下肌瘤，少部分ⅠA 期子宫内膜癌也可以表现为宫腔内边界清晰结节。

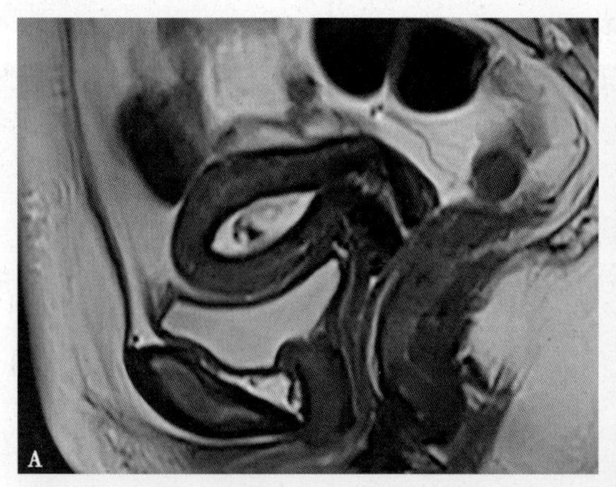

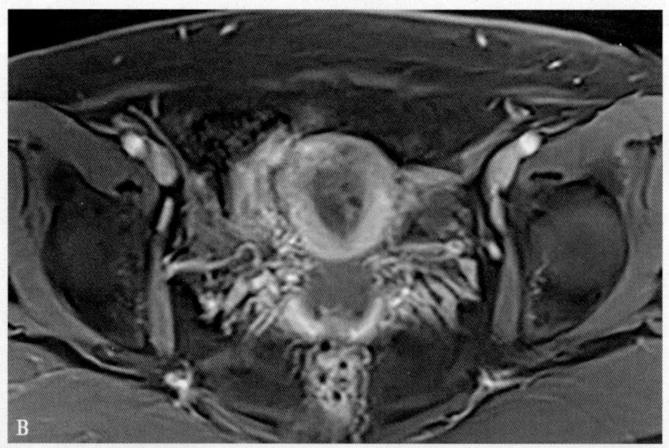

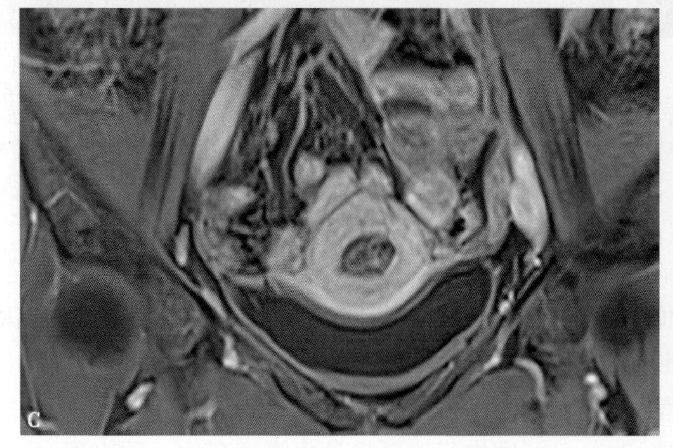

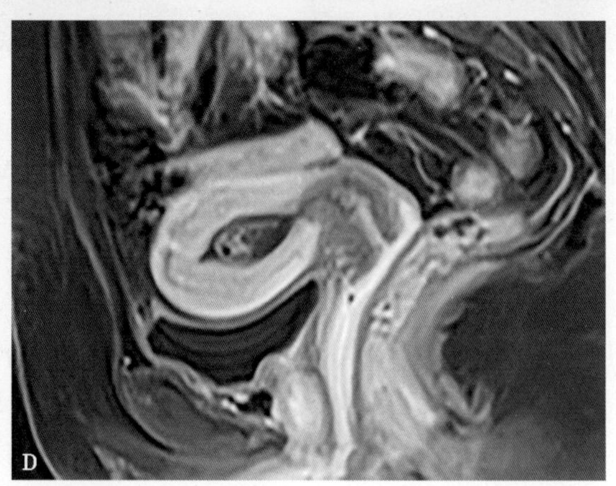

图 7-2-3 子宫内膜息肉囊性变

MRI 矢状位 T_2WI（A）见病变表现为等或稍低信号；增强 T_1WI 横轴位（B）、冠状位（C）及矢状位（D）增厚内膜表现为子宫内膜增厚，不均匀明显强化。

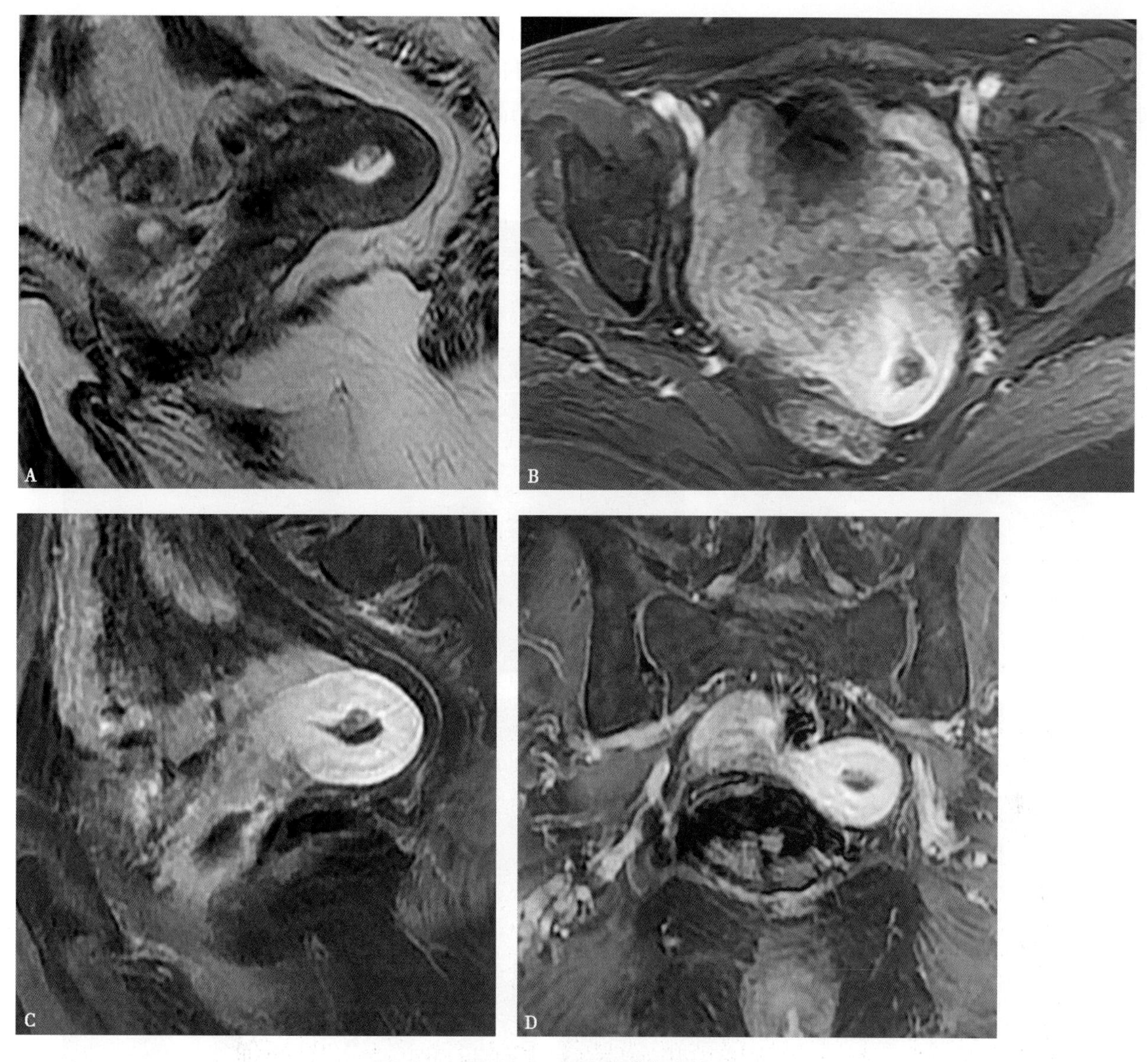

图 7-2-4 子宫内膜息肉

MRI 矢状位 T_2WI（A）见病变表现为稍高信号，内部灶状更高信号囊变区；增强 T_1WI 横轴位（B）、矢状位（C）及冠状位（D）增厚内膜表现为病变呈轻度强化，内部小囊变区无强化。

【分析思路】

1．小 FOV（视野，field of view）高分力 T_2WI 是诊断子宫内膜病变的首选序列，要注意内膜病变与结合带的关系，结合带的完整性。

2．T_2WI 中心低信号纤维核和高信号囊性变，T_1WI 增强病灶中心的纤维血管核心明显强化，这些是子宫内膜息肉特征性 MRI 表现。

3．比较大的子宫内膜息肉可以呈葫芦形，从宫腔突入宫颈管，甚至达到阴道，注意与宫颈肿瘤鉴别（图 7-2-5）。

4．子宫内膜息肉患者中内膜癌的发病风险约为 4%，绝经较晚、高血压、肥胖、糖尿病、激素替代疗法及服用他莫昔芬治疗乳腺癌均已被证实是内膜息肉恶变的危险因素，对于有上述病史的患者注意密切随访息肉的变化，必要时给予临床干预。

【疾病鉴别】

需要与黏膜下肌瘤和早期内膜癌鉴别。

1．子宫黏膜下肌瘤是子宫肌瘤向宫腔突出表面覆以内膜，占肌瘤的 10%～15% MRI 表现为子宫腔内规则圆形或类圆形结节，底部易形成蒂与肌层相连，T_1WI、T_2WI 均为等低信号并且信号较均匀，表面覆盖 T_2WI 高信号的内膜，其基底部高信号内膜消失；增强后强化弱于子宫肌层，表面覆盖的子宫内膜强化（7-2-6）。MRI 可以直接显示黏膜下肌瘤的位置及测量病变突入宫腔及肌层的深度，正确评价肌瘤的生长状况，从而指导临床选择合适的微创手术方法，可以最大限度地保留患者的生育能力。

2．少部分子宫内膜癌表现为宫腔内结节，盆腔 T_1WI 定量动态增强可以获得时间 - 信号强度曲线，进而获得达峰时间、信号强度、动脉期信号增强率、最大相对信号增加率、信号增强率，以鉴别Ⅰ期子宫内膜癌与内膜息肉。子宫内膜癌细胞密度高，限制水分子扩散，因此DWI呈高信号，ADC值较低，而内膜息肉内含水肿组织及大量囊性成分，增加了细胞外间隙，水分子扩散受限相对低，因此DWI呈等或稍高信号，ADC值高于子宫内膜癌（图7-2-7）。

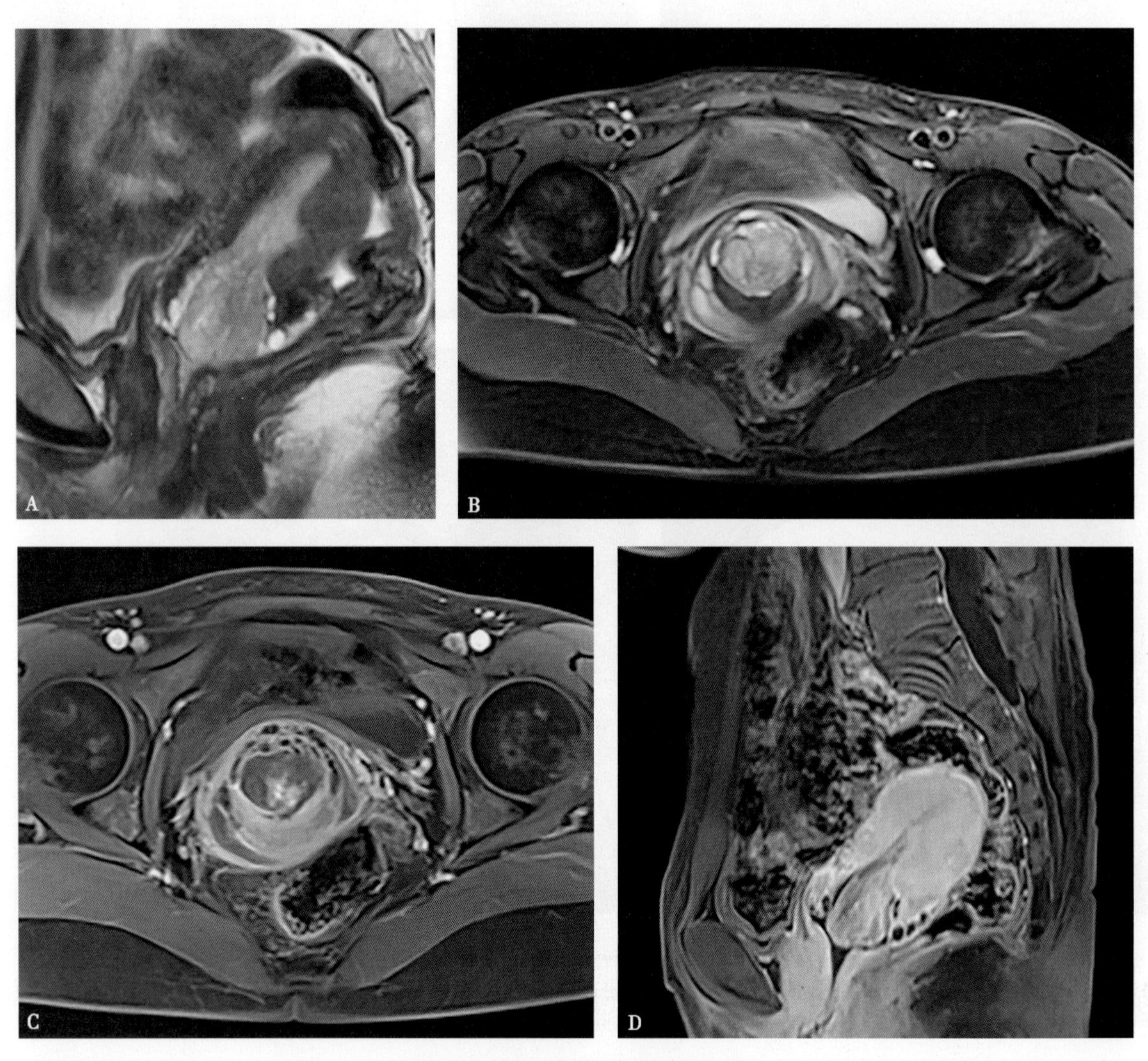

图7-2-5 突入宫颈管的内膜息肉

MRI矢状位 T_2WI 抑脂序列（A）及横轴位（B）见病变表现为混杂稍高信号，中心稍低信号纤维血管核心；增强 T_1WI 横轴位（C）及矢状位（D）息肉表现为中心纤维血管核心显著强化，周围不均匀弱强化。

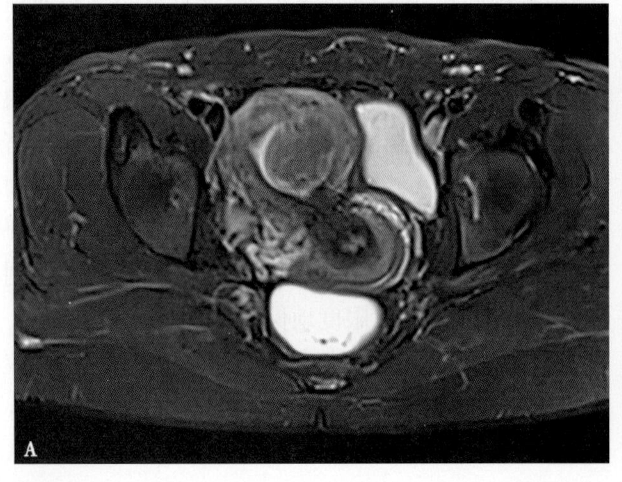

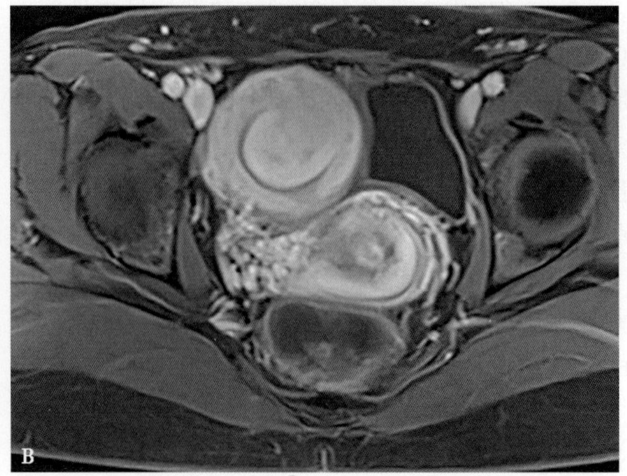

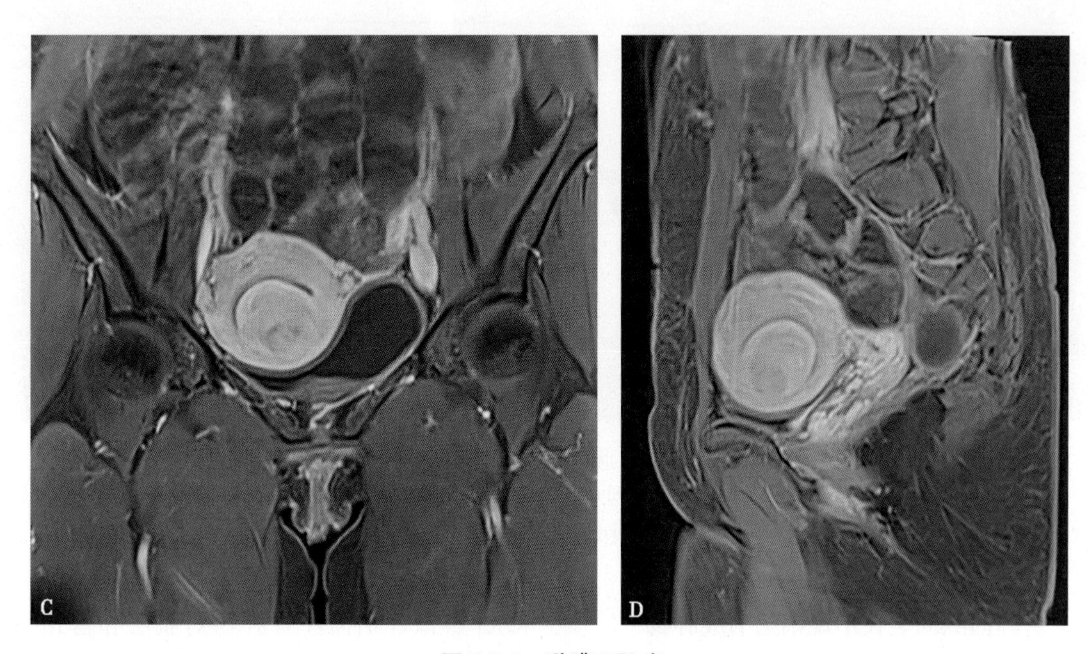

图 7-2-6　黏膜下肌瘤

MRI 病变于横轴位 T_2WI 抑脂序列（A）呈低信号；增强 T_1WI 横轴位（B）、冠状位（C）及矢状位（D）强化弱于子宫肌层。

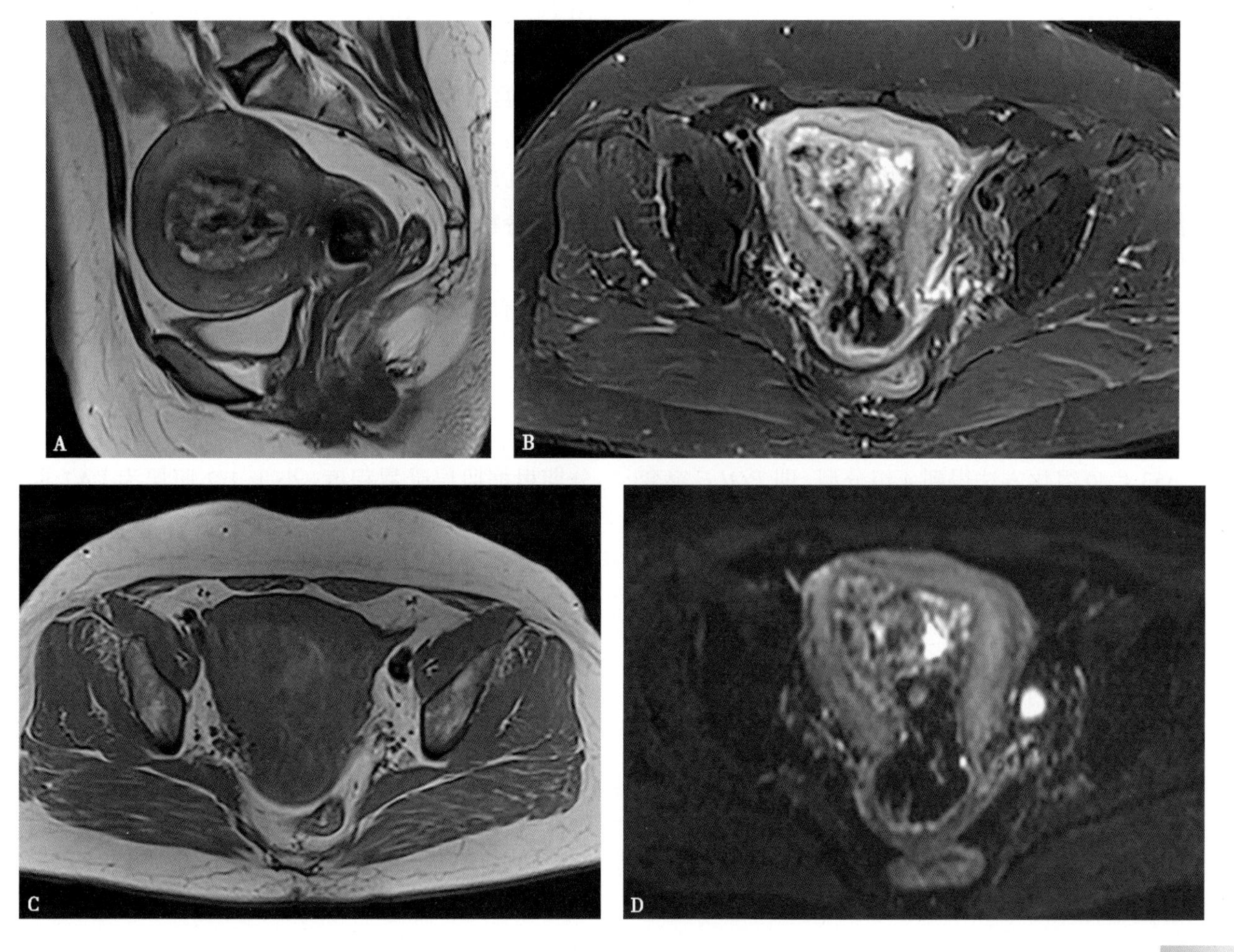

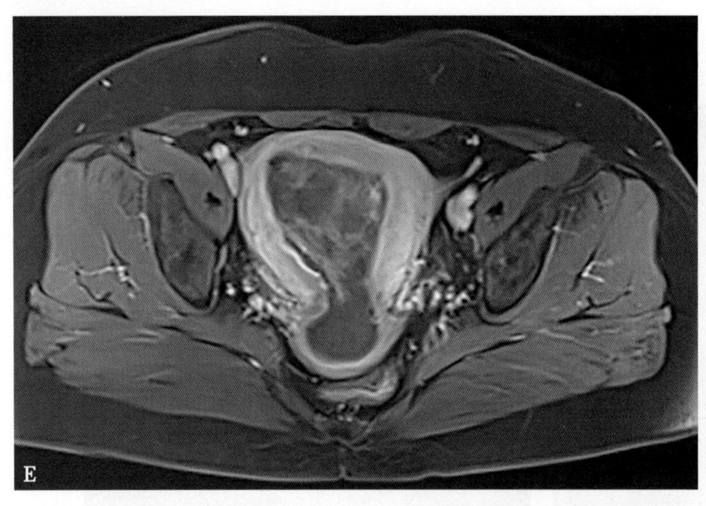

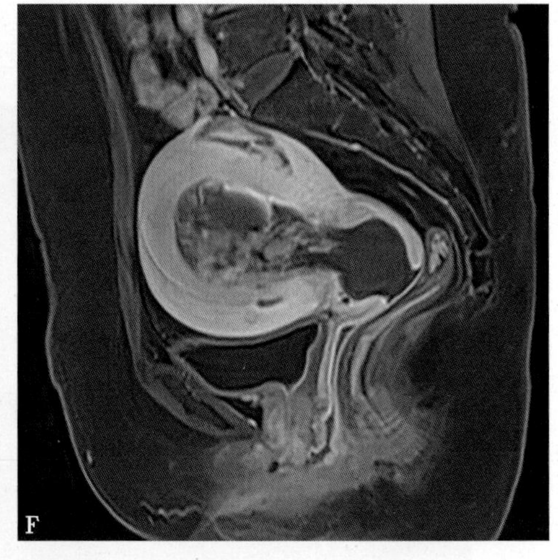

图 7-2-7 腔内结节型子宫内膜癌

病变于 MRI 矢状位 T_2WI（A），横轴位 T_2WI 抑脂序列（B）呈混杂信号；横轴位 T_1WI 呈等信号（C）；DWI（D）呈等或稍高信号；增强 T_1WI 横轴位（E）及矢状位（F）强化不均，结合带不连续。

（二）宫腔内纵向生长不规则结节或肿物

【定义】

子宫腔内沿宫腔长轴纵向生长的肿物，宫腔侧边界不规则，伴有或不伴有肌层浸润。

【病理基础】

子宫内膜癌是女性生殖系统第一常见的恶性肿瘤，起源子宫内膜上皮组织，根据侵犯范围进行 FIGO 分期。

子宫内膜癌的传统分型方法为Ⅰ型和Ⅱ型。Ⅰ型为雌激素依赖型子宫内膜癌，最常见的组织学亚型是子宫内膜样腺癌（占 80%～85%），还包括一些少见的类型，如内膜样腺癌伴鳞化、黏液腺癌及分泌型癌，病灶多局限于子宫，预后较好。Ⅱ型子宫内膜癌为非雌激素依赖型，约占 10%，主要为浆液性癌、透明细胞癌、癌肉瘤等，此类肿瘤侵袭性强，预后差。

通过高通量基因测序技术检测 *POLE* 核酸外切酶区域突变情况、MMR（错配修复）蛋白免疫组化及 p53 免疫组化方法得到 4 组分型，即 *POLE* 突变型、MSI（微卫星不稳定性）高突变型、*p53* 野生型、*p53* 突变型；最新的分子分型理论认为，不同分子分型有着截然不同的预后，因此内膜癌分子分型越来越受到重视。

【征象描述】

宫腔内不规则结节或肿块，通常为沿子宫腔长轴生长，可以局限性，也可以是弥漫性填充宫腔；T_1WI 呈稍低信号，T_2WI 稍高信号，略高于子宫肌层；DWI 呈高信号；增强后早期强化，晚期强化程度低于子宫肌层，动态增强曲线多为快速上升平台型。MRI 影像评估需注意肿物对肌层和宫颈的侵犯情况，T_2WI 低信号的结合带和宫颈基质环完整，提示肌层和宫颈未受累。动态增强出现 SEE 提示肌层是完整的，如未出现 SEE，肌层强化的内缘是光整清晰的，也提示肌层未受累；如果 SEE 部分性或全部中断，或肌层强化的内缘不规则，并于内肌层内出现肿瘤信号强度均提示存在肌层受累（图 7-2-8、图 7-2-9、图 7-2-10）。

【相关疾病】

子宫内膜癌最常表现为沿宫腔长轴生长的不规则肿物；由于内膜癌病理亚型的多样性，影像学特征也可以表现为多样性。

【分析思路】

1. 子宫内膜癌沿宫腔内膜纵向生长，并可以向宫颈延伸，累及宫颈，需要注意与内生型宫颈腺癌区分。

2. 有无肌层受累和肿物对肌层的累及深度对于保育治疗和手术淋巴结清除范围至关重要；FIGO 分期根据肌层受累程度，小于 1/2 肌层为ⅠA1 期，具有保育的可能。

3. 由于子宫内膜癌病理亚型多样，其中Ⅱ型的子宫内膜癌种类更多见，恶性程度更高，肿物形态多不规则，局部分期更晚；MRI 征象在一定程度上有助于病理亚型的判断。

4. 相当一部分子宫内膜癌患者同时存在附件肿瘤，可能为内膜病灶沿着输卵管爬生转移，也有可能为附件同时存在卵巢原发恶性肿瘤；在存在子宫内膜异位症的患者中经常可以见到子宫内膜样癌和附件子宫内膜样癌同时存在。

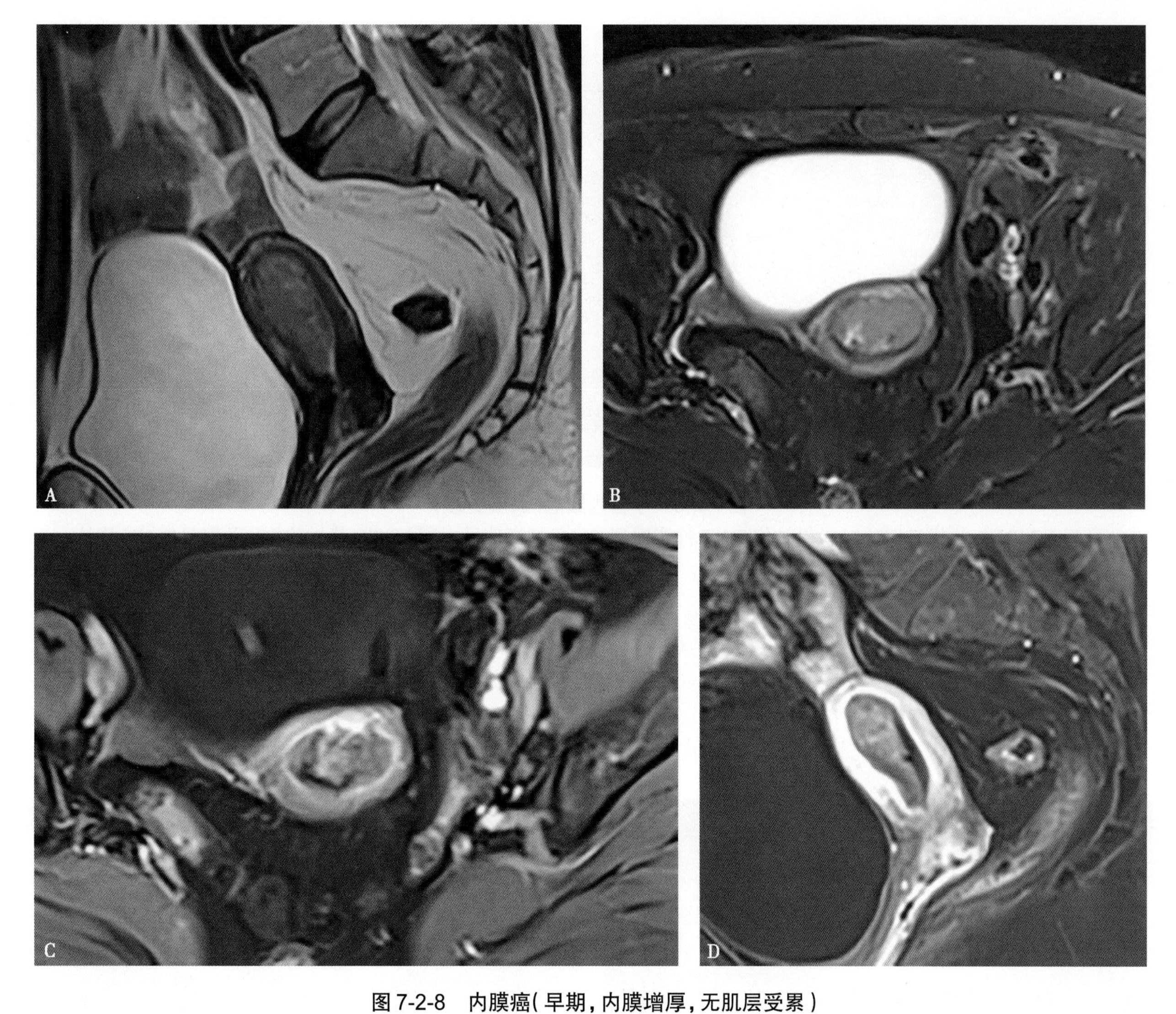

图 7-2-8　内膜癌（早期，内膜增厚，无肌层受累）

病变于 MRI 矢状位 T_2WI（A）及横轴位 T_2WI 抑脂序列（B）呈稍高信号；增强 T_1WI 横轴位（C）及矢状位（D）不规则增厚子宫内膜可见强化，与肌层交界面光整。

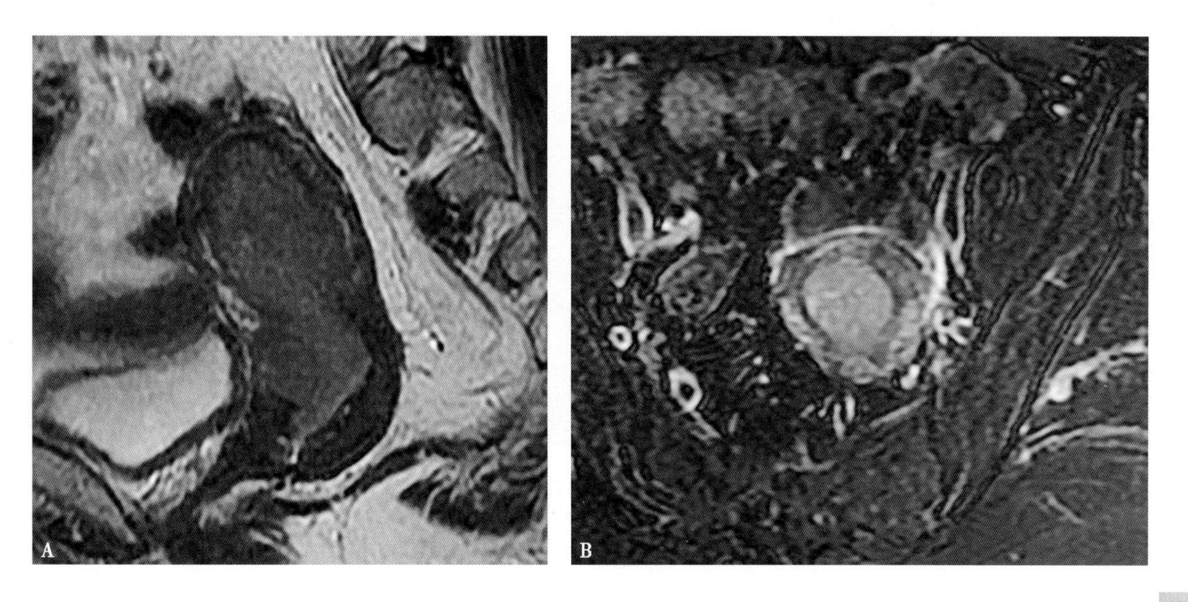

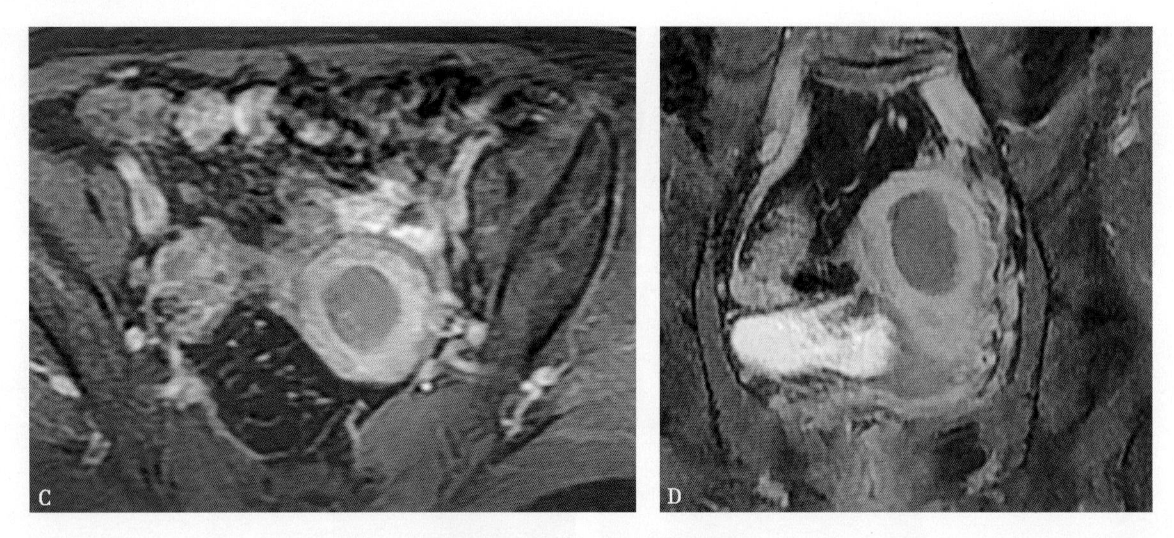

图 7-2-9 子宫内膜癌（肌层受累）

病变于 MRI 矢状位 T_2WI（A）及横轴位 T_2WI 抑脂序列（B）呈稍高信号；增强 T_1WI 横轴位（C）及冠状位（D）病灶轻度强化，累及浅肌层。

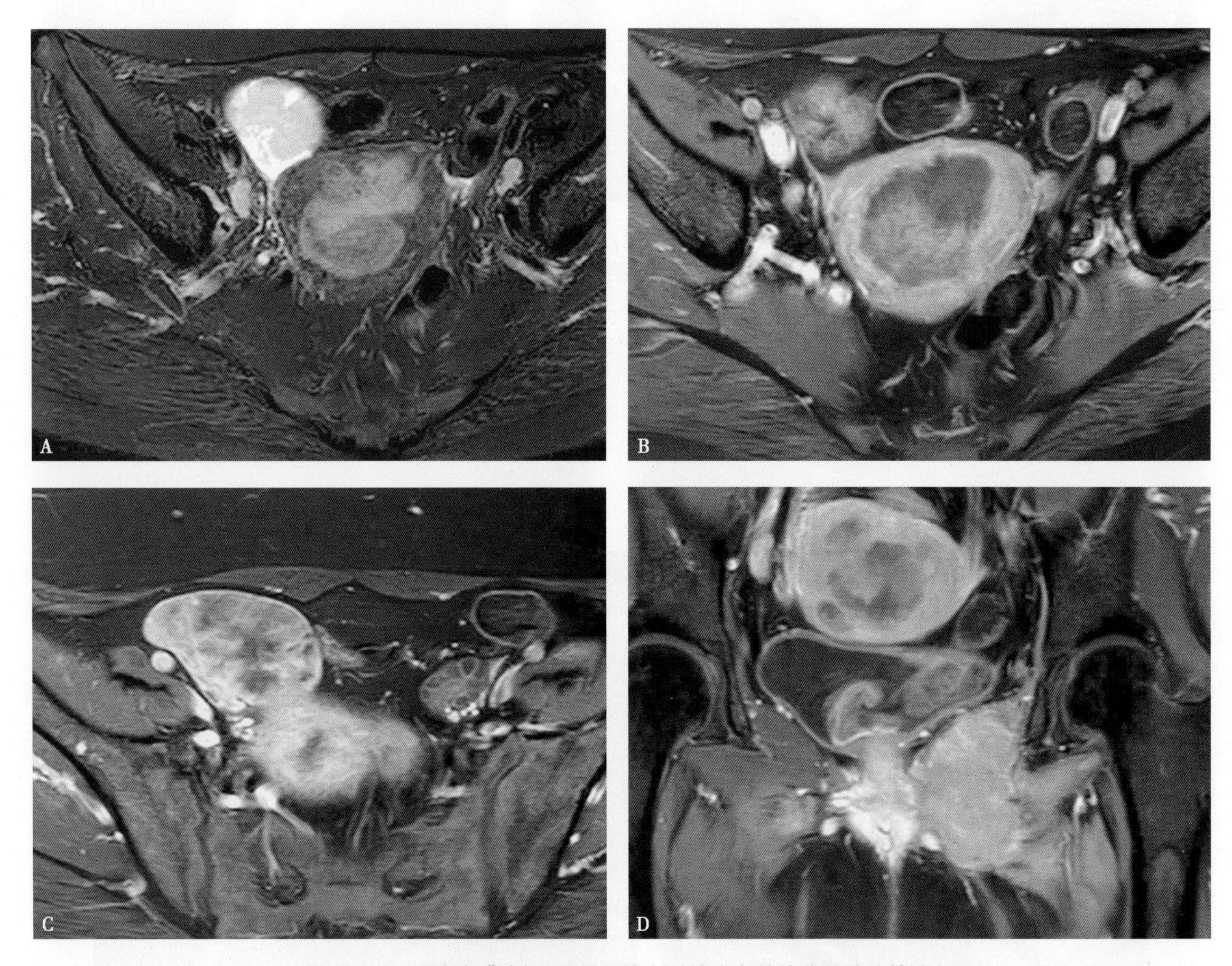

图 7-2-10 子宫内膜癌（肌层受累伴有附件或者其他盆腔种植转移）

MRI 横轴位 T_2WI 抑脂序列（A）及增强 T_1WI 横轴位（B、C）、冠状位（D）显示子宫腔内见肿物形成呈 T_2WI 高信号，累及肌层并向下侵犯宫颈管；右附件区和左侧盆底肌肉高信号肿块影提示转移，肿块不均匀强化。

【疾病鉴别】

Ⅰ型子宫内膜癌主要需要与子宫内膜增生（见本节相关内容）相鉴别，Ⅱ型子宫内膜癌主要需要与内膜间质肉瘤等间叶来源恶性肿瘤鉴别（见本节相关内容）。

（三）宫腔内边界清晰的巨大混杂信号肿物

【定义】

子宫腔内巨大混杂信号肿物，常大于 5cm，宫腔侧边界相对清晰，伴有或不伴有肌层浸润。

【病理基础】

子宫内膜间质肉瘤是仅次于子宫平滑肌肉瘤的第二大子宫恶性间叶来源肿瘤，起源于子宫内膜间质细胞，分为低级别和高级别两类，高级别子宫内膜间质肉瘤局部侵袭性非常强，预后差。

腺肉瘤是一类相对少见的子宫上皮 - 间叶混合来源恶性肿瘤，曾被定义为米勒腺肉瘤，具有良性腺上皮成分和恶性的肉瘤间质成分；常表现为宫腔内肿物，或宫颈口息肉样赘生物或乳突状突起。Seidman 等提出一个关于腺肉瘤的假设，认为其可能进展为癌肉瘤，腺肉瘤上皮成分恶变或邻近上皮成分恶变则可能进一步发展为癌肉瘤。

【征象描述】

子宫内膜间质肉瘤呈息肉状突向宫腔或弥漫性填充宫腔的巨大肿物。部分肿物可以呈息肉样凸向颈管，边界较清晰，呈等 T_1 稍长 T_2 信号影，T_2WI 信号可以较混杂，约半数以上患者 T_2WI 可见低信号条带征，提示间质成分；增强扫描后可见轻度不均匀强化。低级别间质肉瘤边界清晰、肌层侵犯较少见（图 7-2-11）；高级别间质肉瘤边界不清晰，信号更加混杂，多有子宫肌层受累，表现为肌层侧边界不清，肌层内出现肿瘤信号（图 7-2-12）。

【相关疾病】

边界相对清晰的宫腔内巨大混杂信号肿物，主要见于子宫内膜间质肉瘤、腺肉瘤（图 7-2-13）。影像学检查可以提示肿瘤的存在及侵犯范围，但在子宫内膜间质肉瘤和腺肉瘤的进一步定性方面有一定的困难。

【分析思路】

1. 为宫腔内巨大肿物，呈球样膨胀性生长，可以填满整个宫腔，并沿宫角向输卵管延伸，也可沿颈管向宫颈外口延伸。

2. 相较于未分化肉瘤和癌肉瘤，低级别子宫内膜间质肉瘤和腺肉瘤边界更清晰，实性为主，囊变、坏死、出血相对少见，对肌层的侵犯程度更弱。

3. 在育龄期妇女中，反复发作的良性息肉并不常见，这样患者中需要重视对核分裂象及核异型的评估，以评估腺肉瘤的可能性。

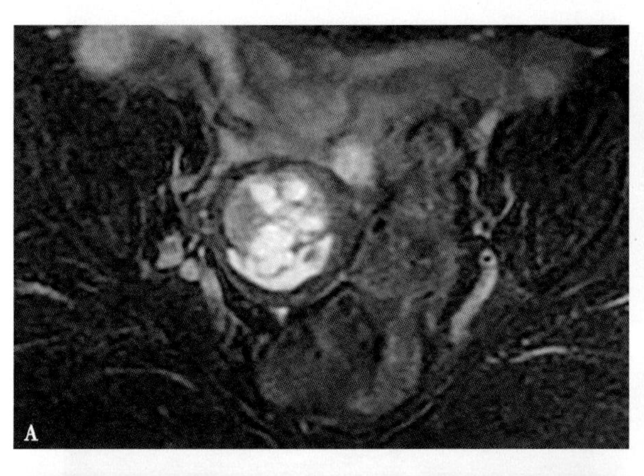

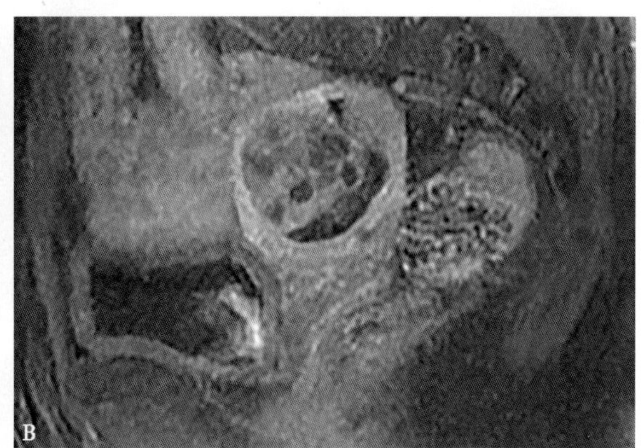

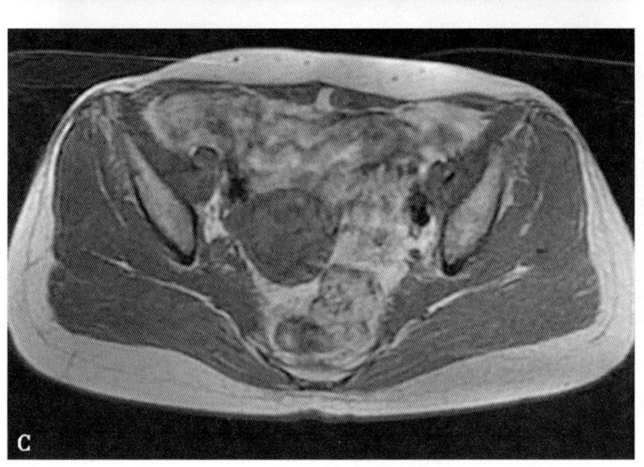

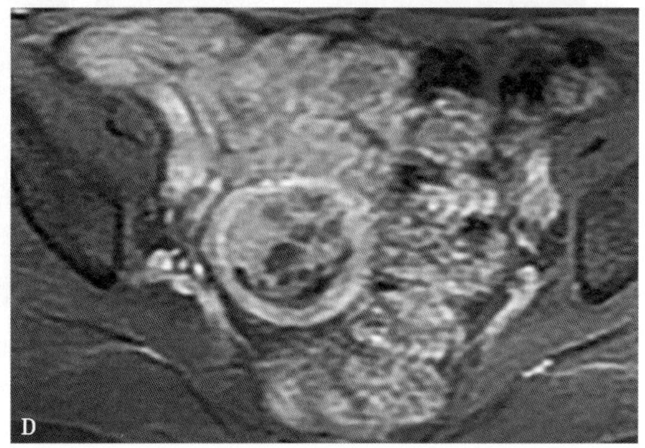

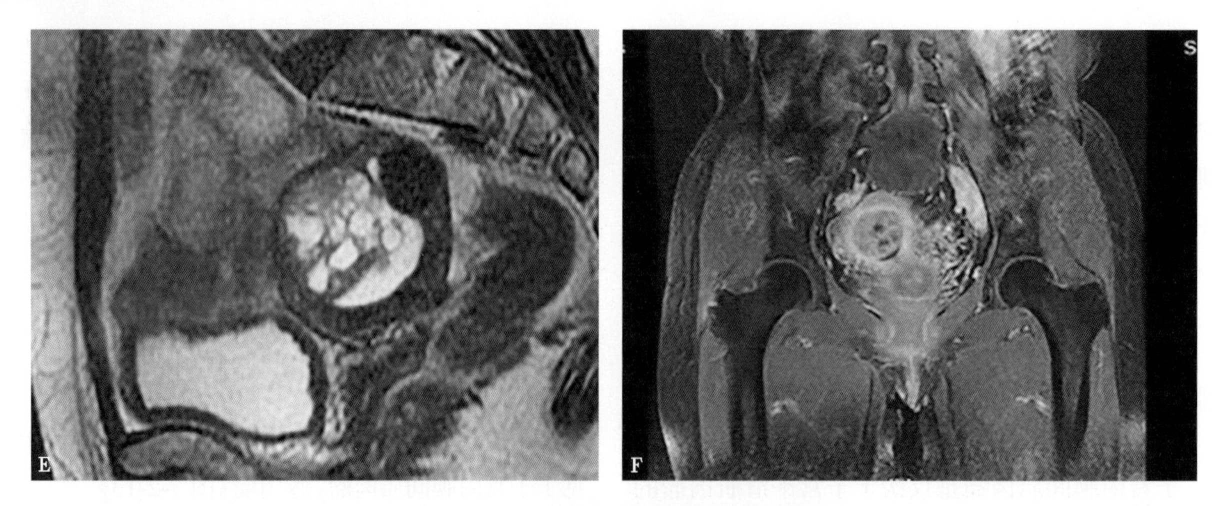

图 7-2-11 低级别子宫内膜间质性肉瘤

患者女性，65 岁。MRI 横轴位 T_2WI 抑脂序列（A）病变弥漫性填充宫腔，呈混杂高信号；矢状位 T_2WI（E）呈混杂高信号，可见低信号条带征；横轴位 T_1WI（C）呈低信号；增强 T_1WI 横轴位（D）、矢状位（B）及冠状位（F）呈轻度不均匀强化。

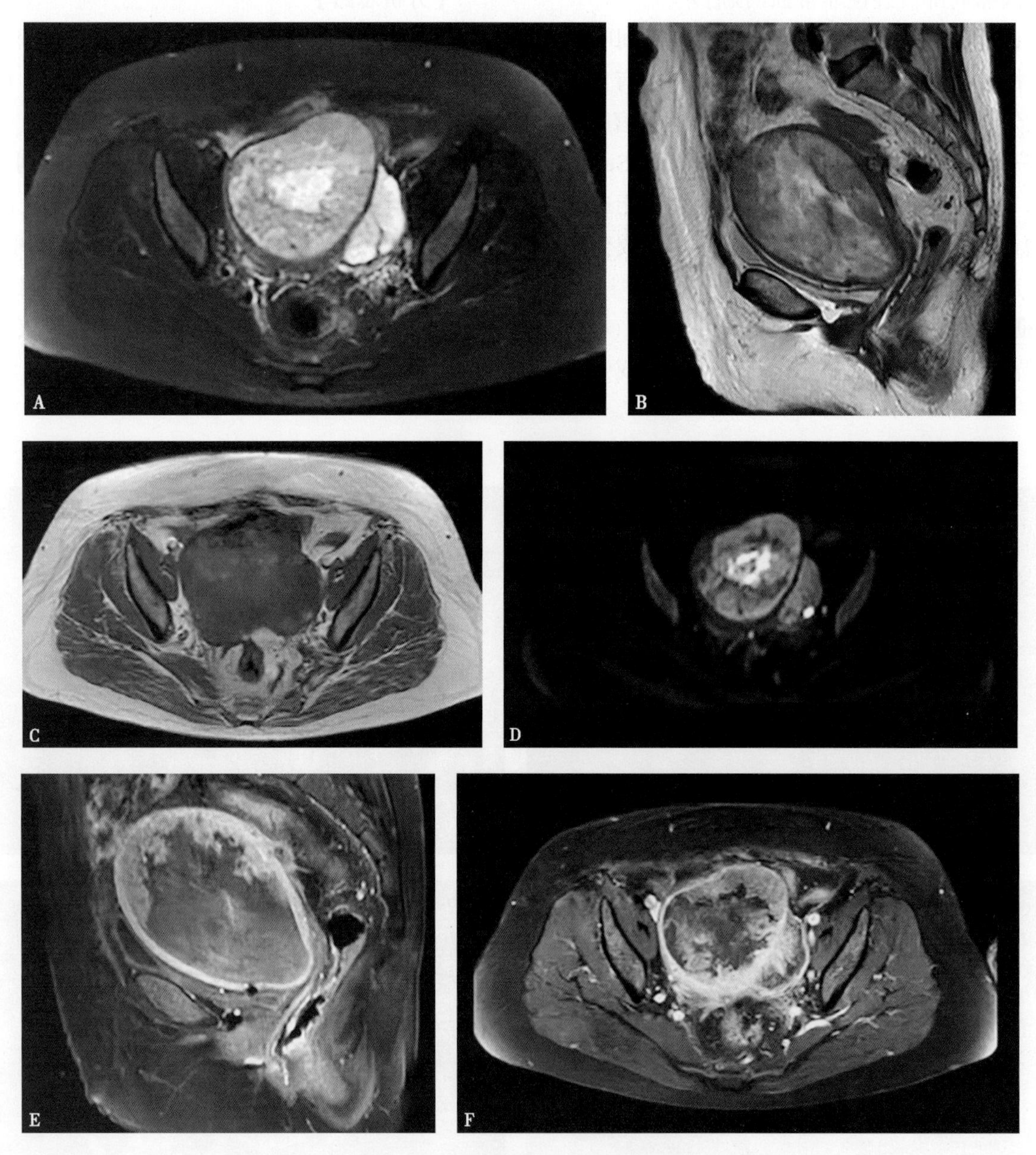

图 7-2-12 高级别子宫内膜间质肉瘤

患者，女性，63 岁。MRI 横轴位 T_2WI 抑脂序列（A）、T_2WI 矢状位（B）病变呈混杂高信号，肌层内信号混杂，边界不清；T_1WI 横轴位（C）呈稍高信号；DWI 横轴位（D）呈混杂高信号；增强 T_1WI 矢状位（E）、横轴位（F）明显不均匀强化。

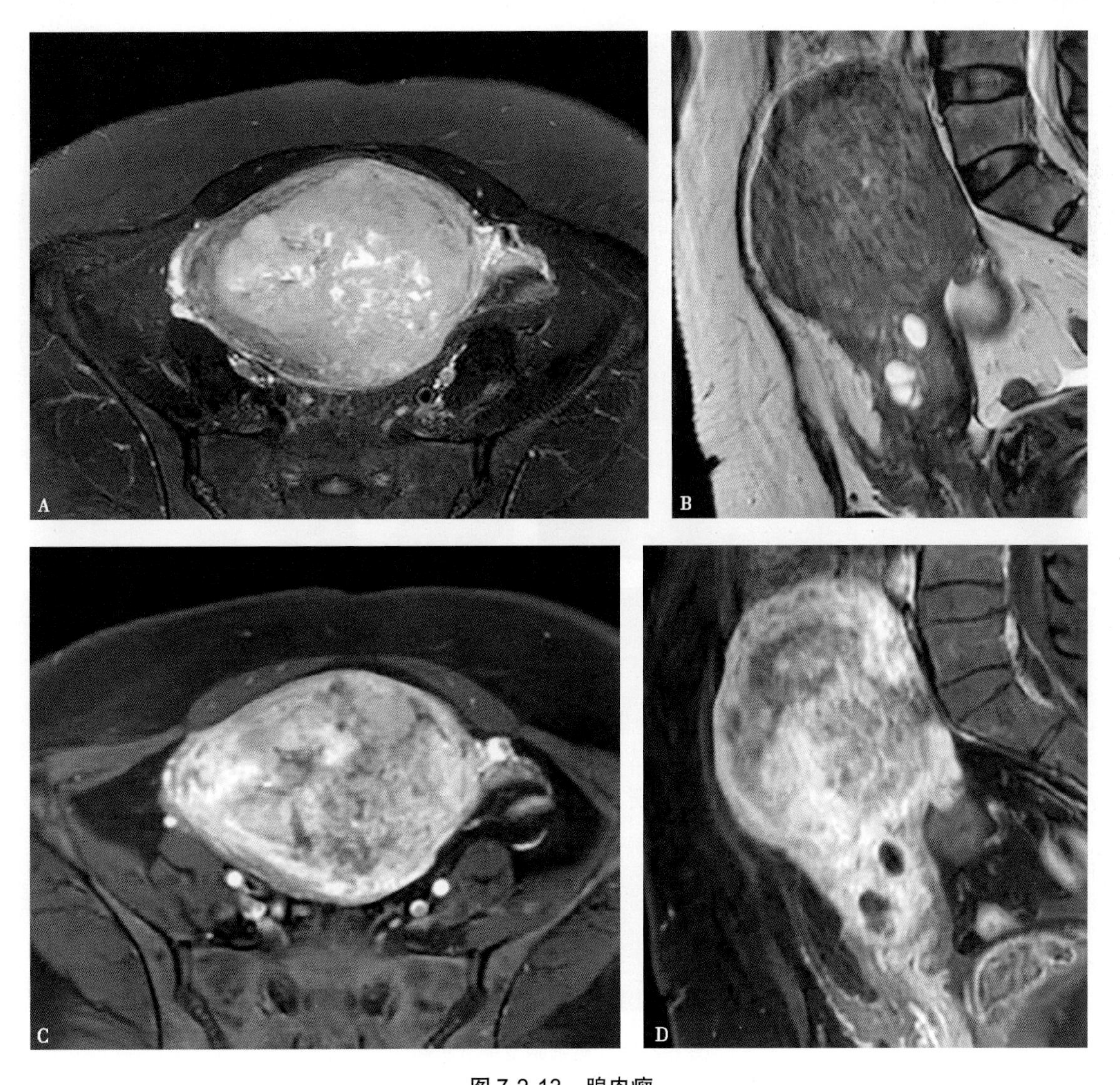

图 7-2-13　腺肉瘤

患者女性，43 岁。MRI 横轴位 T_2WI 抑脂序列（A）及矢状位 T_2WI（B）病变呈混杂稍高信号；增强 T_1WI 横轴位（C）及矢状位（D）不均匀明显强化。

4．子宫腺肉瘤肿瘤预后可能与子宫肌层的浸润深度有关，考虑到子宫腺肉瘤的卵巢癌转移率较低，在没有不良预后因素的情况下，对于有强烈生育要求的年轻患者保留卵巢是可以考虑的。

【疾病鉴别】

1. **富细胞型平滑肌瘤**　较大的黏膜下型富细胞型肌瘤也可见表现为宫腔内巨大边界清晰的肿物，T_1WI 稍低信号，T_2WI 稍高信号，DWI 序列出现明显的弥散受限，早期的扫描明显强化，表面被覆强化的子宫内膜；病灶无论平扫和增强信号相对较均匀，肿瘤内很少出现低信号的纤维条索（图 7-2-14）。

2. **子宫肌瘤变性**　巨大子宫肌瘤变性可以表现为宫腔内混杂信号肿物，T_1WI 可见高信号的出血，T_2WI 高信号的坏死囊变；但是仍然可见 T_2WI 低信号的肌纤维成分区，呈旋涡状改变，早期强化相比于子宫肌层明显偏低（图 7-2-15）。

3. **癌肉瘤**　罕见的子宫上皮来源的高度恶性肿瘤，可伴有恶性的肉瘤间质成分。MRI 各个序列均信号混杂，T_1WI 高信号出血，T_2WI 高信号囊变坏死，并可见肿物内粗大的流空血管；增强后显著不均匀强化，坏死区不强化；伴有子宫肌层受累，通常侵犯深度大于 1/2 肌层；一些病例肿物绝大部分位于肌层，并可向宫外侵犯，甚至侵犯膀胱、直肠等周围脏器，可以伴有淋巴结转移或卵巢转移（图 7-2-16）。

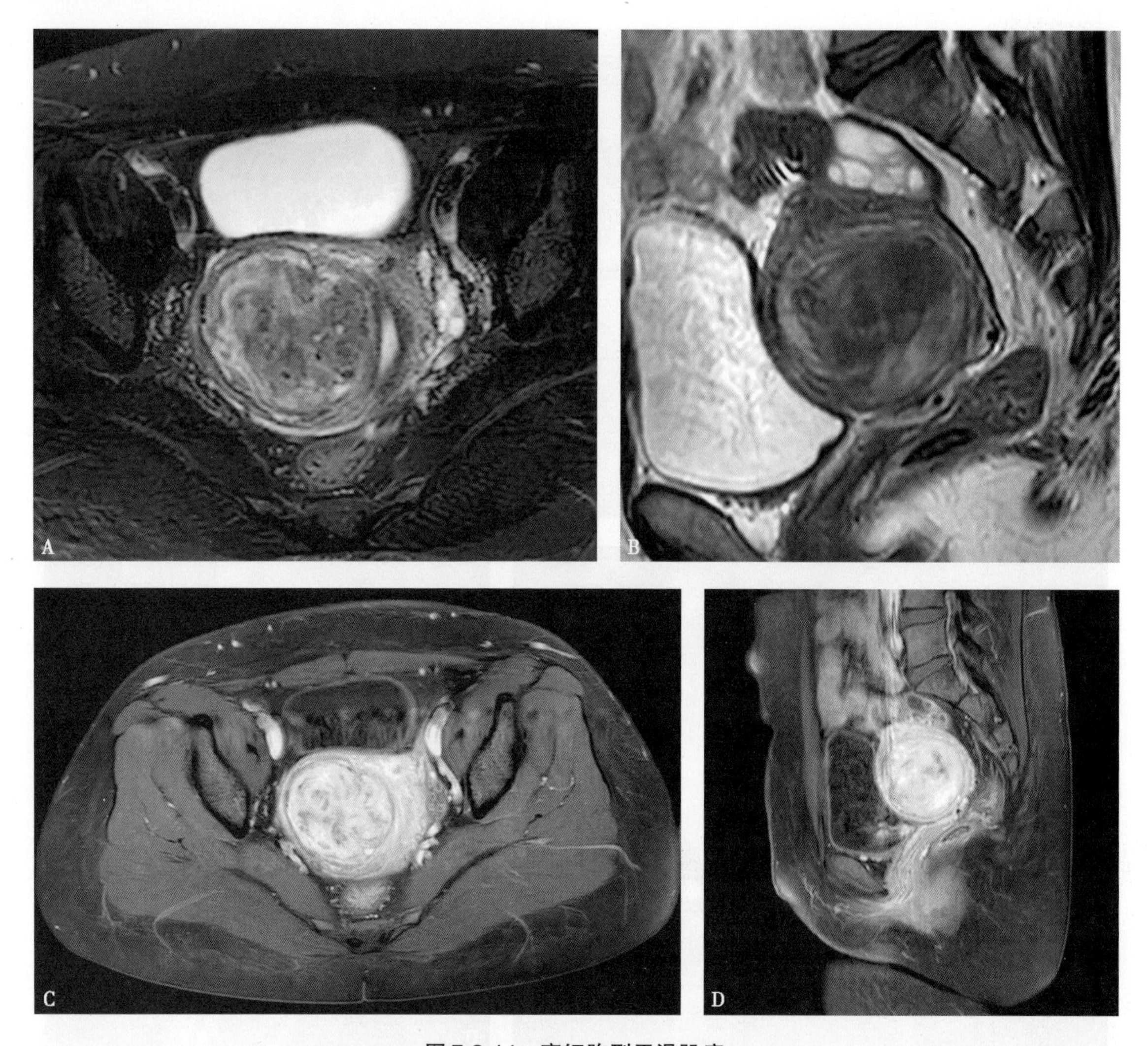

图 7-2-14 富细胞型平滑肌瘤

MRI 横轴位 T_2WI 抑脂序列（A）及矢状位 T_2WI（B）病变呈稍低信号；增强 T_1WI 横轴位（C）及矢状位（D）增强扫描明显强化，与子宫肌层强化程度接近。

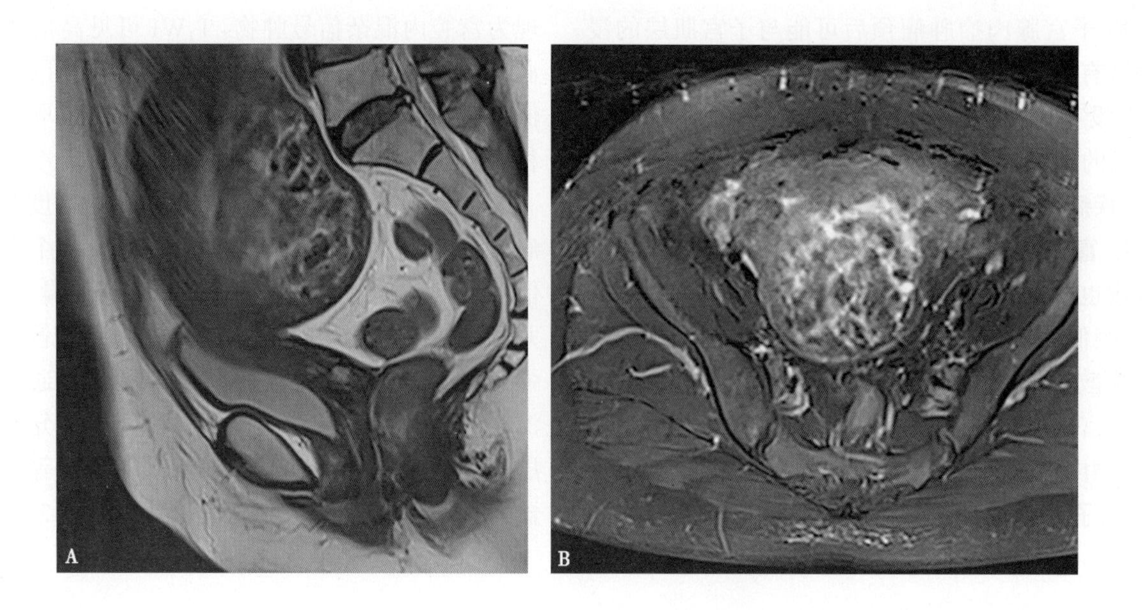

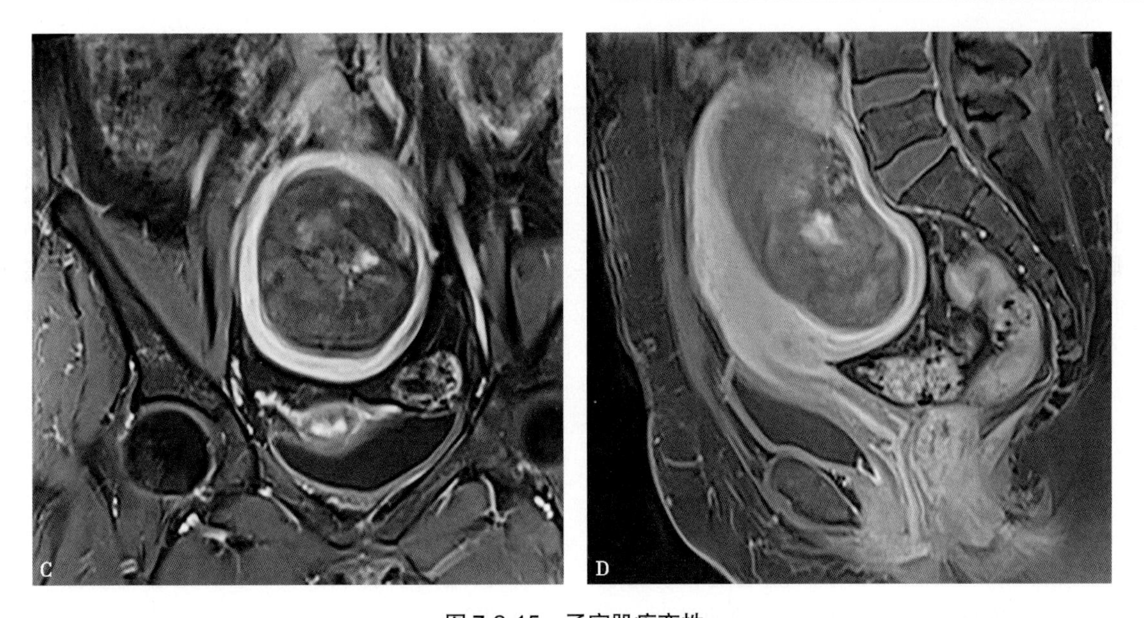

图 7-2-15　子宫肌瘤变性

MRI 矢状位 T_2WI（A）病变呈混杂低信号；横轴位 T_2WI 抑脂序列（B）、冠状位（C）及矢状位（D）增强略不均匀。

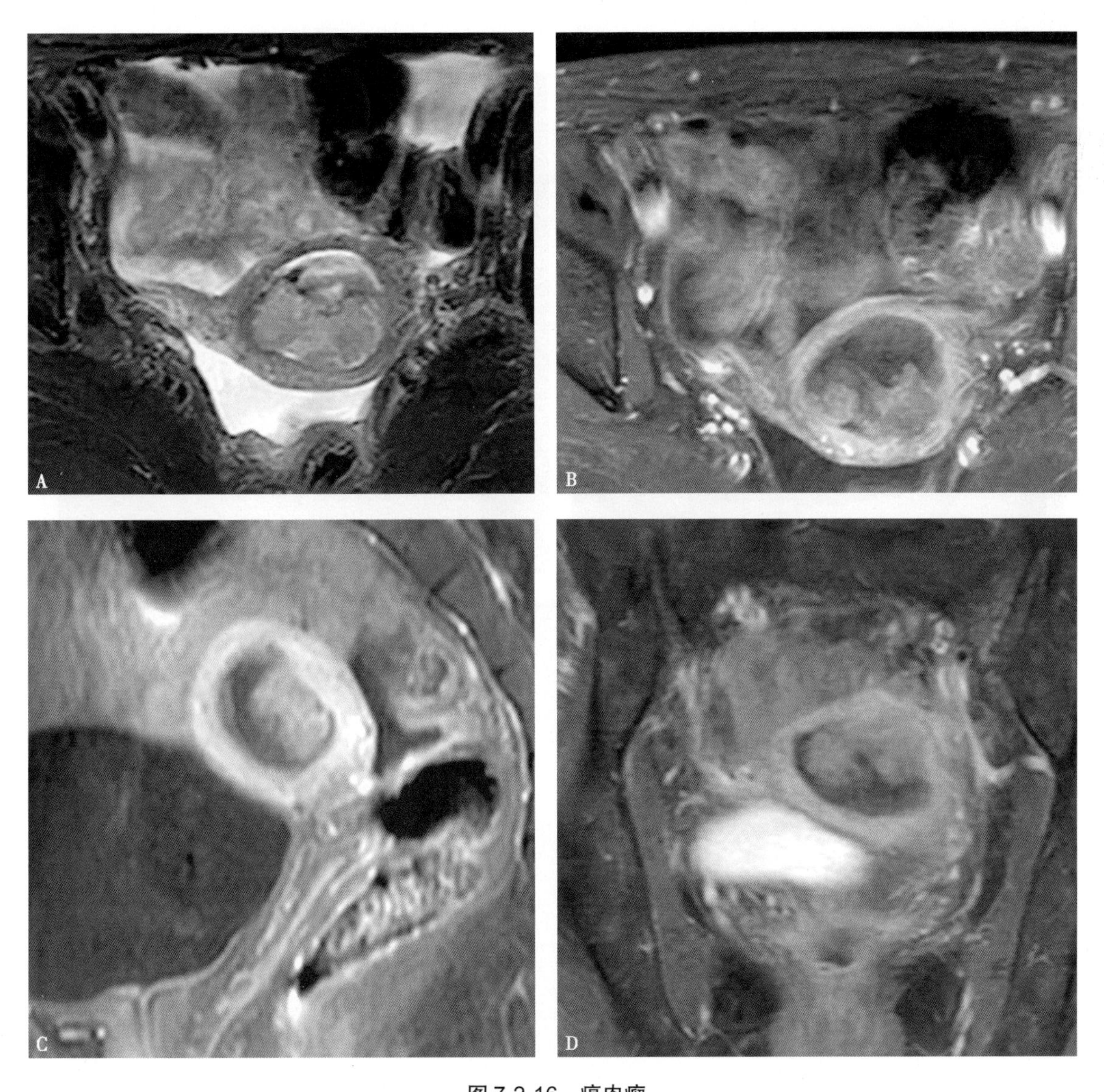

图 7-2-16　癌肉瘤

MRI 横轴位 T_2WI（A）宫腔内病变呈稍高信号，边缘较清晰；增强 T_1WI 横轴位（B）、矢状位（C）、冠状位（D）显示宫腔内肿物不均匀强化。

（四）宫腔内多囊状（葡萄状）病灶

【定义】

宫腔内多囊状（葡萄状）病灶：子宫腔内肿物，呈大小不等的 T_2WI 高信号的多囊状改变，囊壁呈纤细均匀的低信号。

【病理基础】

葡萄胎是妊娠滋养细胞疾病，在最新的 2020 WHO 分类中被称为水泡状胎块，分为部分性、完全性和侵袭性三种类型。部分性和完全性葡萄胎是良性疾病，病理特征为胎盘绒毛滋养细胞异常增生，胎盘绒毛水肿、液化及增生，然后形成大小不一的水泡样物，位于宫腔内；侵袭性水泡状胎块即侵袭性葡萄胎是恶性疾病，病理为葡萄胎水肿绒毛侵入子宫肌层、血管或子宫外的部位，甚至转移至其他脏器。

【征象描述】

葡萄胎 MRI 影像表现为子宫增大，子宫蜕膜层、结合带清晰、连续，子宫肌层流空血管影；宫腔内“雪花”样和“葡萄串”样改变，膨胀性生长，不侵及邻近结构，仅仅是压迫子宫结合带及肌层，故肿瘤往往较大且边界清晰，呈圆形及椭圆形，内部出血坏死少见；动态增强显示胚胎或胎盘附着部位清晰，呈血管样强化，附着部位子宫肌层血管增粗、强化，病灶逐渐强化，呈网状、条片状（图 7-2-17），可以合并卵巢囊肿。侵袭性葡萄胎多发生于葡萄胎清宫后，宫腔肿物形态不规则、边界欠清，合并出血信号，并侵及结合带和肌层，甚至宫旁组织，常考虑侵袭性葡萄胎（图 7-2-18）。

【相关疾病】

宫腔内多囊状肿物，主要见于完全性和部分性葡萄胎。

【分析思路】

1．注意患者妊娠病史，HCG 水平随着病程时

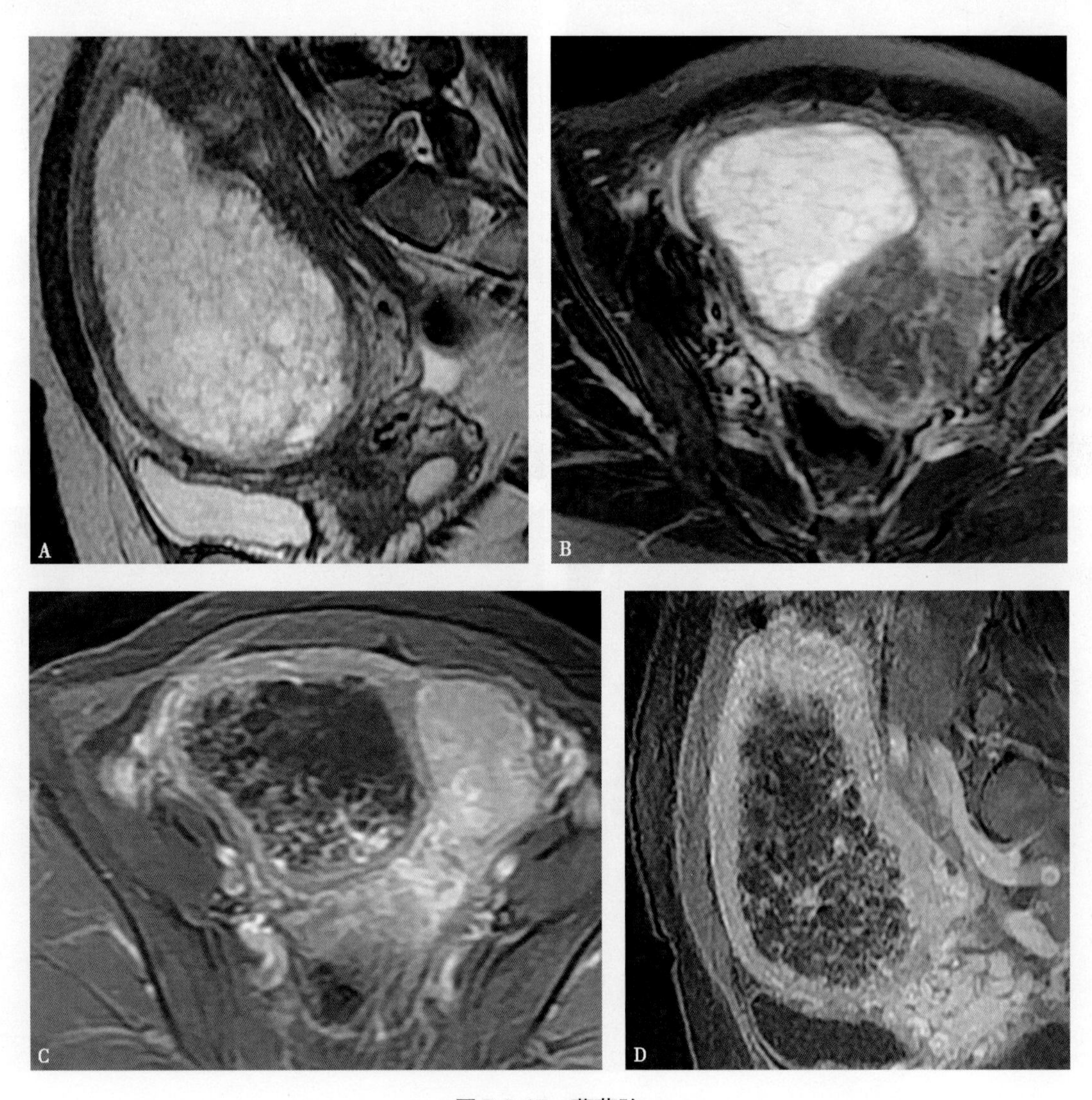

图 7-2-17 葡萄胎

MRI 矢状位 T_2WI（A）及横轴位 T_2WI 抑脂序列（B）病变呈稍低信号；增强 T_1WI 横轴位（C）及矢状位（D）明显不均匀强化。

间延长逐渐上升，有的甚至达 100 000U/L 以上。

2. 结合带是否完整，是否有肌层受累是判断葡萄胎是否有侵袭性的重要特征。

3. 相当一部分患者在刮宫后进行 MRI 检查，注意宫腔内是否有残留病灶和子宫肌层是否有受累。

4. 无论是葡萄胎还是侵袭性葡萄胎，均可以发生肺转移。

5. 临床上葡萄胎通常以刮宫或手术治疗为主，不需要进行化疗。发生于育龄妇女侵袭性葡萄胎预后欠佳，治疗中需要考虑保留生育功能。

【疾病鉴别】

1. 妊娠残留的表现与侵袭性葡萄胎相似，鉴别较困难；可依据临床表现来诊断，妊娠残留在行清宫术后血可恢复至正常水平。

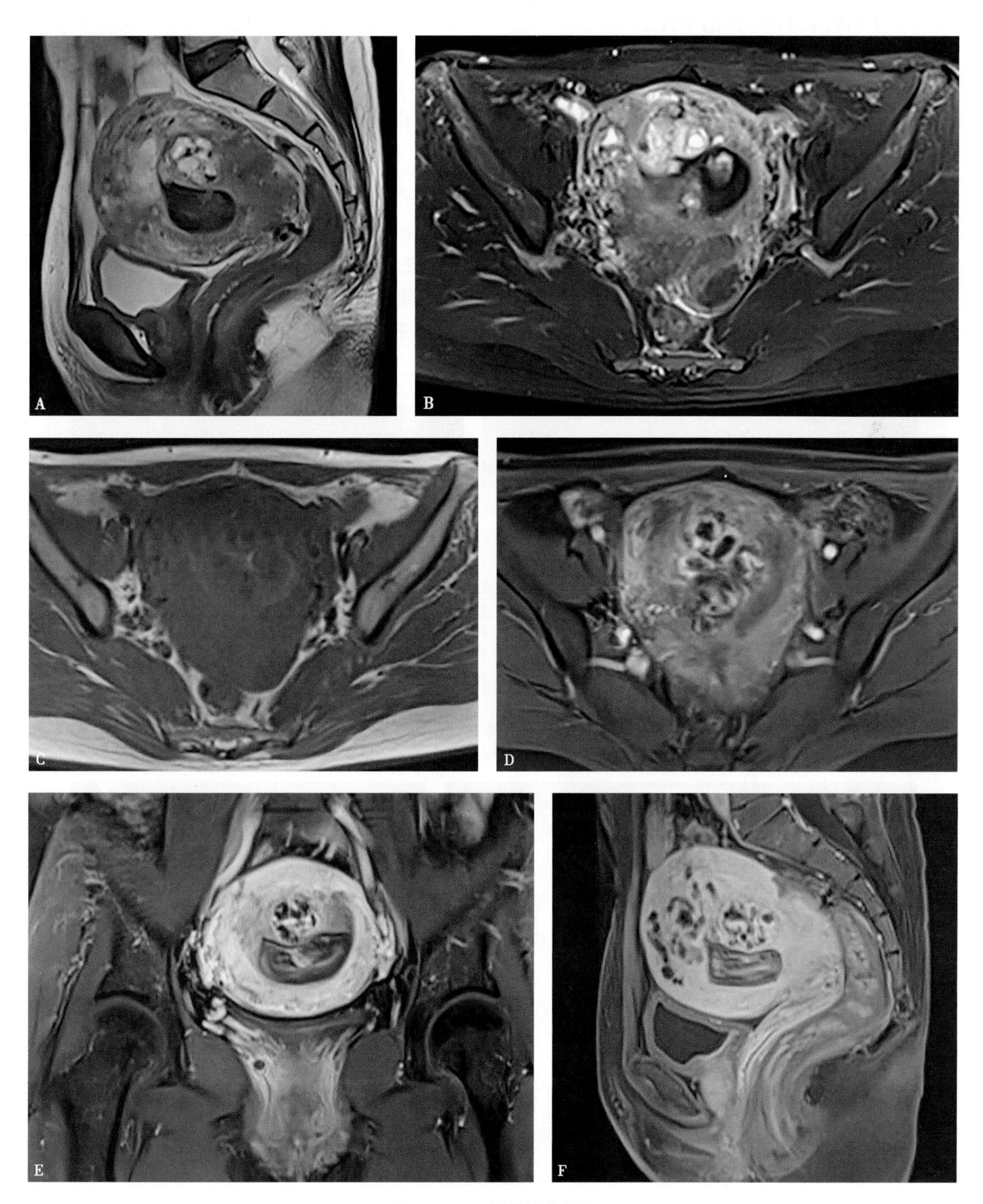

图 7-2-18 侵袭性葡萄胎

MRI 矢状位 T_2WI（A）、横轴位 T_2WI 抑脂序列（B）宫腔和肌壁间混杂信号肿物；横轴位 T_1WI（C）混杂稍高信号提示出血；增强 T_1WI 横轴位（D）、冠状位（E）及矢状位（F）肿物明显不均匀强化，边界不清，内部见粗大流空血管。

2. 当不伴有宫腔内水泡状病变时，侵袭性葡萄胎与绒癌鉴别非常困难。组织学上以子宫肌层内或转移灶中见到绒毛或退化的绒毛阴影者诊断为侵蚀性葡萄胎，仅见滋养细胞浸润及坏死出血而未见绒毛者诊断为绒毛膜癌。

三、子宫肌层病变

（一）子宫肌层 T_2WI 低信号病变

【定义】

子宫肌壁内肿物，边界清晰，T_2WI 呈低于正常肌壁的低信号。

【病理基础】

临床上将子宫肌瘤分为普通型、富细胞型、退变型等多种病理类型；也根据发病部位分为黏膜下、肌壁间、浆膜下和阔韧带肌瘤几种。普通型肌瘤主要由致密的平滑肌细胞和纤维结缔组织构成，纤维结缔组织分隔和包绕平滑肌细胞，进而使肌瘤外围呈现边界清晰的假包膜。

子宫肌瘤具有丰富的新生血管，并形成了裂隙性血管网，该血管网无舒缩功能，可对机体微血管渗透性、微循环等产生不良影响，不同病理类型子宫肌瘤在空间、时间上的微循环具有差异性，基于此可采用 MRI-DWI 进行评估。

【征象描述】

参照骨骼肌和子宫内膜信号强度初步将子宫肌瘤 MRI 信号划分为 T_2WI 低、等、高三种类型，并用于指导子宫肌瘤高强度超声聚焦治疗；在这种分类的基础上按照 T_2WI 信号将子宫肌瘤分类为低、等、不均匀性、均匀性高信号四类，病理检查显示按上述顺序排序，平滑肌细胞数呈上升趋势，胶原纤维量呈下降趋势，T_2WI 均匀高信号子宫肌瘤的平滑肌细胞最丰富；进一步研究发现子宫肌瘤高强度超声聚焦治疗术后坏死组织的体积与平滑肌细胞计数呈负相关，而与胶原纤维含量呈正相关（图 7-2-19、图 7-2-20）。

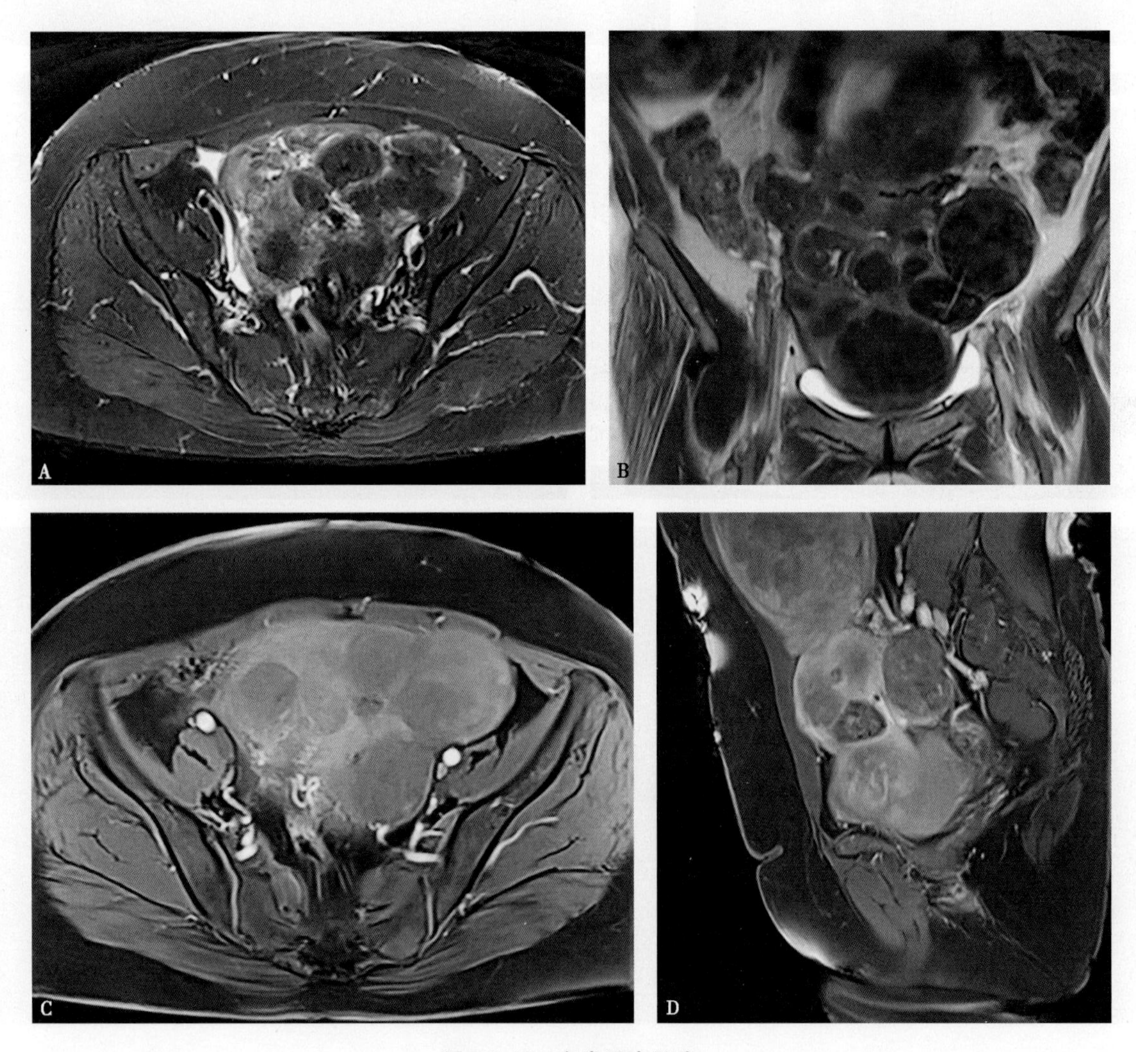

图 7-2-19 多发子宫肌瘤

病变于 MRI 横轴位 T_2WI 抑脂序列（A）及冠状位 T_2WI（B）呈低信号；增强 T_1WI 横轴位（C）及矢状位（D）不均匀稍低于子宫肌层。

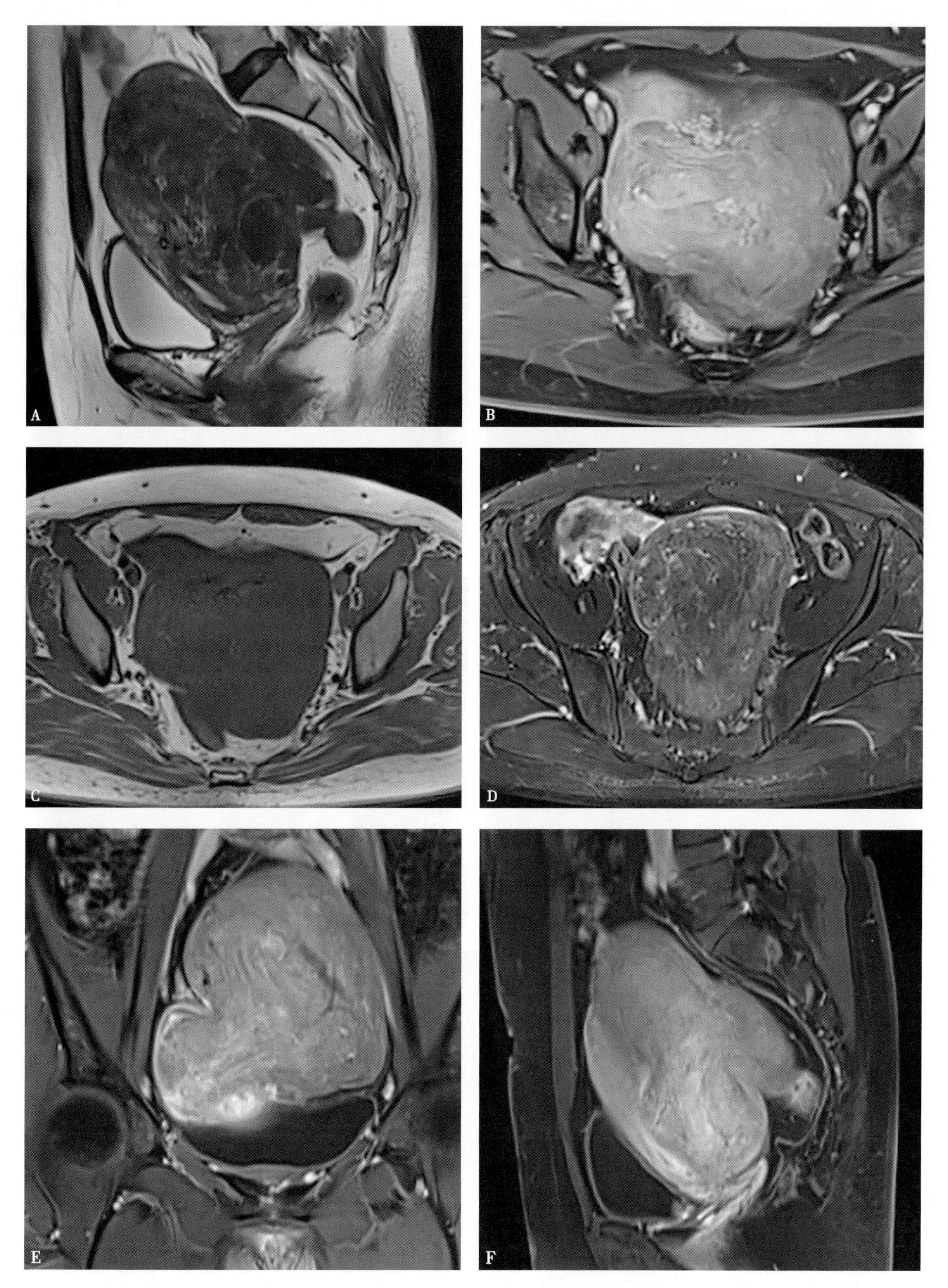

图 7-2-20　巨大子宫肌瘤

病变于 MRI 矢状位 T_2WI（A）及横轴位 T_2WI 抑脂序列（D）呈混杂高信号；横轴位 T_1WI（C）呈稍低信号；增强 T_1WI 横轴位（B）、冠状位（E）及矢状位（F）不均匀强化与正常肌层强化程度相似。

ADC 值可作为鉴别子宫肌瘤不同病理类型的重要方法，普通型肌瘤纤维结缔组织丰富，水分子含量相对少，ADC 值与正常子宫肌层相似（图 7-2-21）。富细胞型肌瘤是一种交界性平滑肌瘤，平滑肌细胞丰富且排列紧密，从而减小了细胞外间隙，影响水分子的自由扩散运动，因此 ADC 值降低。退变型肌瘤组织因水肿变性导致细胞外间隙增加，水分子运动范围增大，ADC 值增高。

【相关疾病】

平滑肌瘤是最常见的发生于子宫肌壁间的良性间叶来源肿瘤。

【分析思路】

1. 普通型子宫肌瘤具有典型的 T_1WI、T_2WI 低信号特征，呈漩涡状改变，增强后相对弱强化，与高信号的正常肌壁对比明显，边界更加清晰。

2. 肌瘤可以由于变性而表现为内部信号多样

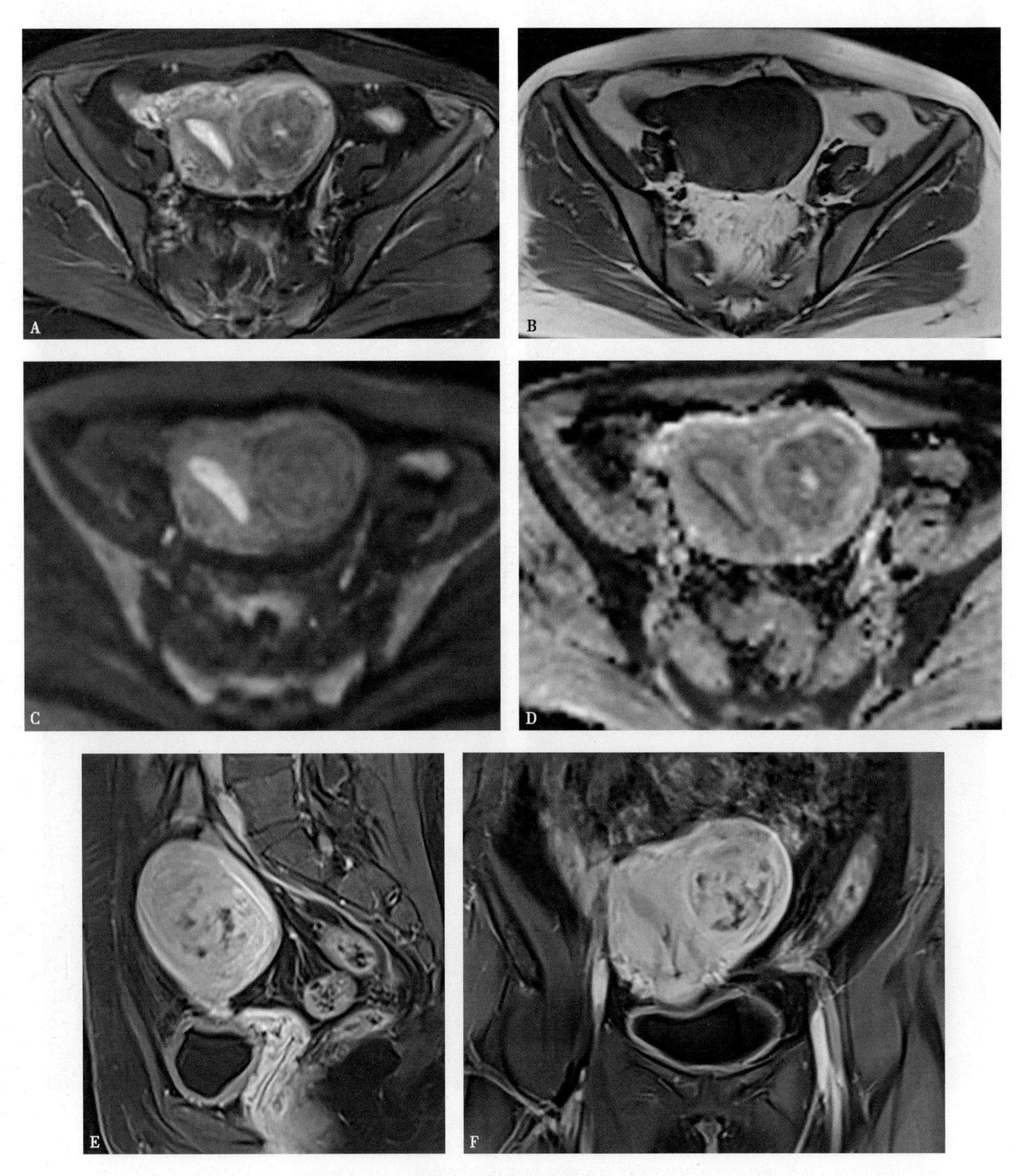

图 7-2-21 子宫肌瘤

MRI 横轴位 T_2WI 抑脂序列（A）病变呈混杂高信号及横轴位 T_1WI（B）病变呈稍低信号；DWI（C）显示病灶信号增高；ADC（D）相应部位低信号；增强 T_1WI 矢状位（E）及冠状位（F）不均匀强化稍低于宫壁信号。

化，如 T_1WI 高信号提示出血，T_2WI 显著高信号提示囊性变，但是仍会见到未变性的区域表现为特征性的 T_2WI 低信号和漩涡征表现。

3．富细胞型肌瘤可以表现为 T_2WI 稍高信号，增强后强化接近或略高于周围肌壁。

巨大的子宫肌瘤导致子宫增大可以占据整个盆腔甚至腹腔，推挤周围脏器，有时不易与盆腹腔的其他间叶源性肿瘤鉴别，注意子宫肌瘤的供血动脉来源于子宫动脉，而且有些患者子宫动脉明显增粗；肌瘤引起子宫体增大，可以显著拉长宫腔和正常肌壁，仔细观察可以发现宫腔表现为狭长的 T_2WI 高信号线，正常肌壁变得非常菲薄。

4．发生于浆膜下和阔韧带的肌瘤注意与子宫肌壁表面的关系，除了具备肌瘤的典型征象外，几乎所有病例都可以找到子宫动脉供血，以及肌瘤与子宫肌壁相连的表现。

【疾病鉴别】

1. **平滑肌肉瘤** 见本节三、子宫肌层病变中的平滑肌肉瘤部分部分。

2. **癌肉瘤** 巨大的变性肌瘤内部信号混杂，可以存在出血和坏死，需要注意与癌肉瘤侵及肌层鉴别，癌肉瘤作为高度恶性肿瘤信号混杂，对肌层是侵袭表现，肿瘤边界不清；而巨大的子宫肌瘤即使信号不均，其边界仍是清晰的，与正常肌层分界明显。

3. **卵巢纤维瘤** 发生于浆膜下和阔韧带的外生型肌瘤需要注意与卵巢纤维瘤等鉴别，注意肿物与卵巢、子宫肌层的关系，同时注意供血动脉。卵巢纤维瘤通常有增粗的卵巢动脉供血（图 7-2-22），患侧卵巢显示不清或残留少许卵泡结构；子宫肌瘤由子宫动脉分支供血，常可以见到正常的被推压的卵巢结构；卵巢纤维瘤也常表现为 T_2WI 低信号，但是缺少漩涡征的特征。

4. **盆腔间质瘤** 起源于结肠和直肠的间质瘤也可以表现为盆腔巨大肿物，T_2WI 呈稍高信号，增强明显强化，子宫多呈推压改变，T_2WI 和增强 T_1WI 影像可以较清晰地显示肿物与子宫之间的分界，肿物与盆腔肠管的关系，可以对肿物进行准确的定位和定性。

（二）子宫肌层 T_2WI 混杂高信号病变

【定义】

子宫肌层内肿物呈 T_2WI 混杂高信号表现，内部显著高信号区无强化，提示坏死。

【病理基础】

病理分平滑肌肉瘤包括上皮样平滑肌肉瘤（平滑肌母细胞瘤或透明细胞平滑肌肉瘤）及黏液性平滑肌肉瘤；可原发于子宫平滑肌，也可由平滑肌瘤恶变而来。

【征象描述】

子宫肌层肿物，通常体积较大，直径多大于 5cm；T_1WI 与肌层信号相近，T_2WI 混杂稍高信号，信号明显不均，见不同程度的散在斑片状液化、坏死高信号（图 7-2-23，图 7-2-24）。

DWI 弥散受限，呈混杂高信号，ADC 值减低；病灶多形态不规则，边界不清晰提示侵袭性更强。肿物内出现 T_2WI 低信号区，常常提示是平滑肌瘤恶变而来。DCE-MRI 检查，Ve 显著降低，提示恶性肿瘤的高细胞密度和快速生长。

【相关疾病】

平滑肌肉瘤是最常见的发生于子宫肌壁的恶性间叶来源肿瘤。

【分析思路】

1．子宫肌壁内的混杂信号肿物，增强呈不均匀强化，边界可以清晰或不清晰；可以见到受压移位的内膜和宫腔线，通常内膜和宫腔线是完整的。

2．在平滑肌瘤基础上恶变的平滑肌肉瘤，能够见到典型的 T_2WI 低信号区域。

3．肿瘤较大恶性程度较高者，可以突破子宫被膜侵及周围组织，很少出现淋巴结转移；比较容易合并有肺转移。

【疾病鉴别】

1. **高级别子宫内膜间质肉瘤** 恶性程度高的高级别子宫内膜间质肉瘤和平滑肌肉瘤影像特征相似，也表现为子宫体肌层巨大不规则混杂信号肿物，边界不清，影像学很难做出准确的病理诊断，肿物主体位于宫腔内或肿物侵及内膜有助于两者的鉴别。MRI 检查目的多是对肿瘤定位、侵犯和转移范围进行判断。

2. **子宫腺肌瘤** T_2WI 混杂信号肿物，T_1WI 可见灶状出血，增强呈不均匀强化、低于肌层，肿物与子宫肌层分界不清，且结合带消失。

3. **子宫肌瘤变性** 子宫肌瘤囊性变及黏液样变时，肌瘤内可见片状 T_2WI 高信号，而肌瘤红色样变，则于肌瘤内可见 T_1WI 高信号；肌瘤黏液样变明显时往往与黏液性子宫平滑肌肉瘤难以鉴别。

（三）肌层内 T_1WI 高信号

【定义】

子宫肌层内出现 T_1WI 高信号表现，脂肪抑制序列不被抑制提示为出血信号。

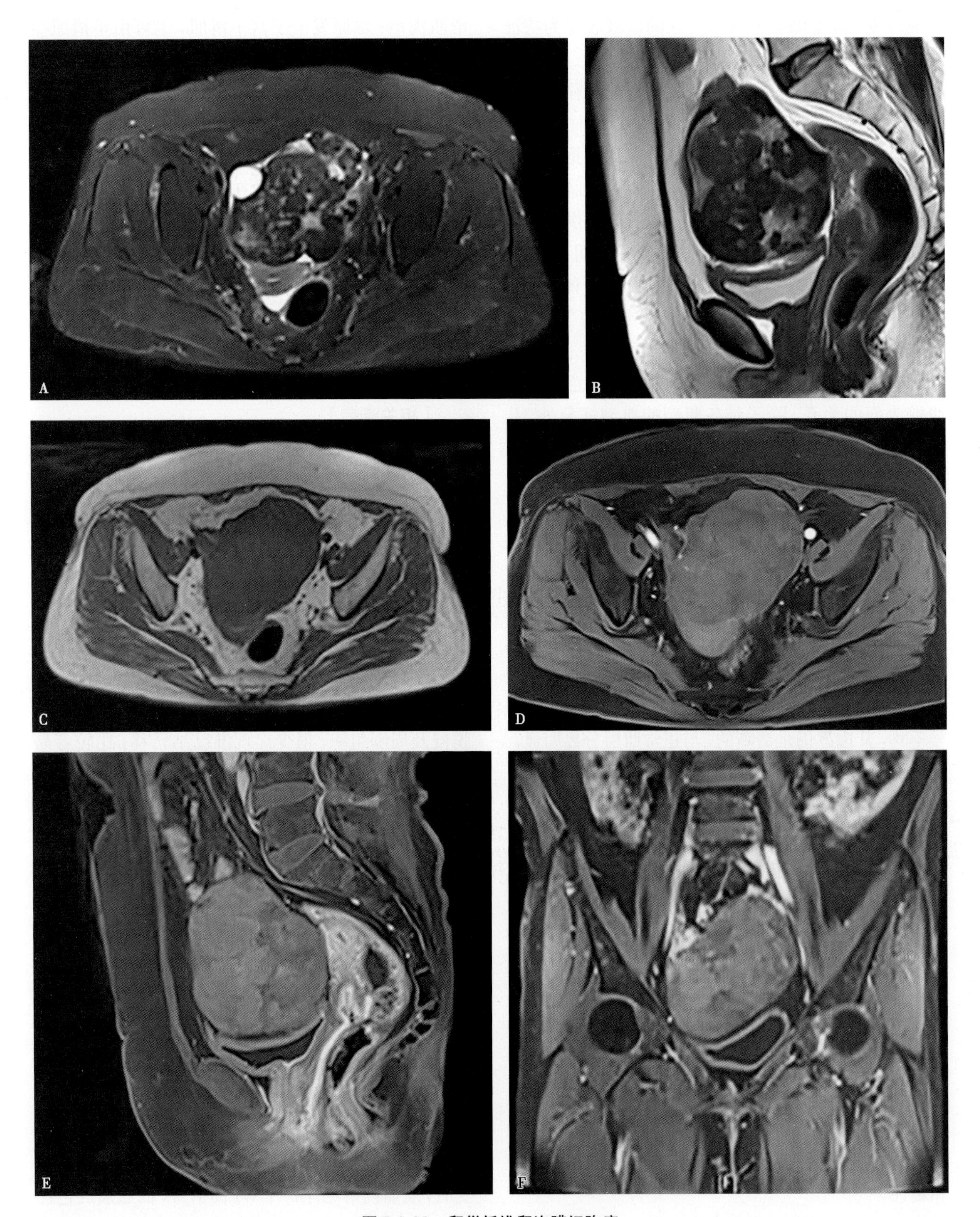

图 7-2-22　卵巢纤维卵泡膜细胞瘤

患者女性，73 岁，盆腔占位。MRI 横轴位 T_2WI 抑脂序列（A）、矢状位 T_2WI（B）巨大分叶状肿物，混杂低信号，其内见高信号影，与子宫分界清晰；横轴位 T_1WI（C）呈等信号；增强 T_1WI 横轴位（D）呈轻度不均匀强化，肿物由增粗的右侧卵巢动脉供血；增强 T_1WI 矢状位（E）、冠状位（F）肿物呈轻度不均匀强化，包绕右侧卵巢囊肿，与右侧卵巢动静脉结构关系密切，与子宫分界清晰。

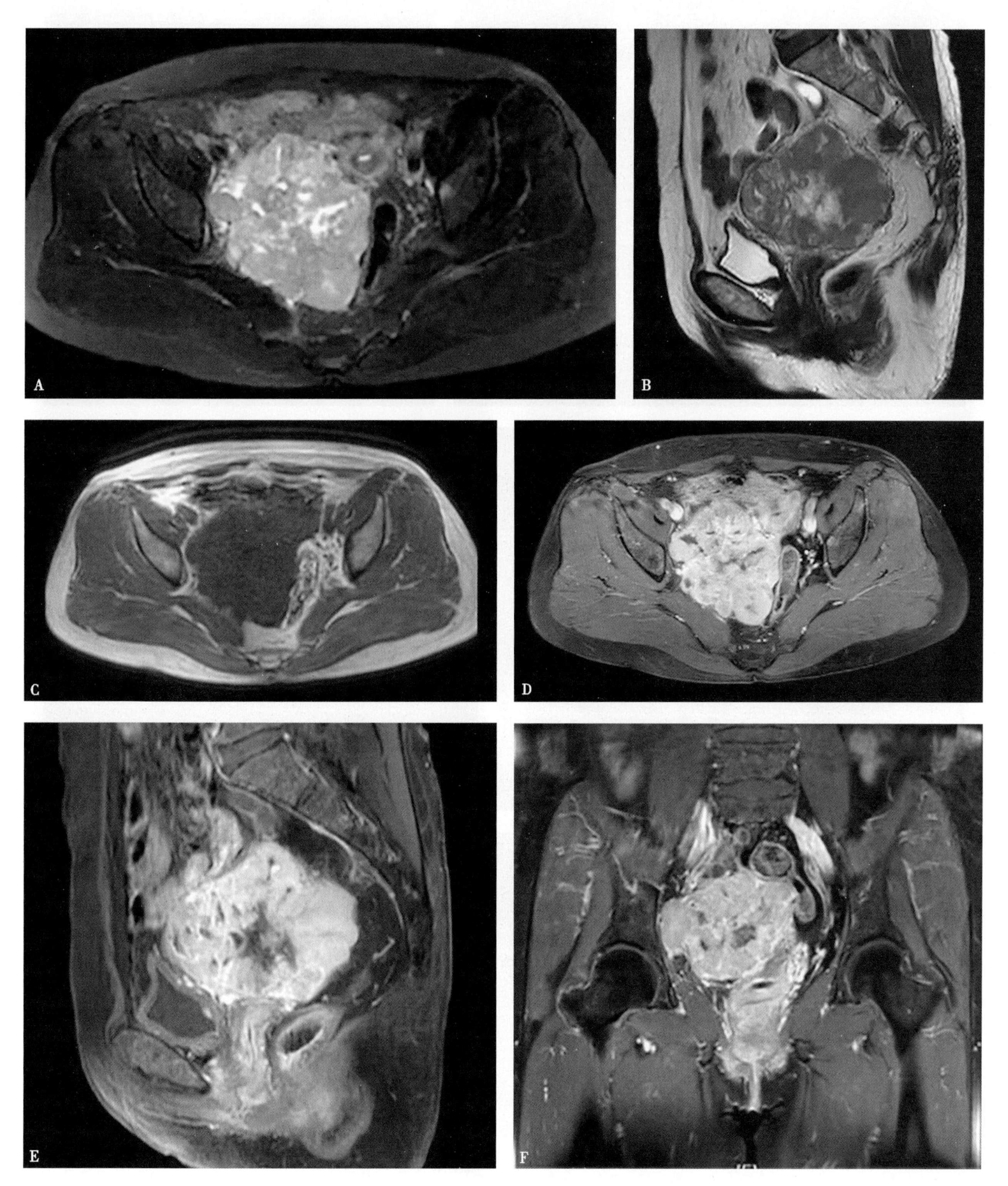

图 7-2-23　子宫体和阔韧带平滑肌肉瘤

患者女性，54 岁。MRI 横轴位 T_2WI 抑脂序列（A）盆腔巨大肿块呈混杂稍高信号，信号明显不均，见不同程度的散在斑片状液化、坏死高信号，周围结构与病灶边界尚清晰；矢状位 T_2WI（B）呈混杂稍高信号；横轴位 T_1WI（C）；增强 T_1WI 横轴位（D），矢状位（E）及冠状位（F）实性成分呈明显不均匀强化，坏死部分不强化。

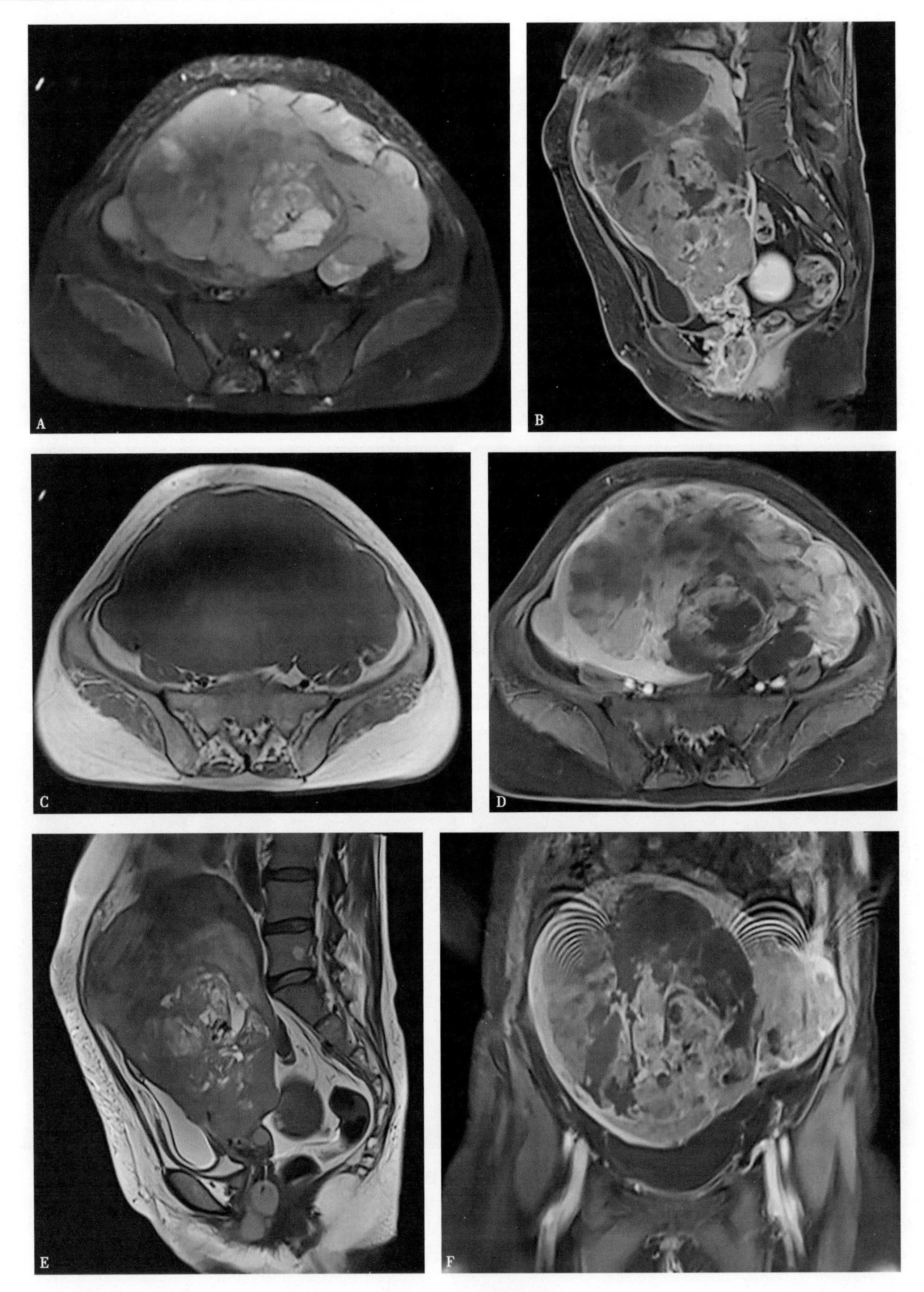

图 7-2-24 平滑肌肉瘤

患者女性，52 岁。MRI 横轴位 T_2WI 抑脂序列（A）盆腔巨大肿块呈混杂稍高信号；矢状位 T_2WI（E）呈混杂稍高信号，其内可见多发斑片状高信号，病变与周围结构分界不清；横轴位 T_1WI（C）；增强 T_1WI 横轴位（D）、矢状位（B）及冠状位（F）呈轻度不均匀强化。

【病理基础】

子宫腺肌病为子宫肌层内出现异位岛样分布的子宫内膜组织，随着月经周期的变化腺体囊性扩张、出血，出血灶较小、散在分布。

【征象描述】

子宫增大，结合带增宽、模糊，肌层内可见大小不等的 T_2WI 高信号，T_1WI 表现为多发的 1～2mm 的点状高信号，增强后不均匀强化，与正常子宫肌层没有明确的界限（图 7-2-25）；即使是形成局限性腺肌瘤，与正常肌层也缺少明确的界线，没有假包膜（图 7-2-26）。

【相关疾病】

子宫肌层出现 T_1WI 高信号提示出血，主要见于子宫内膜异位症的患者，可以合并腺肌瘤。

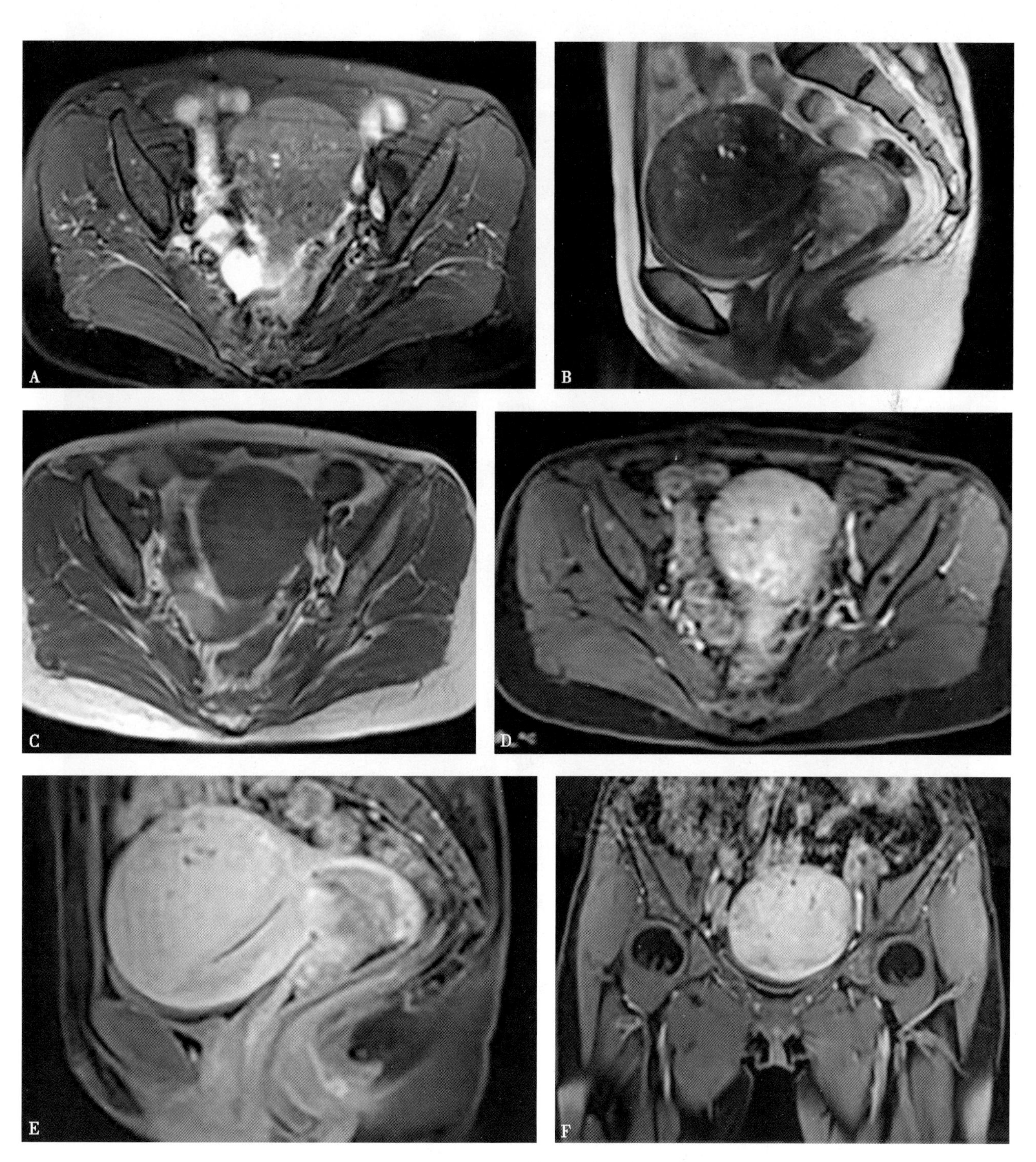

图 7-2-25　弥漫性子宫腺肌病

MRI 横轴位 T_2WI 抑脂序列（A）、矢状位 T_2WI（B）子宫肌壁弥漫性增厚，结合带增宽、信号不均匀，肌层局限性 T_2WI 高信号，边界不清；横轴位 T_1WI（C）肌层内小结节状 T_1WI 高信号，提示出血；增强 T_1WI 横轴位（D）、矢状位（E）及冠状位（F）增厚肌层呈弥漫性不均匀强化。

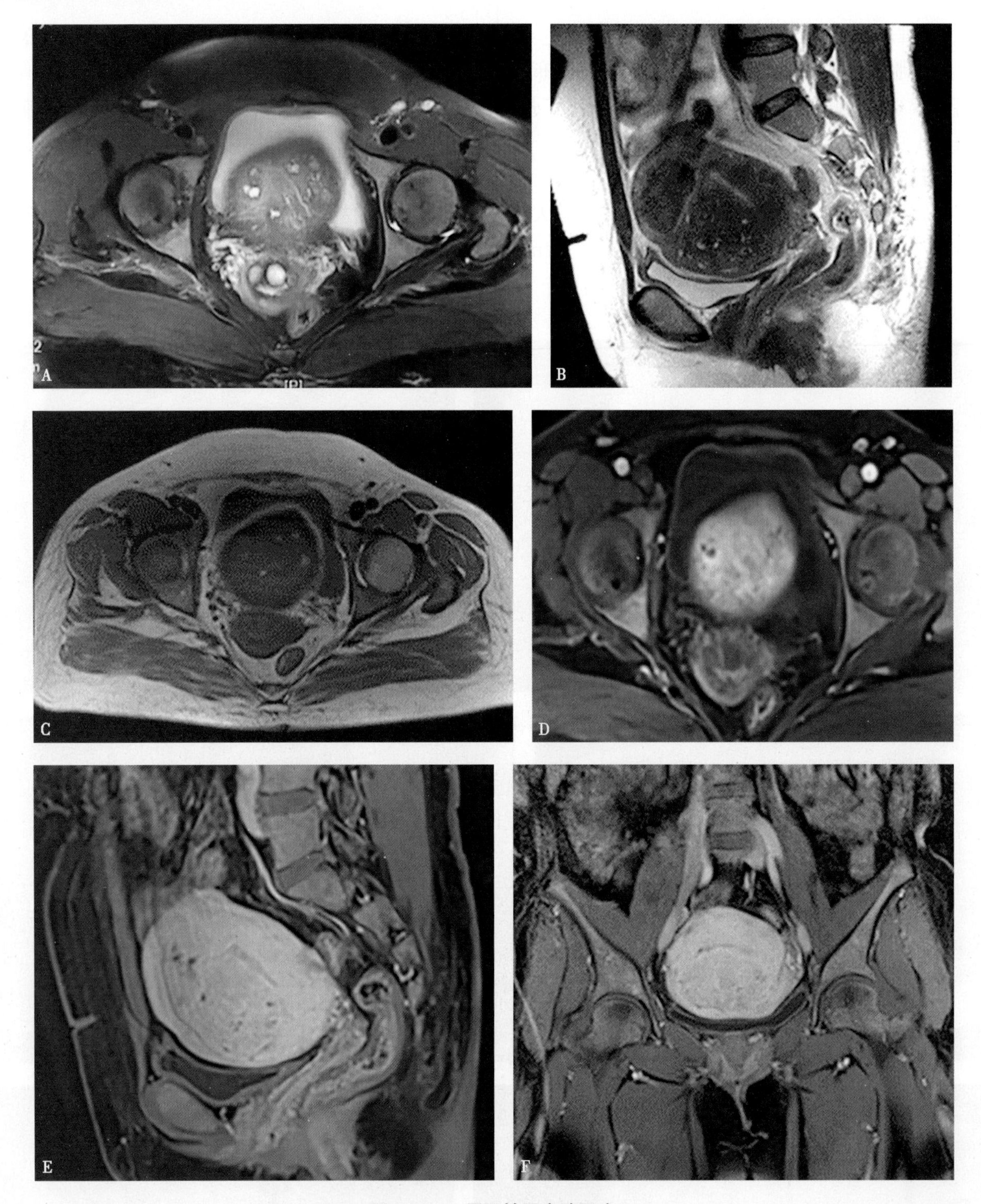

图 7-2-26 局限性子宫腺肌瘤

患者女性，44 岁。MRI 横轴位 T_2WI 抑脂序列（A）、矢状位 T_2WI（B）子宫体积增大，结合带增宽、信号不均匀，前壁肌层局限性 T_2WI 混杂等高信号肿物，边界不清；横轴位 T_1WI（C）肿物内灶状 T_1WI 高信号，提示出血；增强 T_1WI 横轴位（D）、矢状位（E）及冠状位（F）呈不均匀强化，与肌层分界不清。

【分析思路】

1. 子宫腺肌病有典型的周期性痛经的病史。

2. 子宫结合带增宽、模糊，子宫肌层病灶呈弥漫性分布，边界不清，即使形成局限性腺肌瘤，病灶的边界也是模糊的，与正常肌层分界不清。

3. 常常合并附件区的巧克力囊肿，甚至是合并盆腔深部子宫内膜异位症，在直肠、膀胱或盆底腹膜上出现出血性病灶。

【鉴别诊断】

1. **子宫肌瘤** 子宫肌瘤在 T_2WI 上表现为典型的圆形或类圆形低信号，信号相对均匀，并且病灶边界清晰，与正常肌层的分界在增强后尤其明显，强化程度低于周围正常子宫肌壁组织。

2. **子宫肉瘤** 各种类型的子宫肉瘤也可以表现为肿瘤内出血，T_1WI 呈高信号，多数是出血和囊变坏死同时存在，信号极其混杂；与腺肌瘤 T_1WI 等低信号肿物中夹杂灶状高信号不同。

（四）宫体流空血管影（宫体流空血管低信号）

【定义】

子宫体肌层内 T_1WI、T_2WI 出现粗大条状或蚯蚓状低信号，提示流空血管，通常呈杂乱无章分布。

【病理基础】

妊娠滋养细胞肿瘤（gestational trophoblastic neoplasia，GTN）是起源于胎盘绒毛滋养细胞的一大类恶性肿瘤，最常见为绒毛膜癌。绒癌本身并无固有的血管，而是依靠滋养细胞侵袭、破坏邻近血管获得营养，再加上异常增高的 β-HCG 刺激，使得子宫血管数目增加、分支增多，而且杂乱无章伴有动静脉瘘形成，或伴有扩张的血管壁被侵蚀、破坏，病灶区及其周围血流异常丰富，造成局部出血、坏死，从而解释了 MRI 上肿块周围、子宫肌层及宫旁出现大量迂曲、增粗的血管流空信号影这一特征性的表现，部分可出现典型的“血湖”状表现。

【征象描述】

在 MRI 平扫影像中，子宫体内 T_1WI、T_2WI 图像上出现条状或蚯蚓状低信号，杂乱无章分布，增强呈现血管样强化；可以伴有宫腔和肌层内软组织肿块，子宫肌层等信号中断，更大肿物也可以超越肌层和浆膜层，侵犯浆膜外宫旁组织；肿块内可以出现无强化坏死区。少部分病例可以不伴有宫腔或肌层的软组织肿块，仅为肌层局限性的杂乱无章分布的低信号影（图 7-2-27）。几乎所有的 GTN 在宫旁出现同样表现的低信号流空血管影，可以与宫体内低信号交通。子宫体高度恶性肉瘤表现为不规则肿块内的流空血管影，多不伴有宫旁流空血管。

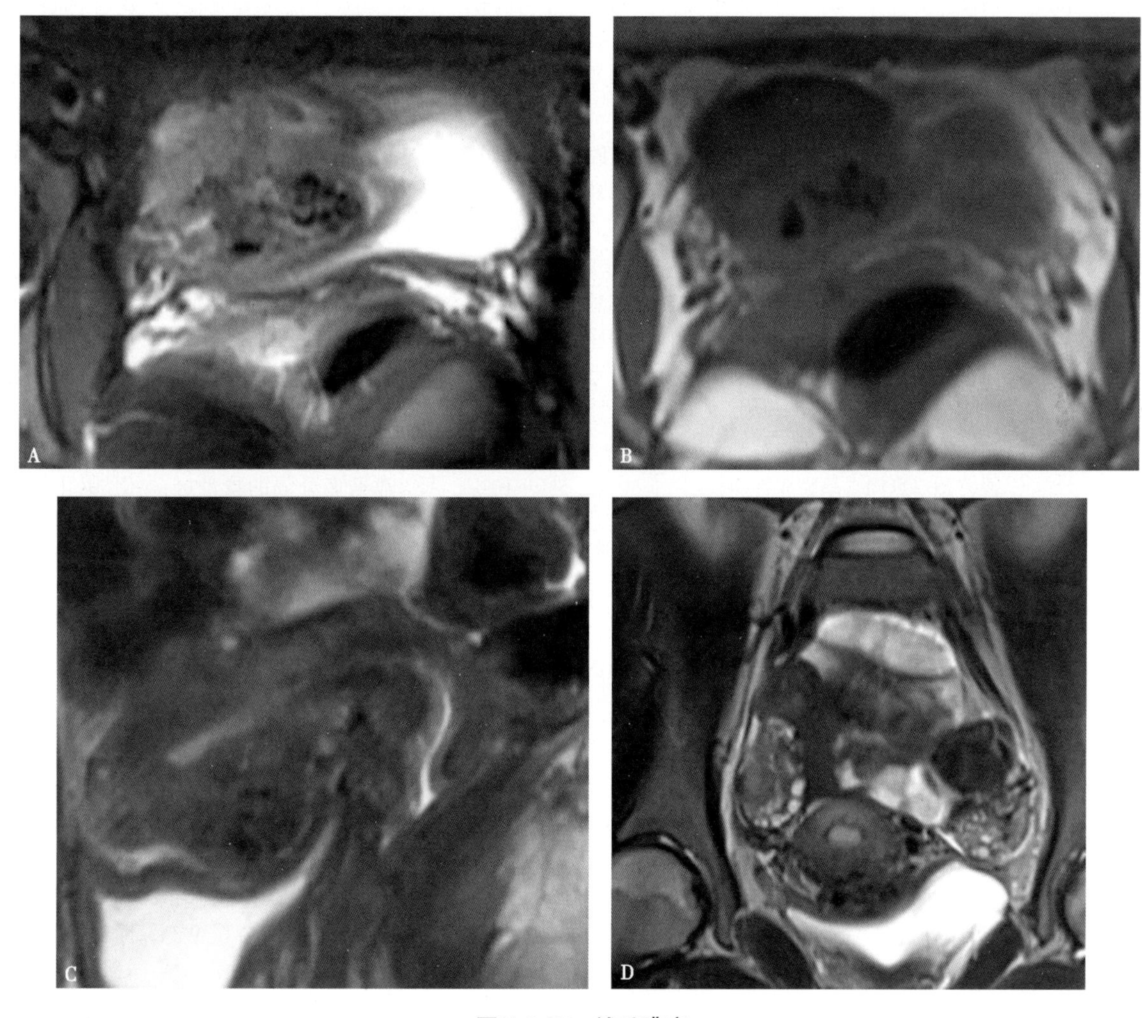

图 7-2-27 绒毛膜癌

患者女性，17 岁。MRI 横轴位 T_2WI 抑脂序列（A）肌层见混杂信号，边界不清，其内见粗大条索状低信号，左侧宫旁见粗大血管影；横轴位 T_1WI（B）呈低信号，可见血管影；矢状位 T_2WI 抑脂序列（C）呈低信号，与肌层分界不清；冠状位 T_2WI 抑脂序列（D）呈低信号。

【相关疾病】

子宫体内杂乱增粗的流空血管影最常见于恶性滋养细胞肿瘤，主要为绒毛膜癌；也可见于侵袭性葡萄胎、子宫癌肉瘤、未分化肉瘤或恶性程度高的间质肉瘤。

【分析思路】

妊娠滋养细胞肿瘤的判定，需要注意如下问题：

第一，滋养细胞肿瘤临床特征明显，存在持续性HCG显著升高，妊娠和流产等相关病史对于诊断至关重要。

第二，尽管高度恶性的子宫肉瘤也可以存在流空血管，但是为局限在子宫肿块内的流空血管，在数量上没有恶性滋养细胞肿瘤多，通常不伴有宫旁大量流空血管。

第三，相当一部分患者会在进行清宫术后进行MRI检查，可以无宫腔内肿块，表现为子宫肌层内肿物伴有大量流空血管，甚至仅表现为子宫肌层内杂乱无章的流空血管。

【疾病鉴别】

需要与侵袭性葡萄胎鉴别，侵袭性葡萄胎多由葡萄胎清宫术后发展而来，绒癌可以继发于正常妊娠和流产后；侵袭性葡萄胎为宫腔内水泡样或葡萄串样肿物伴有子宫体肌层受累，宫体内可见迂曲增粗的流空血管，见表7-2-2，图7-2-28。

表7-2-2 子宫腔内病变鉴别诊断表

分类	疾病名称	病变基本特征	诊断要点	位置	信号特征	强化特征
内膜增厚	子宫内膜增生	内膜厚度超过正常范围	子宫内膜下强化带(SEE)完整	子宫内膜	T_1WI稍低信号；T_2WI稍高信号；DWI稍高信号	轻度均匀强化，强化程度低于子宫肌层
实性病变	子宫内膜息肉	子宫腔内边界清晰的结节	病灶内见纤维核；结合带完整	多位于子宫内膜宫腔侧壁或宫底	T_2WI病灶中心呈等或稍低信号，半数可见囊状高信号；T_1WI呈低或等信号；DWI相对子宫内膜呈低信号	病灶中心明显或中等强化；多呈持续或渐进性强化
	子宫内膜癌	宫腔内不规则结节或肿块，沿宫腔长轴纵向生长	病灶宫腔侧边界不规则	宫腔内生长，可向宫颈延伸	T_1WI呈稍低信号；T_2WI稍高信号，略高于子宫肌层；DWI呈高信号	早期强化，晚期强化程度低于子宫肌层
	子宫内膜间质肉瘤	息肉状突向宫腔或弥漫性填充宫腔的巨大肿物	宫腔侧边界相对清晰，伴有或不伴有肌层浸润	起源于子宫内膜间质细胞	T_1WI等信号；T_2WI混杂稍高信号，多见低信号条带征(蠕虫征)；	轻度不均匀强化
	腺肉瘤	宫腔内肿物，或宫颈口息肉样赘生物/乳突状突起	实性成分为主，多呈膨胀性生长	90%发生于子宫内膜；5%～10%发生于宫颈，罕见位于宫外	T_1WI等信号；T_2WI稍高信号，常见多分隔的囊性区；DWI轻度高信号	实性部分明显强化，强化程度与子宫肌层类似
	癌肉瘤	宫腔内呈不规则菜花状或息肉状生长的肿物	多伴有子宫肌层受累，通常侵犯深度大于1/2肌层，并可向宫外侵犯至邻近器官	宫颈内较大肿块，可侵犯肌层和宫颈，并向颈管脱出	信号混杂，可见T_1WI高信号出血，T_2WI高信号的囊变坏死区；可见粗大流空血管	显著不均匀强化
囊性病变	葡萄胎	宫腔内"葡萄串"样改变	膨胀性生长，边界清晰，压迫但未侵及子宫肌层	宫腔内生长，不侵及邻近结构	T_1WI低信号、T_2WI高信号，DWI呈低信号；呈蜂窝状改变	分隔强化，囊性部分不强化
	侵袭性葡萄胎	多发生于葡萄胎清宫后	边界欠清，侵及结合带和肌层，甚至宫旁组织	可侵及子宫肌层、血管或子宫外的部位	不均匀T_1WI低、T_2WI高的小囊状信号及混杂T_1WI、T_2WI等信号；DWI呈高信号；合并出血多见	病变内分隔及实性部分强化，血管明显强化
	子宫内膜息肉囊变	息肉内腺体囊样扩张伴有黏液积聚	结合带完整	子宫腔内	T_1WI低信号、T_2WI高信号；DWI呈等信号	囊壁可见强化

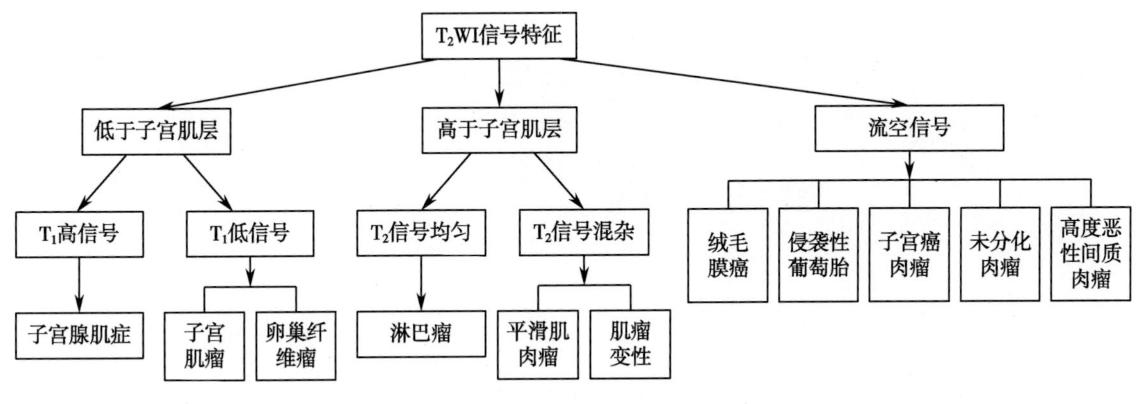

图 7-2-28　子宫体肌层病变鉴别诊断流程图

（董　越）

第三节　子宫颈疾病

一、黏膜增厚

【定义】

宫颈黏膜增厚：宫颈黏膜炎症、内分泌紊乱，或某些药物的刺激下引起黏膜过度生长。

【病理基础】

宫颈分三层结构，在 MRI 的 T_2WI 可清晰显示（图 7-3-1）：最内层为黏膜及腺体，呈高信号，其中央可见更高信号为宫颈分泌液，厚 2～3mm；中间层，宫颈纤维基质层，有纤维细胞、平滑肌细胞，厚 3～8mm，呈低信号；外层，纤维基质层，结构疏松，呈中等信号，厚 2～8mm。宫颈黏膜增厚，可提示宫颈内皮样瘤变、宫颈息肉及宫颈黏膜下肌瘤。宫颈上皮内瘤变（cervical intraepithelial neoplasia，CIN）是与子宫颈浸润癌密切相关的一组癌前病变，CIN Ⅲ级为重度不典型增生和 / 或原位癌，病变细胞几乎或全部占据上皮全层。宫颈息肉病理表现为被覆柱状上皮，基质内含有宫颈腺体，间质内有丰富的微血管及疏松的结缔组织，并伴有炎细胞浸润。宫颈黏膜下肌瘤，是由梭形平滑肌细胞和不等量的纤维结缔组织构成。

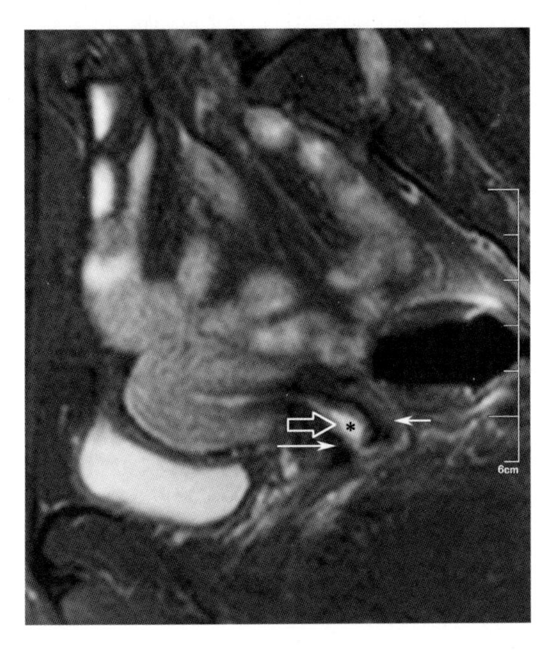

图 7-3-1　宫颈正常 MRI 解剖

T_2WI 抑脂序列，最内层为黏膜及腺体，呈高信号（空心箭头），其中央可见更高信号为宫颈分泌液（黑色星）；中间层宫颈纤维基质层，呈低信号（细长箭头）；外层为纤维基质层，呈中等信号（细短箭头）。

【征象描述】

由于 CT 扫描不能作为宫颈黏膜增厚的常规影像学检查方法，可偶见宫颈管增宽；MRI 检查的软组织分辨力高，对于宫颈三层结构显示清楚，可以作为宫颈黏膜增厚初步筛查的检查手段。

（一）CIN

MRI 表现：CIN 缺乏典型的影像学表现，在 MRI 扫描中，可表现为黏膜增厚、黏膜层形态不规则、T_2WI 信号不均，但宫颈 T_2WI 上低信号基质环完整（图 7-3-2、图 7-3-3）。

（二）宫颈息肉

MRI 表现：由于纤维、腺体增生、血管所占比例不同，MRI 信号不同，以致密纤维组织为主的病变，T_2WI 呈低信号影，中心可见囊性高信号（黏膜腺体囊性变）；以腺体增生为主的病变，T_2WI 呈高信号影。病变在 T_1WI 呈低信号或等信号，若 T_1WI 呈高信号，则提示病变内出血（由于息肉内微血管破裂）（图 7-3-4）。

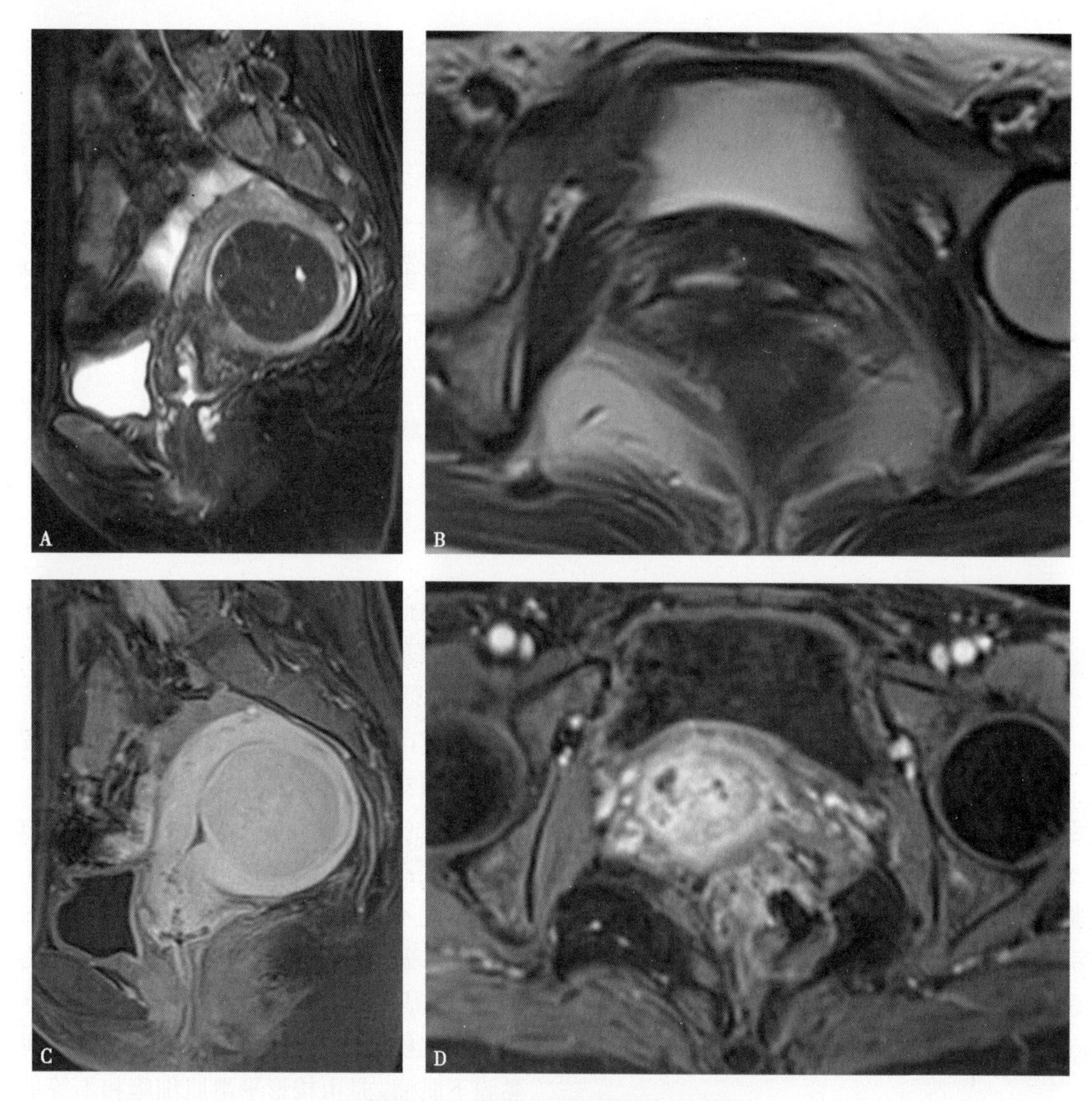

图 7-3-2 宫颈上皮内瘤变 MRI 表现

A. T_2WI 矢状位抑脂序列; B. T_2WI 横断位; C. 增强扫描矢状位; D. 增强扫描横断位宫颈下段黏膜稍厚，形态不规则，T_2WI 信号不均，强化不均，病理证实为 CIN Ⅲ。

（三）宫颈黏膜下肌瘤

MRI 表现：肌瘤主要向宫腔方向生长，T_1WI 常呈稍低或等信号，T_2WI 呈低信号，在 T_2WI 高信号的宫颈分泌液背景下，可以清楚显示（图 7-3-5）。

【相关疾病】

宫颈上皮内瘤变可表现为宫颈黏膜增厚；宫颈息肉、宫颈黏膜下肌瘤亦可表现为黏膜增厚，宫颈管增宽。

【分析思路】

1. 首先了解患者的年龄、月经状态及月经周期等情况。

2. 其次识别宫颈结构，MRI 图像 T_2WI 可显示宫颈的三层结构，即最内层宫颈管黏膜及腺体，呈高信号，其中央可见更高信号区的宫颈内分泌物；中间层和外层为纤维基质层，呈低及中等信号。

3. 重点观察宫颈管黏膜的厚度是否在正常范围内、黏膜形态是否规整，信号是否均匀。

【疾病鉴别】

宫颈黏膜增厚仅是黏膜病变的一种非特异性表现，需要联合其他影像学检查及活检进行诊断、鉴别（见表 7-3-1）。

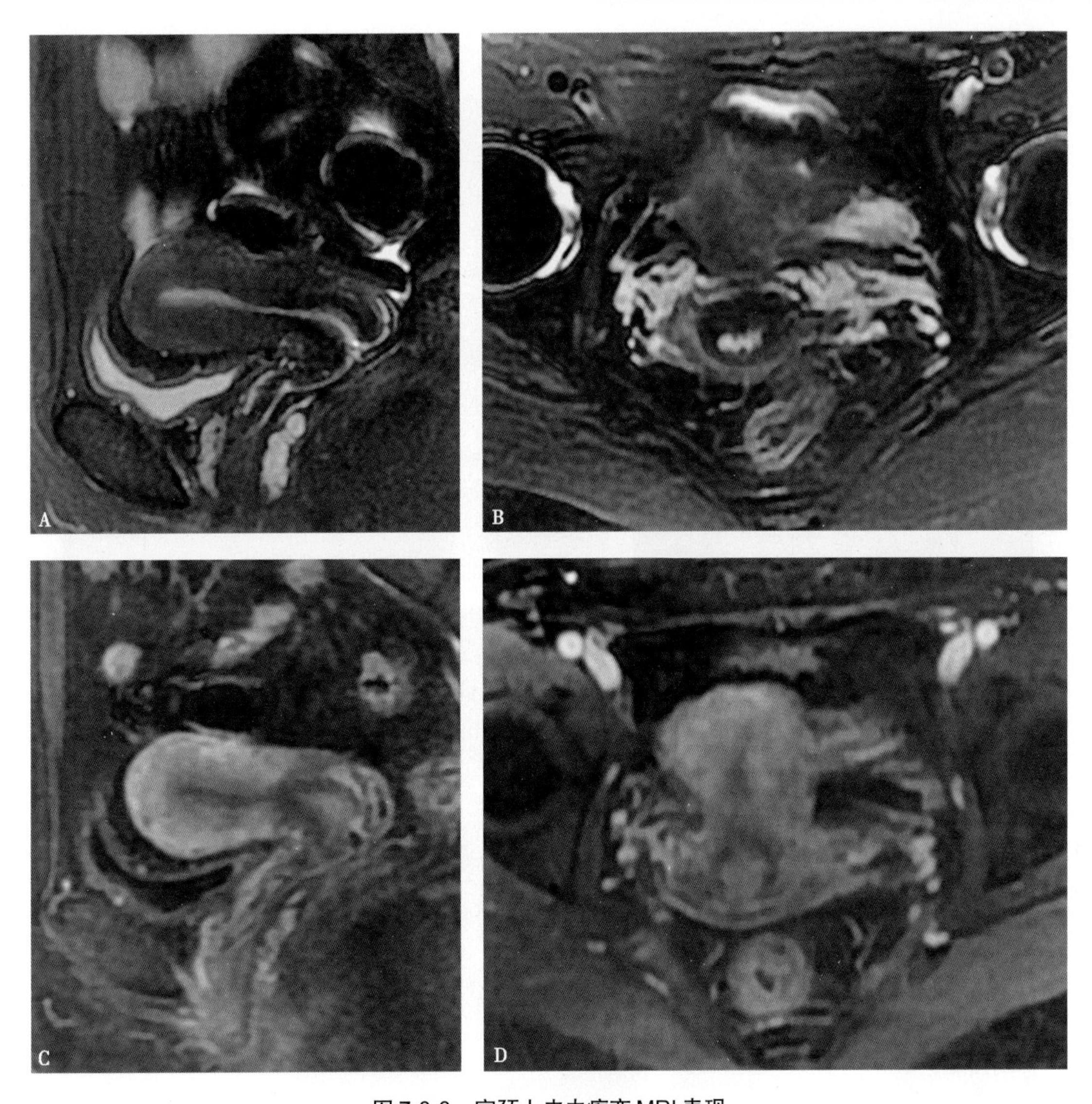

图 7-3-3 宫颈上皮内瘤变 MRI 表现

A. T_2WI 矢状位抑脂序列；B. T_2WI 横断位抑脂序列；C. 增强扫描矢状位；D. 增强扫描横断位宫颈黏膜稍厚，T_2WI 信号欠均匀，强化不均，病理证实为 CIN Ⅲ，累及腺体。

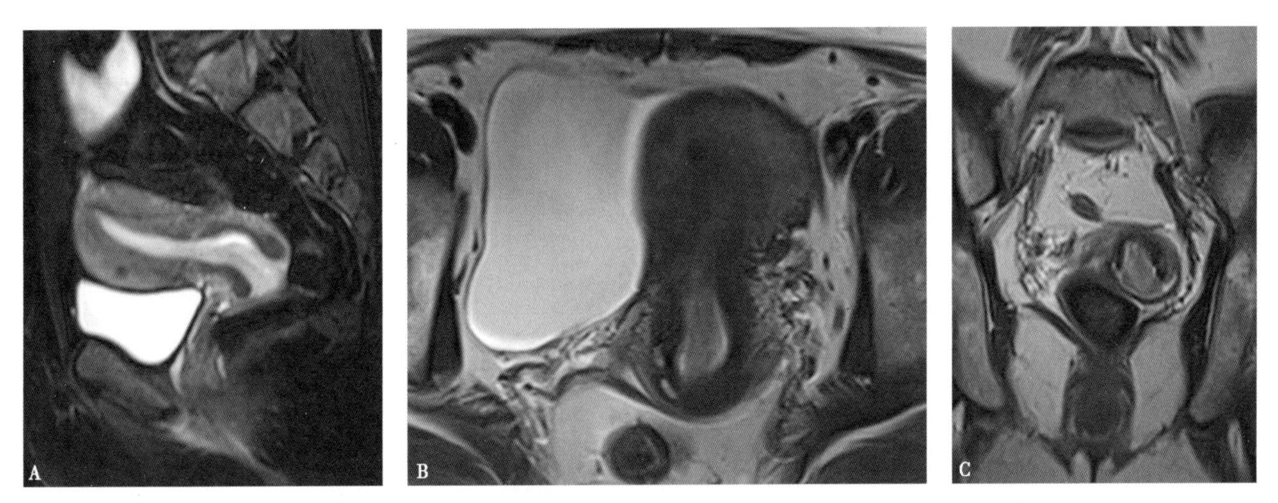

图 7-3-4 宫颈息肉 MRI 表现

A. T_2WI 矢状位抑脂序列；B. T_2WI 横断位；C. T_2WI 冠状位。

宫颈黏膜增厚，T_2WI 信号低于宫颈分泌液信号，高于肌层信号，向外突出宫颈外口，病理证实为宫颈息肉。

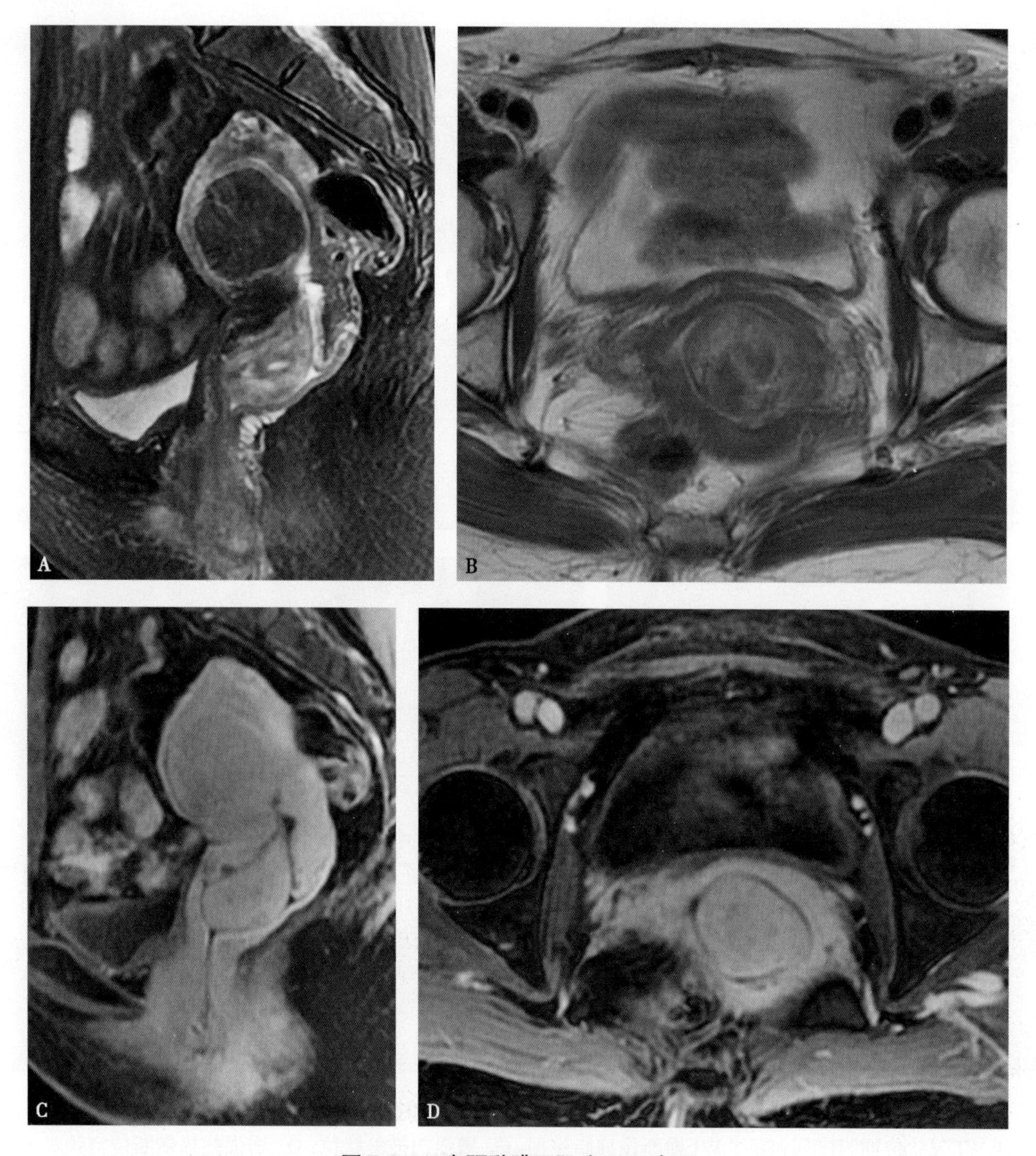

图 7-3-5 宫颈黏膜下肌瘤 MRI 表现

A. T_2WI 矢状位抑脂序列；B. T_2WI 横断位；C. 增强扫描矢状位；D. 增强扫描横断位。
宫颈管内见 T_2WI 混杂信号包块，增强扫描可见强化，强化程度同肌层相当，可见有蒂同宫颈相连，病理证实为宫颈黏膜下肌瘤。

表 7-3-1 宫颈上皮内瘤变和宫颈癌鉴别诊断要点

鉴别要点	宫颈上皮内瘤变	宫颈癌
MRI T_2WI	1）黏膜增厚、黏膜层形态不规则、T_2WI 信号不均 2）T_2WI 上低信号基质环完整	1）T_1WI 低信号、T_2WI 稍高 / 高信号影 2）T_2WI 上低信号纤维基质层破坏 3）宫旁脂肪间隙模糊，甚至消失
增强特征	均匀轻度强化，低于肌层	早期显著强化，逐渐退出，呈中央低信号，边缘高信号

二、囊性病变

【定义】

宫颈囊性病变（cystic changes of cervix）是指以液性成分为主的宫颈占位性病变。

【病理基础】

子宫颈囊性病变包括非肿瘤性与肿瘤性病变，其病理基础不同，但影像学特征往往重叠。在非肿瘤性病变中，宫颈腺囊肿（又称纳氏囊肿，Nabothian cyst）、叶状宫颈内膜腺体增生及宫颈中肾管囊肿的影像特征相似，CT 扫描呈囊状低密度区，磁共振扫描呈 T_1WI 低信号、T_2WI 高信号影，囊内为潴留的液性成分；若 CT 扫描呈等密度，磁共振扫描呈 T_1WI 高信号、T_2WI 稍低信号则提示囊内富含黏液蛋白或合并感染。宫颈子宫内膜异位症囊肿，CT 扫描中稍高 / 等密度区，磁共振扫描 T_1WI 高信号、T_2WI 低信号影，为囊内浓缩的陈旧血。在肿瘤性疾病中，宫颈腺癌，肿瘤内富含黏蛋白或肿瘤内出血是 T_1WI 等 / 稍高信号、T_2WI 稍高 / 高信号的病理基础；"液 - 液平面"的影像表现与反复出血致含铁血黄素沉积相关。

【征象描述】

1. **CT 表现**　CT 可显示病灶范围、密度及形态。囊性病变的密度同内容物成分相关，可呈低到稍高密度。根据病变内是否出现分隔样结构，分为单房囊性病变、多房囊性病变，囊壁光滑，大小可不一。增强扫描非肿瘤性病变多呈无强化，肿瘤性病变的分隔及囊壁可见强化，囊内容物可不强化（图 7-3-6）。

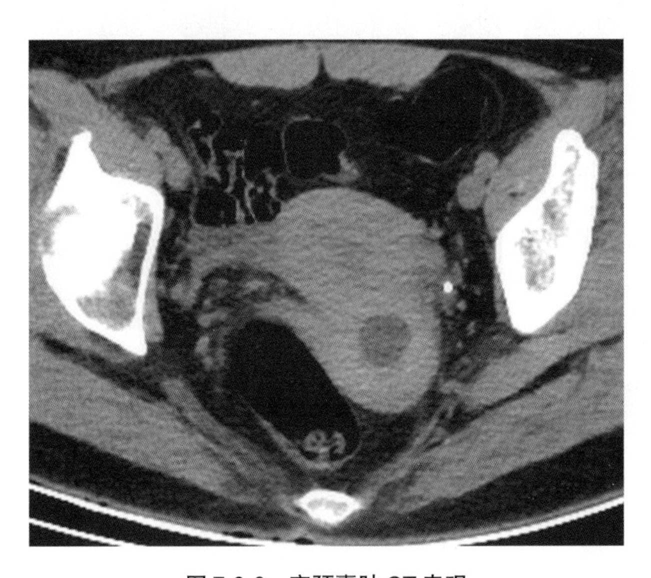

图 7-3-6　宫颈囊肿 CT 表现

患者女，51 岁，体检发现宫颈占位。宫颈内囊性病变为宫颈腺囊肿。

2. **MRI 表现**　MRI 是显示囊性病变的主要方法，可显示病灶的信号、形态及浸润深度等特征。病灶 MRI 信号因囊液成分不同而有所不同：①黏液成分，在 T_1WI 为稍高信号、T_2WI 为高信号影；②出血，出血时期或周期性出血的发生导致 MRI 信号多样，T_1WI 多呈高信号、T_2WI 可呈高中低信号。病变浸润深度，是鉴别良恶性病变的影像特征之一，良性病变通常不侵犯宫颈深部间质，肿瘤性病变可侵犯宫颈深部间质，甚至宫颈全层。增强扫描特征基本同 CT 扫描（图 7-3-7、图 7-3-8）。

【相关疾病】（表 7-3-2）

表 7-3-2　宫颈囊性病变相关疾病

非肿瘤性疾病	肿瘤性疾病
宫颈腺囊肿	宫颈腺癌
叶状宫颈内膜腺体增生	
宫颈中肾管囊肿	
宫颈子宫内膜异位症囊肿	

【分析思路】

1. 确定囊性病变是宫颈还是非宫颈起源　首先识别宫颈结构，MRI T_2WI 可显示宫颈的三层结构，即最内层宫颈管黏膜及腺体，呈高信号，其中央可见更高信号区的宫颈内分泌物；中间层和外层为纤维肌肉性基质层，呈中等信号。其次辨别病变是否位于宫颈所在区域。

2. 重点分析囊液成分的密度、信号表现　CT 扫描呈低密度，MRI 扫描呈 T_1WI 低信号、T_2WI 高信号影常见于宫颈腺囊肿、叶状宫颈内膜腺体增生、宫颈中肾管囊肿及宫颈腺癌。CT 扫描呈稍高 / 等密度，MRI 扫描呈 T_1WI 高信号、T_2WI 稍低信号常见于宫颈子宫内膜异位症囊肿，富含黏蛋白的宫颈腺囊肿及合并出血的宫颈腺癌。

3. 分析病变内是否出现分隔样结构，进一步分类为单房病变还是多房病变　单房囊性病变包括宫颈腺囊肿、宫颈中肾管囊肿及宫颈子宫内膜异位症囊肿。多房囊性病变包括宫颈腺囊肿、宫颈隧道状腺丛及宫颈腺癌。

4. 分析病变的强化程度及浸润深度　非肿瘤性病变多呈无强化，不侵犯宫颈深部间质。而肿瘤性病变的分隔及囊壁可见强化，囊内容物可不强化，可侵犯宫颈深部间质，甚至宫颈全层。

5. 结合患者的临床症状，部分宫颈腺癌患者有接触性出血、持续性阴道排液等临床表现，而非肿瘤性病变一般无特异性临床表现。

【疾病鉴别】

宫颈囊性病变，无特异性临床表现及肿瘤标志物，鉴别诊断具有难度，影像表现可提供一定的鉴别诊断信息。

1. 基于影像资料的诊断流程图见图 7-3-9。

2. 宫颈囊性病变在几种不同常见疾病的主要鉴别诊断要点见表 7-3-3。

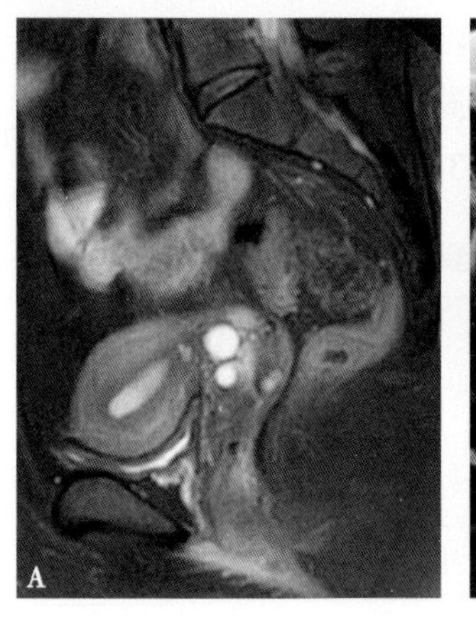
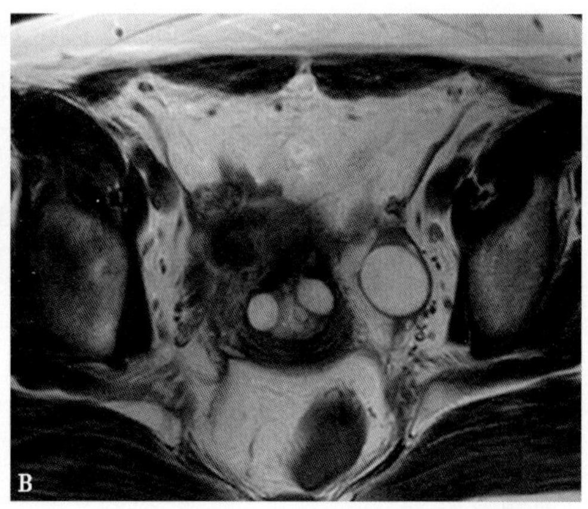
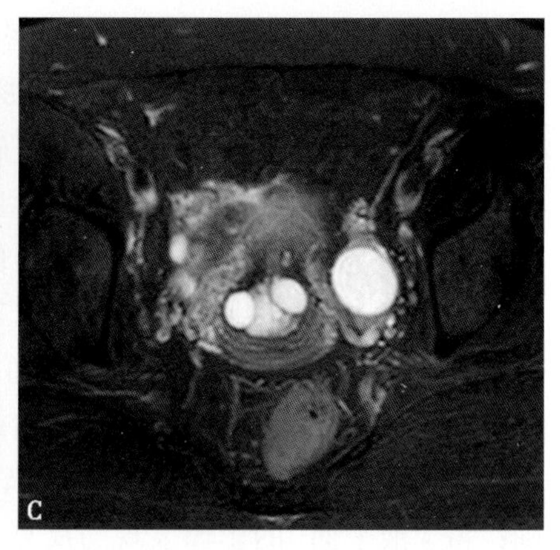

图 7-3-7 宫颈囊肿 MRI 典型表现

A. T_2WI 矢状位抑脂序列；B. T_2WI 横断位；C. T_2WI 横断位抑脂序列。
宫颈多发类圆形 T_2WI 高信号影，呈水样信号，边界清楚，T_2WI 抑脂序列仍为高信号。

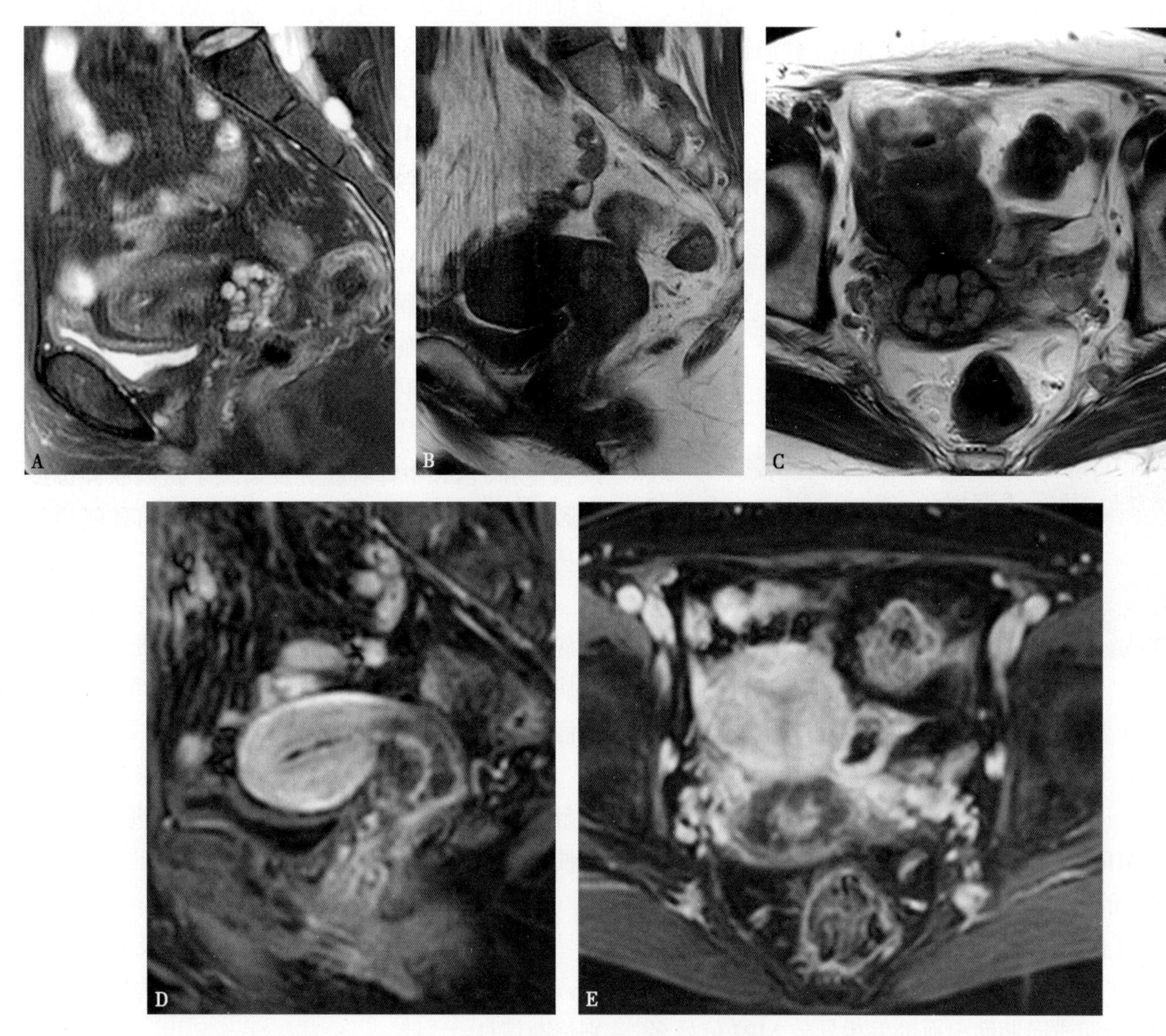

图 7-3-8 宫颈腺癌 MRI 表现

A. T_2WI 矢状位抑脂序列；B. T_1WI 矢状位；C. T_2WI 横断位；D. 增强扫描矢状位；E. 增强扫描横断位宫颈增粗，宫颈内多发 T_1WI 低信号影，T_2WI 高信号影，强化不均，T_2WI 上低信号纤维基质层中断。

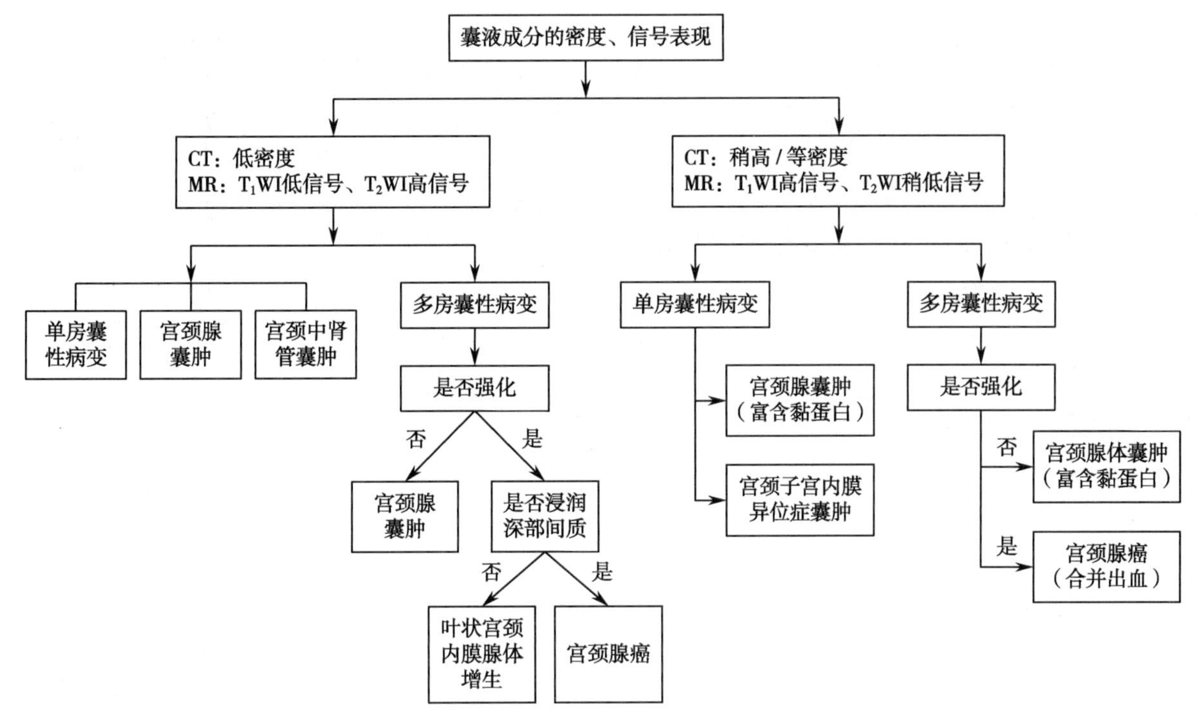

图 7-3-9　宫颈囊性病变的诊断流程图

表 7-3-3　宫颈囊性病变在几种不同常见疾病的主要鉴别诊断要点

疾病	“液”	“房”	宫颈深部间质浸润	增强扫描
宫颈腺囊肿	一般CT呈低密度，MRI呈T_1WI低信号、T_2WI高信号。富含黏蛋白者密度、信号不均	单房或多房	无	无强化
叶状宫颈内膜腺体增生	呈低密度，MRI呈T_1WI低信号、T_2WI高信号	多房	无	囊壁及分隔强化
宫颈中肾管囊肿	呈低密度，MRI呈T_1WI低信号、T_2WI高信号	单房	无	无强化
宫颈子宫内膜异位症囊肿	呈稍高/等密度，MRI呈T_1WI高信号、T_2WI稍低信号	单房	无	无强化
宫颈腺癌	一般CT呈低密度，MRI呈T_1WI低信号、T_2WI高信号。合并者密度、信号不均	多房	有	囊壁及分隔强化

三、实性结节、肿块

【定义】

宫颈实性结节、肿块是指宫颈区域发现的异常突起或增生物，可以是良性，也可以是恶性的。

【病理基础】

子宫颈实性病变包括上皮来源性病变与非上皮来源性病变。在上皮来源性病变中，主要为宫颈癌与宫颈息肉。宫颈癌从病理类型上分为鳞癌、腺癌和腺鳞癌。鳞状细胞癌表现为异常增殖的鳞状上皮细胞形成团块、突起或不规则乳头状结构；腺癌则表现为腺体形态异常增生，并浸润周围组织。宫颈息肉病理表现为被覆柱状上皮，基质内含有宫颈腺体，间质内有丰富的微血管及疏松的结缔组织，并伴有炎细胞浸润。非上皮来源病变主要为宫颈肌瘤，镜下，该疾病的由梭形平滑肌细胞和不等量的纤维结缔组织构成。

宫颈实性病变的病理基础不同，但影像学特征往往重叠。Ⅰ期宫颈癌同宫颈息肉、宫颈肌瘤的影像学鉴别较困难，CT扫描呈软组织密度结节影，MRI扫描呈T_1WI低信号、T_2WI稍高/高信号影，宫颈癌MRI扫描可见低信号宫颈纤维基质被破坏、中断。Ⅱ期～Ⅳ期宫颈癌可在影像学上表现出侵蚀性生长的特性，CT扫描可见宫旁脂肪组织密度增高，甚至出现软组织肿块；侵犯盆壁，可出现闭孔内肌、梨状肌受累，盆腔淋巴结肿大；侵犯直肠和膀胱，周围脂肪间隙消失，甚至出现腔内肿块。MRI 扫描可见增大的宫颈边缘不规则，因肿瘤浸润生长，宫颈基质水肿、增厚、合并炎症，所以 T_2WI 上宫颈三层结构不清楚，肿块边界不清楚，肿块与宫颈肌层信号相比，T_2W1 为稍高信号，T_1W1 为等信号。向下侵犯阴道部，向外延伸至盆壁；正常膀胱或直肠壁低信号中断乃至出现膀胱或直肠腔内肿块。

【征象描述】

（一）宫颈癌

1. **CT 表现** 肿瘤较小可无发现；宫颈增大，直径大于 3.5cm，增大的宫颈边缘不规则，出现软组织密度肿块；侵犯盆壁者，可出现闭孔内肌、梨状肌受累，盆腔淋巴结肿大；侵犯直肠和膀胱，周围脂肪间隙消失，甚至出现腔内肿块；可有其他脏器转移（图 7-3-10）。

2. **MRI 表现** 宫颈增大，因肿瘤浸润生长，宫颈基质水肿、增厚、合并炎症，所以 T_2WI 上宫颈三层结构不清楚，肿块边界不清楚，肿块与宫颈肌层信号相比，T_2WI 为稍高信号，T_1WI 为等信号。T_2WI 可见低信号宫颈纤维基质可被破坏、中断。范围较大的病变，可见阴道中下段、宫旁、盆壁、盆腔其他脏器受累及。增强扫描早期显著强化，逐渐退出，呈中央低信号，边缘高信号，与逐渐强化的宫颈组织形成良好的信号对比（图 7-3-11、图 7-3-12、图 7-3-13）。

（二）宫颈息肉

1. **CT 表现** 由于 CT 的分辨力有限，对于范围较小的宫颈病灶难以显示。

2. **MRI 表现** 由于纤维、腺体增生、血管所占比例不同，MRI 信号不同，以致密纤维组织为主的病变，T_2WI 呈低信号影，中心可见囊性高信号（内膜腺体囊性变）；以腺体增生为主的病变，T_2WI 呈高信号影。病变在 T_1WI 呈低信号或等信号，若 T_1WI 呈高信号，则提示病变内出血（由于息肉内微血管破裂）（图 7-3-14）。

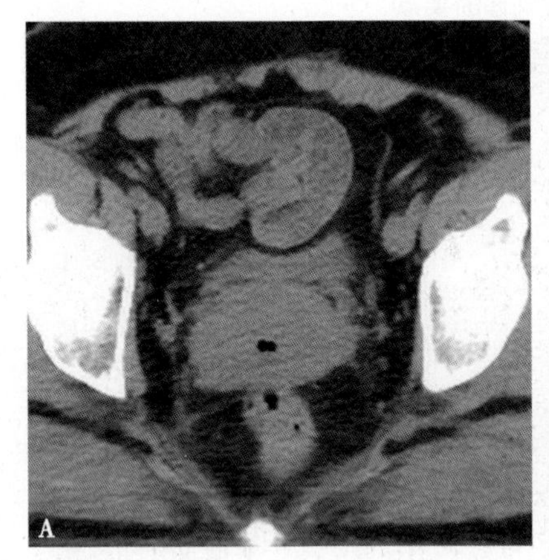

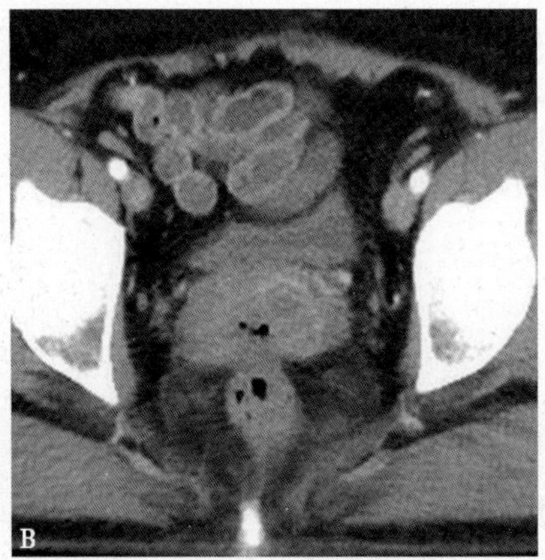

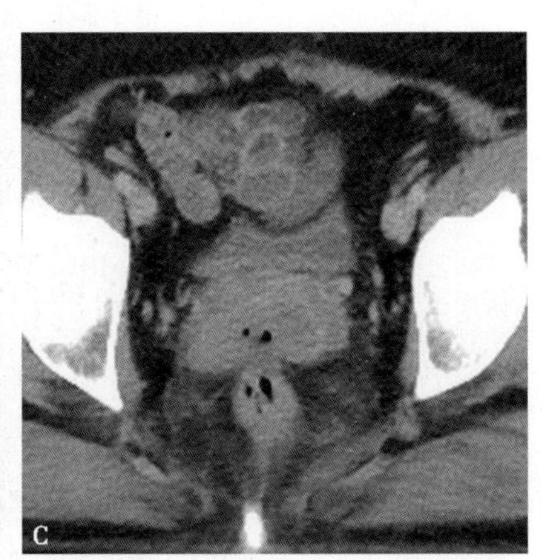

图 7-3-10 宫颈癌 CT 表现
A. 平扫；B. 动脉期；C. 静脉期。
宫颈增粗，见软组织密度肿块影，增强扫描不均匀强化。

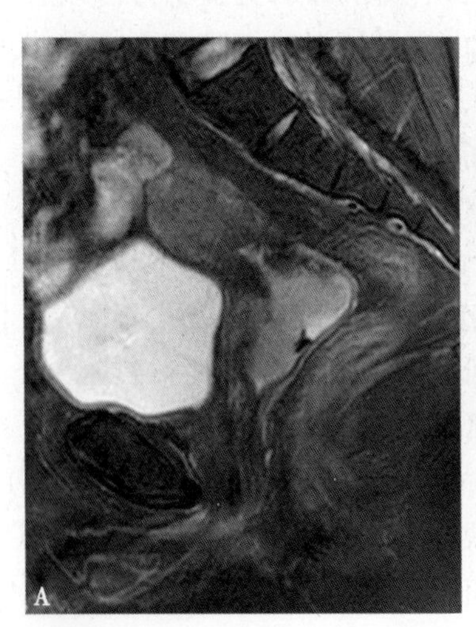

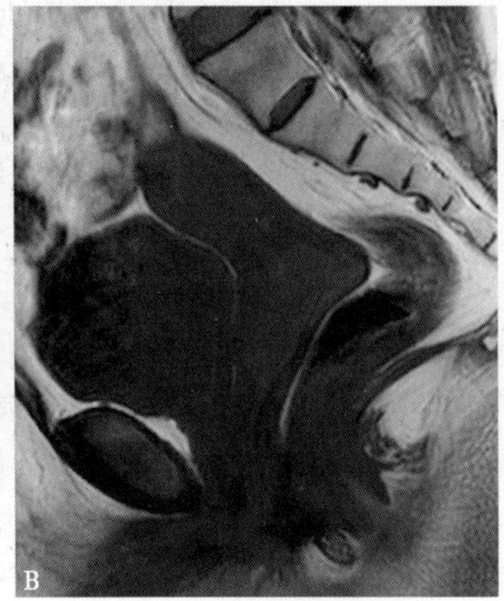

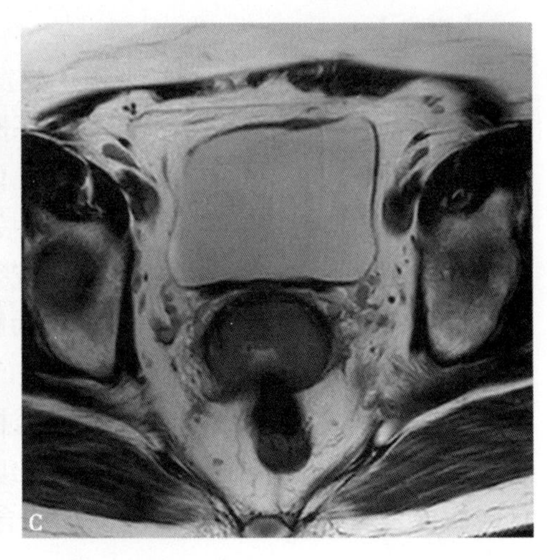

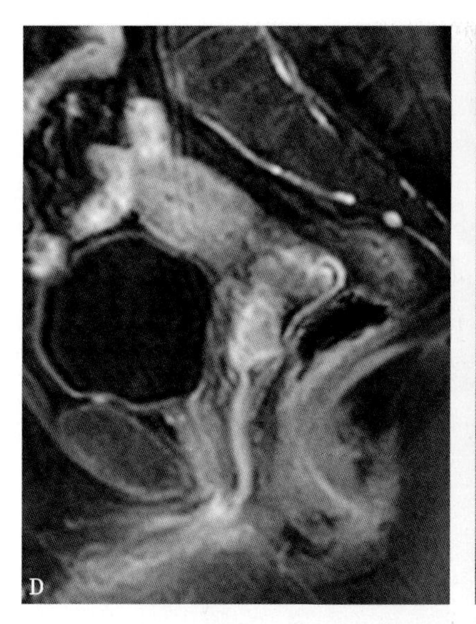
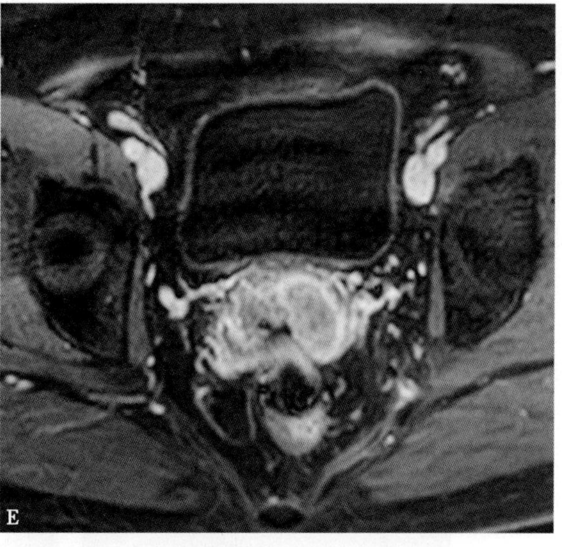

图 7-3-11 宫颈癌 MRI 典型表现

A. T_2WI 矢状位抑脂序列；B. T_1WI 矢状位；C. T_2WI 横断位；D. 增强扫描矢状位；E. 增强扫描横断位。
宫颈增粗，见 T_1WI 低信号影，T_2WI 稍高信号肿块，T_2WI 可见低信号宫颈纤维基质中断，增强扫描不均匀强化。

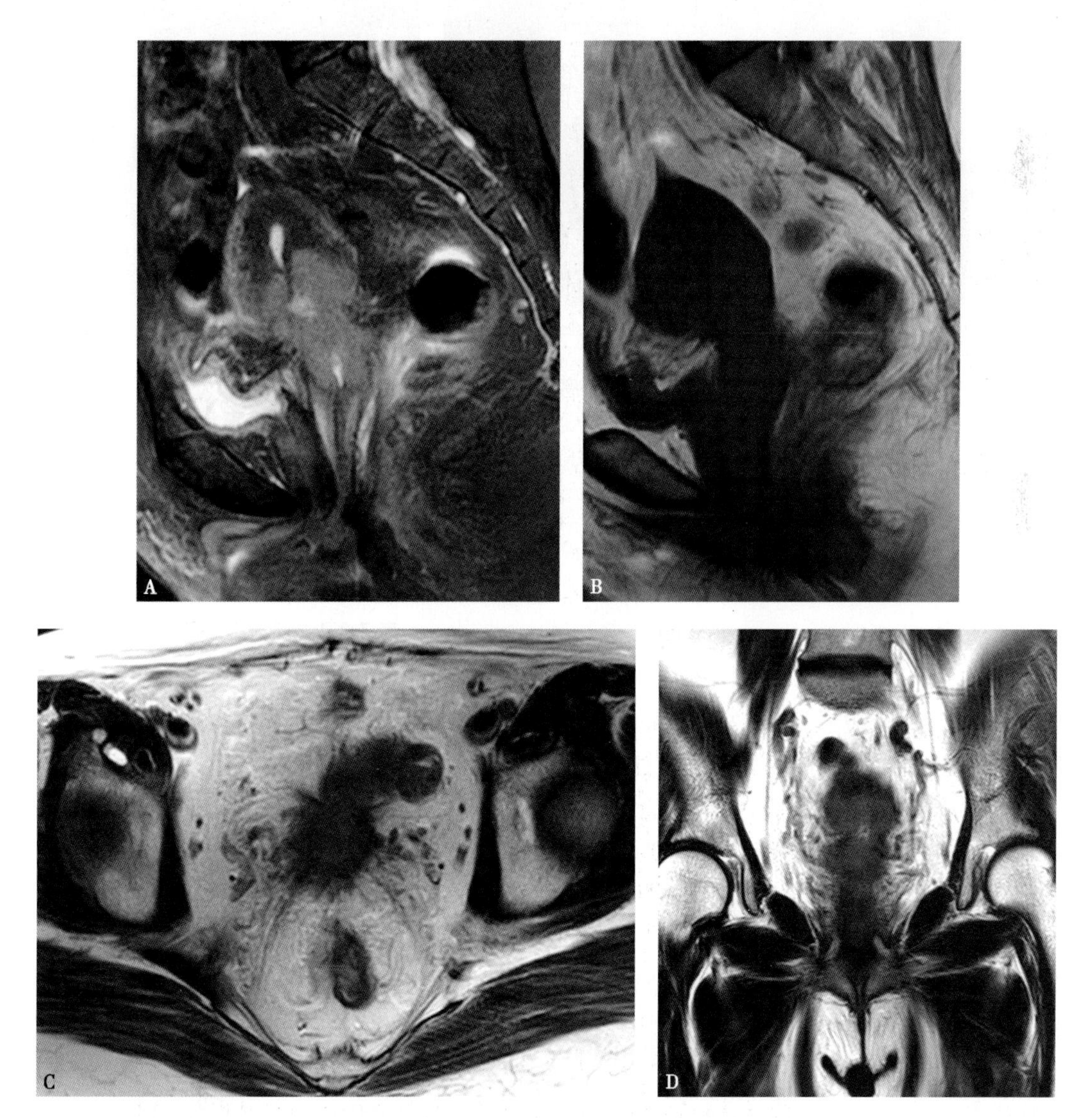

图 7-3-12 宫颈癌，累及宫旁未达到盆壁

A. T_2WI 矢状位抑脂序列；B. T_1WI 矢状位；C. T_2WI 横断位；D. T_2WI 冠状位。
宫颈内见 T_1WI 低信号影，T_2WI 稍高信号肿块，宫旁间隙模糊，多发索条影。

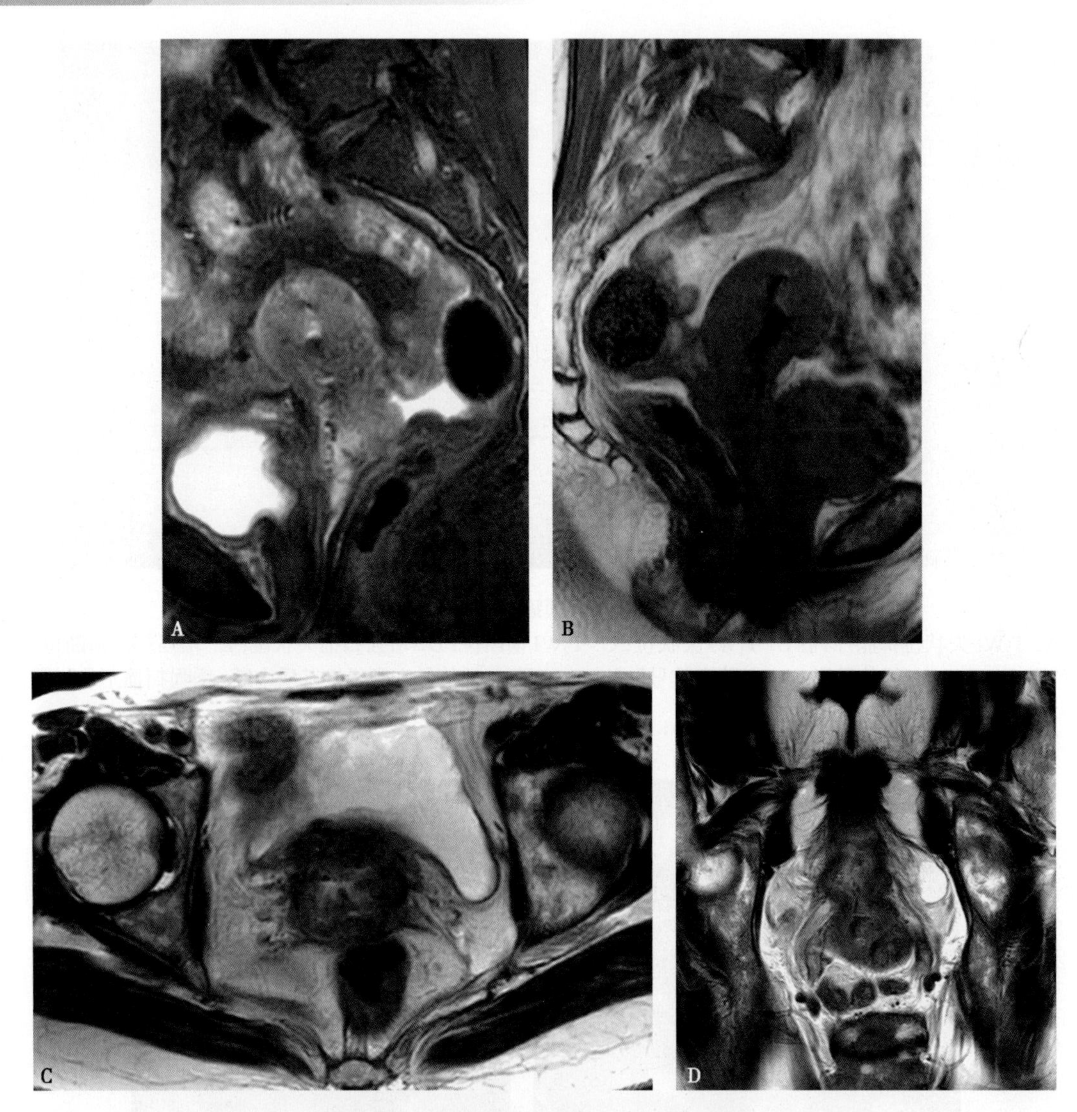

图 7-3-13 宫颈癌Ⅳ期，累及盆腔脏器

A. T_2WI 矢状位抑脂序列；B. T_1WI 矢状位；C. T_2WI 横断位；D. T_2WI 冠状位。
宫颈见 T_1WI 低信号影，T_2WI 稍高信号肿块，膀胱后壁、直肠前壁受累及。

（三）宫颈肌瘤

1. **CT 表现** 可见子宫外形增大，呈分叶状或见子宫向外突出的肿块，边界清楚，宫旁脂肪间隙存在；密度均匀，多呈软组织密度，如发生变性坏死则见不规则的低密度区，部分可见钙化。

2. **MRI 表现** T_1WI 常呈稍低或等信号，T_2WI 呈典型的低信号，边界清楚，如发生囊变或坏死则内部信号不均匀。MRI 对软组织分辨力较高，能够显示肌瘤的位置、大小及数目，以及肌瘤同宫腔的关系。根据肌瘤在宫壁的不同部位，可分为肌壁间肌瘤、黏膜下肌瘤及浆膜下肌瘤（图 7-3-15）。

【相关疾病】

宫颈实性结节、肿块常见疾病包括宫颈癌、宫颈息肉及宫颈肌瘤（见表 7-3-4）。

表 7-3-4 宫颈实性病变相关疾病

上皮来源性疾病	非上皮来源性疾病
宫颈癌	宫颈肌瘤
宫颈息肉	

【分析思路】

1. 确定实性病变是否为宫颈起源。首先识别宫颈结构，MRI 图像 T_2WI 可显示宫颈的三层结构，即最内层宫颈管黏膜及腺体，呈高信号，其中央可见更高信号区的宫颈内分泌物；中间层和外层为纤维基质层，呈中等信号。

2. 分析 MRI 的信号表现。宫颈癌、宫颈息肉在 T_2WI 呈稍高 / 高信号，宫颈肌瘤在 T_2WI 呈低信号。

3. 分析宫颈纤维基质层是否完整。宫颈癌肿块侵犯深部间质，在 T_2WI 上低信号纤维基质层中断。而在宫颈息肉、宫颈肌瘤病变中，纤维基质层是完整的。

4. 分析盆腔其他影像学表现，宫旁脂肪间隙是否清晰，盆腔是否出现肿大淋巴结。

【疾病鉴别】

宫颈实性病变的影像表现可提供一定的鉴别诊断信息（表 7-3-5）。

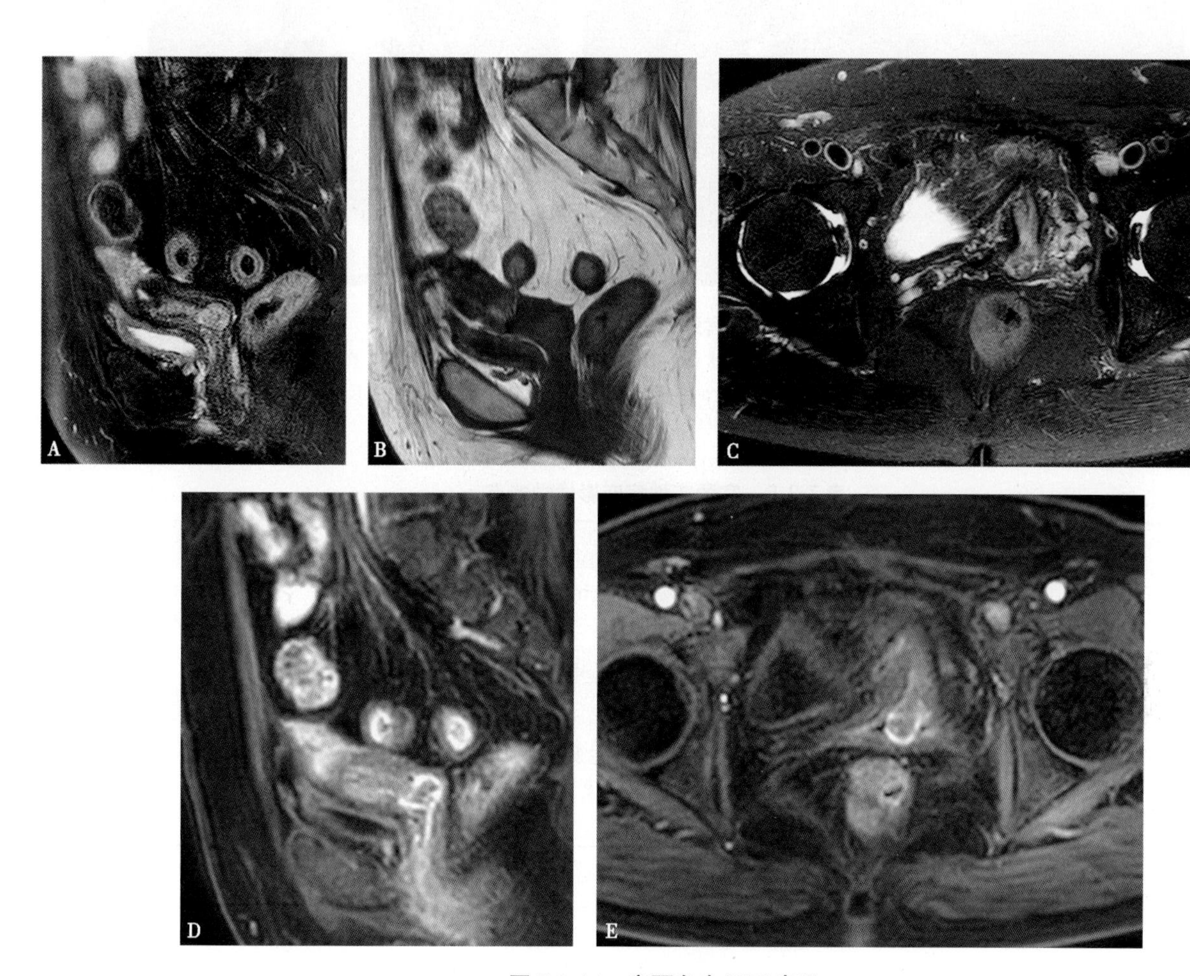

图 7-3-14 宫颈息肉 MRI 表现

A. T_2WI 矢状位抑脂序列；B. T_1WI 矢状位；C. T_2WI 横断位抑脂序列；D. 增强扫描矢状位；E. 增强扫描。冠状位宫颈内见 T_1WI 等信号、T_2WI 稍高信号结节，周围环绕 T_2WI 高信号分泌液影，增强扫描可见强化。

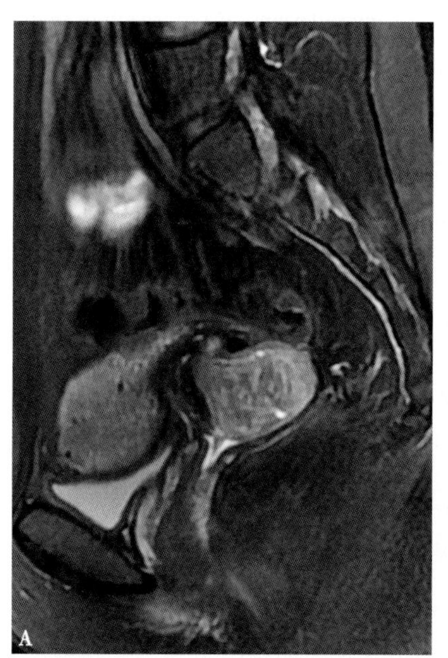

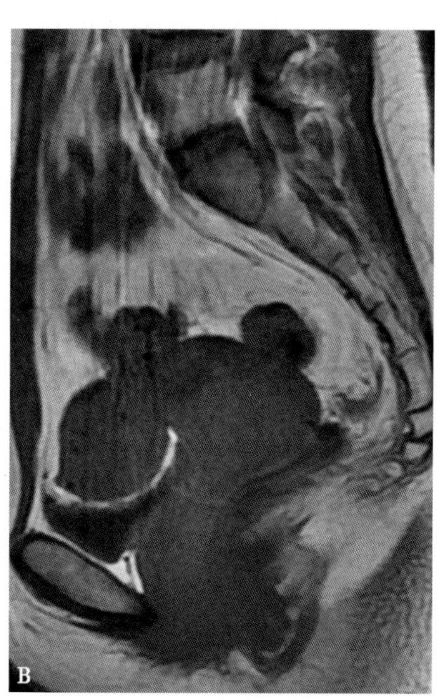

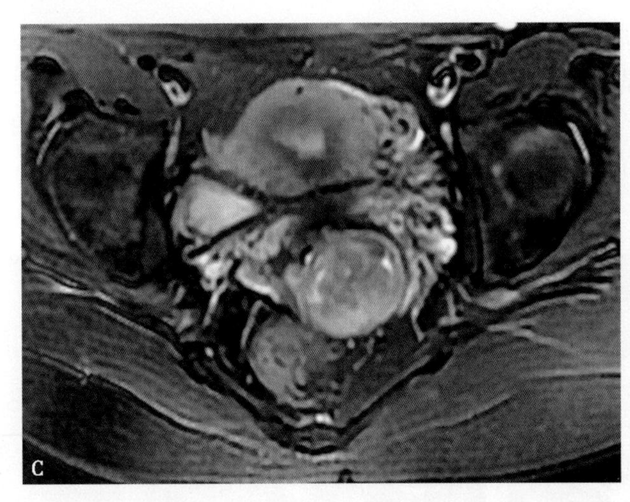

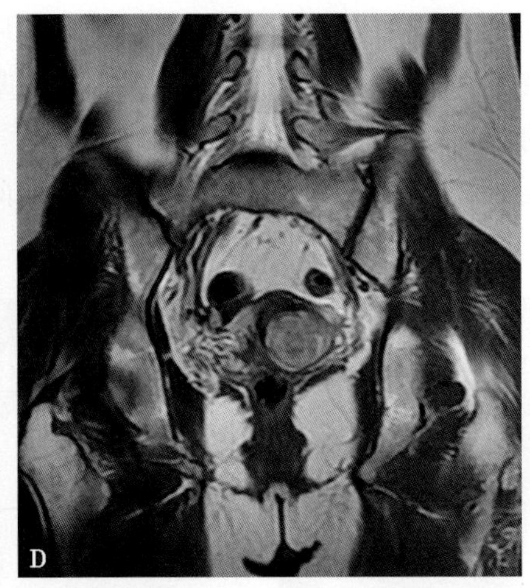

图 7-3-15 宫颈肌瘤 MRI 典型表现

A. T_2WI 矢状位抑脂序列；B. T_1WI 矢状位；C. T_2WI 横断位抑脂序列；D. T_2WI 冠状位。
宫颈管见 T_1WI 等信号、T_2WI 稍高信号包块，向宫颈外口脱出，其上缘与子宫体下段后壁关系密切。

表 7-3-5 宫颈实性病变影像学特点

疾病	影像特征（MRI）	影像特征（CT）	鉴别要点	伴随影像表现
宫颈癌	T_1WI 低信号、T_2WI 稍高 / 高信号影	宫颈增大，直径大于 3.5cm，软组织肿块，边界不清	T_2WI 上低信号纤维基质层破坏	宫旁脂肪间隙可消失；盆腔出现肿大淋巴结
宫颈息肉	T_1WI 低信号、T_2WI 稍高 / 高信号影	由于 CT 的分辨力有限，对于宫颈息肉难以显示	同增厚的宫颈黏膜信号相仿	—
宫颈肌瘤	T_1WI 等信号、T_2WI 低信号，如发生囊变或坏死则内部信号不均匀	多呈软组织密度，如发生变性坏死则见不规则的低密度区，部分可见钙化	信号强度同宫颈基质相仿或稍低	—

（董 越）

参 考 文 献

[1] 谢幸，孔北化，段涛．妇产科学 [M]．9 版．北京：人民卫生出版社，2019.

[2] 卢淮武，陈勍．妇科肿瘤诊治流程 [M]．北京：人民卫生出版社，2019.

[3] Pintican R，Bura V，Zerunian M，et al. MRI of the endometrium from normal appearances to rare pathology[J]. Br J Radiol，2021，94（1125）：20201347.

[4] Tanos V，Lingwood L，Balami S，et al. Junctional Zone Endometrium Morphological Characteristics and Functionality：Review of the Literature J]. Gynecol Obstet Invest，2020，85（2）：107-117.

[5] Ando H，Miyamoto T，Kashima H，et al. Usefulness of a management protocol for patients with cervical multicysticlesions：A retrospective analysis of 94 cases and the significance of GNASmutation[J]. J Obstet Gynaecol Res，2016，42（11）：1588-1598.

[6] Dappa E，Elger T，Hasenburg A，et al. The value of advanced MRI techniques in the assessment of cervical cancer：a review[J]. Insights Imaging，2017，8（5）：471-481.

第八章 卵巢及输卵管

第一节 临床症状与体征

一、盆腔包块的临床症状与体征

盆腔包块是指在盆腔内出现的异常肿块，它可以由多种病因引起，包括妇科炎症、子宫肌瘤、卵巢囊肿、子宫内膜异位症、卵巢癌、子宫内膜癌等，也可来源于肠道、腹膜后泌尿系统及腹壁组织。

女性盆腔包块特指来源于子宫与附件的肿块，常见的临床症状与体征有：

（1）下腹部疼痛和不适：盆腔包块最常见的症状之一，程度轻重不一，可能与炎症、肿瘤生长刺激周围神经有关，如腰痛、骶骨痛、尿频、尿急、便秘等可能与炎症、肿瘤生长刺激周围神经有关。

（2）阴道流血：盆腔包块可能导致阴道出血，如月经增多、不规则阴道流血、性交后出血等，可能与子宫肌瘤、子宫内膜异位症、卵巢癌等有关。

（3）阴道分泌物异常：盆腔包块可能导致白带增多、色黄、有异味等，可能与妇科炎症、子宫肌瘤、子宫内膜异位症等有关。

（4）发热：某些盆腔包块可能导致发热，如盆腔炎性疾病、结核等疾病。需要注意的是，盆腔包块的症状与体征因病因不同而异，且有些患者可能没有明显症状。

（一）下腹不适

通常表现为下腹坠胀、疼痛，腰酸背痛。

1. 与月经周期相关

（1）子宫内膜异位症：典型的三联征是痛经、性交痛和不孕。周期性的盆腔疼痛，尤其是经前或经期的腹痛（痛经）及性交痛，是子宫内膜异位症的典型症状并呈进行性加重、发展为慢性疼痛（持续时间大于6个月）。

（2）子宫肌瘤：一般不会或很少会引起症状，常在体检时发现，症状和肌瘤的部位、大小以及有无变性有关，引发的疼痛可在经期加重，也可导致急性下腹疼痛。

2. 突发剧烈疼痛 常见于卵巢肿物扭转、破裂、出血或异位妊娠；典型症状是突发一侧下腹部剧痛，常伴恶心、呕吐、头晕、冷汗、手足湿冷，如出现晕厥或出血性休克可能是异位妊娠破裂或卵巢囊肿扭转、破裂。

3. 伴有发热、寒战、白带异常、异常子宫出血 盆腔炎性疾病的体征和症状可能较轻，难以辨别，甚至不会出现任何体征和症状。常见的症状和体征有：轻重不等的盆腔疼痛；发热、伴有寒战；阴道分泌物异常或增多，可能伴有难闻气味；阴道异常出血，尤其是在性生活期间、之后或在两次经期之间；性交痛；排尿疼痛、尿频或排尿困难。

4. 与妊娠或血HCG水平升高相关

（1）妊娠。

（2）异位妊娠：早期轻微的阴道出血和盆腔痛，如输卵管破裂，出血量不多时患侧下腹明显压痛，反跳痛，轻度肌紧张；出血多时可出现腹部膨隆，全腹压痛及反跳痛，腹腔内大量出血将危及生命，其症状包括极度头晕、昏厥和休克。

（3）滋养细胞疾病：初始表现为早孕，但孕10～16周内子宫常大于正常妊娠。通常情况下，女性怀孕检测呈阳性，阴道出血，严重恶心呕吐，胎动和胎儿心音消失。

（4）急性子宫肌瘤变性：通常发生在妊娠的前12周或分娩后和终止妊娠后，表现为突然发生的疼痛，有时伴有阴道出血。

5. 性交痛

（1）宫颈癌：早期无症状。晚期多伴有不规则阴道流血，常发生在性交后，但也可在两次月经间期自发出血。巨块型肿瘤更可能自发性出血、产生恶臭的阴道分泌物或盆腔痛。

（2）子宫内膜异位症：典型的三联征是痛经、性交痛和不孕。

6. **用药史** 不孕症患者过量地应用促排卵药物时，需考虑到卵巢过度刺激综合征（也可见于多胎妊娠、葡萄胎、绒毛膜上皮癌患者）。

（二）月经异常及阴道出血临床表现（表 8-1-1）

1. 月经量增多；

2. 月经持续时间延长；

3. 月经间隔缩短；

4. 非月经期出现阴道不规则出血；

5. 痛经。

长期经量增多可继发贫血，出现乏力、心悸等症状。

表 8-1-1 月经异常及阴道出血的常见妇科疾病

症状＼疾病	子宫肌瘤	宫颈癌	子宫内膜癌	子宫肉瘤	子宫内膜异位症	子宫腺肌症	卵巢子宫内膜样癌
月经量增多	√					√	√
月经持续时间延长	√					√	
月经间隔缩短	√					√	
非月经期出现阴道不规则出血	√	√	√	√			
绝经后阴道流血			√				√
痛经	√				√	√	

（三）阴道分泌物异常

阴道分泌物异常表现：量比平时明显增多、性状比平时增厚、流脓、白色块状（如奶酪）、颜色异常（浅灰色，绿色，黄色或血性）、气味恶臭或腥臭味、阴道瘙痒、烧灼感、皮疹或伴有疼痛等。

引起阴道分泌物异常的疾病主要包括如下几类：

1. **生殖道炎症和感染** 任何女性生殖系统疾病合并感染。

2. **生殖道肿瘤** 包括阴道癌、子宫颈癌、子宫内膜癌、宫颈息肉、宫颈黏膜下肌瘤、输卵管癌等。

3. **其他妇科因素** 包括妊娠、卵巢功能失调、放置宫内节育器。

4. **全身性因素** 抗生素滥用、糖尿病。

（四）包块压迫症状

1. 尿频、尿急、排尿困难、尿液潴留，考虑包块压迫膀胱、输尿管。

2. 排便疼痛、便秘等症状，考虑包块压迫直肠。

3. 泌尿系及消化道症状，除了盆腔包块直接压迫所致外，需考虑子宫内膜异位症的可能性。

4. 外阴及下肢出现水肿，考虑包块压迫血管和淋巴管。

（五）非特异性症状

1. 继发于各种原因导致的贫血症状 乏力、头晕、心悸、气短、食欲下降、恶心、腹胀、内分泌紊乱。

2. 继发于妇科肿瘤转移或者子宫内膜异位的相关症状。

3. 恶病质 多继发于肿瘤等消耗性疾病，以食欲减退、体重下降为特征。

4. 女性男性化 卵巢肿瘤中，以 Sertoli-Leydig 细胞瘤（卵巢支持 - 间质细胞瘤）最常见，也可见于多囊卵巢综合征。

警惕卵巢癌早期可能是无症状的，或者症状是非特异性的（例如，消化不良、腹胀、早饱、腹水、排便习惯改变、尿频）。

二、激素水平异常的临床症状与体征

（一）雌激素水平升高

雌激素水平升高的临床表现：①发生在生育年龄妇女，雌激素可致月经过多，或者雌激素水平过高的闭经；②发生在儿童则有性早熟、第二性征提前出现、子宫出血等；③绝经妇女可出现子宫增大，绝经后子宫出血。

常见于：颗粒细胞瘤、卵泡膜细胞瘤、卵巢间质黄素瘤。雌激素依赖性疾病，比如子宫肌瘤、子宫内膜癌、子宫内膜异位症、子宫腺肌病等，都与高雌激素水平持续刺激同时缺乏孕激素调节有关。

（二）睾酮水平升高

睾酮水平升高的临床表现：常有腹痛、女性性征减退和男性化表现，如乳房萎缩、闭经、皮下脂肪消失及体型改变，并有多毛、阴蒂肥大、嗓音改变。

常见于：卵巢支持细胞 - 间质细胞瘤、Leydig 细胞瘤、多囊卵巢综合征。

（三）雌激素和睾酮水平升高

雌激素和睾酮水平升高时，临床表现既可表现为前述两种激素水平单独升高的临床表现中的一种，也可两种表现同时或先后存在。

常见于：两性母细胞瘤、卵巢支持 - 间质细胞瘤、硬化性间质瘤、卵巢纤维瘤病。

（四）β- 人绒毛膜促性腺激素（β-hCG）水平升高

β-HCG 水平升高临床表现：性早熟、不规则阴道流血、月经异常，甚至类似妊娠的症状。

常见于：绒毛膜癌、无性细胞瘤（3%～5% 的无性细胞瘤含合体滋养细胞，可能产生 β-HCG）、混合性生殖细胞瘤、黄素化囊肿（可继发于 β-HCG 高水平）。

（五）黄体生成素和促卵泡生成激素水平升高

可见于具有内分泌功能的卵巢畸胎瘤和绒癌，也可见于多囊卵巢综合征、卵巢早衰等。

（六）促甲状腺激素水平升高

促甲状腺激素水平升高的临床表现：甲亢（心率加快、多汗、怕热、食欲亢进、易饥饿、消瘦等），可见于具有内分泌功能的卵巢畸胎瘤。

（七）泌乳素水平升高

泌乳素水平升高的临床表现：闭经、溢乳、不孕，可见于具有内分泌功能的卵巢畸胎瘤及绒癌。

（八）未归类

高血钙：卵巢透明细胞癌常引起高血钙，因肿瘤释放甲状腺素。

低血糖：卵巢纤维瘤、浆液性囊腺癌等因肿瘤释放胰岛素样物质，常合并低血糖。

（薛华丹）

第二节　盆腔病变定位

对于盆腔病变，影像学检查的首要任务是判断病变位置及起源。女性盆腔病变大部分位于腹膜内，少部分位于腹膜外；大部分起源于泌尿生殖系统及肠道，少部分起源于结缔组织、神经、淋巴血管及骨、肌等结构。由于卵巢位置的不确定性，卵巢肿瘤及肿瘤样病变类型多样，影像表现多种多样，同病异影、同影异病，造成影像学诊断及鉴别诊断困难。

临床常见问题是鉴别盆腔病变是否起源于卵巢。卵巢起源病变经常需要与盆腔其他脏器起源病变鉴别，如子宫浆膜下肌瘤、小肠或结直肠起源病变、腹膜后起源病变等。有时这些病变的影像表现非常相似，但治疗方式差别很大。影像学对鉴别起源有重要价值，通过一些基本征象判断肿瘤所处位置、起源脏器，结合影像特点可以对大多数病变做出准确诊断。本节内容讲解女性盆腔病变影像学定位的基本思路，主要介绍影像上鉴别卵巢与非卵巢来源病变的方法。

一、腹膜内与腹膜外

【征象概述】

卵巢是完全腹膜内位器官。在盆腔病变鉴别中，首先需要判断病变所处位置是在腹膜腔内还是腹膜外。若病变位于腹膜外，可以除外卵巢起源；反之则需要考虑卵巢起源可能，并继续通过其他影像表现进行鉴别。

【解剖及病理基础】

盆腔被划分为腹膜腔与腹膜外两个空间，分别与上腹的腹膜腔及腹膜外间隙相延续。将两者分隔开的解剖结构是腹膜。盆腔腹膜覆盖于膀胱顶部、子宫以及直肠前上三分之一，在盆腔各反折处形成几个潜在腔隙：前部的膀胱子宫陷凹、后部的直肠子宫陷凹及两侧的膀胱旁间隙。无论站立位或仰卧位，直肠子宫陷凹（即道格拉斯窝）是腹膜腔的最低点，是腹水最易聚积之处，也是正常卵巢常见位置。男性腹膜腔是连续性封闭结构，但女性腹膜连续性于输卵管伞部开口处中断，因此女性腹膜腔与外界潜在相通。

腹膜内间隙指均有腹膜连续覆盖的内部区域，位于盆腔正中，其内有卵巢、小肠、结肠以及直肠的上三分之一。盆腔腹膜外间隙在其外围，环绕腹膜内间隙，此空间内有膀胱、子宫、输尿管盆腔段、中下三分之二段直肠、髂血管、盆腔淋巴结及盆壁等结构。

子宫阔韧带后叶包绕卵巢动静脉形成卵巢系膜，进入卵巢形成卵巢门。卵巢被系膜悬挂处于腹膜腔内，属于完全的腹膜内位器官，但与其他腹膜内位器官不同，卵巢表面并非被腹膜覆盖（病理学上尚有争议，目前趋向于认为卵巢表面无腹膜），类似于游离在腹膜腔内。因此，卵巢起源的病变通常也完全位于腹膜腔内，除非侵透腹膜至腹膜外。

【征象描述】

1. **直接征象**　因腹膜腔内与腹膜外的分隔结构为腹膜，影像上找到盆腔腹膜结构可以作为判断盆腔病变位于腹膜内外的直接征象。

（1）超声表现：超声是女性盆腔病变的一线检

查方法，便捷且费用低。经腹超声及经阴道超声都能对盆腔肿物显示起重要作用，尤其是经阴道超声，但无法直接显示腹膜结构。

（2）CT 表现：CT 软组织密度分辨力相对较差，腹膜与周围软组织结构密度相仿，CT 图像难以直接显示腹膜。在有盆腔积液或脂肪衬托的情况下，可以判断腹膜大概位置（图 8-2-1）。腹水不会越过腹膜，因此腹水的边缘即为腹膜位置。

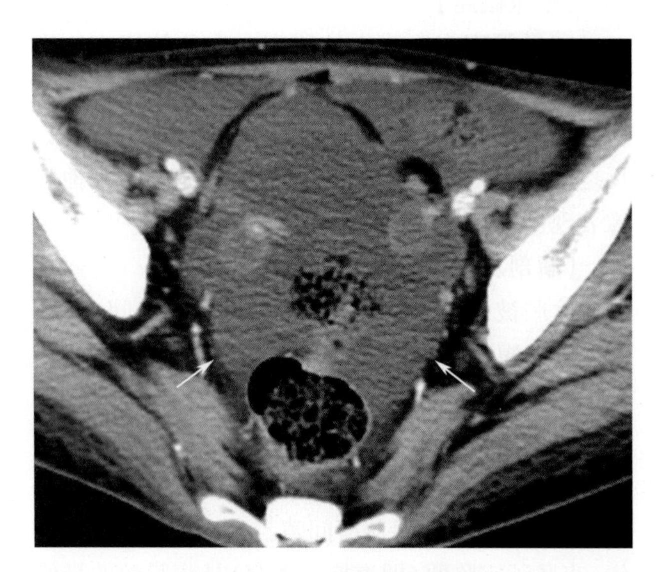

图 8-2-1 CT 增强轴位图像

在腹水的衬托下推测腹膜所在位置（箭头）。双侧卵巢周围有腹水环绕。

（3）MRI 表现：MRI 软组织分辨力高，在非脂肪抑制 T_2 加权图像上，在两侧脂肪组织的衬托下可以良好显示腹膜，表现为相应解剖位置的线状低信号结构（图 8-2-2）。若病变位于两侧腹膜向中心线方向的位置，或者在盆底腹膜的上方，提示为腹膜腔内病变，反之则提示为腹膜外病变。

2. **间接征象** 影像学上可以通过观察腹膜内外结构的移位、腹水与肿物关系等辅助判断病变位于腹膜内还是腹膜外。

各种影像检查方法所见相似，此处统一描述。

脏器的移位：因膀胱、直肠中下段为腹膜外器官，子宫及充盈的膀胱为间位器官（基底都在腹膜外），卵巢起源的腹膜腔内病变可以将上述器官推移向远离腹膜腔中心的方向。例如：膀胱向下（充盈的膀胱向前下）、子宫向下、直肠向后或向下，提示病变来可能源于腹膜腔内；而上述器官被推移朝向靠近腹膜腔中心、远离腹膜外方向时，提示病变位于腹膜外（图 8-2-3）。

淋巴血管等的移位：腹膜外间隙内走行有血管、神经、淋巴管、输尿管以及韧带等，盆腔内最容易辨识的血管是髂总及髂内外血管分支，其周围有脂肪包绕，外侧紧邻盆壁肌肉或骨质。当血管被推移向中线方向靠近、远离盆壁，或者血管被包埋，髂腰肌向前或向中心方向移位等，提示病变位于腹膜外（图 8-2-4）；若被推移靠近盆壁方向、远离中线方向时，提示病变有可能来源于腹膜腔内，但并不尽然。

腹水：因为游离腹水完全位于腹膜腔内，所以当病变被腹水环绕（或者仅外缘 / 下缘等与腹膜相邻的关键界面处有腹水），提示病变来源于腹膜腔内（图 8-2-5）。

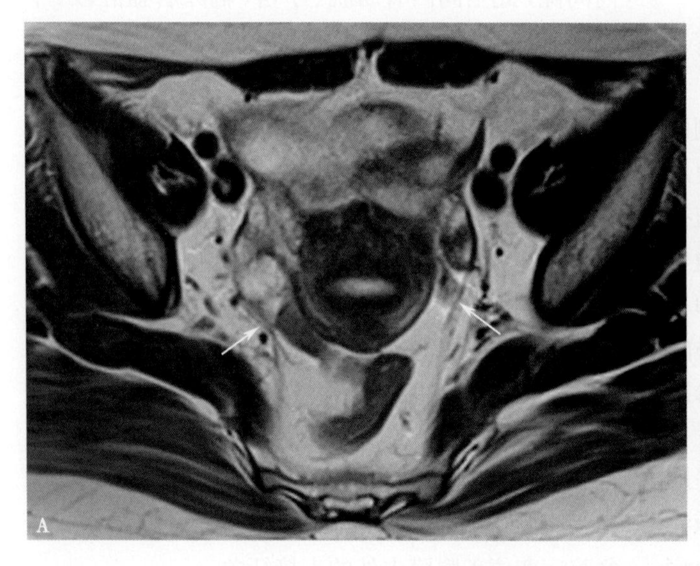

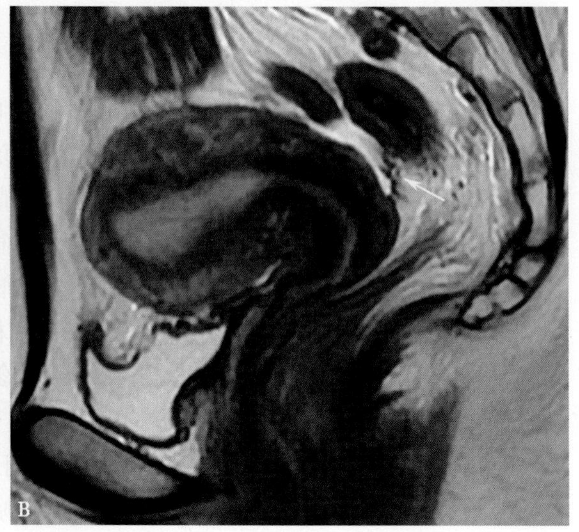

图 8-2-2 MRI 非脂肪抑制 T_2WI

横断面（A）显示双侧线状低信号结构为侧腹膜（箭头）；矢状面（B）显示直肠子宫陷凹处的腹膜反折点为线状低信号（箭头）。

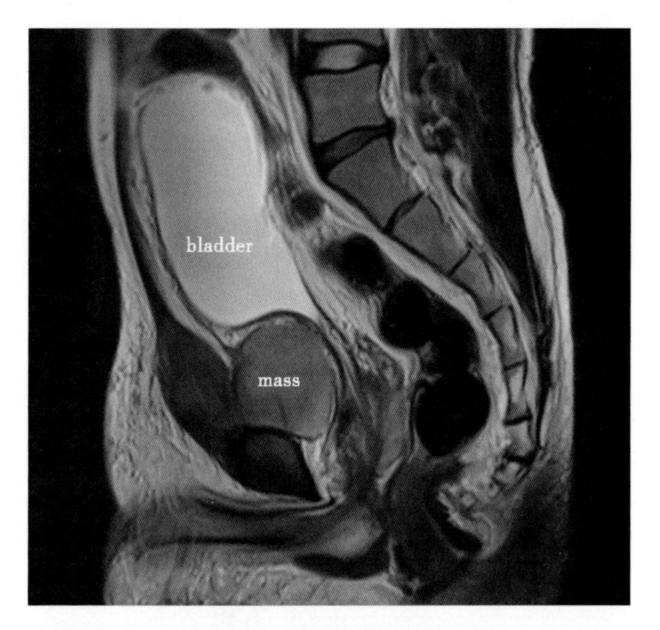

图 8-2-3 MRI 非脂肪抑制 T_2WI

矢状位，膀胱（bladder）受盆腔肿物（mass）推移向上、远离腹膜外方向，提示肿物为腹膜外起源。

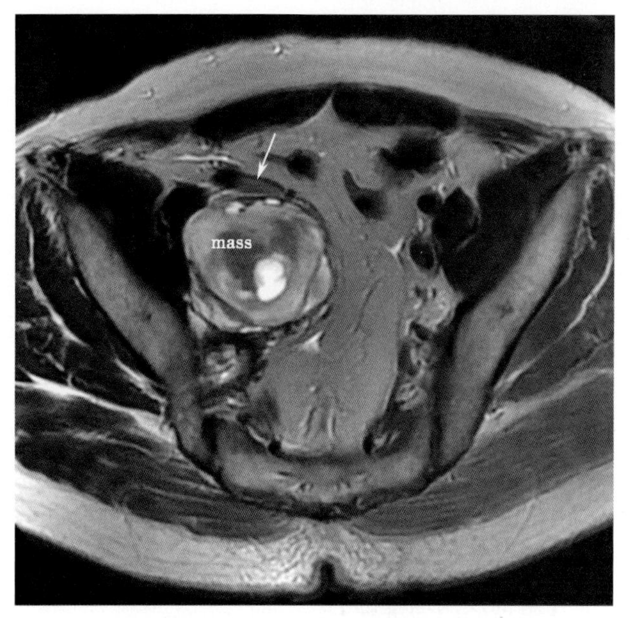

图 8-2-4 MRI 非脂肪抑制 T_2WI

横断面，盆腔右侧囊实性肿物（mass）前方髂外血管受推移向中心线方向移位，提示肿物来源于腹膜外。

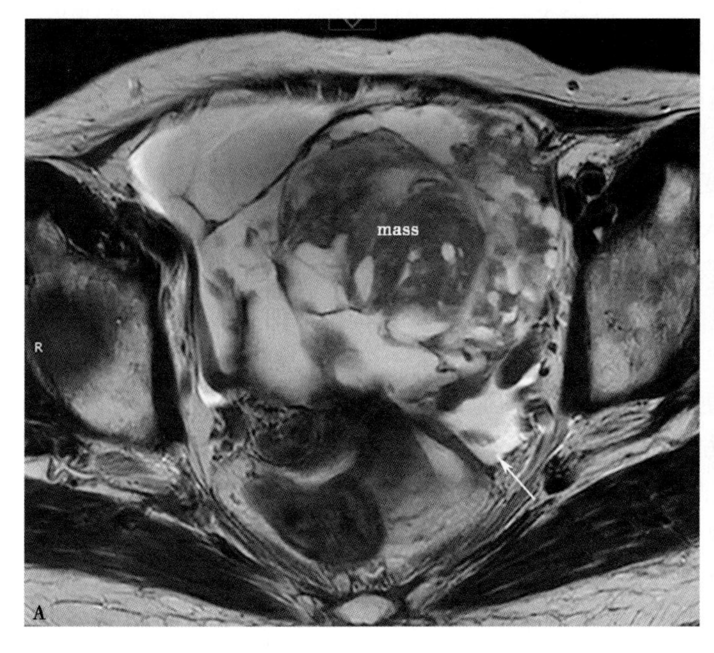

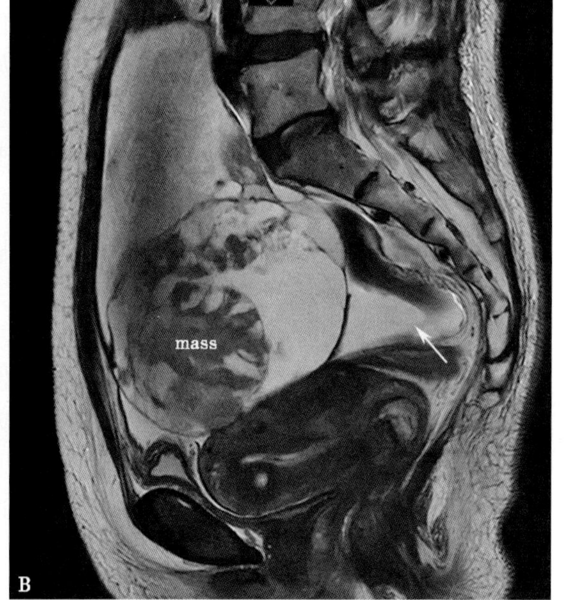

图 8-2-5 MRI 非脂肪抑制 T_2WI

横断面（A）显示盆腔囊实性占位（mass）后方有腹水（箭头）；矢状面（B）显示直肠子宫陷凹处有腹水（箭头），提示肿物为腹膜腔内病变，有卵巢起源可能。

【分析思路】

盆腔病变精准定位有时较困难，从解剖大方向入手是基本方法。根据盆腔解剖特点，将病变定位于腹膜腔内或者腹膜外，下一步再根据其他影像特点进行深入鉴别，是常用的诊断思路。即使后面无法继续精准定位，也可以帮助缩小鉴别诊断范围。

因卵巢解剖位置的特殊性，将病变锁定于腹膜腔内则有助于卵巢起源判断，而准确锁定盆腔病变位于腹膜外，则可以除外其为卵巢起源。腹膜的直接观察是辅助判断最佳的征象，但受分辨力及显示程度的影响，直接观察可能不易。器官移位的方向经常可以作为盆腔肿物起源的线索。盆腔内大部分主要脏器处于腹膜外，血管、淋巴管及输尿管等重要管道结构亦位于腹膜外，因此当腹膜腔内病变存在时，上述结构倾向于被推移至远离中心线方向；反之则提示为腹膜外病变。

盆腔病变体积越大越容易干扰定位判断。大的盆腔病变有可能跨越腹膜内及腹膜外两个间隙，有时很难准确判断其起源。有些侵袭性高的病变可能跨腹膜侵犯，导致定位难度增大，比如卵巢肿瘤有时可能紧邻、推移或确实侵犯子宫浆膜，导致两者之间脂肪间隙消失。

二、正常卵巢是否存在

【征象概述】

找到病变同侧的正常卵巢可以排除病变为卵巢起源。相反，病变同侧正常卵巢缺失或者肿物边缘有卵泡结构则提示肿物可能为卵巢起源，可以进一步通过其他征象辅助判断。

【解剖及病理基础】

卵巢是女性盆腔成对的实质性脏器。生育年龄段的卵巢有很多滤泡及卵泡，内部为水样液体，在影像上容易辨识。但绝经后的卵巢体积缩小、滤泡卵泡减少，在影像上很难辨识。卵巢典型位置为子宫侧后方，但由于卵巢韧带松弛度不同，卵巢位置在不同人、同一个人不同时期各异，尤其经产妇的卵巢韧带可能很长、卵巢位置变化很大。

因卵巢体积较小，当病变、尤其是肿瘤病变存在时，很容易将正常卵巢结构侵犯致其形态消失或形态失常。而当病变为卵巢外结构起源时，应该可以看到正常卵巢或其受推移表现。

【征象描述】

1. **超声表现** 超声寻找正常卵巢是相对便捷准确的方法。经阴道超声扫查，在髂内动脉前方容易寻找到卵巢，声像图呈扁椭圆形，边界稍有凹凸，中央部髓质区回声略高，其周围有大小不等、边清壁薄的圆形液性暗区，为皮质区的卵泡声像。不同个体卵巢位置可变，不同月经周期的卵泡发育和排卵情况导致卵巢大小也可有变化。

扫查到病变同侧正常卵巢形态结构存在时，通常认为病变非卵巢起源。阴道超声对确定盆腔肿物起源有很大价值，但对体积较大肿块鉴别有一定困难。因为病变的存在，卵巢可能会被推向远离超声探头的方向，或者因为肿物体积太大而阴道超声视野相对较小导致评价不良。

2. **CT 表现** CT 可以显示正常生育期女性卵巢，为卵圆形较低密度结构，但通常难以清晰分辨卵巢皮质与髓质结构（图 8-2-6）。因卵泡内的液体致其整体密度偏低，卵泡数目大小的不同可造成 CT 密度差异。增强 CT 卵巢呈轻度强化，对卵巢本身形态结构无更多价值，但增强 CT 有利于卵巢血管显示。CT 对正常卵巢的辨识不如 MRI，对盆腔肿物与卵巢的关系判断难度较大。

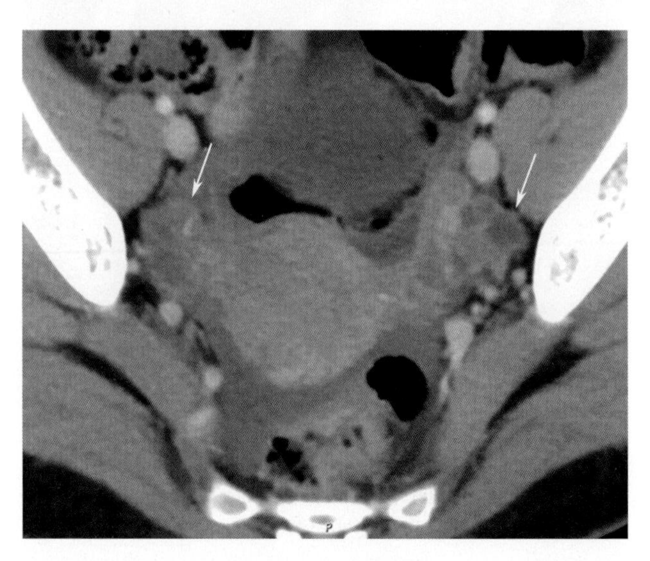

图 8-2-6 盆腔增强 CT

女，28 岁。子宫两侧可以辨识出双侧正常形态卵巢（箭头），内部隐约可见低密度卵泡结构。

3. **MRI 表现** MRI 软组织分辨力高的优势使其对卵巢显示有极高价值，尤其在超声或 CT 未能显示或模棱两可时，MRI 是有助解决问题的选择。生育期正常卵巢很容易在 MRI 上显示，为卵圆形结构，边缘环绕多个 T_2 高信号的圆形卵泡、薄壁不强化，黄体囊肿表现为均匀厚壁强化；中间髓质为 T_2 中等信号，通常低强化。绝经后卵巢显示为均匀 T_2 信号减低，体积缩小，卵泡结构减少。

因卵巢位置移动度大，可能高达髂总血管水平，MRI 检查要保证足够的扫描范围，在所有可能的位置寻找卵巢。

卵巢起源病变最易导致正常卵巢形态消失，有时包埋卵巢，有时膨胀性生长致使残余正常卵巢结构被偏挤于紧贴肿物边缘。而卵巢外病变无卵巢侵犯时，大概率能在 MRI 图像上找到正常卵巢，或被推挤、但之间可以存在脂肪间隙。若出现卵巢结构无法辨识，或病变与卵巢之间脂肪间隙消失等情况，则需要联合多种征象仔细判断是否可能为卵巢起源。

【分析思路】

盆腔肿物定位有时非常困难，尤其当解剖学标志消失或者扭曲时。寻找卵巢是女性盆腔病变定位的重要步骤，用以区分卵巢与非卵巢起源病变。若能找到病变同侧正常形态卵巢，通常认为病变为非卵巢起源。

在辨识卵巢与病变关系的过程中，可能会出现如下几种情况。

1．形态完整正常的卵巢存在，可以认为病变为非卵巢起源。但卵巢游离度高，在盆腔肿物较大或者游离度较好时，有时难以判断影像显示的卵巢是病变同侧卵巢还是对侧卵巢。所以寻找双侧卵巢非常必要。

2．卵巢结构存在，但形态有异，且与肿物为相邻或包埋关系。若卵巢被有边界的肿物包埋，可以认为是卵巢起源病变，通常此种情况见于卵巢皮质起源的、恶性度不高的肿瘤（图 8-2-7）。若肿物与卵巢为相邻关系，卵巢被推移、形态变长，则要观察肿物与卵巢之间是否有脂肪间隙存在，有脂肪间隙认为是非卵巢起源病变，压迫卵巢变形所致（图 8-2-8）；若无脂肪间隙，且两者之间交角为锐角（有时称为卵巢新月征或鸟嘴征），则认为是卵巢起源病变，常见于卵巢良性肿瘤（图 8-2-9）；两者之间接触交角为钝角时，通常认为非卵巢起源，但此判断要依赖于连续层面观察，所有接触面都应为钝角。

3．卵巢结构消失　同侧正常卵巢消失，是卵巢起源病变最常见表现。但由于存在卵巢过小未能辨识、位置偏差或不在 MRI 扫描野内等多种无法显示

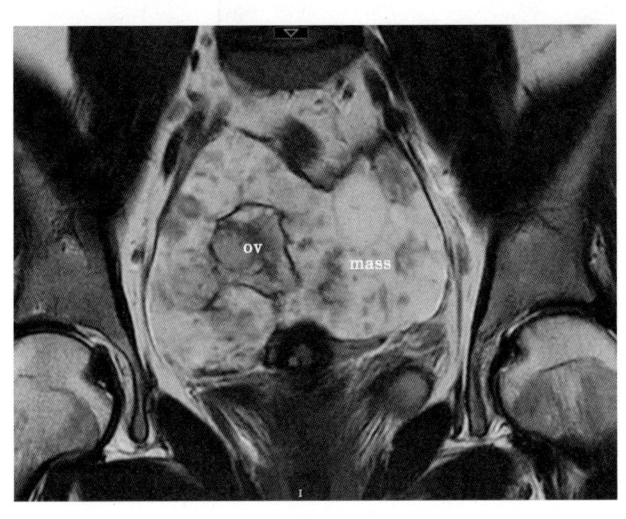

图 8-2-7　MRI 非脂肪抑制 T_2WI 图像冠状面

盆腔囊实性占位（mass），其中心为原有卵巢（ov），被包埋于肿瘤病变内部，形态失常。提示肿瘤起源于卵巢且恶性程度较低。手术病理：卵巢交界性浆液性肿瘤。

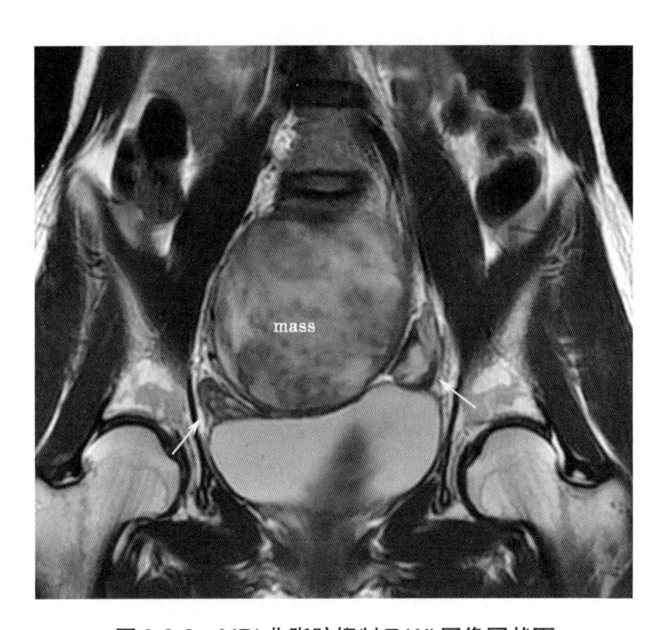

图 8-2-8　MRI 非脂肪抑制 T_2WI 图像冠状面

盆腔见囊实性占位（mass）。其左右两侧可以见到压迫变形的双侧卵巢存在（箭头），且卵巢与肿物之间可见脂肪间隙，提示肿物为非卵巢起源。

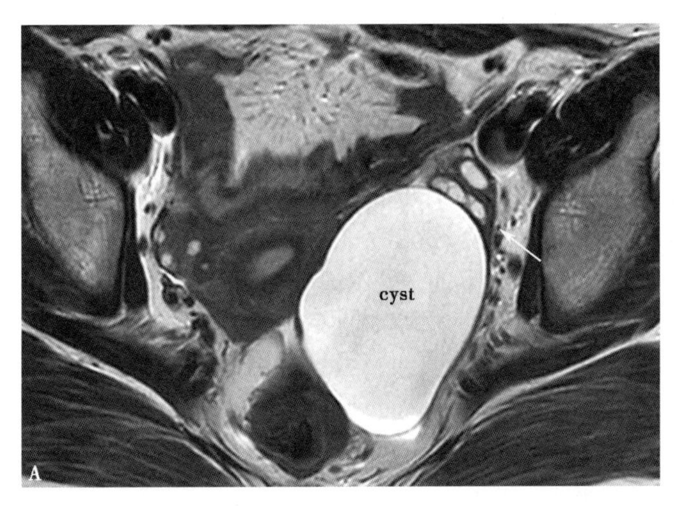

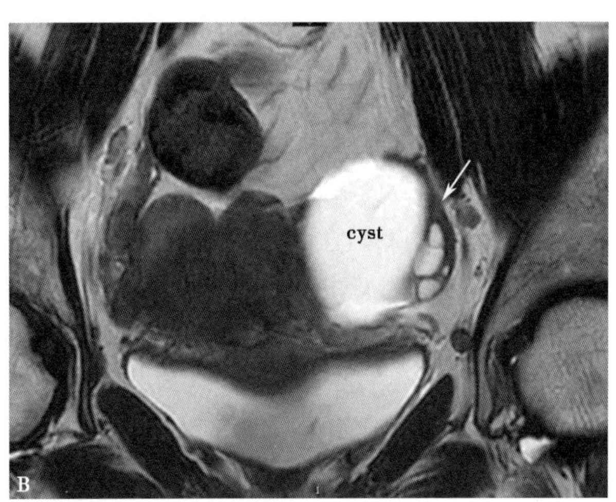

图 8-2-9　卵巢囊肿

MRI 非脂肪抑制 T_2WI 图像横断面（A）及冠状面（B），囊性病变（cyst）旁可见受压变形的卵巢，与病变之间无脂肪间隙存在，且边缘形成锐角与病变相贴，即“鸟嘴征”或称“卵巢新月征”。此表现提示病变起源于卵巢，且极大可能为良性。

正常卵巢的情况，需要结合其他相关征象进一步判断。也须核实是否有卵巢切除或异位安置的手术史，以免误判。找到正常卵巢是除外卵巢起源病变非常有价值的线索，但有些卵巢起源病变向卵巢外周生长，影像上仍然能看到正常卵巢，所以即使找到卵巢也不能完全排除卵巢起源病变，需要结合其他多种征象帮助鉴别。

三、供血/引流血管溯源

【征象概述】

肿瘤病变的血供来源是定位病变起源的方法之一。卵巢起源病变其供血及引流血管通常为卵巢动静脉，寻找到生殖血管并明确其是否给病变供血，可以帮助判断病变是否卵巢起源。

【解剖及病理基础】

卵巢主要供血来自卵巢动脉、引流血管为卵巢静脉。

在胚胎发育过程中，卵巢有从腹腔下降至盆腔的过程，因此为卵巢供血的生殖血管形成从腹部下行至盆腔的特殊走行。卵巢动脉从腹主动脉/左肾动脉分支，沿腰大肌前方下行至骨盆腔，跨过输尿管与髂总动脉下段，经骨盆漏斗韧带向内横行，经卵巢系膜进入卵巢门。卵巢动脉在输卵管系膜内分出若干支供应输卵管，其末梢在子宫角附近与子宫动脉上行的卵巢支吻合，形成双重血供。左侧卵巢静脉回流入左肾静脉，右侧卵巢静脉回流入下腔静脉。卵巢动静脉伴行，卵巢动脉较细、静脉稍粗。

解剖学上，卵巢血管蒂内包含卵巢血管出入卵巢门的分支，以及与子宫血管交织的分支。当卵巢出现肿物时，一般会吸引同侧的卵巢动脉为其供血，卵巢静脉可能会增粗。而其他腹腔内肿瘤，如肠间质瘤、子宫浆膜下肌瘤，通常为肠系膜动脉分支、子宫动脉分支供血。

【征象描述】

1. **CT 表现** 增强 CT 可以根据不同扫描时相分辨和观察动静脉。CT 扫描范围大、层薄，从腹部到盆腔容易追踪血管走行，CT 任意平面重建图像以及最大密度投影等后处理方式有利于血管良好显示。

由于卵巢静脉血管更容易辨认，一般从上腹部肾脏开始，在增强 CT 连续断面上追随卵巢静脉向足侧走行进入盆腔，然后进入卵巢悬韧带，追踪悬韧带向内侧走行找到卵巢。若能够发现管径正常或增粗的卵巢动静脉直接出入肿瘤，形成“血管蒂”，则提示该病变很可能为卵巢起源。若找到其他血管分支为肿瘤供血，则提示非卵巢起源可能大。

2. **MRI 表现** 虽然 MRI 软组织分辨力高、对显示卵巢及卵巢病变有优势，但对卵巢供血血管的观察不如 CT。MRI 受扫描范围、扫描增厚及扫描速度所限，图像质量经常受腹部运动伪影等干扰，对血管的追踪和观察很困难。MRI 对肿瘤血供的判断方法和 CT 相同（图 8-2-10）。

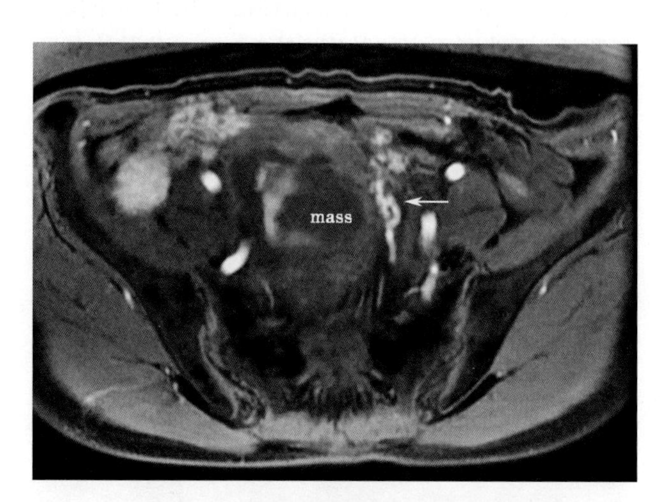

图 8-2-10 MRI 脂肪抑制 T_1 增强横断面
盆腔肿物（mass）左侧缘可见迂曲血管为其供血，追踪血管起源为卵巢动静脉，提示肿瘤为卵巢起源。

【分析思路】

在对盆腔病变定位过程中，如果未找到病变同侧正常卵巢，就应追溯生殖血管。一方面，寻找生殖血管有利于锁定卵巢位置；另一方面，通过生殖血管是否为病变供血帮助判断其是否起源于卵巢。

寻找到“卵巢血管蒂”是盆腔病变定位的方法之一。虽然卵巢血供为卵巢动脉与子宫动脉交织的双重供血，但卵巢起源病变最常见的仍是生殖血管供血，尤其发现供血血管增粗更有价值。既往研究报道卵巢血管蒂见于 90% 以上的卵巢肿瘤及一小部分子宫浆膜下肌瘤。

卵巢肿瘤过大或侵犯周围结构时，可能吸引卵巢血管之外的其他供血分支，如髂内动脉的其他分支、肠系膜血管分支等，造成鉴别困难。另外，采用卵巢血管蒂存在与否进行判断时，其阴性预测值尚不高，即未找到卵巢血管供血也不能完全除外卵巢起源。

定位盆腔病变是否卵巢起源的流程图（图 8-2-11）。

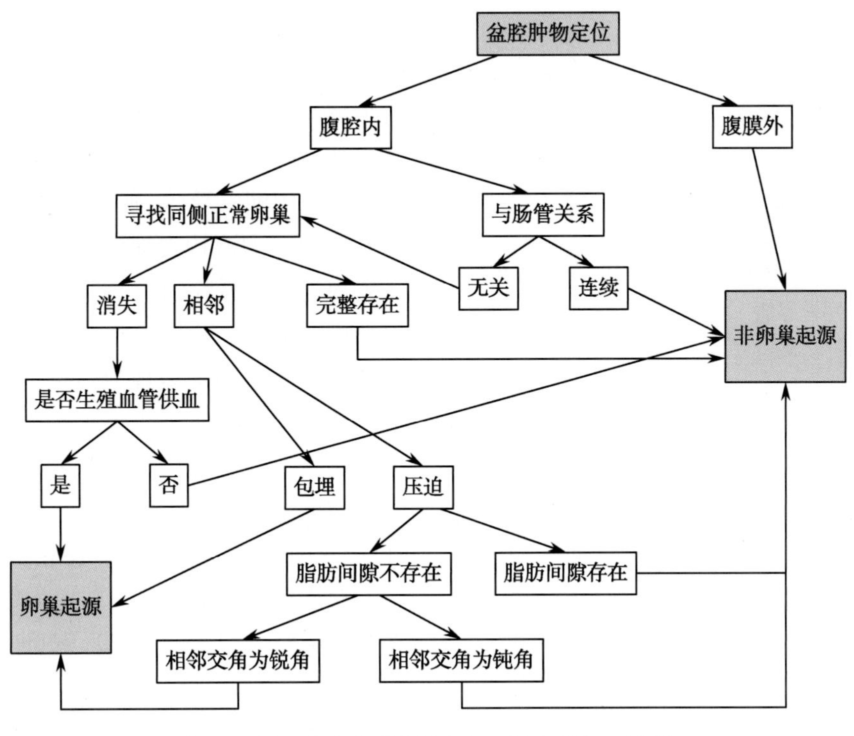

图 8-2-11 盆腔病变定位是否卵巢起源的流程图

（曹 崑）

第三节 卵巢含囊病变的鉴别诊断

一、囊性病变

卵巢囊性病变（ovarian cystic lesion，OCL）是指卵巢病变表现为充满液体的囊肿样形态或囊性肿块，除囊壁外不含实性组织，不包括卵巢的生理性囊肿。根据形态可进一步分为单房囊性病变、多房囊性病变和多囊性病变。

（一）单房囊性病变

【定义】

卵巢单房囊性病变表现为充满液体的囊肿或囊性肿块，囊内无分隔。

【病理基础】

卵巢的多种病变可表现为单房囊肿或单房囊性肿块，包括肿瘤性和非肿瘤性病变。肿瘤性病变以卵巢浆液性囊腺瘤、少数黏液性囊腺瘤和囊性畸胎瘤较常见；非肿瘤性病变包括卵巢功能性囊肿、子宫内膜异位囊肿、卵巢冠囊肿等。

【征象描述】

单房囊性病变表现为边界清楚的圆形或卵圆形薄壁囊肿或囊性肿块，大小不定，多数大于 3cm，囊内无分隔，囊壁光滑，边界清楚。增强扫描囊壁可强化，也可不强化。囊内液体可以是单纯性液体，也可以是非单纯性液体。

1. **CT 表现** 单纯性液体在 CT 上为低密度，与脑脊液或尿液密度相近，密度均匀。非单纯性液体通常为含血液成分、蛋白质成分或脂质成分的液体。含血液成分或蛋白质成分液体的囊肿或囊性肿块，其囊液密度比单纯性液体密度更高，并且囊液密度增高的程度与所含成分及黏稠度相关，可表现为软组织密度或更高密度，多数密度均匀，有时可见液-液平面。含脂质成分的囊性病变在 CT 上密度很低，CT 值为负值。

2. **MRI 表现** MRI 所有序列上，单纯性液体与脑脊液或尿液信号相似，即 T_1WI 为低信号、T_2WI 为高信号、DWI 为低信号，信号均匀，囊壁多为中等信号。出血性囊肿内的信号强度随出血时间不同而变化。亚急性晚期出血 T_2WI 呈高信号，T_1WI 也呈高信号。子宫内膜异位囊肿 T_1WI 呈均匀高信号，T_2WI 呈低信号或不均匀等-低信号，也称为阴影征（T_2-shading sign）。蛋白质性液体，包括黏蛋白、脓液和胶状液体，其信号强度多变，T_2WI 表现为不同程度的高至低信号，T_1WI 表现为不同程度的低至高信号。含脂质液体 T_2WI 和 T_1WI 均为高信号，在脂肪抑制序列上信号强度明显下降。

【相关疾病】

卵巢多种疾病可以表现为单房囊肿或单房囊性肿块，包括卵巢功能性囊肿、肿瘤性疾病和感染性疾病等，详见表 8-3-1。

表 8-3-1 卵巢单房囊性病变相关疾病

功能性囊肿	肿瘤性疾病	炎症性疾病及其他
卵泡囊肿	浆液性囊腺瘤	腹膜包涵囊肿
黄体囊肿	黏液性囊腺瘤	卵巢冠囊肿
出血性囊肿	成熟性囊性畸胎瘤	子宫内膜异位囊肿

【分析思路】

卵巢单房囊性病变的诊断需考虑年龄、月经周期、是否绝经、伴随症状等因素，结合影像特点进行分析和鉴别。此外还应熟知卵巢的生理性变化，不应将生理性改变误诊为病变。

育龄期女性的卵巢内可见多个卵泡和黄体形成的生理性囊肿。正常情况下，每个月经周期都会有一个卵泡增大形成优势卵泡，在月经中期排卵后形成黄体。卵泡壁薄而光滑，黄体壁较厚且富血供。若该月经周期未受孕，则黄体退缩形成白体。在 CT 或 MRI 上，卵泡均表现为大小不一的薄壁囊肿，黄体表现为厚壁囊肿，直径一般均≤3cm。增强扫描卵泡壁中等强化，而黄体壁明显强化，且壁可皱缩致囊腔变小甚至消失表现为强化结节，均为生理性改变。结合年龄及月经周期进行分析判断，不应误认为是病变。在绝经后妇女，正常卵巢可含有非常小的残留卵泡，或排卵后上皮内陷形成的继发性囊肿（包涵囊肿），直径一般小于 1cm。

卵泡囊肿、黄体囊肿和出血性囊肿（图 8-3-1）常见于绝经前妇女，常单发，囊肿直径一般＞3cm 且

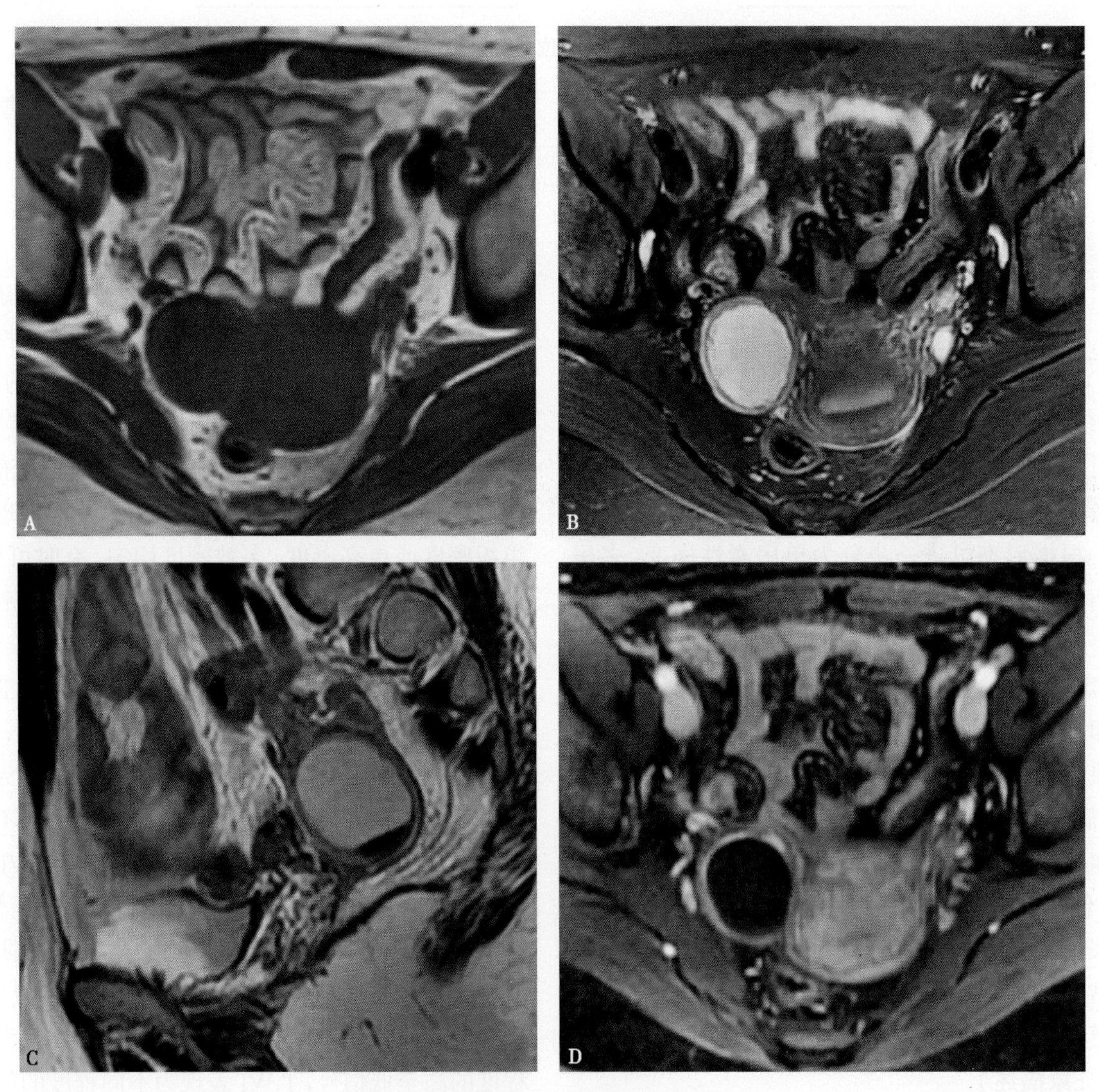

图 8-3-1 右侧卵巢功能性囊肿（含出血）

患者女性，35 岁，腹痛就诊，超声发现右附件囊肿。

（A）T_1 加权横断面像；（B）T_2 加权压脂横断面像；（C）T_2 加权矢状位像；（D）T_1 增强横断面像。MRI 示右侧卵巢内类圆形囊性信号，T_1WI 低信号 T_2WI 高信号为主，并少许等 T_1 短 T_2 信号，长径约 4.3cm，增强扫描囊壁强化。

≤5cm，大多数无症状，能自行消失，无须随访和治疗。若直径＞5cm，短期随访（6～12周）往往显示囊肿缩小或消失，少数持续存在，需与肿瘤引起的囊性肿块鉴别。出血性囊肿为功能性囊肿伴出血，因囊液黏稠度低，T_2WI信号较高，T_2阴影征不典型。少数情况下，功能性囊肿破裂出血（常见黄体囊肿破裂）可引起急性盆腔疼痛和盆腔积血，影像表现结合患者年龄、月经史和临床表现有助于准确诊断。

子宫内膜异位囊肿（图8-3-2）80%见于绝经前（20～40岁）女性，可有痛经、性交痛、不孕等临床症状和体征，也可能症状不明显。约50%累及双侧卵巢，可单发或多发，表现为圆形、椭圆形、葫芦形或不规则形囊肿或囊性肿块，大小不等，囊壁可薄而光滑，也可较厚，外缘与周围组织形成纤维粘连、牵拉，局部可出现轻度扭曲或变形。因反复出血，通常T_1WI为高信号、T_2WI为低信号（T_2阴影征），还可见T_2黑点征，即囊肿内散在小结节状T_2WI明显低信号灶。囊壁可较厚，可伴发盆腔子宫内膜异位症引起的纤维条索、斑块、粘连，以及输卵管积液积血等。

肿瘤性病变导致的单房囊性病变以浆液性囊腺瘤（图8-3-3）最常见。手术中发现的绝经后女性单纯性附件囊肿中84%为浆液性囊腺瘤，是卵巢常见的良性上皮性肿瘤，占卵巢良性肿瘤的25%，任何年龄均可发生，大多数发生在生育年龄。多数患者无症状，常为体检时偶然发现，若肿瘤较大时可出现腹胀或压迫症状。典型表现为附件区持续存在的囊性肿块，约90%为单房囊性肿块，双房及多房少见。多数为单侧性，12%～20%累及双侧卵巢。肿块大小不等，平均直径10cm，内含单纯性液体，囊壁菲薄光滑，增强扫描囊壁可见轻度强化，约10%的病例囊壁可见点状或条状钙化。体积较小的浆液性囊腺瘤与功能性卵巢囊肿无法区分，短期随访（6～12周）囊肿持续存在或逐渐增大有助于诊断。

卵巢成熟性囊性畸胎瘤（图8-3-4）是最常见的卵巢生殖细胞来源的良性肿瘤，可发生于任何年龄，约占成人所有卵巢肿瘤的20%，占儿童卵巢肿瘤的50%。影像特点是囊性肿块内含脂肪成分，通常表现为单房囊性肿块内含毛发和脂肪成分，也可表现为多房囊性肿块。肿块内还可见牙齿或钙化，以及

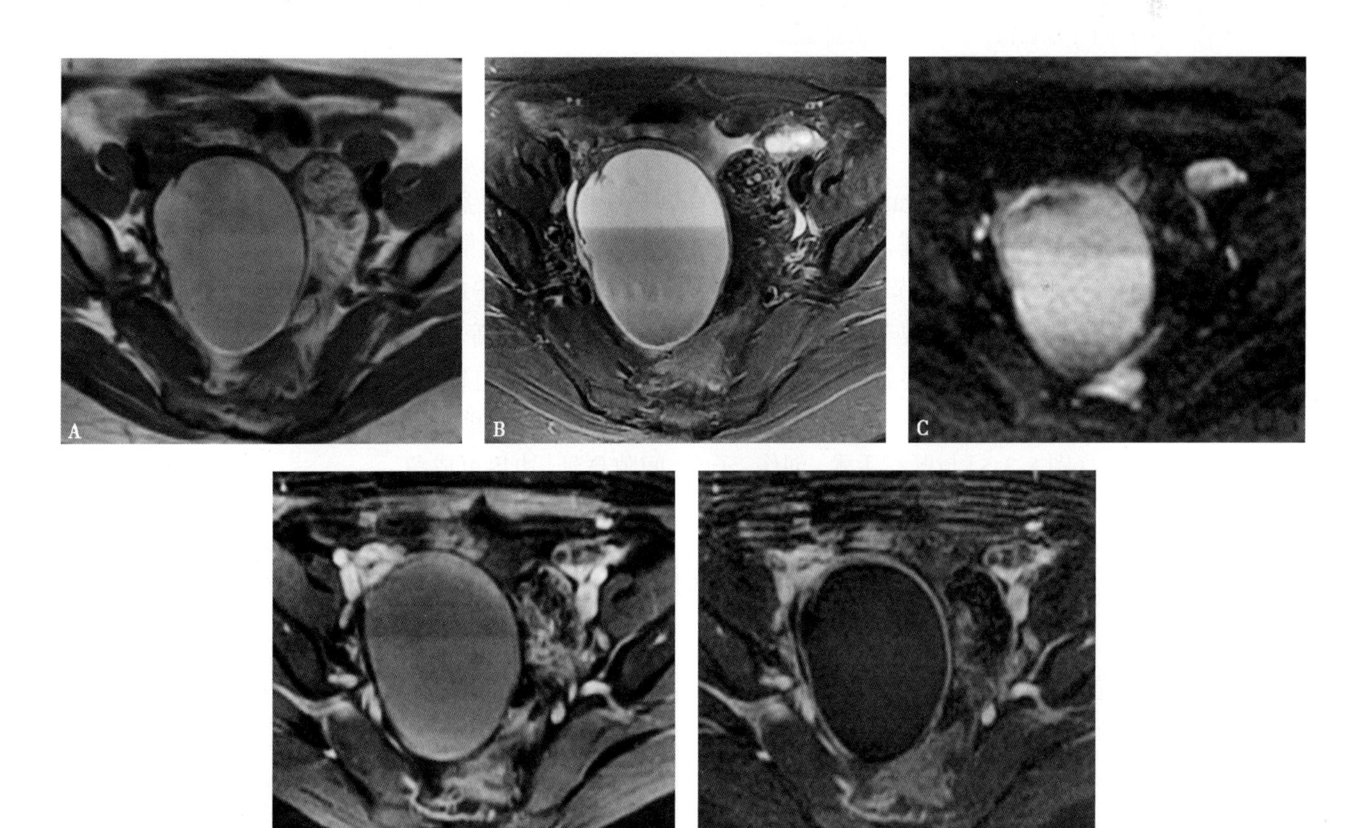

图8-3-2 右侧卵巢子宫内膜异位囊肿

患者女性，35岁，体检发现盆腔肿物5月余，伴痛经进行性加重、经量增多及经期延长，CA125轻度升高。（A）T_1加权横断面像；（B）T_2加权压脂横断面像；（C）DWI横断面像；（D）T_1增强横断面像；（E）T_1增强减影像。MRI示右侧附件区囊性肿块，囊内少许分隔，厚薄欠均匀，短T_1稍长及长T_2混杂信号，可见液-液平面，后部少许低信号区，DWI信号不高，未见明显附壁结节，增强扫描囊内无强化。

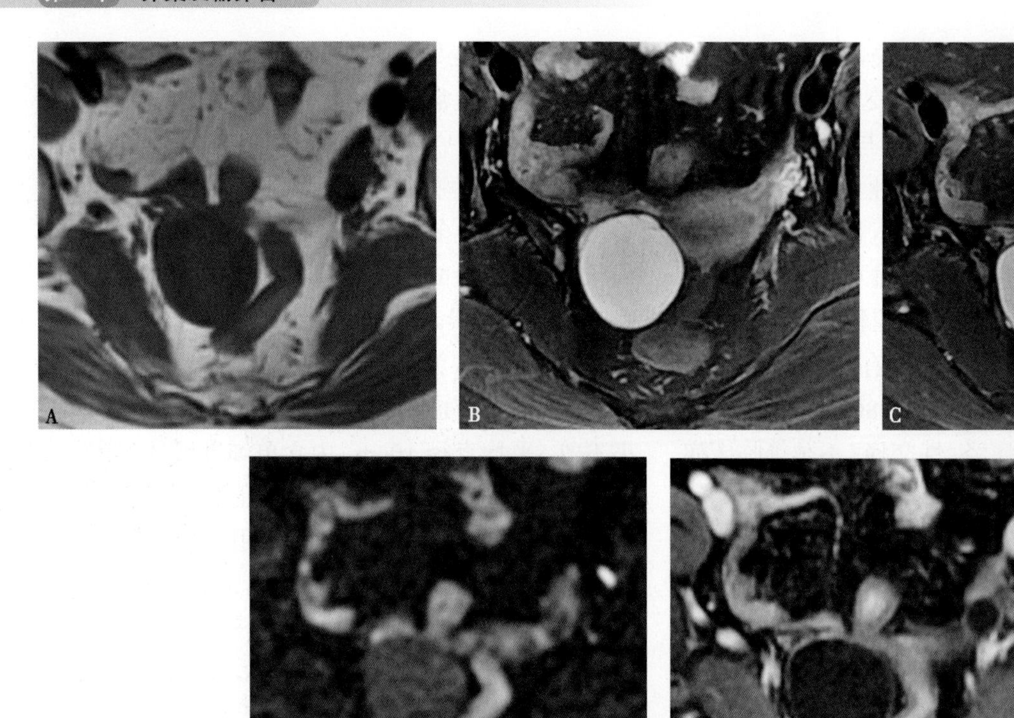

图 8-3-3 双侧卵巢浆液性囊腺瘤

患者女性，56 岁，绝经 10 余年，发现右侧卵巢囊性肿物 4 年。(A) T_1 加权横断面像；(B) T_2 加权抑脂横断面像；(C) T_2 加权抑脂横断面像；(D) DWI 横断面像；(E) T_1 增强横断面像。

MRI 示右侧附件区囊性肿块，呈长 T_1 长 T_2 信号，DWI 低信号，囊壁较光滑，壁薄轻度强化，囊内未见强化。左侧附件区见相似信号囊性病变。

液 - 脂界面上漂浮的毛发团。Rokitansky 结节，即头节，为畸胎瘤另一个较特异的特征，表现为自囊壁向腔内突出的 1 个或多个结节，结节内可包含牙齿、钙化、脂肪或软组织成分，以及源于结节的毛发。若头节增大、实性成分增多并明显强化时，需警惕恶变。

腹膜包涵囊肿（图 8-3-5）与既往手术、创伤、子宫内膜异位症、盆腔炎性疾病史有关，几乎均见于育龄期女性，卵巢功能正常。因盆腔粘连限制腹水吸收而形成单房或多房囊性肿块，范围从几毫米到 20 厘米以上不等。卵巢位于囊腔中央或偏一侧，被增厚的粘连带包裹，呈“网内蜘蛛”表现。由于腹膜粘连、牵拉，卵巢轮廓可能扭曲变形。囊壁沿腹腔间隙蔓延，边界可成角。

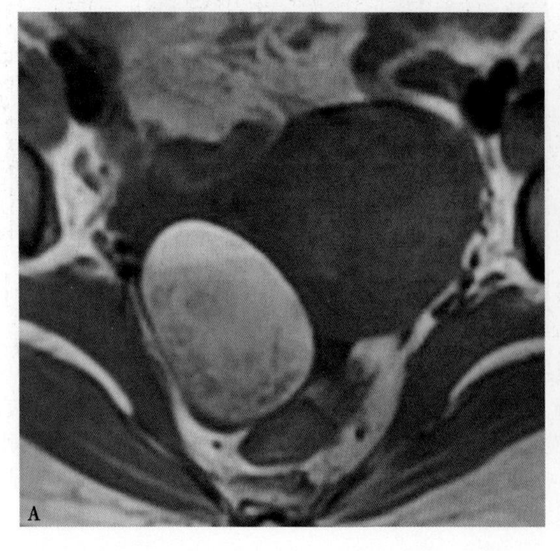

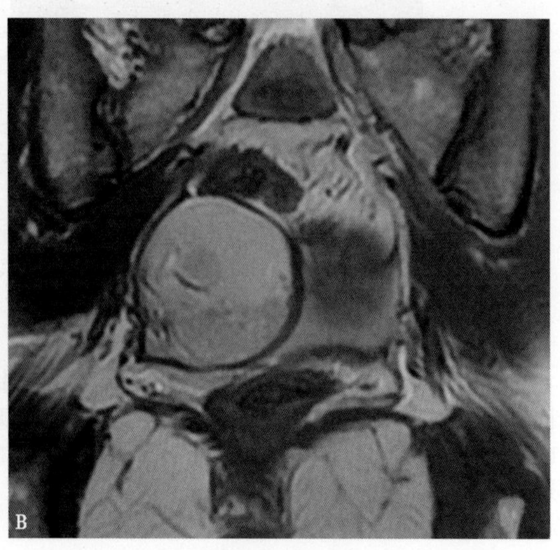

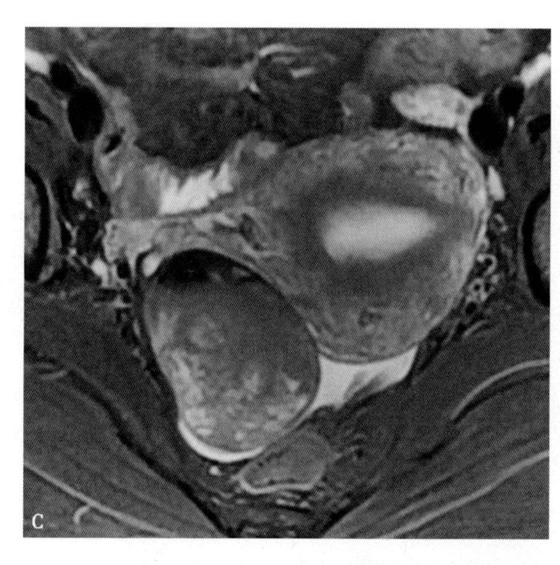

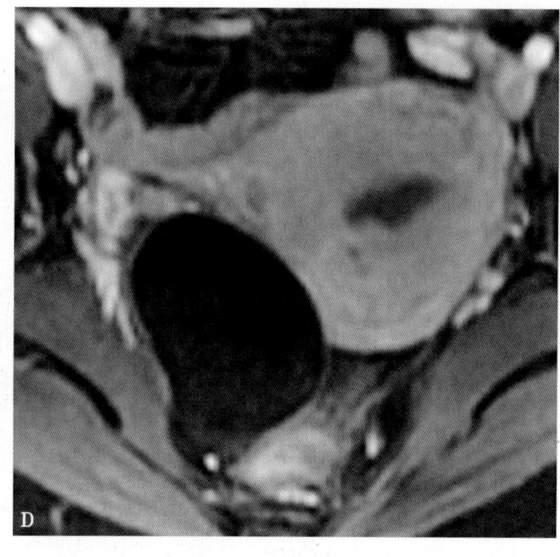

图 8-3-4 右侧卵巢成熟性单房囊性畸胎瘤

患者女性，40 岁，体检发现右附件病变，无症状。(A) T_1 加权横断面像；(B) T_2 加权冠状位像；(C) T_2 加权抑脂横轴位像；(D) T_1 增强横断面像。MRI 示盆腔单房囊样肿块，边界清晰，形态规则，囊内大部分呈短 T_1 长 T_2 信号，脂肪抑制序列信号减低，增强扫描囊内无强化，囊壁较薄、强化。

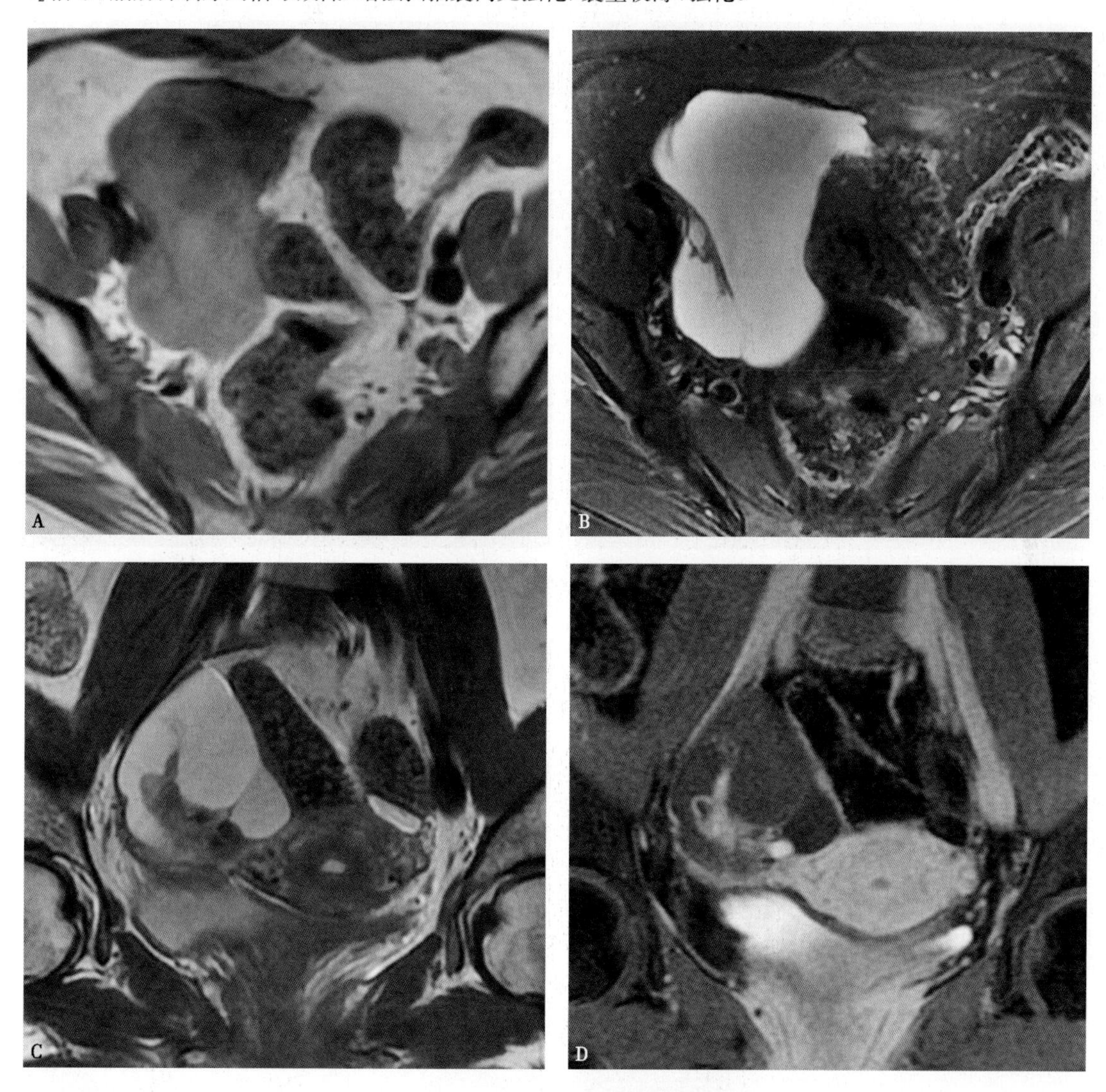

图 8-3-5 右侧附件区腹膜包涵囊肿

患者女性，49 岁，因左卵巢子宫内膜异位囊肿及左输卵管系膜囊肿行腹腔镜术后 1 年，复查超声提示右附件区片状无回声。(A) T_1 加权横断面像；(B) T_2 加权抑脂横断面像；(C) T_2 加权冠状位像；(D) T_1 增强冠状位像。MRI 示右侧附件区囊性团块，形态不规则，内见分隔，沿盆腔间隙分布，部分包裹右侧附件，呈“网内蜘蛛”表现，囊液呈稍短 T_1 长 T_2 信号，增强扫描分隔或壁可见强化。

附件区的单房囊性病变还应与其他囊性病变鉴别。如卵巢冠囊肿（图 8-3-6），又称输卵管旁囊肿、输卵管系膜囊肿、伞端囊肿，占附件肿块的 10%～20%，通常无症状，为偶然发现，若发生扭转可致急腹症。影像表现为单房囊性肿块，囊壁薄而光滑，充满均匀的单纯性液体，大小不一，平均 8cm，特点是与卵巢分开，卵巢保持正常形态。

【疾病鉴别】

单房囊性病变是卵巢病变常见的一种影像表现，见于多种疾病，需要联合其他影像学特征和临床信息进行诊断和鉴别诊断。

1．基于临床信息和影像表现的鉴别诊断流程图（见图 8-3-7）。

2．卵巢单房囊肿或囊性肿块的鉴别诊断要点见表 8-3-2。

（二）多房囊性病变

【定义】

卵巢多房囊性病变表现为充满液体的囊肿样形态或囊性肿块，除囊壁外不含实性组织，病变内包含一个或多个完整的分隔，将囊性病变内部分成多个囊腔。

【病理基础】

卵巢的多种病变可表现为多房囊肿或多房囊性肿块，包括肿瘤性和非肿瘤性病变。肿瘤性病变以黏液性或浆黏液性囊腺瘤最常见，还包括浆液性囊腺瘤、囊性畸胎瘤；非肿瘤性病变包括子宫内膜异位囊肿、卵巢脓肿、腹膜包涵囊肿等。

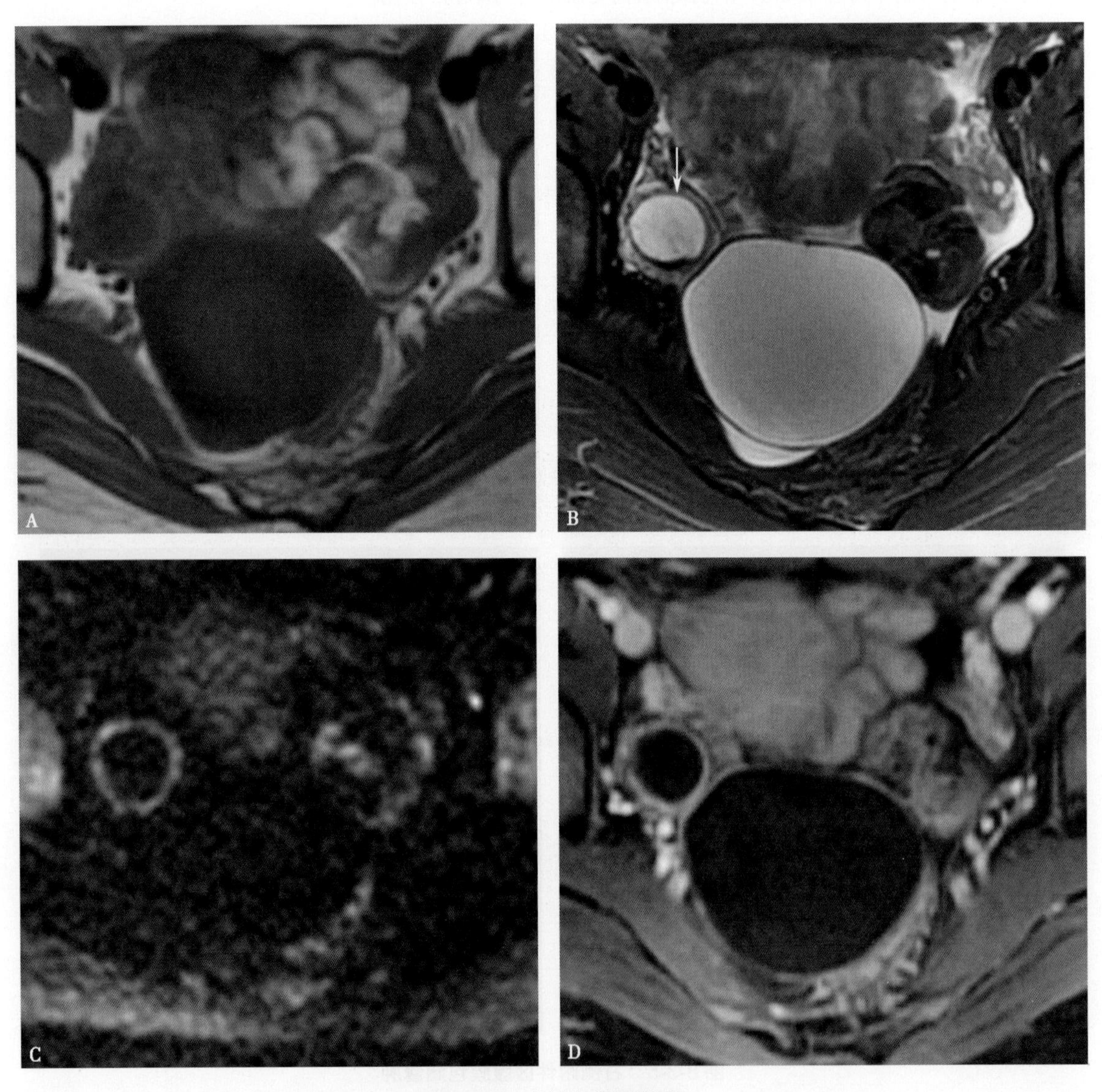

图 8-3-6 右侧卵巢冠囊肿

患者女性，26 岁，发现盆腔包块 3 年，间断经间期出血 1 年余。（A）T_1 加权横断面像；（B）T_2 加权抑脂横断面像；（C）DWI 横断面像；（D）T_1 增强横断面像。MRI 示右侧卵巢后方紧贴卵巢后缘的类圆形单房囊性肿块，囊壁光滑较薄，未见实性成分，DWI 像信号不高，增强后无强化，病变与右侧卵巢分界清晰，右卵巢形态完整。

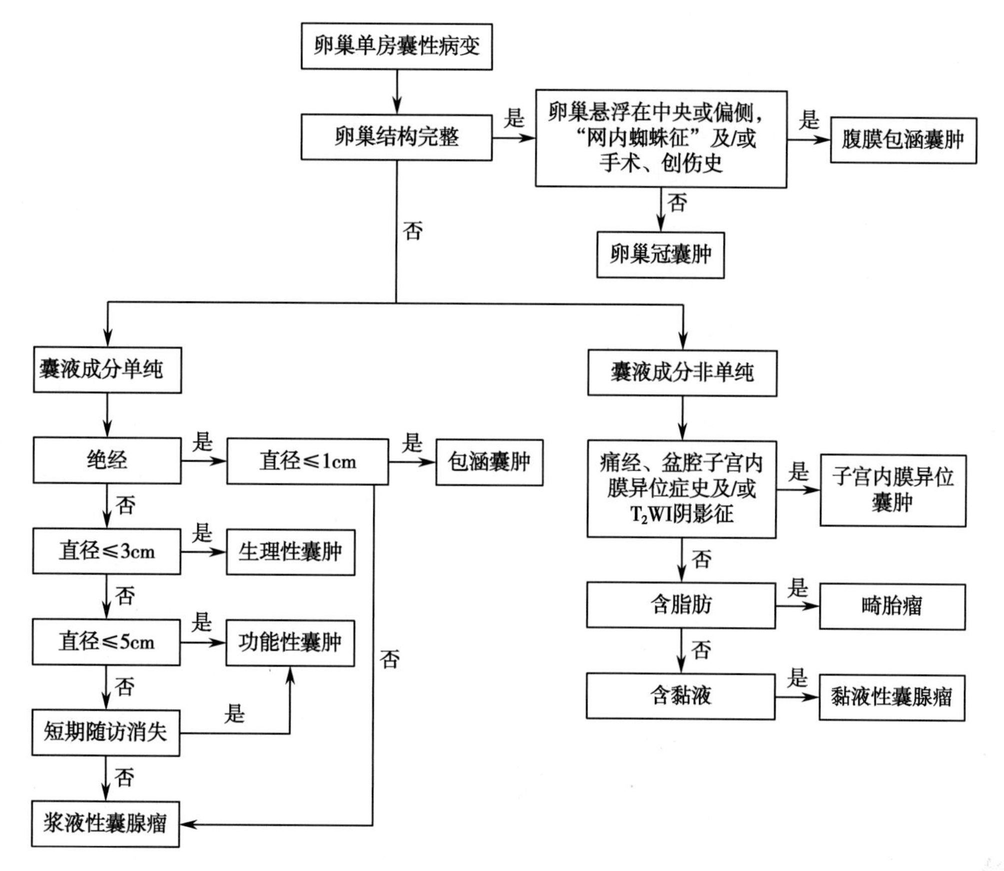

图 8-3-7 卵巢单房囊性病变基于临床信息和影像表现的鉴别诊断流程图

表 8-3-2 卵巢单房囊肿或囊性肿块的鉴别诊断要点

种类	典型影像特征	鉴别要点	主要伴随征象
生理性囊肿	单发，直径≤3cm	卵泡壁薄光滑，黄体壁厚，可皱缩，明显强化	排卵后盆腔可见少量积液
功能性囊肿	单发 多数直径>3cm且≤5cm	生理性囊肿发育停滞或未破裂而持续增大，可自行消失	可伴出血，黄体囊肿伴出血更为常见
子宫内膜异位囊肿	T_1WI高信号，T_2WI低信号（T_2阴影征）	囊壁往往较厚，呈短T_2信号，囊肿可多发	盆腔子宫内膜异位所致斑块、纤维条索、粘连、输卵管积血等
浆液性囊腺瘤	多为单房囊性肿块，含单纯性液体，囊壁薄而光滑，增强扫描轻度强化	体积多较大，随访持续存在或逐渐增大	少数表现为双房或多房囊性肿块；约10%囊壁点状或条状钙化
成熟性囊性畸胎瘤	囊性肿块内含脂质成分，脂肪抑制序列信号降低	囊内可含牙齿、钙化、毛发等，或见头节	15%发生于双侧卵巢
腹膜包涵囊肿	单房或多房囊性肿块，囊壁沿腹腔间隙分布	卵巢“悬浮”在中央或偏心位置，“网内蜘蛛”征	盆腔包裹性积液、粘连带
卵巢冠囊肿	附件区单房囊肿，含单纯性液体，囊壁菲薄	囊肿旁见完整卵巢形态	与卵巢隔开

【征象描述】

多房囊性病变通常表现为边界清楚的囊肿或囊性肿块，大小不定，绝大多数大于3cm，部分体积很大。囊内见一个或多个分隔，不均匀分布，将囊腔分隔成多个大小形态不一的子囊腔，还可见大囊内套小囊、分房内再分房、局部密集分布细小分隔及小囊腔的征象。囊壁及分隔薄而光滑，增强扫描通常不强化，也可强化。囊液可为单纯性液体，但多数为非单纯性液体，且因囊液成分及黏稠度的不同，其CT密度和MRI信号表现不一。

【相关疾病】

卵巢多种疾病可以表现为多房囊肿或多房囊性肿块，包括黏液性囊腺瘤、浆液性囊腺瘤、囊性畸胎瘤、子宫内膜异位囊肿、卵巢脓肿、腹膜包涵囊肿等，详见表 8-3-3。

表 8-3-3 卵巢多房囊肿 / 多房囊性肿块相关疾病

肿瘤性疾病	非肿瘤性疾病
黏液性囊腺瘤	子宫内膜异位囊肿
浆黏液性囊腺瘤	卵巢脓肿
浆液性囊腺瘤	腹膜包涵囊肿
囊性畸胎瘤	

【分析思路】

卵巢多房囊性病变的诊断需考虑年龄、月经及生育史、手术史、伴随症状等因素，结合影像特点进行分析和鉴别。

卵巢黏液性囊腺瘤（图 8-3-8）为常见的卵巢上皮性肿瘤之一，占全部卵巢良性肿瘤的 20%～25%，发病率仅次于浆液性囊腺瘤。青少年至老年均可发病，多数累及单侧卵巢，少数为双侧。肿瘤体积通常较大，切面见多个大小形态不一的囊腔，大囊内套小囊、局部密集细小分隔及分房为黏液性囊腺瘤的典型征象，囊腔充满富含黏蛋白和糖蛋白的黏稠或胶冻样液体，也有充盈较稀薄的液体，囊壁和分隔较光滑。CT 上囊壁和分隔多为中等密度，可见钙化，囊液密度多高于尿液，不同分房间囊液密度不一，呈现出“彩色玻璃征”。MRI T_1WI 上囊液通常呈低信号，子囊腔因含内容物不同可使信号升高，T_2WI 上因内容物不同而信号不同，多呈中等或高信号。增强扫描囊壁及分隔轻中度强化，往往无壁结节或乳头状突起，囊内无强化。如果肿瘤囊壁或分隔不规则增厚，出现更多且更小密集的囊腔、存在乳头状突起或实性组织提示为交界性或恶性肿瘤。

部分浆液性囊腺瘤也表现为双房或多房囊性肿块，其分房数量通常少于黏液性囊腺瘤，囊液多为单纯性液体信号，呈 T_1WI 低信号、T_2WI 高信号，少数 T_1WI 和 T_2WI 均为高信号，不同分房间囊液信号差异不大。

成熟性囊性畸胎瘤的典型表现为单房囊性肿块，也可表现为多房囊性肿块内含脂质液体、毛发

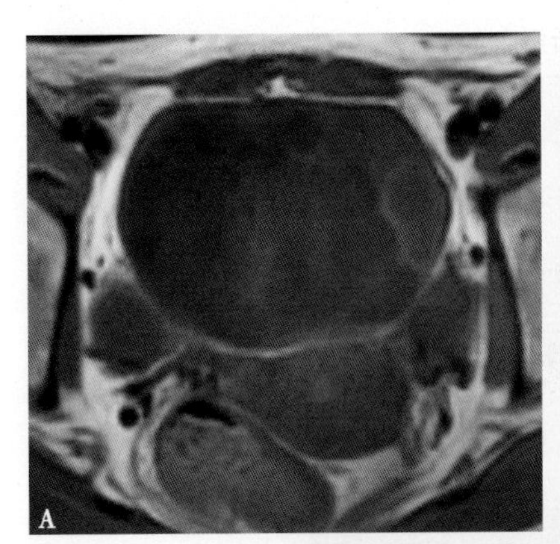

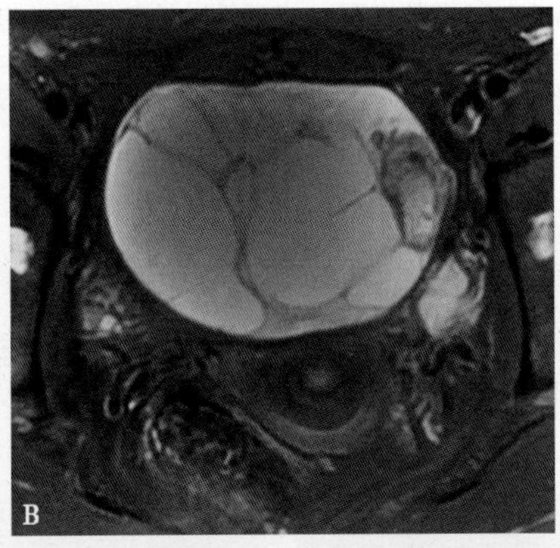

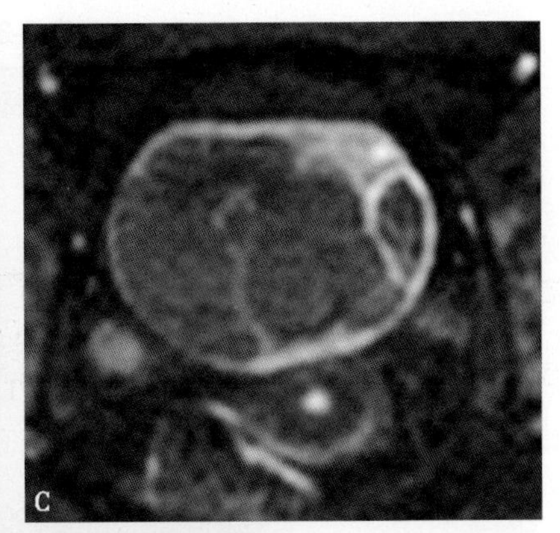

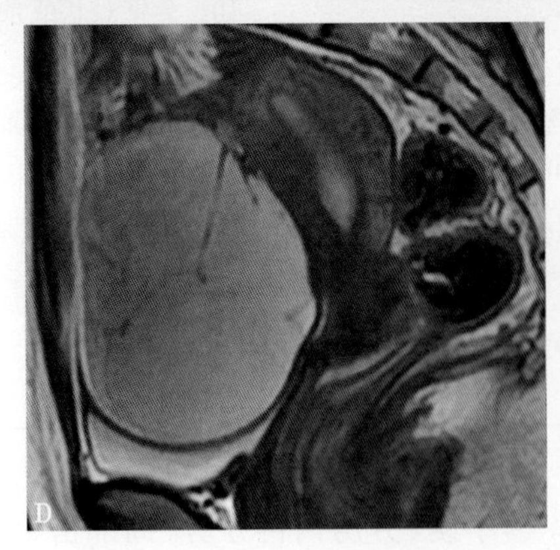

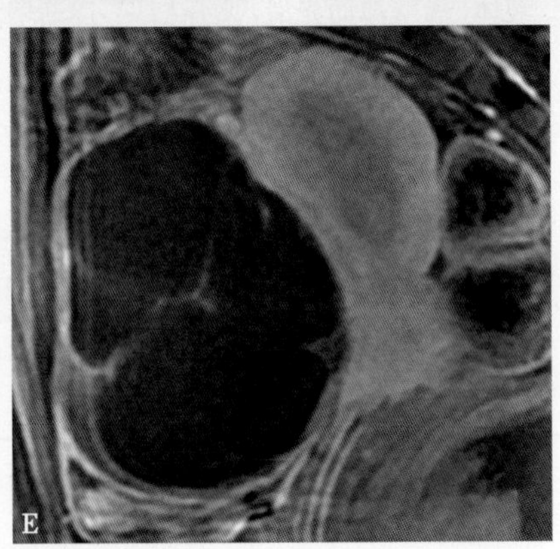

图 8-3-8 卵巢黏液性囊腺瘤

患者女性，28 岁，体检发现盆腔肿物 3 月余，肿瘤标志物未见异常。（A）T_1 加权横断面像；（B）T_2 加权抑脂横断面像；（C）DWI 横断面像；（D）T_2 加权矢状位像；（E）T_1 增强矢状位像。MRI 示左侧附件区多房囊性肿块，形态欠规则，边界清，内见多发较细分隔，肿块左半侧一囊腔壁略厚、略不规则，未见明显附壁结节（考虑可能为黄体）。囊腔内以长 T_1 长 T_2 信号为主，少许等或略短 T_1 信号，DWI 未见高信号，增强扫描囊壁及分隔强化，囊腔未见强化。

团、钙化及从囊壁突向腔内的头节，在 CT 和 MRI 上易于识别。

卵巢子宫内膜异位囊肿约 50% 累及双侧卵巢，可单发或多发，体积较大者囊内可见单个或多个分隔，囊壁可以薄而光滑，也可较厚，外缘与周围组织形成粘连、牵拉，局部可出现轻度扭曲或变形。囊液密度较高，CT 平扫有时不易与实性肿块区分，增强扫描囊壁及分隔中度甚至明显强化，有助于囊性肿块的诊断。MRI 上因反复出血及出血时相不同，信号表现多样，囊液通常在 T_1WI 上为高信号，在 T_2WI 上可为高、低或等信号，囊壁因含纤维组织常为低信号，囊壁及分隔常稍厚，增强扫描中等或明显强化。

卵巢脓肿（图 8-3-9）为盆腔炎进展导致卵巢正常结构破坏，炎性病变包绕输卵管和卵巢形成复杂囊性包块，囊内含脓液，多为细菌感染所致，年轻、多个性伴侣、社会经济地位低及宫内有节育器者为高发人群。患者可有发热、盆腔疼痛、阴道排液等

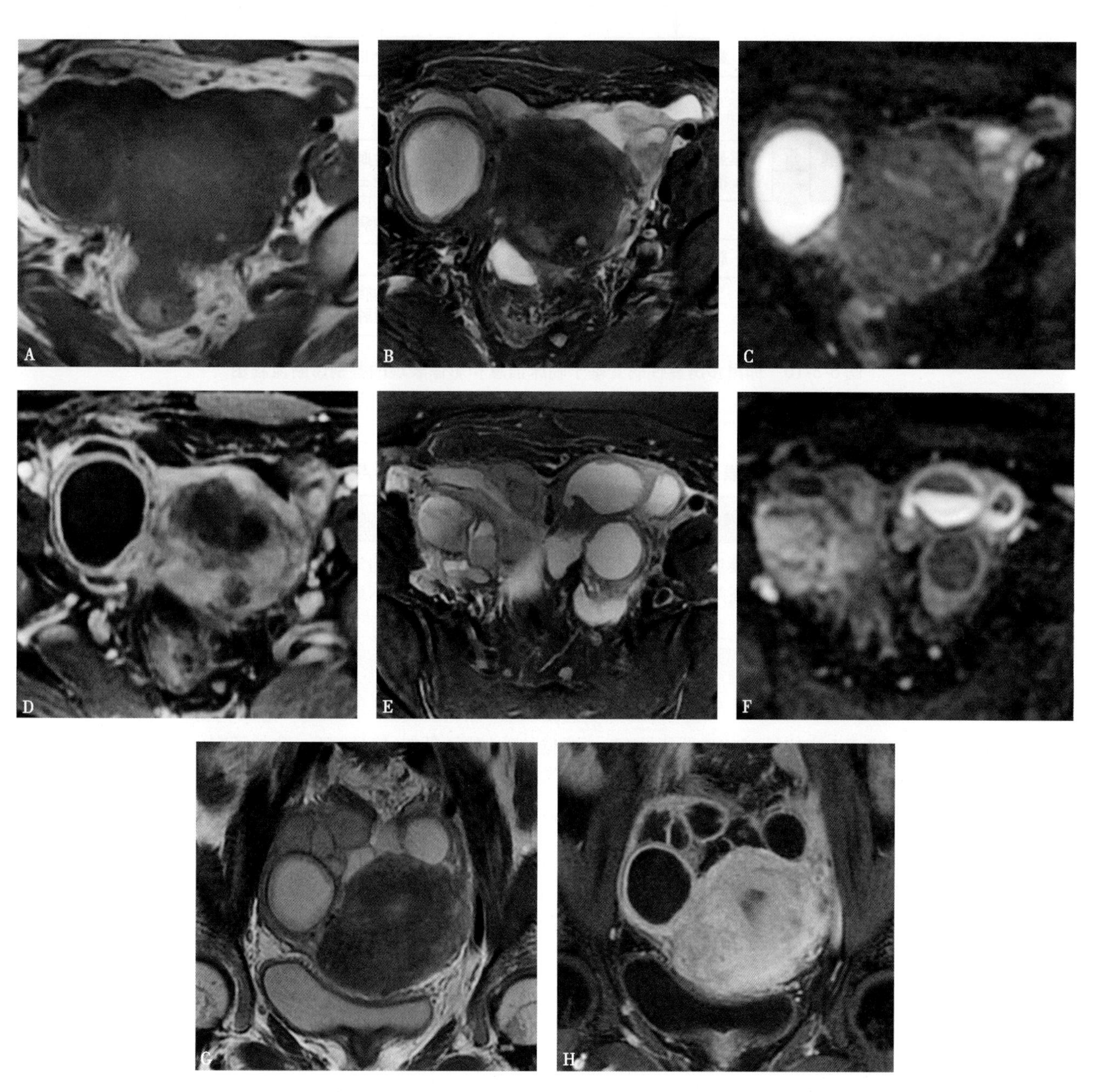

图 8-3-9　输卵管卵巢脓肿

患者女性，34 岁，月经规律，痛经进行性加重 1 年，间断下腹胀痛半年，抗炎治疗有效，超声示双附件囊性肿块逐渐增大，肿瘤标志物阴性。（A）T_1 加权横断面像；（B）T_2 加权抑脂横断面像；（C）DWI 横断面像；（D）T_1 增强横断面像；（E）T_2 加权抑脂横断面像；（F）DWI 横断面像；（G）T_2 加权冠状位像；（H）T_1 增强冠状位像。MRI 示双附件区均见囊状或迂曲管状结构，盘曲呈团块样改变，管腔内呈长 T_1 长 T_2 信号，DWI 像部分呈高信号，囊壁或管壁较厚、部分毛糙，增强扫描强化明显。右附件区另见较孤立厚壁囊性病变，与前述囊管状病变信号相似。病变周围炎性渗出表现。

症状。影像上表现为附件区复杂囊性肿块，囊壁厚，囊内有完全或不全分隔，可见液体 - 沉积物分层平面，偶见气体。增强扫描囊壁及分隔明显强化。附件病变周围脂肪内炎性渗出改变，相邻肠壁受波及也可出现水肿增厚，常见盆腔积液。

【疾病鉴别】

多房囊性病变是卵巢病变常见的一种影像表现，见于多种疾病，需要联合其他影像学特征和临床信息进行诊断和鉴别诊断。

1. 基于临床信息和影像表现的鉴别诊断流程图见图 8-3-10。

2. 卵巢多房囊肿或多房囊性肿块的鉴别诊断要点见表 8-3-4。

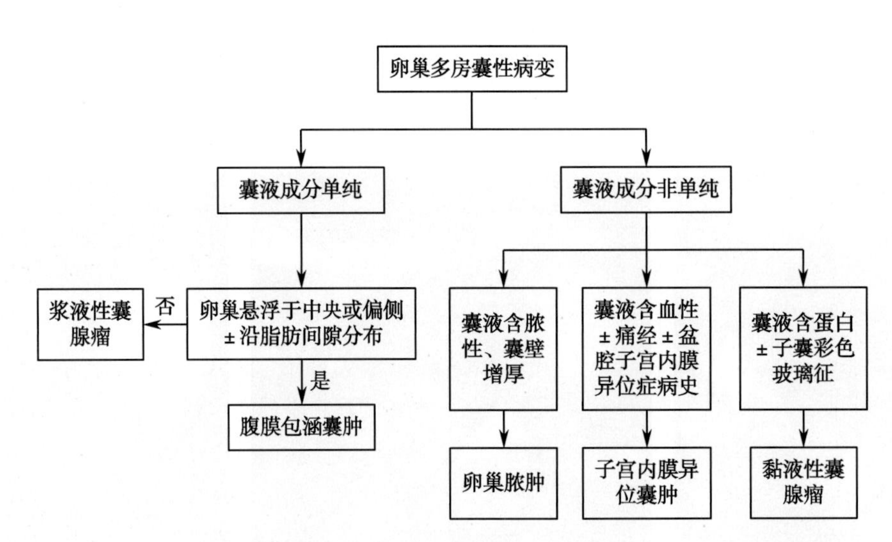

图 8-3-10 卵巢多房囊性病变基于临床信息和影像表现的鉴别诊断流程图

±：伴或不伴。

表 8-3-4 卵巢多房囊性肿块的鉴别诊断要点

疾病	典型影像特征	鉴别要点	主要伴随征象
黏液性囊腺瘤	T_2WI 因不同子囊腔的信号不同而呈“彩色玻璃征”样表现	体积较大，分隔分布不均匀，囊腔大小形态不一、信号不均，囊内子囊，可见成簇分布	分隔≥5mm、更多且更小的囊腔、存在乳头状突起或实性部分提示为交界性或恶性肿瘤
浆液性囊腺瘤	多为单发的单房囊性肿块，少数为多房囊性肿块，含单纯性液体	体积多较大，随访持续存在或逐渐增大	约 10% 囊壁点状或条状钙化
子宫内膜异位囊肿	T_1WI 高信号，T_2WI 低信号（T_2 阴影征）	囊壁往往较厚，低 T_2 信号，可多发	盆腔子宫内膜异位斑块、纤维条索、粘连、输卵管积血等
卵巢脓肿	附件区厚壁囊性肿块，多有分隔，DWI 像囊内呈高信号	囊壁及分隔较厚，明显强化	脓肿周围的盆腔脂肪渗出改变
腹膜包涵囊肿	单房或多房囊性肿块，囊壁沿腹腔间隙分布	卵巢“悬浮”在中央或偏心位置，“网内蜘蛛”征	盆腔包裹性积液、粘连带

（三）多囊性病变

【定义】

卵巢多囊性病变表现为多个囊肿聚集或散在分布于卵巢内。

【病理基础】

卵巢的多种病变可表现为多囊性改变，包括多囊卵巢综合征、卵巢黄素化囊肿、卵巢过度刺激综合征、子宫内膜异位囊肿、卵巢蒂扭转。

【征象描述】

多囊性病变影像表现为多个边界清楚的囊肿聚集，如卵巢黄素化囊肿、卵巢过度刺激综合征囊液多为单纯性液体，子宫内膜异位囊肿为含血液成分的液体。另外，多囊卵巢综合征及卵巢蒂扭转的多囊性表现为多发小卵泡分布于卵巢周边。

【相关疾病】

卵巢的多种病变可表现为多囊性改变，包括多囊卵巢综合征、卵巢黄素化囊肿、卵巢过度刺激综合征、子宫内膜异位囊肿、卵巢蒂扭转，详见表 8-3-5。

表 8-3-5 卵巢多囊性肿块相关疾病

多囊聚集	多囊散在分布
黄素化囊肿	多囊卵巢综合征
卵巢过度刺激综合征	卵巢蒂扭转
子宫内膜异位囊肿	子宫内膜异位囊肿

【分析思路】

卵巢多囊性病变的鉴别诊断需要考虑患者年龄、生育史、手术史、激素水平、其他临床伴随症状等因素。

需考虑患者相关的临床症状，多囊卵巢综合征患者可有月经不规则（闭经 / 月经稀少）、高雄激素症状（多毛症、痤疮、雄性秃头症）、肥胖症及不孕表现；卵巢蒂扭转患者可有急性腹痛的表现；黄素化囊肿多见于滋养细胞疾病、多胎妊娠、妊娠期高血压疾病患者；卵巢过度刺激综合征为医源性黄体过度反应，可有腹痛、腹胀及恶心、呕吐，严重者会出现休克；子宫内膜异位囊肿患者可有痛经、性交痛、不孕等。

需要结合患者的实验室检查，如激素水平、肿瘤标志物等。若存在雄激素升高伴有月经不规律症状，应考虑内分泌相关疾病，如多囊卵巢综合征；黄素化囊肿多见于 HCG 升高的疾病；子宫内膜异位囊肿可能合并糖类抗原 125（CA125）升高。

需结合患者的影像学表现，多囊卵巢综合征（图 8-3-11）可表现为卵巢内出现直径为 2～9mm 的卵泡，周边分布呈“珍珠串”征，卵泡数量多于 10～12 个 / 层面，和 / 或卵巢体积增大（>10cm³），通常双侧发病，MRI 检查 T_2WI 上表现为卵巢包膜下多发高信号小卵泡，表面增厚的皮质呈低信号，中心间质体积增大。黄素化囊肿的典型表现为双侧发病，卵巢明显增大（5～15cm），内为多发囊腔，壁薄，内含单纯性液体。卵巢过度刺激综合征（图 8-3-12）表现同黄素化囊肿，为医源性黄体过度反应，部分可为出血性囊肿，含血液密度 / 信号。卵巢蒂扭转最

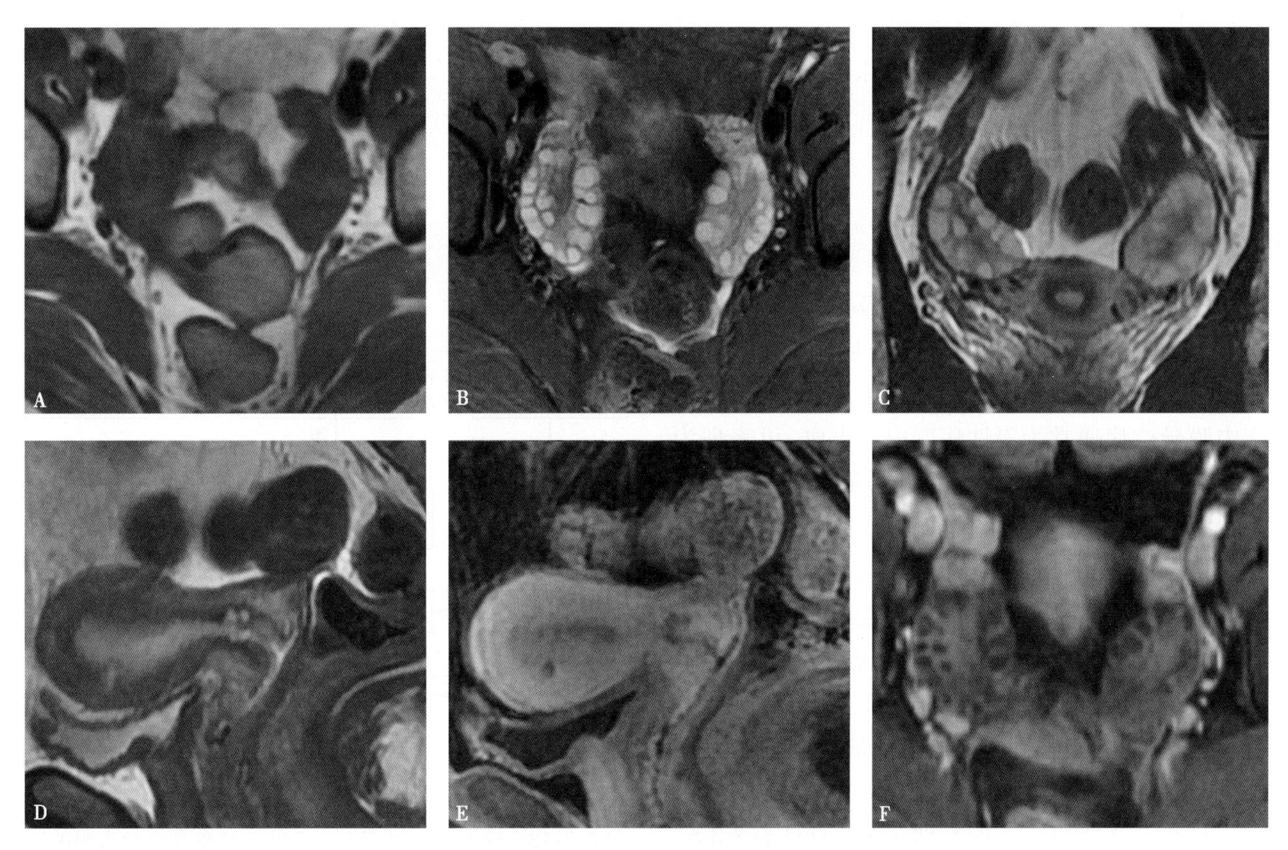

图 8-3-11 多囊卵巢综合征

患者女性，33 岁，月经稀少、多毛、痤疮，临床诊断多囊卵巢综合征数年。（A）T_1 加权横断面像；（B）T_2 加权抑脂横断面像；（C）T_2 加权冠状位像；（D）T_2 加权矢状位像；（E）T_1 增强矢状位像；（F）T_1 增强横断面像。MRI 示双侧卵巢形态饱满，体积增大，左右侧卵巢长径分别约 5.1cm、4.8cm，T_2WI 像包膜下多发高信号卵泡（单侧≥25 个）。

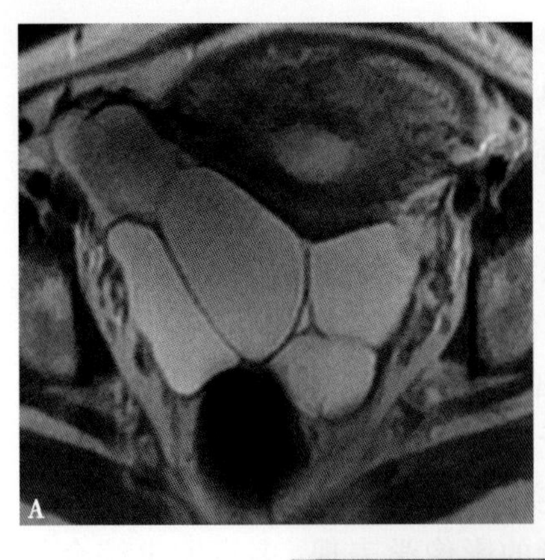
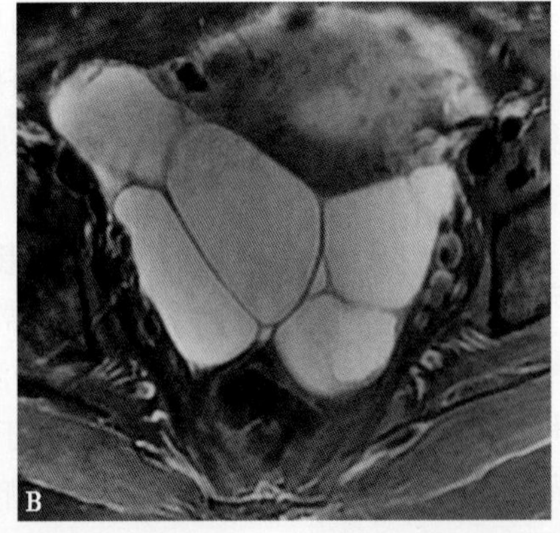
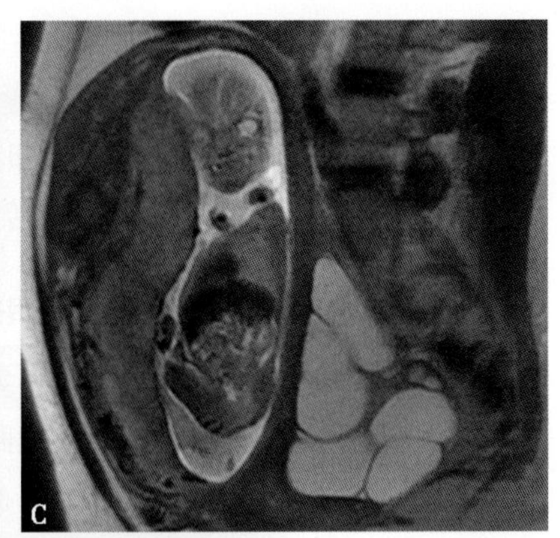
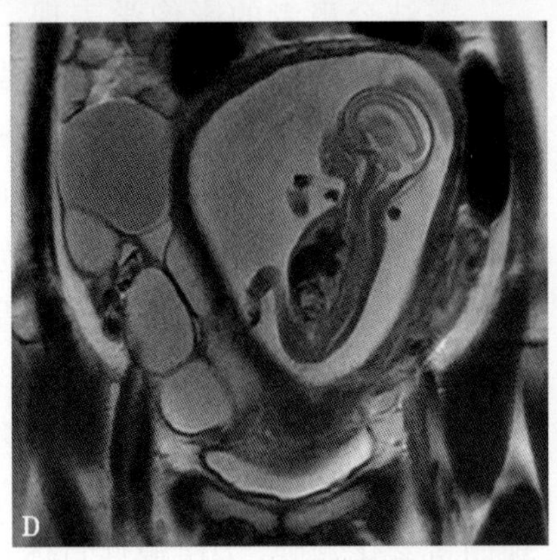
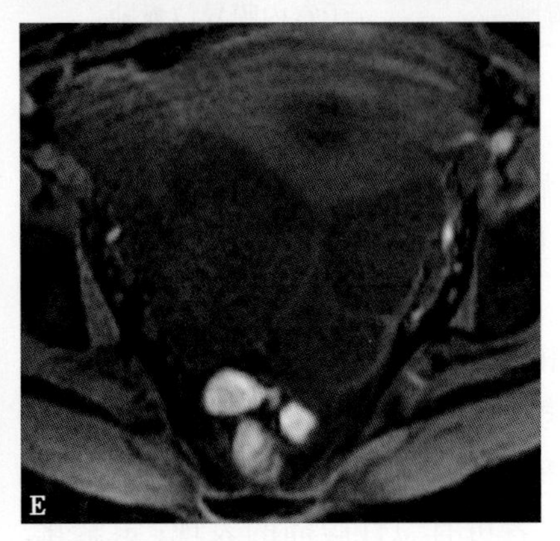

图 8-3-12 卵巢过度刺激综合征

患者女性，34 岁，因原发不孕进行过 6 次体外受精 - 胚胎移植术，现孕 17 周 + 5 天，产检超声提示子宫后方多房囊性包块。(A)T_2 加权横断面像；(B)T_2 抑脂横断面像；(C)T_2 加权矢状位像；(D)T_2 加权冠状位像；(E)T_1 增强横断面像。MRI 示妊娠子宫，宫内见胎儿结构。增大子宫后方及右侧见多发大小不等囊性灶聚集成团，各囊腔内液体呈长 T_1、长 T_2 信号，囊壁较薄光滑完整，团块中部见少许条片样等 T_2 信号（卵巢间质），外形类似增大卵巢，两侧明显增大并于中线处紧邻，相邻子宫及直肠受压。双侧正常形态大小的卵巢结构未见。

特异性征象为扭转的卵巢蒂呈"漩涡征"，卵巢增大、移位，卵巢间质水肿、缺血或梗死，周边见多发小卵泡，CT 及 MRI 检查可评估是否存在卵巢肿块。子宫内膜异位症通常为囊性病变内伴出血，可表现为 T_1WI 高信号、T_2WI 低信号（T_2 阴影征），可伴发输卵管积血等。

【疾病鉴别】

卵巢多囊性改变是女性附件常见的一种影像表现，见于多种疾病，需要联合其他影像学特征和临床信息进行诊断和鉴别诊断。

1. 基于临床信息和影像表现的鉴别诊断流程图见图 8-3-13。

2. 卵巢多囊性病变的鉴别诊断要点见表 8-3-6。

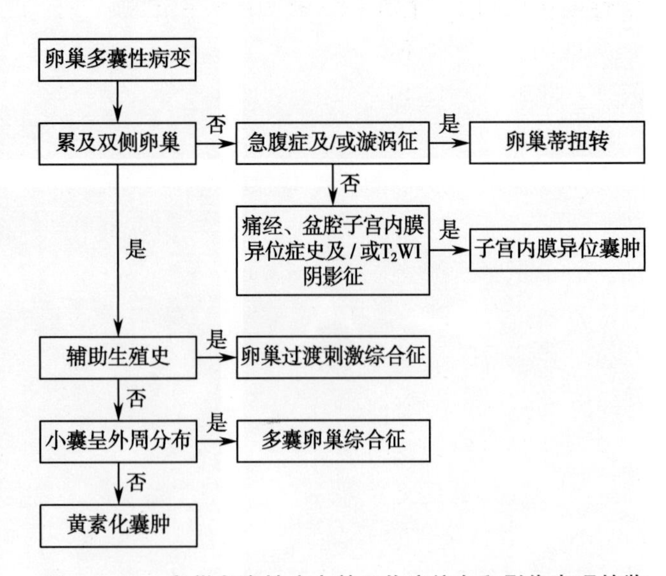

图 8-3-13 卵巢多囊性病变基于临床信息和影像表现的鉴别诊断流程图

表 8-3-6 卵巢多囊性病变的鉴别诊断要点

疾病	典型影像特征	鉴别要点	相关临床征象
多囊卵巢综合征	双侧发病 多发小卵泡周边分布	卵泡体积小、数量多、周边分布，间质增大	高雄激素症状，月经不规则
卵巢蒂扭转	扭转的卵巢蒂，呈"漩涡征"	卵巢间质水肿、缺血或梗死，周边见多发小卵泡 ± 卵巢肿块	急性腹痛
黄素化囊肿	双侧发病 卵巢内多发较大薄壁囊腔紧密排列	卵巢轮廓可辨，囊腔较大，双侧发病	滋养细胞疾病、多胎妊娠、妊娠期高血压疾病
卵巢过度刺激综合征	影像特征表现同上	同上	经辅助生殖治疗
子宫内膜异位囊肿	T_1WI 高信号，T_2WI 低信号（T_2 阴影征）	囊壁往往较厚，低 T_2 信号	盆腔子宫内膜异位斑块、纤维条索、粘连、输卵管积血等

二、囊实性病变

【定义】

卵巢囊实性病变（ovarian cystic-solid lesion，OCSL）是指同时含有液体和固体成分的卵巢病变。含液体的囊性部分可表现为单房或多房性，液体可以是单纯性或非单纯性。同一病变的同一囊腔内或不同囊腔内均可含相同或不同成分的液体。实性部分分为有血供的实性组织和无血供的固体成分，后者包括血凝块、脱落碎屑聚集而成的结节或团块、纤维蛋白条索和脂肪等。美国放射学会推荐的卵巢附件 MRI 描述术语中将光滑的囊壁和分隔无论厚薄均归入非实性组织，而将注射对比剂后有强化的乳头状突起、壁结节、不规则分隔或囊壁及较大的实性团块均归为实性组织。囊实性病变中囊性部分和实性部分的比例不同，可表现为偏囊性或偏实性，但有血供的实性组织占比均应 $<80\%$。

【病理基础】

卵巢囊实性病变的病理表现复杂多样，涉及的疾病类别广泛，包括良性和恶性病变，也包括肿瘤性和非肿瘤性病变。在囊实性病变所含组织成分中，囊内容物可以是浆液、血液、脂质液体、含蛋白质的液体（如黏液、胶体液）等；实性部分是有血供的软组织成分、不规则的囊壁和 / 或分隔，还可以含有无血供的血块、碎屑、脂肪等。

上皮性肿瘤起源于卵巢表面生发上皮及其衍生物，通过生发上皮向类似输卵管上皮、宫颈黏膜、子宫内膜、米勒管上皮、尿道移行上皮等进行分化，从而形成浆液性、黏液性、子宫内膜样、透明细胞、卵巢布伦纳瘤等不同上皮类型的肿瘤，同时还可分泌浆液、黏液或胶体液、血液等液体。囊腺纤维瘤是上皮性肿瘤的亚型，来自卵巢表面上皮和间质，在其实性组织中除不同类型上皮组织外还含有纤维间质。上皮性肿瘤可分为良性、交界性、恶性。交界性肿瘤有细胞异型性、无间质浸润，组织学及生物学行为介于良恶性之间。腺肉瘤和癌肉瘤属于子宫内膜样肿瘤的范畴，是由不同的恶性间叶成分（肉瘤）和 / 或不同的恶性上皮成分（癌）组成的恶性程度高的肿瘤。

生殖细胞肿瘤起源于胚胎性腺的原始生殖细胞，其中通常表现为囊实性的多为恶性生殖细胞肿瘤。未成熟性畸胎瘤是由三个胚层的衍生组织构成，含有数量不等的未成熟性胚胎组织，以原始神经组织为主。卵黄囊瘤为原始生殖细胞朝卵黄囊或卵黄方向分化形成，组织结构多样并可同时存在，可见特征性 Schiller-Duval 小体。不同种类的良恶性生殖细胞肿瘤常共存，还可伴发上皮性肿瘤。

颗粒细胞瘤属于性索间质肿瘤，起自发育卵泡中原始细胞周围的颗粒细胞，在纤维卵泡膜细胞瘤样间质中至少占比 10%。根据病理和临床特征分为成年型和幼年型，属于低度恶性肿瘤。

卵巢转移瘤是由妇科或非妇科的原发恶性肿瘤经血行、淋巴、腹膜种植或直接蔓延转移至卵巢的继发性肿瘤，常提示肿瘤晚期。常见原发部位为结肠、宫体、胃、阑尾、乳腺、胰腺、胆道、肝脏、宫颈等。有些原发灶较隐匿，仅以卵巢转移瘤为唯一表现。

子宫内膜异位症的囊实性病变通常发生在子宫内膜异位囊肿内。息肉样子宫内膜异位症中含有类似子宫内膜息肉样的组织，通常是由受累脏器的浆膜面或黏膜面突入子宫内膜异位囊肿内。妊娠期子宫内膜异位症蜕膜化是妊娠期母体因孕激素水平升高，刺激子宫内膜间质细胞结节状增殖形成，妊娠结束后消失。

【征象描述】

囊实性病变通常边界清晰、光滑，呈圆形或椭圆形，也可呈分叶状或不规则形。病变大小变化较大，可从数毫米到数十厘米不等，较大者可占据大部分腹盆腔。囊实性病变既可以表现为囊腔内、外含有比例不同的实性成分，也可表现为实性结节或肿块内含有单个或多个囊腔。

囊性部分可由单个或多个囊腔组成。不同囊液的密度和信号不同，同一囊腔内可因含多种囊液而形成液-液平面。单纯浆液在CT上呈低密度，在MRI上通常呈T_1WI低信号、T_2WI高信号，与尿液和脑脊液相同。出血的密度和信号随出血时间而变化：在CT上急性期呈高密度，亚急性期从周边向中央密度逐渐降低，慢性期呈低密度；在MRI上通常急性期呈T_1WI等或低信号、T_2WI低信号，亚急性早期呈T_1WI高信号、T_2WI低信号，亚急性晚期T_1WI和T_2WI均呈高信号，慢性期T_1WI和T_2WI均呈低信号。脂质液体在CT上呈极低密度，在MRI上T_1WI和T_2WI均呈高信号、脂肪抑制序列信号降低。含低浓度蛋白质的黏液或胶体通常在CT上呈低密度，在MRI上呈T_1WI低信号、T_2WI高信号；随着所含蛋白质浓度的增高，在CT上可呈软组织密度或稍高密度，在MRI上通常T_1WI信号逐渐升高而T_2WI信号逐渐降低。囊内可含有或不含分隔和/或实性成分。

实性部分主要由有血供的软组织成分构成，形态多样，可呈乳头状、结节状、肿块状、不规则的囊壁或分隔（厚度>3mm），可单发或多发，可散在分布或融合成团，附着于囊壁内缘或外缘、分隔之上。实性成分在CT上通常呈软组织密度，在MRI上多数呈T_1WI等信号、T_2WI等或稍高信号，纤维组织可呈T_1WI等或稍低信号、T_2WI低信号。因实性组织的成分及其构成不同，增强扫描强化程度变化较大，可均匀或不均匀强化。除有血供的软组织外，还可含有一些无血供的实性成分，其密度及信号各有特点。血块在CT上可呈软组织密度或稍高密度，在MRI上通常呈T_1WI等或稍高信号、T_2WI等或低信号。脂肪在CT上呈极低密度，在MRI上T_1WI和T_2WI均呈高信号、脂肪抑制序列信号降低。

无论是否存在无血供的血块或脂肪等组织，囊实性病变须包括有血供的软组织成分，以及占比至少20%的含液体囊腔。但部分软组织的密度或信号与非单纯性液体相似，平扫难以区分。因此，为明确实性部分是否有血供，CT或MR的增强扫描必不可少，尤其MRI动态增强扫描后进行减影后处理最具有诊断意义。

【相关疾病】

卵巢疾病种类繁多，囊实性病变主要包括上皮性肿瘤、生殖细胞肿瘤、性索间质肿瘤、转移瘤等肿瘤性疾病，还包括子宫内膜异位症等非肿瘤性疾病，详见表8-3-7。

【分析思路】

卵巢囊实性病变的影像表现同其病理类型一样复杂多变，经常出现"同病异影"或"同影异病"的现象，同时还与患者年龄、是否绝经、症状体征、实验室检查指标等多种因素相关，必须密切结合临床情况进行分析和鉴别。

1. 卵巢肿瘤的发病年龄差较宽，但不同年龄段好发的卵巢肿瘤类型不同。最常见的上皮性肿瘤好发于育龄期和绝经期女性，其中良性肿瘤多发生于30～50岁，约超80%上皮性癌发生于绝经后，而交界性肿瘤比上皮性癌的好发年龄小10～15岁。生殖细胞肿瘤在月经初潮前、20岁前女性卵巢肿瘤的发生率分别约占90%、70%，其中恶性约占1/3。成年型颗粒细胞瘤多发生于育龄期和围绝经期女性，但幼年型颗粒细胞瘤好发于25岁以下。转移瘤占

表8-3-7 卵巢囊实性病变相关疾病

疾病分类		疾病名称
肿瘤性疾病	上皮性肿瘤	（表面）乳头状浆液性囊腺瘤，交界性/恶性浆液性肿瘤、黏液性肿瘤、浆黏液性肿瘤、子宫内膜样肿瘤、透明细胞肿瘤，囊腺纤维瘤，卵巢布伦纳瘤，腺肉瘤、癌肉瘤
	生殖细胞肿瘤	成熟性畸胎瘤，卵巢甲状腺肿，未成熟性畸胎瘤，卵黄囊瘤（即内胚窦瘤）
	性索间质肿瘤	颗粒细胞瘤
	转移瘤	转移瘤（来自子宫、消化道、乳腺、胰腺、肝胆等）
非肿瘤性疾病	子宫内膜异位症	息肉样子宫内膜异位症、妊娠期子宫内膜异位症蜕膜化

卵巢恶性肿瘤的5%～15%，发病年龄与原发肿瘤相关，但更常见于绝经前。子宫内膜异位症相关病变则可发生于育龄期的任何阶段，甚至妊娠期。

2. 卵巢病变较小时患者多无症状，常于超声检查偶然发现。当病变较大时，如黏液性肿瘤、未成熟畸胎瘤等，可触及盆部包块或出现腹胀、腹痛等非特异性症状，若压迫相邻脏器则可能出现尿频、便秘、下腹坠胀、憋气等症状。恶性肿瘤常出现腹水，若浸润相邻脏器可出现如下腹痛或腰痛、肠梗阻、腹壁或下肢水肿等，若转移至其他脏器如肝、消化道、肺、脑等可出现相应症状，肿瘤晚期可出现低热、乏力、纳差、体重减轻等恶病质表现。卵巢肿瘤中约10%可发生蒂扭转，约3%可出现破裂、出血或感染，导致腹痛、发热、腹膜刺激征等急腹症表现。部分肿瘤常因伴发其他妇科或内分泌疾病而产生相应症状，如伴有痛经，除考虑子宫内膜异位症相关疾病外，还应考虑卵巢子宫内膜样癌或透明细胞癌的可能。子宫内膜样癌或透明细胞癌还可伴发子宫内膜病变如内膜增生或内膜癌，出现不规则阴道出血。颗粒细胞瘤也可伴发子宫内膜病变引起阴道出血，罕见伴假性性早熟甚至男性化表现。

3. 肿瘤标志物在卵巢肿瘤的诊断中具有重要作用，尤其对于上皮性肿瘤和生殖细胞肿瘤。恶性或交界性上皮性肿瘤可伴有CA125、CA19-9、HE4等肿瘤标志物的升高，尤其常见于浆液性癌、卵巢子宫内膜样癌等。而其他类型如生殖细胞肿瘤或性索间质肿瘤，甚至子宫内膜异位症等相关疾病，也会因腹膜受破坏而出现CA125不同程度的升高。若AFP明显升高则强烈提示卵黄囊瘤。未成熟畸胎瘤有时可有AFP或HCG升高。雌激素升高常见于卵巢子宫内膜样癌或透明细胞癌、颗粒细胞瘤等，后者偶见雄激素升高。

4. 卵巢囊实性病变除有前文所述的影像学相同征象外，还有作为鉴别依据的特殊表现。

乳头状浆液性囊腺瘤（图8-3-14）的特点是附于囊壁内、外缘或分隔的乳头状实性组织，多较小，可单发或多发，不同程度强化，乳头或囊壁可见砂粒体。浆液性癌（图8-3-15）约34%为囊实性，超半数

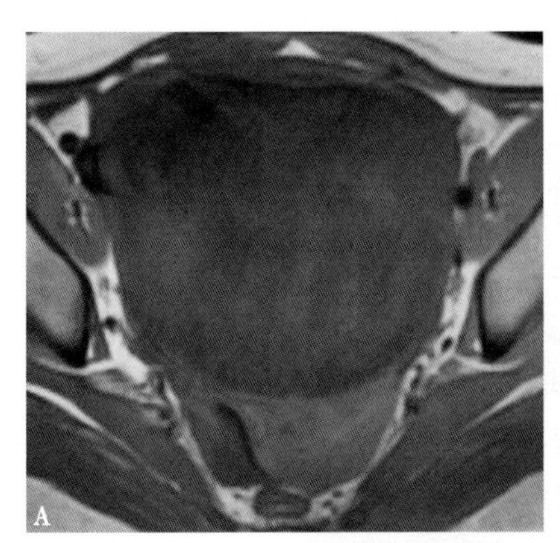

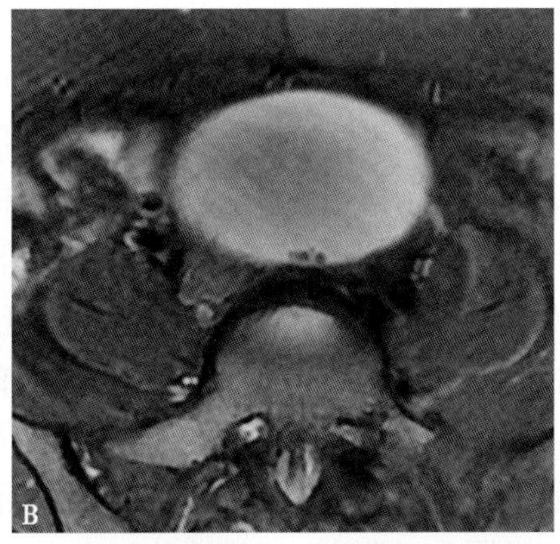

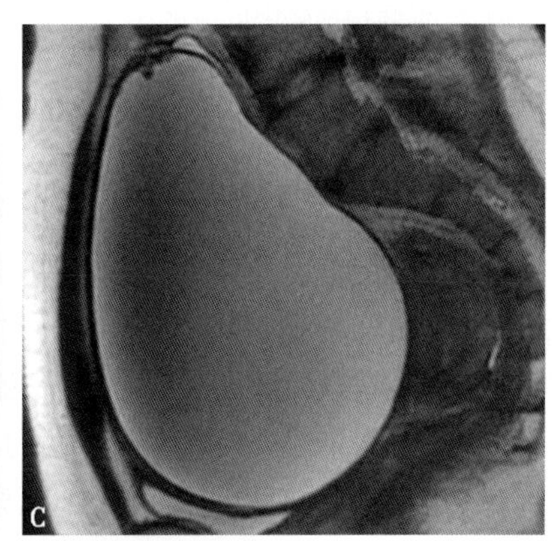

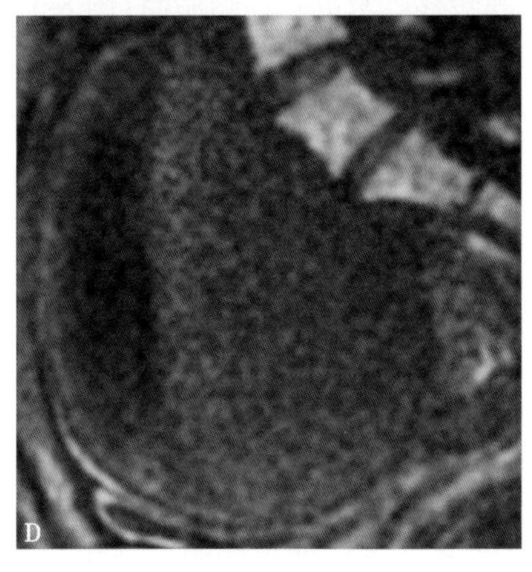

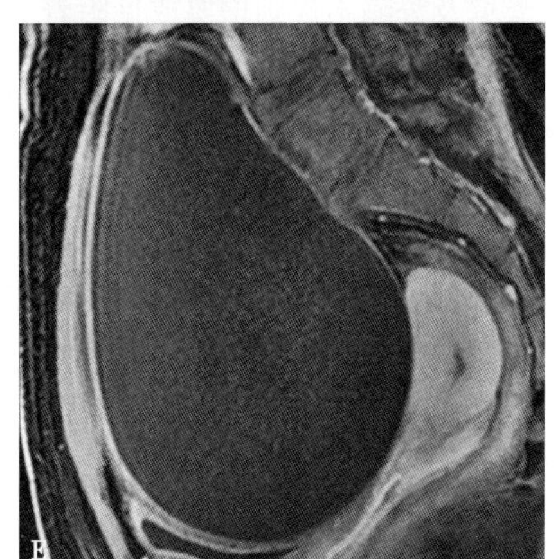

图8-3-14　左侧卵巢乳头状浆液性囊腺瘤

患者女性，22岁，体检发现盆腔肿块。（A）T_1加权横断面像；（B）T_2加权抑脂横断面像；（C）T_2加权矢状位像；（D）DWI矢状位像；（E）T_1增强矢状位像。MRI示，子宫前方囊性肿块，边界清，囊液呈长T_1长T_2信号，见数个附壁小结节，最大者直径约0.5cm，结节呈等T_1等T_2信号，DWI低信号，增强扫描轻度强化。

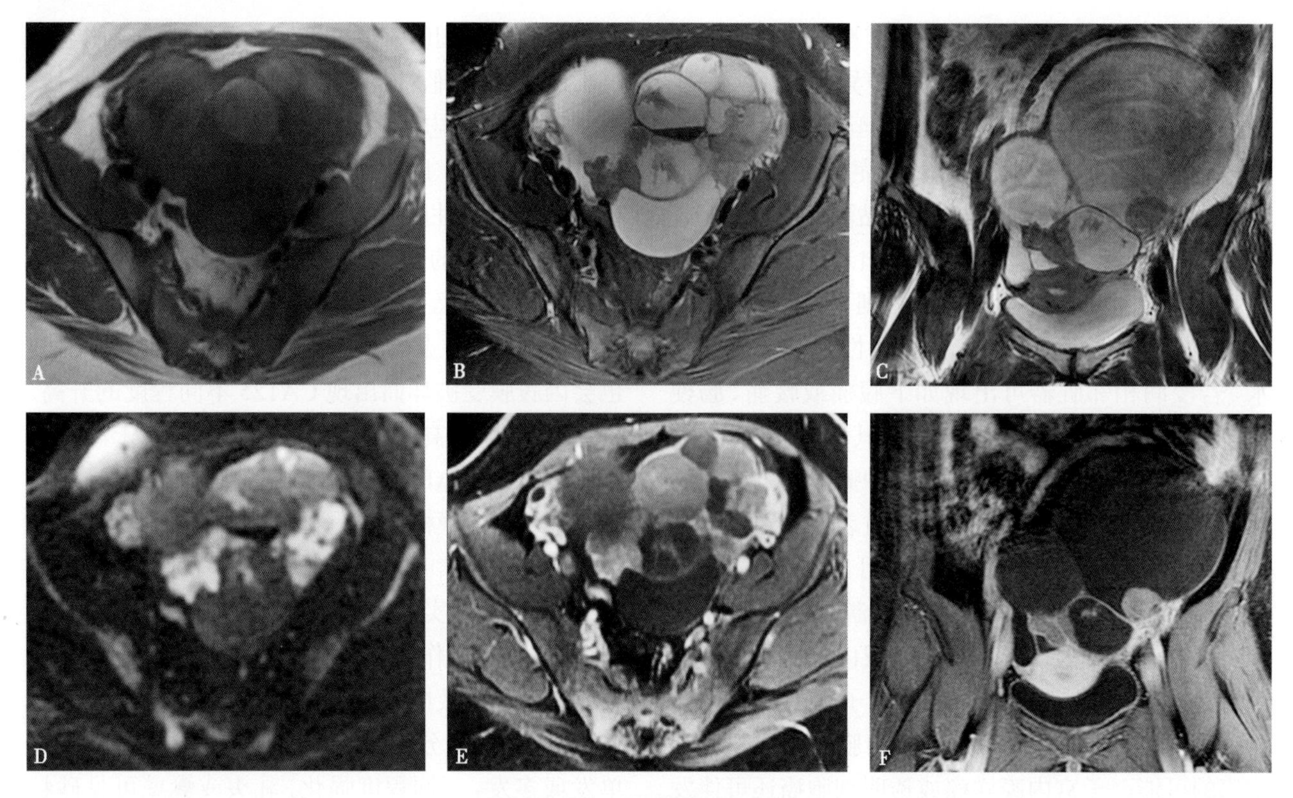

图 8-3-15 左侧卵巢浆液性癌

患者女性，34 岁，发现盆腔肿物 2 周，偶有腹胀、腹痛。(A) T_1 加权横断面像；(B) T_2 加权抑脂横断面像；(C) T_2 加权冠状位像；(D) DWI 横断面像；(E) T_1 增强横断面像；(F) T_1 增强冠状位像。MRI 示，子宫上方左附件区多房囊实性肿块，边界清，分叶状，部分囊液呈短 T_1 长 T_2 信号，部分呈长 T_1 长 T_2 信号，囊内见多发不规则附壁结节及团块，呈等 T_1 稍长 T_2 信号，DWI 像高信号，增强扫描轻中度强化。

为双侧，囊液多为浆液，囊内外多发实性结节或肿块呈中度强化、DWI 高信号，内见坏死、出血，少见砂粒体，常见腹水、腹膜转移如“网膜饼征”，偶见盆腔、腹膜后或远处淋巴结转移。黏液性癌（图 8-3-16）约 20% 为囊实性，多为单侧巨大的多房状肿块，子房内可再分隔，不同子房可含不同浓度蛋白质而形成“彩色玻璃征”，囊壁及分隔不规则增厚或见附着的实性结节及肿块，少见伴发阑尾黏液性肿瘤和 / 或腹膜假黏液瘤。与上皮性癌相比，交界性浆液性或黏液性肿瘤（图 8-3-17、图 8-3-18）的实性组织相对更少，分隔更少或更薄，腹膜转移较少。卵巢子宫内膜样癌（图 8-3-19）、透明细胞癌（图 8-3-20）多为单侧发生，常呈较大的类圆形单房状肿块，囊液常含不同时期出血或血凝块，也可含浆液、黏液等，单发或多发的附壁结节或肿块，有较明显强化、DWI 高信号，常伴有附件的子宫内膜异位囊肿、盆腔深部子宫内膜异位症等，有时可伴子宫内膜增厚，少见腹水和腹膜转移。囊腺纤维瘤（图 8-3-21）因含纤维间质而在 MRI 上具有特征性 T_2WI 低信号、延迟强化，若纤维间质占比较大可呈海绵状，若囊腔占比较大可呈单房或多房状。卵巢布伦纳瘤（图 8-3-22）多较大，实性组织在 MRI 上 T_1WI 和 T_2WI 多呈等或较低信号、较均匀轻中度延迟强化，在 CT 上约半数伴无定形钙化。腺肉瘤、癌肉瘤常呈单侧较大的肿块，囊液成分多样，实性组织不规则，常含坏死、出血，常因进展较快且侵袭性强而伴有相邻脏器受侵表现、腹水和腹膜转移。未成熟性畸胎瘤（图 8-3-23）常呈单侧巨大多房状肿块，囊液多为浆液、基本无脂质液体，实性组织、子房、脂肪、形态不规则的钙化散在分布且相互混杂，常伴有腹水，偶见因肿瘤破裂形成的腹膜转移灶。卵黄囊瘤（图 8-3-24）常呈单侧巨大的不规则肿块，实性组织明显强化，内部常见坏死、出血、蜂窝状囊腔，囊液为浆液、黏液、出血等，囊壁或实性组织内可见散在多发点状血管样强化呈“亮点征”，常见腹水、腹膜转移，有时见淋巴结、肝、肺等远处转移。颗粒细胞瘤典型者呈“瑞士奶酪征”（图 8-3-25），即单侧明显强化的实性组织内含多发囊腔，也可为含实性组织的多房囊状肿块，囊液为浆液和出血，并可见液液平面，囊壁和分隔较厚，常伴子宫内膜增厚、腹水。转移瘤（图 8-3-26）常为双

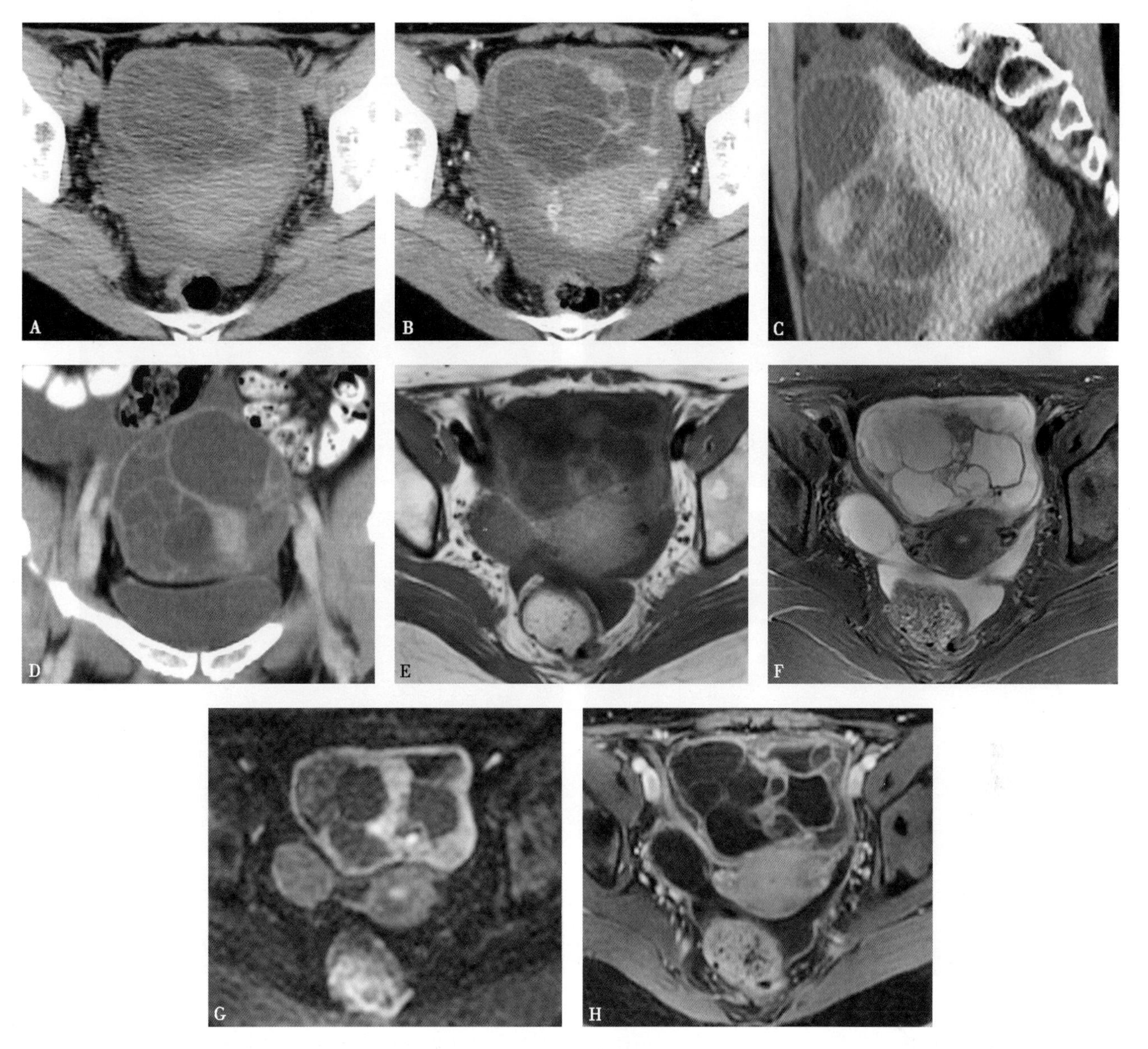

图 8-3-16 左侧卵巢黏液性癌

患者女性，61 岁。下腹痛 40 余天，肿瘤标志物未见异常。(A)CT 平扫横断面像；(B)CT 增强横断面像；(C)CT 增强矢状位像；(D)CT 增强冠状位像；(E)T_1 加权横断面像；(F)T_2 加权抑脂横断面像；(G)DWI 横断面像；(H)T_1 增强横断面像。CT 示，左附件区多房囊实性肿块，囊壁及分隔厚薄不均，内见附壁结节，增强扫描囊壁、分隔及附壁结节中等强化。左侧附件多房囊性为主囊实性肿块，边界清，不同囊腔内信号不同，以等或长 T_1 长 T_2 信号为主，囊壁及分隔厚薄不均，部分分隔增厚不规则，附壁见结节样改变，DWI 像部分分隔及附壁乳头呈高信号，增强扫描可见强化。

侧发生，较小时可位于卵巢表面，较大者常呈分叶状，内见囊变、坏死，常伴腹水、腹膜转移，需积极寻找原发肿瘤。息肉样子宫内膜异位症（图 8-3-27）表现为子宫内膜异位囊肿内附壁的实性组织，可突出囊壁外，呈息肉状或肿块状，单发或多发，明显强化，内部可含囊变、坏死、出血等，常伴发其他部位子宫内膜异位症。妊娠期子宫内膜异位症蜕膜化表现为子宫内膜异位囊肿内附壁乳头或结节，边缘光滑，与蜕膜信号相似，明显强化，妊娠结束后消失。

【疾病鉴别】

囊实性结节或肿块是附件常见的影像表现，见于多种附件病变，特别是肿瘤性病变，需要联合其他影像学特征和临床信息进行诊断和鉴别诊断。

1．基于临床信息和影像表现的鉴别诊断流程图（图 8-3-28）

2．主要表现为卵巢囊实性肿块的疾病鉴别诊断要点见表 8-3-8。

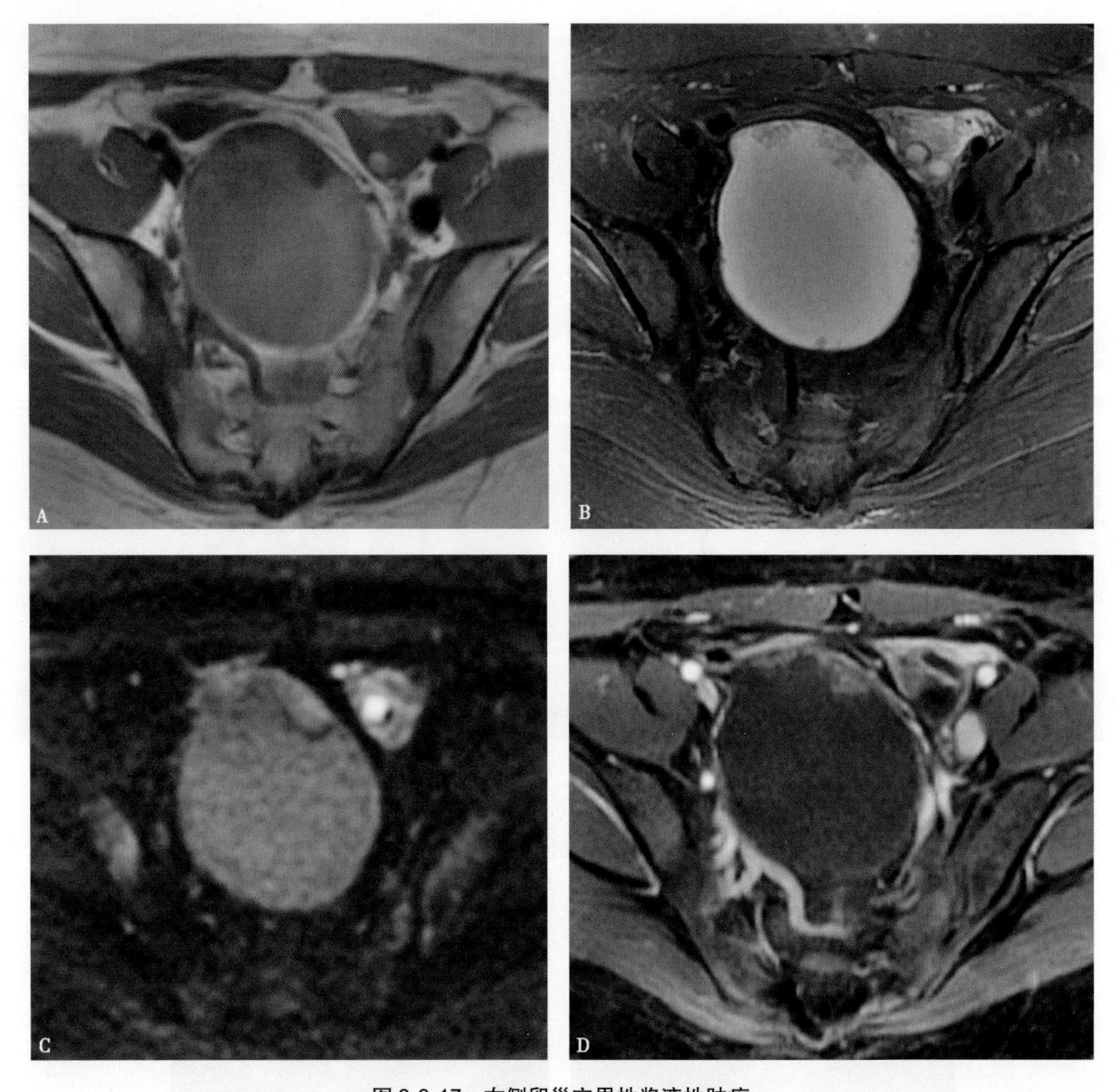

图 8-3-17 右侧卵巢交界性浆液性肿瘤

患者女性，38 岁，体检发现盆腔肿物 4 月余，肿瘤标志物未见异常。2019 年行开腹卵巢交界性肿瘤手术，具体术式不详。(A) T_1 加权横断面像；(B) T_2 加权抑脂横断面像；(C) DWI 横断面像；(D) T_1 增强横断面像。MRI 示，子宫后方、右侧附件区单房囊性肿块，囊液呈稍短 T_1 长 T_2 信号，囊壁厚薄欠均匀，部分稍厚，附壁见多发等 T_1 稍长 T_2 信号结节，局部呈团簇样改变，DWI 像稍高信号，增强扫描中等强化。

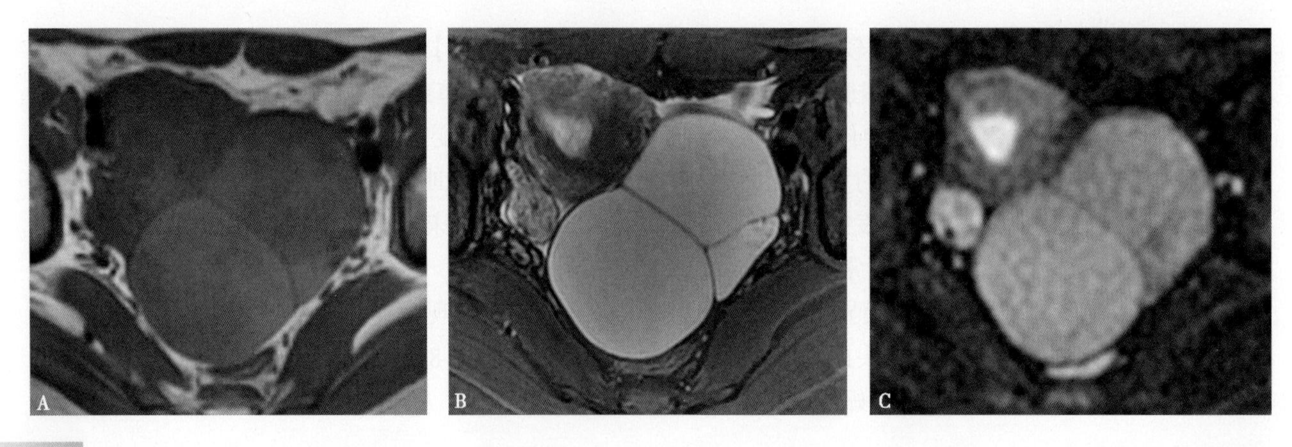

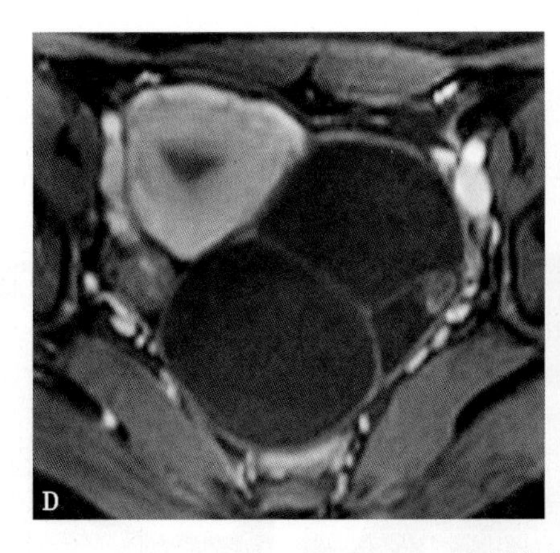
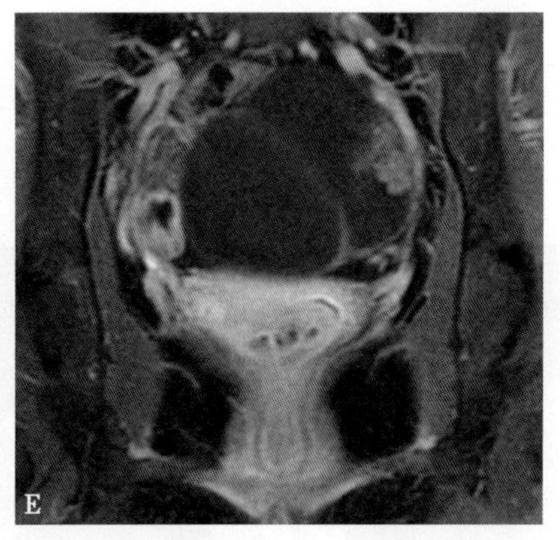

图 8-3-18 左侧卵巢交界性黏液性肿瘤

患者女性，35 岁，体检发现左附件区肿物 2 年余，偶伴左下腹痛。肿瘤标志物未见异常。(A) T_1 加权横断面像；(B) T_2 加权抑脂横断面像；(C) DWI 横断面像；(D) T_1 增强横断面像；(E) T_1 增强冠状位像。MRI 示子宫左后方、左侧附件区多房囊性为主肿块，囊液呈等或稍长 T_1 长 T_2 高信号，囊壁较薄，局部分隔略厚不规则，另见数个附壁结节，结节呈等 T_1、等或较长 T_2 信号，最大结节长径约 1.3cm，DWI 像信号稍高，增强扫描附壁结节及分隔轻中度强化。

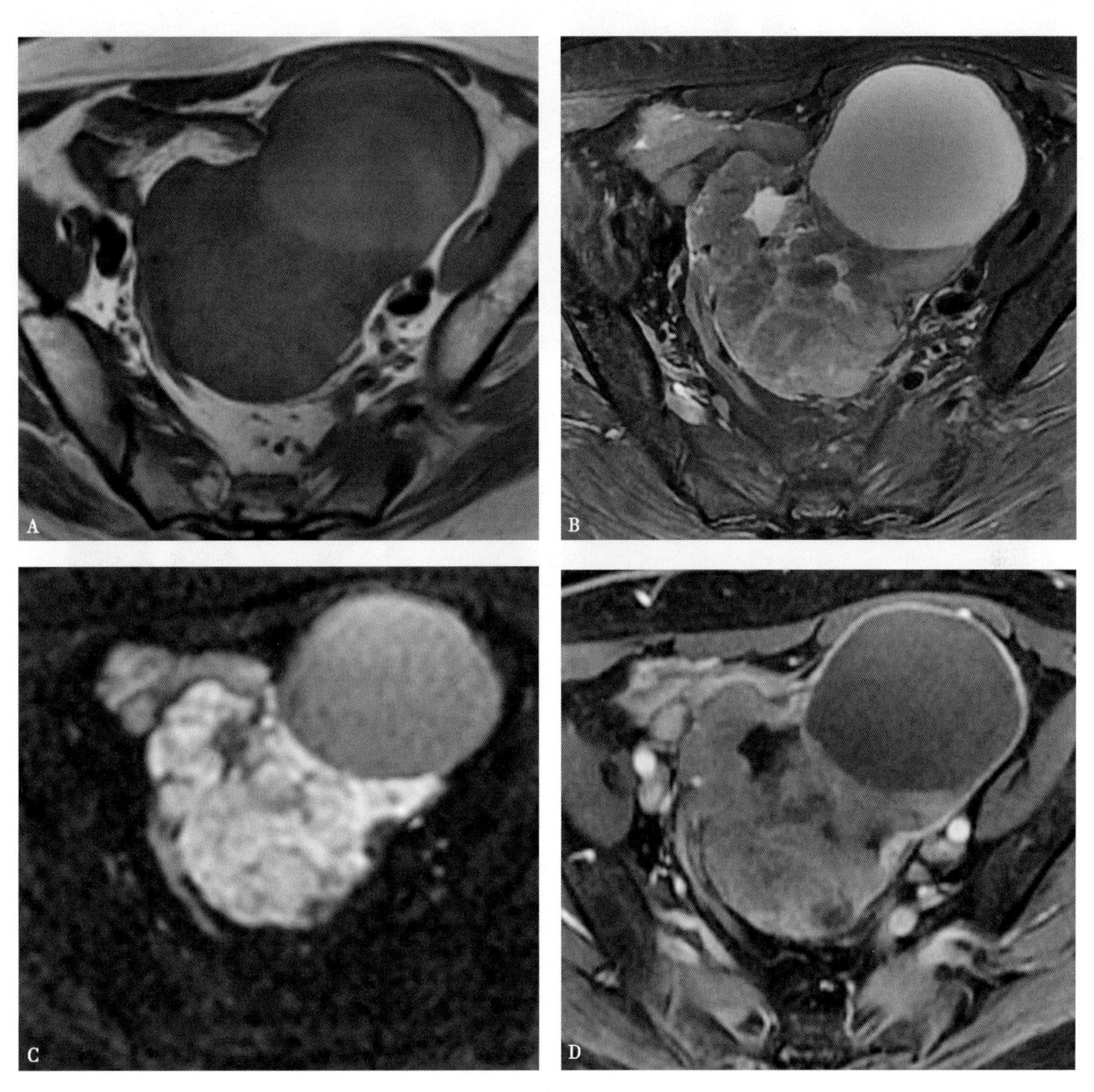

图 8-3-19 左侧卵巢子宫内膜样癌

患者女性，68 岁，扪及左下腹包块 4 年，近 2 月下腹疼痛。CA125，67.76U/mL；CA19-9，166.2U/mL。(A) T_1 加权横断面像；(B) T_2 加权压脂横断面像；(C) DWI 横断面像；(D) T_1 增强横断面像。MRI 示，盆腔内多发囊实性肿块聚集成团，右后部实性为主，部分形态不规则，呈等 T_1、等及稍长 T_2 信号，DWI 像高信号，增强扫描不均匀轻中度强化。左前部囊性为主，呈等稍短 T_1 长 T_2 信号。子宫内膜未见增厚。

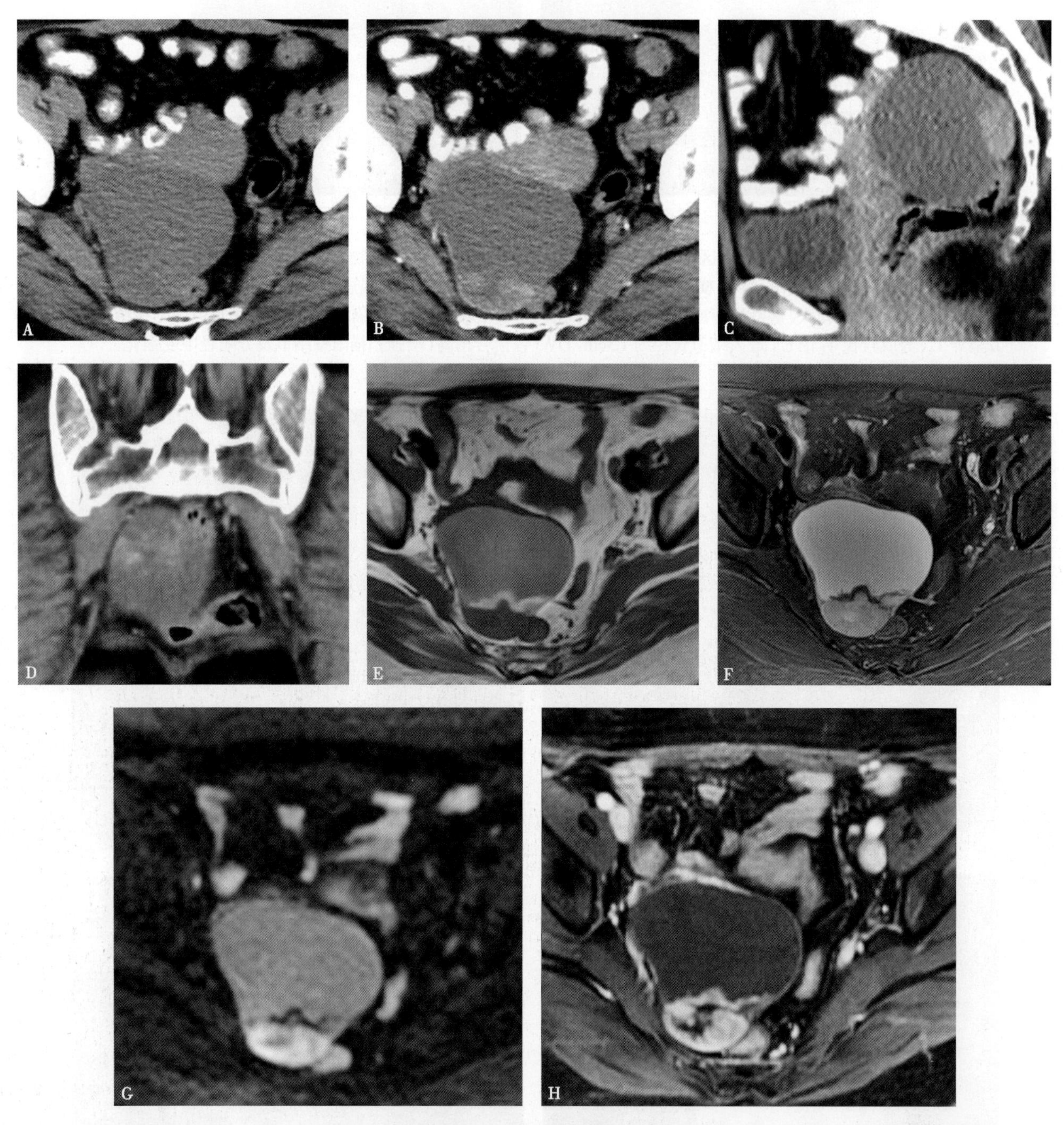

图 8-3-20 右侧卵巢透明细胞癌

患者女性，51 岁。体检发现盆腔肿物 5 年，逐渐增大。肿瘤标志物未见异常。(A)CT 平扫横断面像；(B)CT 增强横断面像；(C)CT 增强矢状位像；(D)CT 增强冠状位像；(E)T_1 加权横断面像；(F)T_2 加权抑脂横断面像；(G)DWI 横断面像；(H)T_1 增强横断面像。CT 示，右附件区囊实性肿块，囊内见较厚分隔，囊液相对肌肉呈稍高密度，附壁见不规则软组织密度影，增强扫描明显强化。MRI 示，右附件区囊实性肿块，囊液呈稍短及短 T_1 长 T_2 信号，偏后部见薄厚不均匀分隔，附壁见实性成分，呈等 T_1 稍长 T_2 信号，DWI 像高信号，增强扫描实性成分明显强化。

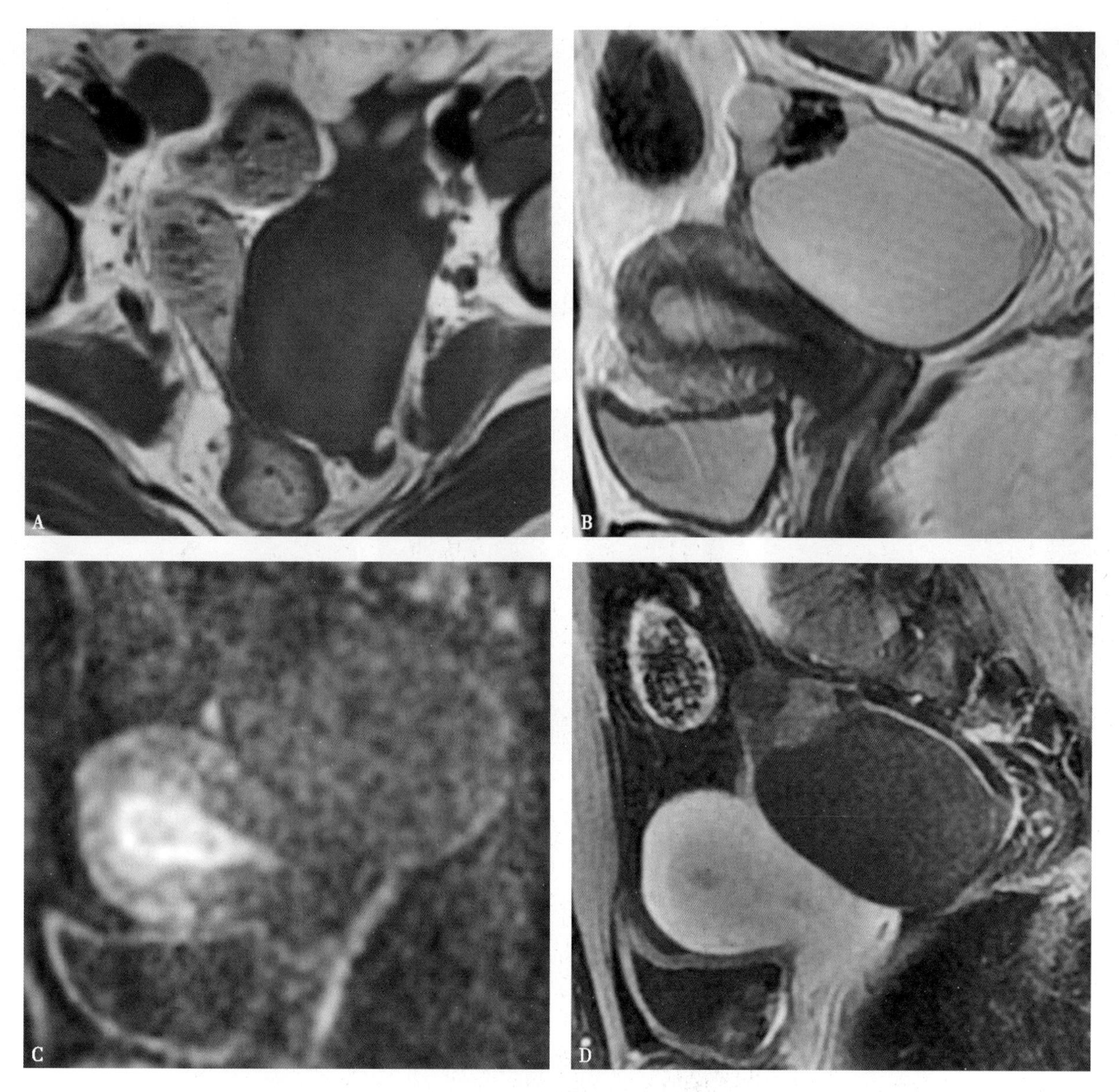

图 8-3-21 左侧卵巢囊腺纤维瘤

患者女性，33 岁。体检发现盆腔肿物 2 月。(A) T_1 加权横断面像；(B) T_2 加权矢状位像；(C) DWI 矢状位像；(D) T_1 增强矢状位像。MRI 示左附件区囊实性肿块，内见分隔，囊壁及分隔较均匀，囊液呈长 T_1 长 T_2 信号；实性部分为不规则等 T_1 短 T_2 信号，DWI 像低信号，增强扫描轻度强化。

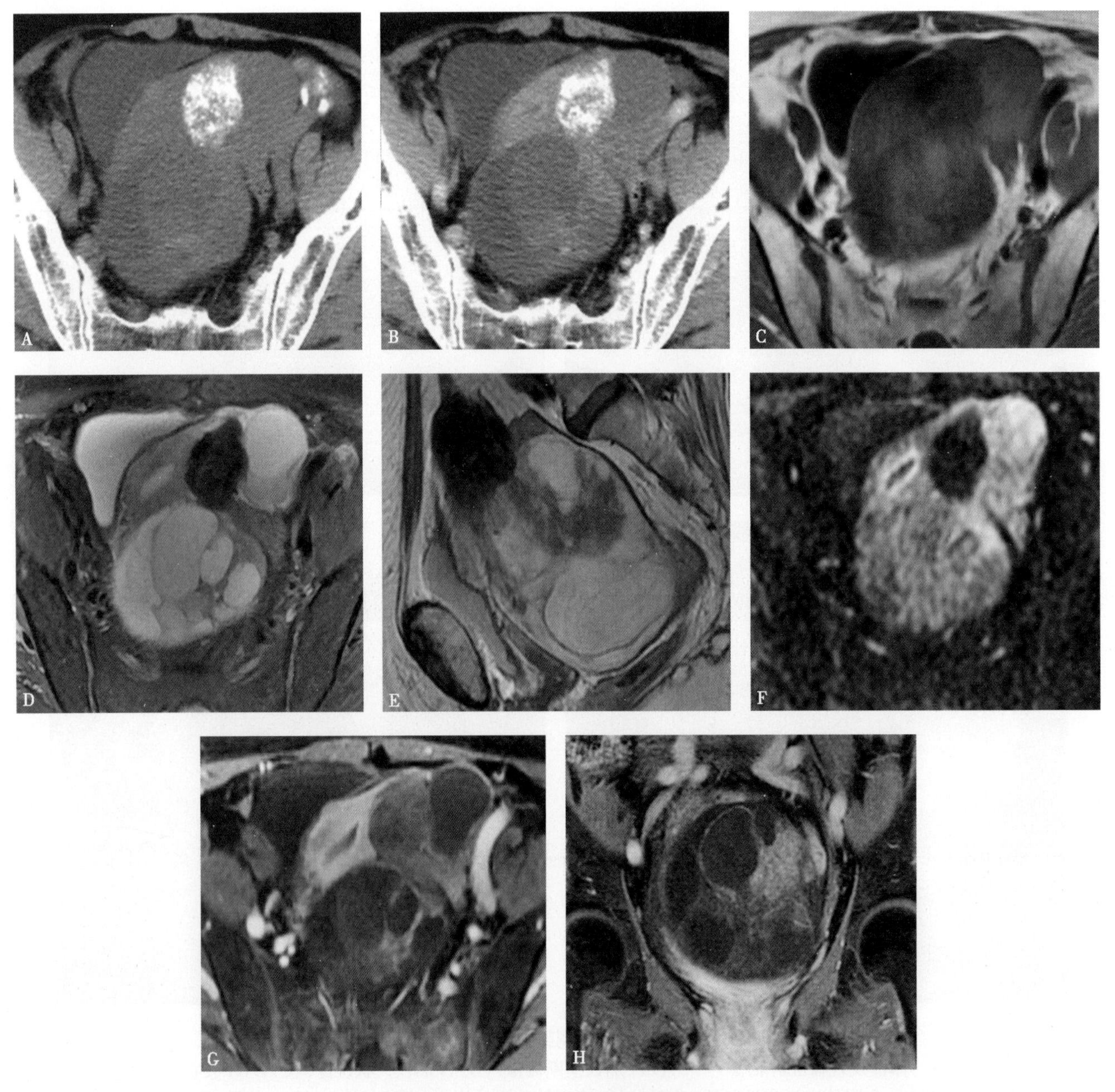

图 8-3-22 左侧卵巢交界性布伦纳瘤

患者女性，72 岁，绝经 23 年，无阴道出血及排液。因外阴不适就诊，行超声检查发现盆腔肿块。CA19-9：355.68U/mL。(A) CT 平扫横断面像；(B) CT 增强横断面像；(C) T_1 加权横断面像；(D) T_2 加权抑脂横断面像；(E) T_2 加权矢状位像；(F) DWI 横断面像；(G) T_1 增强横断面像；(H) T_1 增强冠状位像。CT 示，左侧附件区见巨大囊实性肿块，内见不规则分隔或团块样实性成分，平扫实性成分 CT 值约 43HU，增强扫描 CT 值约 71HU。病变偏前部见钙化密度为主团块。MRI 示，左侧附件区巨大囊实性肿块，囊性部分信号不一，呈长 T_1 长 T_2 信号为主，部分呈等或稍短 T_1、稍长或短 T_2 信号，其间见不规则分隔样或团块样等信号实性成分，并见等 T_1 短 T_2 信号团块（对应 CT 钙化为主团块），DWI 像实性成分呈稍高或较高信号，增强扫描实性成分、囊壁或分隔均见强化。

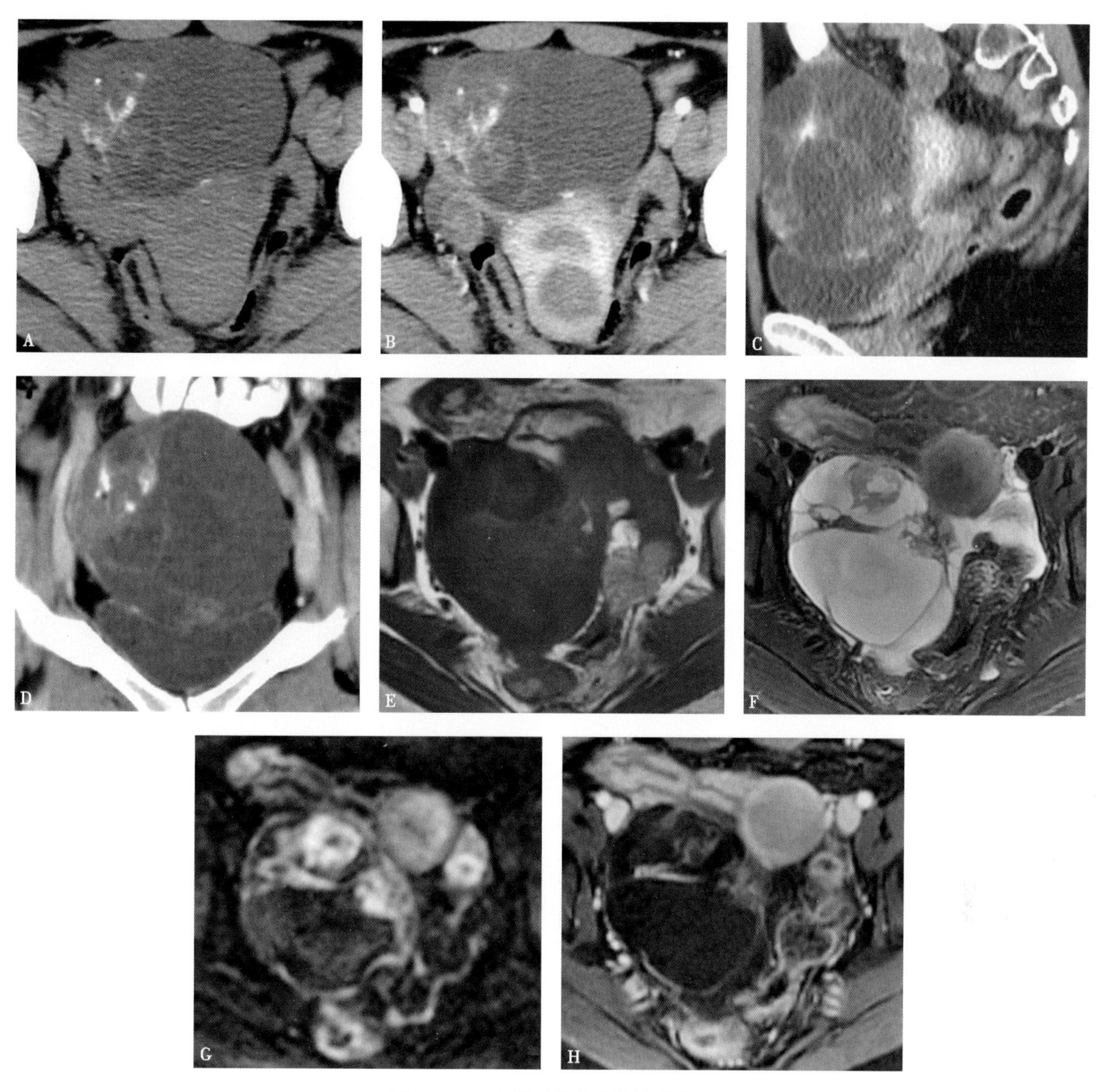

图 8-3-23 右侧卵巢未成熟性畸胎瘤

患者女性，35 岁，体检发现盆腔肿物。(A)CT 平扫横断面像；(B)CT 增强横断面像；(C)CT 增强矢状位像；(D)CT 增强冠状位像；(E)T_1 加权横断面像；(F)T_2 加权抑脂横断面像；(G)DWI 横断面像；(H)T_1 增强横断面像。CT 示，宫体前方囊实性肿块，囊内多发分隔及实性成分，局部见条状钙化，增强扫描囊壁、分隔及实性成分不均匀强化。MRI 示，右附件区（肿块位置较 CT 检查有改变）见囊实性肿块，囊内多发分隔，子房大小不等，囊壁及分隔薄厚不均并强化，囊液呈长 T_1 长 T_2 信号，散在多发小斑片状脂肪信号，附壁及分隔另见多发不规则实性团块，呈等 T_1 等及稍长 T_2 信号，DWI 高及稍高信号，增强扫描中度至明显强化。

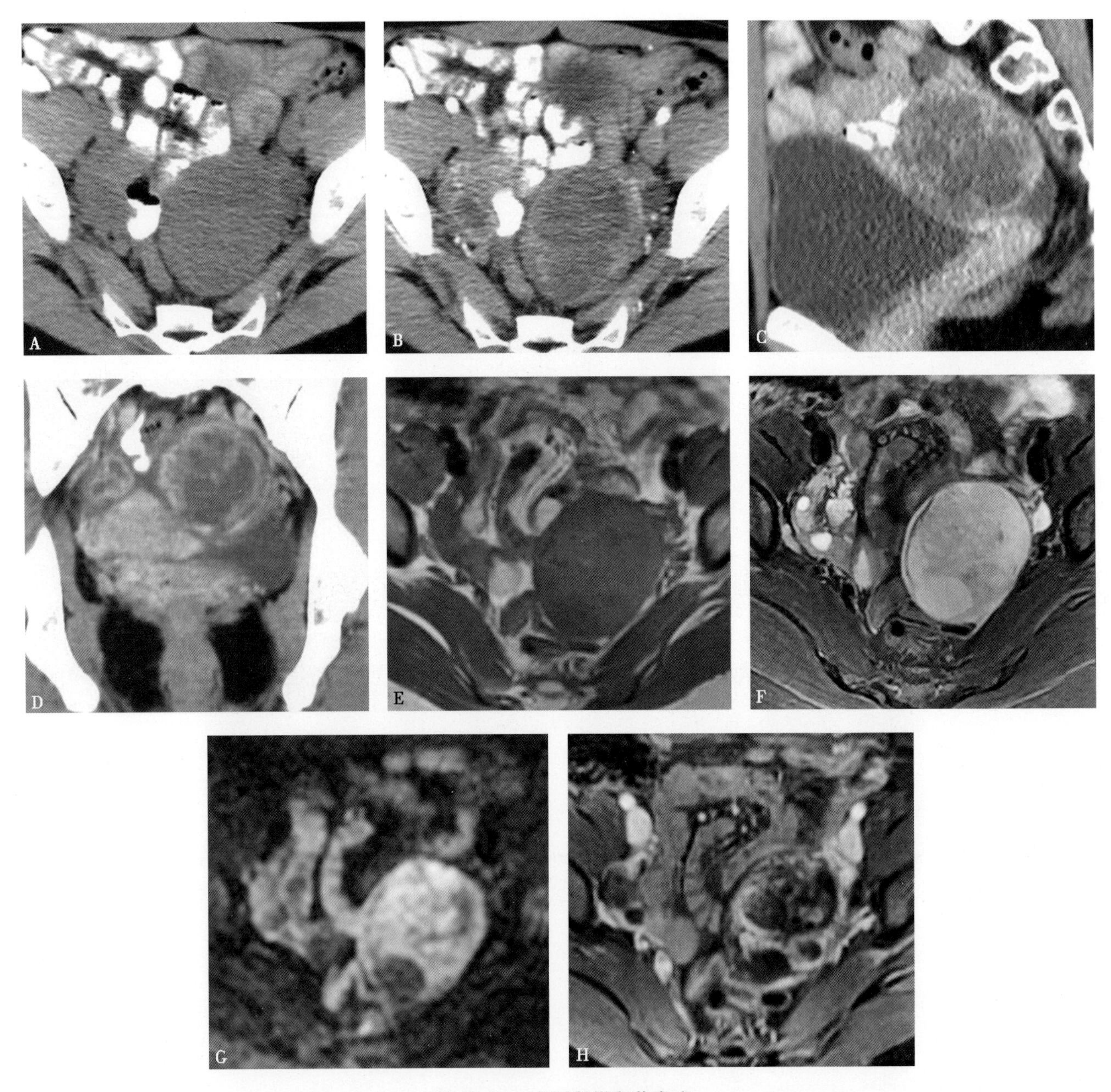

图 8-3-24 左侧卵巢卵黄囊瘤

患者女性，36 岁。体检发现盆腔肿物 1 年，增大 1 月。AFP: 1 210ng/mL。(A)CT 平扫横断面像；(B)CT 增强横断面像；(C)CT 增强矢状位像；(D)CT 增强冠状位像；(E)T_1 加权横断面像；(F)T_2 加权抑脂横断面像；(G)DWI 横断面像；(H)T_1 增强横断面像。CT 示，左附件区囊实性肿块，囊内见分隔，囊液为低密度，实性部分形态不规则，增强扫描明显强化。MRI 示，左附件区囊实性肿块，囊液呈长 T_1 长 T_2 信号；实性部分形态不规则，呈等 T_1 稍长 T_2 信号为主，混杂小条状短 T_2 信号，DWI 像高信号，增强扫描不均匀明显强化。

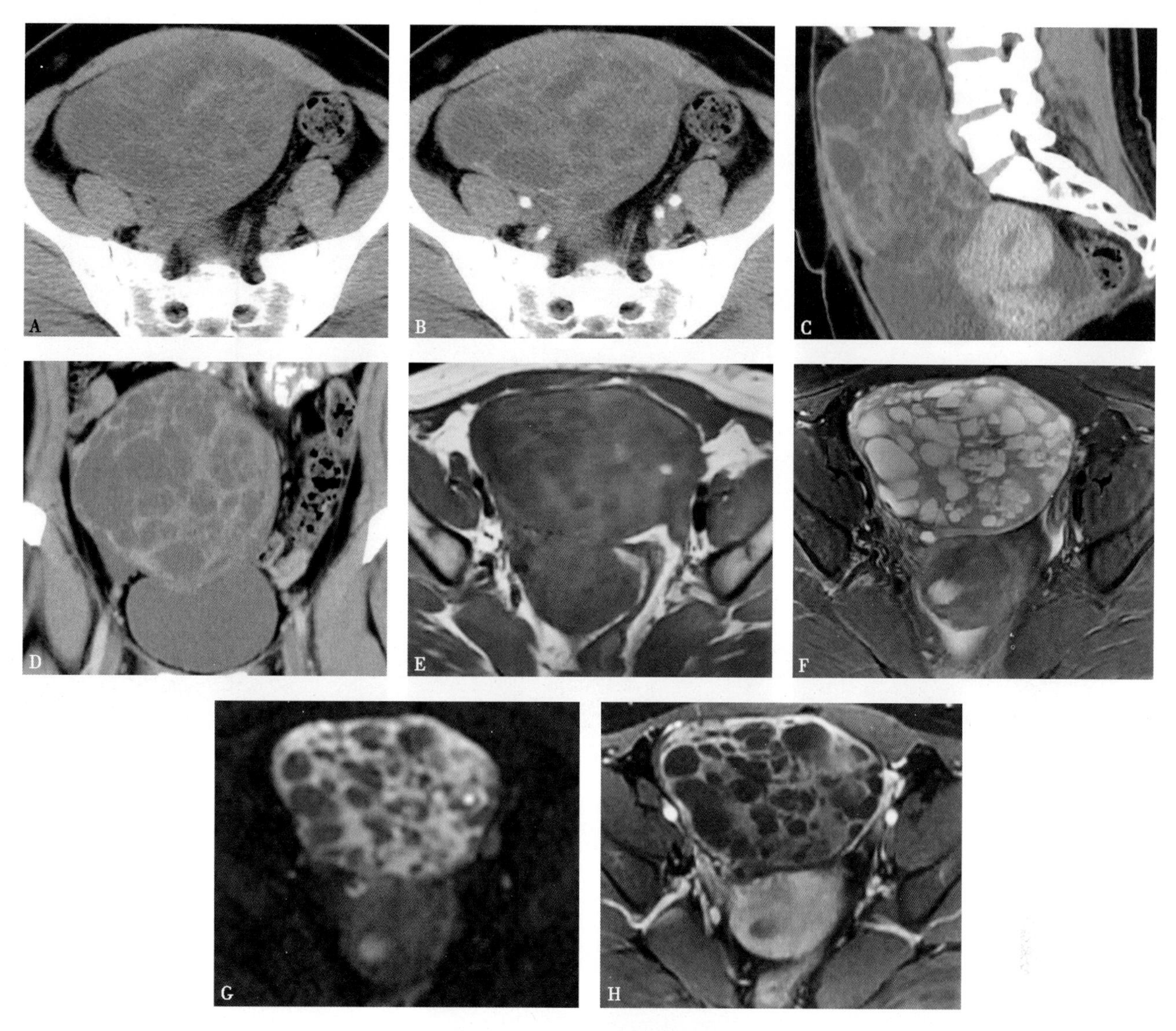

图 8-3-25 右侧卵巢颗粒细胞瘤

患者女性，38 岁。主诉月经不规律、经量增多 4 月。(A)CT 平扫横断面像；(B)CT 增强横断面像；(C)CT 增强矢状位像；(D)CT 增强冠状位像；(E)T_1 加权横断面像；(F)T_2 加权抑脂横断面像；(G)DWI 横断面像；(H)T_1 增强横断面像。CT 示，右附件区囊实性肿块，形态不规则，实性部分为软组织密度，其间多发大小不等囊腔，囊液为低密度。增强扫描实性部分强化明显。MRI 示，右附件囊实性肿块，与右侧卵巢血管蒂关系密切；实性部分为不规则等 T_1 稍长 T_2 信号，DWI 像高信号，增强扫描明显强化；肿块内弥漫多发大小不等囊腔，呈“瑞士奶酪”征，囊液呈长 T_1 长 T_2 信号为主，部分囊腔内含短 T_2 信号，并见液液平面。

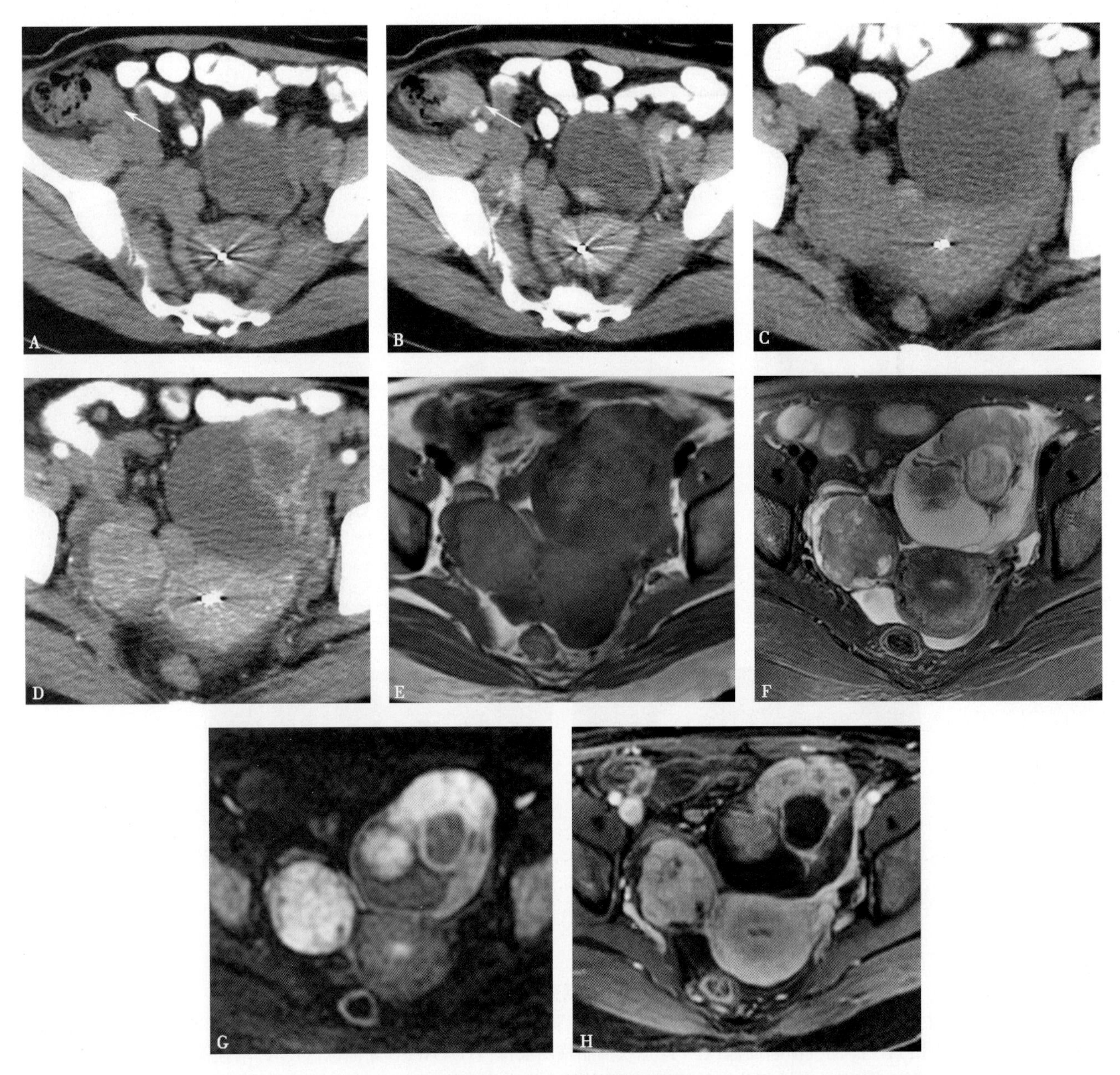

图 8-3-26 双侧卵巢转移瘤

患者女性，34 岁。间断下腹胀 6 月，不规则阴道出血 20 天。CEA：7.49ng/mL。(A)CT 平扫横断面像；(B)CT 增强横断面像；(C)CT 平扫横断面像；(D)CT 增强横断面像；(E)T_1 加权横断面像；(F)T_2 加权抑脂横断面像；(G)DWI 横断面像；(H)T_1 增强横断面像。CT 示，盲肠内侧壁不规则增厚呈软组织肿块，增强扫描明显强化，肠腔偏心性略狭窄(箭头)。双附件区囊实性肿块，囊液呈低密度，实性部分为不规则软组织密度，增强扫描不均匀中度至明显强化。MRI 示，双附件区囊实性肿块，含多发不规则囊腔，囊液呈长 T_1 长 T_2 信号，分隔薄厚不均匀；实性部分为不规则等 T_1 稍长 T_2 信号，DWI 像高信号，增强扫描不均匀强化。

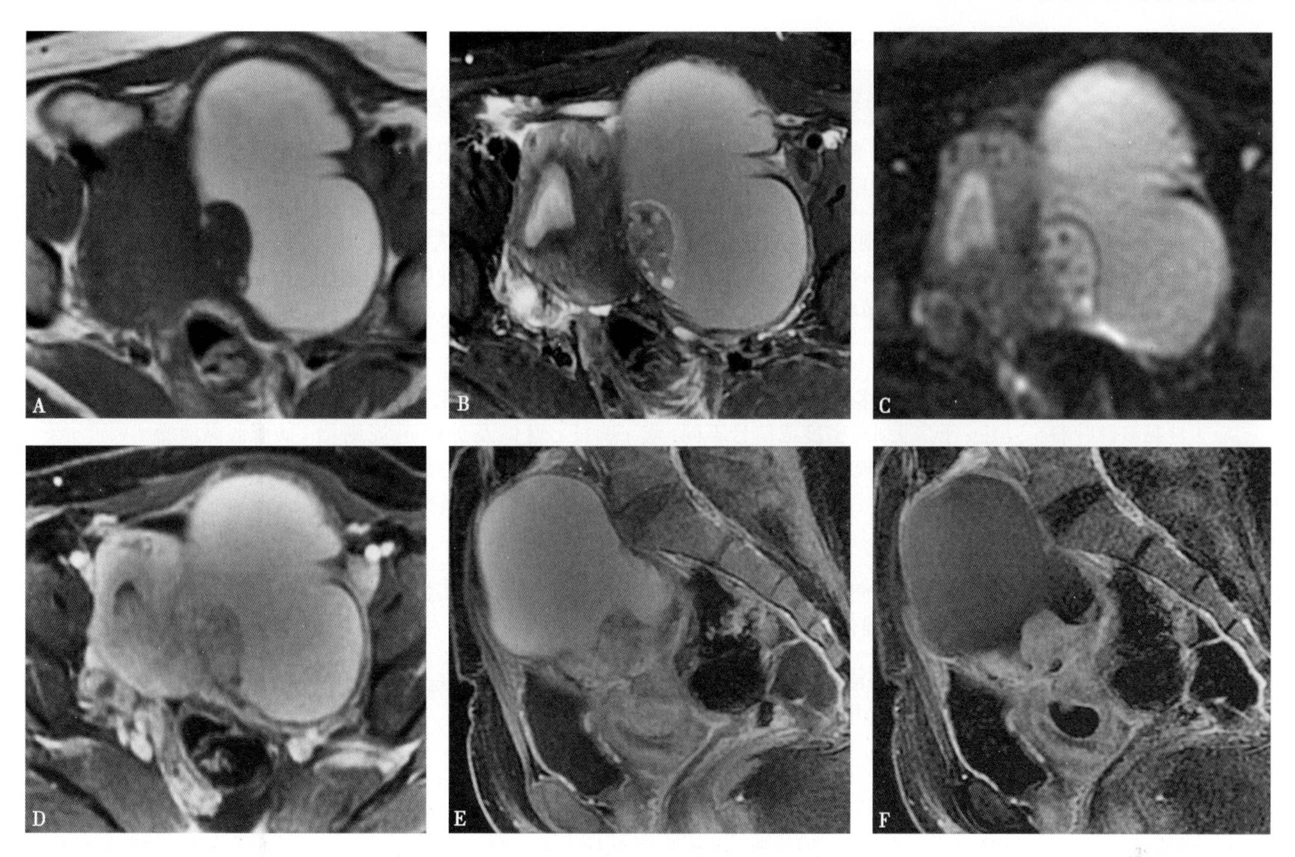

图 8-3-27 息肉样子宫内膜异位症

患者女性，34 岁。体检发现卵巢囊肿 5 年，触及左下腹肿物 6 月。(A)T_1 加权横断面像；(B)T_2 加权抑脂横断面像；(C)DWI 横断面像；(D)T_1 增强横断面像；(E)T_1 增强矢状位像；(F)T_1 增强减影矢状位像。MRI 示，左附件较大囊实性肿块，囊液呈稍短 T_1 稍长 T_2 信号。肿块内下壁见附壁结节，呈稍长 T_1 长 T_2 信号，DWI 像为高信号，内散在分布多个短 T_1、长 T_2 信号小囊或长 T_1 长 T_2 信号小囊，增强扫描附壁结节明显强化，散在小囊不强化。

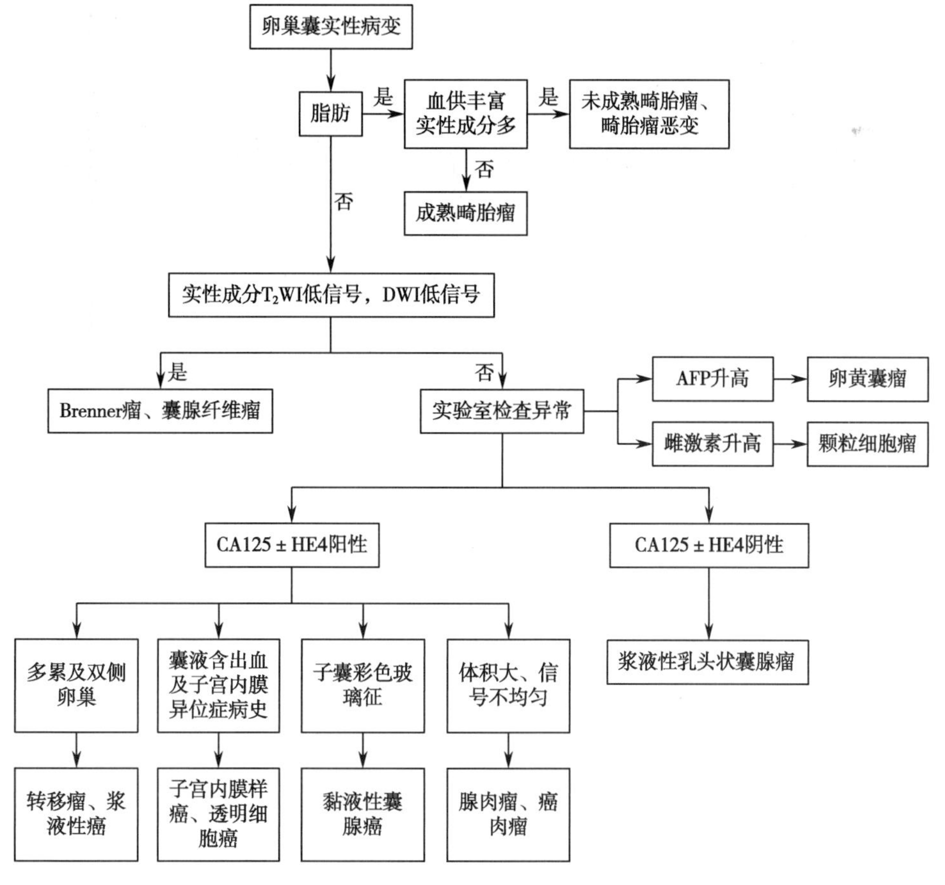

图 8-3-28 卵巢囊实性病变基于临床信息和影像表现的鉴别诊断流程图

表 8-3-8 卵巢囊实性肿块的鉴别诊断要点

疾病		典型影像特征	鉴别要点	主要伴随征象
常见	乳头状浆液性囊腺瘤	单房或多房，囊壁和分隔较薄，含浆液；囊内外附壁乳头有强化	乳头较小、DWI 信号不高	偶见砂粒体
	浆液性癌、交界性浆液性肿瘤	双侧的不规则多房状肿块，含浆液；囊壁和分隔不规则增厚，囊内外实性组织呈结节状、菜花状、不规则肿块状，有强化	实性组织比例较大、DWI 高信号；交界性浆液性肿瘤中实性组织的比例更少、不规则程度更轻	癌常见腹水、腹膜转移，少见砂粒体，CA125 等肿瘤标志物可升高；交界性肿瘤少见腹水、腹膜转移
	黏液性癌、交界性黏液性肿瘤	单侧的巨大多房状肿块，含黏液为主，子房大小、密度或信号不同；囊壁和分隔不规则增厚，附壁结节有强化	巨大多房状，蜂窝征、彩色玻璃征，囊壁及分隔不规则增厚；交界性黏液性肿瘤中实性组织的比例相对较少、不规则程度较轻	可伴发阑尾黏液性肿瘤、腹膜假黏液瘤
	转移瘤	双侧，较大分叶状肿块，实性组织中度至较明显强化，常见囊变、坏死	双侧较大肿块，实性成分富血供	原发肿瘤影像表现；常见腹水、腹膜转移
少见	囊腺纤维瘤	海绵状、单房或多房状，含浆液或黏液为主，含纤维组织 T_2WI 低信号、延迟强化	囊壁内或囊腔间 T_2WI 低信号	
	卵巢子宫内膜样癌、透明细胞癌	单房囊状肿块，含不同时期出血为主，附壁结节或肿块有强化，血块无强化	单房囊状，含出血，附壁实性组织	常见盆腔子宫内膜异位症，可见子宫内膜癌
	卵巢布伦纳瘤	较大的不规则肿块，实性组织 T_2WI 较低信号、轻中度强化，可见不定形钙化	T_2WI 较低信号、中等血供，不定形钙化	少见腹水、腹膜转移
	腺肉瘤、癌肉瘤	单侧较大不规则肿块，囊壁和分隔不规则增厚，不规则实性组织不均匀强化，常含坏死、出血	单侧不规则肿块，极不均质、富血供	常侵犯相邻脏器，常伴腹水、腹膜转移
	未成熟性畸胎瘤	单侧巨大肿块，信号混杂，多房，含液体、实性组织、脂肪，内散在分布不规则钙化	实性成分富血供，含少量脂肪和不规则钙化	常伴腹水，可伴腹膜转移；可见 AFP、HCG 升高
	卵黄囊瘤	单侧巨大肿块，多房，含浆液、黏液、出血，不规则实性组织明显强化，常见坏死、出血、多发囊腔	单侧巨大不规则肿块，实性成分富血供，多发坏死、出血、囊腔，蜂窝征、亮点征	常伴腹水、腹膜转移；常见 AFP 明显升高
	颗粒细胞瘤	单侧较大肿块，多房囊性含实性、实性含多发囊腔，含浆液、出血，实性组织明显强化、DWI 高信号	单侧较大肿块，富血供，含出血，瑞士奶酪征	常伴腹水、子宫内膜增厚，可见腹膜转移
罕见	息肉样子宫内膜异位症	子宫内膜异位囊肿影像表现；附壁息肉样实性组织明显强化，突至囊内或囊外	子宫内膜异位囊肿内附壁富血供实性组织	其他部位子宫内膜异位症
	妊娠期子宫内膜异位症蜕膜化	子宫内膜异位囊肿影像表现；附壁乳头或结节，与蜕膜信号相似，明显强化	子宫内膜异位囊肿内附壁富血供实性组织	妊娠结束后消失 可有其他部位子宫内膜异位症

（梁宇霆）

第四节 卵巢实性肿块的鉴别诊断

卵巢实性肿块定义为源自卵巢、实性成分占80%以上的肿块。卵巢实性肿块的组织学类型众多，包括大多数卵巢恶性上皮-间叶性肿瘤、性索-间质类肿瘤和恶性生殖细胞类肿瘤，卵巢转移性肿瘤及卵巢慢性炎症性病变。此外，附件区非卵巢来源实性肿块也可误诊为卵巢来源，需与卵巢肿块鉴别，故下文笼统称为附件区实性肿块。常见的附件区实性肿块包括：卵巢浆液性腺癌和交界性肿瘤、透明细胞癌、内膜样腺癌、纤维卵泡膜细胞肿瘤，卵巢转移性肿瘤，子宫浆膜下/阔韧带肌瘤，腹膜后肿瘤。较少见的附件区实性肿块包括：卵巢颗粒细胞瘤、无性细胞瘤、卵黄囊瘤、未成熟性畸胎瘤，输卵管癌，小肠源性间质瘤，输卵管-卵巢慢性炎症及结核。罕见者包括：卵巢黏液性腺癌、Sertoli-Leydig细胞瘤、硬化性间质瘤、腺纤维瘤、卵巢布伦纳瘤等。根据增强后肿块的强化程度可分为高强化、中等强化和低强化肿块三大类。

一、高强化肿块

【定义】

位于附件区、增强扫描静脉期强化程度等于或高于子宫肌层的实性肿块（实性成分≥80%）。

【病理基础】

肿块强化程度的影响因素有：动脉血液输入，血液进入毛细血管床的动能分布，毛细血管壁的通透性以及血管外间质容积的大小。当肿块血管丰富，新生血管增多，毛细血管壁的通透性增强，或者瘤细胞增多，血管外间质容积缩小时，肿块表现为高强化。

【征象描述】

高强化肿块表现为：增强扫描静脉期强化程度等于或高于子宫肌层。

【相关疾病】

该类肿块包括：卵巢浆液性腺癌和交界性肿瘤、透明细胞癌、内膜样腺癌，卵巢转移性肿瘤，子宫浆膜下/阔韧带肌瘤，卵巢颗粒细胞瘤，Sertoli-Leydig细胞瘤，卵黄囊瘤，小肠源性间质瘤，输卵管-卵巢慢性炎症和结核，以及卵巢硬化性间质瘤等约十余种病变。

【分析思路】

首先，观察分析附件肿块是否为双侧性。双侧性附件肿块可见于卵巢浆液性腺癌和交界性肿瘤、卵巢转移性肿瘤、卵巢透明细胞癌和内膜样腺癌，以及输卵管-卵巢慢性炎症和结核。

其次，观察肿块的T_2WI及DWI/ADC图信号。T_2WI低信号肿块可见于卵巢转移性肿瘤、子宫浆膜下/阔韧带肌瘤、卵巢颗粒细胞瘤。DWI高信号/ADC图低信号肿块见于恶性肿瘤，包括卵巢上皮癌、转移性肿瘤、颗粒细胞瘤、Sertoli-Leydig细胞瘤和卵黄囊瘤。

再次，结合临床和实验室检查进一步缩小肿块的鉴别诊断范围，如卵巢浆液性交界性肿瘤和转移性肿瘤患者较卵巢癌年轻十岁左右，双侧肿块大小相仿。其中，浆液性交界性瘤可见肿块内特征性的T_2WI低信号/低强化分支状结构，肿块呈DWI中等或稍高信号，ADC图中等信号，值高于$1.0 \times 10^{-3}mm^2/s$（图8-4-1）；卵巢转移性肿瘤肿块内常见肿块内大小不等囊变区，囊壁呈明显强化，DWI高信号/ADC图低信号（图8-4-2）。双侧性原发卵巢癌常为一侧卵巢转移至另一侧，两侧卵巢肿块大小悬殊，常合并直肠子宫陷凹、腹膜、网膜及肠系膜结节或肿块状转移灶，肿块或结节DWI明显高信号/ADC图低信号，患者CA125升高（图8-4-3）。输卵管-卵巢慢性炎症肿块边缘模糊，内部可合并小脓肿，小脓肿呈DWI等高信号，增强后无强化（图8-4-4）；结核常合并广泛盆腔腹膜均匀增厚，DWI/ADC图中等信号，CA125可明显升高（图8-4-5）。

一些肿块的强化程度高于子宫肌层，见于卵巢硬化性间质瘤，输卵管-卵巢慢性炎症和结核。其中，硬化性间质瘤在动脉期呈周边结节状强化，静脉期向中央充填，类似肝脏海绵状血管瘤表现，肿块外周含纤维，T_2WI呈低信号（图8-4-6）。子宫浆膜下/阔韧带肌瘤体积较大者可合并多种类型退变，使肿块呈混杂密度或多变信号，但肿块主体T_2WI呈低信号，DWI无明显扩散受限，强化较明显，常见典型“桥血管征”，表现为肿块与子宫界面多发增粗血管（图8-4-7）。卵巢浆液性腺癌和透明细胞癌是老年女性最常见的卵巢实性肿块，CA125常增高，肿块表面高低不平呈菜花状，信号混杂，DWI高信号/ADC图低信号（见图8-4-3）。卵巢颗粒细胞瘤常有雌激素增多表现，典型者呈海绵样实性或瑞士乳酪样，常见T_1WI高信号出血区，肿块DWI高信号/ADC图低信号（图8-4-8）。Sertoli-Leydig细胞瘤多见于年轻女性，常见雄激素增多表现，肿块DWI高信号/ADC图低信号（图8-4-9）。卵黄囊瘤多见于年轻女性，

AFP 增高，肿块生长速度快，内部常见明显出血和坏死，出血呈 T_1WI 高信号，肿块呈 DWI 高信号 /ADC 图低信号，血供丰富，可见瘤内明显强化的条点状血管，即“亮点征”（图 8-4-10）。小肠源性间质瘤强化程度等于或略低于子宫肌层，肿块与盆腔肠道关系密切，其供血动脉源自肠系膜上动脉（图 8-4-11）。

【疾病鉴别】

附件区实性肿块的鉴别诊断要点见表 8-4-1，鉴别诊断流程见图 8-4-21。

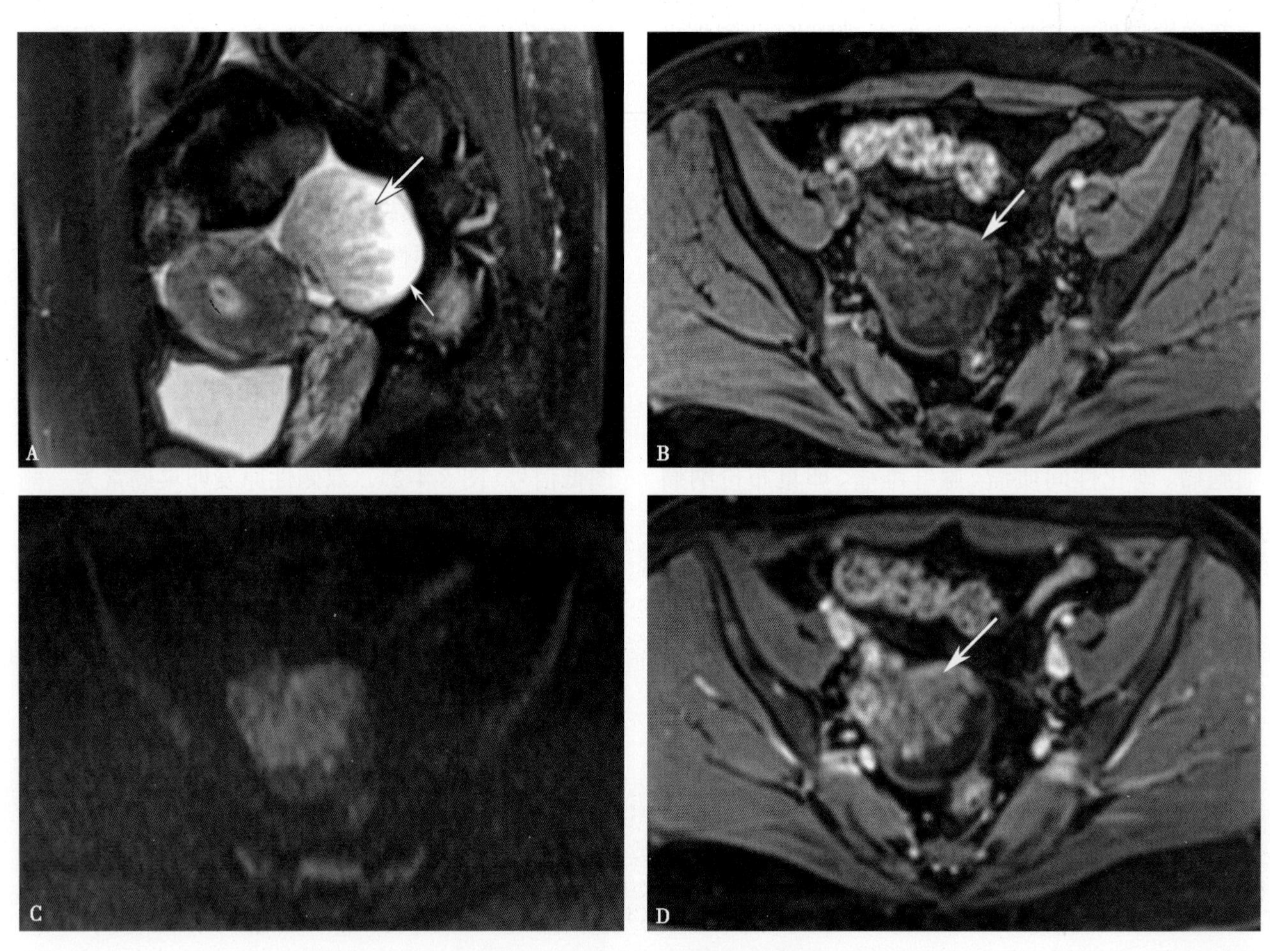

图 8-4-1 右侧卵巢浆液性交界性瘤

患者女性，女，43 岁，体检发现盆腔占位 1 周余。MRI 矢状位 T_2WI FS（A）见右侧附件区类圆形实性肿块，边缘见少量液体成分（细箭），实性成分呈海草状稍高信号（粗箭）；横断位 T_1WI FS（B）呈等低混杂信号（粗箭）；DWI（C）实性成分呈稍高信号；增强（D）实性成分呈明显不均匀强化（粗箭）。FS 为脂肪抑制序列。

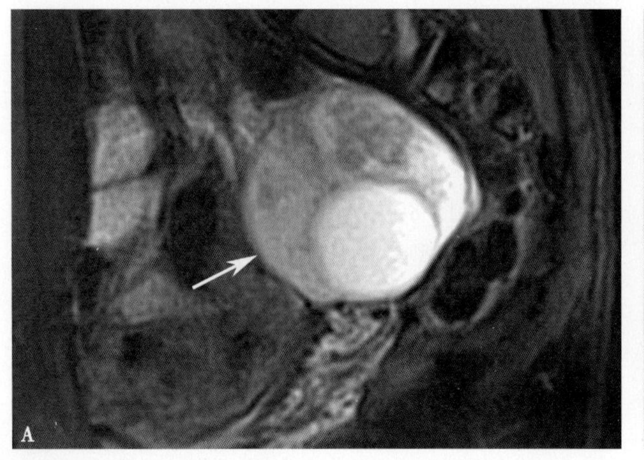

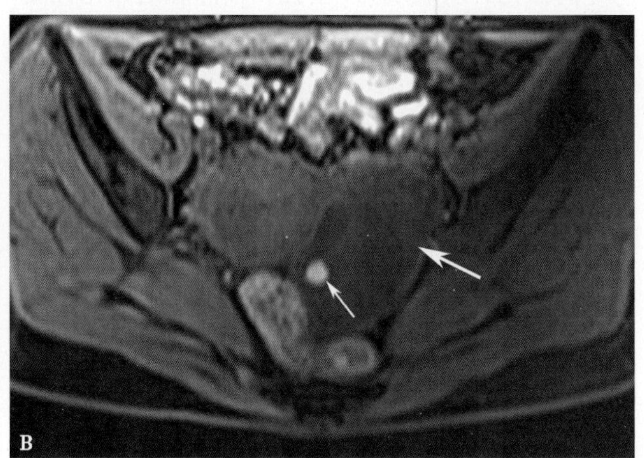

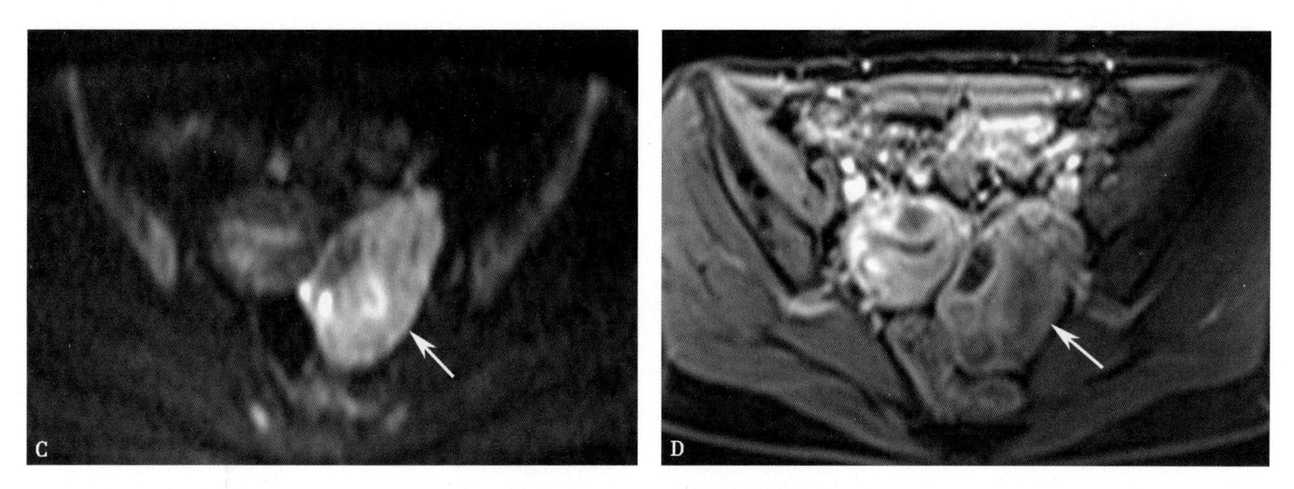

图 8-4-2 两侧卵巢转移性肿瘤

患者女性，47 岁，胃癌病史，下腹痛 1 周。MRI 矢状位 T_2WI FS（A）示左侧卵巢囊实性肿块（粗箭）；横断位 T_1WI FS（B）见两侧卵巢肿块，右侧呈实性（未列出），左侧呈等低混杂信号（粗箭），可见高信号出血灶（细箭）；DWI（C）实性成分呈明显高信号（粗箭）；增强（D）肿瘤呈明显不均匀强化（粗箭）。

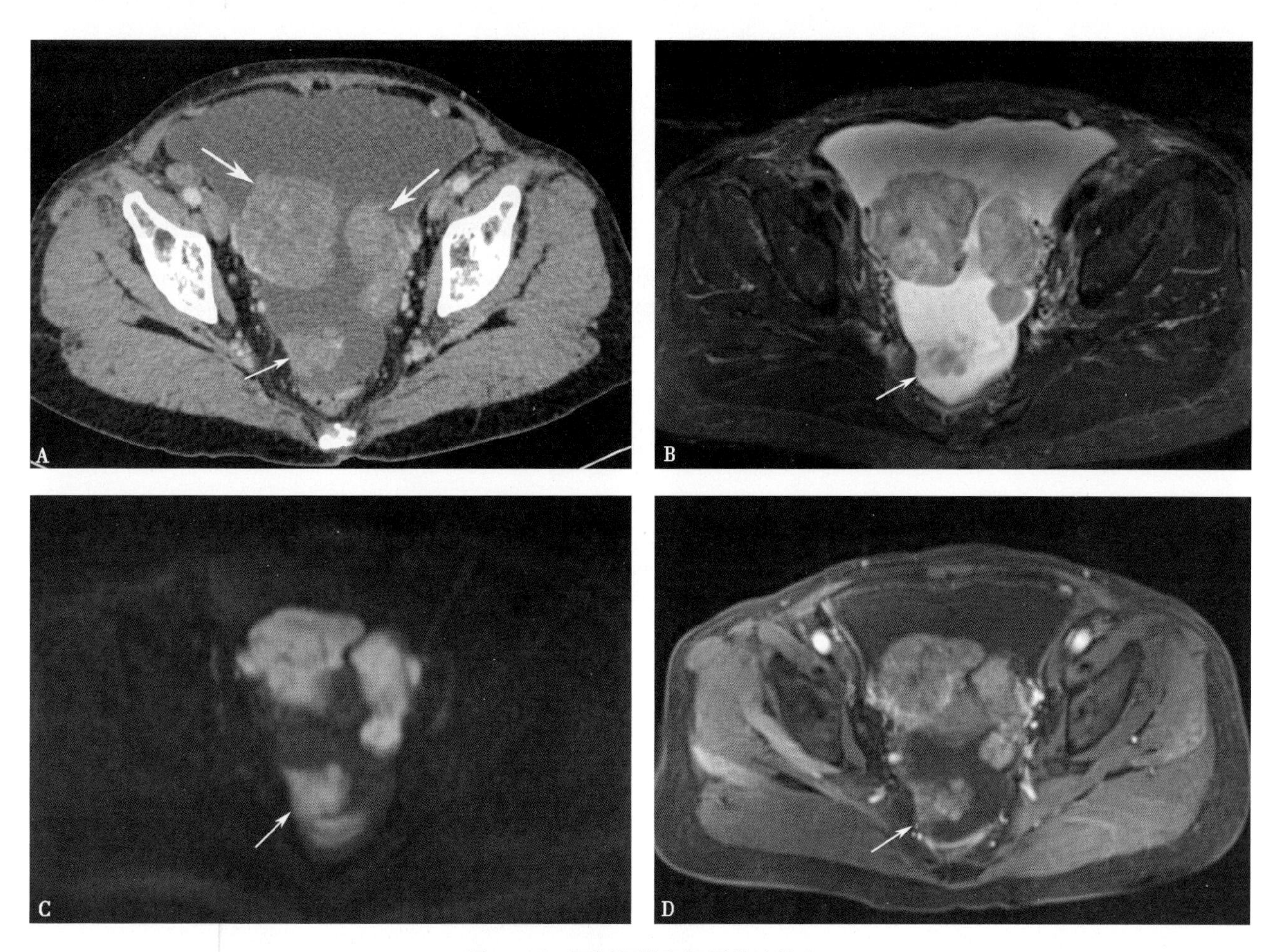

图 8-4-3 两侧卵巢高级别浆液性癌

患者女性，64 岁，左上腹部疼痛伴食欲减退 1 周。CT 增强（A）见左、右侧附件区实性肿块呈中度强化（粗箭）；MRI 横断位 T_2WI FS（B）实性成分呈混杂高信号；DWI（C）实性成分呈明显高信号；增强（D）见实性成分中度不均匀强化，另可见盆、腹腔大量积液，直肠子宫陷凹转移灶（细箭）。

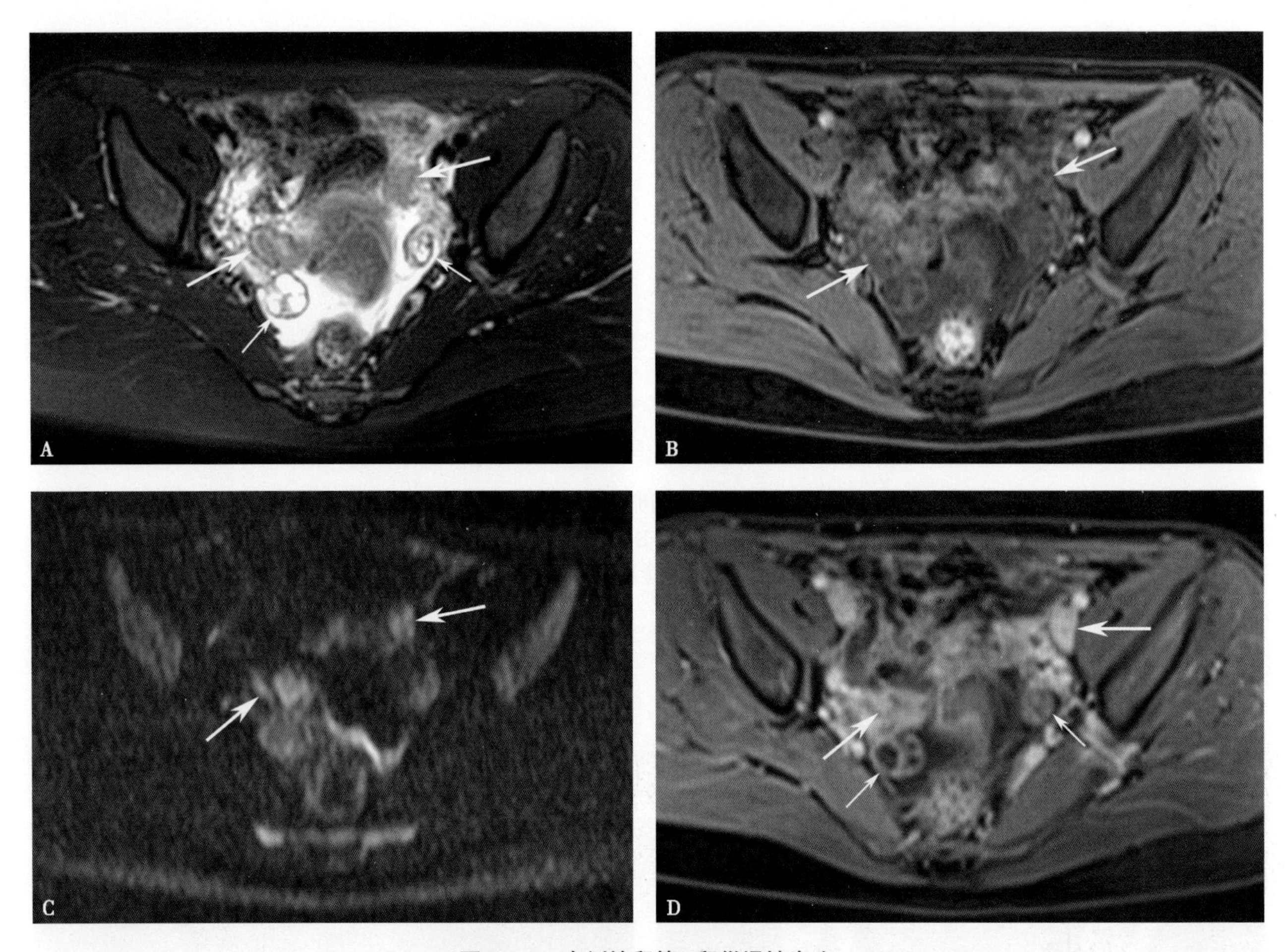

图 8-4-4 右侧输卵管 - 卵巢慢性炎症

患者女性，27 岁，下腹痛 1 周。MRI 横断位 T_2WI FS（A）见两侧附件区混杂高信号实性肿块（粗箭），可见两侧卵巢（细箭）；横断位 T_1WI FS（B）两侧肿块呈混杂信号（粗箭）；DWI（C）肿块呈稍高信号（粗箭）；增强（D）肿块形态不规则，边缘不清，呈明显不均匀强化（粗箭），两侧卵巢中度强化（细箭）。

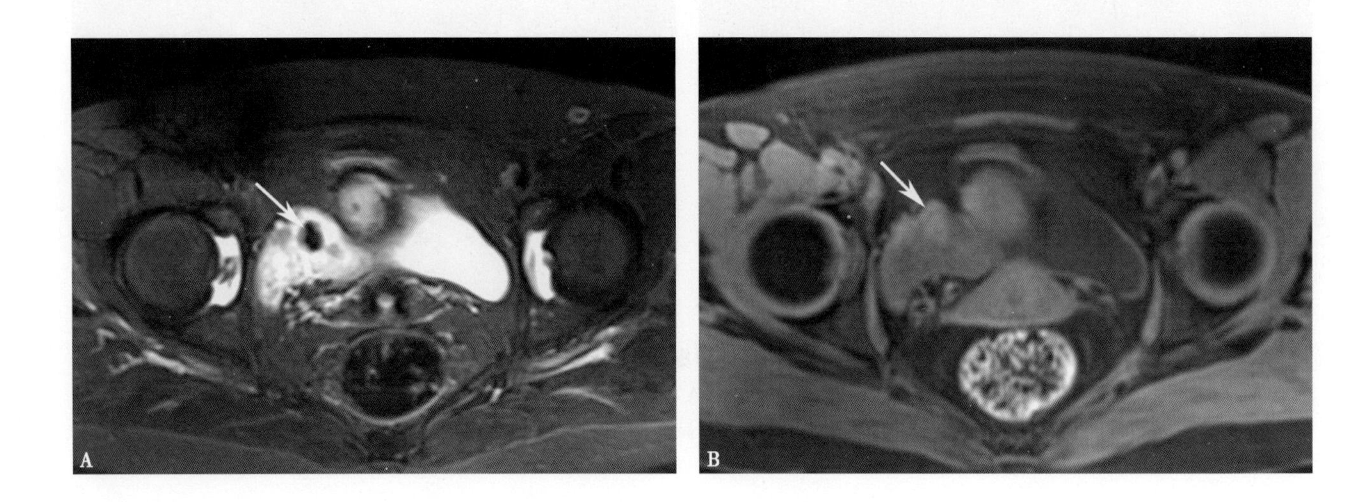

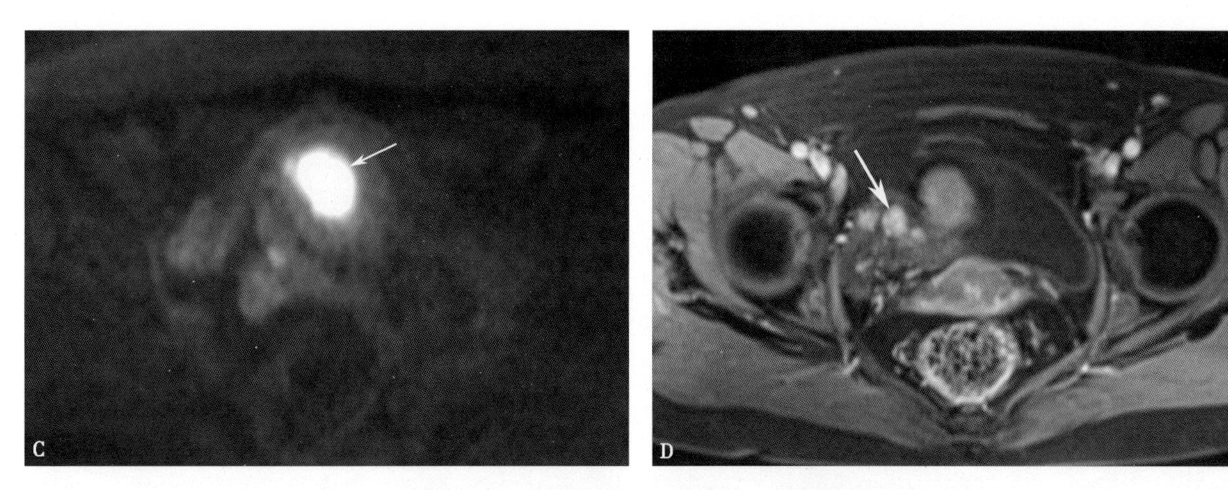

图 8-4-5 子宫内膜及右侧输卵管 - 卵巢结核

患者女性，55 岁，发现宫腔占位及卵巢囊肿 1 年。MRI 横断位 T_2WI FS（A）见右侧附件区混杂高信号实性肿块，内见明显低信号结节（箭）；横断位 T_1WI FS（B）结节呈等信号（箭）；DWI（C）宫腔内可见明显高信号（细箭），右附件肿块中等信号（粗箭）；增强（D）肿块呈弱强化，内见多个明显强化结节（粗箭）。

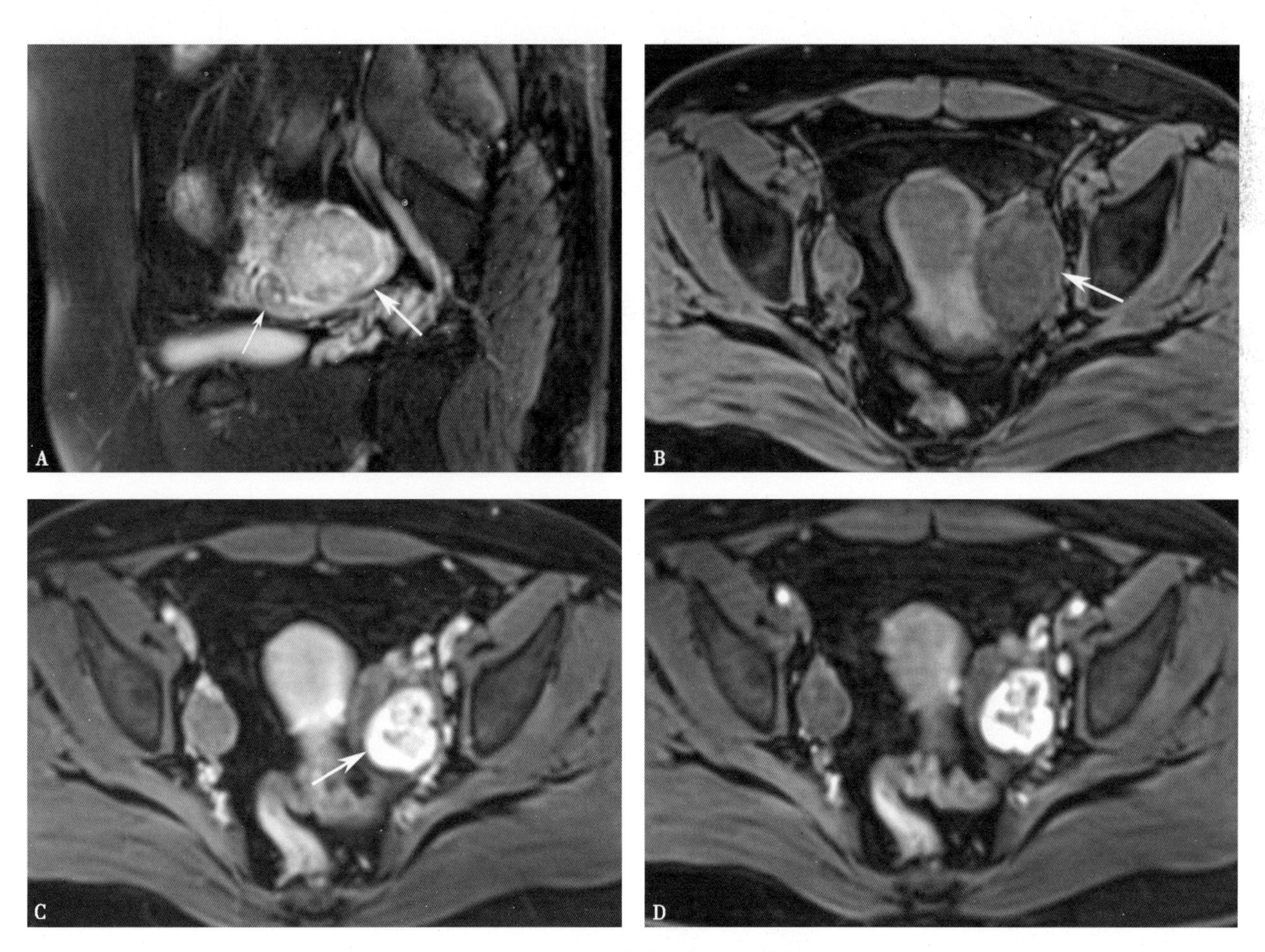

图 8-4-6 左侧卵巢硬化性间质瘤

患者女性，29 岁，月经不规律 1 年。MRI 矢状位 T_2WI FS（A）见左侧附件区稍不规则实性肿块（粗箭），呈混杂高信号，肿块边缘见受压卵巢（细箭）；横断位 T_1WI FS（B）呈等低混杂信号（粗箭）；增强动脉期（D）呈明显环形强化，其内呈中度强化（粗箭）；增强静脉期（C）见强化向中央填充，强化幅度高于子宫。

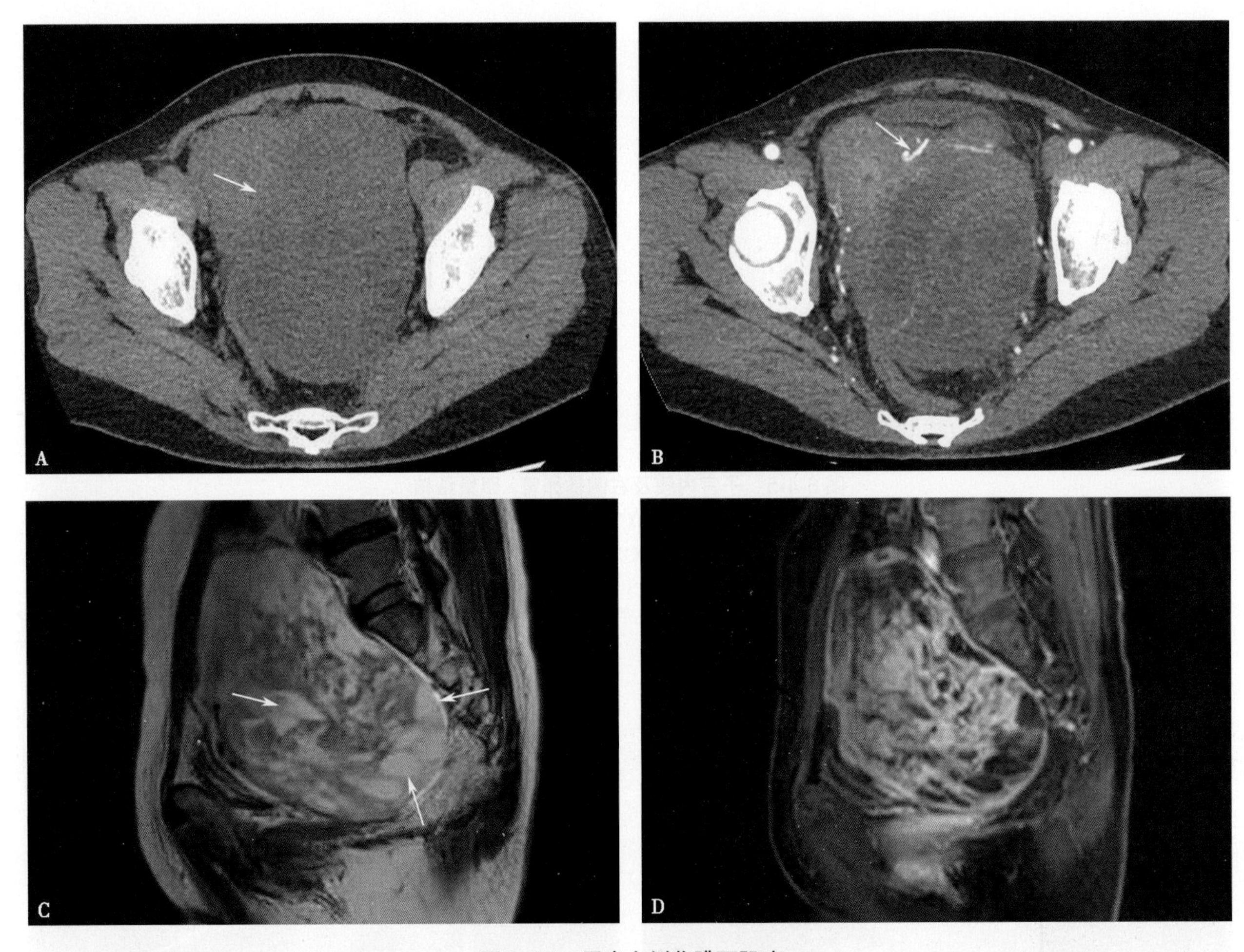

图 8-4-7 子宫左侧浆膜下肌瘤

患者 50 岁，不规则左下腹痛 2 月余。CT 平扫和增强（A，B）见子宫左侧巨大实性肿块（箭），呈不均匀轻、中度强化，见“桥血管征”；MRI 矢状位 T_2WI（C）见实性肿块内多发不规则形态高信号变性区（箭），实性成分稍低信号；增强（D）见实性成分明显强化，变性区不强化。

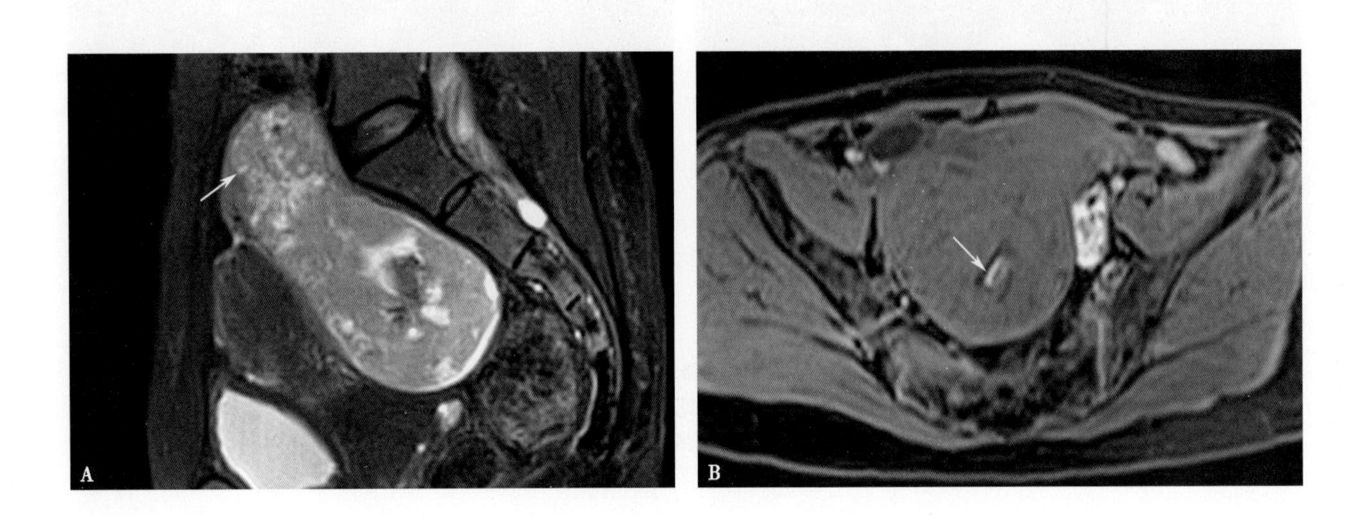

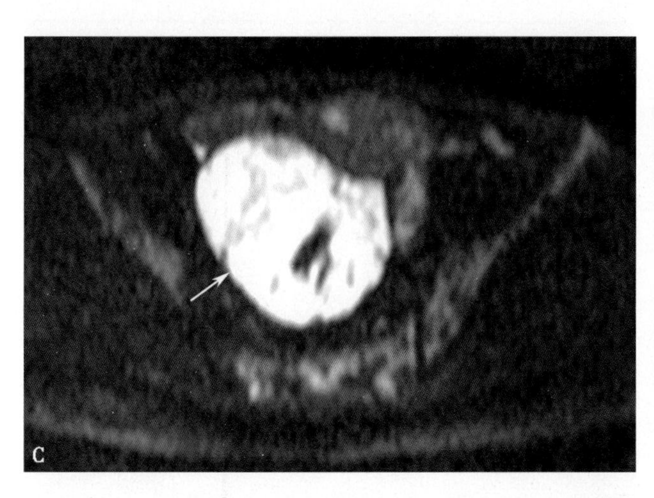

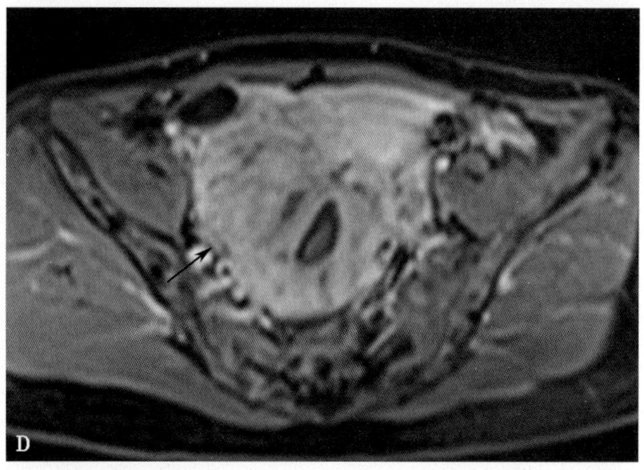

图 8-4-8 右侧卵巢成年型颗粒细胞瘤

患者女性，64 岁，阴道不规则出血 1 周。MRI 矢状位 T_2WI FS（A）见右附件区椭圆形边界清晰稍高信号实性肿块，内含散在坏死，呈斑片状高信号，局部呈海绵状改变（箭）；横断位 T_1WI FS（B）肿块呈等信号，含小片高信号出血区（箭）；DWI（C）见肿块明显高信号（箭）；增强（D）见肿块明显强化（箭），出血、坏死区不强化。

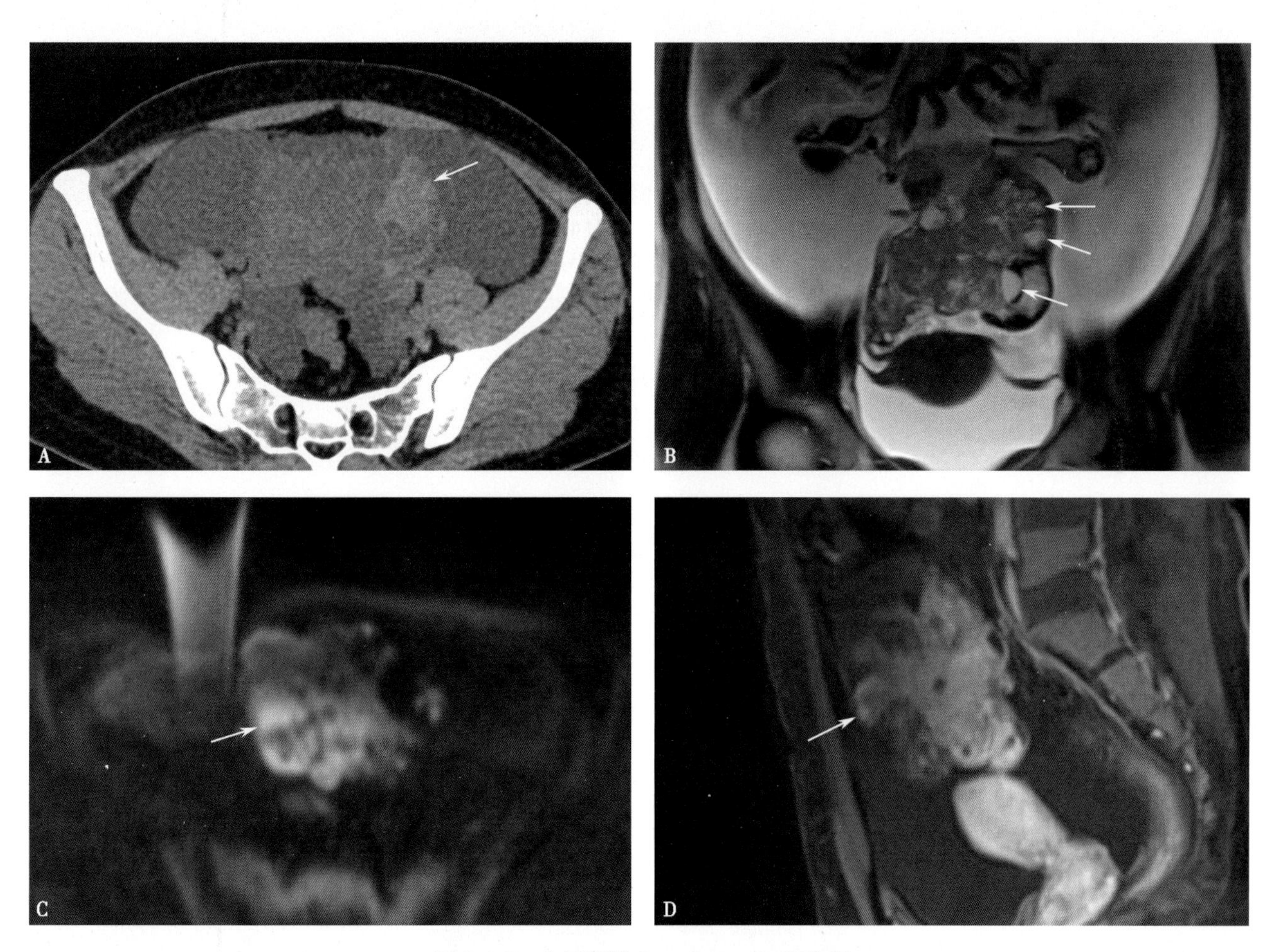

图 8-4-9 右侧卵巢 Sertoli-Leydig 细胞瘤

患者女性，31 岁，腹胀 5 天余，加重 3 天。CT 平扫（A）见盆腔实性肿块（箭），呈混杂等稍低密度（箭）；MRI 冠状位 T_2WI（B）见实性肿块内多发高信号小囊性灶（箭）；DWI（C）实性成分呈明显高信号（箭）；增强（D）肿瘤呈明显不均匀强化，囊变区无强化。另见腹盆腔大量积液。

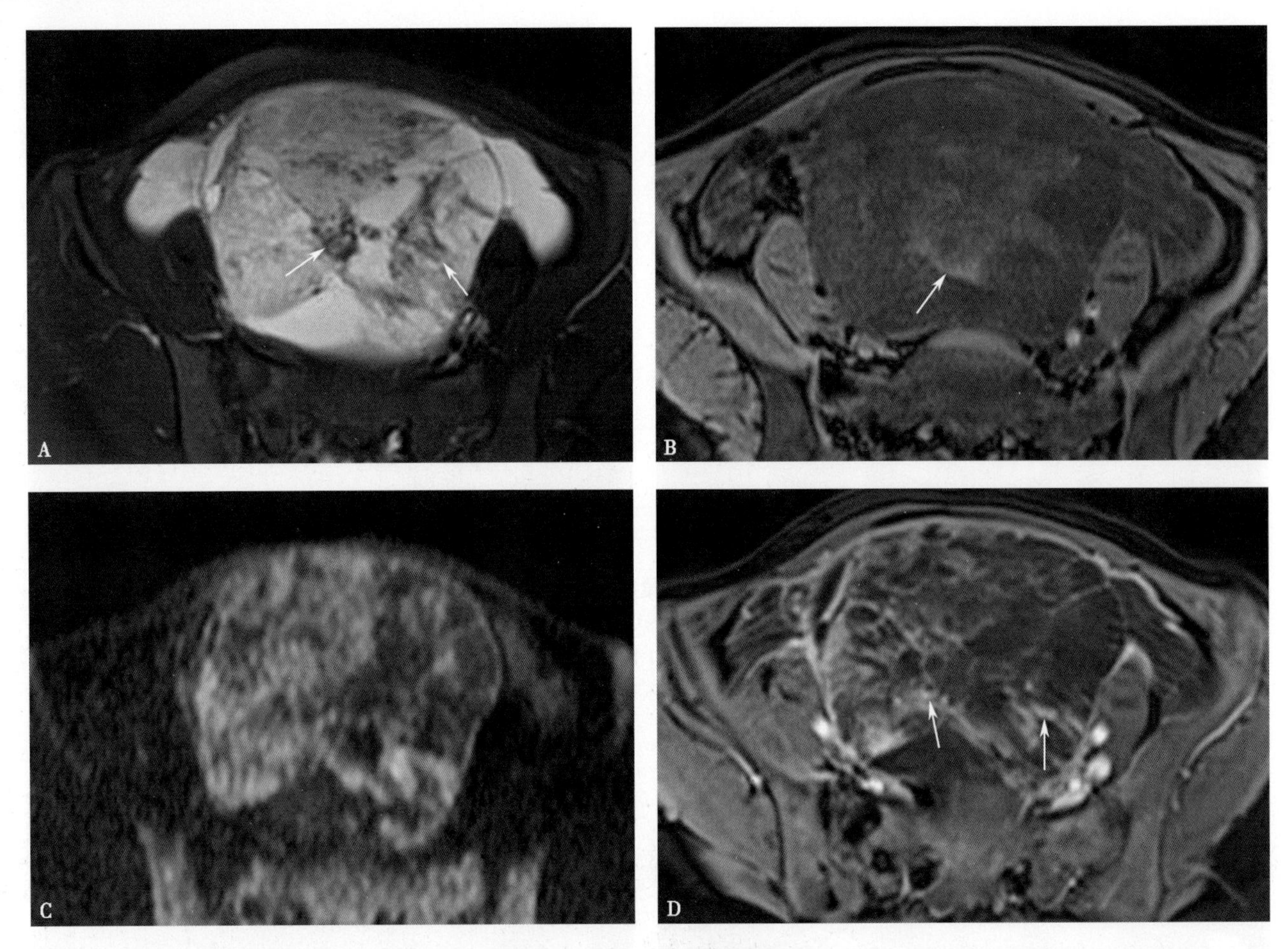

图 8-4-10　右侧卵巢卵黄囊瘤

患者女性，29 岁，下腹痛伴发热一周。15 月前有畸胎瘤手术史，4 月前检查发现左侧盆腔包块。MRI 横断位 T_2WI FS（A）见盆腔巨大混杂高信号肿块，内含明显坏死、囊变及散在不规则等低信号出血（箭）；T_1WI FS（B）见肿块呈低信号，内含片状稍高信号出血（箭）；DWI（C）呈混杂高信号；增强（D）呈不均匀明显强化，可见"亮点征"（箭），坏死、出血和囊变区不强化。

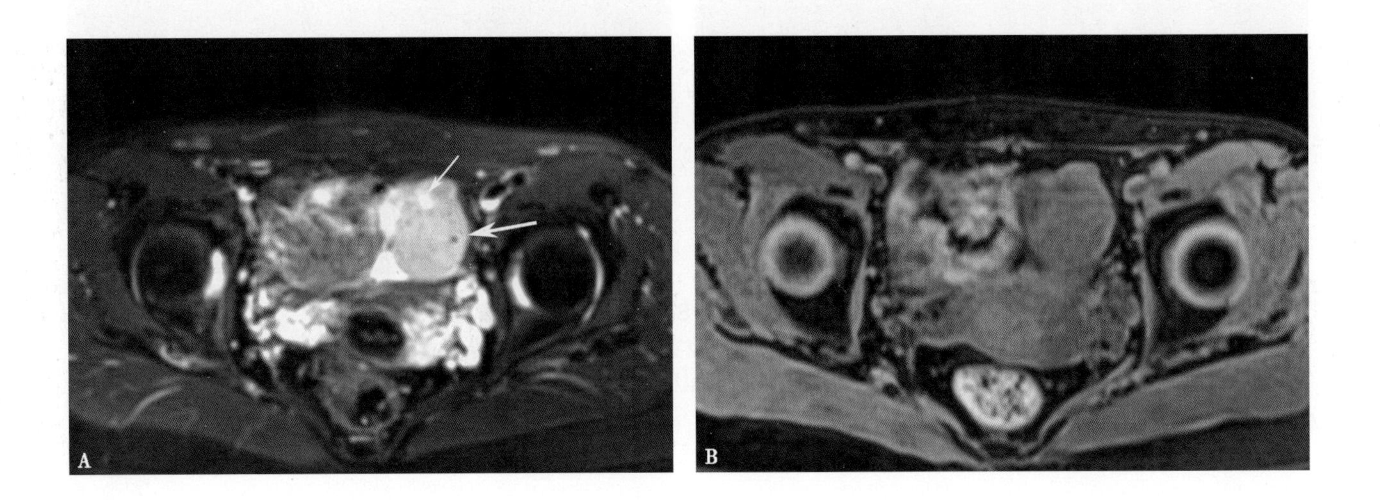

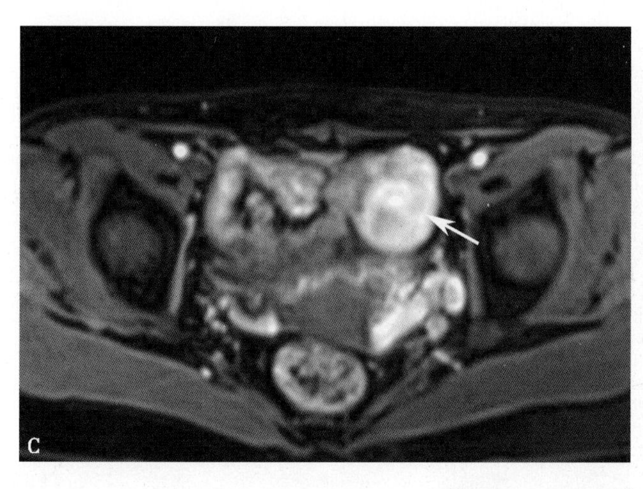

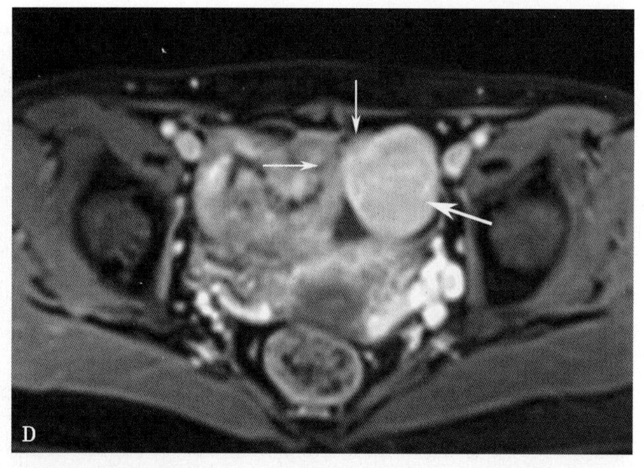

图 8-4-11 左侧盆腔小肠源性间质瘤

患者女性，62 岁，体检超声发现盆腔占位 6 天。MRI 横断位 T_2WI FS（A）见盆腔左侧卵圆形实性肿块（粗箭），内见小片状囊性区（细箭），边缘光整，边界清晰；横断位 T_1WI FS（B）呈等信号；增强动脉期（C）呈明显不均匀强化（粗箭）；增强静脉期（D）呈持续明显较均匀强化（粗箭），与小肠分界不清（细箭）。

二、中等强化肿块

【定义】

位于附件区、增强静脉期强化程度高于或等于子宫内肌层（结合带）并略低于子宫外肌层的实性肿块（成性成分≥80%）。

【病理基础】

中等强化肿块往往血供较丰富；新生血管稍增多，且较成熟，血管壁的通透性尚可；瘤细胞稍多，纤维间质较少。

【征象描述】

中等强化肿块表现为：增强静脉期强化程度高于或等于子宫内肌层（结合带）并略低于子宫外肌层。

【相关疾病】

该类肿块包括：卵巢黏液性腺癌，卵巢无性细胞瘤和未成熟性畸胎瘤，输卵管癌，腹膜后肿瘤等。

【分析思路】

卵巢黏液性腺癌单侧发生，囊性区呈多房，密度或信号复杂多变（图 8-4-12）。卵巢无性细胞瘤和未成熟性畸胎瘤多见于年轻女性，无性细胞瘤呈密度或信号较均匀分叶状肿块，内部可见典型纤维血管分隔，T_2WI 呈分隔状低信号（纤维为主）或高信号（血管为主），强化明显（图 8-4-13）。未成熟性畸胎瘤可见混杂脂肪、钙化、囊性和实性区的密度或信号（图 8-4-14）。输卵管癌呈腊肠样肿块，周围见中高度强化薄壁，另常见宫腔和肿块周围积液（图 8-4-15）。腹膜后肿瘤有多种组织学类型，常见者为神经源性肿瘤和脂肪肉瘤，仔细分析肿块与髂血管、盆腔腹膜及骶前间隙的关系有助于肿块定位（图 8-4-16）。

【疾病鉴别】

附件区实性肿块的鉴别诊断见表 8-4-1，鉴别诊断流程见图 8-4-21。

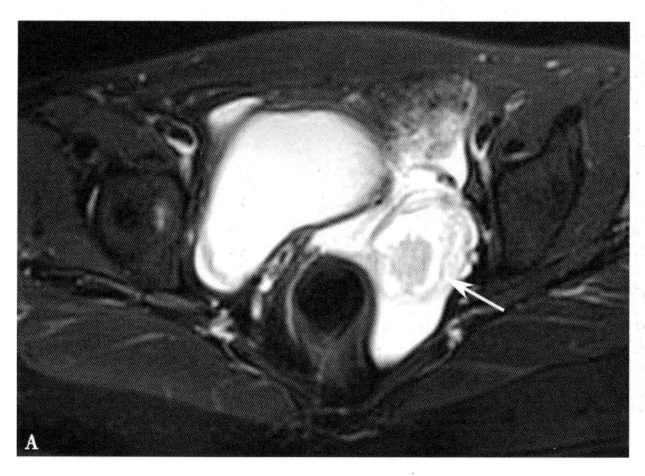

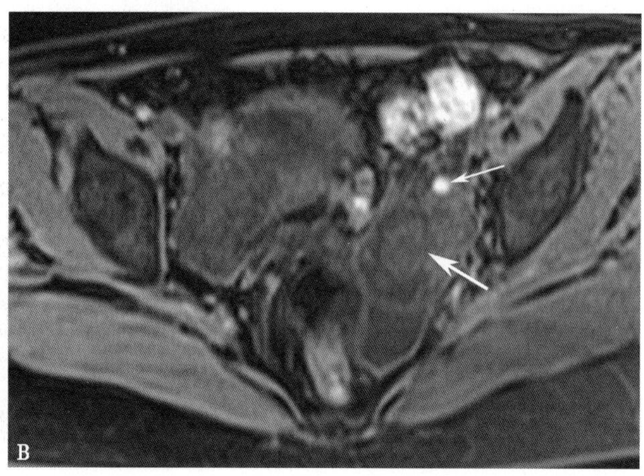

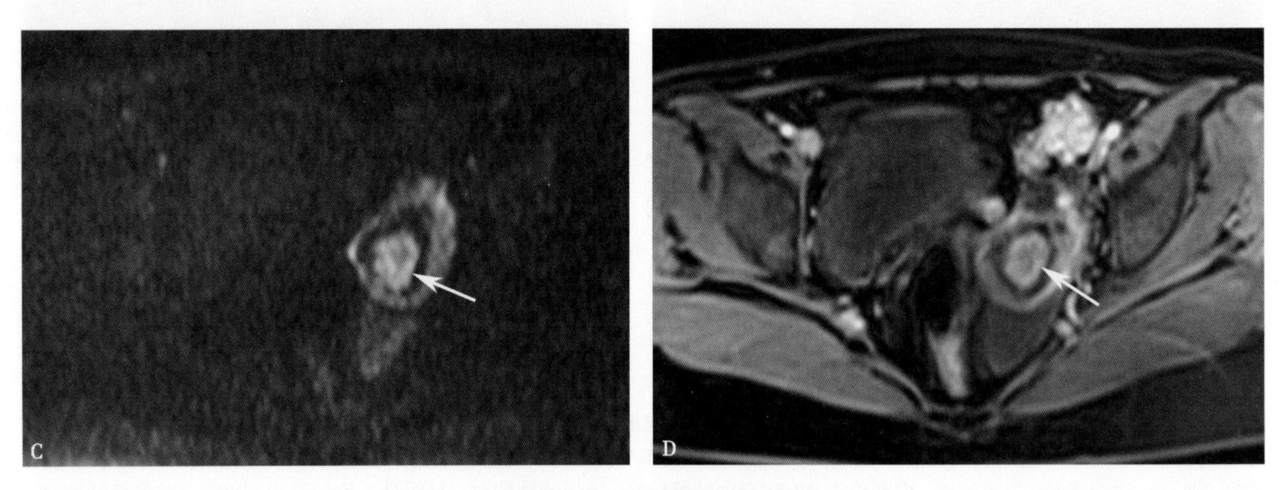

图 8-4-12 左侧卵巢黏液性腺癌

患者女性，女，44 岁，腹痛 1 周余。MRI 横断位 T_2WI FS（A）见左附件区混杂高信号多房囊实性肿块（粗箭），盆腔少量积液；横断位 T_1WI FS（B）实性区呈等信号（粗箭），周边见高信号小分房（细箭）；DWI（C）实性区呈明显高信号（粗箭）；增强（D）见中央实性结节（粗箭）和增厚囊壁中度强化，周围及前部见未强化小分房。

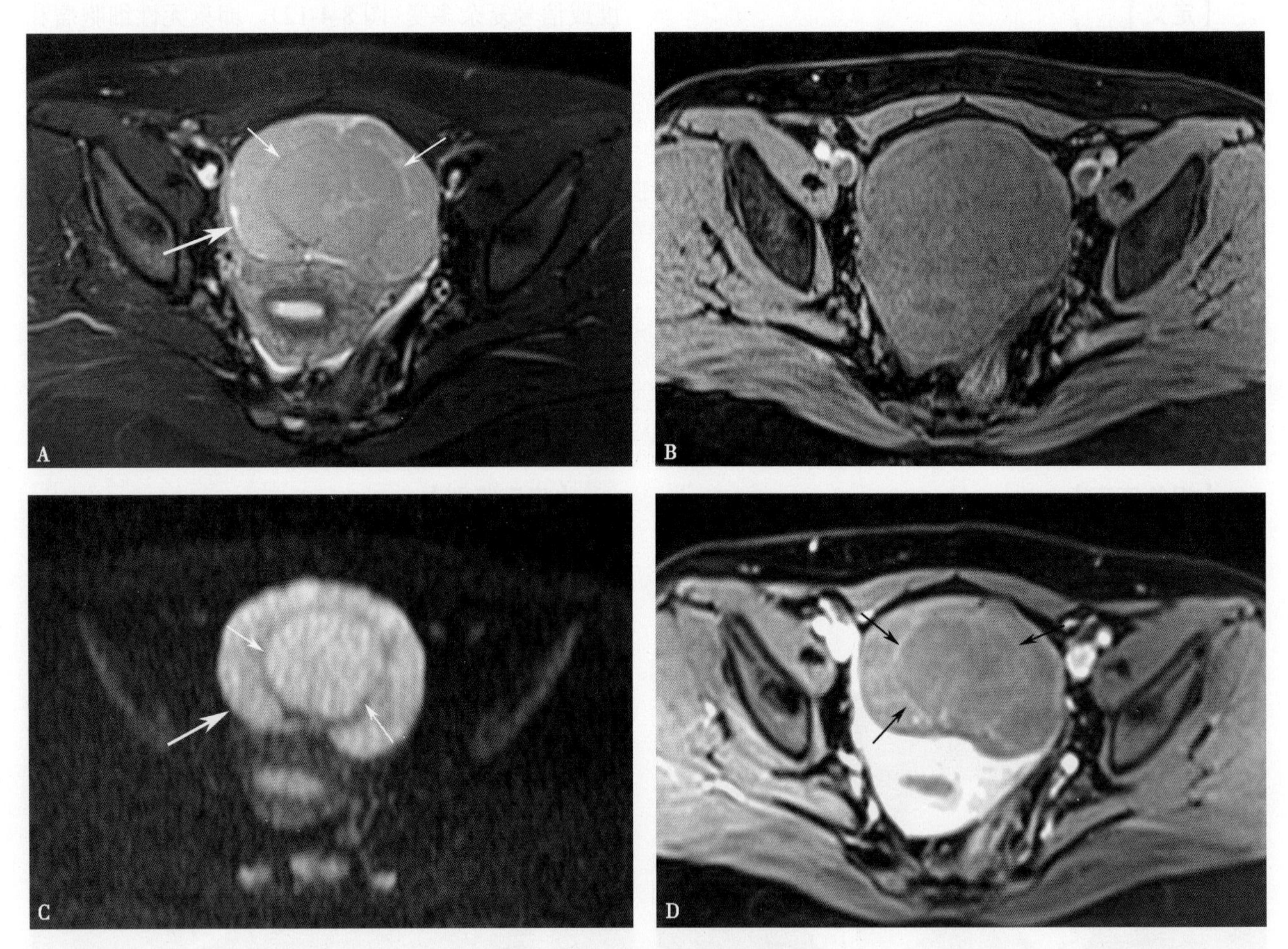

图 8-4-13 左侧卵巢无性细胞瘤

患者女性，34 岁，体检发现盆腔肿块 1 周。MRI 横断位 T_2WI FS（A）见子宫前方高信号实性肿块（粗箭），内见条状低信号（细长箭）和高信号（细短箭）纤维血管分隔（细箭）；横断位 T_1WI FS（B）呈等信号；DWI（C）肿块呈明显高信号区（粗箭），分隔呈低信号（细箭）；增强（D）肿块呈中度强化，分隔明显强化（细箭）。

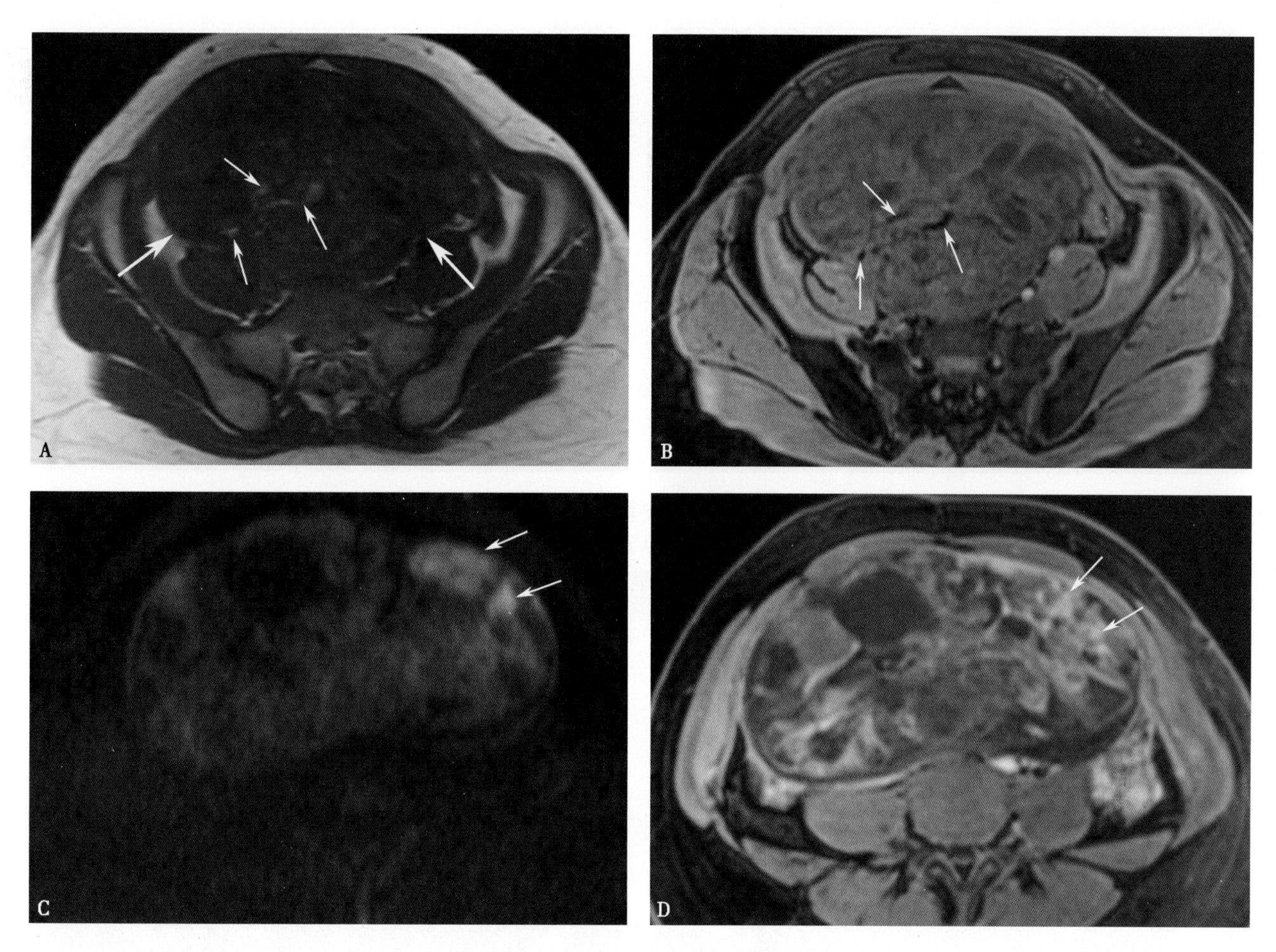

图 8-4-14 左侧卵巢未成熟性畸胎瘤

患者女性，15 岁，腹胀 1 月余。MRI 横断位 T_1WI（A）见盆腔巨大等信号实性肿块（粗箭），内见散在条片状高信号（细箭）；横断位 T_1WI FS（B）肿块信号混杂，高信号受抑制（细箭）；DWI（C）可见混杂等、稍高及高信号区（细箭）；增强（D）呈混杂中高度强化（细箭），含散在不强化囊性区。

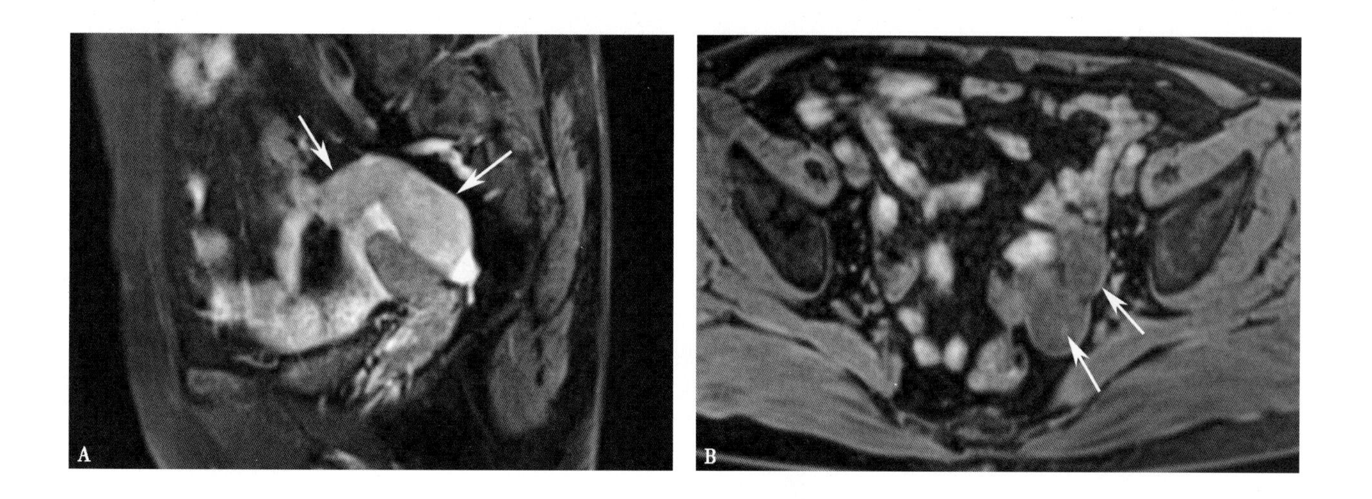

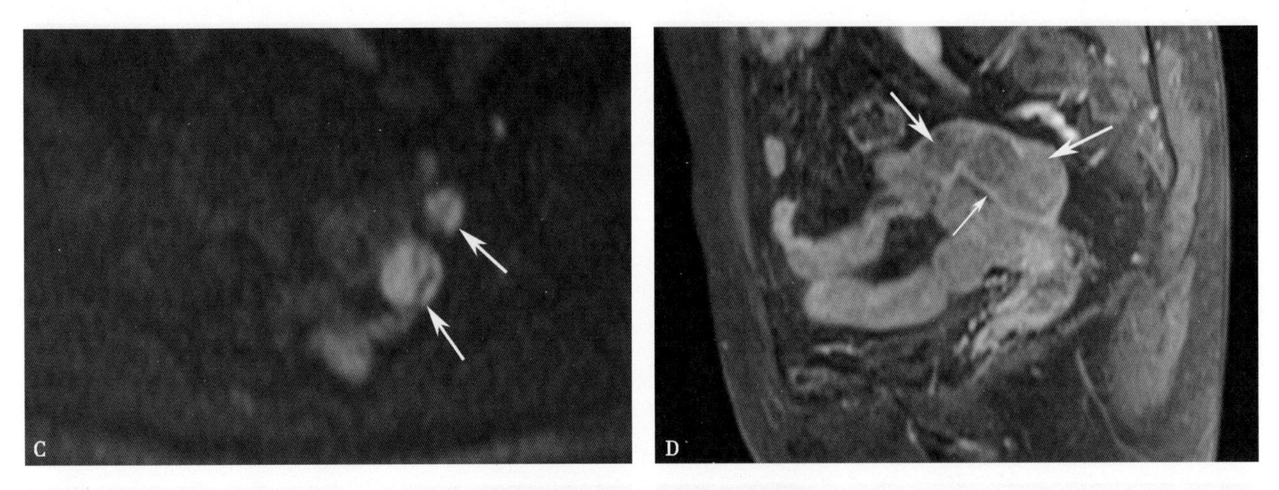

图 8-4-15 左侧输卵管浆液性癌

患者女性，62 岁，体检发现盆腔占位半月余。MRI 矢状位 T_2WI FS（A）见左侧附件区腊肠样稍高信号实性肿块（粗箭），边界清晰；横断位 T_1WI FS（B）呈等低混杂信号（粗箭）；DWI（C）呈明显高信号（粗箭）；矢状位增强（D）呈轻至中度强化（粗箭），周围见中高度强化薄壁（细箭）。

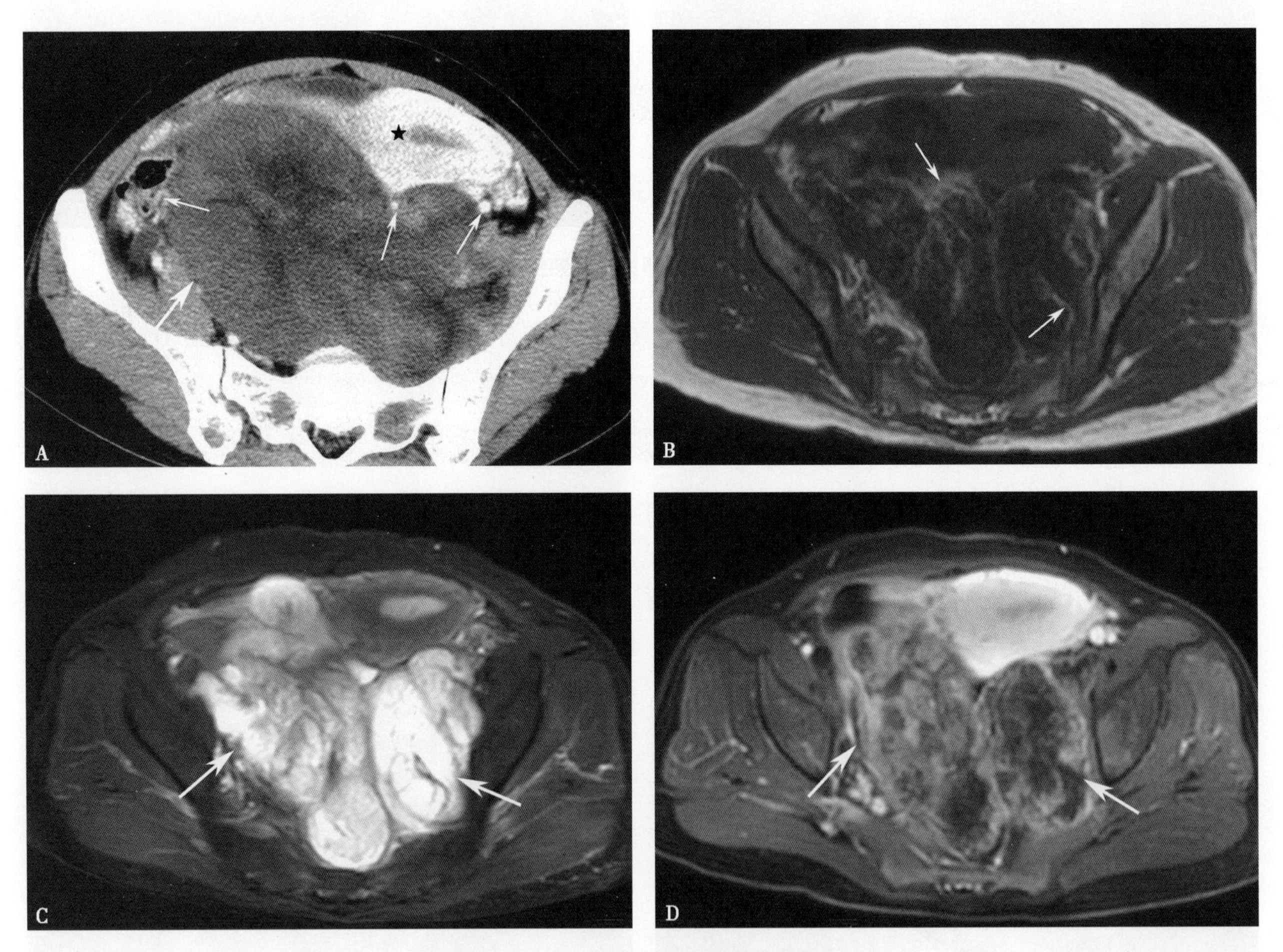

图 8-4-16 腹膜后黏液样脂肪肉瘤

患者女性，44 岁，右下肢肿胀 1 月余。CT 增强（A）见盆腔巨大不规则肿块（粗箭），紧贴骶骨，可见子宫（五角星）、血管及肠道（细箭）受压前移；MRI 横断位 T_1WI（B）肿块内见条索状高信号脂肪成分（细箭）；横断位 T_2WI FS（C）呈混杂高信号（粗箭）；增强（D）呈中度不均匀强化（粗箭）。

三、低强化肿块

【定义】

位于附件区、增强静脉期强化程度低于子宫肌层的实性肿块（实性成分≥80%）。

【病理基础】

低强化肿块往往血供较差，纤维间质丰富，瘤细胞较少，且排列较疏松。

【征象描述】

低强化肿块表现为：增强静脉期强化程度低于子宫肌层。

【相关疾病】

该类肿块包括：卵巢纤维 - 卵泡膜细胞肿瘤（纤维瘤、卵泡膜细胞瘤、纤维卵泡膜细胞瘤），卵巢腺纤维瘤，卵巢布伦纳瘤等。

【分析思路】

卵巢纤维 - 卵泡膜细胞肿瘤肿块总体呈 T_2WI 低信号，其中纤维瘤较大时常伴水肿，CT 呈低密度，T_2WI 呈片状高信号，增强后强化较非水肿区更低（图 8-4-17）。卵泡膜细胞瘤或纤维卵泡膜细胞瘤可有雌激素增多表现，肿块内含 T_2WI 云絮状高信号，增强后呈团块状中度强化（图 8-4-18）。卵巢腺纤维瘤见于中老年，T_2WI 呈低信号，内含高信号微囊或裂隙，增强后呈轻度强化（图 8-4-19）。卵巢布伦纳瘤见于中老年，T_2WI 呈低信号，常见无定形钙化，增强后轻度或中度强化（图 8-4-20）。

【疾病鉴别】

附件区实性肿块的鉴别诊断要点见表 8-4-1 及鉴别诊断流程见图 8-4-21。

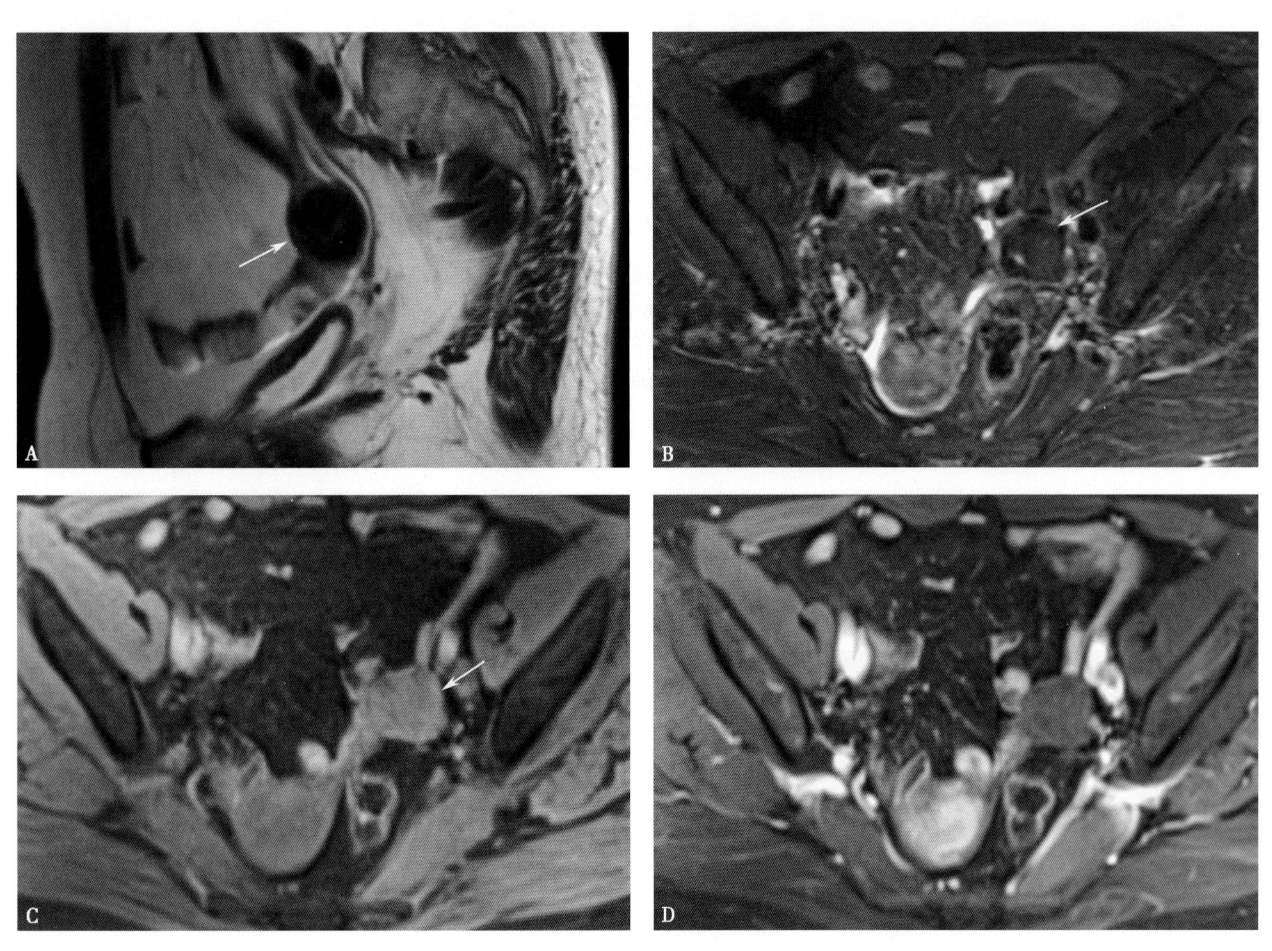

图 8-4-17 左侧卵巢纤维瘤

患者女性，57 岁，发现盆腔左侧包块半月。MRI 见左侧附件区边界清晰实性肿块（箭），矢状位 T_2WI（A）和横断位 T_2WI FS（B）呈明显均匀低信号；横断位 T_1WI FS（C）呈等信号（箭）；增强（D）轻度强化。

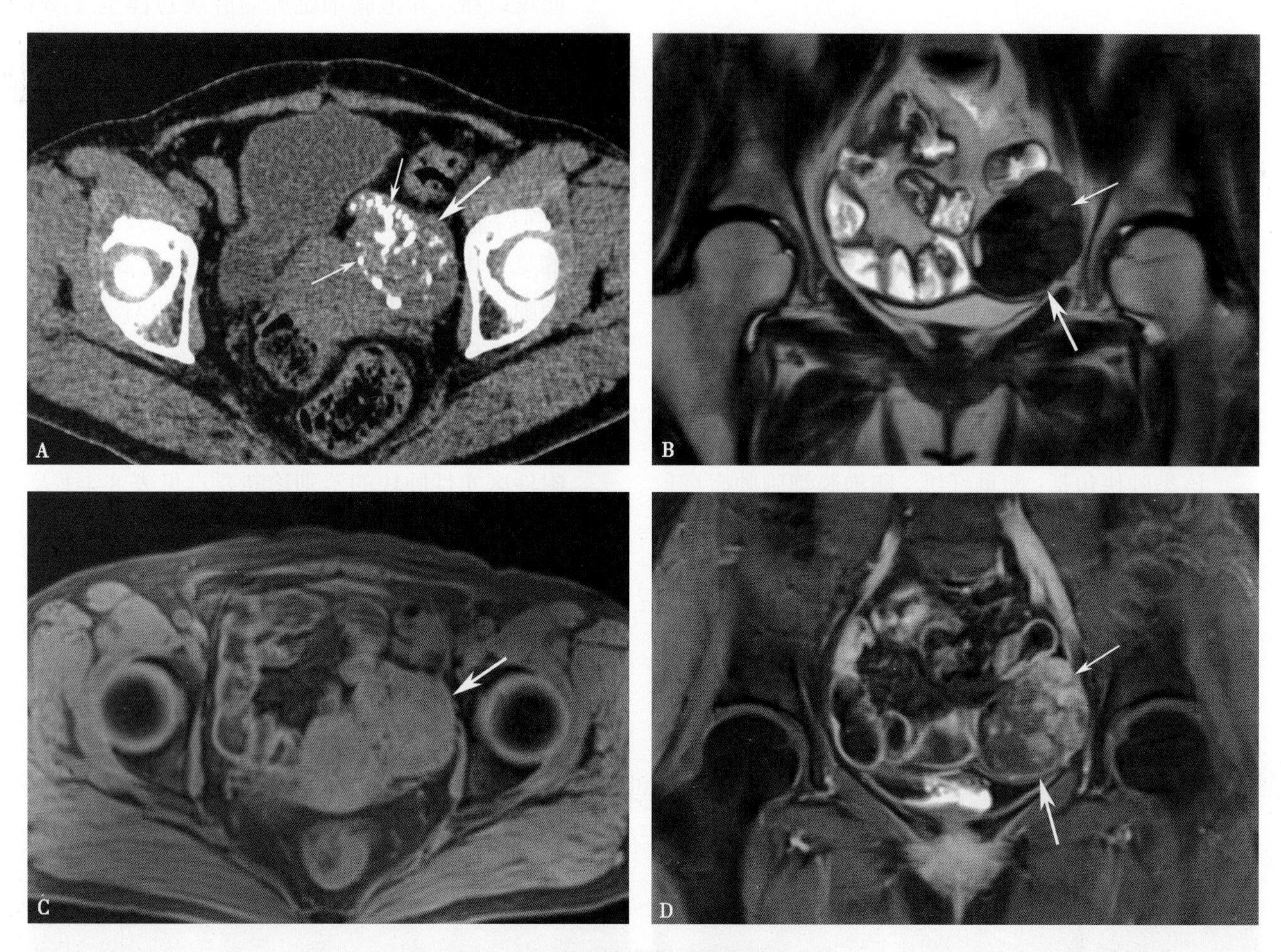

图 8-4-18　左侧卵巢纤维卵泡膜细胞瘤

患者女性，54 岁，左下腹痛 3 小时。CT 平扫（A）见左附件区混合密度肿块（粗箭），内见多发散在斑点状钙化（细箭）；MRI 冠状位 T_2WI（B）实性肿块以低信号为主（粗箭），内见云絮状稍高信号区（细箭）；横断位 T_1WI FS（C）以等信号为主（粗箭）；冠状位增强（D）肿块呈轻中度强化（粗箭），卵泡膜细胞区强化更明显（细箭）。

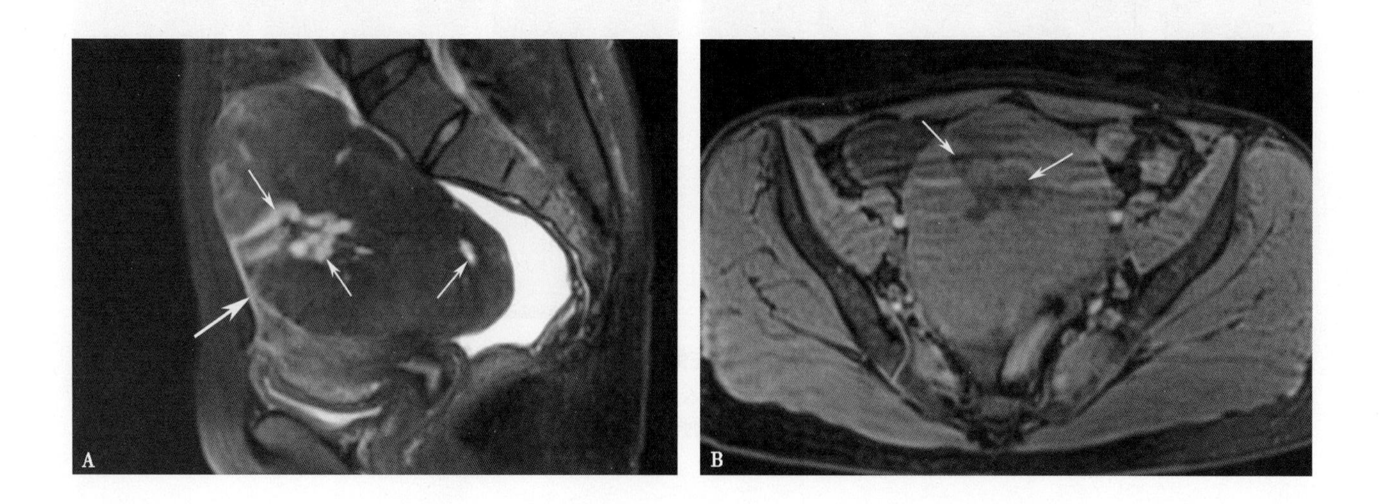

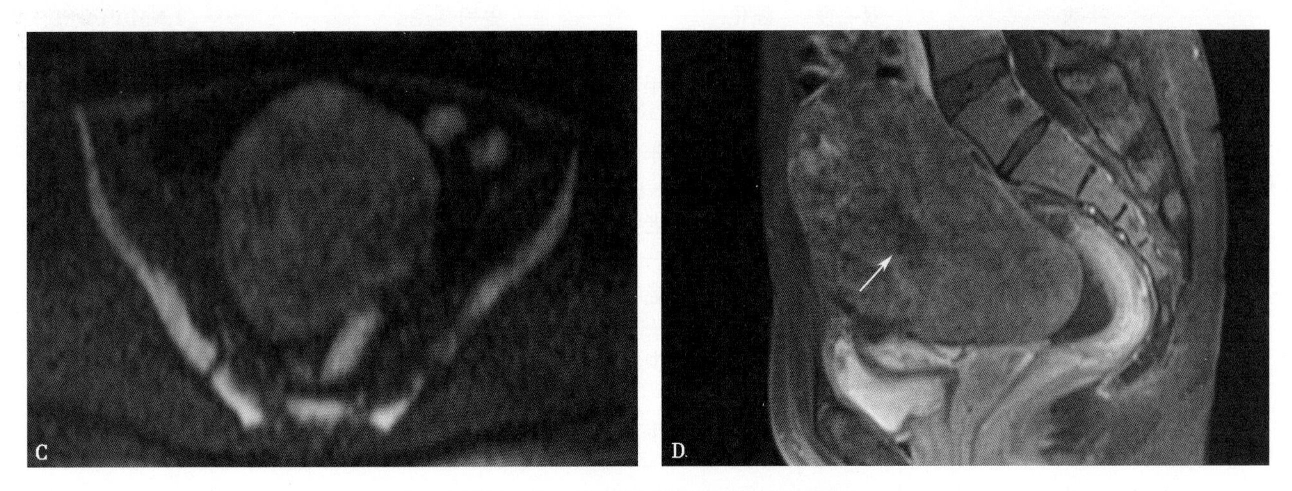

图 8-4-19 左侧卵巢浆液性腺纤维瘤

患者女性，37 岁，腹胀 1 周。MRI 矢状位 T_2WI FS（A）见左侧附件区卵圆形低信号实性肿块（粗箭），边缘光整，边界清晰，其内见条片及小点状高信号囊性区（细箭）；横断位 T_1WI FS（B）肿块呈等信号，囊性区低信号（细箭）；DWI（C）呈等信号；增强（D）呈轻度不均匀强化，内见片状无强化区。

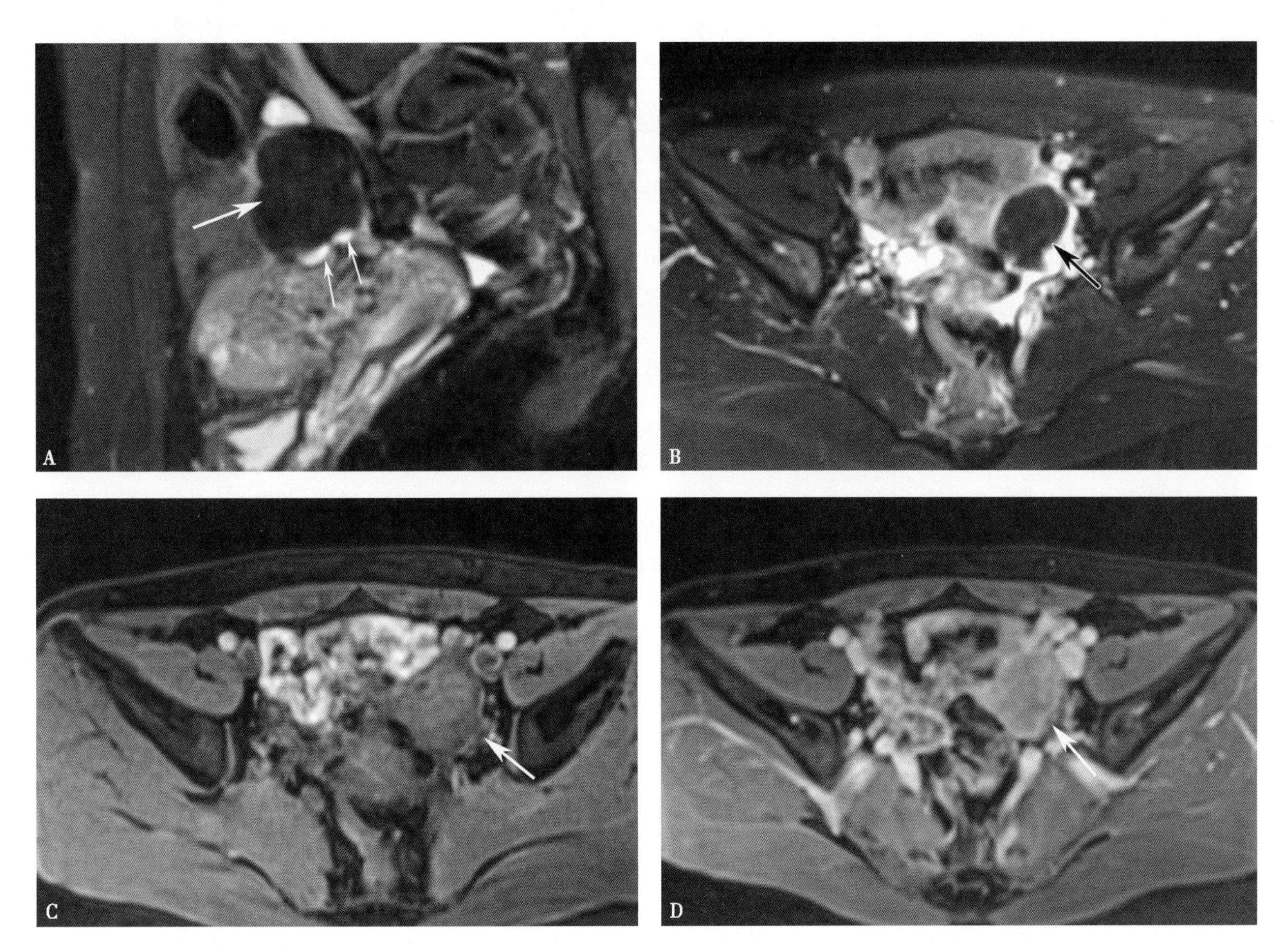

图 8-4-20 左侧卵巢布伦纳瘤

患者女性，38 岁，体检发现盆腔占位 1 周余。MRI 矢状位及横断位 T_2WI FS（A、B）见左侧附件区分叶状实性肿块，呈明显低信号（粗箭），边缘光整，边界清晰，其下方可见两个高信号卵泡（细箭）；横断位 T_1WI FS（C）呈等低信号（粗箭）；增强（D）呈轻 - 中度欠均匀强化（粗箭）。

表 8-4-1 附件区实性肿块的鉴别诊断要点

疾病		双侧性	强化	鉴别要点	LNM/PI/DM
常见	卵巢浆液性腺癌	++	+++	老年，CA125(+)，菜花状，结构混杂	+/+/+
	卵巢浆液性交界性肿瘤	++*	+++	中年，内部含树枝状结构及卵巢	+/+/±
	卵巢纤维瘤	–	+	中老年，T_2 低信号，瘤内水肿	–/–/–
	卵巢卵泡膜细胞瘤	–	++	中老年，E(+)，T_2 低信号，卵泡膜团	–/–/–
	卵巢颗粒细胞瘤	–	++	青少年 / 中老年，E(+)，出血，海绵状，子宫增大	+/+/±
	子宫浆膜下 / 阔韧带肌瘤	–	+++	中年，T_2 低信号，桥血管征	–/–/–
	卵巢转移性肿瘤	++*	+++	中年，分叶状，含囊肿，不均匀	+/+/+
少见	卵巢透明细胞癌	+	+++	老年，CA125(+)，菜花状，合并内膜异位症	+/+/+
	卵巢内膜样腺癌	+	+++	老年，CA125(+)，合并内膜异位症、子宫内膜病变	+/+/+
	卵巢无性细胞瘤	±	++	青中年，分叶状，纤维血管分隔	+/±/±
	卵巢卵黄囊瘤	–	+++	青少年，AFP(+)，生长快，出血坏死，亮点征	+/±/±
	卵巢未成熟性畸胎瘤	±	++	青少年，含脂肪、钙化和囊性区	+/+/±
	输卵管癌	+	++	老年，三联征，CA1255(+)，腊肠样，薄强化环，宫腔及瘤周积液	+/+/+
	小肠源性间质瘤	–	+++	中老年，坏死，肠系膜供血	±/–/±
	腹膜后肿瘤	–	++	中老年，髂血管外侧 / 紧贴骶骨	±/–/±
	输卵管 - 卵巢慢性炎症及结核	++*	+++	青中年，CA125(+)，边缘模糊，小脓腔，腹膜均匀增厚	–/–/–
罕见	卵巢黏液性腺癌	–	++	老年，CA125(+)，含多房 T_1 高信号囊	+/+/+
	卵巢 Sertoli-Leydig 细胞瘤	–	+++	年轻，男性化，T(+)或 E(±)，含囊变、坏死	+/+/+
	卵巢硬化性间质瘤	–	++++	年轻，月经异常，T(+)，进行性充填式强化	–/–/–
	卵巢腺纤维瘤	–	+	中老年，T_2 低信号，含微囊或裂隙	–/–/–
	卵巢布伦纳瘤	–	+	中老年，T_2 低信号，无定形钙化	–/–/–

* 双侧肿块大小相仿；强化程度：低 +，中 ++，高 +++(同子宫)，极高 ++++(高于子宫)；淋巴结转移(lymph node metastasis，LNM)/ 腹膜种植(peritoneal implants，PI)/ 远处转移(distant metastasis，DM)；E(+)，雌激素增高；T(+)，睾酮增高。

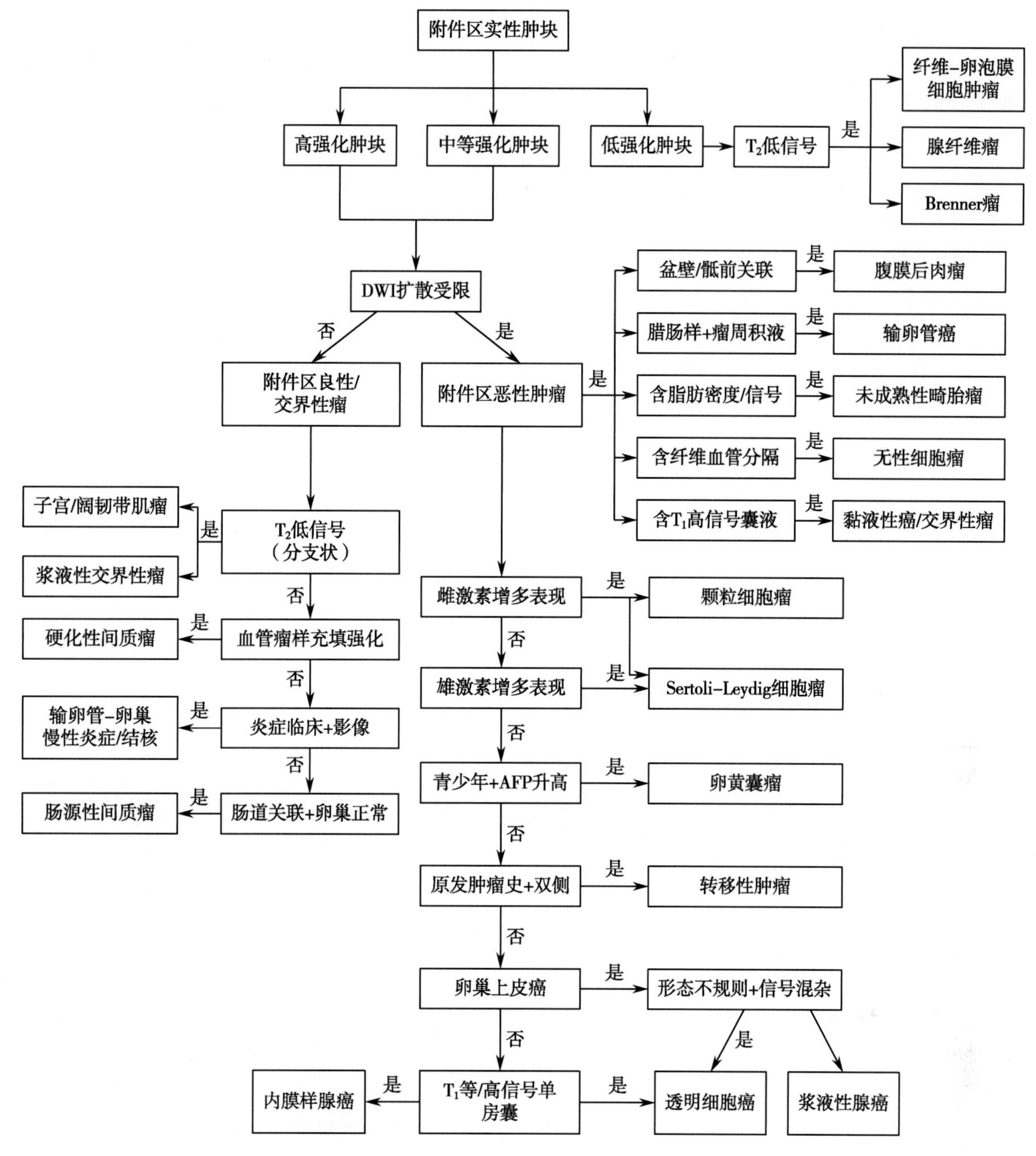

图 8-4-21 附件区实性肿块的鉴别诊断流程图

（强金伟）

第五节 卵巢 T_1WI 高信号的病变

卵巢病变种类繁多，形态学类型多变，诊断和鉴别诊断困难。其中，卵巢 T_1WI 高信号是一类特殊征象，有助于病变的定性诊断。T_1WI 高信号可位于卵巢病变囊性区或实性区，可见于出血、脂肪、高蛋白、胶样物质。此外，邻近卵巢的病变，如输卵管脓肿和子宫浆膜下变性肌瘤内也可出血呈现 T_1WI 高信号。

一、出血信号病变

【定义】

囊性区或实性区含出血的 T_1WI 高信号卵巢（或邻近）病变。

【病理基础】

出血病变中含有顺磁性的高铁血红蛋白，缩短 T_1，T_1WI 表现为高信号。

【征象描述】

卵巢内出血信号表现为 T_1WI 高信号，脂肪抑制信号不降低；T_2WI 信号多变，取决于出血期相。

出血信号可位于卵巢病变囊性区或实性区，呈点状、片状、团块状或囊状。

【相关疾病】

常见病变包括：子宫内膜异位症、黄体囊肿破裂、卵巢浆液性癌、内膜样癌、透明细胞癌、颗粒细胞瘤、卵黄囊瘤、转移性卵巢肿瘤，以及子宫浆膜下或阔韧带肌瘤变性。

【分析思路】

卵巢子宫内膜异位症常体积较小，卵巢内出血可呈点状或片状，也常形成内膜异位囊肿，T_1WI 抑脂像呈明显高信号为典型表现，T_2WI 可呈低、中等或高信号，其中，点片状低信号或地图状低信号亦为相对典型表现（图 8-5-1）。黄体囊肿破裂常见于年轻女性急诊，囊肿 T_1WI 呈等或稍高信号，T_2WI 呈中等或高信号，内见点、片状低信号，囊壁稍厚且明显强化（图 8-5-2）。卵巢浆液性癌出血位于实性成分内，呈不规则点状或片状 T_1WI 高信号，肿瘤形态不规则，信号混杂不均匀（图 8-5-3）。卵巢内膜样癌、透明细胞癌及浆黏液性交界性肿瘤常与内膜异位症相关或由其恶变而来，呈囊性结节型或囊实性，囊液呈 T_1WI 高信号，由内膜异位灶的出血和肿瘤分泌的浆液混合而成。其中，内膜样癌可双侧卵巢发生，合并子宫内膜增生或子宫内膜癌（图 8-5-4）；透明细胞癌典型者呈大囊大结节，但也可呈不规则形实性，类似浆液性癌（图 8-5-5）；浆黏液性交界性肿瘤好发中年女性，中等大小多房囊性，实性结节较小（图 8-5-6）。颗粒细胞瘤的出血信号呈片状或囊状分布于实性肿块内，典型者呈海绵状实性或瑞士乳酪征（图 8-5-7）。卵黄囊瘤多见于青少年女性，肿瘤生长快，常发生明显出血、坏死，出血信号呈斑片状 T_1WI 高信号（见图 8-4-10）。转移性卵巢肿瘤也可发生出血，多发生于实性或囊实性转移，原发灶常见于胃肠道、肺、肝胆系统（见图 8-4-2）。子宫浆膜下肌瘤或阔韧带肌瘤巨大时可发生出血、黏液变性或红色变性，T_1WI 见片状或环状稍高信号，肿瘤常明显强化，可见“桥血管征”（见图 8-4-7）。

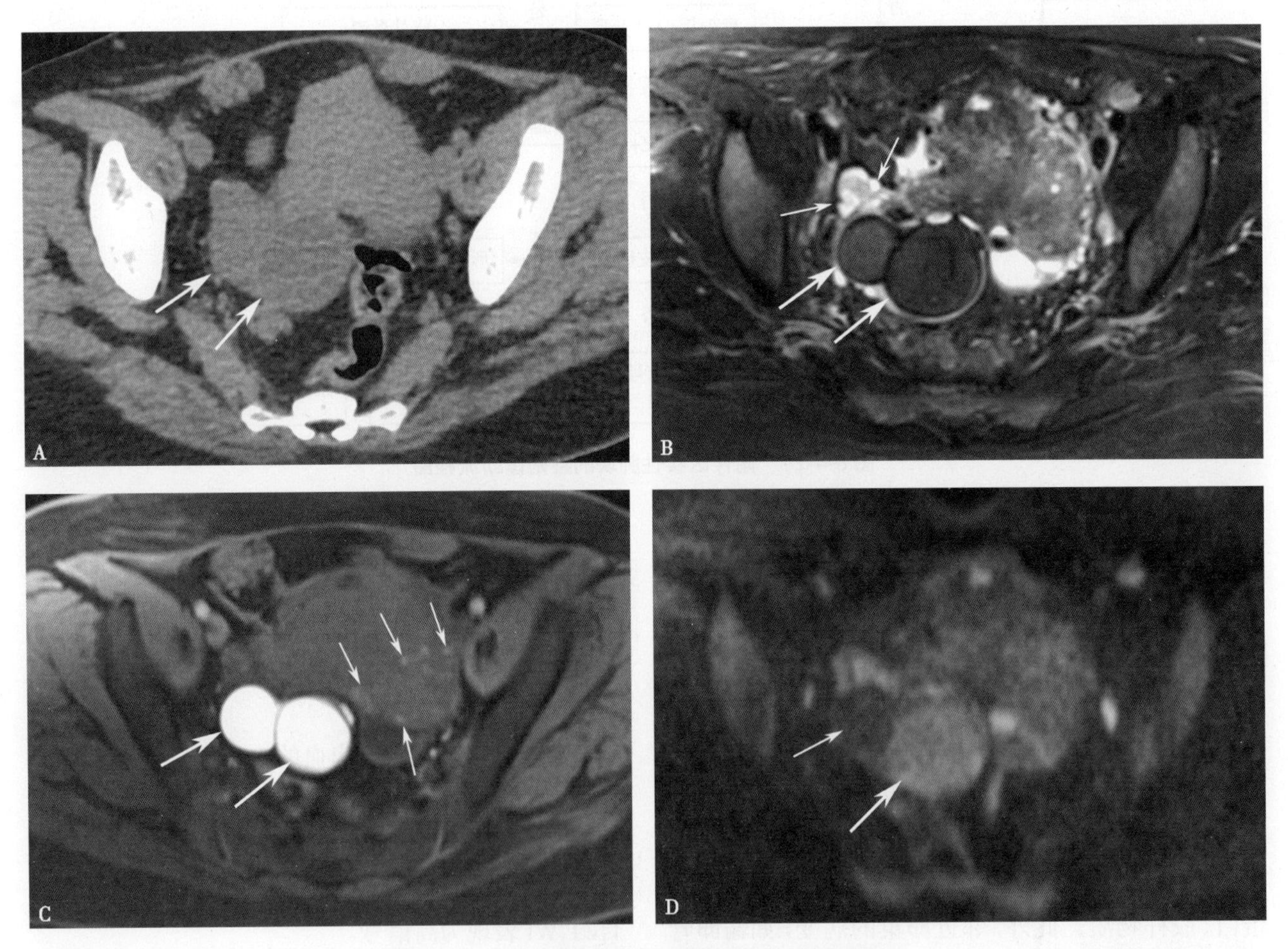

图 8-5-1 双侧卵巢子宫内膜异位症，右侧囊肿形成

患者女性，35 岁，痛经进行性加重 2 年。CT 平扫（A）见右附件区等低密度肿块（粗箭）；MRI 横断位 T_2WI FS（B）右侧肿块呈双房低信号（粗箭），边缘可见数个卵泡（细箭），左侧附件区多个点状高信号，周边有低信号环；横断位 T_1WI FS（C）见右侧肿块明显高信号（粗箭），左附件区见多发点状高信号（细箭）；DWI（D）双囊分别呈稍高信号（粗箭）及低信号（细箭）。

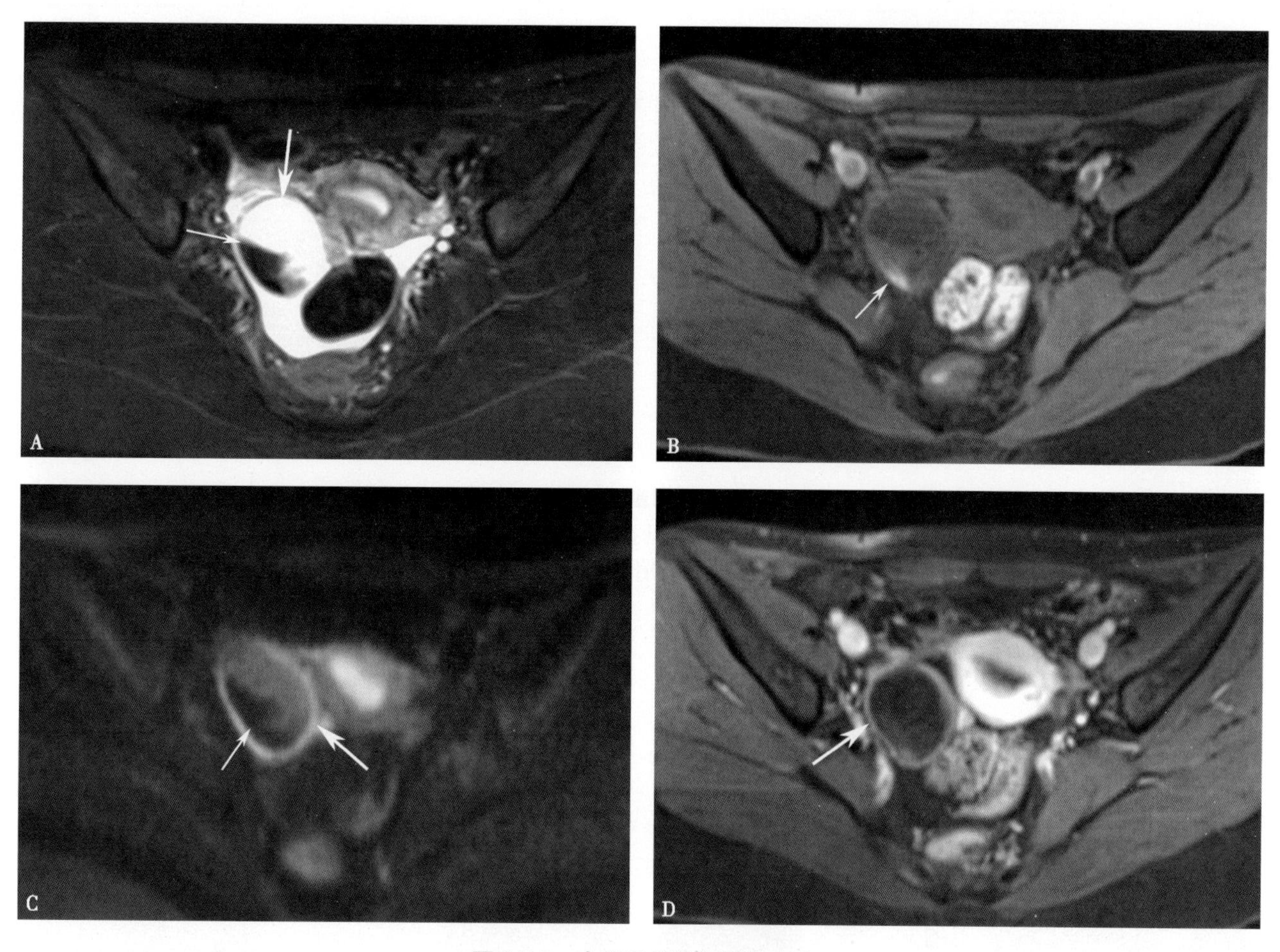

图 8-5-2 右侧卵巢黄体囊肿破裂

患者女性，19 岁，下腹痛 4 月余，加重 5 天。MRI 横断位 T_2WI FS（A）见右附件区囊性肿块（粗箭），其内见明显低信号（细箭）；横断位 T_1WI FS（B）肿块呈混杂信号，内见片状高信号（细箭）；DWI（C）见囊壁呈高信号（粗箭），囊液呈等信号及片状低信号（细箭）；增强（D）见囊壁稍厚，呈明显环形强化（粗箭）。

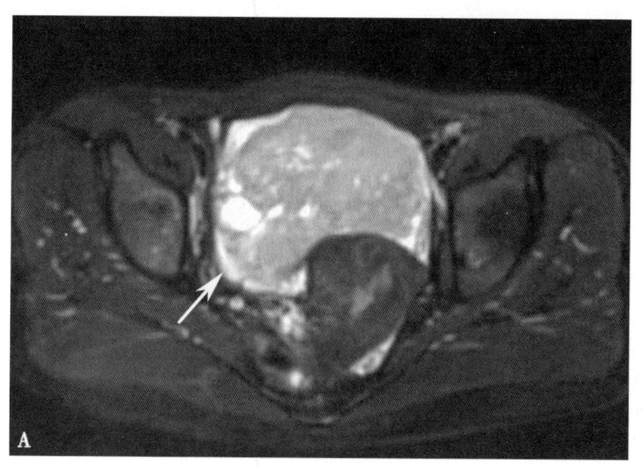

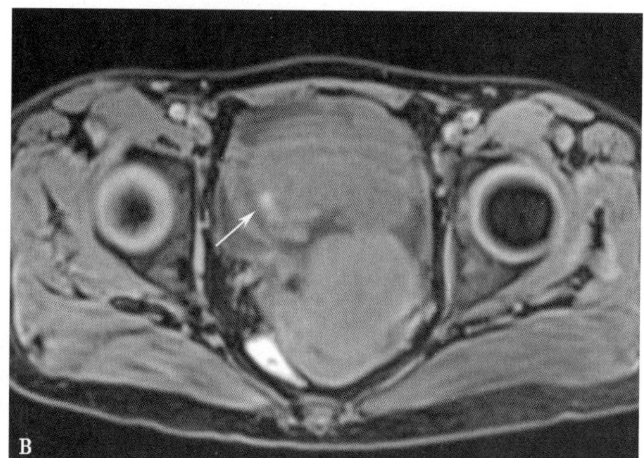

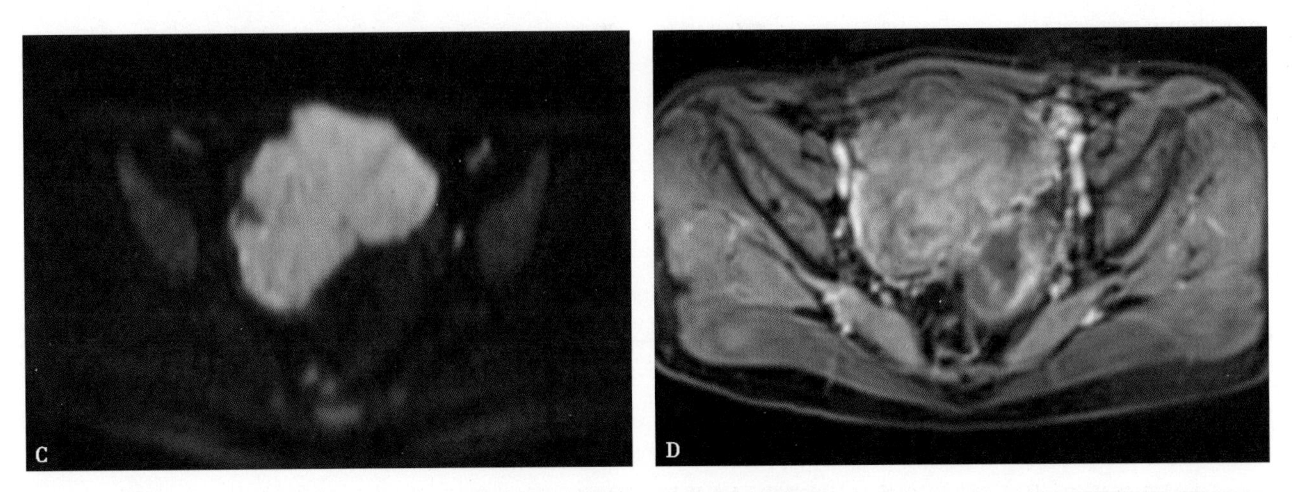

图 8-5-3 右侧卵巢高级别浆液性癌

患者女性，45 岁，腹胀、腹痛 1 周。MRI 横断位 T_2WI FS（A）见右侧附件区浅分叶状稍高信号实性肿块（粗箭），内见多发点片状囊性区；横断位 T_1WI FS（B）肿块呈等信号，内见小片状高信号出血（细箭）；DWI（C）呈明显高信号；增强（D）呈明显不均匀强化。

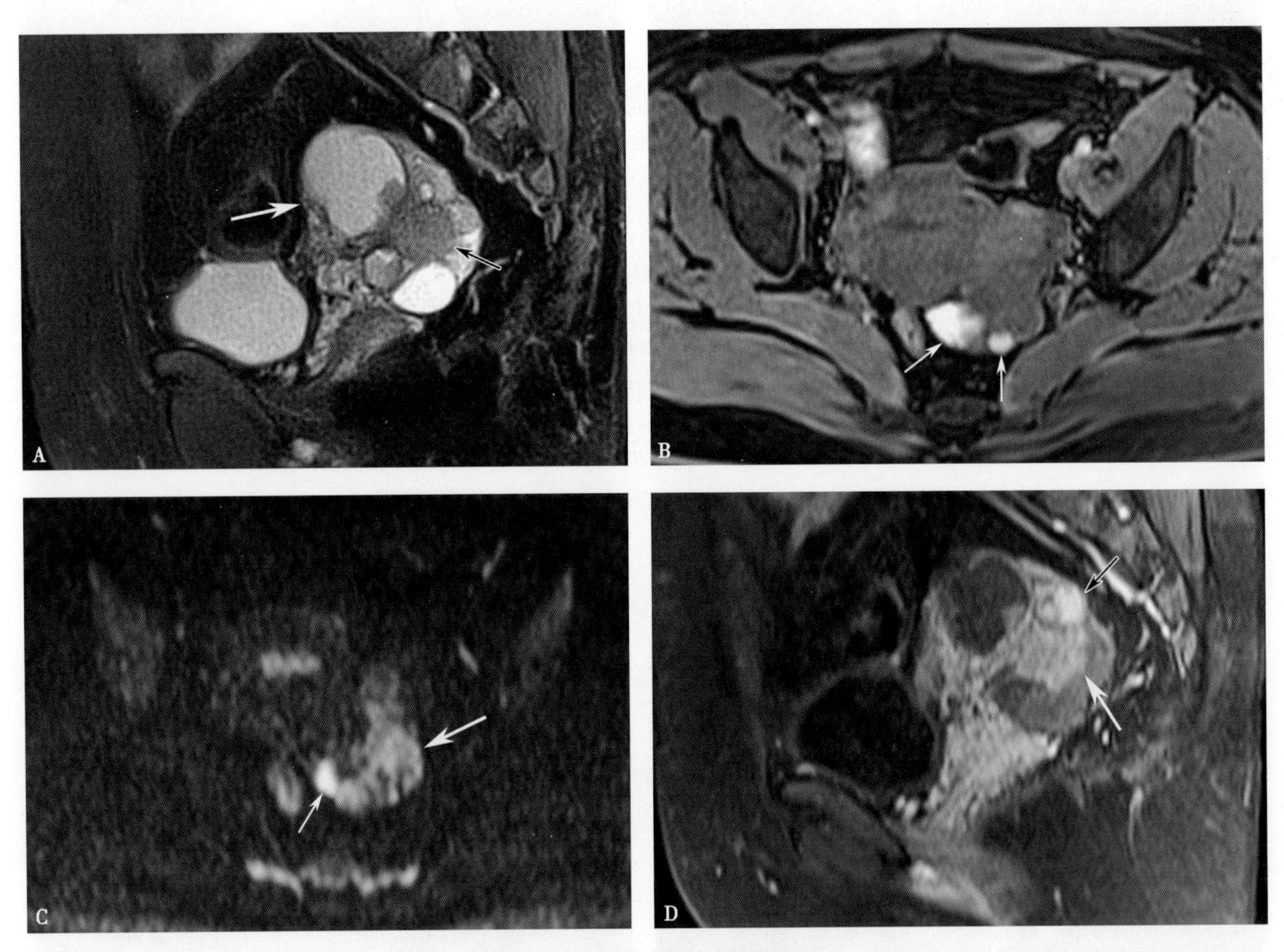

图 8-5-4 左侧卵巢子宫内膜样癌

患者女性，43 岁，阴道不规则出血 2 月。MRI 矢状位 T_2WI FS（A）见左侧附件区多房囊性肿块（粗箭），伴等信号实性大结节（细箭）；横断位 T_1WI FS（B）见实性区等信号，可见分房明显高信号出血（细箭）；DWI（C）实性成分呈高信号（粗箭），出血呈明显高信号（细箭）；增强（D）实性成分中度均匀强化（粗箭），出血呈明显高信号（细箭）。

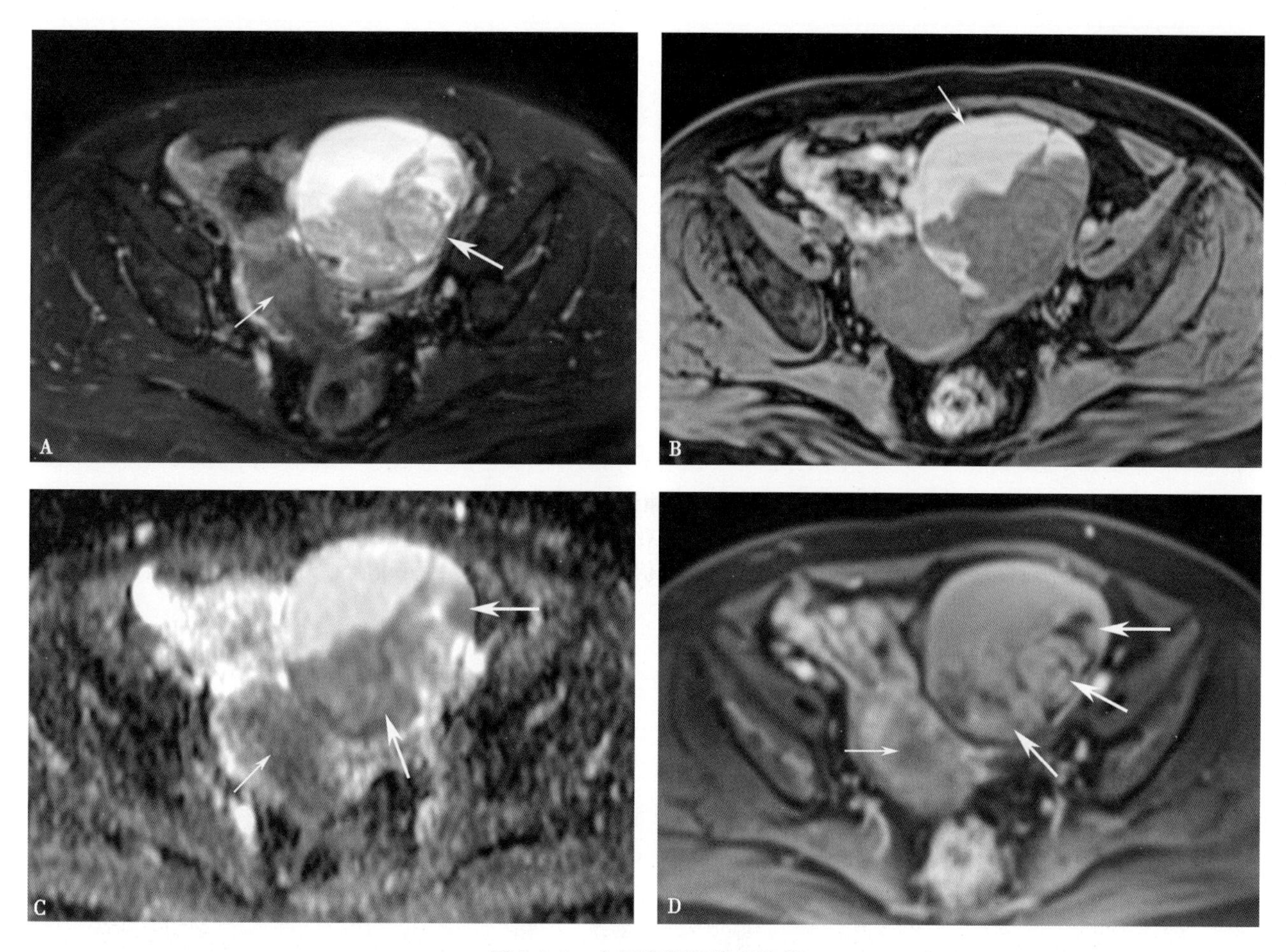

图 8-5-5 左侧卵巢透明细胞癌

患者女性，62 岁，腹胀 1 月余，腹痛 3 天。MRI 横断位 T_2WI FS（A）见左侧附件区类圆形囊实性肿块（粗箭），实性成分呈稍高信号，边缘不规则，另见子宫内膜明显增厚（细箭）；横断位 T_1WI FS（B）实性成分呈稍低信号，囊液呈高信号（细箭）；ADC（C）实性成分呈明显低信号（粗箭），子宫内膜呈低信号（细箭）；增强（D）实性成分呈明显不均匀强化（粗箭），子宫内膜轻度不均匀强化（细箭）。

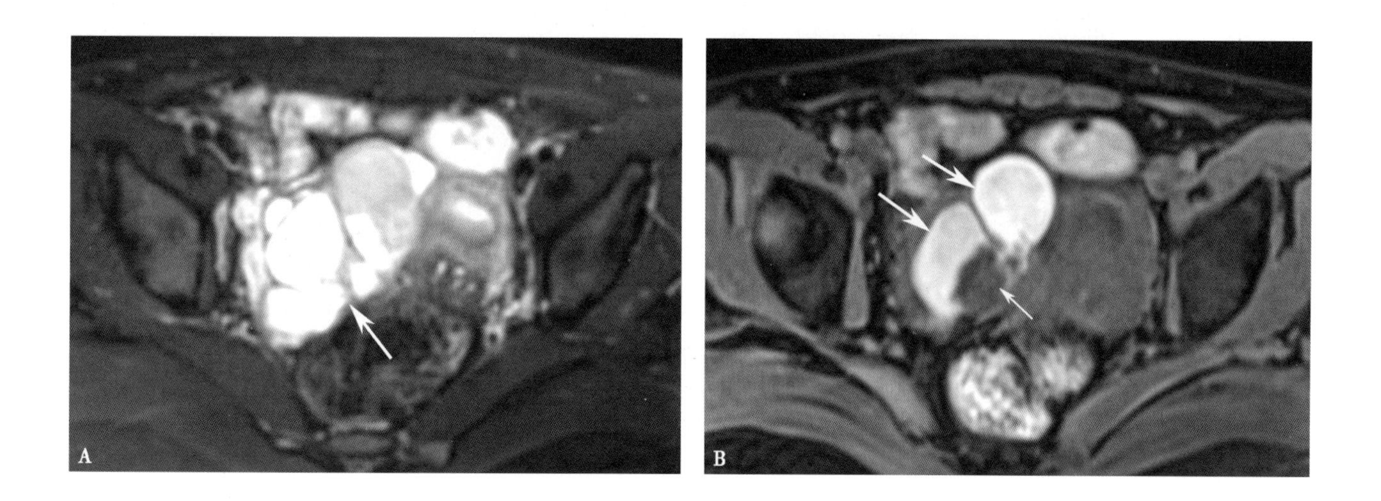

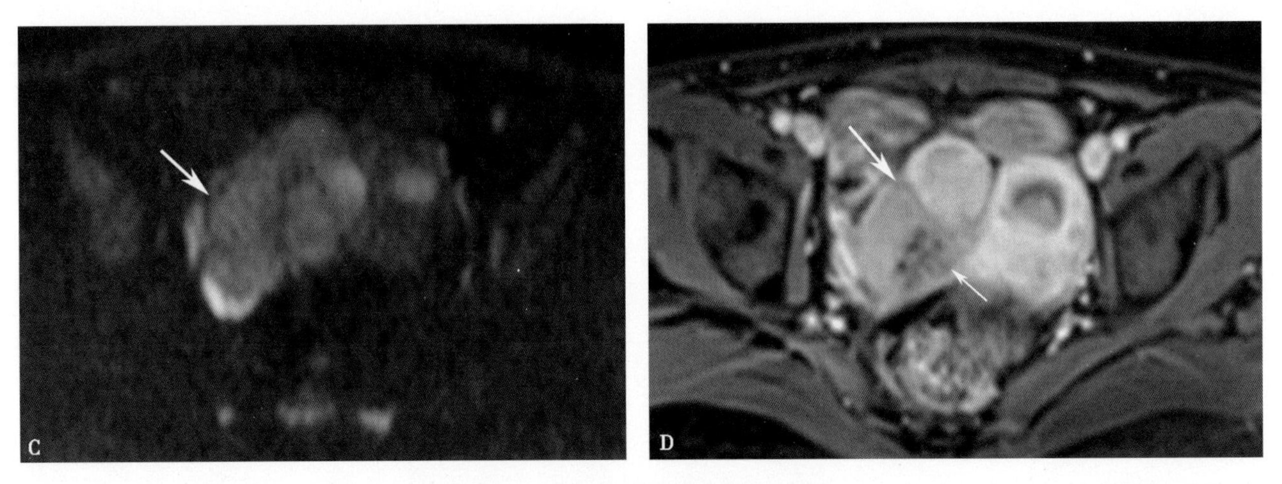

图 8-5-6 右侧卵巢浆黏液性交界性瘤

患者女性，29 岁，不规则阴道出血 1 周。MRI 横断位 T_2WI FS（A）见右侧附件区多房囊性肿块（粗箭），分房呈混杂高信号；横断位 T_1WI FS（B）见囊性区呈明显高信号（粗箭），实性区呈低信号（细箭）；DWI（C）呈等信号（粗箭）；增强（D）实性成分呈中度不均匀强化（细箭），囊性区无强化（粗箭）。

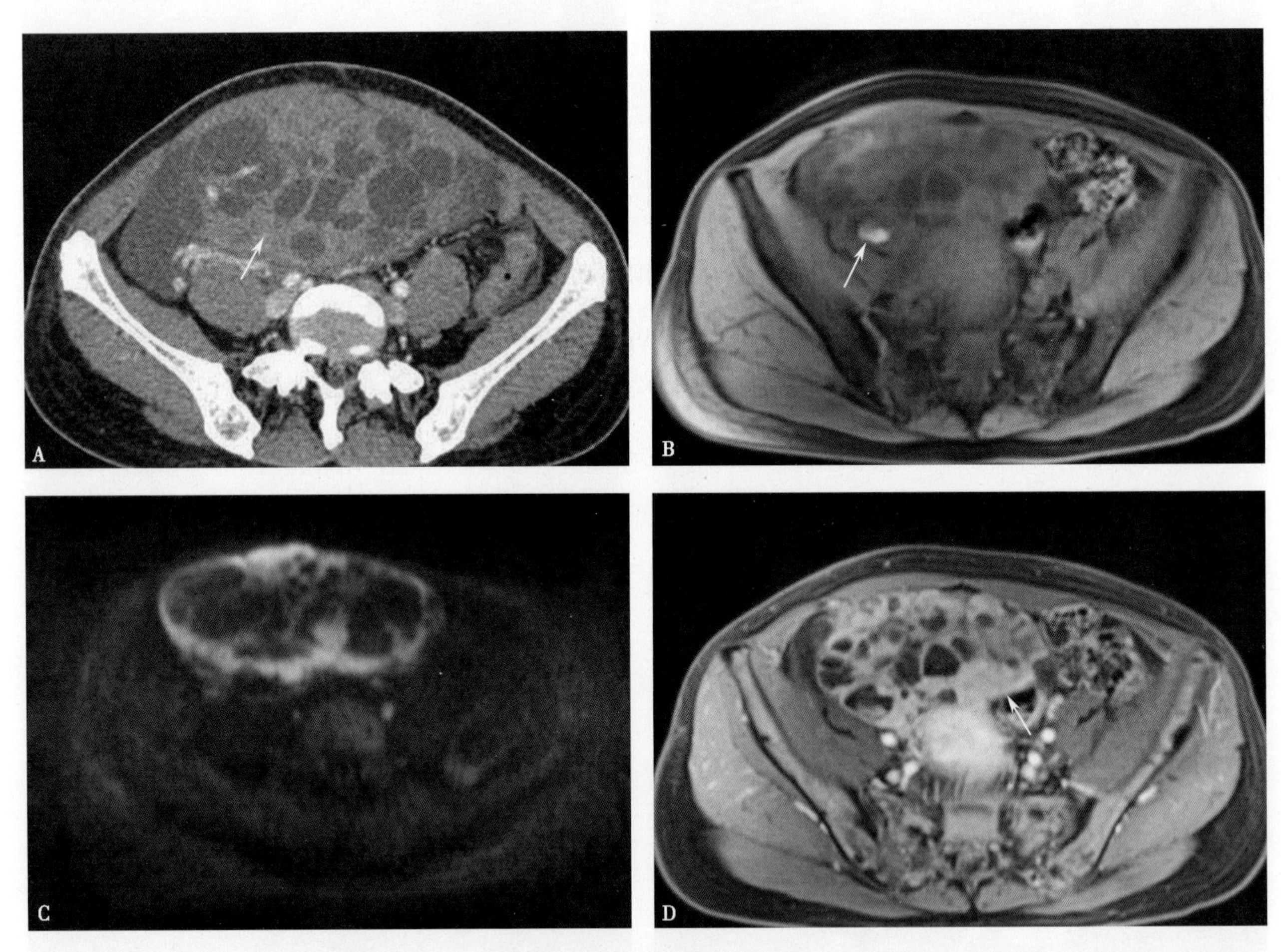

图 8-5-7 右侧卵巢颗粒细胞瘤

患者女性，46 岁，下腹胀 4 月，进行性加重 1 月余。CT 增强动脉期（A）见盆腔巨大囊实性肿块（箭），内含多发坏死、囊变区，呈海绵状；横断位 T_1WI FS（B）肿块部分囊液呈高信号（箭），实性成分呈等信号；DWI（C）实性部分呈明显高信号；增强（D）呈明显强化（箭）。

【疾病鉴别】

卵巢出血信号病变见卵巢 T_1WI 高信号病变鉴别诊断流程图 8-5-15。

二、脂肪信号病变

【定义】

卵巢含脂肪的 T_1WI 高信号病变。

【病理基础】

脂肪中质子进动频率与拉莫尔频率接近，能量传递快，缩短 T_1，T_1WI 呈高信号。

【征象描述】

卵巢内脂肪信号病变表现为 T_1WI 和 T_2WI 高信号，脂肪抑制信号降低。

【相关疾病】

见于生殖细胞类肿瘤，常见者为卵巢成熟性畸胎瘤、卵巢甲状腺肿，卵巢未成熟性畸胎瘤及混合型生殖细胞肿瘤。

【分析思路】

卵巢成熟性畸胎瘤为良性肿瘤，占生殖细胞类肿瘤的 90% 以上，脂肪信号可呈片状、结节状、团状或整个肿块，可同时见水样囊性区，毛发球，头结节等，增强后无明显强化区（图 8-5-8）。卵巢甲状腺肿为单胚层分化畸胎瘤，常为多房囊性伴实性成分，也可呈囊实性，绝大多数为良性，肿块信号混杂，可含有脂肪信号组织，典型者见实性区针尖状 T_1WI 高信号胶质、T_1WI 高信号分房及 T_2WI 极低信号分房（真空征）（图 8-5-9）。卵巢未成熟性畸胎瘤的脂肪信号呈点状、片状、结节状，不规则散在分布于实性为主肿块内，同时见散在分布的钙化、液性区和明显强化的实性成分，呈现相应的信号（图 8-4-14）。未成熟性畸胎瘤也常与无性细胞瘤、卵黄囊瘤或胚胎癌混合存在，形成混合型恶性生殖细胞瘤（图 8-5-10）。

【疾病鉴别】

卵巢脂肪信号病变的鉴别见卵巢 T_1WI 高信号病变鉴别诊断流程图 8-5-15。

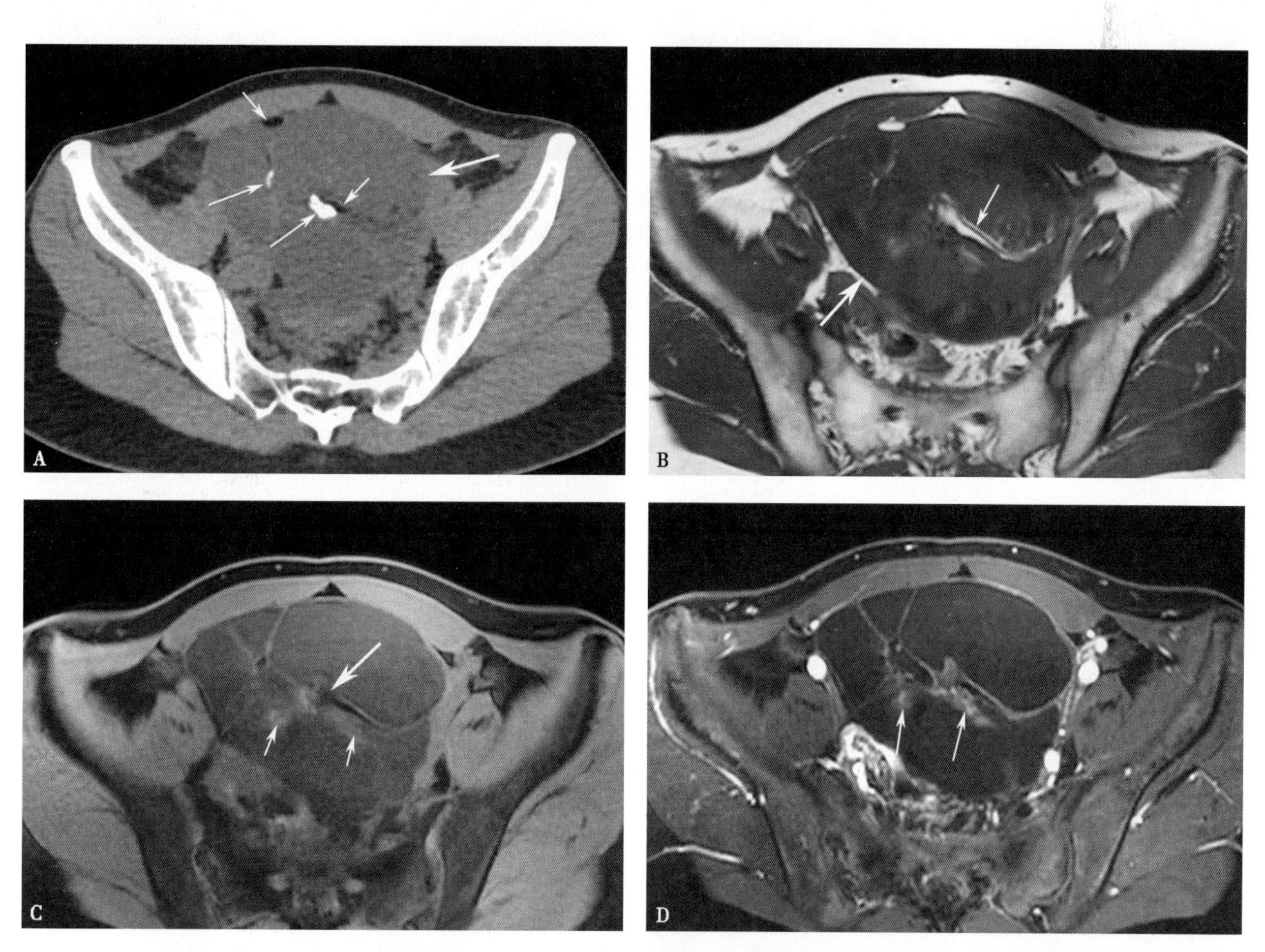

图 8-5-8 左侧卵巢囊性成熟性畸胎瘤

患者女性，34 岁，腹部触及包块 2 月。CT 平扫（A）见左附件区低密度肿块（粗箭），内见多发点片状钙化及脂肪密度（细箭）。MRI 横断位 T_1WI（B）和抑脂（C）见肿块呈多房囊性（粗箭），部分分隔结节状增厚（细短箭），上含片状高信号（细长箭），抑脂后部分区域信号降低（细长箭）；增强（D）见分隔及囊壁中度强化（细箭）。

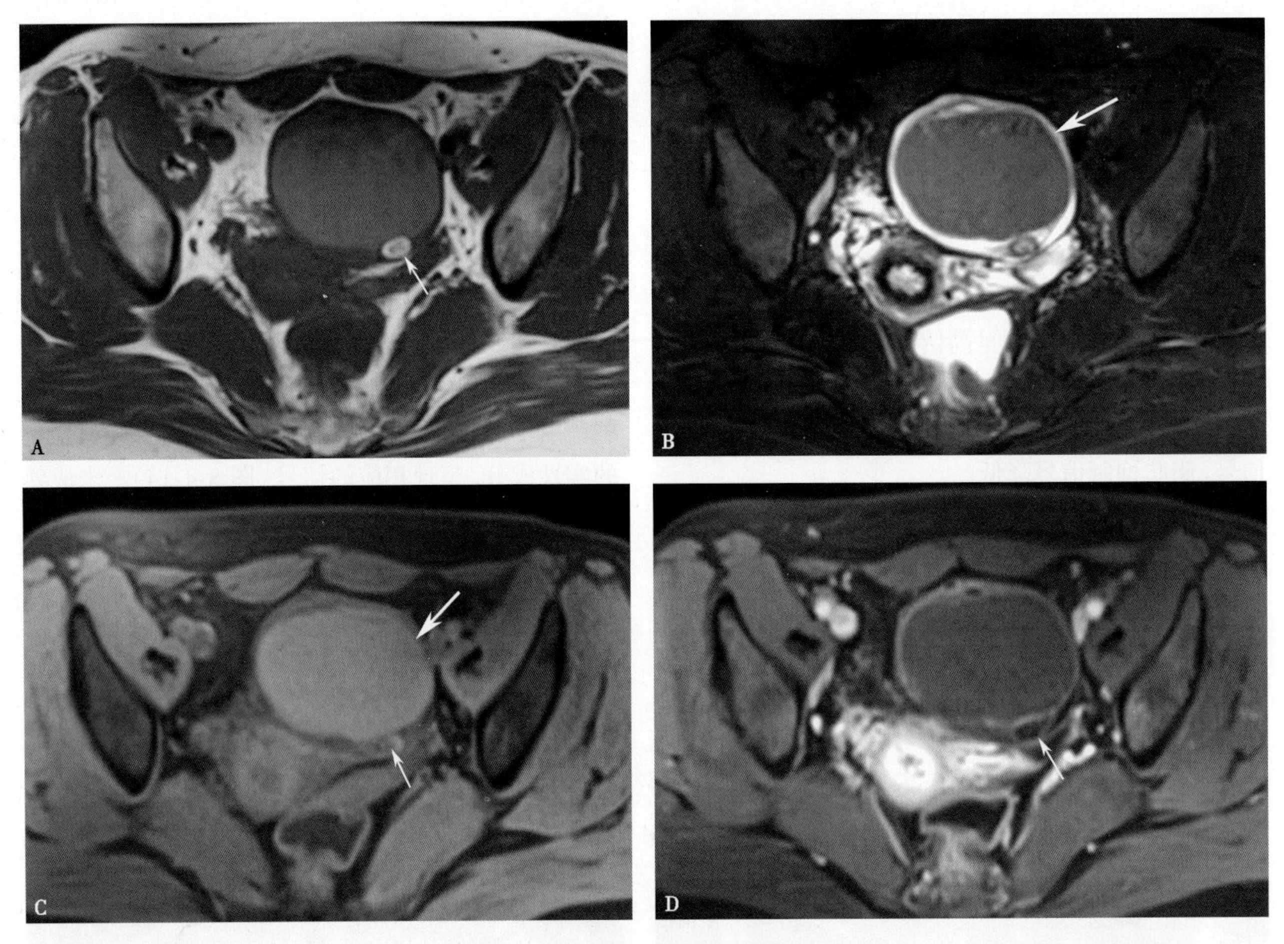

图 8-5-9 左侧卵巢甲状腺肿

患者女性，40 岁，体检发现左附件区占位 1 周。MRI 横断位 T_1WI（A）见左侧附件区稍高信号肿块，后边缘见小囊状高信号（细箭）；横断位 T_2WI FS（B）可见囊性区呈低信号（粗箭）；横断位 T_1WI FS（C）见囊性区呈稍高信号（粗箭），小囊信号抑制（细箭）；增强（D）囊壁可见中度强化，囊内部及后壁小囊（细箭）不强化。

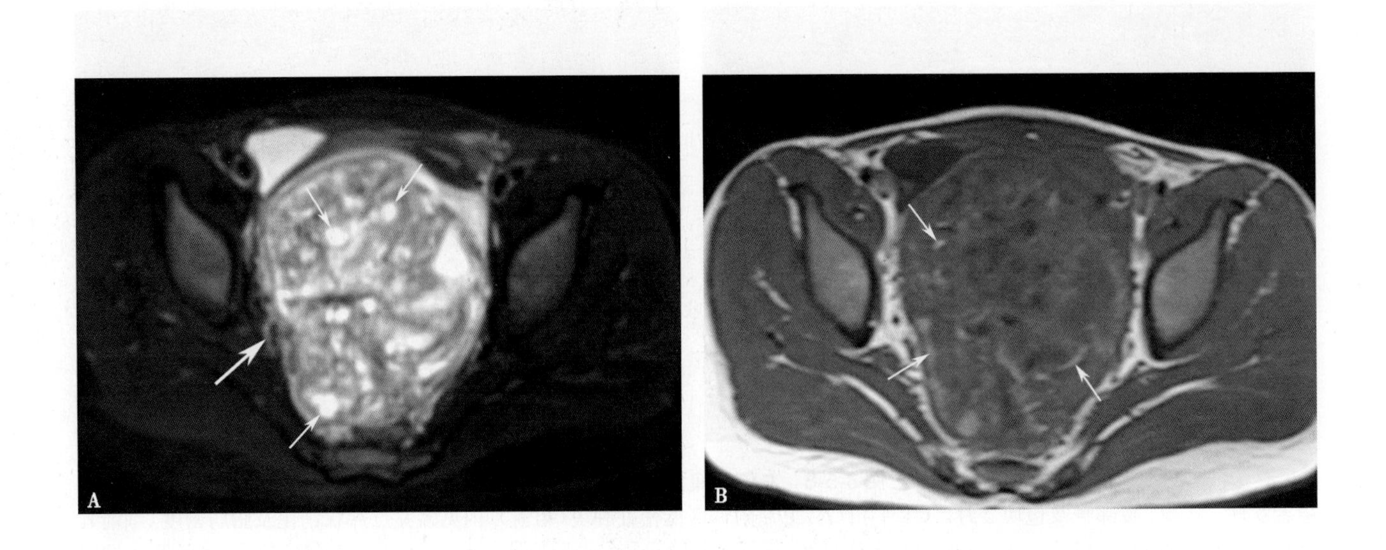

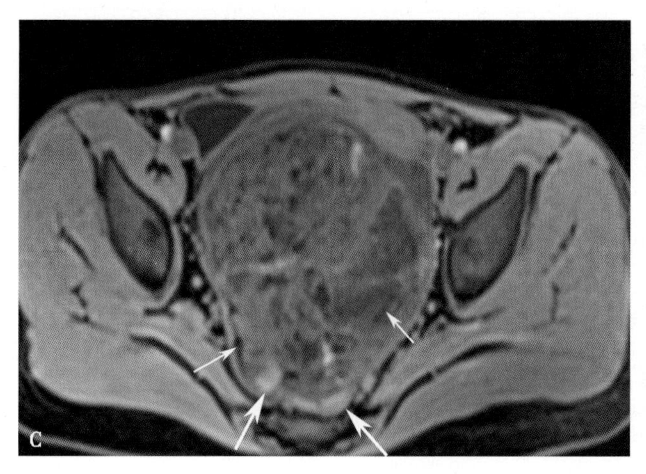

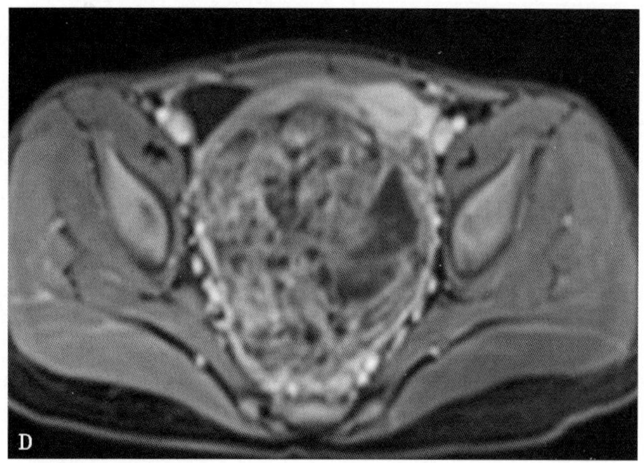

图 8-5-10 左侧卵巢混合性恶性生殖细胞瘤

患者女性，10 岁，腹痛、腹胀 2 天。MRI 横断位 T_2WI FS（A）见盆腔内高中低混杂信号肿块（粗箭），内见散在小囊性区（细箭）；横断位 T_1WI（B）和 FS（C）肿块呈低中高混杂信号，内见散在点片状高信号，抑脂后信号降低，为脂肪成分（细箭），部分高信号未抑制，为出血（粗箭）；增强（D）呈明显不均匀强化。病理证实为混合性未成熟畸胎瘤和卵黄囊瘤。

三、高蛋白信号病变

【定义】

卵巢内含高蛋白的囊性病变，呈 T_1WI 高信号。

【病理基础】

囊肿内含丰富的蛋白质时，其内水分子受大分子蛋白的吸引作用进入水化层时，质子的进动频率明显减低，当此结合水分子的进动频率达到或接近拉莫尔频率时，T_1WI 表现为高信号。

【征象描述】

卵巢高蛋白信号病变多为囊性，可呈不同程度 T_1WI 高信号，而 T_2WI 信号多变，可呈低、中等或高信号，取决于蛋白的含量。

【相关疾病】

常见于卵巢良性、交界性或恶性黏液性上皮性肿瘤，浆液性交界性肿瘤，转移性卵巢肿瘤。少见者包括卵巢脓肿、卵巢甲状腺肿和浆黏液性交界性肿瘤。

【分析思路】

卵巢良性、交界性或恶性黏液性上皮性肿瘤呈多房囊性伴不同程度实性成分，高信号为部分分房，其中，黏液性囊腺瘤无实性成分（图 8-5-11），黏液性癌呈不规则囊实性或实性（图 8-4-12），交界性瘤实性成分大小介于良性与癌间（图 8-5-12）。浆液性交界性肿瘤和癌也可见 T_1WI 高信号分房，实性成分可为囊内分支乳头或结节，也可呈实性，浆液性癌形态不规则、信号混杂、扩散明显受限。转移性卵巢肿瘤的 T_1WI 高信号常位于多房囊性或囊实性肿块的分房，多源于消化道黏液腺癌（图 8-5-13）。卵巢脓肿常由输卵管脓肿蔓延而来，脓液可含高蛋白呈稍高信号，脓液扩散受限，脓肿壁增厚并明显强化是其特征（图 8-5-14）。卵巢甲状腺肿的 T_1WI 高信号见于多房囊性或囊实性肿块中的分房，典型者还可见实性区针尖状或片状 T_1WI 高信号胶质和 T_2WI 极低信号分房（真空征）（图 8-5-9）。浆黏液交界性肿瘤 T_1WI 高信号分房除了内膜异位症出血外，还见于含高蛋白黏液（图 8-5-6）。

【疾病鉴别】

卵巢高蛋白信号病变的鉴别见卵巢 T_1WI 高信号病变鉴别诊断流程图 8-5-15。

卵巢 T_1WI 高信号病变的总体鉴别诊断思路如下：

第一，根据 T_1WI 高信号和脂肪抑制信号是否降低，确定病灶是否为含脂肪肿瘤。

第二，根据 T_1WI 高信号形态确定是否为实性成分内出血，或为出血性囊液或高蛋白囊液。实性成分内出血表现实性组织内点状、片状或不规则形态。出血性囊液或高蛋白囊液边缘光滑。

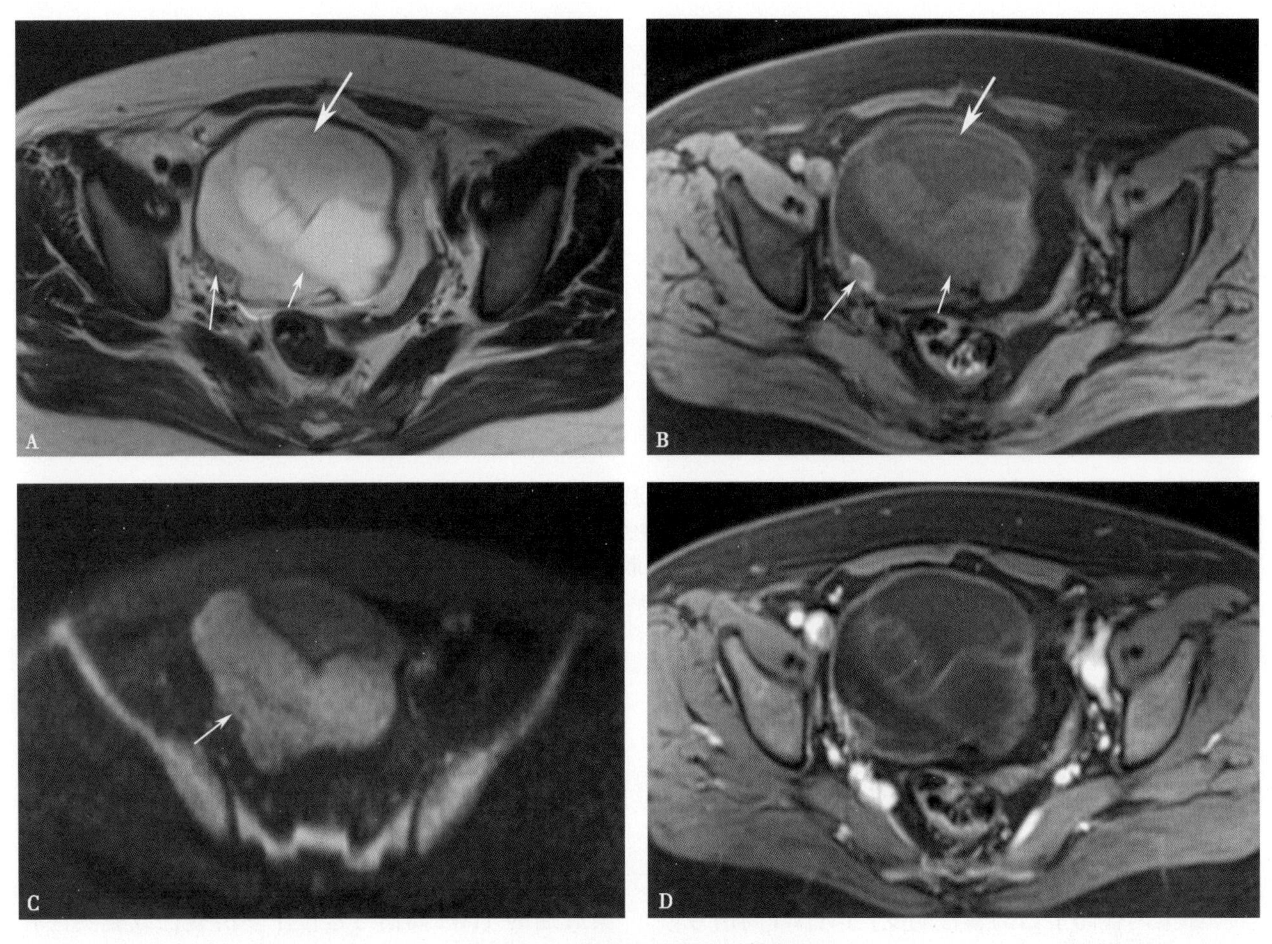

图 8-5-11 右侧卵巢黏液性囊腺瘤

患者女性，46 岁，体检发现右侧盆腔包块 3 个月。MRI 横断位 T_2WI（A）见右侧附件区多房囊性肿块，分房呈低（细箭）、稍高（粗箭）和高信号（细短箭）；横断位 T_1WI FS（B）分房分别呈高（细箭）、低和等信号；DWI（$b=800s/mm^2$）（C）部分分房呈稍高信号（箭）；增强（D）仅分隔及囊壁呈轻度强化。

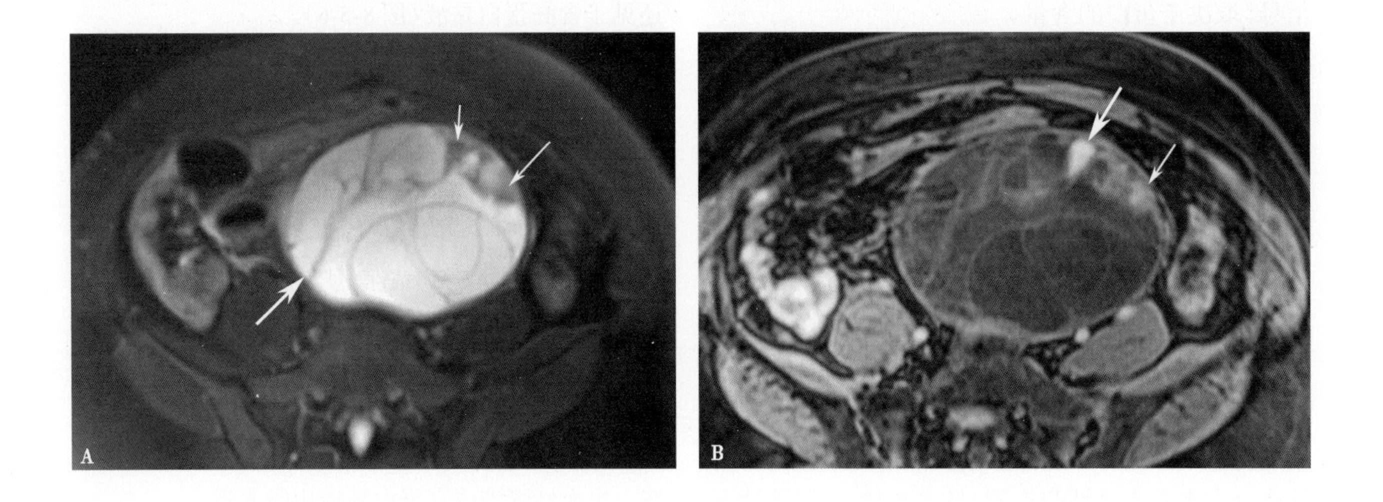

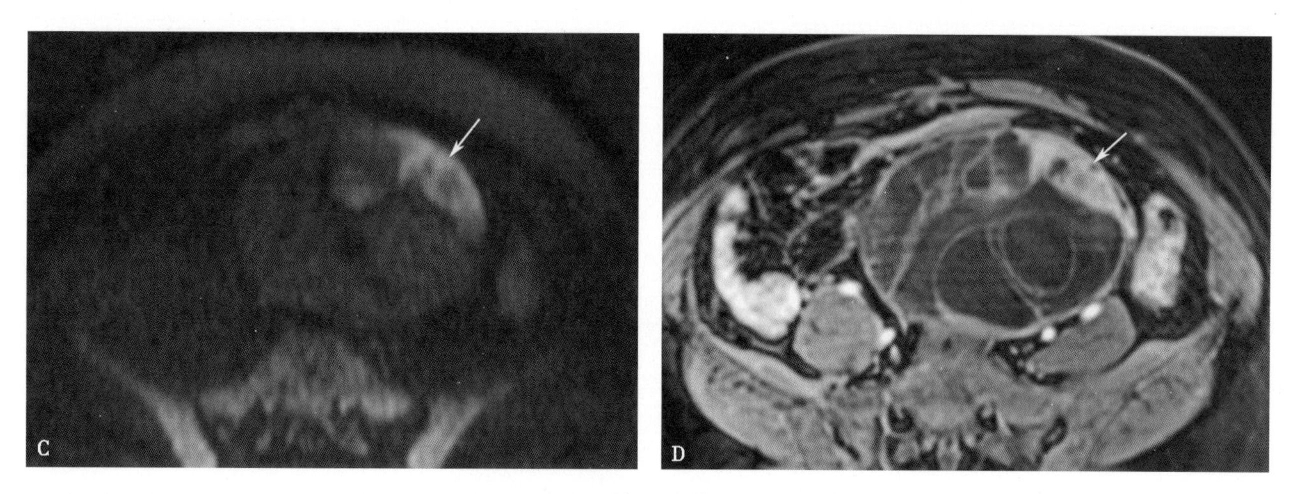

图 8-5-12　左侧卵巢黏液性交界性肿瘤

患者女性，46 岁，腹胀 2 月余。MRI 横断位 T_2WI FS（A）见左侧附件区多房囊性肿块（粗箭），边缘见少量稍低信号实性区（细长箭）及低信号（细短箭）；横断位 T_1WI FS（B）实性区呈稍高混杂信号（粗箭），另见片状高信号（细箭）；DWI（C）实性区呈稍高信号（细箭）；增强（D）实性区呈明显强化，稍不均匀（细箭）。

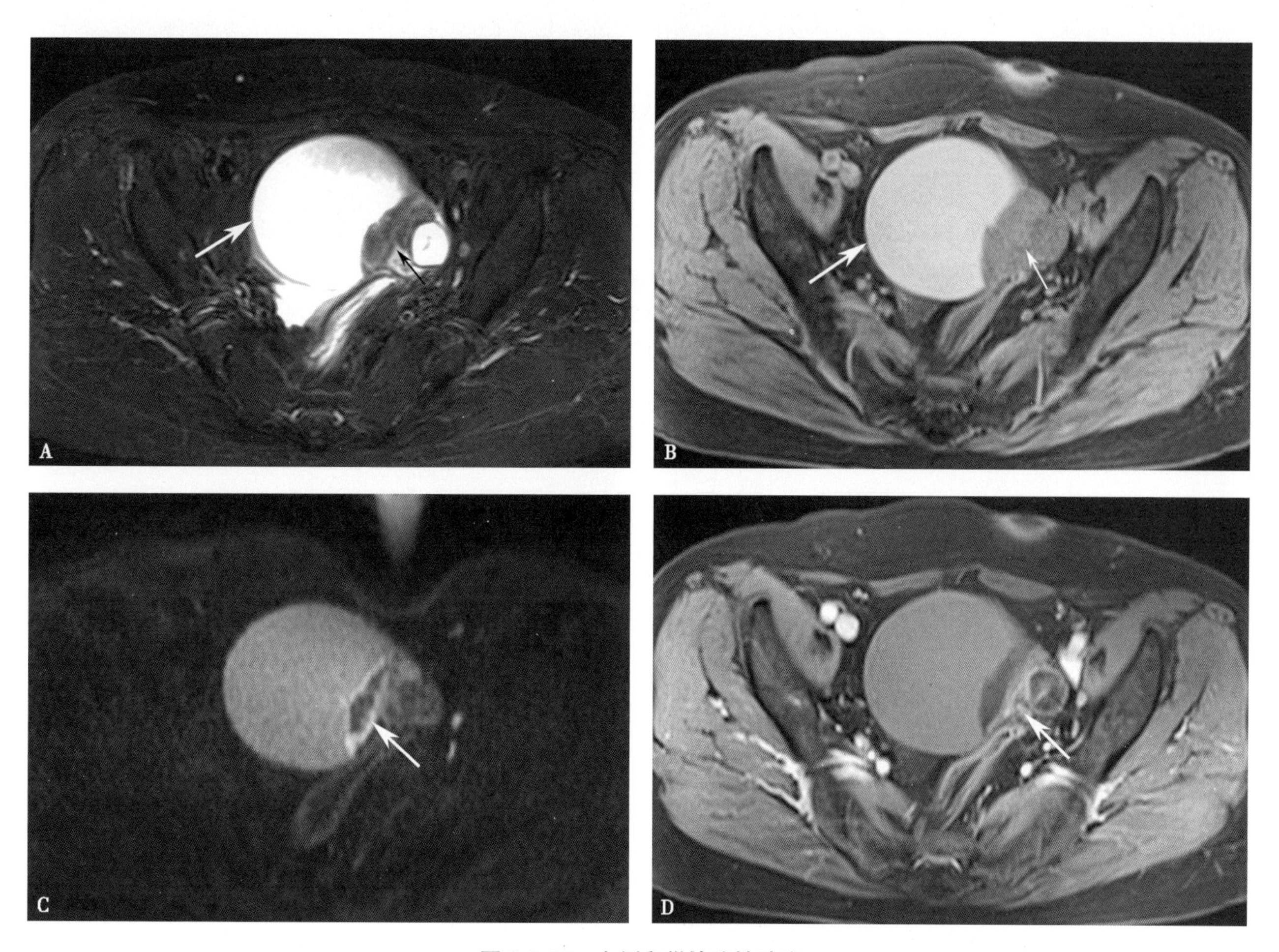

图 8-5-13　左侧卵巢转移性肿瘤

患者女性，63 岁，3 年前结肠癌术后化疗，下腹痛 1 月，CEA 405.6ng/mL。MRI 横断位 T_2WI FS（A）示左侧卵巢多房囊性肿块（粗箭），含少量实性区（细箭）；T_1WI FS（B）见囊液呈高信号（粗箭），实性区呈等信号（细箭）；DWI（C）见部分实性区明显高信号（粗箭）；增强（D）肿瘤实性区呈不均匀轻中度强化（粗箭）。

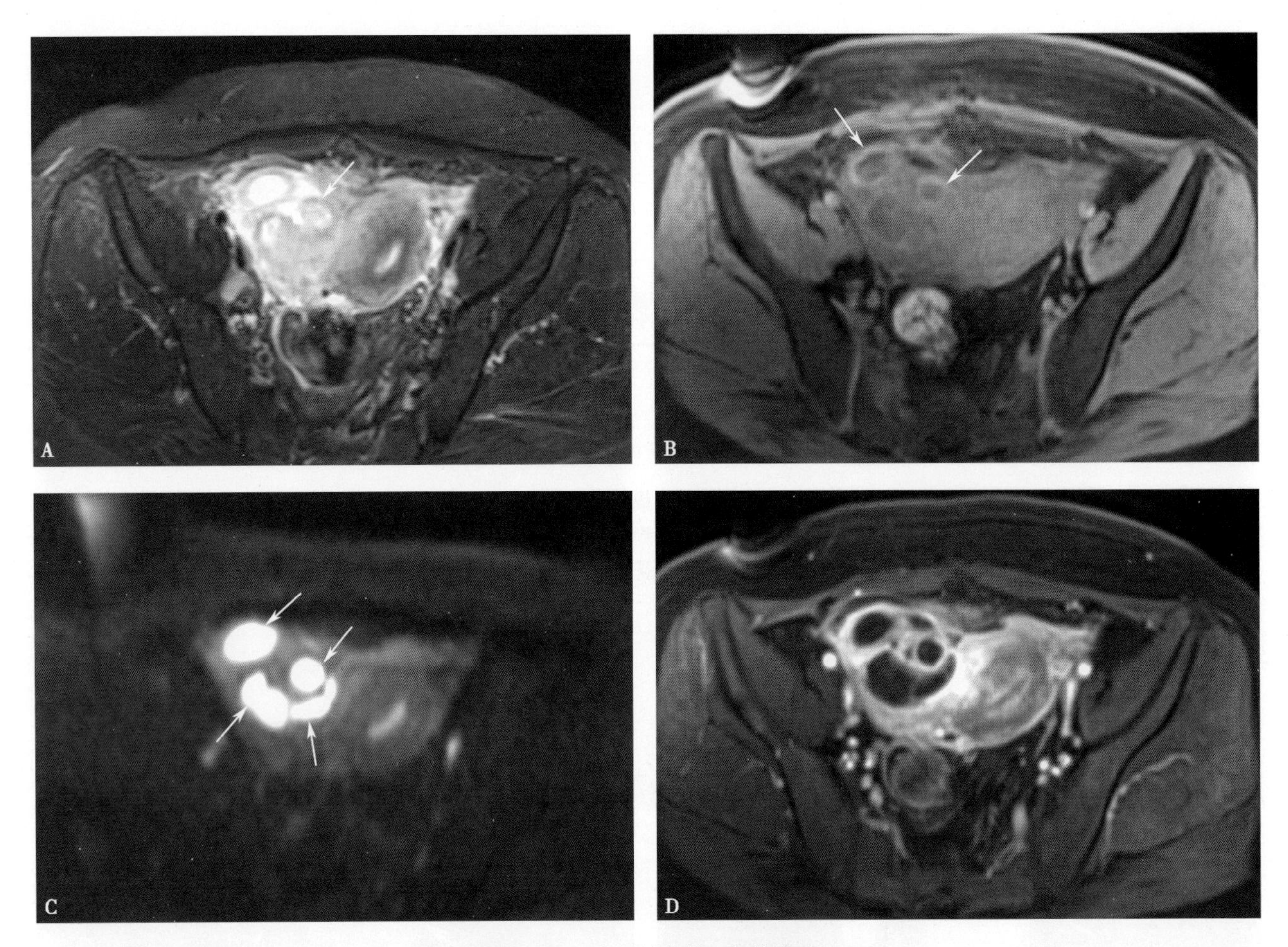

图 8-5-14 右侧输卵管 - 卵巢脓肿

患者女性，41 岁，腹痛、腹泻，伴发热 4 天。MRI 横断位 T_2WI FS（A）见右侧附件区团状多囊性肿块（箭）；横断位 T_1WI FS（B）壁呈环形稍高信号（箭）；DWI（C）见囊内容明显高信号，呈囊状或管状（箭）；增强（D）见囊壁较厚，明显强化，内部不强化。

第三，结合其他序列表现进一步确定肿块类型。如囊液 T_2WI 含多个点状、片状低信号考虑黄体囊肿出血；囊液 T_2WI 地图样阴影征考虑内膜异位囊肿；囊液 T_2WI 多个分房呈低信号考虑为黏液性高蛋白囊液；实性成分 T_2WI 低信号考虑颗粒细胞瘤和子宫或阔韧带平滑肌瘤；实性成分 DWI 显示扩散受限考虑恶性肿瘤。

第四，根据患者年龄、临床表现、实验室检查进一步缩小鉴别诊断范围。如青少年患者常见颗粒细胞瘤、生殖细胞肿瘤，黄体囊肿；中青年患者可见于良性和交界性浆液性、黏液性和浆黏液性肿瘤；老年患者考虑卵巢癌，颗粒细胞瘤。急腹症表现可见于黄体囊肿出血、内膜异位症和卵黄囊瘤。雌激素增高见于颗粒细胞瘤，AFP 增高见于卵黄囊瘤或混合型生殖细胞瘤，CA125 增高见于卵巢癌。卵巢内 T_1WI 高信号病变的鉴别诊断流程见图 8-5-15。

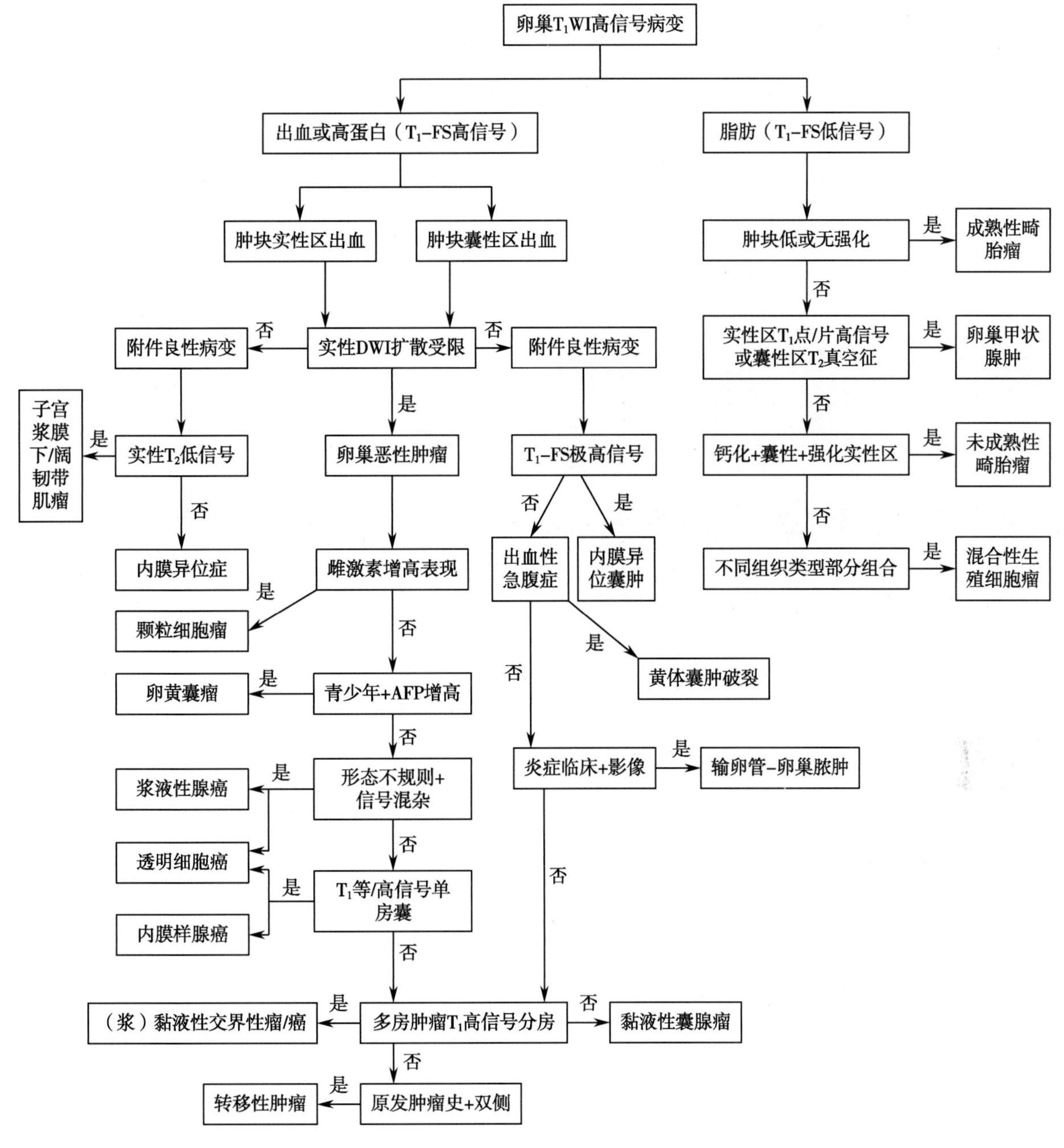

图 8-5-15 卵巢 T_1WI 高信号病变的鉴别诊断流程

（强金伟）

第六节 含 T_2WI 低信号的卵巢病变

一、无强化病变

【定义】

卵巢发生的病变，病变部位在 T_2WI 图像上可见低信号，增强后无强化，即为无强化病变。

【病理基础】

在组织病理学上，形成该征象可以有不同的原因，包括血液代谢产物、顺磁性物质、平滑肌、纤维化或纤维蛋白原等。对于出血性囊肿，在急性期，由于氧气的消耗，血红蛋白会转变成脱氧血红蛋白，在 T_2WI 图像上呈现低信号；在亚急性期，脱氧血红蛋白会转变成高铁血红蛋白，在 T_2WI 图像上表现为明显低信号。由于钙化物质对磁场的影像，钙化灶在 T_2WI 图像上呈现出低信号。

【征象描述】

CT 表现：病灶在 CT 上通常表现为边界清楚规整的高密度影，与周围组织界线清晰，增强后通常无明显强化（图 8-6-1）。

MRI 表现：MRI 的信号取决于病变本身性质和

组织特点，通常为孤立病灶，在 T_2 上表现为边界清晰的低信号影，增强后无强化或可有壁强化，病灶在 T_1 上的信号可表现多样，可能呈现为低信号和高信号，如出血性囊肿可在 T_1 上表现为高信号（图 8-6-2）。

【相关疾病】

无强化的 T_2WI 低信号征象与多种临床疾病相关，包括一些常见的疾病如钙化、出血性囊肿等，比较少见的疾病如卵巢平滑肌瘤，详见表 8-6-1。

表 8-6-1 无强化的 T_2WI 低信号征象相关疾病

常见病变	少见病变
出血性囊肿	/
子宫内膜异位囊肿	
内膜囊肿	
钙化	

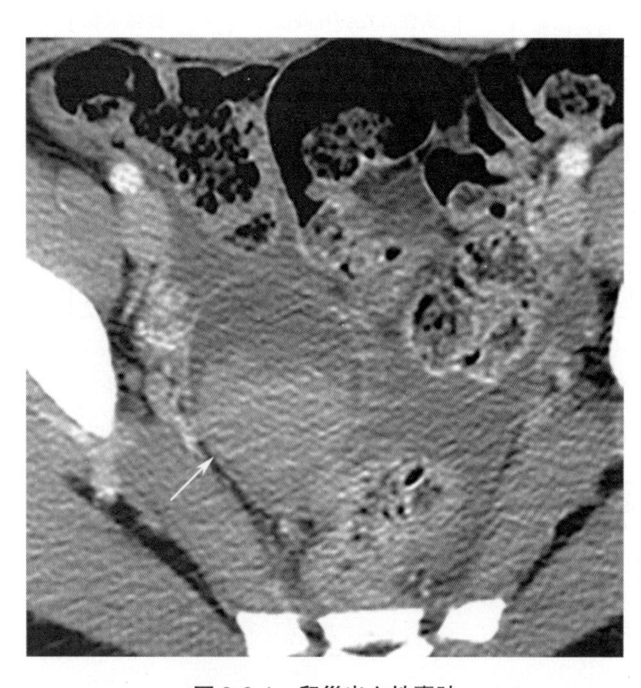

图 8-6-1 卵巢出血性囊肿

周围增强 CT 显示破裂黄体囊肿（箭头），周围有存在高信号的腹腔积血。

【分析思路】

含 T_2WI 低信号的无强化卵巢病变主要表现为 T_2 上边缘规整的低信号病灶，分析思路如下：

第一，认识这个征象；

第二，结合 MRI 信号特点：T_1 高信号、T_2 低信号（T_2 暗影征）多见于出血性囊肿和子宫内膜异位囊肿，子宫内膜异位等，T_1、T_2 低信号可见于钙化和卵巢平滑肌瘤等；

第三，分析其他影像学信息，如增强后病灶是否强化等；

第四，结合患者的临床病史、临床症状、诊疗经过等，进一步缩小鉴别诊断的范围，表现为含 T_2WI 低信号的无强化卵巢病变种类较少，主要考虑常见的出血性囊肿、子宫内膜异位囊肿和钙化。

【疾病鉴别】

主要与异位妊娠、卵巢扭转、卵巢脓肿等进行鉴别，主要鉴别点见表 8-6-2。

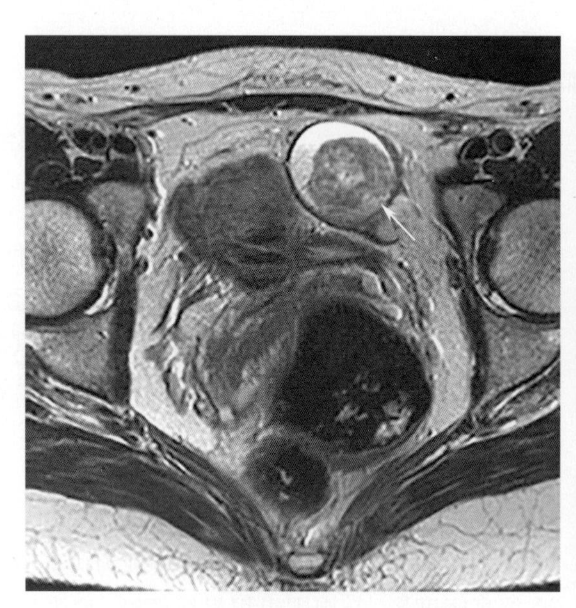

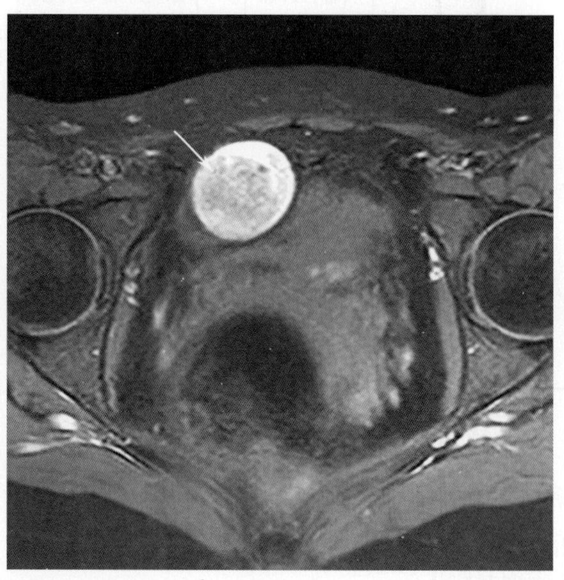

图 8-6-2 卵巢出血性囊肿

（左）轴向 T_1WI FS MRI 显示高信号强度囊肿，小叶状低信号强度（箭头），代表形成血栓的区域。（右）T_2WI 轴向 MRI 显示低信号血块。这是 MRI 上的另一种出血表现。

表 8-6-2 无强化的 T_2WI 低信号征象相关疾病鉴别点

疾病	磁共振影像特征	鉴别要点
异位妊娠	/	β-HCG 阳性，多数发生在输卵管，轻微按压可与卵巢位置鉴别
皮样囊肿	可在囊内观察到脂肪成分信号、钙化灶信号等	无腹痛，通常可在影像上观察到其他成分，如线状头发等
卵巢扭转	旋涡征	剧烈疼痛，可伴有呕吐
卵巢脓肿	单侧或双侧炎性改变，厚壁囊肿肿块，可有局部腹水等	周围可有炎性改变，多包括输卵管、卵巢、周围组织

二、强化病变

【定义】

卵巢发生的病变，病变部位在 T_2WI 图像上可见低信号，增强后可见轻度或者明显强化，称为强化病变。

【病理基础】

在组织病理学上，富含黏液或纤维组织的病变如纤维瘤、卵巢克鲁肯贝格瘤（ovarian Krukenberg tumor）等，因其含有胶原纤维而在 T_2WI 图像上表现为低信号；含钙化物质的病变如卵巢布伦纳瘤等在 T_2WI 上表现为低信号；含顺磁性物质的病变如黑色素瘤，其在磁场中会干扰水和周围组织的磁化过程，导致组织中质子信号的弛豫时间变短，从而在 T_2WI 图像上表现出低信号。对于含平滑肌组织的病变如卵巢平滑肌瘤，其由于含较多的胞浆蛋白和胶原纤维等成分，而在 T_2WI 上表现为低信号。

【征象描述】

CT 表现：在 CT 上多表现为单一边界清楚的肿块，内部表现多样——可表现为软组织低密度影，也可表现出囊实性成分，囊性成分呈低密度或高密度，实性成分可呈等密度或高密度，坏死区域呈低密度影。增强后，实性病灶可有轻度到明显强化。部分病变内可存在钙化灶（图 8-6-3）。

MRI 表现：在 MRI 图像上，T_1 可表现为等或低信号；T_2 根据病变性质可以表现出均匀或不均匀的低信号。注射对比剂后，病灶实性成分可有轻微到明显的强化（图 8-6-4）。

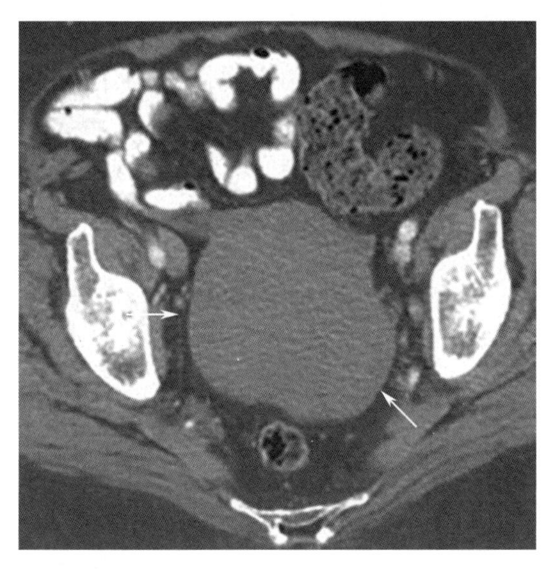

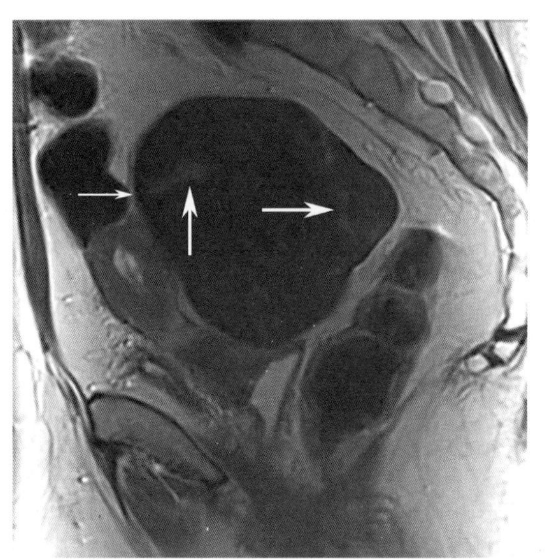

图 8-6-3 卵巢纤维瘤

（左）84 岁女性的轴位增强 CT 表现为可触及的盆腔肿块（细箭头），右侧卵巢病变呈弥漫性均匀强化。纤维瘤往往表现出很少的初始强化，随着时间的推移增强。（右）同一患者矢状面 T_2WI MRI 显示低信号肿块（细箭头）伴高信号条纹（粗箭头）。

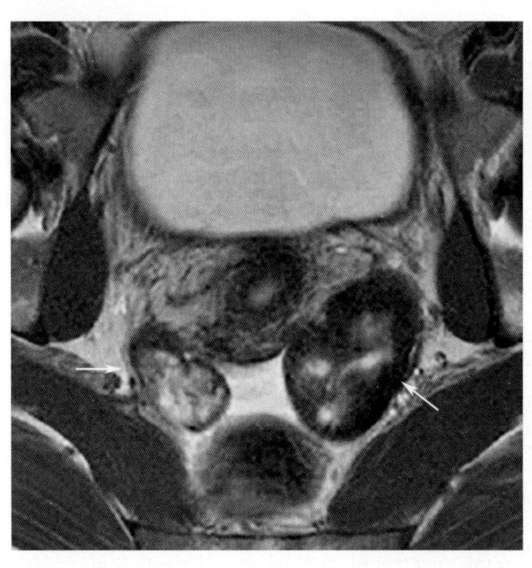
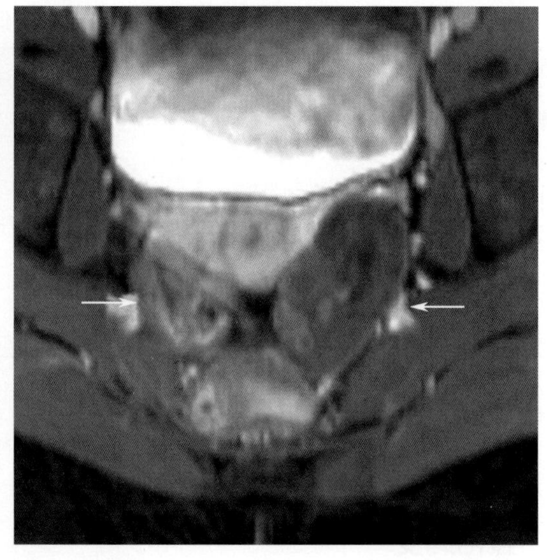

图 8-6-4 卵巢纤维腺瘤

(左)轴向斜位 T_2WI MRI 显示双侧卵巢增大(箭头),周围均匀低信号强度,导致卵巢纤维瘤病的"黑花环"外观通过纤维组织包裹卵巢外围。(右)同一患者的轴位 T_1 C+ FS MRI 在延迟成像上显示卵巢增大轻度强化(箭头)。

【相关疾病】

可强化的 T_2WI 低信号征象与多种临床疾病相关,包括一些常见的疾病如等,比较少见的疾病如纤维瘤,详见表 8-6-3。

表 8-6-3 可强化的 T_2WI 低信号征象相关疾病

常见疾病	少见疾病	罕见疾病
纤维瘤、纤维腺瘤	卵巢克鲁肯贝格瘤、腺纤维瘤、囊腺纤维瘤、卵巢平滑肌瘤	卵巢布伦纳瘤 卵巢甲状腺肿

【分析思路】

在 T_2WI 上表现为低信号,注射对比剂后可呈现出强化的卵巢病变可以有多种,主要的分析鉴别思路如下:

第一,认识这个征象。

第二,分析病变成分特点:实性软组织影见于纤维瘤、纤维腺瘤;囊实性成分可见于卵巢克鲁肯贝格瘤、卵巢布伦纳瘤、囊腺纤维瘤等。

第三,结合 MRI 信号特点:在 T_1、T_2 上表现为均匀一致的低信号,增强有轻微强化见于纤维瘤、纤维腺瘤;在 MRI 上可见明显囊实性成分信号,增强后实性成分明显强化见于卵巢甲状腺肿,快速均匀或不均匀强化见于交界性或恶性卵巢布伦纳瘤、卵巢克鲁肯贝格瘤等,轻微强化可见于囊腺纤维瘤等。

第四,分析其他影像学信息,如钙化灶多见于卵巢布伦纳瘤等。

第五,结合患者的临床病史、临床症状、诊疗经过等,进一步缩小鉴别诊断的范围。表现为含 T_2WI 低信号的强化卵巢病变种类多,在一些有其他部位原发肿瘤灶的患者中,出现附件区 T_2WI 低信号肿块,应考虑卵巢克鲁肯贝格瘤的可能。

【疾病鉴别】

该征象在几种不同疾病中的主要鉴别诊断要点见表 8-6-4。

表 8-6-4 相关疾病鉴别要点

疾病	磁共振影像特征	鉴别要点
纤维瘤	实性肿块,T_1WI 表现为信号均匀的等或低信号,T_2WI 表现为信号均匀的等或低信号,增强后轻微强化,倾向于延迟强化	可见较薄的低信号薄膜,倾向于延迟强化,T_1、T_2 都呈现出低信号,边缘规整清楚
卵巢克鲁肯贝格瘤	T_1WI 上实性成分呈等信号,T_2WI 上实性成分信号不均匀,囊变和坏死成分呈高信号,含大量黏液及胶原纤维时可呈低信号	通常为双侧发病,体积较大,可有其他部位的原发肿瘤病灶

续表

疾病	磁共振影像特征	鉴别要点
卵巢布伦纳瘤	良性 T_1WI 上通常呈低信号纯实性肿块，T_2WI 上呈极低信号纯实性肿块，增强早期均匀或不均匀明显强化；交界性、恶性 T_1WI 上表现为低信号囊性部分伴均匀中等信号实性成分，T_2WI 上表现为不均匀实性或多房囊性肿块，实性部分呈高低混杂信号与组织学上良性卵巢布伦纳瘤恶变相关，增强实性部分不均匀轻度强化，延迟期分隔持续强化	卵巢布伦纳瘤呈中度强化，实性成分内大量无定形钙化为其特征
卵巢甲状腺肿	多房囊性病变，T_1WI 上各囊腔内信号强度不同，实性成分主要呈中等或略高信号，T_2WI 上部分囊腔可呈极低信号，增强后实性成分显著强化	常表现为多房囊性肿块伴明显强化的软组织成分，有少部分存在甲状腺功能亢进症状
腺纤维瘤	实性肿瘤，T_1WI 上呈等信号，T_2WI 上实性肿块信号非常低，其内可含小囊腔，呈海绵样表现，增强后轻度强化	T_2WI 上实性肿块内含小囊腔为特征性表现
囊腺纤维瘤	实性成分在 T_1WI 上呈等信号，含黏液的囊腔信号多样，纯囊性在 T_2WI 上表现为低信号的壁弥漫或部分增厚，囊实性的实性成分内可含小囊腔，增强后轻度强化	T_2WI 上实性肿块内含小囊腔为特征性表现，约 1/2 为纯囊性；余 1/2 为伴实性部分的复杂囊性肿块

（薛华丹）

第七节 卵巢钙化灶

一、点状钙化病变

【定义】

卵巢出现的钙化灶，在影像上表现为单发或者多发斑点状或砂粒样。

【病理基础】

钙化灶信号多样性可能来自钙盐晶体间的纤维组织或病理组织，两者的成分、含量、分布的不同使得钙化灶表现出信号的多样性。由于钙盐的 CT 密度极高，部分容积效应使其中的少量纤维组织和病理组织不能在 CT 图像上显现出来，MRI 抑制了钙盐的信号，使钙化灶在 MRI 上通常表现为低信号，有助于与其他病变的鉴别。

【征象描述】

CT 表现：单侧或者双侧卵巢占位，其内可出现单发或多发的点状或砂粒样高密度钙化影，可存在于实性组织、分隔或囊壁处（图 8-7-1、图 8-7-2）。

MRI 表现：钙化灶在 T_1WI 和 T_2WI 上均呈现低信号，可表现为单发或散在分布的点状或砂粒样低信号影。

【相关疾病】

卵巢病变中有部分临床疾病可以出现点状钙化灶，包括一些常见的疾病（如黏液性肿瘤等）和比较少见的疾病（如无性细胞瘤等）。

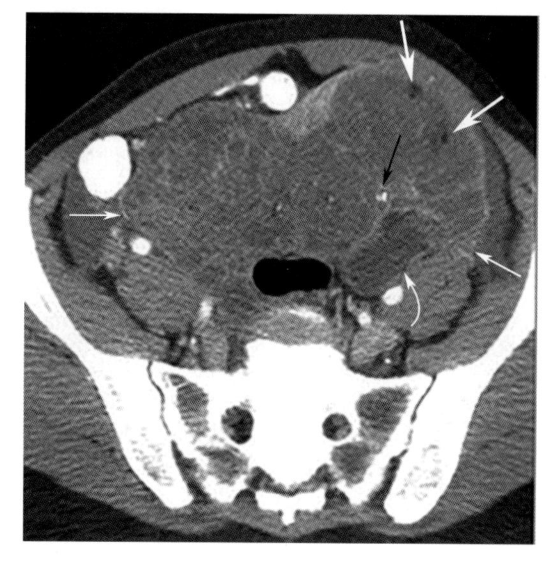

图 8-7-1 卵巢黏液性肿瘤

轴位增强 CT 显示一个以实性强化为主的盆腔肿块（白细直箭头），包含小脂肪密度灶（白粗直箭头）、小液体密度囊肿（弯曲箭头）和点状钙化灶（黑色箭头）。

【分析思路】

卵巢病变中发现存在点状钙化灶，主要的分析鉴别思路如下：

第一，认识这个征象；

第二，分析病变成分特点：实性肿物多见于无性细胞瘤、纤维瘤等；囊实性成分可见于浆液性肿瘤、黏液性肿瘤、卵巢布伦纳瘤等；

第三，考虑钙化的发生特点：单发点状钙化可见于无性细胞瘤、浆液性肿瘤等；多发点状钙化可见于卵巢布伦纳瘤、卵巢甲状腺肿；

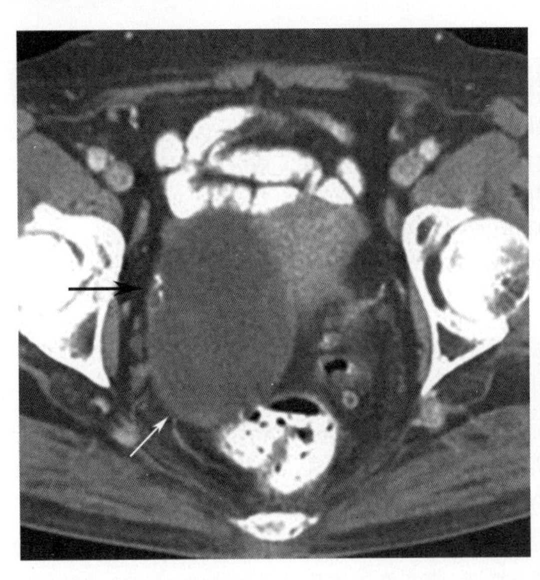
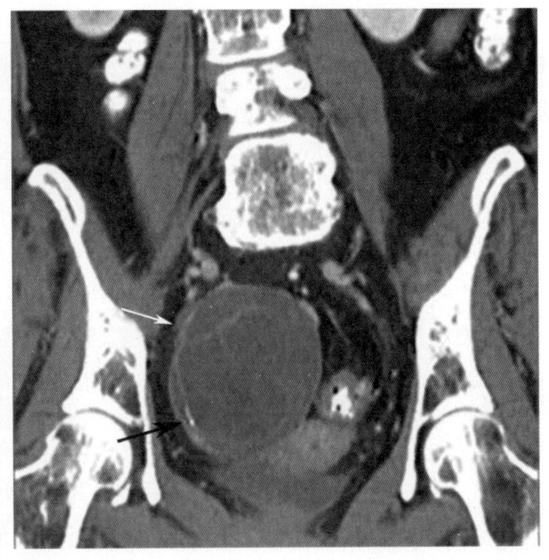

图 8-7-2 卵巢黏液性肿瘤
53 岁女性的增强 CT 表现为可触及的附件病变（细箭头），显示右侧卵巢囊性肿块细壁点状钙化（粗箭头）。

第四，结合 MRI 和 CT 表现特点：病变在 CT 上主要表现点状高密度钙化影，在 MRI 图像上主要表现为 T_1WI、T_2WI 低信号影，存在点状钙化影，同时表现为多房考虑黏液性肿瘤，而单房、薄壁、壁上有散在或单发点状钙化影可以考虑为浆液性肿瘤等；

第五，结合患者的临床病史、临床症状、诊疗经过等，进一步缩小鉴别诊断的范围。

【疾病鉴别】

相关疾病鉴别要点详见表 8-7-1。

表 8-7-1 相关疾病鉴别要点

疾病	影像特点	鉴别要点
黏液性肿瘤	多房，囊壁可见钙化影，囊内容物可在 CT 上表现为不均匀液体密度影，囊腔在 T_1WI 通常为低信号，在 T_2WI 上由于内容物信号不同而呈“彩色玻璃”样表现	多房，肿块通常较大，无实性成分，囊壁可见钙化，T_2WI 图像上由于子囊腔信号不同呈“彩色玻璃”样
浆液性肿瘤	光滑，薄壁，通常为单房性，CT 表现为均匀液体密度。磁共振上，T_1WI 图像囊内容物为低信号，T_2WI 图像囊内容物为高信号，可有砂粒样钙化影	形状规则，薄壁，内部信号与囊肿一致，多为单房
无性细胞瘤	纯实性肿块，多分叶状，CT 上表现为相对均匀的实性肿块，强化可见纤维血管间隔，可见斑点状钙化，T_1WI 低信号，T_2WI 等或高信号	纯实性肿块，多呈分叶状，强化可见纤维血管间隔
卵巢布伦纳瘤	良性肿块 CT 图像可见大量的无定形钙化，T_1WI 和 T_2WI 上可见钙化低信号影，交界性、恶性肿块 CT 图像实性部分内可见无定形钙化，在 T_1WI 和 T_2WI 上呈低信号	常呈中度强化，图像上可见大量无定形钙化
卵巢甲状腺肿	多房囊性病变，T_1WI 上实性成分主要呈中等或略高信号，T_2WI 上部分囊腔可呈极低信号，增强后实性成分显著强化，在实性结节内、壁内、分隔内可见单发或散在的斑点状钙化灶	常表现为多房囊性肿块伴明显强化的软组织成分，有少部分存在甲状腺功能亢进症状
未成熟畸胎瘤	CT 上软组织密度实性成分，可有脂肪密度和散在分布不规则的钙化灶密度。MRI 上脂肪在 T_1WI 和 T_2WI 上均呈高信号，钙化在 MRI 上不易辨别	通常较大，以实性为主伴灶性脂肪成分及散在钙化

二、块状钙化病变

【定义】

块状钙化病变：卵巢出现的钙化灶，在影像上表现为块状。

【病理基础】

钙化灶信号多样性可能来自钙盐晶体间的纤维组织或病理组织，两者的成分、含量、分布的不同使得钙化灶表现出信号的多样性。由于钙盐的CT密度极高，部分容积效应使其中的少量纤维组织和病理组织不能在CT图像上显现出来，MRI抑制了钙盐的信号，使得钙化灶在MRI上通常表现为低信号，有助于与其他病变的鉴别。

【征象描述】

CT表现：单侧或者双侧卵巢占位，其内可出现块状高密度影（图8-7-3、图8-7-4）。

MRI表现：钙化灶在T_1WI和T_2WI上均呈现低信号，表现为块状低信号。

【相关疾病】

卵巢病变中有部分临床疾病可以出现块状钙化灶，包括成熟畸胎瘤、纤维瘤等。

【分析思路】

卵巢病变中发现存在块状钙化灶，主要的分析鉴别思路如下：

第一，认识这个征象。

第二，结合MRI和CT表现特点：病变在CT上主要表现块状高密度钙化影，在MRI图像上主要表现为T_1WI、T_2WI低信号影，其内存在脂肪影、牙齿等可考虑成熟畸胎瘤。

第三，结合患者的临床病史、临床症状、诊疗经过等，进一步缩小鉴别诊断的范围。

【疾病鉴别】

块状钙化病变相关的疾病鉴别要点详见表8-7-2。

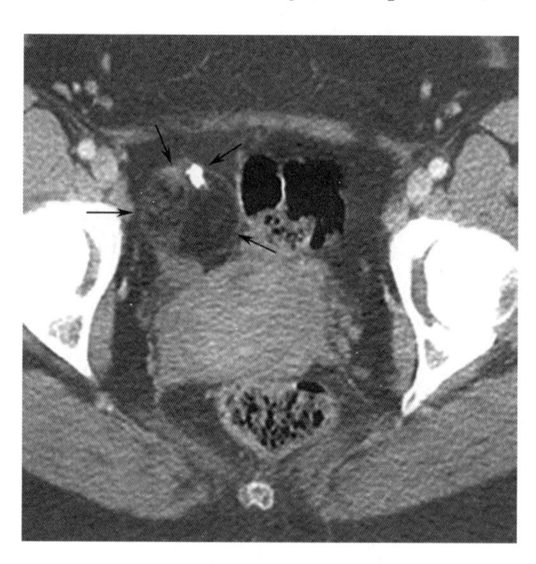

图8-7-3 卵巢右侧成熟畸胎瘤

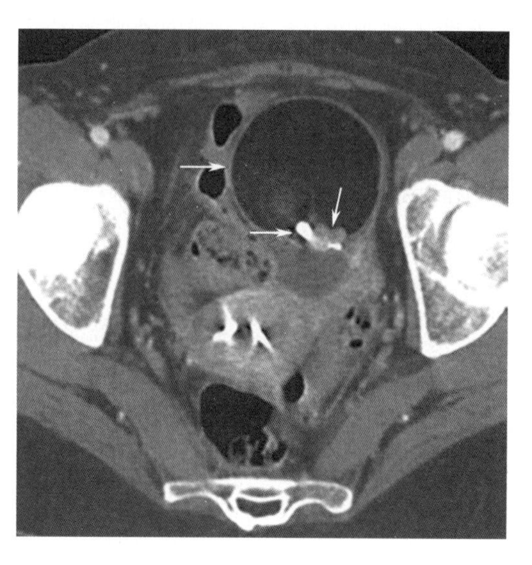

图8-7-4 卵巢甲状腺肿

表8-7-2 块状钙化病变相关的疾病鉴别要点

疾病	影像特点	鉴别要点
成熟畸胎瘤	在CT上可观察到脂肪密度影，可含牙齿或块状钙化灶，T_1WI、T_2WI上脂肪成分呈高信号，钙化灶呈低信号，增强实性部分可强化	实性为主肿块含脂肪成分、粗糙的不规则块状钙化灶，大小不一的囊肿
纤维瘤	实性肿块，T_1WI表现为信号均匀的等或低信号，T_2WI表现为信号均匀的等或低信号，增强后轻微强化，倾向于延迟强化，其内可有块状钙化	可见较薄的低信号薄膜，倾向于延迟强化，T_1、T_2都呈现出低信号，边缘规整清楚，可有块状钙化存在
卵巢甲状腺肿	多房囊性病变，T_1WI上实性成分主要呈中等或略高信号，T_2WI上部分囊腔可呈极低信号，增强后实性成分显著强化，在实性结节内、壁内、分隔内可见斑点状或块状钙化灶	常表现为多房囊性肿块伴明显强化的软组织成分，有少部分存在甲状腺功能亢进症状
卵巢布伦纳瘤	良性肿块CT图像可见大量的无定形钙化，T_1WI和T_2WI上可见钙化低信号影，交界性、恶性肿块CT图像实性部分内可见无定形钙化，在T_1WI和T_2WI上呈低信号	常呈中度强化，图像上可见大量无定形钙化，可呈点状或块状

（薛华丹）

第八节 累及双侧卵巢的病变（同一类型）

【定义】

累及双侧卵巢的病变即双侧卵巢同时存在病变，可为不同性质的病变，表现为不同密度、不同信号及强化方式。

【病理基础】

病理基础可为炎性病变或良恶性肿瘤性病变。炎性病变，如卵巢结核由输卵管结核蔓延而来，少部分卵巢结核由血循环传播而致，可在卵巢深部形成结节及干酪样坏死性脓肿。良性肿瘤性病变如子宫内膜异位症的基本病理为异位子宫内膜随卵巢激素的变化而周期性出血，导致周围纤维组织增生和囊肿、粘连，病变区出现紫褐色斑点和小泡，最终发展成大小不同的紫褐色实质性结节和块状。肿瘤性病变，如卵巢畸胎瘤是卵巢生殖细胞肿瘤中最常见的一种，来源于生殖细胞的异常增生，含有外胚叶、中胚叶、内胚叶三种组织成分，因此肿瘤内会有毛发、油脂、皮肤、牙齿、骨片等外胚层组织，也可含中胚层或内胚层组织或肌肉、胃肠、甲状腺组织。

【征象描述】

1. **CT表现** CT表现为双侧卵巢单房囊性、多房囊性、囊实性或实性病变，病变密度可为低密度、等密度或稍高密度，增强后可为薄壁无明显强化病变或增厚囊壁伴强化，也可表现为实性病变伴强化。部分病变内可见高密度钙化影，部分病变可合并脂肪密度，感染性病变CT内可见积气。合并双侧输卵管扩张积水时盆腔内可见迂曲管状低密度影。感染性病变、恶性肿瘤病变或转移性肿瘤病变可合并腹盆腔其他脏器病变、大网膜病变、肠系膜病变或腹盆腔积液等。

2. **MRI表现** MRI表现为双侧卵巢病变，囊性病变可表现为T_2高信号T_1低信号，合并出血、蛋白等不同成分时信号出现变化，病变含出血时可表现为T_1高信号，T_2低信号（T_2阴影征），还可见T_2黑点征，病变内含脂肪时可伴T_2、T_1高信号，脂肪抑制序列信号减低。增厚囊壁或病变实性成分可表现为等T_2等T_1信号，增强MRI上增厚囊壁及实性成分可强化。合并双侧输卵管扩张积水时可见盆腔内迂曲扩张管状T_2高信号结构。

3. **造影表现** 部分病变，子宫双侧输卵管造影可见双侧输卵管梗阻表现。

【相关疾病】

累及双侧卵巢的疾病根据病变来源可为原发卵巢的病变和转移性病变，根据病变性质可分为良恶性肿瘤性病变、炎性病变或内分泌疾病引起的卵巢病变。其中炎性病变主要为感染性双侧卵巢脓肿、结核，双侧卵巢的原发功能性或良性肿瘤性病变包括卵巢黄素化囊肿、卵巢子宫内膜异位症、畸胎瘤，可累及双侧卵巢原发恶性肿瘤包括浆液性囊腺癌和交界性肿瘤、无性细胞瘤，双侧卵巢转移瘤（如卵巢克鲁肯贝格瘤）、卵巢透明细胞癌和内膜样腺癌，内分泌疾病引起的卵巢病变主要为多囊卵巢综合征，详见表8-8-1。

表8-8-1 累及双侧卵巢的相关疾病

功能性或良性病变	恶性病变	炎症性疾病	其他
黄素化囊肿 子宫内膜异位囊肿 成熟畸胎瘤	浆液性囊腺癌 无性细胞瘤 转移瘤 未成熟畸胎瘤 透明细胞癌	卵巢脓肿 卵巢结核	多囊卵巢综合征

【分析思路】

1. 累及双侧卵巢的病变，需考虑患者年龄、生育史、手术史、激素水平、其他临床伴随症状、全身其他部位受累、基础疾病等因素，结合影像特点进行分析和鉴别。

2. 首先需要考虑患者的年龄，子宫内膜异位囊肿80%见于绝经前（20～40岁）女性，可有痛经，性交痛、不孕等临床症状和体征；无性细胞瘤为恶性生殖细胞瘤，通常发生在年轻女性（15～30岁）；卵巢脓肿及结核等常发生于中青年；浆液性囊腺癌或转移瘤常发生在老年女性。

3. 需考虑患者是否存在其他部位的基础疾病或相关临床症状，如胃肠道印戒细胞癌、结核、其他恶性肿瘤病史等，双侧卵巢转移瘤常存在全身其他部位原发肿瘤病史，例如卵巢克鲁肯贝格瘤继发于胃肠道印戒细胞癌；结核患者可合并低热、乏力、盗汗等全身症状，也可合并肺结核表现或腹盆腔结核表现；卵巢脓肿可有发热、腹痛、不孕等；子宫内膜异位囊肿，可有痛经、性交痛、不孕等。

4. 同时，需要结合患者的实验室检查，如激素水平、肿瘤标志物等。若存在雄激素升高表现，且存在月经不规律等，则考虑存在内分泌相关疾病，如多囊卵巢综合征；黄素化囊肿多见于滋养细胞疾病、多胎妊娠、妊娠期高血压疾病、服用大量雌激素和促排卵治疗后；结核患者可合并结核分枝杆菌实验室检查阳性；无性细胞瘤患者可出现乳酸脱氢酶（LDH）升高；卵巢浆液性囊腺癌可合并CA125升高。

5．此外，需结合患者的影像学表现，多囊卵巢综合征、黄素化囊肿通常表现为单纯囊性病变，卵巢多囊样改变可表现为卵巢内出现直径为2～9mm的卵泡，周边分布呈“珍珠串”征：卵泡数量多于10～12个/层；和/或卵巢体积增大（>10cm^3）。黄素化囊肿的典型表现为双侧发病，卵巢明显增大（5～15cm），内为多房囊腔，壁薄，内含单纯性液体（图8-8-1）。子宫内膜异位症通常为囊性病变内可伴出血，可表现为T_1高信号，T_2低信号（T_2阴影征），可伴发输卵管积血等。畸胎瘤内含有脂肪及钙化成分，可有特异性CT及MRI表现（图8-8-2）；浆液性囊腺癌、无性细胞瘤及转移瘤可表现为实性病变；透明细胞癌可为囊性、实性病变或囊实性病变，同时病变内可伴出血成分。卵巢原发恶性肿瘤双侧受累常为一侧转移到另一侧，双侧卵巢病变大小可相差较大。双侧卵巢转移性肿瘤可呈分叶状、内伴囊性成分，卵巢浆液性囊腺癌和转移性肿瘤可合并其他部位转移瘤改变，如腹膜、大网膜及肠系膜结节或肿块影。双侧卵巢脓肿或结核的病变可呈囊实性或厚壁囊性，边缘较模糊，内可伴厚壁分隔，内可伴小脓肿，结核可合并盆腔腹膜增厚。

【疾病鉴别】

累及双侧卵巢病变的主要鉴别诊断要点见表8-8-2。

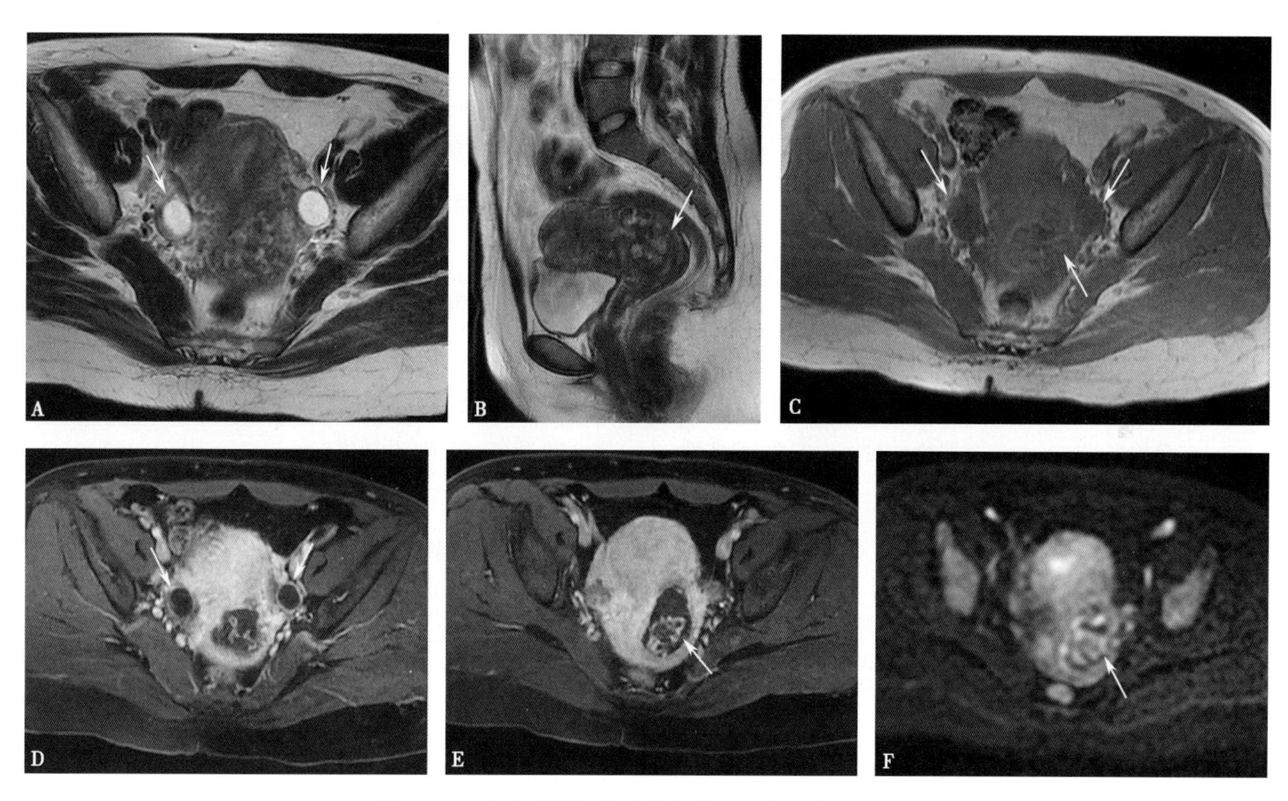

图8-8-1 子宫滋养细胞疾病合并双侧卵巢黄素化囊肿

患者女性，36岁，阴道出血1月余；β-HCG 391.61IU/L。MRI轴位T_2WI（A）见双侧附件区类圆形高信号；（B）MRI矢状位T_2WI子宫体下部、宫颈管区见一不规则混杂稍高信号占位；横断位T_1WI（C）双侧附件区病变呈等低信号，子宫下段、宫颈病变呈等-低信号；横断位T_1WI FS增强（D）双侧附件区病变强化不明显；横断位T_1WI FS增强（E）子宫下段、宫颈病变内见索条、结节状稍高强化；DWI（F）子宫下段、宫颈病变内不规则稍高信号。

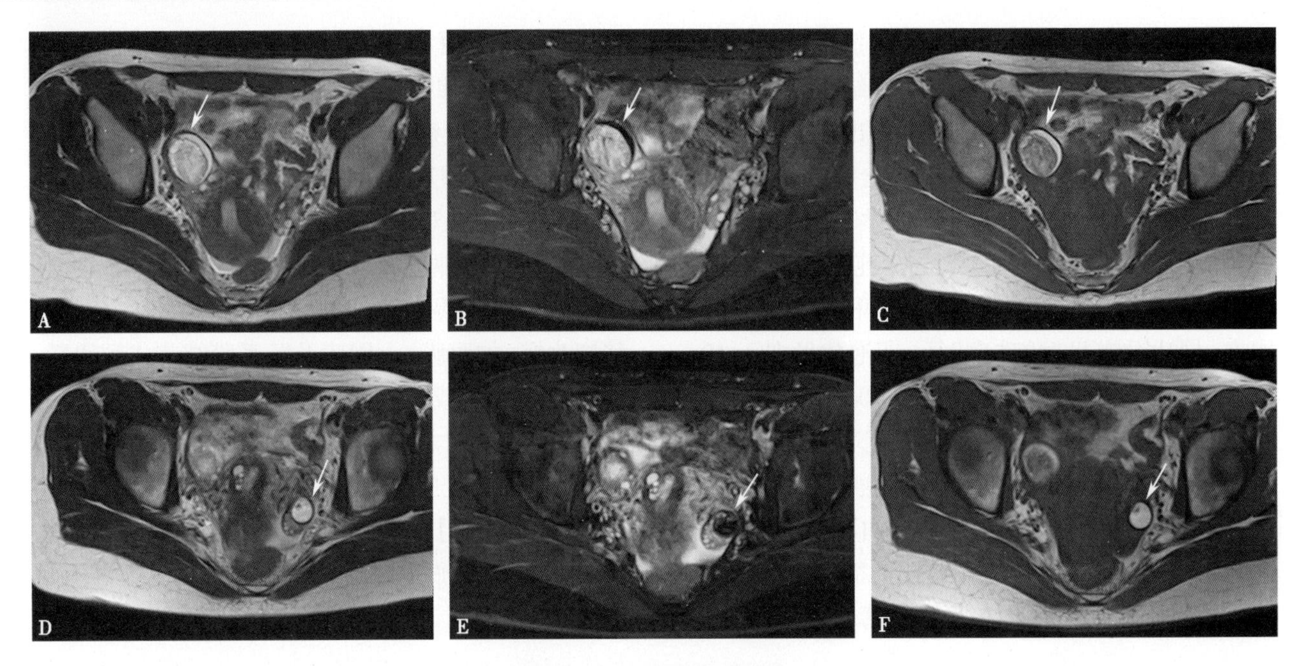

图 8-8-2 双侧卵巢畸胎瘤

患者女性，29 岁，发现双附件区肿物 10 月。MRI 横轴位 T_2WI（A）见右侧附件区杂信号病变，边界清楚，大体呈 T_2 稍高信号，外周呈 T_2 高信号；T_2WI 压脂（B）病变外周信号减低；横断位 T_1WI（C）病变混杂信号，外周呈高信号；中心呈等、高混杂信号；MRI 横轴位 T_2WI（D）见左侧附件区高信号，边界清楚，大体呈 T_2 稍高信号，中心见点状 T_2 低信号；T_2WI 压脂（E）病变信号减低；横断位 T_1WI（F）病变主要成高信号，中心见点状低信号。

表 8-8-2 累及双侧卵巢病变的主要鉴别诊断要点

疾病		性质	成分	鉴别要点
常见	多囊卵巢综合征	内分泌疾病	囊性	高雄激素，卵巢周边分布多个小卵泡
	卵巢黄素化囊肿	功能性	囊性	β-HCG 升高，卵巢多发较大囊腔
	子宫内膜异位囊肿	良性	囊性	痛经、含不同时期出血
	浆液性囊腺癌	恶性	实性 / 囊实性 / 囊性	老年，CA125（+），菜花样
	卵巢转移瘤	恶性	实性	原发肿瘤病史，例如胃肠道印戒细胞癌
	畸胎瘤	良性 / 恶性	实性 / 囊实性	AFP 升高，含脂肪及钙化
少见	透明细胞癌	恶性	实性 / 囊实性 / 囊性	老年，CA125（+），病变可伴出血
	无性细胞瘤	恶性	实性	青年，LDH 升高
	卵巢脓肿	炎性	囊实性	发热、腹痛，小脓腔
	卵巢结核	炎性	囊实性	低热、全身结核证据，青中年，边缘模糊，腹膜均匀增厚

（薛华丹）

第九节 输卵管扩张

【定义】

输卵管扩张是指输卵管局部或全程管径增粗，局部扩张甚至可呈囊状，管腔内常见充盈液体，外形曲折呈“C”形或“S”形，管腔内见不完全分隔，密度或信号特点取决于管腔内容物。

【病理基础】

输卵管扩张根据管腔内容物信号不同可以分为输卵管水性信号扩张、输卵管脓性信号扩张、输卵管血性信号扩张。不同征象的病理基础不同。输卵管水性信号扩张由输卵管壶腹部梗阻所致，通常为输卵管壶腹部和伞部扩张，管内通常为清亮的浆液性液体。囊壁大部分衬覆扁平上皮和立方上皮，黏膜皱襞上偶尔存在完整的柱状上皮。输卵管水性信号扩张与盆腔炎性病变、子宫内膜异位症导致的粘连有关。输卵管脓性信号扩张通常由细菌感染所致，化脓性炎症过程导致细胞溶解和脱落、血管充血和输卵管全层水肿，输卵管及周围粘连，引起伞端梗阻、管腔扩张并积脓；输卵管血性信号扩张是指扩张的输卵管充满血液，病因较多，包括输卵管妊娠破裂或流产，子宫先天发育畸形如处女膜闭锁、阴道闭锁或横隔，输卵管扭转，输卵管子宫内膜异位症，输卵管肿瘤等，也可继发于子宫内膜或宫颈恶性肿瘤等。

【征象描述】

输卵管扩张影像表现为充满液体的宫旁管状结构，外形曲折呈“C”形或“S”形，可见不完全分隔，可单侧或双侧发病，信号强度取决于管腔内容物。CT 表现为宫旁呈液体密度管状结构，增强扫描管腔内无强化，管壁强化。MRI 表现为宫旁扩张管状结构，因内容物不同信号特点不同。输卵管水性信号扩张呈 T_1WI 低信号，T_2WI 高信号；T_1WI 增强扫描管状结构内容物不强化，管壁均匀较薄且光滑，轻度强化。输卵管脓性信号扩张呈 T_1WI 低至中等信号，T_2WI 中等至高信号，DWI 像高信号；T_1WI 增强扫描管状结构内容物不强化，管壁增厚并明显强化，厚薄较均匀，未见明显附壁结节。输卵管血性信号扩张呈 T_1WI 高信号，T_2WI 低信号或高信号；T_1WI 增强扫描剪影图像显示管状结构内的实性成分及管壁强化，液体成分不强化。

【相关疾病】

输卵管扩张往往作为某种疾病的影像征象之一，包括先天性或良性病变、炎症性病变或肿瘤性病变，经常与其他影像征象伴随，包括卵巢脓肿、盆腔子宫内膜异位症、宫腔宫颈管及阴道积血、腹膜病变等。相关疾病详见表 8-9-1。

表 8-9-1 输卵管扩张相关疾病

水性信号扩张	脓性信号扩张	血性信号扩张
峡部结节性输卵管炎 输卵管子宫内膜异位症 输卵管结核 输卵管癌 宫颈癌及子宫内膜癌继发输卵管扩张积液	输卵管 - 卵巢脓肿 输卵管结核	输卵管癌 输卵管子宫内膜异位症 生殖道闭锁 宫颈癌及子宫内膜癌继发输卵管扩张积血

【分析思路】

输卵管扩张，可以根据 MRI 的水性信号扩张、脓性信号扩张、血性信号扩张的影像特点来分析和鉴别，同时也要考虑年龄、月经期、是否绝经、伴随症状等因素，分析思路如下：

首先，分析宫旁可能出现管状结构的组织或器官，例如肠管、输尿管等，排除输卵管以外的疾病。再分析输卵管扩张的信号特点，包括水性信号扩张、脓性信号扩张、血性信号扩张，分析这些信号特征可能出现的疾病。最后结合疾病的其他影像特点及患者的临床特点，可缩小鉴别诊断范围或明确诊断。

输卵管水性信号扩张（图 8-9-1），往往与盆腔炎性病变、子宫内膜异位症等导致的粘连有关，表现为充满水样信号或密度的宫旁管状结构，边界通常清晰光滑，呈“C”形或“S”形，伴不完全分隔，可见“串珠”征或“束腰征”。水性扩张也可见于输卵管结核，扩张管壁往往不规则。

输卵管脓性信号扩张，临床伴有明显的感染症状，通常双侧受累，可见于输卵管结核（图 8-9-2）或输卵管卵巢脓肿（图 8-9-3），输卵管结核伴有管腔积脓时，表现为扩张的输卵管内含浓稠的液体，MRI DWI 像呈高信号，管壁增厚、明显强化，内壁见锯齿状或结节状改变，可伴有边缘强化的淋巴结。输卵管卵巢脓肿表现为附件区迂曲囊状或管状结构盘曲成团，内充满复杂的液体和碎屑，管壁厚、增强扫描强化明显，可伴有卵巢内脓肿，MRI DWI 像脓腔内呈高信号。

输卵管血性信号扩张，可见于多种疾病，输卵管子宫内膜异位症（8-9-4）、输卵管癌（图 8-9-5），继发于生殖道闭锁、子宫及宫颈肿瘤等，表现为子宫与卵巢之间含出血的管状结构，可见不完全分隔，CT 上呈高密度，T_1 高信号，T_2 信号多变，增强剪影图像管壁强化。输卵管癌在扩张的管腔内见实性肿块或乳头状突起，增强实性部分强化。

【疾病鉴别】

输卵管扩张只是一个征象，不具有特异性，具有多病同影的可能，需要结合疾病的其他影像特点及患者临床症状进行诊断和鉴别诊断。

1. 基于临床信息和影像表现的鉴别诊断流程图见图 8-9-6。

2. 输卵管扩张在几种不同常见疾病的鉴别诊断要点见表 8-9-2。

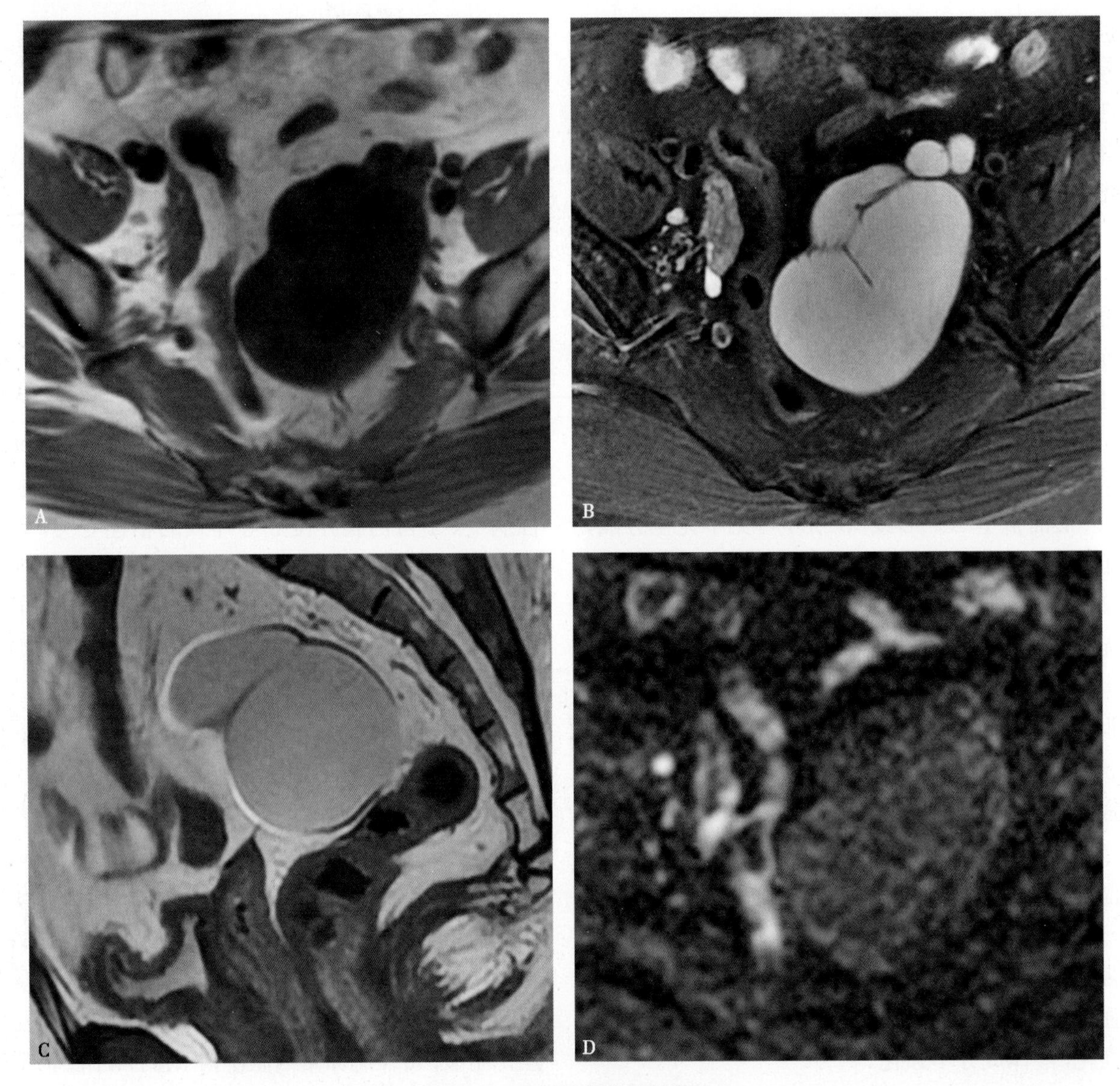

图 8-9-1　左侧输卵管扩张积水

患者女性，48 岁，全子宫切除术后 8 年，发现盆腔肿物逐渐增大 7 年。(A)T_1 加权横断面像；(B)T_2 加权压脂横断面像；(C)T_2 加权矢状位像；(D)DWI 横断面像。MRI 示左侧附件区迂曲囊管状团块影，内含长 T_1 长 T_2 信号，信号均匀，囊内见不全分隔样改变，囊壁及分隔较薄。右侧附件区未见明显异常信号。

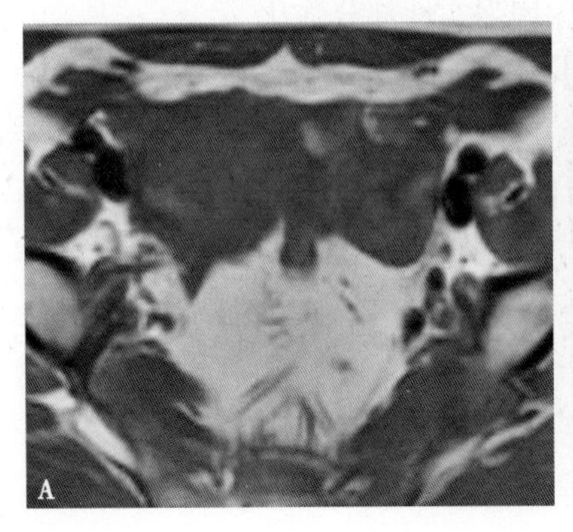

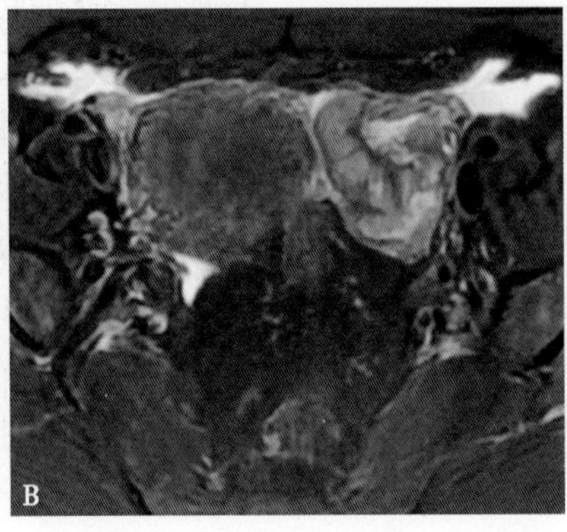

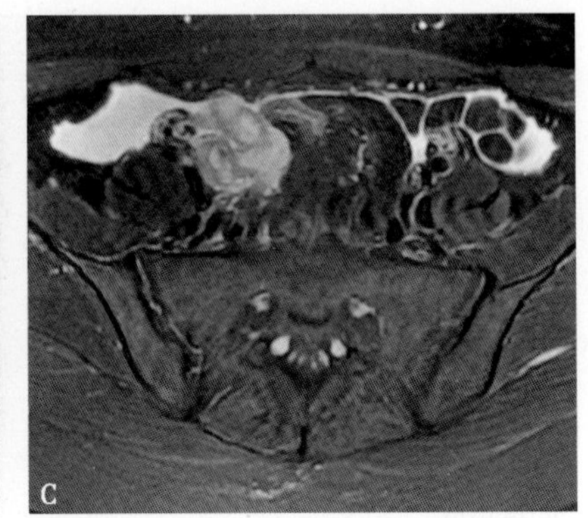

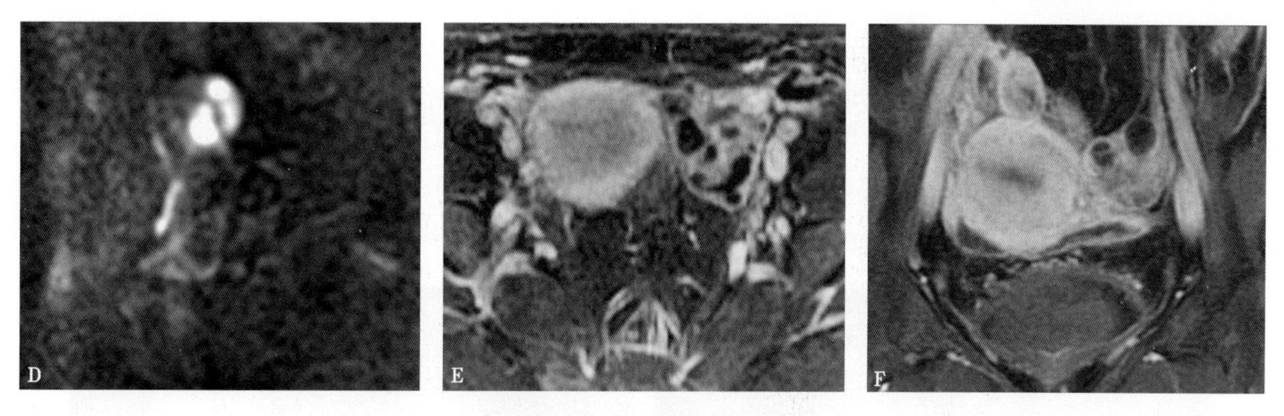

图 8-9-2 双侧输卵管结核

患者女性，48 岁，腹胀 3 月余，逐渐加重，CA125 327U/mL。(A)T_1 加权横断面像；(B～C)T_2 加权压脂横断面像；(D)DWI 矢状位像；(E)T_1 增强减影横断面像；(F)T_1 增强冠状位像。MRI 示，双附件区迂曲管状结构。管腔内大部分呈稍长 T_1 稍长 T_2 信号，DWI 像部分高信号；管壁不规则增厚，呈等 T_1、等及稍长 T_2 信号，DWI 像稍高信号，中度至明显强化。双侧卵巢轮廓欠清。盆腔腹膜部分增厚，DWI 像稍高信号。

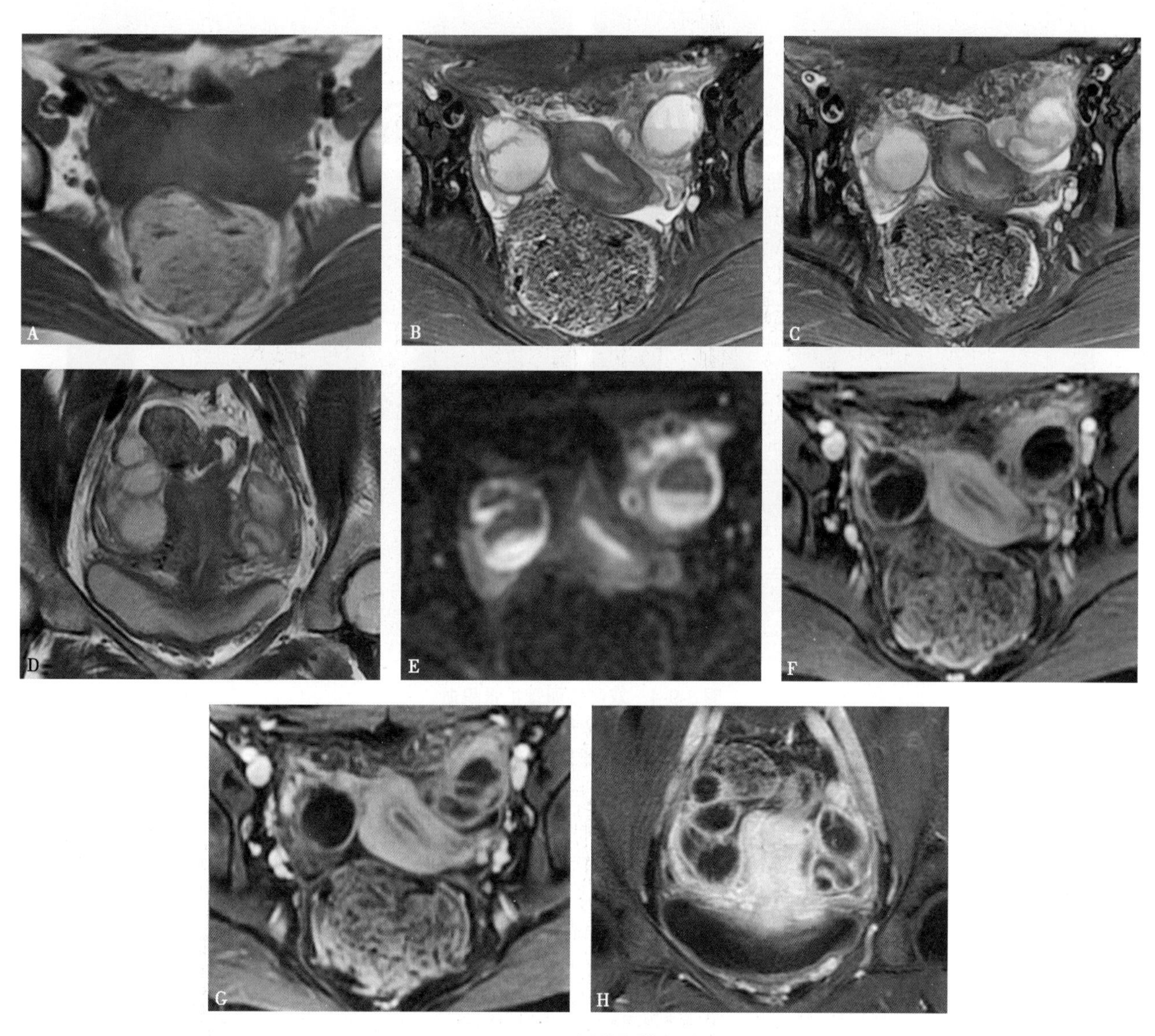

图 8-9-3 双侧输卵管积脓

患者女性，22 岁，下腹痛 1 个月，阴道分泌物增多。(A)T_1 加权横断面像；(B～C)T_2 加权压脂横断面像；(D)T_2 加权横断面像；(E)DWI 横断面像，(F～G)T_1 增强横断面像；(H)T_1 增强冠状位像。MRI 示，双侧附件区见迂曲管状结构，囊液呈等 T_1 长 T_2 信号，DWI 像部分为高信号，增强扫描管壁强化。

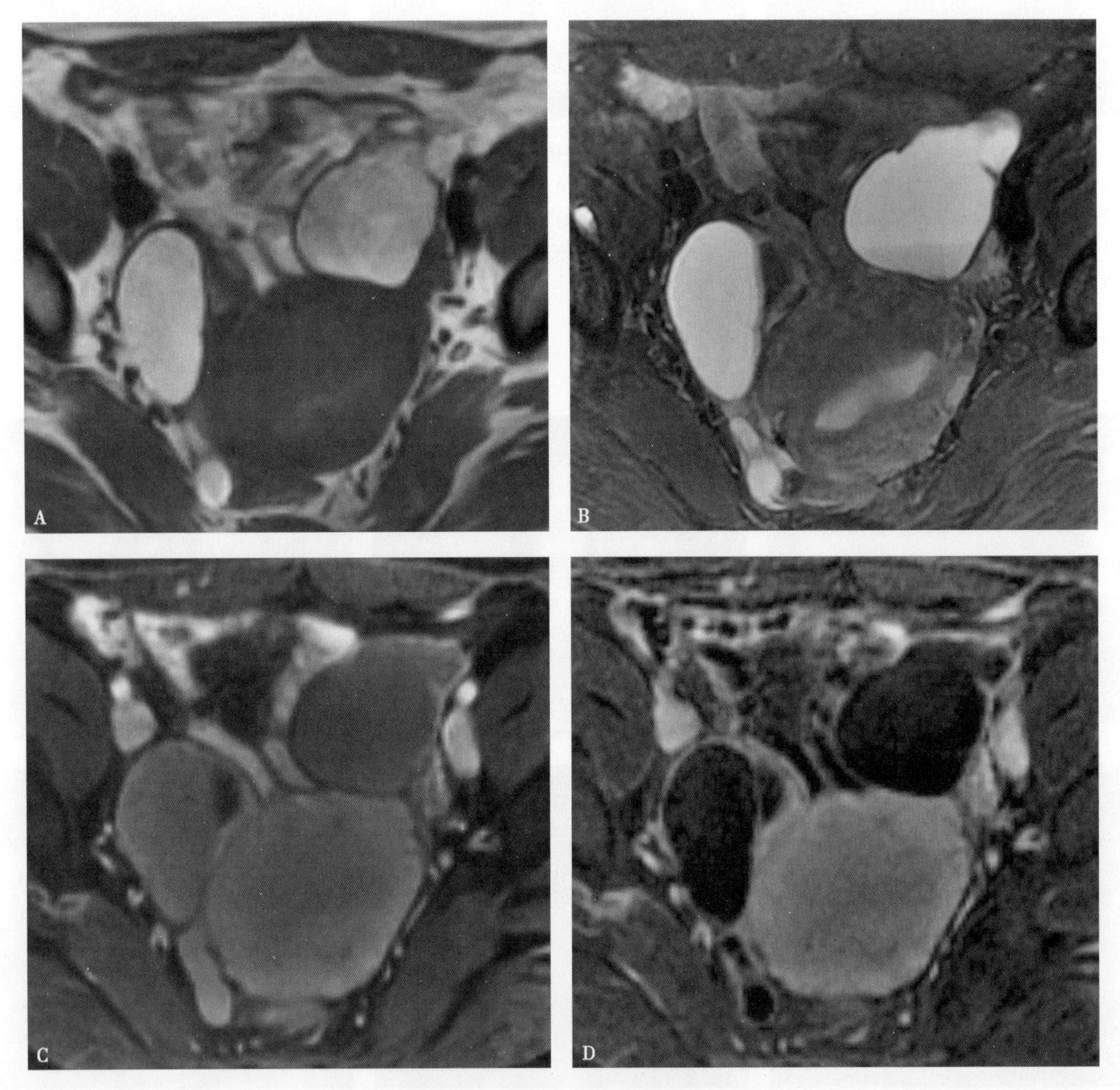

图 8-9-4 双侧输卵管扩张积血

患者女性，44 岁，痛经多年，经期延长 3 个月，既往曾行卵巢巧克力囊肿剥除术。(A) T_1 加权横断面像；(B) T_2 加权压脂横断面像；(C) T_1 增强横断面像；(D) T_1 增强减影横断面像。MRI 示双侧附件区迂曲囊管状结构盘曲，管腔内见不完整分隔，左右侧大致范围分别约 4.6cm × 5.3cm × 5.1cm、3.1cm × 8.2cm × 6.4cm，腔内主要呈短 T_1 较长及长 T_2 信号，左侧腔内见液液平面；管壁整体较薄、规则，增强扫描管壁明显强化，腔内无强化。

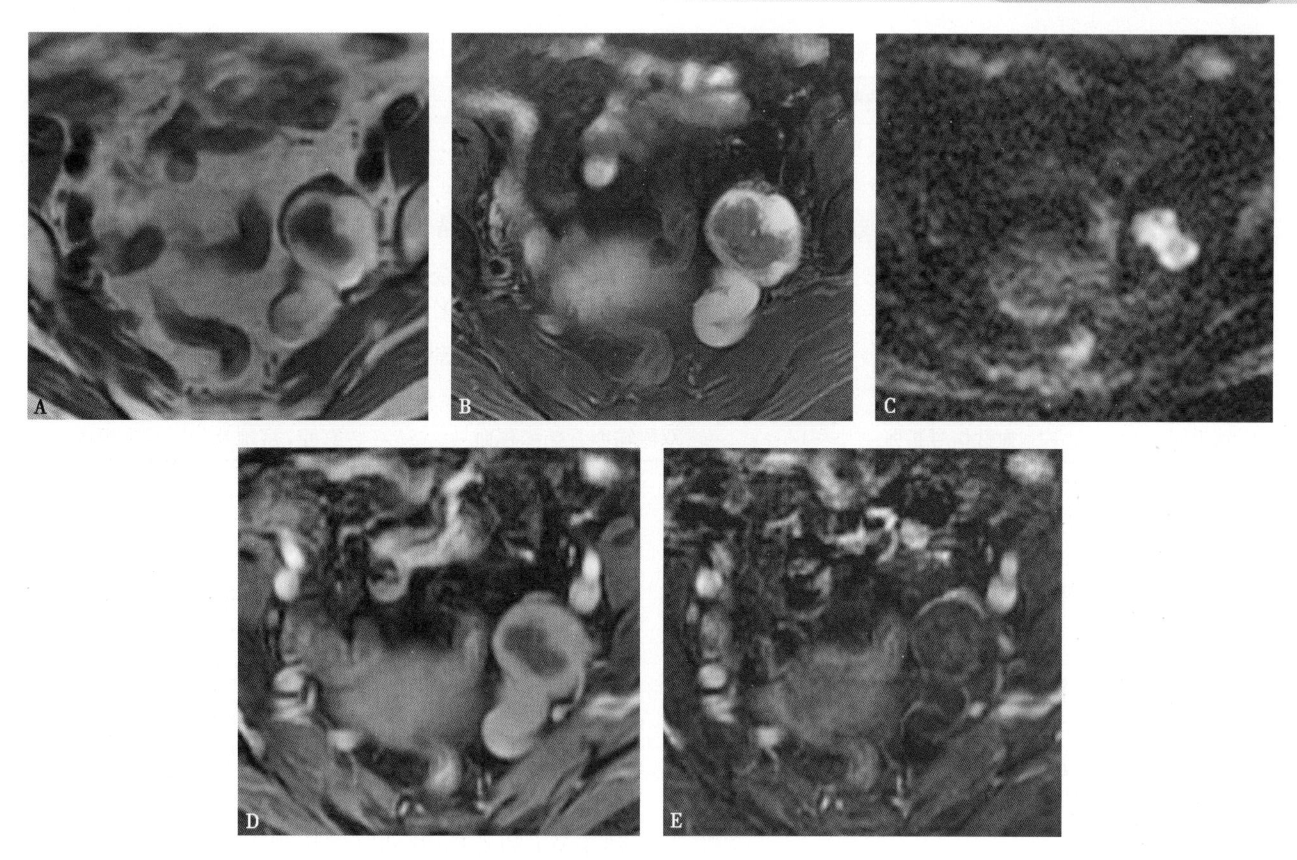

图 8-9-5　左侧输卵管癌

患者女性，75 岁，阴道流血 1 月余。(A) T_1 加权横断面像；(B) T_2 加权压脂横断面像；(C) DWI 横断面像；(D) T_1 增强横断面像；(E) T_1 增强减影横断面。MRI 示左侧附件区囊实性团块，整体呈迂曲囊管状，大致范围约 3.5cm × 4.3cm × 6.2cm，囊液呈短 T_1 长 T_2 信号，附壁见不规则等信号实性结节及小乳头，DWI 像结节为高信号。增强扫描实性结节不均匀轻中度强化。

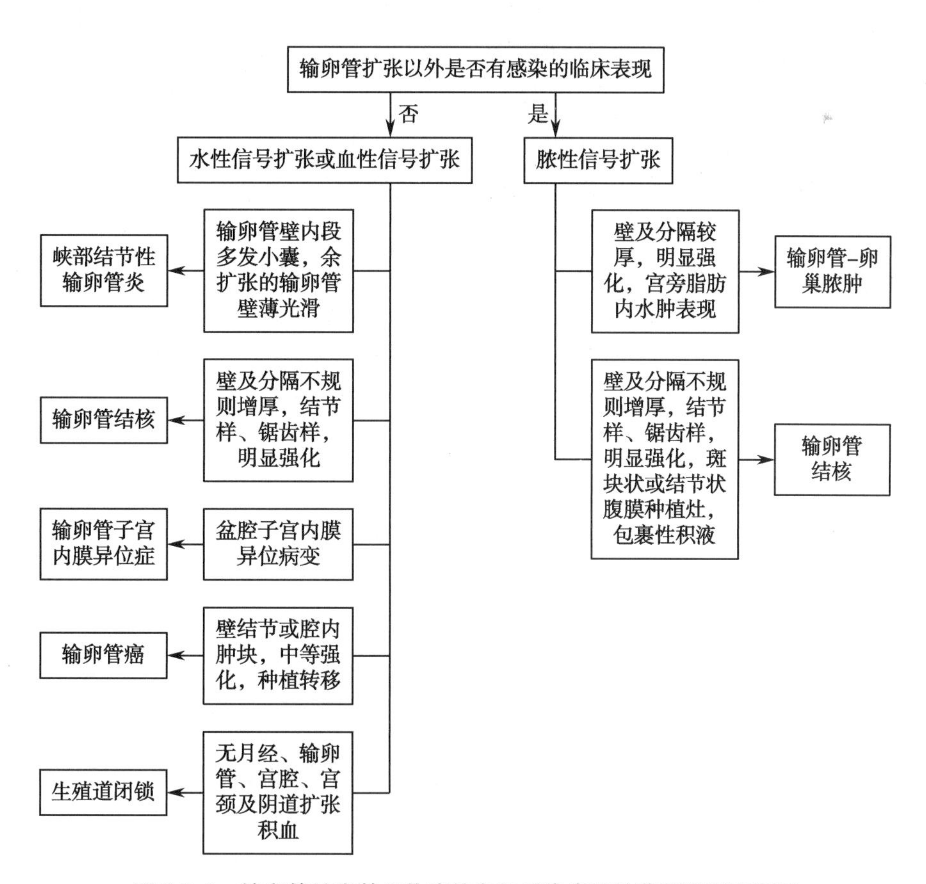

图 8-9-6　输卵管扩张基于临床信息和影像表现的鉴别诊断流程图

表 8-9-2 输卵管扩张在几种不同常见疾病的主要鉴别诊断要点

疾病	MRI 信号特点	鉴别要点	主要伴随征象
峡部结节性输卵管炎	水性信号扩张	输卵管壁内段多发小囊，其余扩张的输卵管壁薄光滑	无
输卵管结核	水性信号扩张或脓性信号扩张	壁及分隔不规则增厚，结节样、锯齿样，明显强化	斑块状或结节状腹膜种植灶，包裹性积液
输卵管 - 卵巢脓肿	脓性信号扩张	壁及分隔较厚，明显强化	宫旁脂肪内水肿表现
输卵管癌	水性信号扩张或血性信号扩张	壁结节或腔内肿块，中等强化，管腔走行僵直	腹盆腔种植转移灶，腹盆腔淋巴结转移
生殖道闭锁	血性信号扩张	双侧输卵管扩张积血	宫腔、宫颈及阴道扩张积血

（梁宇霆）

第十节 其他征象

一、花玻璃征

【定义】

花玻璃征（the stained glass window apperance）是指影像上有多房囊性病变且囊内密度不同，在盆腔用于描述卵巢黏液囊腺瘤的 CT 和 MRI 表现。

【病理基础】

花玻璃征的形成是因黏液肿瘤细胞产生大量富含糖蛋白的黏液以及合并不同程度出血，在每个分房的囊中浓度不同，因此造成各囊内容物的密度及信号不同，影像上形成类似花玻璃样表现。CT 上因密度不同有灰度差异。MRI 上信号不同，蛋白含量高的液体 T_2WI 信号更高，而更为黏稠的液体表现为低信号。T_1WI 信号也因为弛豫时间不同而出现不同信号。

【征象描述】

CT（图 8-10-1）：附件区多房囊性肿物，分隔壁薄，各分房囊大小不等，且各囊内密度不同。

MRI（图 8-10-2）：附件区多房囊性肿物，有薄壁分隔，各分房囊大小不等，T_2WI 和 / 或 T_1WI 上各囊信号不同。

【相关疾病】

花玻璃，或称彩色玻璃，在西方常用于教堂玻璃窗的装饰。花玻璃征在初始被提出时是指 MRI T_2WI 上的多房不同信号表现，作为卵巢黏液性肿瘤的诊断征象。卵巢黏液性囊腺瘤是卵巢良性上皮性肿瘤的一种常见类型，通常表现为较大的多房囊性肿物。用该典型征象可以鉴别黏液性肿瘤与浆液性肿瘤。浆液性上皮肿瘤更为常见，通常表现为单囊或寡囊，呈均匀一致的 CT 密度及 MRI 信号。而黏液性上皮肿瘤更易表现为多囊，而且因每个囊内的黏液蛋白含量或含出血量不同，造成各囊内信号不一，形成典型花玻璃征。该表现从 T_2WI 图像延伸到 T_1WI 和 CT，也可以呈相似表现，故现在不限于仅指 T_2WI。

严格意义上讲，“花玻璃征”从形态上讲，应指薄分隔的纯囊肿物。但衍生至今，在各类文献中，一些不均匀壁的囊实性肿物，或者具有部分花玻璃征象的肿物，也都有用此词汇描述。因此，在鉴别诊断中，包括所有可能出现类似征象的、表现为多房囊性或囊实性的卵巢肿瘤，例如囊腺癌、囊性变的卵泡膜瘤、颗粒细胞瘤、与卵巢邻近的囊性变子宫肌瘤等。

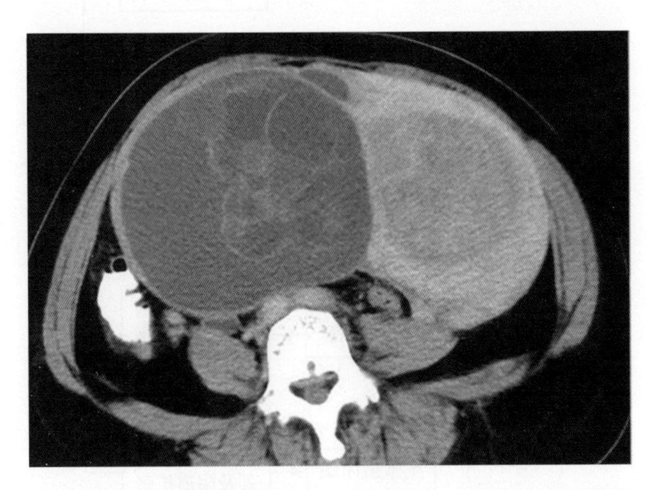

图 8-10-1 子宫右侧可见多房囊性肿物，内部见不均匀薄壁分隔，每个囊内密度不同，呈花玻璃样征

该肿物为右卵巢黏液性囊腺瘤。

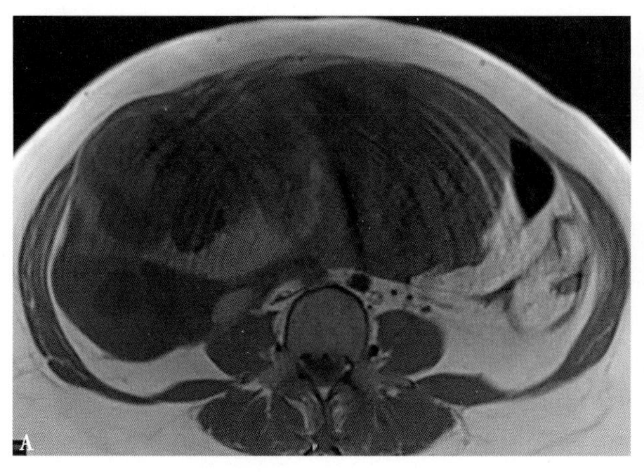
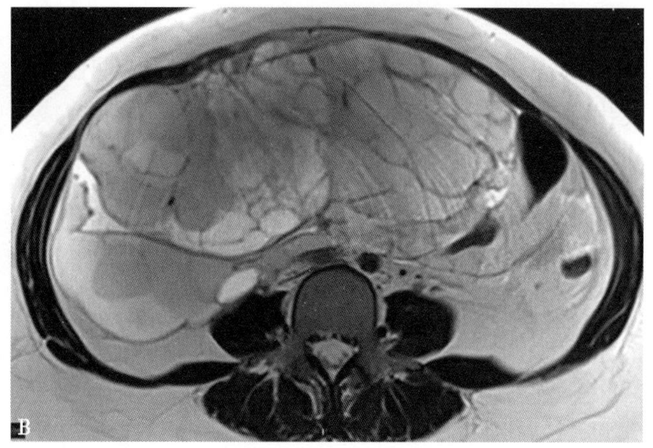

图 8-10-2 卵巢黏液性囊腺瘤

MRI 见腹腔内一巨大多房囊性肿物，囊壁薄，各囊内信号在 T_1WI（A）及 T_2WI（B）上信号均有不同，符合典型花玻璃征。

【分析思路】

花玻璃征的诊断基础是多房分隔囊性肿物、囊壁薄、内容物密度或信号不一。

1. **多房分隔囊性肿物** 指多分房，而不是单囊或寡囊。也要区别于坏死囊变。

2. **囊壁薄** 指各分房之间的分隔应为线状薄壁，可以强化，但不应有结节或明显的实性成分。所以肿物应定义为囊性肿物，而非囊实性。

3. **内容物密度或信号不一** 可以为 CT 上表现的密度差异，也可以为 MRI 上 T_2WI 和 / 或 T_1WI 的信号差异。虽然这一点是“花玻璃”形象的基本特点，但实际上也经常可以见到一些黏液性囊腺瘤的各囊内密度或信号基本相似。

因此，当上述特点均具备时，是黏液性囊腺瘤的典型表现，但并不是所有黏液性囊腺瘤都会表现如此。若只具备上述某一条或两条征象，也不能作为黏液性囊腺瘤的诊断。

【疾病鉴别】

卵巢病变“花玻璃征”表现的鉴别诊断见表 8-10-1。

表 8-10-1 卵巢病变“花玻璃征”相似表现疾病的鉴别诊断

疾病	囊性成分	实性成分	其他
黏液性囊腺瘤	多囊	薄壁及分隔	
浆液性囊腺瘤	单囊或寡囊	薄壁及分隔	
浆液 / 黏液性囊腺癌	单囊到多囊	不同程度实性	实性成分具恶性表现
卵泡膜瘤囊性变	常为位于中心的多囊	实性成分多	T_2WI 实性成分为低信号，并高强化
颗粒细胞瘤	多囊且为复杂囊	囊壁及间隔较厚	典型为多囊内伴出血液液平面，实性区域高强化
内膜异位症囊肿	单囊到多囊	通常无实性，除非特殊类型或伴癌变	囊内有典型陈旧出血信号
子宫肌瘤伴囊变或黏液变性	囊变，形态可多种	实性成分多	定位重要，非卵巢起源肿物

二、T_2 阴影征

【定义】

T_2 阴影征（T_2 shading sign）是指在 T_1 加权序列上为高信号的卵巢囊性病变，在 T_2 加权序列上为低信号（T_2 弛豫时间缩短）。此表现可以累及整个囊肿，也可能仅累及囊肿的一小部分，甚至可以出现液平面或重力分层。阴影的程度可以从轻度到完全信号缺失。此征象由 Nishimura 等人于 1987 年首次提出，初始被认为是内膜异位症囊肿的特异性表现，在后来的研究中也逐渐发现可以见于其他一些附件区病变。

【病理基础】

T_2 阴影征的发生机制依赖于病灶内部周期性反复出血造成的高浓度的蛋白和铁，这些内容物造成 T_2 缩短和信号缺失，因此常见于有反复出血表现的内膜异位症囊肿。细胞内和细胞外的高铁血红蛋白会显著缩短液体的 T_1 和 T_2 弛豫时间，造成 T_1WI 高信号和 T_2WI 低信号。

【征象描述】

T_2 阴影征的表现即为定义所见，在卵巢囊性病变中，T_1WI 上表现为高信号的区域，在 T_2WI 上为低信号（即阴影）。特指 MRI 信号，因此不适用于平片或 CT、超声等其他检查所见。

在 MRI 上可以有如下几种不同的表现：

1. **均匀的阴影** 内膜异位症囊肿最常见的形态（图 8-10-3）。

2. **不均匀阴影** 相对少见，但是非常具特异性的内膜异位症表现（图 8-10-4）。

3. **液液平面或分层** 比较少见，因重力分层，越靠近低处信号越低（图 8-10-5）。

4. **复杂肿物内的局灶 / 多局灶阴影** 几乎不可能为内膜异位症，更多见于内膜样癌等其他病变。

【相关疾病】

巧克力囊肿是内膜异位症的主要征象，因异位的内膜组织在雌激素和孕激素刺激下产生周期性出血，随着积血范围的增大即形成巧克力囊肿，通常位于卵巢内。T_2 阴影征是内膜异位症的典型 MRI 表现。少见于其他含血病变，例如出血性黄体囊肿。也可见于其他多种类型肿瘤，例如卵巢内膜样癌、囊性畸胎瘤、交界性肿瘤等。

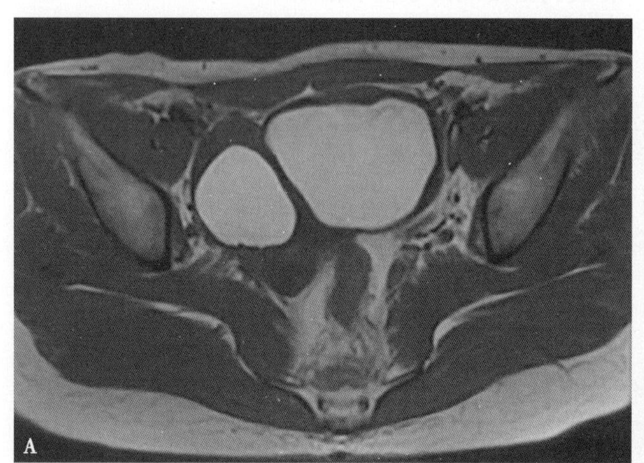

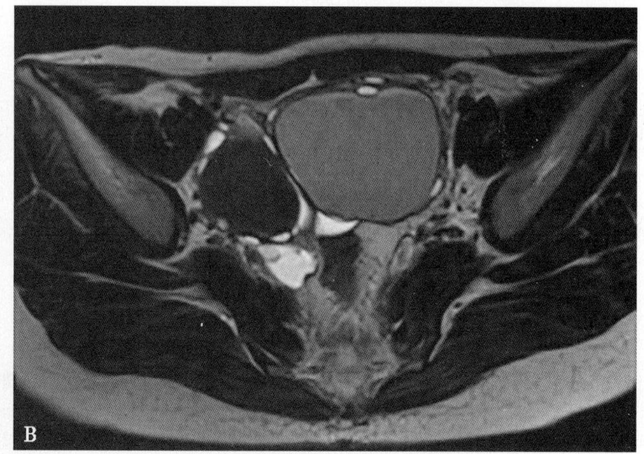

图 8-10-3 表现为均匀信号的 T_2 阴影征

两处病变均为 T_1WI（A）均匀高信号，T_2WI（B）上右侧者为均匀的显著低信号，是典型巧克力囊肿的 T_2 阴影征表现；左侧者为相对均匀的稍高信号。两处病灶均为内膜异位症巧克力囊肿。

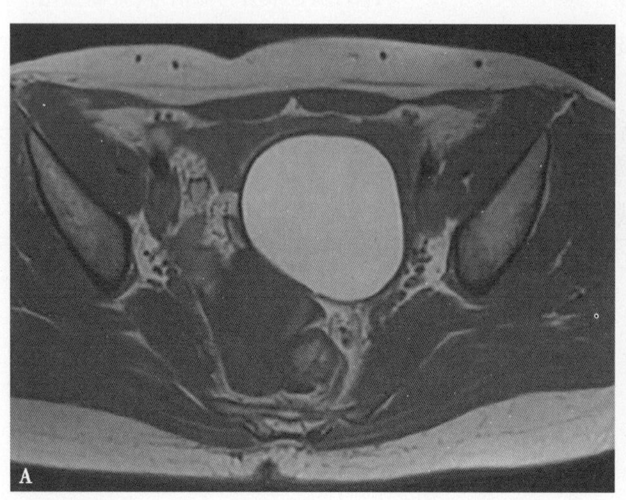

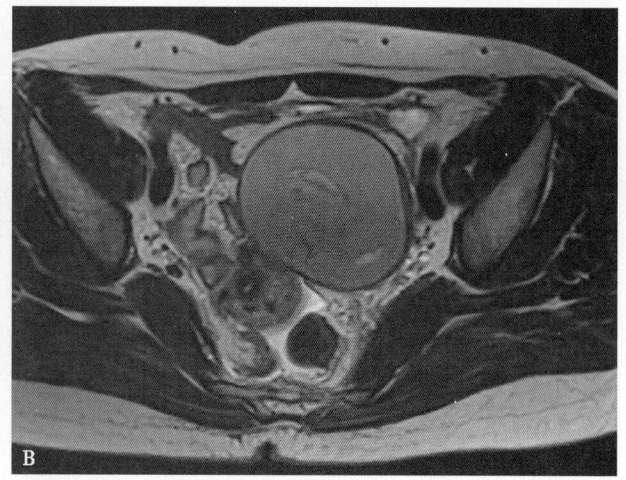

图 8-10-4 表现为不均匀信号的 T_2 阴影征

病变为 T_1WI（A）均匀高信号，T_2WI（B）上内部信号不均匀，为内膜异位症囊肿。

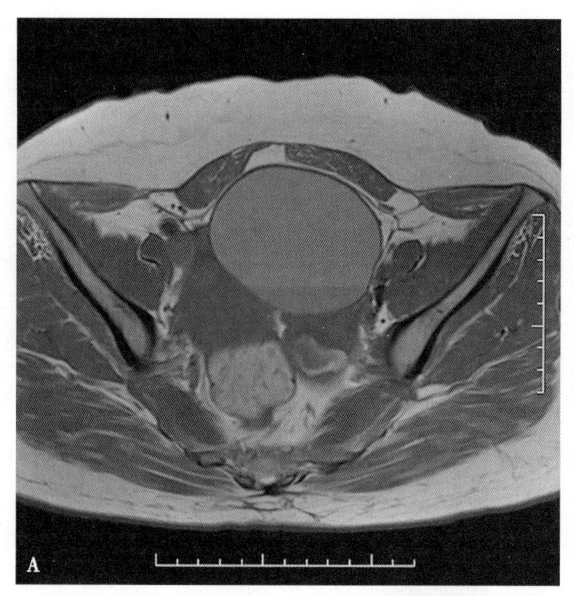

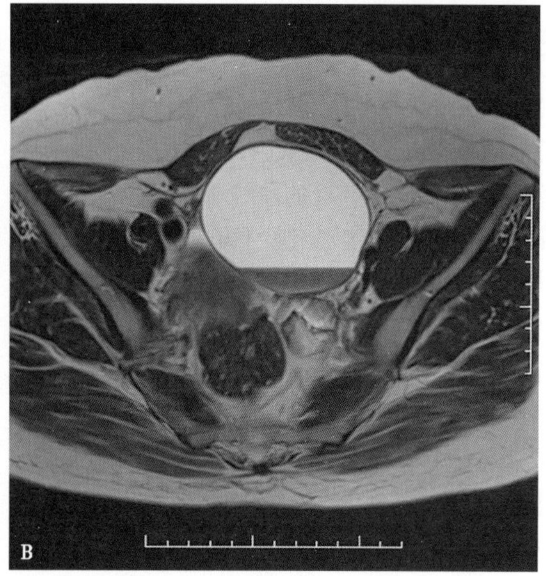

图 8-10-5 分层表现的 T_2 阴影征

T_1WI（A）和 T_2WI（B）见上部为均匀稍短 T_1 长 T_2 信号，下部为稍短 T_1、稍短 T_2 信号，为内膜异位症囊肿。

【分析思路】

T_2 阴影征所指的是相对 T_1 的显著高信号、T_2 呈现较低的信号，用于附件区囊性病变，不能用于实性病变或囊实性病变中。T_2 显著低信号和 T_1 显著高信号源于内膜异位症囊肿内反复出血所含的高浓度蛋白和铁。因为"阴影"反映的是附件区出血性病变的一个慢性进程特征，其他含有高浓度铁和蛋白的 T_1 高信号病变也可能有缩短 T_2 弛豫的表现，比如有周期性或慢性出血的良性或恶性病变，例如出血性囊肿或恶性肿瘤继发出血。但显著的 T_2WI 信号缺失通常不会见于出血性囊肿，因为没有反复出血。若没有反复出血以及内容物浓缩，囊肿内的黏度仍然很低，不会出现阴影或信号不会太低。

单囊病灶出现 T_2 阴影征时，诊断内膜异位症囊肿时具有高敏感性但特异性低（在 Corwin 等的研究中敏感性为 93%，特异性 45%）。反过来说，没有出现 T_2 阴影征也不能除外内膜异位症。在另外一些研究中，认为此征象诊断内膜异位症囊肿的敏感性仅 68%～73%，而特异性达 83%～93%。

而复杂囊内出现 T_2 阴影征时，通常不做内膜异位症的诊断，而要同时考虑其他征象。比如：是否合并有脂肪成分（成熟性囊性畸胎瘤）、是否有强化的实性肿瘤成分（内膜样癌，浆液性癌，黏液性交界肿瘤等）、是否实性成分有典型 T_2 低信号（浆液性腺纤维瘤）等进行综合考虑。

【疾病鉴别】

T_2 阴影征相似表现疾病鉴别诊断见表 8-10-2。

表 8-10-2 附件区 T_2 阴影征相似表现疾病鉴别诊断要点

病变整体形态	类似"T_2 阴影征"信号范围	相关疾病
单囊	T_2 信号均匀且极低	内膜异位症
单囊	T_2 信号稍低，均匀或混杂不均，或液液平面，或斑点斑片状	内膜异位症，出血性囊肿
多房或复杂囊	位于某一个或多个囊，呈均匀或斑点斑片状或液液平面	黏液性 / 浆液性囊腺瘤或交界性肿瘤、囊性畸胎瘤等
囊实性	位于某一个或多个囊内，形态多样	颗粒细胞瘤、上皮性交界性肿瘤、多种类型癌、内膜异位症癌变等
实性	位于实性成分内，不规则点状或片状	实性肿瘤伴出血，内膜异位症癌变

三、桥血管征

【定义】

桥血管征(bridging vessel/vascular sign)是指迂曲血管从子宫跨行至邻近的盆腔肿物内,形似血管桥。该征象用于帮助鉴别浆膜下子宫肌瘤与子宫附近的其他起源肿物。

【病理基础】

桥血管的形成是因具有较多供血需求的子宫起源肿瘤生长至子宫外,其供血血管发自子宫动脉,经由子宫与肿瘤交界穿行至子宫肌层外,以供养外生的肿瘤。

【征象描述】

多普勒超声:可见子宫与肿瘤之间有血流信号。

MRI: T_2WI 可见子宫与肿瘤交界区的迂曲走行血管流空信号。T_2WI 显示最佳(图 8-10-6)。增强序列因子宫肌层迅速高强化,与高强化的子宫血管反而不易区分(图 8-10-7)。同此原因,该征象在 CT 上显示不如 MRI。需要注意的是此桥血管征需位于子宫与肿瘤的交界面,起到连接子宫与肿瘤的"桥"的作用,而不是肿瘤内部或其他边缘的流空信号(图 8-10-8)。

【相关疾病】

桥血管征的出现意味着子宫旁的肿瘤起源于子宫,因为浆膜下肌瘤由子宫动脉分支供血,血管需经由子宫肌层与肿瘤交界处向外以到达肿瘤。尤其 3cm 以上的肌瘤需要较粗的供血血管,更容易出现

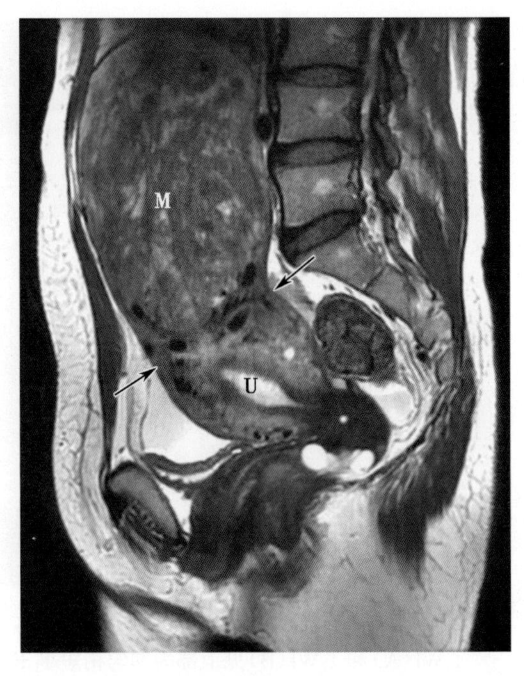

图 8-10-6 子宫(U)与肿物(M)之间可以看到多支流空血管(箭),为桥血管征,提示肿物起源于子宫,为浆膜下肌瘤

桥血管征。只有外生型子宫肌瘤会出现此征象,因此是比较可靠用于鉴别子宫肌瘤与子宫周围其他非子宫来源肿瘤的征象。

【分析思路】

桥血管征是用于辅助鉴别盆腔肿瘤起源的征象。子宫周围占位可以来源于子宫、卵巢、输卵管或小肠等。鉴别诊断的首要路径是明确肿瘤起源,找到供血血管是鉴别方法之一,尤其在其他辅助征象不确定时,比如正常卵巢未能确切显示。

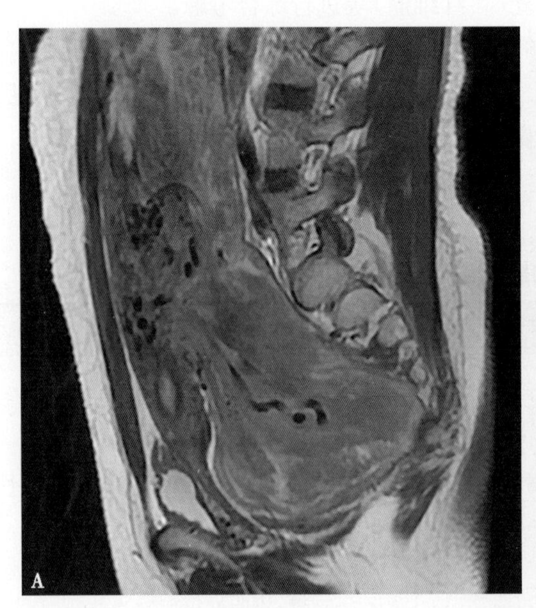

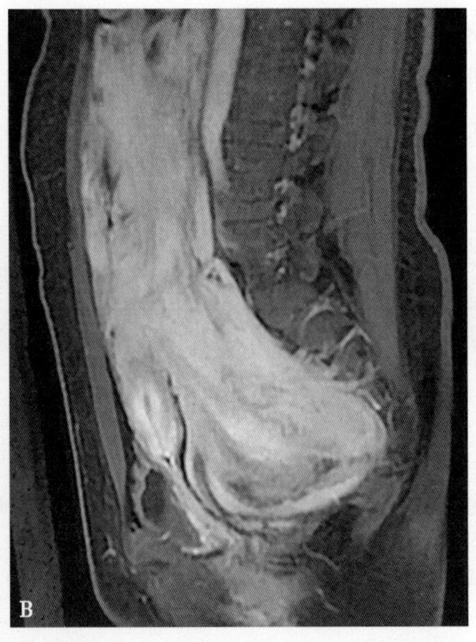

图 8-10-7 MRI T_2WI(A)良好显示子宫与肿瘤之间的流空信号为迂曲血管,而增强扫描(B)因子宫肌层及肿瘤的迅速强化,难以良好显示桥血管征

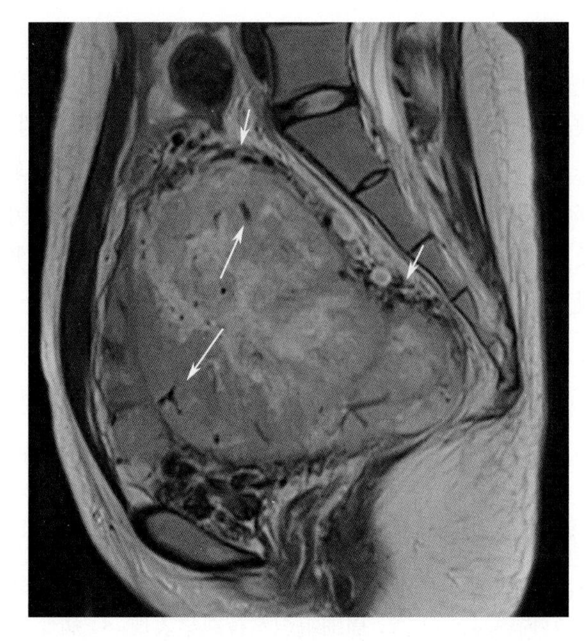

图 8-10-8 MRI T_2WI 显示流空信号位于肿瘤内部（长箭），以及肿瘤边缘（短箭）但与子宫不交界，不能称为桥血管征
该例为孤立性纤维瘤。

盆腔的实性肿瘤信号特征有相似之处，比如子宫浆膜下肌瘤与卵巢性索间质类肿瘤等。卵巢起源肿瘤供血血管通常为生殖血管，而子宫肌瘤为子宫血管供血。桥血管征突出一个“桥”“字，需跨越连接两个结构，即子宫与肿瘤，这两者之间有血管意味着肿瘤通过子宫血管得到供血，即为子宫起源。据文献报道，桥血管征用于浆膜下肌瘤诊断，其敏感性和特异性可达 90%～100%，因此是比较可靠的征象，尤其对于大于 3cm 的子宫肌瘤。

【疾病鉴别】

在符合“桥血管征”的定义下，可认为此征象仅见于子宫肌瘤，不需要其他鉴别。

四、蘑菇帽征

【定义】

蘑菇帽征（mushroom cap sign）是特指深部浸润型子宫内膜异位症（deep-infiltrating endometriosis，DIE）累及直肠或乙状结肠壁的影像表现。在 MRI 矢状或横轴位 T_2WI 上可见肠壁局限增厚形成 T_2 低信号的不规则实性肿物，基底端在肠壁浆膜层，有纠集表现。

【病理基础】

DIE 的实性肿物主体成分为异位的子宫内膜腺体以及周围环绕的纤维组织和增生的平滑肌。在 MRI 上表现为不规则实性 T_2 低信号肿物或软组织不规则增厚。当病变累及直肠乙状结肠时，异位的内膜腺体通常为种植，因而是从肠壁浆膜层向肌层侵犯，深入至直乙结肠壁内部，造成周围纤维组织和平滑肌组织受刺激显著增生，形成结节状增厚和纤维化纠集牵拉。病变可以累及黏膜下层、突入肠腔，但因无恶性病变的侵袭性表现，其表面覆盖的黏膜通常是完整的。

【征象描述】

在 MRI 矢状或横轴位 T_2WI 图像上，DIE 主体的实性组织因纤维化及肌层显著增生形成 T_2 低信号，表面覆以曲线状连续的高信号黏膜和黏膜下层，形成蘑菇头形状（图 8-10-9）。

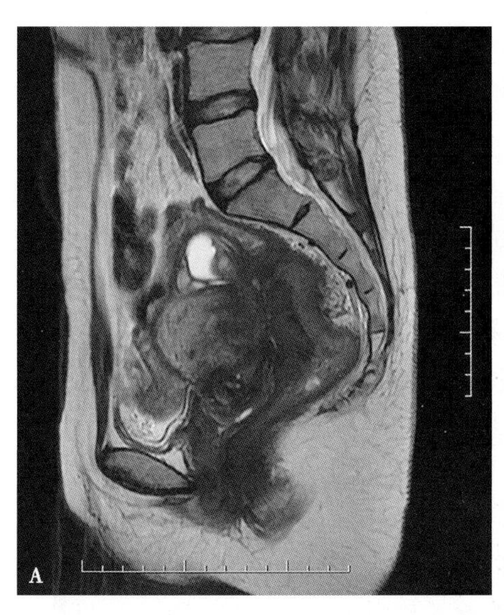

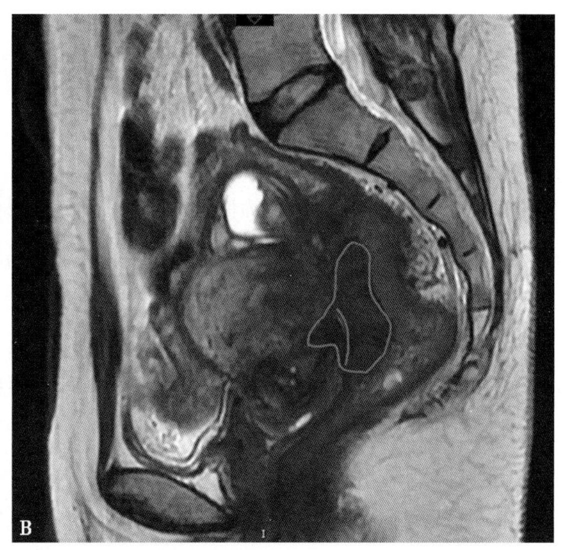

图 8-10-9 深部浸润型子宫内膜异位症累及直肠
MRI 矢状 T_2WI（A）见直肠上段前壁局限增厚呈低信号，凸向肠腔。深部黏膜层与子宫后壁分界不清，之间有纠集。线图（B）显示蘑菇帽形态。

与其他常见内膜异位症病灶相似，有时在DIE实性组织内的异位内膜腺体会表现为出血点，在T_1WI和/或T_2WI上为灶状高信号，是内膜异位症的特异性表现，有助于帮助诊断。

病变可以为局部肠壁增厚或形成结节肿块，或为突出肠腔内的软组织肿物，但通常表面覆盖的肠黏膜信号结构是完整的，所以为黏膜下肿物。因病灶主体为纤维及肌层显著增生，增强扫描通常强化非常显著。

【相关疾病】

蘑菇帽征是深部浸润型子宫内膜异位症非常特异性的表现。DIE是盆腔子宫内膜异位症三种表现类型（卵巢型、腹膜型、深部浸润型）中最重的一种。定义为内膜腺体及间质组织种植于腹膜下，深度达5mm以上。经常会引起不育及盆腔疼痛。最常见发生在直肠子宫陷凹。可发生于直肠阴道隔和宫骶韧带、阴道穹窿、小肠、输尿管以及腹膜外的其他盆腔结构。

蘑菇帽征主体征象位于肠壁处，从浆膜层向肠壁内生长形成，形态上主要表现为黏膜下病变，是DIE比较特异性的征象。影像上通常需要和肠壁相关病变鉴别，包括胃肠间质瘤、转移瘤、类癌以及肠癌等。

【分析思路】

“蘑菇帽”是指蘑菇或真菌的伞状盖，表面弧形光滑，另一面呈纠集的伞状，用于盆腔影像中特指DIE累及肠壁的特殊表现。光滑的表面是推移的肠黏膜，线状、完整且在T_2WI呈相对较高信号。底部是异位的内膜腺体及间质从浆膜层向肌层内深入，似蘑菇柄或伞柄中心，周围环绕显著增生的平滑肌及纤维，构成纠集表现的软组织块，在MRI T_2WI上呈典型低信号。而且因为纤维反应增生的缘故，通常为高强化。

DIE如其名，非表浅种植而是向腹膜下方深部浸润，深度在5mm以上。因此造成的周围组织纤维化反应、牵拉都非常严重。看起来貌似侵袭性非常强的表现，但其实并不是恶性肿瘤。其深部经常易牵拉子宫与肠壁导致两者之间脂肪间隙消失，但并不是必要征象，因DIE的位置而异。

DIE虽然累及肠道，但不侵犯肠黏膜，肠镜能够看到肠黏膜表面光滑的，不像肠癌是从黏膜开始向肌层深部生长。所以表面黏膜的完整存在是蘑菇帽征用于鉴别结直肠癌的征象。周围肠壁经常出现继发性水肿增厚的炎性或反应性表现，是异位内膜分泌刺激所致。

蘑菇帽征主要是帮助鉴别结直肠黏膜下肿瘤，在既往文献中对DIE诊断具有高准确性，特异性和敏感性都高达90%～100%。由于其形态的特殊性，基本不见于其他黏膜下肿瘤，例如胃肠间质瘤、转移瘤等。但因其形成需要达到一定程度的病变大小及周围明显的反应，所以对于非常小的DIE无法形成该征象。

【疾病鉴别】

蘑菇帽征相似表现疾病鉴别诊断见表8-10-3。

表8-10-3 蘑菇帽征相似表现疾病鉴别诊断要点（结直肠壁局限增厚病变）

病种	主要鉴别点
深部浸润型子宫内膜异位症	1. 跨肠壁浆膜层，凸向肠腔形成蘑菇帽征；2. 周围组织牵拉纠集表现；3. 病变主体呈T_2WI低信号，可伴点灶出血信号
结直肠癌	1. 黏膜破坏；2. 根据侵犯深度不同可有肌层和浆/外膜层侵犯中断，甚至侵及相邻结构；3. 肠周淋巴结可增大
肠壁黏膜下肿瘤	1. 黏膜完整；2. 多见膨胀性生长方式，恶性病变如恶性胃肠间质瘤可伴周围侵犯
附件区或腹膜恶性病变	1. 病变中心在肠壁外；2. 常见多发病灶

五、腰征

【定义】

腰征（waist sign）用于形容管状增宽的结构在管壁某处出现相对应面的局限直径缩窄、壁凹陷，形成类似人体腰部的形态。在女性生殖系统病变中用于描述输卵管扩张积水。最初用于超声描述，后也可用于CT及MRI。

【病理基础】

腰征的形成首先是有增粗的管道状结构，有壁有管腔。而“腰部”的形成是由于管道迂曲在折弯处形成对应壁折曲，在特定影像切面上形成似局限凹陷的形态。在盆腔内只有输卵管有较长的管道构造，在伞端梗阻时造成积液聚积于管腔内导致扩张，拉长扩张并管腔有折弯形成腰征。造成输卵管梗阻的原因很多，包括盆腔炎、结核、内膜异位症、粘连等。

【征象描述】

超声（图8-10-10）：显示附件区管状结构，内为低回声液性成分，也可为相对强或混杂的血性回声，彩色多普勒未见血流信号。在囊性结构壁见内凹。

CT：附件区的低密度管状结构，薄壁，无强化，可以出现局限囊壁内凹。

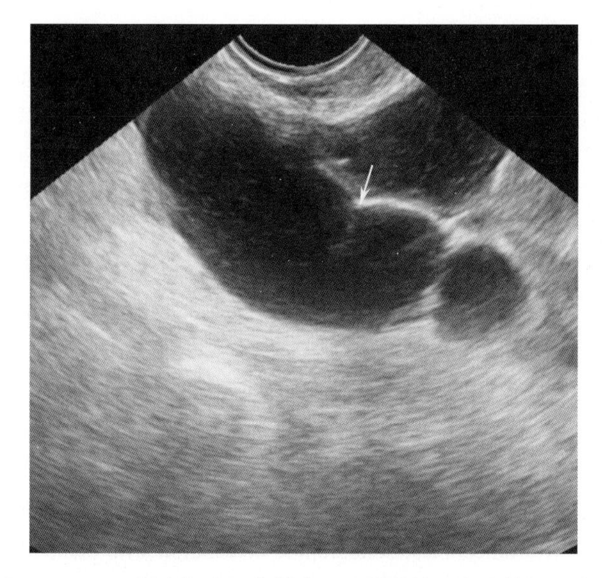

图 8-10-10 超声扫查见卵巢旁一充满液性回声的管状结构，壁局限内凹形成腰征（箭头）
诊断为输卵管积水。

MRI（图 8-10-11）：附件区见迂曲管状囊性信号，薄壁，T_2WI 显示为佳。囊壁局限内凹。囊腔内为液性或血性信号，有时可见液液平面。多方向切面及连续断层可以看到管腔相通。

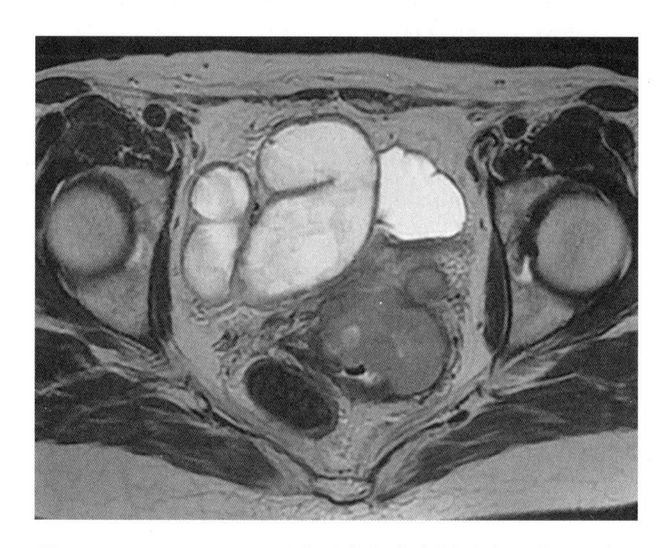

图 8-10-11 MRI T_2WI 见盆腔内多发囊样扩张积液区，壁完整连续，部分侧壁内凹形成腰征
诊断为输卵管积水扩张。

【相关疾病】

腰征指管状增宽的结构在迂曲或转折处在二维断面上形成壁内凹、管腔直径突然缩窄的表现，但不伴局部壁异常增厚或相邻壁外占位。在女性盆腔特指输卵管扩张积水或积血。

腰征是首先用于超声描述的词汇，因为妇科疾病通常首选检查为超声，后亦可用于 CT 和 MRI 描述。

【分析思路】

此囊性扩张结构通常需要与卵巢或输卵管、阔韧带等囊性占位进行鉴别。囊性占位通常为有张力的类圆形或卵圆形完整囊，有囊壁内凹表现时可能为多处形成“齿轮状”，而非局部壁折叠。“腰征”的病变在多切面形态上以长形或管状形态的囊为主，连续切面可见转折处的囊腔相通。

【疾病鉴别】

附件区囊状扩张结构鉴别流程见图 8-10-12。

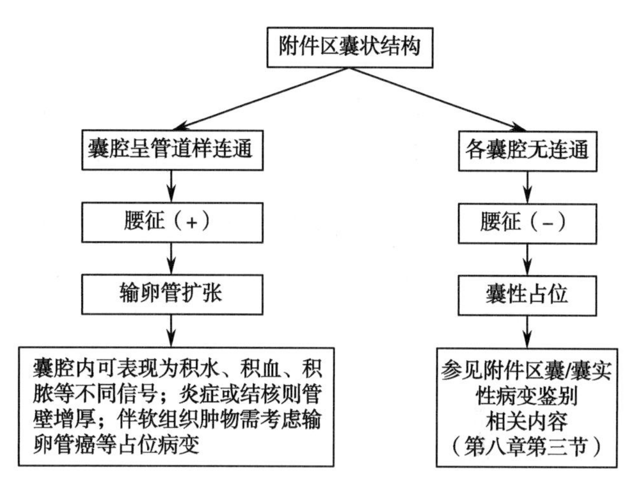

图 8-10-12 附件区囊状扩张结构鉴别流程图

（曹 崑）

参考文献

[1] Nougaret S, Nikolovski I, Paroder V, et al. MRI of Tumors and Tumor Mimics in the Female Pelvis: Anatomic Pelvic Space-based Approach. Radiographics, 2019, 39(4): 1205-1229.

[2] Foti PV, Attinà G, Spadola S, et al. MR imaging of ovarian masses: classification and differential diagnosis. Insights Imaging, 2016, 7(1): 21-41.

[3] Wasnik AP, Menias CO, Platt JF, et al. Multimodality imaging of ovarian cystic lesions: Review with an imaging based algorithmic approach. World J Radiol, 2013, 5(3): 113-125.

[4] Zhao SH, Qiang JW, Zhang GF, et al. MRI in differentiating ovarian borderline from benign mucinous cystadenoma: pathological correlation. J agn Reson Imaging, 2014, 39(1): 162-166.

[5] Khashper A, Addley HC, Abourokbah N, Nougaret S, Sala E, Reinhold C. T2-Hypointense Adnexal Lesions: An Imaging Algorithm. Radiographics, 2020, 40(4): 1200.

[6] Lee TT, Rausch ME. Polycystic ovarian syndrome: role of imaging in diagnosis. Radiographics, 2012, 32(6): 1643-1657.

[7] Patel MD, Ascher SM, Paspulati RM, et al. Managing incidental findings on abdominal and pelvic CT and MRI, part 1: white paper of the ACR Incidental Findings Committee II on adnexal findings. J Am Coll Radiol, 2013, 10(9): 675-681.

[8] Baron KT, Babagbemi KT, Arleo EK, et al. Emergent complications of assisted reproduction: expecting the unexpected. Radiographics, 2013, 33(1): 229-244.

[9] Zhao SH, Qiang JW, Zhang GF, et al. MRI in differentiating ovarian borderlinefrom benign mucinous cystadenoma: pathologicalcorrelation. J Magn Reson Imaging, 2014, 39(1): 162-166.

[10] Guerriero S, Alcazar JL, Pascual MA, et al. Preoperative diagnosis of metastatic ovarian cancer is related to origin of primary tumor. Ultrasound Obstet Gynecol, 2012, 39(5): 581-586.

[11] Chung EM, Biko DM, Schroeder JW, et al. From the radiologic pathology archives: precocious puberty: radiologic-pathologic correlation. Radiographics, 2012, 32(7): 2071-2099.

[12] 强金伟，周建军，张国福. 现代体部磁共振诊断学 - 泌尿生殖分册. 上海：复旦大学出版社，2022.

[13] Shaaban AM, Rezvani M, Elsayes KM, et al. Ovarian malignant germ cell tumors: cellular classification and clinical and imaging features. Radiographics, 2014, 34(3): 777-801.

[14] Li YA, Qiang JW, Ma FH, et al. MRI features and score for differentiating borderline from malignant epithelial ovarian tumors. Eur J Radiol, 2018, 98(1): 136-142.

[15] Li HM, Qiang JW, Xia GL, et al. Primary ovarian endometrioid adenocarcinoma: magnetic resonance imaging findings including a preliminary observation on diffusion-weighted imaging. J Comput Assist Tomogr, 2015, 39: 401-405.

[16] Zhao SH, Qiang JW, Zhang GF, et al. Diffusion-weighted MR imaging for differentiating borderline from malignant epithelial tumors of the ovary: pathological correlation. Eur Radiol, 2014, 24(9): 2292-2299.

[17] Ma FH, Cai SQ, Qiang JW, et al. MRI for differentiating primary fallopian tube carcinoma from epithelial ovarian cancer. J Magn Reson Imaging, 2015, 42(1): 42-47.

[18] Ma FH, Qiang JW, Zhang GF, et al. Magnetic resonance imaging for distinguishing ovarian clear cell carcinoma from high-grade serous carcinoma. J Ovarian Res, 2016, 9(1): 40.

[19] Lindgren A, Anttila M, Rautiainen S, et al. Primary and metastatic ovarian cancer: Characterization by 3.0T diffusion-weighted MRI. Eur Radiol, 2017, 27(9): 4002-4012.

[20] Bazot M, Bharwani N, Huchon C, et al. European Society of Urogenital Radiology(ESUR) guidelines: MR imaging of pelvic endometriosis. Eur Radiol, 2017, 27: 2765-2775.

[21] Szklaruk J, Tamm EP, Choi H, et al. MR imaging of common and uncommon large pelvic masses. Radiographics, 2003, 23(2): 403-424.

[22] Iraha Y, Okada M, Iraha R, et al. CT and MR Imaging of Gynecologic Emergencies. Radiographics, 2017, 37(5): 1569-1586.

[23] Park SB, Kim JK, Kim KR, et al. Imaging findings of complications and unusual manifestations of ovarian teratomas. Radiographics, 2008, 28(4): 969-983.

[24] Yen P, Khong K, Lamba R, et al. Ovarian fibromas and fibrothecomas: sonographic correlation with computed tomography and magnetic resonance imaging: a 5-year single-institution experience. J Ultrasound Med, 2013, 32(1): 13-18.

[25] Rezvani M, Shaaban AM. Fallopian tube disease in the nonpregnant patient. Radiographics, 2011, 31(2): 527-548.

[26] Ma L, Wu G, Wang Y, et al. Zhang Y, Wang J, Li L, Zhou W. Fallopian tubal patency diagnosed by magnetic resonance hysterosalpingography. J Reprod Med., 2012, 57(9-10): 435-440.

[27] Sharma JB, Karmakar D, et al Magnetic resonance imaging findings among women with tubercular tubo-ovarian masses. Int J Gynaecol Obstet, 2011, 113(1): 76-80. 60.Matos MJ, Bacelar MT, Pinto P, et al. Ramos I. Genitourinary tuberculosis. Eur J Radiol., 2005 Aug;, 55(2): 181-187.

[28] Kim SH, Kim SH, Yang DM, et al. Kim KA. Unusual causes of tubo-ovarian abscess: CT and MR imaging findings. Radiographics., 2004 Nov-Dec;, 24(6): 1575-1589.

[29] Shaaban AM, Rezvani M. Imaging of primary fallopian tube carcinoma. Abdom Imaging., 2013, 38(3): 608-618.

[30] Veloso Gomes F, Dias JL, Lucas R, et al. Cunha TM. Primary fallopian tube carcinoma: review of MR imaging findings. Insights Imaging, 201, 6(4): 431-439.

[31] Shaaban AM. 妇科影像诊断学：第 2 版. 梁宇霆，译. 北京：人民卫生出版社，2020.

[32] Lee SS, Raymond B. Dyer RB. The stained glass window appearance. Abdom Radiol, 2016, 41: 342-343.

[33] Thotakura P, Dyer RB. The T2 shading sign. Abdom Radiol(NY), 2016, 41(12): 2401-2403.

[34] Dias J, Veloso Gomes F, Lucas R, et al. The Shading Sign: Is It Exclusive of Endometriomas? Abdom Imaging, 2015, 40(7): 2566-2572.

[35] Corwin MT, Gerscovich EO, Lamba R, et al. Differentiation of ovarian endometriomas from hemorrhagic cysts at

MR imaging: utility of the T_2 dark spot sign. Radiology, 2014, 271(1): 126-132.

[36] Madan R. The bridging vascular sign. Radiology, 2006, 238(1): 371-2.

[37] Torashima M, Yamashita Y, Matsumo Y, et al. The value of detection of flow voids between the uterus and the leiomyoma with MRI. J Magn Reson Imaging, 1998, 8: 427-431.

[38] Kim JC, Kim SS, Park JY. "Bridging vascular sign" in the MR diagnosis of exophytic uterine leiomyoma. J Comput Assist Tomogr, 2000, 24(1): 57-60.

[39] Lee JH, Lee JH, Sohn CH, et al. Significance of 'Bridging vessel sign' on color Doppler ultrasound in diagnosis of uterine subserosal leiomyoma. J Korean Soc Med Ultrasound, 2002, 21(2): 1113-1119.

[40] Kim SH, Sim JS, Seong CK. Interface vessels on color/power Doppler US and MRI: a clue to differentiate subserosal uterine myomas from extrauterine tumors. J Comput Assist Tomogr, 2001, 25(1): 36-42.

[41] Arévalo N, Méndez R. "Mushroom cap" sign in deep rectosigmoid endometriosis. Abdom Radiol(NY), 2018, 43(11): 3201-3203.

[42] Coutinho A Jr, Bittencourt LK, Pires CE, et al. MR imaging in deep pelvic endometriosis: a pictorial essay. Radiographics, 2011, 31: 549-567.

[43] Hottat N, Larrousse C, Anaf V, et al. Endometriosis: contribution of 3.0-T pelvic MR imaging in preoperative assessment—initial results. Radiology, 2009, 253: 126-134.

[44] Bazot M, Darai E, Hourani R, et al. Deep pelvic endometriosis: MR imaging for diagnosis and prediction of extension of disease. Radiology, 2004, 232, 379-389.

[45] Chen F, Jain MK, Bhatt S. The "waist sign" of a dilated fallopian tube. Abdominal Radiology, 2021, 46: 2985-2986.

[46] Kim MY, Rha SE, Oh SN, et al. MR imaging findings of hydrosalpinx: a comprehensive review. Radiographics, 2009, 29(2): 495-507.

[47] Patel MD, Acord DL, Young SW. Likelihood ratio of sonographic findings in discriminating hydrosalpinx from other adnexal masses. AJR Am J Roentgenol, 2006, 186(4): 1033-1038.

[48] Brown DL, Dudiak KM, Laing FC. Adnexal masses: US characterization and reporting. Radiology, 2010, 254(2): 342-354.

中英文名词对照索引

Y

Z

登录中华临床影像征象库步骤

公众号登录 >>

扫描二维码
关注"临床影像及病理库"公众号

点击"影像库"菜单
进入中华临床影像库首页

网站登录 >>

输入网址 medbooks.ipmph.com/yx
进入中华临床影像库首页

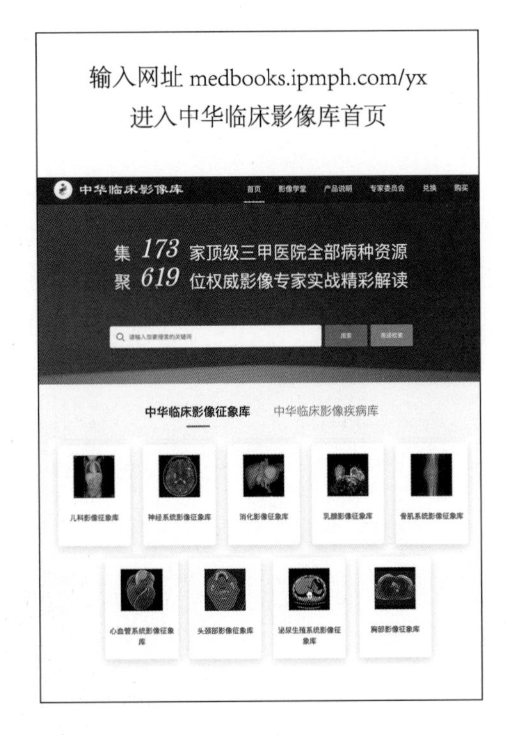

进入中华临床影像库首页

注册或登录

PC 端点击首页"兑换"按钮
移动端在首页菜单中选择"兑换"按钮

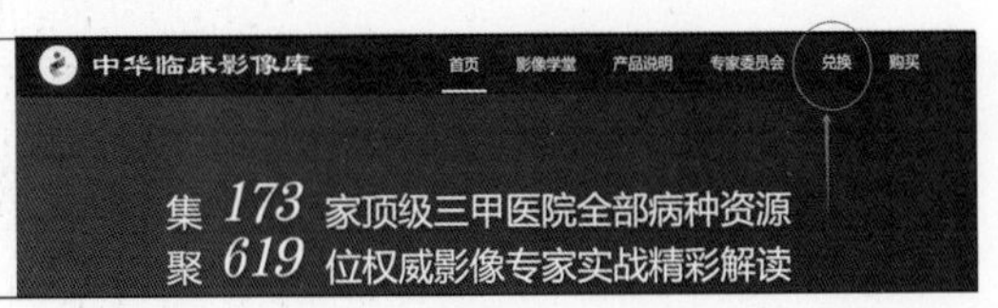

输入兑换码，点击"激活"按钮
开通中华临床影像征象库的使用权限

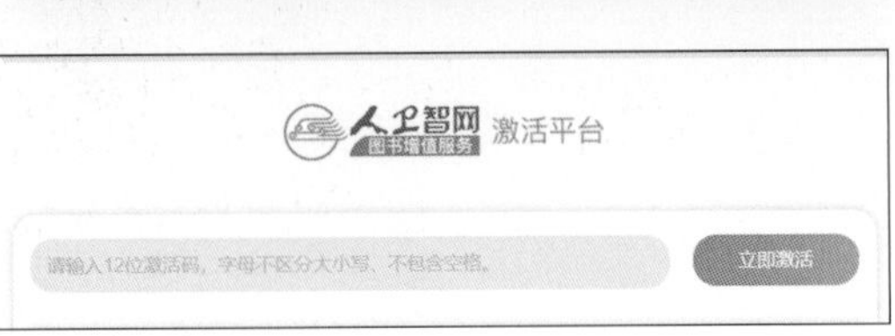